Springer-Lehrbuch

Springer
Berlin
Heidelberg
New York
Barcelona
Budapest
Hongkong
London
Mailand
Paris
Santa Clara
Singapur
Tokio

Hans-Herbert Wellhöner

Allgemeine und systematische Pharmakologie und Toxikologie

6., komplett korrigierte und erweiterte Auflage
Mit 72 Abbildungen und 58 Tabellen

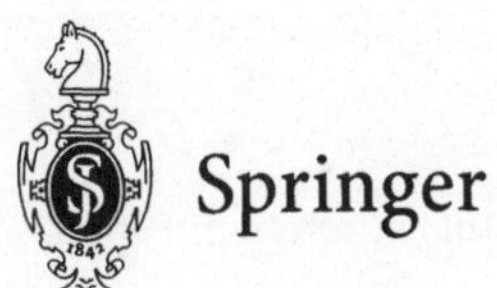

Springer

Professor Dr. med. Hans-Herbert Wellhöner
Institut für Toxikologie
Medizinische Hochschule Hannover
Carl-Neubert-Straße 1
D-30625 Hannover

ISBN-13: 978-3-540-61765-5 e-ISBN-13: 978-3-642-60566-6
DOI: 10.1007/978-3-642-60566-6

Die Deutsche Bibliothek – CIP-Einheitsaufnahme
Wellhöner, Hans-Herbert:
Allgemeine und systematische Pharmakologie und Toxikologie: mit Tabellen / Hans-Herbert Wellhöner. – 6., komplett korrigierte und erw. Aufl. – Berlin ; Heidelberg ; New York ; Barcelona ; Budapest ; Hongkong ; London ; Mailand ; Paris ; Santa Clara ; Singapur ; Tokio : Springer 1997
(Springer Lehrbuch)
ISBN-13: 978-3-540-61765-5

einer Abbildung von Tony Stone, Bilderwelten, München
Zeichnungen: Günther Hippmann, Nürnberg
Satzarbeiten: Mitterweger, Plankstadt

SPIN: 10057245 15/3134-5 4 3 2 1 – Gedruckt auf säurefreiem Papier

Meinem Kollegen Jens Peter Wellhöner gewidmet

Vorwort zur sechsten Auflage

„Bei der weldlichen Wiesenschafd giebt es ahle Woche was neies. Das wo gesting das riechtige war is heunte sauduhm und sie erfienden iemer neie Schwiendel, damit daß die Schtudenten neie Biecher kaufen miessen und disses heußt man den Fordschried der Wiesenschafd und kost fiel Gäld" [Ludwig Thoma: Jozef Filsers Briefwexel]

Die vorliegende sechste Auflage ist noch unter Berücksichtigung der auslaufenden Approbationsordnung geschrieben, wendet sich also in erster Linie an Studierende des ersten klinischen Studienabschnittes. Dementsprechend gründlich habe ich die Theorie dargestellt. Zwanzig Jahre Nachtdiensterfahrung in der Toxikologie haben mich bis in die jüngste Zeit gelehrt, daß „theoriemächtige" Kollegen für Patienten, deren Status unter einer empirisch bewährten Standardtherapie nahezu hoffnungslos blieb, Therapieansätze fanden, die nach kurzer Zeit die Verlegung auf eine Normalstation erlaubten. – Überraschend hat sich gezeigt, daß die 5. Auflage des Buches von Ärzten im Praktikum geschätzt wurde, weil sie Klinikbezug nicht nur vorgab, sondern schnell greifbare Daten für das sofortige praktische Handeln enthielt: Dosierungsvorschriften für Erwachsene, Kinder, Greise und Niereninsuffiziente, Infusionsgeschwindigkeiten, Bioverfügbarkeiten, Verteilungsvolumina mit Hinweisen zur Hämodialyse und Hämoperfusion, Molekulargewichte zum Umrechnen, therapeutische und toxische Plasmakonzentrationen, Warnungen bei genetischem Polymorphismus, Zielkriterien für die Verhältnismäßigkeit des arzneitherapeutischen Handelns und anderes mehr. Für den klinischen Leserkreis habe ich diesen Anteil in der 6. Auflage ergiebiger gemacht. Um die Suchzeit kurz zu halten, stehen schnell benötigte Daten nach Möglichkeit bei den jeweiligen Pharmaka und nicht in Tabellen. Für einige Pharmaka, die ohne Verzug dosiert werden müssen, führt das Stichwortverzeichnis unmittelbar auf die richtige Seite. Ich erkläre ausdrücklich, daß alle Zahlen für mündliche, schriftliche und – horribile dictu – multiple-choice-Fragen völlig ungeeignet sind. Das gilt auch für alle Fragen nach unerwünschten Wirkungen, die wirklich lebensbedrohlichen ausgenommen. Ein Prüfer, der sich „Nebenwirkungen" schlicht aufzählen läßt, gibt ein schauriges Bild ab.

Die Diskussion von Wirkungen auf molekularer Ebene wurde stark erweitert. Ein Beispiel ist das Kapitel über Kanzerogenese, bei dem die enge Relation von Theorie und Praxis besonders evident geworden ist. Ganz neu sind auch die Kapitel über Pharmaka mit Wirkungen auf den Lipidstoffwechsel und Pharmaka mit Wirkungen im Serotoninsystem. Weitgehend erneuert wurden die Kapitel über Signaltransduktion, die Pharmakologie des Immunsystems, Hormone, einzelne am Gastrointestinaltrakt wirksame Pharmaka, Cocain und Amphetamin-ähnlich wirkende Stoffe, Antibiotika, Tumorhemmstoffe und Clostridientoxine.
Die Arzneimittelliste der Medizinischen Hochschule Hannover diente als Vorlage für die exemplarische Nennung warenzeichengeschützter Präparate. Konkurrierende Präparate mit gleichen oder chemisch sehr ähnlichen Wirkstoffen können die gleiche Qualität haben und unter anderen Einkaufsumständen sogar ökonomischer sein. An einigen Stellen habe ich zusätzlich Präparate genannt, die in der Praxis des niedergelassenen Arztes weit mehr Bedeutung haben als in der Klinik, weil z. B. in der Klinik die Schwestern und Pfleger täglich für die zeitrichtige Mehrfachapplikation der Arzneimittel sorgen, während der niedergelassene Kollege in realistischer Einschätzung der heutigen Compliance seiner Patienten oft Arzneimittel und -zubereitungen bevorzugt, für die „einmal täglich“ gilt.
Viele studentische Leser haben mir nützliche Hinweise gegeben. Die Kapitel über das Immunsystem hat Herr Kollege Martin/Hannover, das Kapitel über die Pharmakologie des Gastrointestinaltraktes und über Ciclosporin und Tacrolimus hat Herr Kollege Sewing/Hannover kritisch gegengelesen. Frau Lambert-Baumann/Köln hat mir neue Informationen zu Amantadin und Memantin übersandt. Mein Freund und Kollege Talas, niedergelassener Allgemeinmediziner in Hannover, hat mir Einsichten in die zwischen Patientenerwartung, Patientencompliance und Gesundheitsstrukturgesetz eingeklemmte Praxis der ambulanten Arzneitherapie vermittelt, die an manchen Stellen zu einer nüchternen Darstellung beigetragen haben. Unser Sohn hat kritische Bemerkungen eines angehenden Internisten an sin Vadder beigesteuert und mich angespornt. Das endlich fertiggestellte Manuskript hat Frau Kollegin Hofmann/Heidelberg als „seiteneinsteigende“ Lektorin im Auftrag des Verlages mit jungem internistischen Sachverstand gelesen, hervorragend gute Änderungsvorschläge unterbreitet und auch noch instruktive Beispiele aus ihrer klinischen Tätigkeit eingebracht. Ich wünsche jedem Autor eine so vorzügliche Lektorin. (Im Auftrag des Verlages hat sie sich überdies redlich bemüht, meine erzkonservative, jeglicher Rechtschreibereform zutiefst abholde lateinische C-Schreibung – Receptor, Cancerogen, Glucocorticoide – durch Transkription mit vielen z und k in mildes Reformlicht zu tauchen). Alle schönen Zeichnungen

hat mein Mitarbeiter Herr Kollege Binscheck/Hannover angefertigt. Drei Betreuerinnen des Verlages habe ich verschlissen: Frau Repnow (die die Hoffnung auf die 6. Auflage nie aufgab), Frau Doyon und Frau Jeggle, bis endlich Herr Meuser, im Schlußgalopp meine ironischen Bemerkungen mit Sanftmut ertragend, die 6. Auflage durchs Ziel steuerte. Allen Damen und Herren danke ich - nicht nur aus Anstand, sondern von Herzen. Alle verbliebenen inhaltlichen Fehler, Unzulänglichkeiten und Unebenheiten habe ich allein zu verantworten.

Hannover, 5. Januar 1997 H.-H. Wellhöner

Inhaltsverzeichnis

1 Allgemeine Pharmakologie

1.1 Arzneimittel, Pharmakon, Gift

WHO-Definition des Begriffes „Arzneimittel" („Drug")

Die WHO Scientific Group for Preclinical Testing of Drug Safety hat ein Arzneimittel (Drug) wie folgt definiert:
(A drug is) *„any substance or product that is used or intended to be used to modify or explore physiological systems or pathological states for the benefit of the recipient"*.

Diskussion. Diese Definition eines Arzneimittels hebt im wesentlichen auf die *subjektive Absicht* ab, mit der ein Stoff eingesetzt wird. Allein die Absicht, einen Stoff zu diagnostischen oder therapeutischen Zwecken einzusetzen, genügt nach dieser Definition zur Qualifizierung des Stoffes als „Drug". Ob der Stoff für die Diagnose oder Therapie objektiv geeignet ist, ob er also in diesem Sinne auch wirksam ist, geht in die Definition nicht ein. Die WHO-Definition ist sinnvoll, wenn man juristische Gesichtspunkte möglichst weitgehend berücksichtigen will.

Bundesgesetz über den Verkehr mit Arzneimitteln

Die Definition eines Arzneimittels im (Bundes-)Gesetz über den Verkehr mit Arzneimitteln hebt ebenfalls auf die *Absicht* ab, mit der Stoffe oder Zubereitungen aus Stoffen zu therapeutischen oder diagnostischen Zwecken in oder am Körper „in den Verkehr gebracht" werden.

(1) Arzneimittel sind Stoffe und Zubereitungen aus Stoffen, die dazu bestimmt sind, durch Anwendung am oder im menschlichen oder tierischen Körper

1. Krankheiten, Leiden, Körperschäden oder krankhafte Beschwerden zu heilen, zu lindern, zu verhüten oder zu erkennen,
2. die Beschaffenheit, den Zustand oder die Funktion des Körpers oder seelische Zustände erkennen zu lassen,
3. vom menschlichen oder tierischen Körper erzeugte Wirkstoffe oder Körperflüssigkeiten zu ersetzen,
4. Krankheitserreger, Parasiten oder körperfremde Stoffe abzuwehren, zu beseitigen oder unschädlich zu machen oder
5. die Beschaffenheit, den Zustand oder die Funktionen des Körpers oder seelische Zustände zu beeinflussen.

Als Arzneimittel gelten auch Einmal-Instrumente, dauernd im Organismus verbleibende Gegenstände, die der Diagnostik oder Therapie dienen, Amalgame, Verband- und Nahtmaterial. Im Sinne dieses Gesetzes sind *keine* Arzneimittel: ärztliche, zahn- oder tierärztliche Instrumente, Lebensmittel, Tabakerzeugnisse, Kosmetika, Gegenstände zur Körperpflege, verschiedene zur äußeren Anwendung bestimmte Reinigungs- und Pflegemittel sowie für Tiere bestimmte Futtermittel und Futterzusatzstoffe.

Definition des Begriffes „Pharmakon"

Man bezeichnet einen *Stoff* (Element, chemische Verbindung) als *Pharmakon*, wenn er

- in einem *bestimmten biologischen System* (Mensch, Tier, Organ, Zelle), bei Zufuhr in bestimmten *Dosen*, auf bestimmten *Wegen* und in bestimmten *Zeitabständen*,
- zur *Prophylaxe, Diagnose* oder *Therapie*
- *geeignet* ist.

Notwendige Bedingungen für die Eignung sind:

- Die erwünschte prophylaktische, diagnostische oder therapeutische Wirkung muß als biologische Wirkung *erwiesen* sein.
- Die unerwünschten zusätzlichen Wirkungen dürfen den Einsatz des Stoffes für prophylaktische, diagnostische oder therapeutische Zwecke nicht ausschließen.

Definition des Begriffes „Gift"

In Analogie zur Definition eines Pharmakons kann man formulieren: Man bezeichnet einen *Stoff* (Element, chemische Verbindung) als *Gift*, wenn er

- ein bestimmtes *biologisches System*
- bei Zufuhr in bestimmten *Dosen*, auf bestimmten *Wegen* und in bestimmten *Zeitabständen*
- *schädigt*.

Ob ein Stoff als Pharmakon oder als Gift wirkt, ist zwar häufig nur eine Frage der Dosis, dennoch gibt es Stoffe, die auch von vornherein als Gifte wirken, also den Organismus schädigen. Beispiel für eine *primäre Giftwirkung* sind kanzerogene Substanzen, wie z. B. Benzo[a]pyren. Beispiel für eine *dosisabhängige Giftwirkung* ist das Botulinumtoxin. Früher war es ausschließlich als stark wirksames Gift bekannt, heute wird es in sehr geringer Dosierung als Therapeutikum bei verschiedenen spastischen Muskelerkrankungen wie Torticollis spasticus und Achalasie erprobt. Die meisten Gesetze über die Aufnahme, die Verteilung, den Abbau, die Ausscheidung und die Wirkung von Stoffen in einem biologischen System gelten sowohl in der Pharmakologie als auch in der Toxikologie. Wenn deshalb in den nachfolgenden Abschnitten von Pharmakodynamik, Pharmakokinetik, Reaktion von Pharmaka mit Rezeptoren, Metabolismus von Pharmaka usw. gesprochen wird, so ist davon auszugehen, daß die dort abgeleiteten Gesetze sinngemäß auch für Gifte gelten. Zusätzlich gibt es allgemeine Gesetze, die allein toxikologische Bedeutung haben. Beispiele hierfür sind Gesetze über die kanzerogenen, teratogenen und mutagenen Wirkungen von Stoffen.

1.2 Arten der Bindung von Fremdstoffen an biologische Systeme

Sowohl auf seinem *Wege zum* „Ziel"-organ oder Zielgewebe als auch bei seiner *Wirkung auf* das Zielorgan (Zielgewebe) muß der Fremdstoff (Pharmakon oder Gift) mit Bestandteilen des biologischen Systems Bindungen eingehen.
Die weit überwiegende Zahl dieser Bindungen ist reversibel. An ihnen sind Wasserstoffbrückenbindungen, hydrophobe Wechselwirkungen, Ionenbindungen und Van-der-Waals-Kräfte beteiligt. Kovalente Bindungen werden bei der Biotransformation von Arzneimitteln gebildet. Die Ausbildung einer kovalenten Bindung zwischen Fremdstoffen oder ihren reaktiven Metaboliten einerseits und Bestandteilen des biologischen Systems andererseits ist in der Regel auch Voraussetzung für eine teratogene, mutagene oder kanzerogene Wirkung und auch für eine immunogene Wirkung, wenn der Fremdstoff oder sein reaktiver Metabolit Haptencharakter gewinnt.
Einzelne Stoffe werden durch Ausbildung einer kovalenten Bindung *therapeutisch* wirksam.

Beispiel: Vigabatrin (Seite 393) reagiert „irreversibel" mit GABA-Transaminase und inaktiviert dadurch das Enzym.

1.3 Pharmakokinetik: Begriffe

Definition Die Pharmakokinetik hat die Gesetze für die Resorption, Verteilung und Elimination von Pharmaka zum Gegenstand.

Kompartiment Allgemein: Ein Kompartiment für ein Pharmakon ist ein für das Pharmakon mathematisch homogener Verteilungsraum. Insbesondere hat das Pharmakon an allen Punkten des Kompartiments die gleichen Löslichkeits- und Diffusionseigenschaften.

Beispiel: Ein Pharmakon, das wir intravenös injizieren, wird sich in 15–30 s mit dem Blut vollständig durchmischen. Nach kurzer Zeit wird also seine Konzentration im Plasmawasser des Intravasalraumes überall dieselbe sein. Für das Pharmakon ist das Plasmawasser des Intravasalraumes ein homogenes Volumen, ein sog. Kompartiment.

Körperwasser-Kompartimente

Tabelle 1.1 Körperwasserkompartimente in l/kg Körpergewicht

	Mann	Frau	Kind (3 Jahre)
Gesamtkörperwasser	0,60	0,50	0,65
– davon			
intrazellulär	0,40	0,30	0,35
extrazellulär	0,20	0,20	0,30
– davon			
interstitiell	0,16	0,16	0,25
intravasal (Plasma)	0,04	0,04	0,05

Resorption (Aufnahme)

Unter der Resorption eines Stoffes versteht man die Aufnahme des Stoffes aus dem Raum außerhalb des Organismus oder aus Depots innerhalb des Organismus in das Blut.

Biologische Verfügbarkeit

Nehmen wir an, ein Pharmakon werde nach oraler Zufuhr zu 60 % resorbiert, so sagt dies nur, daß diese 60 % in das Pfortaderblut gelangen. Bei Passage durch die Leber („Erstpassage", „first pass") kann von diesen 60 % ein erheblicher Teil – nehmen wir an, zwei Drittel – zu unwirksamen Stoffen metabolisiert werden. Dann erreichen nur noch 20 % den allgemeinen Kreislauf, und nur diese 20 % werden aus dem allgemeinen Kreislauf zu den Wirkorten verteilt. Man sagt: Nur 20 % des Pharmakons waren bioverfügbar. Also:

Die Biologische Verfügbarkeit gibt an, welcher Prozentsatz des Pharmakons im allgemeinen Kreislauf erscheint, wenn es dem Organismus in einer bestimmten Arzneiform und auf einem bestimmten Weg zur Resorption zugeführt wurde.

Zeitverlauf der Plasmakonzentration

Bei gleicher biologischer Verfügbarkeit kann der Wirkstoff aus der Tablette eines Herstellers zu schnell, aus der Tablette eines anderen Herstellers zu langsam freigesetzt werden. Bei schneller Freisetzung wird die maximale Konzentration im Blut schnell erreicht und kann gefährlich hoch werden, bei langsamer Freisetzung wird sie spät erreicht und bleibt unter Umständen zu niedrig. In wichtigen Fällen geben die Hersteller deshalb die Zeit bis zum Konzentrationsmaximum und die Höhe des Maximums an.

Distribution (Verteilung)

Vorbetrachtung. Unter Verteilung im weitesten Sinne versteht man den Wechsel eines Pharmakons von einem Kompartiment in das andere. Auch hier hat sich der häufigste und wichtigste Sonderfall der Verteilungsvorgänge als „die Verteilung" in den Vordergrund geschoben. Dieser besonders wichtige Fall ist der Übergang eines Pharmakons *aus dem Blut* in ein Organ. Genau besehen geht das Pharmakon so lange nicht aus dem Blut in ein Organ über, wie es an Plasmaeiweißkörper oder korpuskuläre Bestandteile gebunden ist. Der Übergang erfolgt nur aus dem Plasmawasser.

Definition. Unter *Verteilung* eines Pharmakons versteht man seinen Übergang aus dem Plasmawasser in die einzelnen Kompartimente des Organismus.
Unter *Rückverteilung* eines Pharmakons versteht man den Übergang eines Pharmakons aus einem Kompartiment in das Plasmawasser (Beispiel: Thiopental, s. S. 396).

Biotransformation (Metabolismus)

Definition. Unter Biotransformation eines Pharmakons versteht man seine biochemische Umwandlung im Organismus.

Diskussion. In der Definition ist nicht etwa von „Entgiftung" die Rede. Die metabolische Umwandlung von Pharmaka kann zu Abbauprodukten führen, deren Toxizität im Vergleich zum Ausgangsprodukt geringer ist („Entgiftung") oder größer ist („Giftung").

Beispiele für *„Giftungs"-Prozesse:*

- Einige Industriechemikalien werden im Organismus zu kanzerogenen bzw. mutagenen Epoxiden metabolisiert.
- Die Acetylierungsprodukte von Sulfonamiden sind toxischer als die Sulfonamide.
- Bestimmte Abbauprodukte des Anaesthetikums Halothan sind toxisch, Halothan selbst ist es in dieser Weise nicht.
- Ethylendiglycol → Aldehyd → Aldehydsäure → Oxalsäure
- Parathion → Paraxon
- Methanol → Formaldehyd → Ameisensäure

Beispiele für *„Entgiftungs"-Prozesse:*

- Kopplung des toxischen Paracetamol-Metaboliten (S. 210) an Glutathion
- Hydrolyse des Lokalanaesthetikums Lidocain (S. 288)
- Oxidation des Antiepileptikums Carbamazepin (S. 386)

Exkretion (Ausscheidung)

Definition. *Unter Ausscheidung versteht man die Abgabe eines Pharmakons bzw. seiner Metaboliten aus dem biologischen System in den Außenraum.* Die Ausscheidung erfolgt in der Regel über die Nieren, weniger häufig über den Darm, die Galle, die Haut oder die Lungen.

Elimination

Definition. Elimination ist die *Gesamtheit* aller Prozesse, die zur Abnahme der Menge eines Pharmakons im Organismus führt, d. h. Biotransformation plus alle Arten der Ausscheidung (Exkretion).

1.4 Bestimmende Faktoren für die Membranpassage von Pharmaka und Giften

Möglichkeiten für die Permeation

Bei Resorption, Verteilung und Elimination müssen Pharmaka und Gifte durch Membranen wandern, um von einem Kompartiment in ein anderes zu gelangen. Hierfür stehen folgende Mechanismen zur Verfügung:

- ● Passive Diffusion lipophiler Moleküle durch die Lipidgebiete einer Membran. Dieser Mechanismus wird sehr häufig genutzt.
- ● Passive Diffusion hydrophiler Moleküle durch Poren in einer Membran. Dieser Vorgang wird häufig genutzt.
- ○ Erleichterte Diffusion mit Hilfe eines in der Membran befindlichen Trägers (Carriers). Beispiel: Aciclovir.
- ○ Endozytotische und exozytotische Prozesse sind für die Membranpermeation höhermolekularer Stoffe (z. B. von Transferrin, Tetanustoxin und Botulinustoxin) bedeutsam.
- ● Aktiver Transport durch die Membran. Dieser Mechanismus ist wichtig bei der Sekretion saurer und basischer Stoffe in den Nierentubuli.

Parameter der passiven Diffusion

Mehrere Parameter bestimmen die passive Diffusion eines Stoffes aus einem Kompartiment durch eine trennende Membran in ein anderes Kompartiment (Abb. 1.1).

Lipidmembranen lassen lipophile Pharmaka, nicht jedoch polare hydrophile Pharmaka passieren.

Merke

Polare Stoffe sind entweder ionisiert oder polar substituiert und diffundieren nicht durch Lipidmembranen.

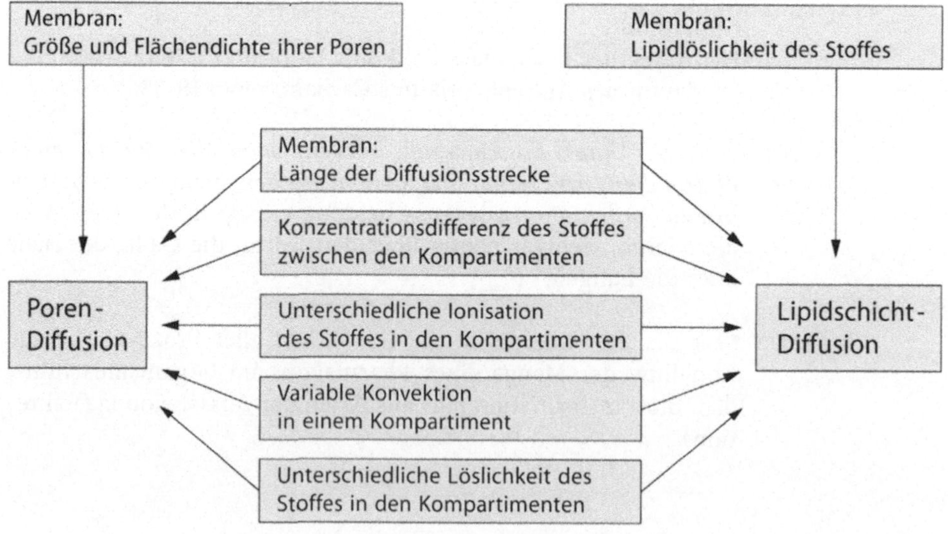

Abb. 1.1 Umstände, die die Poren- und Lipidschichtdiffusion beeinflussen

Tabelle 1.2 Zur Diffusion von Pharmaka und Fremdstoffen durch Poren

Struktur	Flächendichte	durchlässig für Stoffe mit einem Molekulargewicht bis zu
Nieren-Glomerula	sehr dicht	40000
Hämodialyse-Membranen	sehr dicht	25000
Kapillaren	sehr dicht	60000
ZNS-Kapillaren	keine Poren	kein Übertritt
Plazenta	dicht	1500
Brustdrüse	mäßig	(sekretorischer Übergang)
Darm	wenig	klein
Haut, Nierentubuli, Blut-Hirn-Schranke	keine Poren	kein Übertritt

- Polare Substituenten sind z. B. –OH, –SH, NH_2, –COOH, –SO_3H.
- Polare Substituenten werden im Organismus durch Biotransformation an lipophilen Stoffen (auch an Pharmaka) erzeugt, um ihre Wasserlöslichkeit zu erhöhen und damit ihre glomeruläre Filtration zu fördern und ihre Rückresorption aus den Tubuli zu verhindern.
- Polare Substituenten an Pharmaka werden durch pharmazeutische Chemiker „maskiert" (z. B. durch Veresterung), um die Resorption aus dem Darm durch Lipidschichtdiffusion zu ermöglichen. Durch Plasmaesterasen oder (bei Erstpassage) durch Leberenzyme wird die „Maske" wieder entfernt. Beispiel: aus Pivampicillin *(Penglobe)*, einem Ester des Antibiotikums Ampicillin, wird Ampicillin durch Esterspaltung freigesetzt.

Porendiffusion: Einfluß der Größe und Flächendichte der Poren

Bei Porendiffusion bestimmen die Flächendichte und der Durchmesser der Poren in der Membran die Geschwindigkeit der Diffusion und die Maximalgröße der diffusionsfähigen Moleküle.

Lipidschicht-diffusion

Wenn die Lipidlöslichkeit eines Stoffes gering ist (und die Möglichkeit zur Porendiffusion nicht besteht), dann wird er eine Lipidmembran nur langsam überwinden.

Eine Verzögerung kann aber auch durch eine sehr gute Lipidlöslichkeit in der Membran eintreten. Dieses Phänomen heißt **Fallen-Effekt** (trap effect) und ist in Abb. 1.2 dargestellt.

Diffusionsstrecke

Ihre Länge kann sich durch Einwirkung toxischer Stoffe ändern. Beispiel: Atmet ein Mensch nitrose Gase (S. 535) ein, so führt dies zu einer Schwellung des Interstitiums zwischen Alveolen und Kapillaren, die Diffusionsstrecke für O_2 und CO_2 wächst lebensgefährdend um mehr als das Zehnfache.

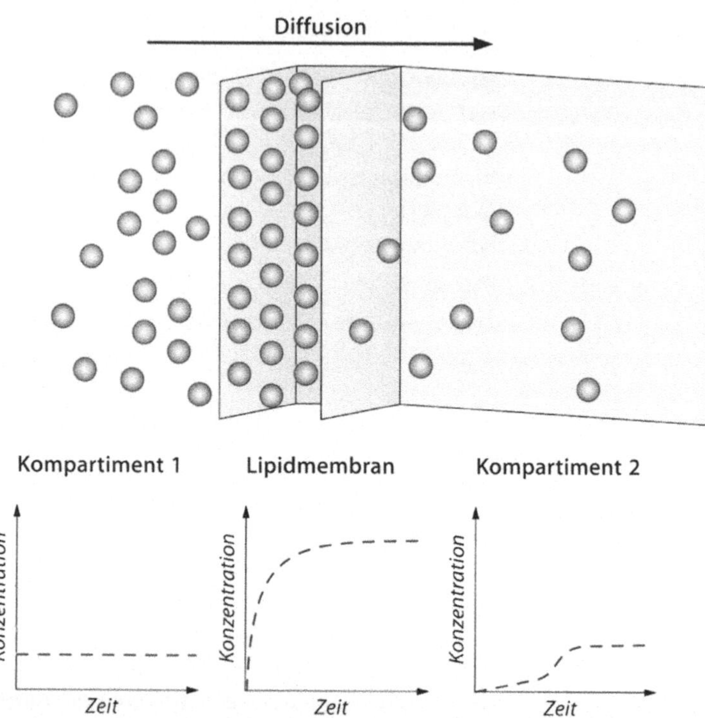

Abb. 1.2 Aus dem linken wäßrigen Kompartiment wird der Membran eine konstante Konzentration eines lipophilen Pharmakons angeboten. Die Konzentration in der Membran steigt schnell auf einen Endwert, und während dieser Zeit wird nur sehr wenig Stoff an das rechte wäßrige Kompartiment weitergegeben (Fallen-Effekt, trap effect). Erst nach Sättigung der Membran steigt die Weitergabe an das rechte Kompartiment

Konzentrationsdifferenz

Daß eine Konzentrationsdifferenz zwischen den Kompartimenten die passive Diffusion antreibt, ist scheinbar selbstverständlich. Leider gibt es ein paar komplizierende Faktoren:

Unterschiedliche Ionisation eines Stoffes in benachbarten Kompartimenten, pH und pK_a. Einfaches Beispiel: Die nichtionisierte Form eines basischen Pharmakons kann durch Lipidschichtdiffusion in das Magenlumen gelangen. Dort wird sie im stark sauren Magensaft fast vollständig in die ionisierte Form übergehen. Die kann nicht in das Blut rückdiffundieren, weil der Magen keine Porendiffusion gestattet (der Magen verhält sich wie eine elektrische Diode). Dadurch aber führt die Diffusion der nichtionisierten Form nicht mehr zu deren ungestörter Gleichgewichtseinstellung. Im Gegenteil bleibt der Diffusionsgradient für die nichtionisierte Form sehr lange bestehen, fast so lange wie sich die nichtionisierte Form im Plasma befindet. Das Phänomen hat Bedeutung für den Nachweis von basischen Arzneimitteln und Fremdstoffen im Magensaft, wo sie sich stark anreichern können.

Der allgemeine Fall:
Weil nur die nichtionisierte Form eines Stoffes durch die Lipidmembran diffundieren kann, die pH-Unterschiede zu beiden Seiten der Membran aber nie so groß sind wie in unserem einfachen Magen-Beispiel, muß man für viele Probleme den nichtionisierten Anteil eines Stoffes im Kompartiment nach der Gleichung von Henderson und Hasselbalch berechnen. Die Gleichung hat die allgemeine Form

$$pK - pH = \log \frac{\text{Protonendonator-Form}}{\text{Protonenakzeptor-Form}} \tag{1}$$

Durch algebraische Umformung erhält man den nichtionisierten Anteil eines sauren Pharmakons n_s (z. B. Barbiturate, Salicylate)

$$n_S = \frac{1}{1 + 10^{(pH - pK)}} \tag{2}$$

und für den nichtionisierten Anteil n_B eines basischen Pharmakons (z. B. Lidocain, Amphetamin)

$$n_B = \frac{1}{1 + 10^{(pK - pH)}} \tag{3}$$

Beispiele

Beispiel 1. *Lidocain* hat einen pK von 7,86. Es existiert unterhalb dieses pH-Wertes vermehrt als (Kat-)Ion, ist also ein basisches Pharmakon. Nach Gleichung (3) berechnen wir den nichtionisierten Anteil von Lidocain bei physiologischem Gewebs-pH von 7,4 zu 26 %. Nur dieser Anteil steht für die Diffusion durch die Membran eines Neurons zur Verfügung. Wenn das Gewebe entzündet ist, kann der pH auf 6,0 sinken. Dann ergibt die Rechnung nach (3), daß der nichtionisierte diffusible Anteil von Lidocain auf 1,4 % abgesunken ist. Die Diffusion wird erheblich langsamer erfolgen, die Konzentration von Lidocain im intrazellulären Raum wird erheblich langsamer ansteigen, die Lokalanaesthesie wird somit sehr verzögert einsetzen.

Beispiel 2. Je höher der Lipidanteil einer Membran ist und je weniger Poren sie hat, desto geringer ist die Wahrscheinlichkeit, daß *quarternäre Verbindungen* (die vollständig ionisiert sind) eine solche Membran überwinden. Beispiele: Pancuronium (S. 306), Succinylcholin (S. 304) oder N-Butyl-Scopolamin (S. 301) dringen praktisch nicht in das ZNS ein.

Beispiel 3. *Glukuronidierung.* Paracetamol ist eine schwache Säure mit einem pK von 10; beim physiologischen pH von 7,4 sind nur 0,25 % ionisiert, die renale Ausscheidung dieser Verbindung ist deshalb schlecht. Das Glukuronid von Paracetamol aber hat einen pK von 3,5 und ist bei pH 7,4 zu mehr als 99,9 % ionisiert – es wird sehr gut renal ausgeschieden.

Beispiel 4. *Forcierte saure oder alkalische Diurese.* Die tubuläre Rückresorption ist um so geringer und damit die renale Ausscheidung eines Pharmakons um so größer, je höher der Anteil der ionisierten, hydrophilen Form des Pharmakons in der Tubulusflüssigkeit ist. Zur Beschleunigung der renalen Exkretion von Salicylaten und Barbituraten muß man daher den Urin durch Infusion von Natriumbicarbonat alkalisch machen. Das Ansäuern des Urins z. B. durch Infusion von 0,1 mol/l HCl zur Elimination von Basen (z. B. Amphetamin) ist wegen einer oft schon bestehenden Azidose nur selten möglich. Der pH des Urins kann auf Werte zwischen 4,5 und 8,3 gebracht werden.

Beispiel 5. *Resorption aus dem Darm.* Der pH im oberen Dünndarm beträgt etwa 5,5. Erfahrungsgemäß müssen wenigstens 0,3 % eines Pharmakons nichtionisiert im Darm existieren, wenn eine wesentliche Resorption durch Lipidschichtdiffusion erfolgen soll. Deshalb werden Säuren mit einem pK <3 und Basen mit einem pK >8 kaum noch resorbiert.

Unterschiedliche Löslichkeit eines Stoffes in benachbarten Kompartimenten. Ein stark lipidlösliches Pharmakon (z. B. das Inhalationsanaesthetikum Enfluran) sei im wäßrigen Kompartiment (Plasmawasser) gelöst. Es wird sich in einem benachbarten Lipidkompartiment (ZNS) weit stärker anreichern als in einem benachbarten wäßrigen Kompartiment (Liquor), und das Diffusionsgleichgewicht wird erst erreicht sein, wenn die Konzentration im Lipidkompartiment weit höher ist im wäßrigen Kompartiment. Ein Maß für dieses unterschiedliche Verhalten ist der *Verteilungskoeffizient Öl/Wasser.*

Beispiel Lipidlösliche Pharmaka, auch toxische Fremdstoffe (Dioxine, S. 522), werden in den Lipiden der Muttermilch stark angereichert.

Variable Konvektion der Kompartimente. Ein Diffusionsgleichgewicht kann sich auch dann nicht einstellen, wenn eines der beiden Kompartimente, in der Regel das an der Membran vorbeiströmende Blut, fortlaufend „erneuert" wird. Dann bleibt die Diffusionsgeschwindigkeit hoch.

Beispiel Im Schock wird die Durchblutung der Muskulatur stark gedrosselt. Nach einer intramuskulären Injektion im Schock diffundiert das Pharmakon zwar noch in die Kapillaren, aber diese Diffusion hört schnell auf, denn das Pharmakon wird nicht mehr abtransportiert. Ist der Schock überwunden, so wird das Pharmakon „nachträglich" schnell in den Kreislauf gelangen und zum falschen Zeitpunkt und meist unerwünscht stark wirken.

1.5 Resorption

Zufuhr über die Lungen

Gase. Für die Schnelligkeit der Diffusion eines Gases sind maßgebend: der gas-spezifische *Diffusionskoeffizient*, die Größe der verfügbaren *Alveolaroberfläche*, die *Dicke der Kapillar- und Alveolarwand*, die Konzentrationsdifferenz des Gases in der Alveolarluft und im Blut des kleinen Kreislaufs. Auf diese Konzentrationsdifferenz haben u. a. einen Einfluß die *Größe der Durchblutung* (Abtransport gasangereicherten Blutes) und die Qualität und Quantität der *Respiration* (Antransport gasreicher Frischluft): Bei einer oberflächlichen schnellen Atmung wird die Totraumventilation so groß sein, daß zwischen der Konzentration eines Pharmakons in der Alveolarluft und seiner Konzentration in der Außenluft erhebliche Unterschiede entstehen.
Im Vergleich zu anderen Applikationsformen erfolgt die Resorption über die Lungen sehr schnell (Anaesthesie durch wenige Atemzüge eines halothanhaltigen Gasgemisches; stoßartige Resorption von Cocainbase beim Rauchen von Crack). Die Resorption von Stoffen in *dampfförmigem* Zustand ist hauptsächlich in der Gewerbetoxikologie von Bedeutung.

Aerosole. Die Resorption von Pharmaka aus Aerosolen ist um so besser, je tiefer die Tröpfchen des Aerosols in das Tracheobronchialsystem eindringen. Hierzu müssen die Tröpfchen genügend klein und die Inspirationen genügend tief sein. Ein wichtiges Beispiel für die Anwendung von Aerosolen sind die der Asthmatherapie dienenden Aerosole.

Zufuhr über die Haut

Für die Resorption von Pharmaka über die Haut spielt deren Lipidlöslichkeit die Hauptrolle. Der eine Resorptionsweg führt entlang der Haarfollikel und Talgdrüsen, der zweite Weg führt direkt durch die Epidermis und das Corium in die Kapillaren. Die Resorption kann man verbessern mit durchblutungsfördernden Maßnahmen (Wärme oder lokal durchblutungsfördernde Arzneimittel). Pathologische Veränderungen der Haut können die Resorption verbessern oder verschlechtern.
Den Umstand, daß die Resorption durch die Haut langsam erfolgt, nutzt man therapeutisch. Arzneiformen zur Resorption durch die Haut werden angeboten, z. B. für Fentanyl (Morphintyp-Analgetikum), Scopolamin (Antiemetikum bei Kinetosen), Glyceroltrinitrat, Estrogene.

Zufuhr über die Schleimhäute

Die Resorption über die Nasenschleimhäute erfolgt durch Porendiffusion. Dies und der Umstand, daß in der Nase proteolytische Enzyme fehlen, erlaubt die nasale Applikation kleiner Peptid-Pharmaka: Oxytocin, Vasopressin, Gonadorelin, Buserelin und andere werden als Lösungen zum Einsprühen in die Nase angeboten.

Nasentropfen zum „Öffnen" der verstopften Nase enthalten Stoffe, die nicht nur lokal durch Gefäßkonstriktion wirken, sondern auch resorbiert werden. Resorptive Vergiftungen durch Naphazolin, Xylometazolin und Menthol bei Kindern wurden beschrieben.

Mundhöhle. Die Resorption aus der Mundhöhle hat drei therapeutisch nutzbare Besonderheiten:
Sie erfolgt für nichtionisierte Pharmaka sehr *schnell.* Hiervon macht man z. B. bei der Therapie des Angina-pectoris-Anfalles mit Nitraten Gebrauch. Sie läßt sich willkürlich *steuern.* Durch Entleeren und Ausspülen der Mundhöhle kann der Patient die Wirkung des Arzneimittels beenden. Sie erfolgt unter *Umgehung des Pfortaderkreislaufes.*

Harnblase. Bei Verwendung von Lösungen, die Lokalanaesthetika enthalten oder bei Eindringen größerer Mengen eines Lokalanaesthetikums in die Blase anläßlich diagnostischer Prozeduren kann die Resorption so stark werden, daß die Symptome systemischer Vergiftung auftreten. Dies gilt insbesondere, wenn eine Zystitis besteht, die Durchblutung also stark erhöht ist.

Vagina und Uterus. Vaginal applizierte Stoffe werden unter Umgehung des Pfortaderkreislaufes resorbiert. Gefürchtet war in Zeiten der Kurpfuscher-„Seifenaborte" die Resorption von seifenartigen Lösungsmitteln aus dem Cavum uteri mit nachfolgender Hämolyse und Störungen der neuromuskulären Übertragung. Auch Prostaglandinderivate werden nach vaginaler Applikation oder Applikation in das Cavum uteri nicht unwesentlich resorbiert: Druckanstieg im kleinen Kreislauf und Erbrechen treten auch bei dieser Applikationsform auf.

Resorption aus dem Gastrointestinaltrakt

Resorptionsbeeinflussende Faktoren sind:

Schnelligkeit der Magen-Darm-Passage. Die Resorption aus dem Magen-Darm-Trakt hängt bei vielen Pharmaka von der Geschwindigkeit der Magen-Darm-Passage ab. Als Faustregel kann gelten, daß mit dem Einfluß dieses Faktors um so mehr zu rechnen ist, je unvollständiger die Resorption aus dem Gastrointestinaltrakt im Mittel ist. Die Ursache hierfür kann man leicht einsehen: Wird ein Pharmakon schon während der Passage durch ein kurzes Darmstück vollständig resorbiert, so steht als „Reserve" ein nachfolgendes längeres Darmstück noch zur Verfügung; ist die Resorption aber schon unter physiologischen Bedingungen sehr unvollständig, so wird jede Beschleunigung oder Verzögerung der Darmpassage sich über die Kontaktzeit auf das Ausmaß der Resorption auswirken.

Beispiel Herzwirksame Glykoside werden mit unterschiedlichen Prozentsätzen aus dem Gastrointestinaltrakt resorbiert. Ihre möglichst vollständige Resorption ist ein Vorteil, da Beschleunigung oder Verzögerung der Magen-Darm-Passage sich auf die Resorption dann weniger auswirken werden. In der Tat ist für Glykoside mit kleiner Resorptionsquote auch festgestellt worden, daß bei gleichbleibender Tagesdosis toxische Symptome auftraten, wenn sich die Darmpassage verlangsamte (Obstipation).

Verdünnung oder Bindung des Pharmakons durch Darminhalt. Beispiel: Tetracyclin reagiert mit gleichzeitig verabfolgten Eisenverbindungen, Calcium- oder Aluminiumsalzen (Milch, Antazida) unter Bildung von Komplexverbindungen, die nicht resorbiert werden.

Dispersion des Pharmakons. Die galenische Zubereitung vieler Arzneistoffe bestimmt wesentlich ihren Dispersionsgrad. Digoxin-Tabletten gleichen nominellen Gehaltes hatten verschieden starke Wirkungen, weil die galenische Zubereitung unterschiedlich war und daher die Resorptionsquoten verschieden ausfielen.

Verteilungskoeffizient Öl/Wasser, Polarität, Ionisationsgrad. Auch im Gastrointestinaltrakt gilt, daß nichtionisierte Verbindungen besser resorbiert werden als ihre ionisierten Formen. Die Resorption von Ionen ist unterschiedlich gut: Bei einwertigen Ionen ist sie noch am besten.

Beispiele **Beispiel 1.** Schwache Säuren werden in den oberen Darmabschnitten besser resorbiert als in den unteren, weil sie im sauren pH der oberen Darmabschnitte vornehmlich in der nichtionisierten Form vorliegen. Analoge Überlegungen zeigen für schwache Basen, daß diese in den unteren Darmabschnitten besser resorbiert werden als in den oberen.

Beispiel 2. In der Reihenfolge Digitoxin, Digoxin, Strophantin werden herzwirksame Glykoside zunehmend schlechter aus dem Gastrointestinaltrakt resorbiert. Die Substitution mit polaren OH-Gruppen nimmt in der gleichen Reihenfolge bei den genannten Glykosiden zu.

Widerstand des Pharmakons gegen enzymatischen Abbau. In diesem Zusammenhang ist besonders wichtig, daß Polypeptide und Proteine im Gastrointestinaltrakt in der Regel vollständig abgebaut und nicht als ganze Moleküle resorbiert werden. Von der Regel gibt es wichtige Ausnahmen; so wird Botulinumtoxin zu einem Prozentsatz unzerstört resorbiert, der zur Vergiftung ausreicht. Der enzymatische Abbau betrifft auch niedermolekulare Verbindungen. Praktische Bedeutung hat dies z. B. bei Sympathomimetika.

Resorption durch aktiven Transport. Resorption durch aktiven Transport findet man im Gastrointestinaltrakt für wenige, aber wichtige Stoffe. Ein arzneitherapeutisch wichtiges Beispiel ist die Eisenresorption.

Resorption nach Zufuhr in das untere Rektum. Vorteilhaft ist, daß die Pharmaka nicht über die Pfortader in die Leber gelangen. Ein erheblicher Nachteil besteht darin, daß der Resorptionsquotient nach rektaler Applikation vieler Pharmaka außerordentlich streut. Wenn es auf eine verläßliche und exakte Resorption ankommt, ist die rektale Zufuhr nicht zu empfehlen.

Rückresorption und enterohepatischer Kreislauf. Manche Stoffe werden über die Galle ausgeschieden und im Darm erneut resorbiert. Beispiel: Digitoxin (Hemmung der enteralen Rückresorption bei Digitalisintoxikation, s. S. 270). Rückresorption kann auch eintreten, wenn nicht die unveränderten Pharmaka, sondern deren Glukuronide in den Darm oder durch die Galle ausgeschieden werden. In diesem Fall kann das Glukuronid im Darm durch bakterielle β-Glukuronidasen hydrolysiert und das freiwerdende Pharmakon rückresorbiert werden.

Zufuhr durch Injektion

Die Pauschalvorstellung, wonach intravasale Injektionen grundsätzlich mit mehr Risiken und Nebenwirkungen belastet seien als intramuskuläre oder subkutane Injektionen, ist falsch. Eine subkutane Injektion kann unerträglich schmerzhaft sein, eine intramuskuläre Injektion kann zu Nekrosen führen. In der Regel ist es dem Arzt nicht freigestellt, welche Injektionsform er benutzen will. Deshalb sollte man z. B. Lösungen, die zur intramuskulären Injektion bestimmt sind, nicht intravenös injizieren. Begleitstoffe, Stabilisatoren und Lösungsvermittler können sich in der Lösung befinden und bei intravenöser Injektion unerwünschte Wirkungen verursachen.

Subkutane Injektion. Die Schnelligkeit des Wirkungseintritts nach subkutaner Injektion hängt von der Durchblutung ab. In der Regel erfolgt die Resorption im Vergleich zur intramuskulären Injektion langsamer.

Intramuskuläre Injektion. Die Schnelligkeit der Resorption nach intramuskulärer Injektion hängt in noch stärkerem Maße als nach subkutaner Injektion von der Durchblutung ab: Bei gut durchbluteter Muskulatur kann die Resorption bemerkenswert schnell erfolgen; die Wirkung tritt schneller als nach subkutaner, aber langsamer als nach intravenöser Injektion ein. Nachteilig ist, daß nur relativ kleine Flüssigkeitsmengen applizierbar sind. Bei bestehendem Schock (s. S. 10) keine Pharmaka intramuskulär (auch nicht subkutan!) injizieren.

Intravenöse Injektion. Nach intravenöser Injektion tritt die Wirkung schneller als nach subkutaner oder intramuskulärer Injektion ein. Es ist falsch anzunehmen, nach intravenöser Injektion müsse die Wirkung sofort eintreten: So hat nach Injektion von Phenobarbital beim Status epilepticus die Wirkung erst nach etwa 15 min ihr Maximum erreicht. Dies ist Folge der langsamen Verteilung (kleiner Öl/Wasserkoeffizient). Zur intravenösen Injektion sind auch gewebsirritierende Stoffe geeignet, wenn man ein Gefäß ausreichenden Kalibers punktiert, andernfalls riskiert man das Entstehen einer Thrombose. Intravenös über mehrere Tage zu applizierende Dauerinfusionen sollen durch einen Katheter erfolgen, dessen Spitze im fließenden Blutstrom liegt. Nachteilig bei der intravenösen Injektion ist der oft brüske Wirkungseinsatz mancher Pharmaka, der sich aber durch eine adäquate Injektionstechnik vermeiden läßt. Nachteilig ist ferner, daß nach intravenöser Injektion die Wirkung des Pharmakons kürzer ist als nach subkutaner oder intramuskulärer Injektion, da eine Resorption aus einem Depot nicht stattfindet.

Intraarterielle Injektion. Die intraarterielle Injektion kommt nur ausnahmsweise, so bei lebensrettenden Schnellinfusionen und bei röntgendiagnostischen Spezialverfahren zur Anwendung. Unbeabsichtigt erfolgt sie meist, wenn bei der Venenpunktion die V. cubitalis verfehlt wird. Die Folgen können schwerwiegend sein und die Amputation der betroffenen Extremität notwendig machen.

1.6 Verteilung

Plasmaproteinbindung

Nach intravenöser Injektion oder Resorption befinden sich die Pharmaka zunächst im Plasmawasser. Von da aus verteilen sie sich auf die verschiedenen Kompartimente des Organismus. Die Verteilung auf das Kompartiment „Plasmaeiweißkörper" ist hierbei insofern ein besonderer Vorgang, weil eine Diffusion durch strukturierte Grenzschichten dabei nicht stattfindet.

- Menschliches Plasmaalbumin hat mehrere Bindungsstellen für Pharmaka. Bevorzugt, aber keinesfalls ausschließlich werden lipophile saure Pharmaka gebunden. Beispiele sind: Phenytoin, Clofibrat, Salicylat, Diazoxid, Phenylbutazon, Rifampicin, Furosemid.
- Die Bindungsstellen sind insofern wenig spezifisch (weit weniger als die noch zu besprechenden Rezeptoren), als für jede dieser Bindungsstellen eine Vielzahl von Stoffen existiert, die gebunden werden können, deren chemische Struktur jedoch stark voneinander abweicht.
- Die zu einer Bindungsstelle „gehörenden" Pharmaka können sich gegenseitig aus der Bindung verdrängen.

- Die Plasmaprotein-Bindungsstellen können durch einige Pharmaka bereits im therapeutischen Dosierungsbereich gesättigt werden.
- Die Plasmaproteinbindung ist reversibel.
- Weder das Plasmaprotein noch das Pharmakon wird durch die Plasmaproteinbindung verändert.
- An Plasmaeiweiß gebundene Pharmaka können nicht aus dem Intravasalraum austreten. Sie werden insbesondere auch nicht ausgeschieden.
- An Plasmaeiweiß gebundene Pharmaka werden nicht metabolisiert.
- An Plasmaeiweißkörper gebundene Pharmaka wirken nicht, auch nicht im Intravasalraum.

Klinische Bedeutung. Theoretisch muß die Wirkung eines Stoffes mit starker Plasmaproteinbindung erheblich zunehmen, wenn er durch einen anderen Stoff aus dieser Bindung verdrängt wird. Die kritische Auswertung der klinischen Erfahrung zeigt jedoch, daß die Konsequenzen selten so dramatisch sind. Hierfür sind vor allem zwei Vorgänge von Bedeutung: Erstens wird eine größere Konzentration von freiem Pharmakon im Plasmawasser in aller Regel auch zu einer entsprechend höheren Elimination führen. Zweitens steht für den aus der Plasmaproteinbindung verdrängten Stoff nicht nur das intravasale Kompartiment, sondern in aller Regel ein erheblich größeres Verteilungsvolumen (z. B. auch der extrazelluläre Raum) zur Verfügung. Der durch das größere Verteilungsvolumen eintretende Verdünnungseffekt wird aber dann eine geringere Rolle spielen, wenn ein Pharmakon nicht nur aus seiner Bindung an Plasmaproteine, sondern auch aus seiner Bindung an Gewebsproteine verdrängt wird.
Deutlicher macht sich die Bedeutung der Plasmaproteine bei Urämie oder bei Zuständen von Hypalbuminämie bemerkbar. Bei Urämie ist die Bindungsfähigkeit der Plasmaproteine für Pharmaka deutlich reduziert.
Bei Einstellung eines Epileptikers mit Phenytoin beobachtet man gelegentlich einen steilen Wirkungsanstieg oberhalb einer bestimmten Dosierung. Dann sind die Bindungsproteine für Phenytoin annähernd abgesättigt, und zusätzlich zugeführtes Phenytoin erscheint nahezu ausschließlich als freies Phenytoin im Plasmawasser.

Gewebsproteinbindung

Die Gewebsproteinbindung ist der Plasmaproteinbindung vergleichbar, nur verläuft sie wegen ihrer Abhängigkeit von der Durchblutung langsamer. Beispiel für ihre Bedeutung ist der bestimmende Einfluß der Bindung von Thiopental an Muskelproteine auf die Rückverteilung von Thiopental aus dem ZNS (s. S. 32).

Speicherung im Fettgewebe Die Speicherung im Fettgewebe erfolgt meist langsam, ist aber bei lipophilen Substanzen auch langsam reversibel und schafft Depots, die sich evtl. in Jahren nicht leeren. Beispiel ist die Speicherung von Dioxinen im Fettgewebe.

Ablagerung im Knochen Toxikologisch bedeutsam ist die Ablagerung von Tetracyclinen und der Einbau von Metallen, z. B. von Blei oder radioaktiven Elementen der Erdalkaligruppe des Periodischen Systems.

Passage in den Liquor und in das ZNS (Blut-Liquor-Schranke und Blut-Hirn-Schranke) Die Gefäßkapillaren sind fast überall für Pharmaka gut durchlässig, da sie in der Wandung Poren in der Größenordnung von 3,0 nm haben. Eine Ausnahme bilden die Kapillaren im ZNS: Sie sind von einer dichten Gliazellschicht umgeben, die sich wie eine Lipidbarriere verhält. Diese Abdichtungsfunktion nimmt am Plexus chorioideus das dort vorhandene kubische Epithel wahr. Die Schranke ist so dicht, daß eine wichtige Regel aufgestellt werden kann:

- Quarternäre Verbindungen können die Blut-Hirn-Schranke schlecht oder nicht passieren.

Diese Regel wird häufig benutzt, um durch Abwandlung eines Pharmakons seine peripheren Wirkungen allein zu behalten und seine zentralen Wirkungen auszuschalten. So hat Scopolamin eine starke zentrale Wirkung. Scopolamin-butylbromid (*Buscopan*) wirkt nur noch peripher parasympatholytisch.
An einigen Stellen ist die Blut-Hirn-Schranke nicht völlig dicht; dies hat aber kaum praktische Bedeutung.

Passage in die Muttermilch Der Übergang von Stoffen in die Muttermilch geschieht besonders bei guter Lipidlöslichkeit. Bedeutung haben nicht nur Arzneimittel, an deren Schädlichkeit die Stillende noch am ehesten denkt, sondern auch Alkohol, Nikotin, Dioxine und Bestandteile von Schlankheitsmitteln (Antrachinonderivate, „Appetitzügler").

Passage durch die Plazentarschranke Die Plazentarschranke ist nicht sehr dicht. Pharmaka passieren die Plazenta in der Regel sehr viel besser, als es dem behandelnden Arzt lieb ist. Z. B. hat Diazepam im fetalen Plasma eine höhere Konzentration als im mütterlichen.

1.7 Biotransformation (Metabolismus)

Die biochemische Umwandlung von Pharmaka im Organismus verfolgt primär nicht das Ziel, Pharmaka weniger wirksam zu machen. Dies ist nur das statistisch überwiegende Ergebnis biochemischer Umwandlungsprozesse. Ähnliches gilt für die Frage nach der besseren Löslichkeit der Umwandlungsprodukte. In der statistisch überwiegenden Zahl der Fälle ist die Wasserlöslichkeit der Endprodukte der Biotransformation besser als die der Ausgangsstoffe, aber bei bestimmten Sulfonamiden ist die Wasserlöslichkeit ihrer Acetylierungsprodukte sehr schlecht. Es ist deshalb

bedenklich, biochemische Reaktionen in die Klassen „Entgiftungsreaktionen“ und „Reaktionen zur Löslichkeitsverbesserung“ aufzuteilen. Korrekt ist die Aufteilung in *Transformations- und Konjugationsreaktionen*. Die Konjugationsreaktion kann entweder primär erfolgen oder sich an eine Transformationsreaktion anschließen. Ein häufiger Ablauf ist beispielsweise Oxidation (Transformationsreaktion) mit nachfolgender Glukuronidierung (Konjugationsreaktion).
Wichtige Enzyme für den Metabolismus von Pharmaka sind im glatten endoplasmatischen Retikulum lokalisiert. Da dies eine membranöse Struktur ist, ihr Lipidgehalt folglich hoch ist, und weil auch die Bindungsstelle für das Substrat am Enzym hydrophoben Charakter hat, kann man ableiten: Ein hoher Verteilungsquotient Öl/Wasser wird dem Metabolismus solcher Pharmaka dienlich sein, die durch membrangebundene Enzyme abgebaut werden. So wird das lipophile Digitoxin zu einem beachtlichen Teil metabolisiert, nicht jedoch das stark polar substituierte Strophantin.

Transformationsreaktionen

Oxidation durch Enzyme Cytochrom P450

Grundvorgänge. Diese Enzyme werden im rauhen endoplasmatischen Retikulum synthetisiert und im glatten endoplasmatischen Retikulum „angesiedelt“. Sie sind Hämoproteine, in denen das Eisen zwischen der zwei- und dreiwertigen Form wechseln kann. An das Eisenatom kann CO angelagert werden, wonach die Enzyme charakteristische Absorptionsmaxima bei 450 nm haben. Die Cytochrome P450 benötigen sowohl NADPH als auch molekularen Sauerstoff (O_2), um Pharmaka oder Gifte oxidieren zu können. Von den beiden Sauerstoffatomen des O_2 wird das eine zur Oxidation des Substrates (Pharmakons oder Giftes) eingesetzt, das andere wird im System unter Bildung von H_2O reduziert. Wegen dieses Mechanismus wurden für die Cytochrome P450 die Bezeichnungen „mischfunktionelle Oxygenasen“ und „Monooxygenasen“ eingeführt.
Mit den Bezeichnungen XH für eine nichtoxidierte Verbindung und XOH für die entsprechende oxidierte Verbindung läßt sich die Oxidation durch mischfunktionelle Oxygenasen schreiben als

$$XH + (NADPH + H^+) + O_2 \rightarrow XOH + NADP^+ + H_2O.$$

Auf einer bestimmten Stufe der Reaktionskette wird O_2 gebunden, danach ein Elektron auf das gebundene O_2 übertragen. Anstelle des O_2 können Halogenkohlenstoffverbindungen gebunden werden. Auch auf sie wird danach ein Elektron übertragen. Die entstehenden Verbindungen bilden Radikale hoher Reaktivität. Am besten ist dies am Beispiel von Tetrachlorkohlenstoff untersucht.

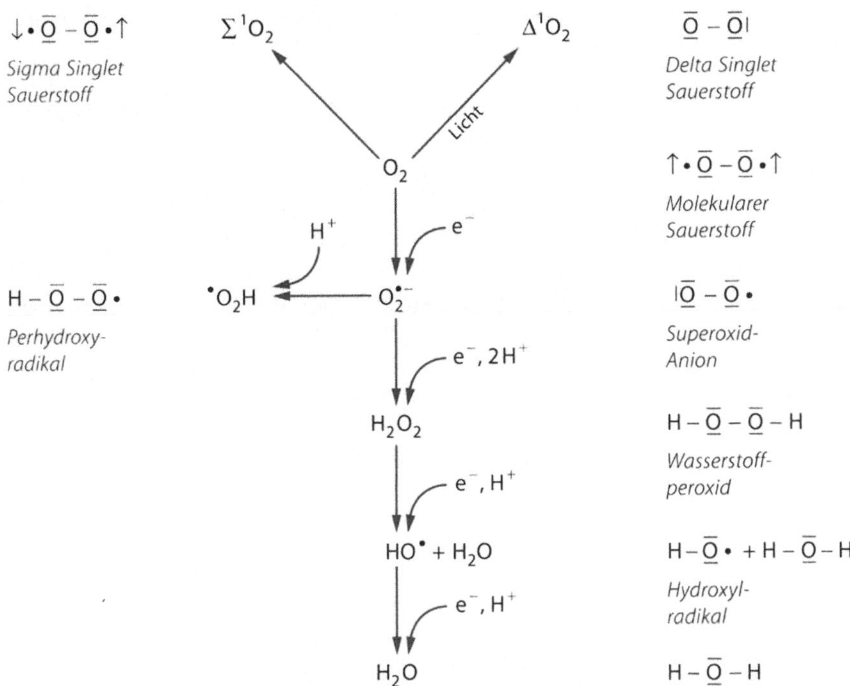

Abb. 1.3 Möglichkeiten zur metabolischen Erzeugung reaktionsfähiger Sauerstoffspezies und Sauerstoffverbindungen.

$$C\,Cl_4 + e^- \rightarrow Cl^- + Cl_3\,C^{\cdot}$$

Verbindungen, die wie $Cl_3C^{\cdot}$ ein singuläres (ungepaartes) Elektron enthalten, heißen Radikale. Sie sind sehr reaktionsfreudig und haben eine unterschiedlich lange Lebensdauer: $HO^{\cdot}$ 10^{-9} sec, 12-$O^{\cdot}$ 10^{-6}sec, 12-O-$O^{\cdot}$ 7 sec, $NO^{\cdot}$ 5,6 sec, $O^{-\cdot}$ Tage. Weitere reaktive Sauerstoffverbindungen sind $O_2^{-\cdot}$ H_2O_2 und R-O-O-H. Auch Singlet-Sauerstoff $^1O_2$ ist reaktionsfreudiger als der gewöhnliche Triplet-Sauerstoff $^3O_2$.

Wichtige Cytochrom-P450-Enzyme. Es gibt mehr als 200 P450-Enzyme, von denen beim Menschen wenigstens 20 vorkommen, aber nur wenige für den Arznei- und Fremdstoffmetabolismus Bedeutung haben.

Mit Ausnahme des Paares P450 1A1/P450 1A2 sind die Cytochrom-Enzyme auf unterschiedlichen Genen kodiert. Enzyminduktoren oder -inhibitoren können deshalb bevorzugt auf eines der Enzyme wirken. Die nachfolgend genannten Enzyme werden mit Ausnahme von P450 1A1 bevorzugt in Leberzellen exprimiert.

P450 1A1 und P450 1A2 sind auf demselben Gen codiert. P450 1A1 ist bevorzugt extrahepatisch (Lunge), P450 1A2 ist hepatisch lokalisiert.

Beide Enzyme haben ein sehr breites Substratspektrum und eine große Kapazität. Sie lassen sich gut induzieren.
P450 2D6 weist einen klinisch bedeutsamen ***genetischen Polymorphismus*** auf. Bei 5–10% der weißen Bevölkerung eines Landes ist die Aktivität dieses Enzyms gering. Dies hat eine stark verzögerte Oxidation wichtiger Arzneistoffe zur Folge. Zu ihnen gehören:

- die Antiarrhythmika Propafenon, Flecainid, Encainid, Spartein, Mexiletin,
- β-Sympatholytica wie Propranolol, Metoprolol und Timolol,
- Neuroleptica wie Perphenazin, Fluphenazin, Thioridazin, Clozapin, Trifluperidol,
- Amitriptylin und viele andere trizyklische Antidepressiva,
- Opiate wie Codein und Dextromethorphan,
- Debrisoquin, Amphetamin, Phenytoin.

P450 2E1 aktiviert die kanzerogenen Nitrosamine, auch halogenierte Kohlenwasserstoffe. Es kann durch Ethanol und INH induziert werden.
P450 3A1 ist wichtig für die Oxidation des Erythromycin, Itraconazol, Lovastatin, des Nifedipin und anderer Calciumantagonisten vom Dihydropyridintyp, des Ciclosporin, des Midazolam und des Chinidin. Es ist durch Steroidhormone induzierbar.
P450 4A1 wird durch Clofibrat induziert.

Kapazitäts-limitierter und fluß-limitierter hepatischer Metabolismus. Der hepatische Metabolismus der meisten Substanzen steigt mit der Plasmakonzentration. Ausnahmsweise kann jedoch entweder die Menge des verfügbaren Enzyms oder der Blutfluß in der Pfortader (1150 ml/min) limitierend werden. Beispiele: Der Metabolismus von Theophyllin wird durch die verfügbare Enzym-Menge, der Metabolismus von Lidocain wird durch den hepatischen Blutfluß begrenzt.

Spezielle Formen der Oxidation mit Cytochrom P450.
Oxidation aliphatischer Seitenketten: Hierbei entstehen Alkohole. (Beispiel: Aliphatische Substituenten bei Barbituraten. – Die Seitenkettenoxidation braucht nicht endständig zu erfolgen.)
Hydroxylierung aromatischer Verbindungen: Sie ist ein sehr häufig auftretender Mechanismus. Als Zwischenprodukt können Epoxide (S. 520) entstehen.
N-Oxidation von primären Aminen führt zu Hydroxylaminen: $R-NH_2+O \rightarrow NHOH$. Diese Verbindungen können zur Methämoglobin-Bildung Anlaß geben.
Oxidation halogenhaltiger Verbindungen: Eine beachtliche Zahl halogenhaltiger Verbindungen kann zu Halogencarbonylverbindungen oxidiert werden, die begierig mit Thiolgruppen der um-

Tabelle 1.3 Oxidation durch mischfunktionelle Oxygenasen

Reaktion	Stoff	Metabolit
Oxidation aliphatischer Ketten	R-CH_3 R_1-CH_2-R_2	R-CH_2OH R_1-CHOH-R_2
Ringoxidation	C_6R_5H	C_6R_5OH
N-Oxidation	R-NH_2 R_1-NH-R_2	R-NHOH R_1-NOH-R_2
Sulfoxidation	R_1-S-R_2	R_1-SO-R_2
Dealkylierung	R_1-O-CH_2R_2 R_1-NH-CH_2R_2	R_1OH+R_2CHO R_1NH_2+R_2CHO
Desaminierung	R_1-CH(-NH_2)-R_2	R_1-CO-R_2+NH_3
Desulfurierung	R=S	R=O

gebenden Proteine (z. B. mit SH-Enzymen) weiterreagieren. Ein einfaches Beispiel:

$$H-\underset{Cl}{\overset{H}{C}}-Cl \xrightarrow{O} H-\overset{O}{\overset{\|}{C}}-Cl + HCl$$

Dealkylierung von sekundären und tertiären Aminen und Dealkylierung von Äthern (jeweils unter Bildung der Alkylaldehyde als Abbauprodukte), Bildung von *Sulfoxiden* (z. B. bei den Phenothiazinen) und *Desulfurierung* sind weitere Oxidationen, die durch Cytochrom P450 vermittelt werden. Die Dealkylierung sekundärer oder tertiärer Amine führt oft *nicht* zu einer wesentlichen Abnahme der Wirkung. So sind die Desalkyl-Metaboliten vieler Antiarrhythmika praktisch so kardiotoxisch wie die Quellensubstanzen und gefährden den Patienten bei bestehender Niereninsuffizienz erheblich.

Oxidation durch andere Enzyme. In diesem Zusammenhang ist besonders die *Alkoholdehydrogenase* und die *Aldehyddehydrogenase* zu erwähnen, die beide an anderer Stelle ausführlich besprochen werden.
Die *Monoaminoxidase* ist ein Mitochondrienenzym. Sie hat besondere Bedeutung für den Abbau der Katecholamine, des Serotonins und anderer Tryptophanderivate.

Reduktion. Reduktionsvorgänge spielen eine vergleichsweise geringe Rolle. Beispiel ist die Reduktion der Nitrogruppe bei Chloramphenicol (mikrosomal). Einelektronen-Reduktionsvorgänge können zur Bildung freier Radikale führen.

Hydrolyse. Die *Esterasen* kommen sowohl gewebsständig als auch frei im Plasma vor. Sie haben eine unterschiedliche Affinität zu verschiedenen Pharmaka.

Die Säureamid-Hydrolasen sind gewebsständig und kommen besonders in der Leber vor (Beispiel: Hydrolyse von Säureamid-Lokalanaesthetika).

Die *Epoxidhydratasen* sind mikrosomale Enzyme, die dicht neben den Monoxygenasen lokalisiert sind. Sie hydrolysieren die bei der Oxidation durch Monoxygenasen häufig entstehenden, hochreaktiven und deshalb potentiell mutagenen oder kanzerogenen Epoxide zu den ungefährlichen Diolen (S. 520).

Konjugationsreaktionen

Glukuronidierung. Die Glukuronidierung ist die häufigste Konjugationsreaktion. Mit nichtmikrosomalen Enzymen wird zunächst Uridindiphosphatglukuronsäure (UDPGA) bereitgestellt. UDPGA wird mit Hilfe mikrosomaler Glukuronyltransferasen auf reaktionsfähige Gruppen übertragen, wobei β-Glukuronide entstehen. Hydroxylgruppen bilden *Etherglukuronide* (häufigste Reaktion), Carboxylgruppen bilden *Esterglukuronide;* auch mit Aminogruppen und Sulfhydrylgruppen erfolgt Glukuronidbildung. – Glukuronide werden durch das Säuresekretionssystem der Nierentubuli ausgeschieden. Sie sind wegen der vielen hydrophilen Gruppen in der Glukuronsäure hervorragend wasserlöslich und werden deshalb tubulär nicht rückresorbiert. – Glukuronidierung begünstigt auch die Ausscheidung einer Verbindung durch die Galle. Es besteht die Gefahr, daß die so in den Darm abgegebenen Glukuronide durch bakterielle Glukuronidasen wieder hydrolysiert werden. In diesem Fall kann die nicht mehr am Glukuronid hängende Substanz rückresorbiert werden (Beispiel Digitoxin).

Sulfatierung (nichtmikrosomales Enzymsystem). Aromatische und aliphatische OH-Gruppen reagieren dabei mit PAPS (3'-Phosphoadenosin-5'-phosphosulfat). Es entstehen gut wasserlösliche und damit renal gut ausscheidbare Verbindungen.

Acetylierung (nichtmikrosomal). Die Acetylierung betrifft Aminogruppen und geschieht durch die N-Acetyltransferasen AT-1 und AT-2. Beispielsweise werden acetyliert: Sulfonamide, Isonicotinsäurehydrazid, Hydralazin.

- AT-2 ist polymorph. Die Hälfte der Deutschen hat eine langsame AT-2. Bei ihnen ist der Metabolismus von INH, Dihydralazin oder Procainamid erheblich herabgesetzt.

Kopplung mit Glycin (nichtmikrosomal). Diese Reaktion findet man bei aromatischen Verbindungen, die Carboxylgruppen enthalten. Coenzym A bindet zunächst mit dem Pharmakon, und dieser aktivierte Komplex reagiert mit der Aminogruppe des Glycins (oder der Glutaminsäure). Salicylsäure kann so metabolisiert werden.

Methylierung. Die Übertragung von Methylgruppen erfolgt aus S-Adenosylmethionin unter Mitwirkung der Methyltransferasen. Aminogruppen, Hydroxylgruppen und Sulfhydrylgruppen können so methyliert werden. Wichtige Beispiele sind: Abbau der Katecholamine mit COMT, Bildung von Adrenalin aus Noradrenalin. Methyltransferasen sind z. T. mikrosomale Enzyme.

Konjugation mit Glutathion. Verschiedene Verbindungen können mit Glutathion konjugiert werden, so die hochreaktiven Epoxide, die als Folgeprodukte der Oxidation durch Monoxygenasen entstehen. Genetisch bedingter Mangel des Isoenzyms GST-M1 bedingt bei Rauchern eine höhere Tumorinzidenz. Wird der Glutathionschutzmechanismus überfahren, so ist mit einer Kopplung des reaktiven Metaboliten an Funktionsbestandteile der Zelle zu rechnen (s. auch Paracetamolvergiftung, S. 210).
Glutathion-Konjugate aliphatischer halogenierter Verbindungen können proximale Cancerogene sein.

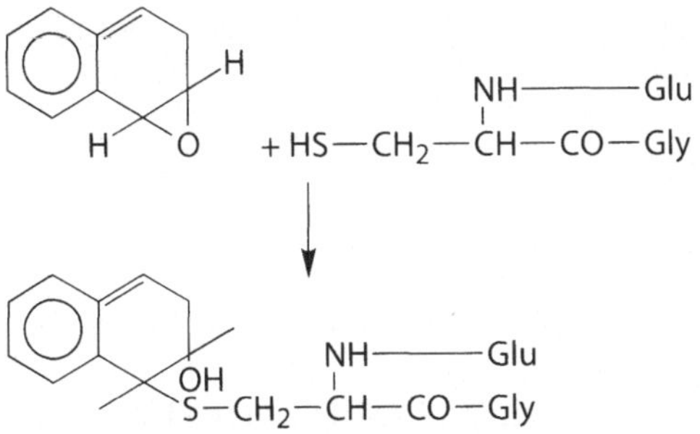

H, H, O + HS—CH_2—CH(NH—Glu)—CO—Gly

↓

OH, S—CH_2—CH(NH—Glu)—CO—Gly

Metabolische Konkurrenz Das mikrosomale Enzymsystem hat eine begrenzte Kapazität. Höhere Dosen eines Pharmakons, das noch dazu langsam metabolisiert wird, haben die Eigenschaft, körpereigene Stoffe oder andere Pharmaka vom Enzymsystem fernzuhalten. Nichtbeachtung dadurch bedingter geringer Inaktivierung hat zu schweren Vergiftungserscheinungen geführt. Metabolische Konkurrenz kann an oxidierenden, glukuronidierenden und anderen Enzymsystemen auftreten. Beispiele für Abbauhemmung zeigt die Tabelle 1.4.

Enzyminduktion **Vorgang.** Bei längerdauernder kontinuierlicher Zufuhr von Pharmaka kann sich die Aktivität des metabolisierenden Enzymsystems erhöhen. Man nennt den Vorgang Enzyminduktion. Alle Teile des mikrosomalen metabolisierenden Systems sind betroffen.

Tabelle 1.4 Metabolische Konkurrenz

Hemmung des Abbaus von	durch Enzymbesetzung mit
Phenytoin	Phenobarbital, Phenylbutazon, Phenothiazine, Benzodiazepine, Disulfiram
Antidiabetika vom Sulfonylharnstofftyp	Phenylbutazon, Oxyphenbutazon, Dicumarolderivate

Folgen für den eigenen Abbau. Die Enzyminduktion beschleunigt in der Regel den Abbau der induzierenden Substanz. Somit ist die Enzyminduktion eine wesentliche Ursache für die Entwicklung einer Toleranz (S. 73).

Folgen für den Abbau körpereigener Substanzen. In aller Regel wird eine Enzyminduktion zur Folge haben, daß nicht nur das induzierende Pharmakon, sondern auch andere Stoffe schneller metabolisiert werden. Tabelle 1.5 zeigt Beispiele hierfür:

Tabelle 1.5 Enzyminduktion

Beschleunigung des Abbaus von	durch Enzyminduktion mit
Bilirubin	Phenobarbital, DDT
Cortisol	Phenytoin (Nebenwirkung Hirsutismus!)
Estradiol	Phenobarbital
Vitamin D	Phenytoin

Folgen für den Abbau anderer Pharmaka. Die eben angestellten Überlegungen gelten auch für den Abbau anderer Pharmaka. Oft läßt sich beobachten, daß zunächst eine Hemmung in Form einer metabolischen Konkurrenz eintritt, die mit einsetzender Enzyminduktion aber wieder zurückgeht und endlich in eine Beschleunigung übergeht.
Die Zahl der Beispiele aus der Literatur kann ganze Seiten füllen. Tabelle 1.6 zeigt eine Auswahl der wichtigsten Beispiele:

Tabelle 1.6 Enzyminduktion

Beschleunigung des Abbaus von	durch Enzyminduktion mit
Digitoxin	Phenobarbital, Phenylbutazon, Rifampicin
Dicumaroltyp-Antikoagulantien	Phenobarbital, Chloralhydrat, Griseofulvin
Phenytoin	Phenobarbital
Ethinylestradiol in oralen Kontrazeptiva	Rifampicin, eventuell auch mit Phenytoin

1.8 Ausscheidung (Exkretion)

Renale Ausscheidung Für die renale Ausscheidung haben drei Mechanismen Bedeutung: glomeruläre Filtration, tubuläre Sekretion, und tubuläre Rückresorption nichtpolarer Moleküle.

Glomeruläre Filtration. Der glomerulären Filtration unterliegen Stoffe unabhängig von ihrer Ladung. Der glomerulären Filtration förderlich ist:

- *Eine geringe Plasmaeiweißbindung* der Pharmaka, denn Plasmaeiweißmoleküle sind zu groß, um die Glomerula zu passieren.
- *Eine hinreichend kleine Molekülgröße* der Pharmaka. Beim Menschen macht sich die Molekülgröße erst bei Molekulargewichten oberhalb von 20000 bemerkbar.
- *Eine gute Nierendurchblutung*, damit der „Nachschub“ an filtrationspflichtigen Substanzen nicht versiegt. Physiologisch ist eine renale Durchblutung von 1200 ml/min.
- *Eine große Filtrationsfläche.* Sie wird zu klein, wenn eine zeitweilige Reduktion der Durchblutung gleichzeitig auf vielen Glomerula wirksam ist.
- *Ein großer Filtrationsdruck.* Der Filtrationsdruck ist die Differenz zwischen Blutdruck einerseits, onkotischem Druck und Druck in der Bowman-Kapsel andererseits.

Tubuläre Sekretion. Die tubuläre Sekretion erfolgt im proximalen Tubulus. Das erste System sezerniert organische Säuren (aktiver Transport). Es kann durch Probenecid gehemmt werden. Das zweite System sezerniert Basen und ist durch Probenecid nicht hemmbar. Zwei zur tubulären Sekretion anstehende Säuren oder zwei zur tubulären Sekretion anstehende Basen konkurrieren um das jeweilige System, da die Systemkapazitäten begrenzt sind. Einige Verbindungen, die tubulär sezerniert werden: Probenecid, Salicylate, Penicilline, Thiazid-Diuretica, Phenylbutazon, Sulfonamide, Glukuronide (sie sind saure Metaboliten).

Tubuläre Rückresorption. Tubulär rückresorbiert werden nichtpolare Substanzen.

- Ionisierte Pharmaka werden schlecht rückresorbiert. Will man also die Rückresorption von Phenobarbital einschränken, so muß man den Urin alkalisch einstellen, damit ein möglichst großer Anteil des Barbiturates ionisiert ist.

Niereninsuffizienz und Dosierung. Bei Pharmaka, die zu mehr als 30 % durch renale Ausscheidung eliminiert werden, muß eine Dosisreduktion erwogen werden, wenn eine Niereninsuffizienz besteht. Die Dosierung erfolgt in der Regel nach Tabellen.

Biliäre Ausscheidung

Eine Ausscheidung über die Galle kommt für Stoffe in Frage, die ein Molekulargewicht zwischen 300 und 500 haben und außerdem polaren Charakter (Ionisation oder polare Substitution) aufweisen. Während die Zahl der nichtmetabolisierten Pharmaka, die diese Bedingungen erfüllen, nicht sehr groß ist, sind viele Glukuronide und Sulfate gallengängig. Glukuronide werden im Darm z. T. durch β-Glukuronidasen aus Bakterien wieder gespalten, danach Pharmaka in wirksamer Form rückresorbiert (Beispiel: herzwirksame Glykoside).

Intestinale Ausscheidung

Die Ausscheidung von Stoffen über das Darmepithel ist selten. Sie wird bei Herzglykosiden, Thallium und Phenobarbital beobachtet.

Pulmonale Ausscheidung

Sie hat vornehmlich für Inhalationsanaesthetika, aber auch für Kohlenmonoxid quantitative Bedeutung. Für sie gelten allein die Gesetze der passiven Diffusion.

1.9 Mathematische Pharmakokinetik

Schema des offenen Einkompartimentmodells

Vorgegeben sei ein einzelnes Kompartiment, z. B. der Intravasalraum. Das Pharmakon werde direkt (durch intravasale Injektion) in das System eingeführt. Das Absinken der Konzentration des Pharmakons sei eine Folge von Metabolismus oder Ausscheidung (aber nicht Folge einer Diffusion in ein anderes Kompartiment mit Tendenz zur Gleichgewichtseinstellung!).

Jetzt wird die Menge (Dosis) D eines Pharmakons in das Kompartiment mit dem Volumen V injiziert. Die Konzentration y_0 des Pharmakons unmittelbar nach der Injektion ist dann sehr einfach

$$y_0 = \frac{D}{V} \tag{4}$$

Weil V das Volumen des Kompartiments ist, auf das sich das Pharmakon verteilt, heißt V das *Verteilungsvolumen*.

Die Konzentration y des Pharmakons zur Zeit t nach der Injektion ist, wenn die Eliminationsgeschwindigkeit stets proportional zur noch vorhandenen Konzentration ist (*lineares* Einkompartimentmodell):

$$y = y_0 e^{-\alpha t} \tag{5}$$

α ist eine für das Pharmakon spezifische *Eliminationskonstante*. Man kann aus (5) errechnen, nach welcher Zeit die Anfangskonzentration y_0 auf die Hälfte abgefallen ist. Diese Zeit nennt man die *Halbwertszeit* $t_{0,5}$ des Pharmakons im Kompartiment:

$$t_{0,5} = \frac{0{,}693}{\alpha} \tag{6}$$

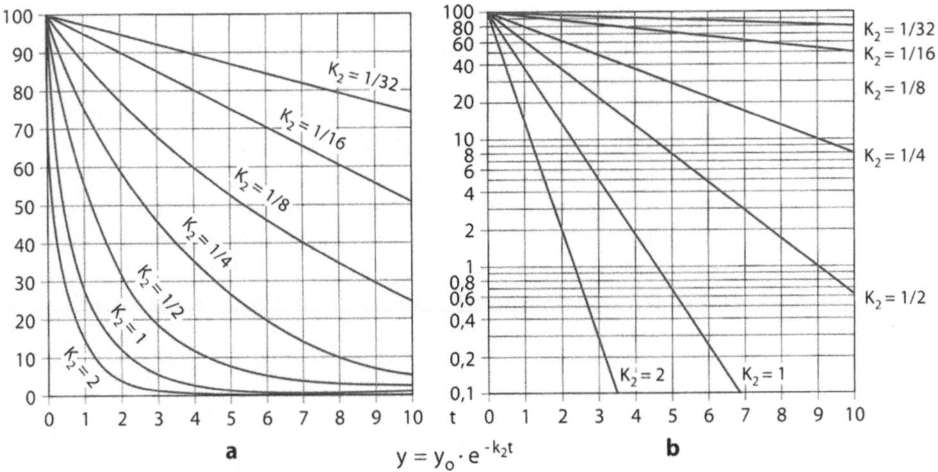

Abb. 1.4 Elimination aus einem Einkompartimentsystem, die ideal einer Differentialgleichung erster Ordnung folgt (sog. „Kinetik erster Ordnung". Kurvenschar im linearen (**a**) und im halblogarithmischen (**b**) Raster. Die Eliminationskonstante k_2 gibt die Neigung der jeweiligen Kurve an. (Aus: Gladtke E, von Hattingberg HM [1973] Pharmakokinetik. Springer, Berlin Heidelberg New York)

Plasmahalbwertszeit

Definition. Unter der Plasmahalbwertszeit versteht man diejenige Zeit, in der die Plasmakonzentration eines Pharmakons (oder Giftes) auf die Hälfte des Anfangswertes sinkt (Abb. 1.4).
Die Plasmahalbwertszeit hängt unter anderem von Begleiterkrankungen des Patienten (Leberfunktionsstörungen, Niereninsuffizienz, Herzinsuffizienz usw.) ab, ferner vom Lebensalter und anderen Faktoren. Ihre Angabe ist nur sinnvoll, wenn für den gesamten klinischen Dosisbereich (und bei den durch Lebensalter oder Begleiterkrankungen vorgegebenen Bedingungen) die Elimination jederzeit proportional der Plasmakonzentration ist. Ethanol (S. 540) hat also *keine* Plasmahalbwertszeit!

Verweildauer. Bei einem neueren Verfahren für pharmakokinetische Rechnungen ist nicht mehr die Halbwertszeit eines Stoffes zentraler Begriff, sondern seine *mittlere Verweildauer* (mean residence time, MRT). Darunter versteht man die mittlere Aufenthaltsdauer eines Moleküls des Stoffes (nach seiner Resorption) im Organismus. Wir gehen hierauf nicht näher ein, weil noch häufig Grunddaten der Stoffe für die Anwendung des Verfahrens unbekannt sind.
Nur wenige Pharmaka werden exakt nach Formel (5) eliminiert. Dennoch kann man sich des Einkompartimentmodells für eine grobe Abschätzung bedienen. Störfaktoren können sein:

- Die metabolische Umwandlung mancher Stoffe verläuft schon bei therapeutischer Umwandlung im Sättigungsgebiet, also nicht mehr nach einer Kinetik erster Ordnung. Von einer Halbwertszeit kann man nicht mehr sprechen. Ein wichtiges Beispiel ist der Alkoholabbau, der über lange Zeit im Gebiet der Sättigung erfolgt, weshalb über weite Konzentrationsbereiche die Elimination mit konstanter Geschwindigkeit erfolgt. Dies ändert sich erst bei sehr niedrigen Alkoholkonzentrationen.

- Das Pharmakon bindet sich an Plasmaeiweißkörper. In diesem Fall kann eine Sättigung der Eiweißbindung eintreten. Bei höherer Dosierung wird der „überstehende" Teil des Pharmakons relativ schnell eliminiert. Unterschreitet die Konzentration im Plasma einen bestimmten Wert, so beginnt die Freisetzung von gebundenem Pharmakon aus den Plasmaeiweißkörpern, und die Halbwertszeit ändert sich.
- Das Einkompartimentmodell gilt nicht streng. Das offene Zweikompartimentmodell ist adäquat (siehe unten!).

Verlauf der Plasmakonzentration bei intermittierender Applikation, Kumulation

Aus der Formel (5) ist ersichtlich, daß die Elimination theoretisch unendlich lange dauert. Gibt man also eine zweite Dosis nach der ersten, so wird diese Dosis sich auf einen noch vorhandenen Rest der ersten Dosis aufstocken oder auf„häufen". Gibt man mehrere Dosen gleicher Größe in gleichen Zeitabständen, so wird man Kurven der Konzentrationsverläufe wie in Abb. 1.5 erhalten.

Man sieht besonders aus der oberen Kurve (Abb. 1.5), daß die Maxima der Kompartimentkonzentration auf einer Hüllkurve liegen. Die Hüllkurve verläuft mit zunehmender Zeit immer flacher,

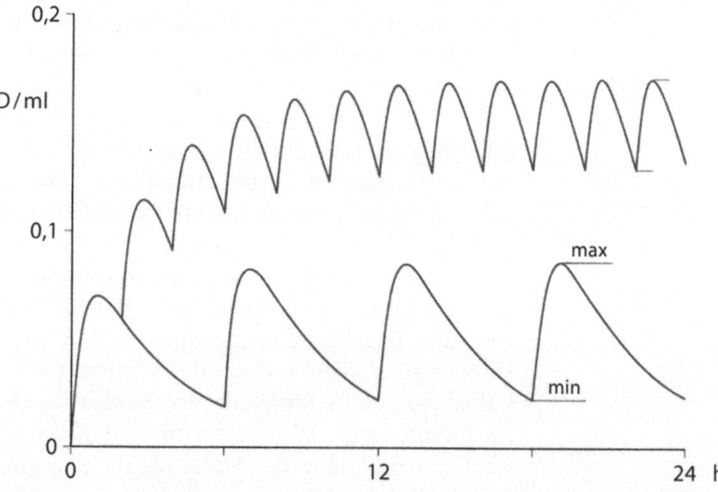

Abb. 1.5 Darstellung des Konzentrationsverlaufes von Spartein während wiederholter Gaben von 0,1 Dosiseinheiten/Verteilungsvolumen. Das Dosierungsintervall beträgt 2 h *(obere Kurve)* und 6 h *(untere Kurve)*. Nach 8 h ändert sich das Verhältnis max/min nur noch geringfügig. *Ordinate:* Konzentration in Dosiseinheiten/Verteilungsvolumen, *Abszisse:* Zeit in Stunden. (Aus Gladtke E, von Hattingberg HM [1973] Pharmakokinetik. Springer, Berlin Heidelberg New York)

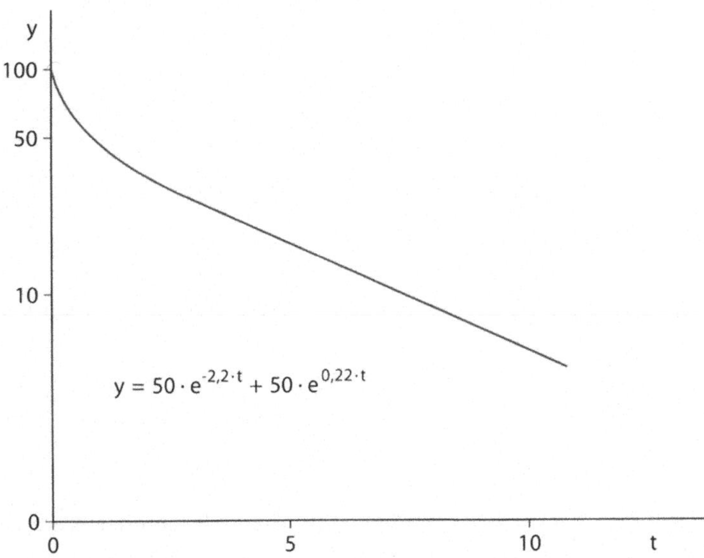

Abb. 1.6 Abfall der Plasmakonzentration eines Pharmakons nach intravenöser Injektion in einem offenen Zweikompartimentsystem (y-Achse logarithmisch geteilt)

der Vorgang der „Aufhäufung" wird mit zunehmender Zahl applizierter Dosen immer weniger zum Anstieg der mittleren Plasmakonzentration beitragen.

Die Abb. 1.5 zeigt ferner, wie sich der Dosierungsabstand auf den Verlauf bzw. die Ausprägung der Hüllkurve auswirkt. In der unteren Kurve mit langen Dosierungsabständen ist die „Aufhäufung" praktisch nur bei der zweiten Dosis noch erkennbar, bei der oberen Kurve hingegen bis etwa zur siebenten Dosis.

Es ist klar, daß ein solcher Konzentrationsverlauf in einem Kompartiment in der Praxis besonders bei Arzneidauertherapie wichtig ist. Speziell für die praktisch üblichen Dosierungsintervalle muß man einen Begriff haben, mit dem man beschreiben kann, ob bei Gabe einer zweiten Dosis noch mit der Existenz wesentlicher Reste der ersten Dosis zu rechnen ist. Dieser Begriff ist der Begriff der Kumulation.

Kumulation

Definition. Ein Pharmakon kumuliert im Organismus, solange seine Zufuhrgeschwindigkeit größer ist als seine Eliminationsgeschwindigkeit.

Kumulation bei intravasaler Dauerinfusion.

- 90 % ihres Endwertes hat die Plasmakonzentration nach 3,3 Halbwertszeiten Infusionsdauer, 95 % nach 4,4 Halbwertszeiten Infusionsdauer erreicht.

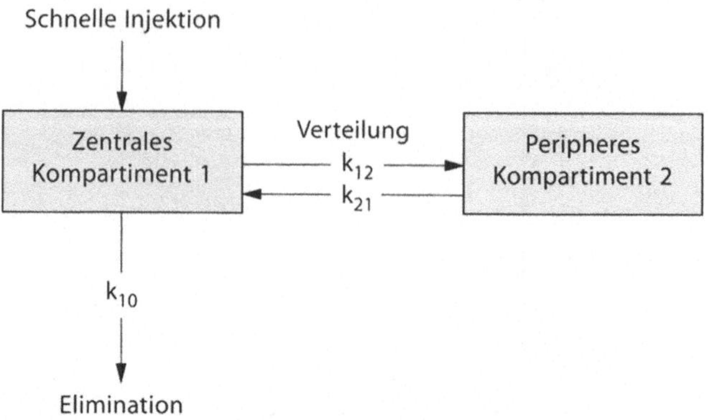

Abb. 1.7 Schema des offenen Zweikompartimentmodells

Das offene Zweikompartimentmodell

Dieses Modell ist für die Mehrzahl der Fremdstoffe das am besten geeignete. Es wird durch das Schema in Abb. 1.7 wiedergegeben. In ein zentrales Kompartiment (Intravasalraum) wird ein Pharmakon schnell eingebracht (injiziert). Das Pharmakon verteilt sich in ein peripheres Kompartiment und wird gleichzeitig aus dem zentralen Kompartiment ausgeschieden.
Für den zeitlichen Abfall der Konzentration im zentralen Kompartiment (Plasma) gilt

$$y = A \cdot e^{-\alpha t} + B \cdot e^{-\beta t} \qquad (7)$$

Graphisch wird der Abfall durch Abb. 1.6 wiedergegeben. Man muß sie mit einem rechten Teil der Abb. 1.4 vergleichen, um folgendes zu erkennen: Während beim Einkompartimentmodell der Konzentrationsabfall (im logarithmischen Maßstab) linear war, geschieht beim offenen Zweikompartimentmodell etwas anderes. Bei ihm fällt die Konzentration am Anfang schnell, später langsamer ab.
Mit Sicht auf Formel (7) bedeutet das: Kurz nach der Injektion bestimmt der linke Exponentialterm mit der Konstanten α den Abfall, später jedoch der rechte Exponentialterm mit der Konstanten β.
Diese späte Phase interessiert in der Therapie in der Regel. Auch die Werbung spricht daher von der β-Phase bzw. von der Halbwertszeit in der β-Phase, oder von der terminalen Halbwertszeit. Diese Halbwertszeit wird mit der Konstanten β nach Formel (6) berechnet.

Verteilungsvolumina im offenen Zweikompartimentsystem

Im offenen Zweikompartimentsystem gibt es mehrere Verteilungsvolumina, von denen wir aber nur das Verteilungsvolumen im Gleichgewicht diskutieren, weil es das anschaulichste ist. Es unterscheidet sich auch in der Regel nicht sehr von dem weniger anschaulichen Verteilungsvolumen in der β-Phase.

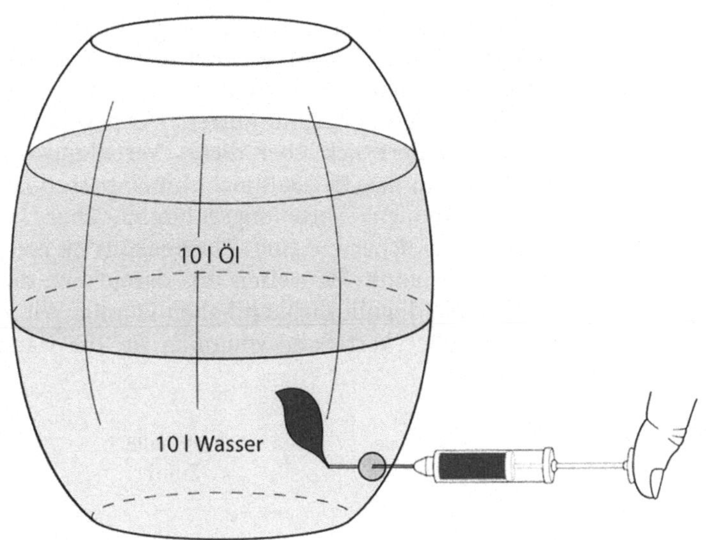

Abb. 1.8 Modellversuch zum Verteilungsvolumen

V_{dss}, das *Gesamtverteilungsvolumen im Gleichgewicht*, setzt sich aus zwei Teilvolumina zusammen. Das eine Teilvolumen ist das Verteilungsvolumen des Pharmakons im zentralen Kompartiment (z. B. im intravasalen Raum), das andere Teilvolumen ist das Verteilungsvolumen des Pharmakons im peripheren Kompartiment (z. B. im extravasalen Raum):

$$V_{dss} = V_{zentral} + V_{peripher} \qquad (8)$$

Jeder kann sich zunächst vorstellen, daß es Volumina V_{dss} geben kann, die 0,6 l/kg KG betragen, denn der Wassergehalt des Organismus beträgt 60 %. Auch noch gut vorstellbar ist in der Regel, daß V_{dss} bis nahe an 1 l/kg KG herankommen kann, wenn man sich die Verteilung des Pharmakons über den ganzen Körper vorstellt (was, wie wir gleich sehen werden, eine irreführende Vorstellung ist). Ungläubiges Erstaunen jedoch löst die Mitteilung aus, eine Substanz habe ein Verteilungsvolumen von 3 l/kg KG.
Wir machen uns die Bedeutung dieser Angabe am Modell der Abb. 1.8 klar. Sie zeigt ein 25-l-Faß mit einem tiefliegenden Spundloch. Das Faß ist mit 10 l Wasser und mit 10 l Öl gefüllt. Ein Experimentator, dem die Existenz der Ölschicht nicht bekannt ist, möchte gern wissen, wieviel Wasser im Faß ist. Zu diesem Zweck injiziert er durch das Spundloch 10 mg eines Farbstoffes und mischt kräftig.
Der Verteilungskoeffizient Öl/Wasser des Farbstoffes soll 99 : 1 sein. Dann lösen sich 9,9 mg des Farbstoffes im Öl und nur 0,1 mg in den 10 l Wasser. Der Experimentator mißt den Farbstoffgehalt in einer Wasserprobe, die er aus dem Spundloch ent-

nimmt und findet richtig 0,01 mg/1 l. Da er von der Existenz der Ölschicht nichts weiß, rechnet er wie folgt: 10 mg Farbe eingespritzt, wiedergefunden 0,01 mg/l, also wurde der Farbstoff mit 1000 l Wasser verdünnt. Auch der Experimentator unseres Versuches wundert sich über dieses Verteilungsvolumen, das offensichtlich in das 25-l-Faß nicht hineinpassen kann.
Wir erkennen: Verteilungsvolumina über 1 l/kg KG kommen durch Anreicherung eines Pharmakons im peripheren Kompartiment zustande. Sie weisen uns darauf hin, daß das Pharmakon eine hohe Lipidlöslichkeit haben könnte. Wir werden die Bedeutung hoher Verteilungsvolumina für die Hämodialyse auf S. 72 erörtern.

Das offene Dreikompartimentmodell bei Rückverteilung

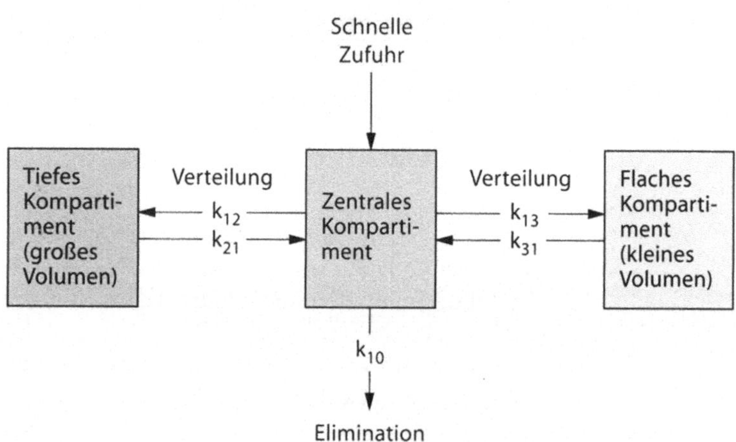

Abb. 1.9 Schema des offenen Dreikompartimentsystems

Im Zwei- und Mehrkompartimentsystem ist das Verteilungsvolumen nur eine abstrakte Rechengröße: Das Verteilungsvolumen ist dasjenige Volumen, mit dem man die Plasmakonzentration multiplizieren muß, um die Gesamtmenge eines Stoffes im Körper zu erhalten.
Dieses Modell ist adäquat zur Erklärung der schnell abnehmenden Wirkung von Thiopental, Ketamin und Fentanyl. In dem Modell ist die Differenz k_{13}–k_{31} viel größer als die Differenz k_{12}–k_{21}. Unmittelbar nach Injektion in das zentrale Kompartiment (Blut) strömt Thiopental deshalb sehr schnell in das flache Kompartiment (ZNS) ein und erreicht dort hohe Konzentrationen, aber nur sehr langsam in das tiefe Kompartiment (Muskulatur u. a.). Nun aber ist das tiefe Kompartiment viel größer als das flache Kompartiment; im Laufe der Zeit wird es deshalb aus dem Blut soviel Thiopental übernehmen, daß die Konzentration des Pharmakons im Blut unter die Konzentration im ZNS fällt. Jetzt kehrt sich der Strom des Pharmakons zwischen Blut und ZNS um: Das

Pharmakon strömt aus dem ZNS (flaches Kompartiment) in das Blut (zentrales Kompartiment) zurück.
Man erkennt, daß bei einer Einmalinjektion - z. B. von Thiopental - die anaesthetische Wirkung kurz sein wird, weil das tiefe Kompartiment zur Übernahme großer Mengen Thiopental zur Verfügung steht und sich deshalb Thiopental aus dem ZNS rückverteilen kann. Ganz anders ist die Situation, wenn Thiopental bei maschineller Beatmung zur Sedation des Patienten und zur Dämpfung seiner Eigenatmung über längere Zeit dauerinfundiert wurde. Dann ist das tiefe Kompartiment gefüllt, die Wirkung des Thiopentals hält nach Abschalten der Infusion noch viele Stunden an (terminale Halbwertszeit 23 h!).
Ähnliche Überlegungen gelten für Fentanyl, das wie Thiopental in der Intensivtherapie gelegentlich dauerinfundiert wird.

1.10 Wirkung, Pharmakodynamik

Definition des Begriffes „biologische Wirkung"

Eine biologische Wirkung eines Pharmakons oder eines Giftes ist eine Änderung des Ausgangszustandes des biologischen Systems;

- *ursächlich* bedingt durch *Art, Dosis* und *Applikationsform* des Stoffes;
- *qualitativ* definiert durch die *Wirkungsart;*
- *quantitativ* definiert durch Wirkungsstärke;
- *zeitlich* definiert durch *Wirkungslatenz* und *Wirkungsdauer.*

Diskussion. Die biologische Wirkung verlangt die kausale Verknüpfung von Stoffzufuhr und Änderung im biologischen System. Psychologische Wirkungen, die auch dosisunabhängig auftreten können, werden nach dieser Definition nicht als biologische Wirkung von Pharmaka oder Giften angesehen. Sie qualifizieren einen Stoff auch nicht zum Pharmakon.

Pharmakodynamik

Definition. Die Pharmakodynamik ist die Lehre von der *Wirkung* der Pharmaka auf Bestandteile des biologischen Systems. Die direkten Wirkungen führen zu **Primärreaktionen**, die von unterschiedlichen **Sekundärreaktionen** gefolgt sein können.

Diskussion. In der Definition wird allgemein von Bestandteilen des biologischen Systems gesprochen. Ein solcher Bestandteil muß nicht unbedingt ein im biologischen System verankertes (Makro-)Molekül sein, wie es die noch zu besprechenden Rezeptoren sind. Wie sinnvoll es ist, den Bestandteil des biologischen Systems in der Definition nicht einengend zu beschreiben, zeigt folgendes Beispiel: Antazida sind ohne Zweifel Pharmaka; ein Antazidum wie Magnesiumtrisilicat hat primär keine Wirkung auf Makromoleküle in den Zellen der Magenschleimhaut oder auf

Makromoleküle in anderen Zellen, sondern es wirkt als Pharmakon durch Reaktion mit der bereits im Magen befindlichen Salzsäure. Diese Salzsäure ist Bestandteil des biologischen Systems „Mensch".

1.11 Rezeptoren

Um Prophylaxe, Diagnostik und Therapie möglichst gezielt zu betreiben, möchte man mit Pharmaka auf möglichst wenig Zellarten eines Organismus einwirken. Um dies zu erreichen, müssen die Pharmaka bevorzugt an biochemische Strukturen binden, die möglichst nur bei den „Ziel"-Zellarten vorkommen: eine ***spezifische Bindung*** ist notwendig. Das allein genügt jedoch nicht: Die spezifische Bindung der Pharmaka an solche biochemischen Strukturen muß darüber hinaus auch zu der gewünschten Funktionsänderung der Zellart führen ***(spezifische Wirkung)***. Biochemische Strukturen der Zielzellarten, die diesen Forderungen genügen, heißen *Rezeptoren* im Sinne der Pharmakologie.
Die Definition pharmakologischer Rezeptoren über diese beiden Einschlußkriterien hat beachtliche Folgen. Beispiele: Für die Na^+/K^+-ATPase in der Plasmamembran der Myokardzellen ist ein physiologischer Ligand nicht bekannt, aber dieses **Enzym** ist pharmakologischer Rezeptor für Digitalisglykoside. Für den spannungsunabhängigen Natriumkanal ist ein physiologischer Ligand nicht bekannt, aber dieser **Kanal** ist pharmakologischer Rezeptor (Kanalrezeptor) für Veratridin (Kanal-Offenhalter) und für Tetrodotoxin und Lokalanästhetika (Kanalblocker). Für Ganglioside in Plasmamembranen sind physiologische Liganden nicht bekannt. Dennoch sind bestimmte Ganglioside „pharmakologische" Rezeptoren für Choleratoxin, Botulinumtoxin A oder Tetanustoxin: Sie binden diese Toxine mit hoher Affinität, und diese Bindung führt über mehrere Stationen auch zu einer (intrazellulären enzymatischen) Wirkung der Toxine. Umgekehrt ist der „physiologische" Transferrinrezeptor, obwohl er Transferrin mit hoher Affinität bindet, *kein* pharmakologischer Rezeptor für Transferrin, denn die Bindung von Transferrin dient dem Erhalt der Zellfunktion, hat aber keine pharmakologische Wirkung.

Ionotrope und metabotrope Rezeptoren

Die Aktivierung von Rezeptoren kann entweder Permeabilitätsänderungen von Ionenkanälen zur Folge haben (ionotrope Rezeptoren) oder ohne solche Permeabilitätsänderungen zu biochemischen Änderungen führen (metabotrope Rezeptoren).

Starr und dynamisch gekoppelte Rezeptoren

Der N-Acetylcholinrezeptor (S. 291) öffnet nach Bindung des Liganden Acetylcholin einen Ionenkanal. Ligandenbindung und Wirkung sind hier in einem Molekül, also starr *(intramolekular)* miteinander gekoppelt.

β-Rezeptoren aktivieren nach Bindung des Liganden Adrenalin ein GTP-bindendes Protein (G-Protein), das G-Protein aktiviert die Adenylatcyclase, das von ihr vermehrt gebildete cyclische AMP aktiviert die Proteinkinase A, die Proteinkinase A phosphoryliert den Calciumkanal vom L-Typ und macht ihn damit funktionsfähig. In diesem Fall führen also sechs Schritte von der Bindung zur Wirkung. Ligandenbindung und Wirkung sind hier dynamisch *(intermolekular)* miteinander gekoppelt, und Regelvorgänge können an mehreren Gliedern dieser sogenannten *Signalkette* angreifen.

Regulation an Rezeptoren

Bei zu starker oder zu schwacher Stimulation von Rezeptoren können Regulationsvorgänge einsetzen. Es gibt zwei Möglichkeiten der Regulation:

Veränderung der Funktionsintensität der Rezeptoren. Sowohl die Bindungsstärke für Liganden *(Bindungsaffinität)* als auch die Stärke der *Kopplung* an den Folgeprozeß kann geregelt werden. Dies geschieht u. a. durch Phosphorylierung der Rezeptoren. Die *homologe* Regulation ist auf die stimulierten Rezeptoren selbst gerichtet, die *heterologe* Regulation auf andere Rezeptoren. Beispiel: Stimulation von β_1-Rezeptoren führt über mehrere Stufen zur Aktivierung der Proteinkinasen A, die Proteinkinasen A phosphorylieren u. a.

- β_1-Rezeptoren (Erfolg: homologe Desensibilisierung).
- M_1-Acetylcholinrezeptoren (Erfolg: heterologe Desensibilisierung).
- Spannungsabhängige Calcium-Kanäle vom L-Typ (Erfolg: heterologe Sensibilisierung).

Veränderung der Zahl der Rezeptoren. Die Stimulation durch Liganden kann sowohl zur Abnahme als auch zur Zunahme der Zahl reaktionsfähiger Rezeptoren führen, und es können hiervon sowohl die stimulierten Rezeptoren selbst als auch andere Rezeptoren betroffen sein.

Bei der *Sequestrierung* werden die Rezeptoren in der Membran „verborgen“, gehen aber nicht verloren und stehen bei Bedarf wieder zur Verfügung. Bei der *Aufwärts- oder Abwärtsregulation* hingegen werden Rezeptoren neu synthetisiert oder abgebaut. Beispiel 1: Glukokortikoide bewirken eine heterologe Aufwärtsregulation von β-Rezeptoren. Beispiel 2: Die Stimulation einer Reihe von Rezeptoren führt über mehrere Stufen zur Aktivierung der Proteinkinase A. Proteinkinase A phosphoryliert u. a. das Protein CREB (S. 75) an seinem Serin 133. Das so aktivierte CREB bindet sich als Transkriptionsfaktor an ein Motiv der DNA und bewirkt dadurch eine erhöhte Transkription von Rezeptor-DNA.

Signalweitergabe durch verschiedene Rezeptortypen

Die Bindung eines Agonisten an einen Rezeptor führt zu einer Konformationsänderung des Rezeptors. Bei starr gekoppelten Rezeptoren (z. B. dem N-Acetylcholinrezeptor) kann dies mit der

Endwirkung identisch sein: Durch die Konformationsänderung öffnet sich ein Kanal. Bei der weit überwiegenden Mehrzahl der Rezeptoren wird jedoch die Konformationsänderung über mehrere Glieder einer Signalkette in die Endwirkung umgesetzt.

1. „Steroid-Rezeptoren" „Steroid-Rezeptoren" ist eine unpräzise Kurzbezeichnung für intrazelluläre Rezeptoren der Steroid-Rezeptor-Superfamilie. Die Rezeptoren für Steroidhormone, für Calcitriol (Wirkform des Vitamin D) und für Schilddrüsenhormon gehören in diese Gruppe. Sie befinden sich nicht in der Plasmamembran, sondern im Zytosol oder bereits im Kern. Nach spezifischer Bindung ihres Liganden werfen sie ein Teilprotein (Hitzeschockprotein Hsp 90) ab und erfahren eine Konformationsänderung, in deren Folge eine sogenannte Zinkfinger-Struktur gebildet wird. Der Ligand-Rezeptorkomplex wandert zu einem Regulator-Motiv auf der DNA und bindet sich daran mit der Zinkfinger-Struktur seines Rezeptorteils. Dadurch wird die Transkription der vom Regulator gesteuerten Strukturgene beschleunigt oder verlangsamt.

Rezeptor-Effektoren Sie enthalten sowohl die Bindungsdomäne für den Liganden als auch die Effektordomäne für die Endwirkung im gleichen Molekül. Unter „Endwirkung" wollen wir hier die letzte Wirkung vor Beginn der Divergenz der Signaltransduktion verstehen.

2. Kanalrezeptoren. Zu ihnen gehören u. a.

- der spannungsabhängige (Tetrodotoxin-empfindliche) Na^+-Kanal;
- der spannungsabhängige (Tetraethylammonium-empfindliche) K^+-Kanal;
- der ATP-modulierte K^+-Kanal;
- der spannungsabhängige (Nifedipin-empfindliche) Ca^{++}-Kanal (L-Typ);
- der Glutamat-Rezeptor Typ NMDA (mit Ca^{++}-Kanal)
- rezeptor-operierte Ca^{++}-Kanäle, die mit Inositolphosphaten ($InsP_3$, $InsP_4$) oder Ca^{++} vom Zytoplasma aus geöffnet werden;
- der (Muskelrelaxans-empfindliche) Acetylcholinrezeptor vom N-Typ (mit Na^+, K^+, Ca^{++}-Kanal),
- zwei Glutamatrezeptoren (mit Na^+, K^+, Ca^{++}- bzw. mit Ca^{++}-Kanal);
- der 5-HT_3-Rezeptor (mit Na^+, K^+-Kanal)
- der (Benzodiazepin-empfindliche) $GABA_A$-Rezeptor (mit Cl^-, HCO_3^--Kanal)
- der Glycinrezeptor (mit Cl^-, HCO_3^--Kanal)

3. Rezeptor-Tyrosinkinasen. Sie haben eine Bindungsdomäne auf der Membranaußenseite und eine Kinase-Domäne auf der Membraninnenseite. Ihr Protein passiert die Lipidmembran nur einmal. Zu diesen Rezeptoren gehören u. a.

- der Insulinrezeptor
- der Rezeptor für EGF (epidermal growth factor)
- der Rezeptor für PDGF (platelet derived growth factor)

Die Rezeptor-Tyrosinkinasen stehen meist als Doppelrezeptoren in der Membran. Sie können sich selbst (Beispiel: Insulinrezeptor) und zusätzlich ein Folgeenzym phosphorylieren. Die Autophosphorylierung erleichtert das Andocken des Folgeenzyms. Der Insulinrezeptor phosphoryliert eine Serin/Threonin-Kinase, der EGF-Rezeptor kann die Phospholipase $PLC_{\gamma 1}$ aktivieren.

4. Rezeptor-Guanylatcyclase. Der Rezeptor für das atriale natriuretische Peptid ist ein Protein, das auf der Membranaußenseite seine Rezeptordomäne trägt, einmal die Membran passiert und auf der zytosolischen Seite eine Guanylatcyclase-Domäne präsentiert.

5. An G-Proteine gekoppelte Rezeptoren

In diese Gruppe gehören sehr viele Rezeptorenarten. Die G-Protein-gekoppelten Rezeptoren passieren die Plasmamembran 7mal und bilden dabei extrazelluläre und intrazelluläre Schleifen. Die Bindung eines Agonisten führt zu einem Kreisprozeß (Abb. 1.10). Die dabei entstehende GTP-aktivierte α-Untereinheit des G-Proteins (in einigen Fällen auch die Doppeleinheit βγ) vermittelt die Aktivierung weiter. Ungeachtet des Kreisprozesses und der daran anschließenden Signalübertragungskette kann ein G-Protein-ver-

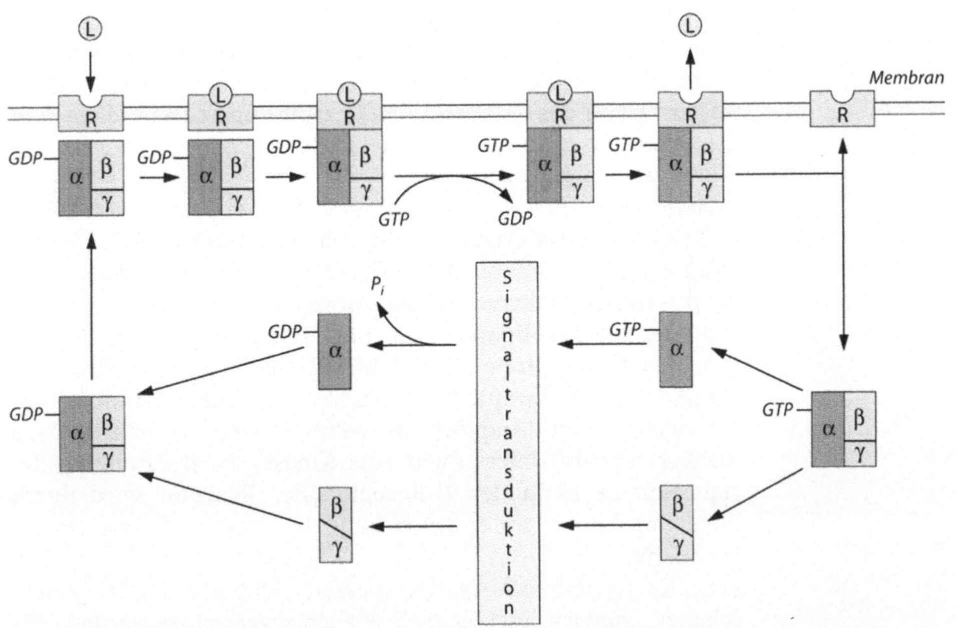

Abb. 1.10 G-Proteine: Kreislauf und Bildung der signaltransduzierenden Einheiten α und βγ. L Ligand, R Rezeptor

mittelter Prozeß, z. B. die Öffnung und Schließung eines Ionenkanals, sehr schnell an- und abgeschaltet werden.

G-Proteine (GTP-aktivierbare Proteine). Von den G-Proteinen besprechen wir hier die heterotrimeren G-Proteine. Sie bestehen aus je einer Untereinheit α (MW 41–45 kD), β (MW 35 kD) und γ (MW 8 kD). Es gibt mehrere α-, β- und γ-Untereinheiten, die aber nicht beliebige, sondern Vorzugskombinationen miteinander eingehen. Eine bestimmte Kombination ist für einen bestimmten Rezeptor auf einer bestimmten Zelle typisch. Für die folgenden Ausführungen ist wichtig, daß in der Regel die Untereinheiten α_s und α_q stimulierend und die Untereinheiten α_i und α_0 inhibierend auf die Folgeprozesse wirken. Die zugehörigen G-Proteine werden (unabhängig von ihren β- und γ-Untereinheiten) als G_s-, G_q-, G_i- und G_0-Proteine bezeichnet. Überwiegend stehen aktivierte G-Proteine am Beginn einer Signalkette (bei Divergenz: mehrere Signalketten). Hiervon gibt es Ausnahmen. So kann aktiviertes G_q Calciumkanäle direkt öffnen.

Kreisprozeß der Aktivierung und Inaktivierung. Durch Bindung eines Liganden erfährt der Rezeptor eine Konformationsänderung und zieht sein G-Protein an sich (die dritte intrazelluläre Schleife des Rezeptors, vom N-Terminus aus gerechnet, hat für die Anlagerung die Hauptbedeutung). Die α-Untereinheit des G-Proteins tauscht daraufhin ihr GDP gegen GTP aus. – Nach der Bindung von GTP kann der Komplex aus Rezeptor und G-Protein einen agonistischen Liganden nicht mehr halten; der Agonist löst sich leicht vom Komplex, Antagonisten lösen sich erheblich schwerer. – Jetzt verläßt das G-Protein den Rezeptor und zerfällt danach in die Teile GTP-α und βγ. Die Mehrzahl der Wirkungen geht von GTP-α aus. Hierzu gehören z. B. die Aktivierung der Adenylatcyclase durch GTP-α_s, die Inhibition der Adenylatcyclase durch GTP-α_i, die Aktivierung der Phospholipase $PLC_{\beta 1}$ und die Öffnung eines Ca^{++}-Kanals durch G_q. In weiteren Fällen wirkt auch die βγ-Einheit. Bekannt ist ihre Mitwirkung z. B. bei der Aktivierung der Phospholipasen PLA_2 und $PLC_{\beta 2}$ und bei der Regulation des β-Rezeptors: Hier schirmt die βγ-Einheit diejenige Domäne des β-Rezeptors ab, an die sich (nach Bindung des Liganden an den Rezeptor) das G-Protein anlagern würde. Dazu dirigiert die βγ-Untereinheit eine Kinase, die β-adrenerge Rezeptorkinase 1, an den β-Rezeptor, der Rezeptor wird durch Phosphorylierung unter Mitwirkung des Proteins β-Arrestin abgeschirmt.

Rezeptor-regulierte Vorgänge müssen nicht nur schnell eingeschaltet, sondern auch schnell wieder abgeschaltet werden. Für das schnelle Abschalten enthält GTP-α eine GTPase, die GTP-α in das inaktive GDP-α überführt. GDP-α vereinigt sich wieder mit

$\beta\gamma$, und das wieder vollständige G-Protein begibt sich in die Nähe des Rezeptors.

Choleratoxin. Das Fragment A1 des Choleratoxins wirkt als ADP-Ribosyltransferase. Es überträgt eine ADP-Ribosyl-Gruppe auf Arg^{201} des α_s (und des α_T). Dadurch wird die GTPase unwirksam, die Inaktivierung des GTP-α_s zu GDP-α_s ist nicht mehr möglich. Die Wirkung von GTP-α_s auf die Folgeglieder der Signalkette bleibt so lange bestehen, bis eines der Kettenglieder biochemisch erschöpft ist.

Pertussistoxin. Das Fragment S1 des Pertussistoxins wirkt als ADP-Ribosyltransferase. Es überträgt eine ADP-Ribosylgruppe auf Cys^{352} des α_i (und des α_0 und des Transducins). Der Rezeptor kann nach Bindung eines Agonisten ein so verändertes G-Protein nicht mehr an sich ziehen.

1.12 Physiologische Agonisten: Primäre Botenstoffe

Charakteristisch für Rezeptoren war u. a. ihre Fähigkeit, nach Kombination mit einem Liganden die Funktion ihrer „Wirtszellen" zu verändern. Dadurch sind rezeptorentragende Zellen befähigt, von anderen Zellen Signale zu empfangen. Die „Sender"-Zellen geben in der Regel einen **primären Botenstoff** ab. Er wird von Rezeptoren auf den (evtl. weit entfernt liegenden) Empfängerzellen aus dem Stoffgemisch des Extrazellulärraums als Signal herausgefiltert.

Selektivität der Botenstoffe

Die Selektivität vieler Botenstoffe ist deutlich geringer als die Selektivität der Rezeptoren, auf die sie wirken. Dies zeigt am besten ein Beispiel: die D_1-Rezeptoren für Dopamin in den Nierenarteriolen werden nur durch Dopamin stimuliert, aber Dopamin stimuliert nicht nur Dopaminrezeptoren, sondern auch α-Rezeptoren und β-Rezeptoren.

Kommunikationssysteme mit geringer, mittlerer und hoher Selektivität

Es gibt Botenstoffe, die von vielen Zellarten gebildet werden können und auf viele Zellarten wirken. Sie dienen häufig der Kommunikation zwischen Zellen in einem eng begrenzten Gebiet. Die Botenstoffe können ungeachtet der geringen Selektivität des Kommunikationssystems, dem sie angehören, eine sehr hohe Potency (s. S. 53) haben. Ein Beispiel sind die Prostaglandine.

Botenstoffe mit mäßiger Selektivität sind die **Hormone**. Sie werden in der Regel nur noch von einer Zellart (endokrinen Zellen) gebildet. Sie *können* jedoch nicht nur auf mehrere Zellarten wirken, sondern *tun* dies auch unter physiologischen Umständen, weil sie nach ihrer Freisetzung auf dem Blutweg verbreitet werden. Beispiele sind Insulin, Testosteron oder Cortison.

Die höchste Selektivität findet man bei **Neurotransmittern.** Sie werden an der präsynaptischen Terminale freigesetzt, danach bleibt ihre Wirkung nahezu ganz auf Rezeptoren der zugehörigen Synapse beschränkt. Zwar wirken sie (bei intravenöser Injektion durch den Arzt) auch auf andere Zellen, jedoch hat eine solche simultane Mehrstellenwirkung unter physiologischen Bedingungen keine Bedeutung.

1.13 Signaltransduzierende Strecken

Divergenz und Konvergenz, Cross-talk

Die Rezeptoren binden ihre Liganden spezifisch, aber sie vermitteln ihr Aktivierungssignal nicht über nur eine signaltransduzierende Strecke, die dann auch noch über nur einen Rezeptor aktivierbar wäre. Es können vielmehr nach Aktivierung *eines* Rezeptors *mehrere* Signaltransduktionswege befahren werden (*Divergenz* der Signaltransduktion aus einem Rezeptor in mehrere Wege hinein), und ein aktivierbarer Weg kann durch mehrere Rezeptoren aktiviert werden (Konvergenz der Signaltransduktion aus mehreren Rezeptoren auf einen Weg). Die Signaltransduktionswege können sich dadurch kreuzen und sich dabei gegenseitig beeinflussen (cross talk).

Signaltransduktion nach Aktivierung der Adenylatcyclase durch GTP-α_s

Die Aktivierung führt zur vermehrten Bildung von cyclischem Adenosinmonophosphat (cAMP). Man nennt cAMP einen zweiten Botenstoffe (second messenger), weil er ähnlich einem Liganden cAMP-abhängige Enzyme aktivieren kann. Die cAMP-abhängigen Proteinkinasen sind Serin/Threonin-Kinasen. Sie werden als Proteinkinasen A bezeichnet. Die Proteinkinasen A phosphorylieren zum Beispiel Troponin, Phospholamban, den Calciumkanal vom L-Typ (Aktivierung), den Transkriptionsfaktor CREB (Aktivierung), den M1-Acetylcholinrezeptor (Desensitivierung), den Rezeptor für Inositoltrisphosphat (Desensitivierung), die Proteinphosphatase 1 an der 2-Stelle der G-Untereinheit (Insulin-Antagonismus).

Beispielhaft für diese Form der Signalübertragung ist folgende Sequenz:

Aktivierung der β-Rezeptoren durch Adrenalin

↓

(Zwischenschritte)

↓

Bildung eines GTP-α_s

↓

Stimulation der Adenylatcyclase

↓

Anstieg von cAMP

↓

Aktivitätszunahme der Proteinkinase A
↓
Anstieg des Blutzuckers

Die Aktivierung cAMP-abhängiger Enzyme durch cAMP wird durch Hydrolyse des cAMP mit *Phosphodiesterasen* beendet. Es gibt unterschiedliche Phosphodiesterasen, die durch unterschiedliche Pharmaka gehemmt werden. Enoximon hemmt den Typ III, Dipyridamol den Typ V der Phosphodiesterasen.

Signaltransduktion nach Inhibition der Adenylatcyclase durch GTP-α_i

Beispielhaft ist folgende Sequenz:
Aktivierung der α_2-Rezeptoren auf präsynaptischen Terminalen durch Noradrenalin
↓
(Zwischenschritte)
↓
Bildung eines GTP-α_i
↓
Inhibition der Adenylatcyclase
↓
Abnahme von cAMP
↓
Abnahme der Freisetzung von Noradrenalin aus präsynaptischen Terminalen

Signaltransduktion nach Stimulation der Guanylatcyclase

1. Stimulation der membranständigen Rezeptor-Guanylatcyclase. Beispiel hierfür ist die agonistische Wirkung von atrialem natriuretischem Peptid auf seinen Rezeptor. Die dadurch bedingte Mehrbildung von cAMP führt u. a. zur Aktivitätserhöhung der Proteinkinase G.

2. Stimulation der löslichen Guanylatcyclase durch NO (Stickoxid). NO ist ein lipophiles, schnell diffundierendes Gas. Es wird aus Arginin mit Hilfe der Ca^{++}/Calmodulin-abhängigen NO-Synthetase gebildet und aktiviert Guanylatcyclase durch Reaktion mit dessen Häm-Eisen. Glyceroltrinitrat, Nitroprussid-Natrium und Molsidomin stimulieren die Guanylatcyclase ebenfalls über ein NO-Angebot. Das mehrgebildete cAMP setzt Folgereaktionen in Gang. Eine davon führt zu einer starken Relaxation der glatten Gefäßmuskulatur, weil sie der Phosphorylierung des Myosins durch Ca^{++}/Calmodulin-Myosinkinase entgegenwirkt. – NO wirkt nicht nur in der Zelle, in der es gebildet wird, sondern kann insbesondere im ZNS in einem Neuron entstehen und nach schneller Diffusion in einem benachbarten Neuron wirken.

Funktionsänderung anderer Enzyme durch G-Proteine

G-Protein-gekoppelte Rezeptoren können Folgeenzyme oder Ionenkanäle durch Änderung der Konzentration von cAMP oder cGMP, aber auch durch Konzentrationsänderung anderer second messenger beeinflussen. Zwei wichtige andere second messenger sind Inositol-(1,4,5)-trisphosphat($InsP_3$) und Diacylglycerol (DAG). Beispielhaft ist folgende Sequenz:

Aktivierung der α_1-Rezeptoren durch Noradrenalin

↓

Bildung eines GTP-α_q

↓

Aktivierung der Phospolipase $PLC_{\beta 1}$ durch Anlagerung von GTP-α_q

↓

Hydrolyse von Phosphatidylinositol-bisphosphat

↓ ↓

$InsP_3$ DAG

Stimulation des Systems Ca^{++}/Inositoltriphosphat/Diacylglycerol (Abb. 1.11). In der Plasmamembran befindet sich Phospatidylinositol-(4,5)-bisphosphat (PIP_2). Drei verschiedene Phospholipasen können es umwandeln:

1. *$PLC_{\beta 1}$, die durch GTP-α_q aktiviert wird. GTP-α_q* entsteht z. B. bei der Stimulation der Rezeptoren 5-HT_2 oder α_1.
2. *$PLC_{\beta 2}$, die durch $\beta\gamma$-Einheiten aktiviert wird.*
3. *$PLC_{\gamma 1}$, die durch Rezeptor-Tyrosinkinasen aktiviert wird.*

Hier wird die Möglichkeit der Konvergenz von Signalstrecken besonders deutlich. Die Phospholipasen erzeugen aus dem Präkursor zwei Stoffe:

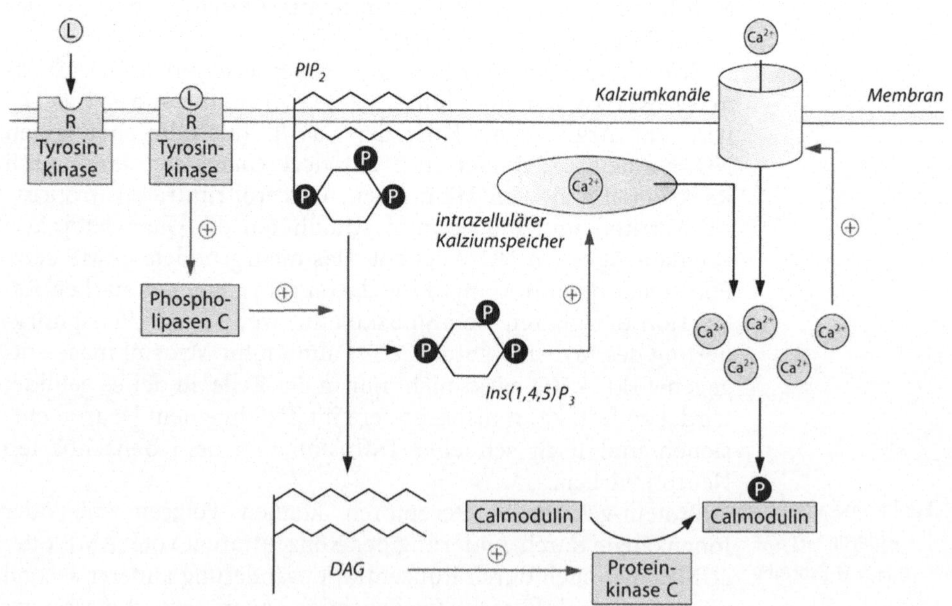

Abb. 1.11 Stimulation des Systems Ca^{++}/Inositoltriphosphat-Diacylglycerol

- *Inositol-(1,4,5)-trisphosphat ($InsP_3$)* und
- *Diacylglycerol (DAG)*. Beide Verbindungen sind sekundäre Botenstoffe und werden in das Zytoplasma abgegeben.

$InsP_3$ reagiert mit Rezeptor-Calciumkanälen auf dem intrazellulären Calreticulin-Calciumspeicher und öffnet sie; es wird eine große Menge Calcium freigesetzt. Calcium aus diesem Prozeß oder „Triggercalcium", das durch $InsP_3$-operierte, G_q-operierte oder spannungsabhängige Calciumkanäle in der Plasmamembran einfließt, öffnet einen weiteren großen Calciumspeicher, den Calsequestrin-Speicher. Das freigesetzte Calcium aktiviert eine große Zahl Ca^{++}-abhängiger Enzyme.

DAG aktiviert in Anwesenheit von Calcium die Proteinkinasen C (derzeit sind 9 Isoenzyme bekannt). Die Proteinkinasen C phosphorylieren z. B.

- die *Phospholipasen A_2*. Sie hydrolysieren die in der Membran befindliche Arachidonsäure und leiten damit die Bildung von Prostaglandinen und Leukotrienen ein (s. S. 202);
- *Calmodulin* (in Anwesenheit von Ca^{++}). Ca^{++}/Calmodulin aktiviert z. B. die CaM-Proteinkinase II (sie phosphoryliert Transkriptionsfaktoren), die NO-Synthetase, die Myosin-(Leichtketten-)kinase in der glatten Muskulatur, auch einen Rückspeichermechanismus für Ca^{++} in der glatten Muskulatur;
- *transkriptionsbestimmende Proteinkinasen*. Diese Enzyme stehen am Beginn von Reaktionsketten, an deren Ende der Phosphorylierungsgrad von Transkriptionsfaktoren verändert wird. Diese Änderung führt zur Zu- oder Abnahme der Syntheserate von Proteinen (z. B. von Zytokinen).

„second messenger"

Second messenger nennt man kleine Moleküle, die als Folge einer Rezeptoraktivierung gebildet werden und die das Rezeptorsignal an Signalketten weitergeben. Second messenger können in der Zelle mehr als einen Prozeß beeinflussen, d. h. die Signalkette kann sich hinter dem second messenger verzweigen. Als second messenger werden angesehen:

Cyclisches Adenosin-Monophosphat (cAMP), das durch Adenylatcyclase gebildet wird.

Cyclisches Guanosin-Monophosphat (cGMP), das sowohl durch die membranständige als auch durch die lösliche Guanylatcyclase gebildet wird.

Diacylglycerol (DAG), das aus Phosphoinositol-(4,5)-bisphosphat durch Wirkung der Phospholipasen C entsteht.

Inositoltrisphosphat und Inositoltetrakisphosphat ($InsP_3$ und $InsP_4$). Sie entstehen aus Phosphoinositolbisphosphat durch Wirkung der Phospholipasen C.

Ca^{2+}-Ionen, die als Folge rezeptoraktivierter Membranprozesse in die Zelle strömen oder aus intrazellulären Calciumspeichern freigesetzt werden.
Einige Forscher bezeichnen auch **Stickoxid** als second messenger. Es wird physiologisch aus Arginin gebildet.

1. Wodurch steigt die Calcium-Ionenkonzentration im Zytoplasma?

Calciumionen als second messenger

Das freie Ca^{++} im Zytoplasma steigt, wenn sich Ca^{++}-durchlässige Kanäle zu Kompartimenten öffnen, in denen die Calciumkonzentration höher ist als im Zytoplasma. Solche Kompartimente sind

- der extrazelluläre Raum. Seine Calciumkonzentration ($>10^{-3}$ molar) ist weit größer als die zytoplasmatische Calciumkonzentration z. B. einer ruhenden Glattmuskel-Zelle (10^{-7} molar);
- intrazelluläre Speicher (z. B. Calreticulin).

Calcium-Kanäle befinden sich sowohl in der Plasmamembran als auch auf den intrazellulären Speichern. Sie bilden zwei Gruppen:

- Voltage Operated Calcium Channels (**VOCCs**) werden durch Depolarisation der Zelle geöffnet. Vier Arten von VOCCs, nämlich L-, T-, P- und N-Kanäle sind bekannt. Nur der L-Kanal ist bisher pharmakologisch wichtig.
- Receptor Operated Calcium Channels (**ROCCs**) werden durch Rezeptoren an den Kanälen geöffnet, nachdem Agonisten die Rezeptoren aktiviert haben. Zu den ROCCs gehören u. a. die NMDA-empfindlichen Glutamatrezeptoren, Purinrezeptoren, direkt G_q-operierte Rezeptoren und die $InsP_3$-Rezeptoren.
- Einige Arten anderer Kanäle sind nicht sehr ionenspezifisch und lassen Ca^{++} neben anderen Ionen passieren (Beispiel: NMDA-unempfindliche Glutamatrezeptoren).

Spannungsabhängige Calciumkanäle vom L-Typ bestehen aus den 5 Untereinheiten α_1, α_2, β, γ und δ. Die α_1-Einheit (175 kDa) enthält die ganze Kanalstruktur und enthält drei Arten von Bindungsstellen für verschiedene Verbindungen. Zu ihnen gehören Phenylethylaminderivate (Katecholamine) und die kanalverschließenden Dihydropyridinderivate (Nifedipin und Verwandte, werden an den offenen Kanal gebunden), Diltazem sowie Verapamil und Verwandte. Zwei Bedingungen müssen erfüllt sein, damit sich die Kanäle öffnen: Sie müssen zuerst auf der Membraninnenseite durch Phosphorylierung der Einheiten α und β zur Öffnung vorbereitet werden, danach können sie durch einen großen Potentialabfall über die Membran (z. B. ein Aktionspotential) geöffnet werden.

$InsP_3$-rezeptoraktivierte Calciumkanäle befinden sich auf den Calreticulin-Calciumspeichern im Zellinneren. Es gibt Hinweise, daß sich solche Kanal-Rezeptoren auch in der Plasmamembran befinden und ihren Rezeptorteil in das Zytoplasma exponieren. Auch der $InsP_3$-Rezeptor kann durch Phosphorylierung geregelt werden. $InsP_3$ wirkt an seinen Kanalrezeptoren als Agonist und öffnet sie. Seine Öffnungswirkung auf die intrazellulären Calciumspeicher wird durch eine kleine Menge „Triggercalcium" (eingeströmt durch Kanalrezeptoren in der Plasmamembran) enorm verstärkt.

Purinrezeptoraktivierte Calciumkanäle und NMDA-empfindliche **Glutamatrezeptor-aktivierte Calciumkanäle** befinden sich auf Nervenzellen.

2. Wie führt Zunahme der Calciumkonzentration zur Kontraktion der glatten Muskulatur?

Die Calcium-Speicher in der glatten Muskulatur sind klein. Die zytoplasmatische Calciumkonzentration steigt vornehmlich, weil Calciumkanäle in der Membran durch G_q und $InsP_3$ geöffnet werden (dies ist ein langsamer Prozeß und führt zu einer langsamen Kontraktion). Die einströmenden Calciumionen vereinigen sich mit Calmodulin zu Ca^{++}-Calmodulin.

Ca^{2+}-Calmodulin aktiviert Myosin(Leichtketten)-Kinase, indem es einen Komplex [Ca^{2+}-Calmodulin-Myosinkinase] bildet. Die Aktivität des so gebildeten Komplexes kann gegenreguliert (gehemmt) werden durch cAMP-bildende Vorgänge (z. B. durch Stimulation von β-Rezeptoren auf der glatten Muskelzelle). Wenn cAMP ansteigt, wird eine Proteinkinase aktiv, die die Myosinkinase phosphoryliert, worauf sich die Bindung zwischen Ca^{2+}-Calmodulin und Myosinkinase löst.

Ca^{2+}-Calmodulin-Myosinkinase phosphoryliert unter Verbrauch von MgATP das Myosin. Diese Aktivierung kann gegenreguliert (gehemmt) werden durch cGMP-bildende Vorgänge, z. B. durch Aktivierung der Guanylatcyclase mit NO-Anlieferung aus Nitroprussid-Natrium (S. 248) mit Glycerolnitraten (S. 245) oder mit Molsidomin (S. 247).

Phosphoryliertes Myosin reagiert mit Aktin. Diese Reaktion führt zur Kontraktion. Troponin in der glatten Muskelzelle kann Ca^{2+} noch nicht annehmen und trägt deshalb noch nicht zur Einleitung des Kontraktionsvorganges bei.

3. Wie wird in der glatten Muskulatur die Kontraktion beendet?

Der Komplex PO_4-Myosin-Troponin-Aktin wird durch eine Phosphoprotein-Phosphatase (langsam!) dephosphoryliert, worauf

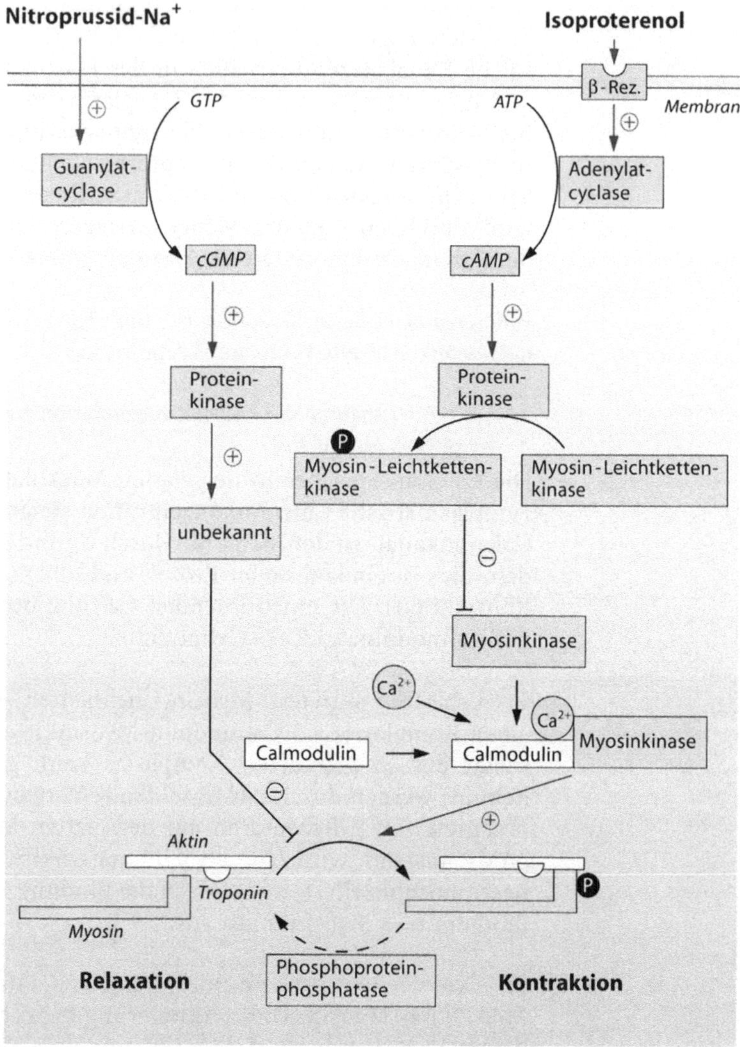

Abb. 1.12 Kontraktionszyklus der glatten Muskulatur

die Verbindung Myosin-Aktin sich löst. Zur Beendigung der Kontraktion ist auch die Entfernung von Calciumionen aus dem Zytoplasma nötig.

4. **Wie werden die Ca^{2+}-Ionen aus dem Zytoplasma der Glattmuskelzelle entfernt?**

Hierfür bestehen zwei Mechanismen, die an der Glattmuskelzelle noch schwach ausgeprägt sind, bei der Herz- und Skelettmuskulatur aber mit hoher Geschwindigkeit und Kapazität arbeiten.

Ca^{2+}-Auswärtspumpe. Über diese Pumpe verfügen alle Glattmuskelzellen. Für sie wird Energie aus ATP mit einer Ca^{2+}-abhängigen ATPase bereitgestellt.

Speicherung im sarkoplasmatischen Retikulum (auch im Sarkolemm). Glattmuskelzellen aus vielen, aber nicht allen Gebieten verfügen über die Fähigkeit, einen Teil des zytoplasmatischen Ca^{2+} in das sarkoplasmatische Retikulum zurückzuspeichern. Die hierfür notwendige Pumpe wird durch Ca^{2+}-Calmodulin aktiviert. In Ausnahmefällen ist die Aktivierung aber auch durch cAMP-liefernde Prozesse, also z. B. durch Stimulation von Beta-Rezeptoren möglich. Diese Variante zeigt bereits einen Übergang zu den Verhältnissen bei der Herzmuskulatur.

Vergleichende Betrachtung zwischen glatter Muskulatur und Herzmuskulatur

Für die ***schnelle Bereitstellung von Ca^{2+}*** werden in der Herzmuskulatur zwei Wege geöffnet: Ausmaß und Geschwindigkeit der Ca^{2+}-Freisetzung aus dem Speicher im Plasmalemma, auch aus sarkoplasmatischem Retikulum, nehmen zu, und der Ca^{2+}-Einstrom aus dem Extrazellulärraum durch Calciumkanäle steigt. Zur maximalen Aktivierung aller VOCCs, die am Herzen weit mehr Bedeutung für den Ca^{2+}-Einstrom haben als an der glatten Muskulatur, bedarf es einer tiefen Depolarisation und schnellen Repolarisation, wie sie in dieser Form bei glatter Muskulatur nicht vorkommt. Sie wird an der Herzmuskelzelle durch die neue Funktion „Na^{+}-Aktionspotential" eingerichtet. Die bei einem solchen Aktionspotential eintretende minimale intrazelluläre Zunahme an Natrium und Abnahme an Kalium muß im Mittel rückgängig gemacht werden. Hierzu ist eine *Na^{+}/K^{+}-Pumpe* neu in Funktion genommen, und zusätzlich gibt es einen Na^{+}/Ca^{2+}-Austausch und einen $2H^{+}/Ca^{2+}$-Austausch.
Für die schnelle **Entfernung von Ca^{2+} aus dem Zytoplasma** sind in der Herzmuskelzelle zwei Wege ausgebaut: Sowohl die Wiederaufnahme von Ca^{2+} in das sarkoplasmatische Retikulum als auch das Wegschaffen von Ca^{2+} aus der Zelle verlaufen in der Herzmuskelzelle mit weit höherer Kapazität und Schnelligkeit als in der Glattmuskelzelle.
Die Hauptsache, nämlich die sehr große Beschleunigung im Wechsel zwischen Kontraktion und Relaxation, wurde in der Evolution durch Neueinrichtung und Ausbau des Troponinmechanismus erreicht. Die Schnelleinleitung und Schnellbeendigung der Kontraktion geschieht über Calcifizierung und Decalcifizierung von Troponin C. Der im glatten Muskel angelegte Weg über Myosin dient nur noch zur Modulation der Kontraktion. Die NO-liefernden Pharmaka (Nitroprussid-Natrium, Glycerylnitrate, Molsidomin) haben damit ihren hemmenden Einfluß auf die Kon-

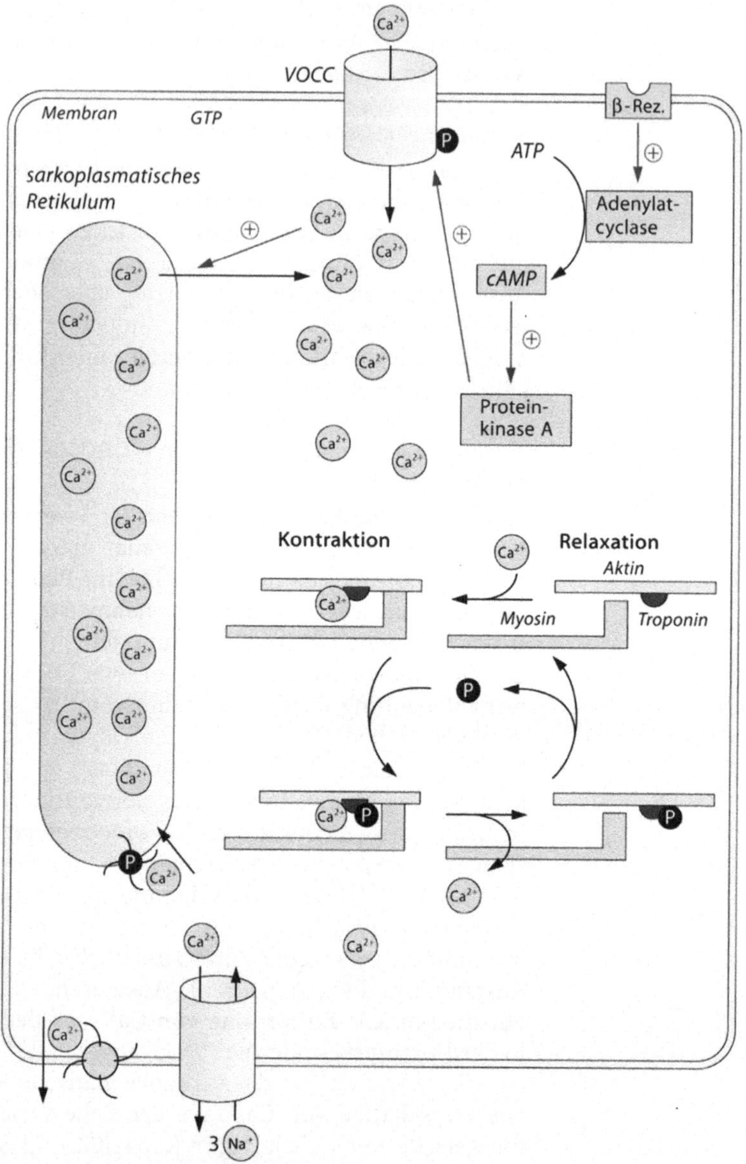

Abb. 1.13 Ca^{++}-Ionen und Kontraktionszyklus an der Herzmuskulatur

traktion nahezu vollständig verloren. Das erklärt die Selektivität ihrer Wirkung auf die glatte Muskulatur.

1. Wie kommen Calciumionen in die Herzmuskelzelle?

Wir betrachten hierzu Abbildung 1.13. Die vollständige Aktivierung der Calcium-Kanäle verlangte die Erfüllung von zwei Bedingungen: Die Depolarisation des Membranpotentials muß tief genung sein, und wenigstens über eine kurze Zeit innerhalb der Depolarisationszeit müssen die Kanäle phosphoryliert sein. Die erste Bedingung der tiefen Depolarisation erfüllt die Herzmuskelzelle durch die „Neueinrichtung" der Depolarisation mit dem schnellen Na^+-Einstrom (Na^+-Aktionspotential). Durch Aktivierung von β-Rezeptoren mit nachfolgender Mehrbildung von cAMP wird die Phosphorylierung der VOCCs durch Proteinkinase A gesteigert. Dadurch wird während der Depolarisation die Öffnungshäufigkeit von bisher schon öffnenden VOCCs erhöht, und bisher noch geschlossene VOCCs werden öffnungsfähig gemacht.

Eine **Vermehrung des kontraktionswirksamen Ca^{2+} mit Digitalisglykosiden** wird auf anderem Weg erreicht. Durch die „Neueinrichtung Na^+-Aktionspotential" kommt es zu einer minimalen Zunahme von Na^+ intrazellulär bei jedem Aktionspotential. Eine neu eingerichtete Pumpe, die membranständige Na^+/K^+-ATPase, befördert dieses intrazelluläre Natrium im Austausch gegen Kalium in den Extrazellulärraum zurück. Hemmt man die Na^+/K^+-ATPase mit Digitalisglycosiden, so steigt die intrazelluläre Na^+-Konzentration. Deshalb nimmt der Na^+-Gradient über die Membran ab, der die Energie für die Ca^{2+}-Abgabe durch den Ca^{2+}/Na^+-Antiport bereitstellt. Dies führt zur Zunahme des intrazellulären Ca^{2+} und damit zu einer positiv-inotropen Wirkung. Zusätzliche Mechanismen werden diskutiert.

2. Wie führen Ca^{2+}-Ionen in der Herzmuskelzelle zur Kontraktion?

Ca^{2+} reagiert mit **Troponin C**, wonach durch Konformationsänderung des Troponin die Troponin-Verriegelung zwischen Aktin und Myosin weggezogen wird und die Kontraktion erfolgt.

3. Wie wird die Kontraktion in der Herzmuskelzelle beendet?

Durch Ca^{2+}-Einstrom wird parallel zur Kontraktionsauslösung auch eine Proteinkinase aktiviert, und diese Aktivierung kann durch cAMP-liefernde Vorgänge (β-Rezeptorenaktivierung) verstärkt werden. Die Proteinkinase phosphoryliert Troponin I, worauf sich Ca^{2+} von Troponin C wieder löst. Troponin gewinnt damit sofort seine Riegelfunktion zurück (und wird dephosphoryliert). Die Kontraktion ist beendet, wenn das freiwerdende Ca^{2+} sofort aus dem Zytoplasma entfernt wird.

1.14 Quantifizierung von Bindung und Wirkung

Bindungsgleichgewicht, Affinität

Die spezifische Bindung eines Fremdstoffes L an ein biologisches Substrat S gehorcht dem Massenwirkungsgesetz. Für die Bildung des Reaktionsproduktes LS gilt

$$\frac{d\,[LS]}{dt} = k_a \cdot [L] \cdot [S] - k_d [LS] \tag{9}$$

k_a ist die *Assoziationsgeschwindigkeitskonstante*,
k_d ist die *Dissoziationsgeschwindigkeitskonstante*.

Im Gleichgewicht ist $\frac{d\,[LS]}{dt} = 0$, folglich

$$\frac{[L] \cdot [S]}{[LS]} = \frac{k_d}{k_a} = K_D \tag{10}$$

K_D ist die **Gleichgewichtskonstante**[1]. Je kleiner sie ist, desto höher ist die Affinität des Fremdstoffes zum biologischen Substrat. Zahlenbeispiel: Für Insulin ist $k_a = 2\text{–}3 \times 10^6\ mol^{-1}\ ls^{-1}$, $k_d = 4 \times 10^{-4}\ s^{-1}$ und $K_D = 1\text{–}2 \times 10^{-10}$ mol/l. Die anschauliche Aussage dieser Rechnung lautet: Wenn man in einem biologischen System (z. B. in einer Zellsuspension) eine Konzentration von nur $1\text{–}2 \times 10^{-10}$ mol/l freies Insulin in der wäßrigen Phase mißt, dann sind bereits die Hälfte aller Insulinbindungsstellen im biologischen System mit Insulin besetzt. Beweis:

$$\frac{[2 \times 10^{-10}] \cdot [S]}{[LS]} = [2 \times 10^{-10}] \tag{11}$$

woraus folgt: $\frac{[S]}{[LS]} = 1$, $[S]:[LS] = 1:1$ (12)

Konzentrationsbindungskurve

Die Beziehung zwischen [L], der molaren Konzentration des Liganden (des Pharmakons oder Giftes) und [LS], der Konzentration der vom Liganden besetzten Bindungsstellen, läßt sich graphisch darstellen. Für Forschungszwecke ist die Darstellung nach Scatchard besonders geeignet. Für die Pharmakotherapie ist die Konzentrationsbindungskurve anschaulicher. Wir schreiben in Gleichung (10) die noch freien Bindungsstellen S als Differenz zwischen T (Totalmenge aller Bindungsstellen) und LS (bereits besetzte Bindungsstellen):

$$\frac{[L] \times ([T]-[LS])}{[LS]} = K_D \tag{13}$$

und erhalten durch Umformung

$$[LS] = [T] \times \frac{[L]}{[L] + [K_D]} \tag{14}$$

Gibt man in Gleichung (14) die Totalkonzentration aller Bindungsstellen T und die Konstante K_D eines zu untersuchenden Li-

[1] Für die Gleichgewichtskonstante wird synonym die Bezeichnung Bindungskonstante benutzt

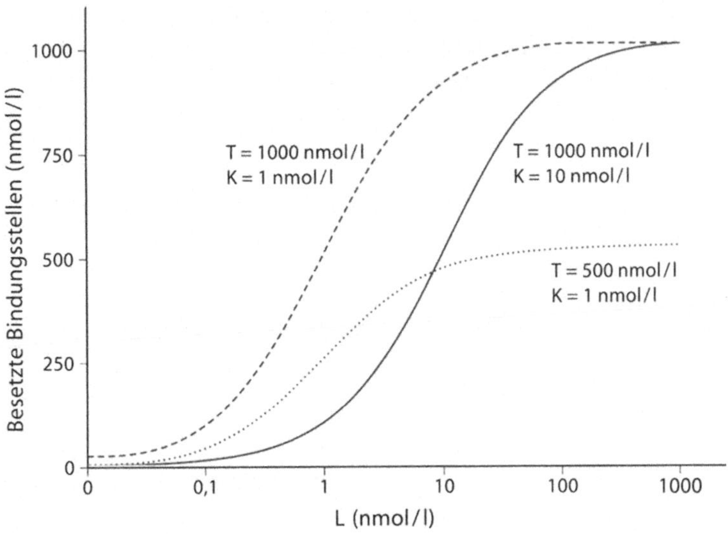

Abb. 1.14 Spezifische Bindung in Abhängigkeit von der Ligandenkonzentration. Wegen der logarithmischen Teilung der L-Achse handelt es sich um log L-Bindungskurven

ganden fest vor, dann kann man in die rechte Seite von Gleichung (14) steigende Konzentrationen von L einsetzen und die jeweils zugehörige Konzentration besetzter Bindungsstellen LS ausrechnen. In Kurve ----- der Abb. 1.14 wurde dies bei vorgegebenem [T] = 1000 nmol/l und K_D = 1 nmol/l getan und die errechneten [LS]-Werte gegen die zugehörigen Logarithmen der Konzentrationen des Liganden aufgetragen. Man erkennt:

○ *Die log Konzentrations-Bindungs-Kurve ist eine symmetrische S-Kurve.* Gibt man einen größeren Wert für K_D vor (hat der Ligand also eine geringere Affinität zu den Bindungsstellen), so wird die S-Kurve nach rechts verschoben (Kurve —— [T] = 1000 nmol/l, K = 10 nmol/l). Setzt man hingegen die Zahl der Bindungsstellen herab (Kurve ····· [T] = 500 nmol/l, K = 1 nmol/l) wird die S-Kurve „gestaucht".

Positive und negative Kooperativität

Ein Bindungsprotein kann mehr als eine Bindungsstelle für ein und denselben Liganden haben. So hat z. B. ein Immunglobulin der Klasse IgM zehn gleichberechtigte Bindungsstellen für den passenden Liganden (das passende Antigen). Nach Bindung des ersten Liganden kann die Bindung des zweiten Liganden erleichtert oder erschwert sein. Im ersten Fall spricht man von *positiver Kooperativität*, im zweiten Fall von *negativer Kooperativität*. In beiden Fällen ist die Bindungskonstante und damit die Affinität keine Konstante mehr, sondern ist von der Menge der bereits besetzten Bindungsstellen abhängig.

Form der log-Konzentrations-Wirkungskurven am Individuum

Wir betrachten ein Individuum, das eine Anzahl gleicher Rezeptoren für den Liganden L (Pharmakon oder Gift) hat. Dann wird die Reaktion zwischen L und R

$$[L]+[R] \underset{k_d}{\overset{k_a}{\rightleftarrows}} [LR] \tag{15}$$

beschrieben durch das Massenwirkungsgesetz

$$\frac{[L] \times [R]}{[LR]} = K_D \tag{16}$$

und es gilt in Analogie zu Gleichung (14)

$$[LR] = [T] \frac{[L]}{K_D + [L]} \tag{17}$$

Da wir jetzt mit *Rezeptoren* zu tun haben, muß die Bildung des LR-Komplexes auch zu einer Wirkung W führen

$$[L]+[R] \underset{k_d}{\overset{k_a}{\rightleftarrows}} [R] \overset{k_w}{\longrightarrow} W \tag{18}$$

Für die Beziehung zwischen der Konzentration der besetzten Rezeptoren [LR] und der durch die Besetzung ausgelösten Wirkungsstärke W müssen wir etwas voraussetzen, wenn wir weiterrechnen wollen. Kurzerhand setzen wir voraus, daß diese Beziehung linear ist.

$$W = k_w \times [LR] \tag{19}$$

Diese Voraussetzung ist die denkbare gröbste Annäherung an die Wirklichkeit; sie ist eigentlich eine durch Rechenfaulheit bedingte Unverschämtheit, aber die Praxis hat die Zulässigkeit dieser Voraussetzung im Nachhinein gerechtfertigt. Wenn wir (19) in (17) einsetzen, erhalten wir

$$W = [T] \times k_w \frac{[L]}{K_D + [L]} \tag{20}$$

Durch Vergleich mit Gleichung (14) erkennen wir sofort, daß wir auch für die Beziehungen zwischen log [L] und der Wirkung W ähnliche S-Kurven erhalten müssen wie für die Beziehung zwischen log [L] und [LR] in Abb. 7, denn $[T] \times k_w$ ist genau so konstant wie [T] allein.

- *Die log Konzentrations-Wirkungs-Kurven sind am Individuum S-förmig.*

„spare receptors"

Die Linearität der Beziehung zwischen Rezeptoraktivierung und Wirkung ist oft, aber nicht immer eine gerade noch zulässige Voraussetzung. Bei folgendem Beispiel („priming" in der Anästhesie) gilt sie nicht: Ein Patient erhält eine „Vordosis" eines nichtdepolarisierenden Muskelrelaxans (S. 305). Die resultierende Teilblockade postsynaptischer N_m-Cholinozeptoren führt zu einer Abnahme des in den Muskelzellen meßbaren exzitatorischen postsynaptischen Potentials (EPP) auf 30 % des Ausgangswertes. Dieses EPP reicht aber noch immer zur Auslösung des Aktionspotentials. Die Spontanatmung des Patienten ist deshalb noch nicht herabgesetzt. Erst wenn der Anästhesist eine kleine zweite Dosis eines (anderen) Muskelrelaxans nachinjiziert, fällt das EPP unter den Minimalwert, und die Muskelrelaxation tritt ein. Man nennt die Rezeptoren, die blockiert werden mußten, ohne daß eine Wirkung auf die Motorik sichtbar wurde, „spare receptors" oder Reserverezeptoren. Das Konzept der spare receptors ist auch auf *Agonisten* anwendbar: wenn z. B. die synchrone Öffnung einer kleinen Fraktion einer Kanalrezeptorenart auf einem Neuron ausreicht, um ein Aktionspotential auszulösen, so sind die noch nicht aktivierten Kanalrezeptoren „spare receptors".

„Dosiswirkungskurven" am Individuum

Die exakte Bezeichnung für die vorstehend diskutierten Kurven lautet log Konzentrations-Wirkungs-Kurven. Häufig wird hierfür der Begriff „log Dosis-Wirkungs-Kurven" benutzt. Hierbei geht man von der Vorstellung aus, daß zu jeder Konzentration an freiem Liganden [L] im Individuum eine Gewichtsmenge von L (eine Dosis) gehört, die frei gelöst in dem Flüssigkeitsvolumen ist, in der die Konzentration von L gemessen wird. Solange man unter Dosis die Menge des *freien* Liganden L versteht, bleibt alles richtig, was wir für die log Konzentrations-Wirkungs-Kurven gefunden haben. Die Gesamtdosis ist die Summe aus der Menge der freien Liganden L und des im Rezeptorkomplex LR gebundenen Liganden. Bei niedriger Konzentration von L, aber großem Flüssigkeitsvolumen für L kann die Gesamtmenge von L noch immer viel größer sein als die in LR gebundene Menge. Dann besteht nur ein kleiner, zu vernachlässigender Unterschied zwischen Gesamtdosis und „freier" Dosis des Liganden. Die Voraussetzung ist in der Pharmakotherapie so gut wie immer erfüllt.

Potency

Vorbetrachtung. Zwei Pharmaka oder Gifte I und II sollen die gleiche Wirkungskonstante k_w haben, aber II soll eine geringere Affinität zum Rezeptor haben als I. Dann liegt nach den Untersuchungen auf S. 51 der Wendepunkt der Kurve für II über einer höheren Konzentration als der Wendepunkt der Kurve für I (Abb. 1.15). Die Kurve II ist gegen die Kurve I nach rechts parallel verschoben.

Definition. Die *Potency* gibt an, bei welcher Konzentration eines Pharmakons (Giftes) die Konzentrations-Wirkungs-Kurven ihren Wendepunkt haben. Bei Pharmaka mit hoher Potency liegt der Wendepunkt über niedrigen Konzentrationen.

Der pD_2-Wert

Für die Potency eines Pharmakons hätte man gern ein Maß. Hierfür bietet sich die Konzentration des Pharmakons unter dem

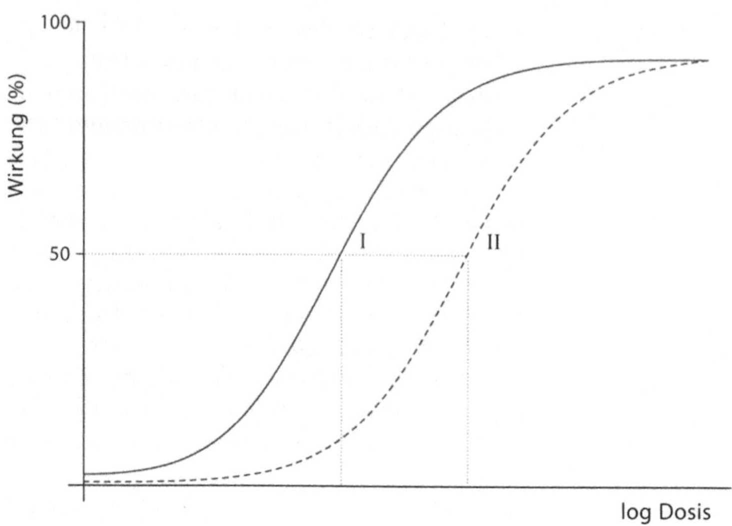

Abb. 1.15 Dosis-Wirkungs-Kurven für zwei Pharmaka I und II. I hat eine größere Potency als II

Wendepunkt der Konzentrations-Wirkungskurve an, weil dort die Kurve ihren steilsten Verlauf hat und deshalb die zugehörige Konzentration am genauesten zu bestimmen ist. Angenommen, diese Konzentration sei $2{,}5 \times 10^{-5}$ mol/l, so müßte man bei der Angabe elf Worte sprechen. Deshalb bildet man den negativen Logarithmus dieser Zahl:
$-\log (2{,}5 \times 10^{-5}) = -(\log 2{,}5 - 5) = 4{,}60$ und bezeichnet diese Ziffer als pD_2.

Definition. Der pD_2 ist der negative Logarithmus der halbmaximal wirksamen Konzentration eines Pharmakons.

Efficacy **Vorbetrachtung.** Zwei Pharmaka I und III sollen dieselben Gleichgewichtskonstanten K_D haben, aber der Stoff III soll eine kleinere Wirkungskonstante k_w haben als der Stoff I. Dann liegt die Kurve von III unter der Kurve von I (Abb. 1.16). Mit III läßt sich eine geringere maximale Wirkungsstärke erreichen als mit I. Beide Kurven haben jedoch ihren Wendepunkt über der gleichen Dosis (also gleiche Potency).

Definition. Die *Efficacy* ist ein Maß für die maximal erreichbare Wirkungsstärke eines Pharmakons oder Giftes.
Ihr Meßwert ist die Wirkungsstärke am Wendepunkt der Dosis-Wirkungskurve.
Man hat für die unterschiedliche Efficacy einer Serie chemisch ähnlicher Liganden folgendes Modell entworfen: Ein Rezeptor hat einen Ruhe- und einen Aktivzustand. Liganden mit maxima-

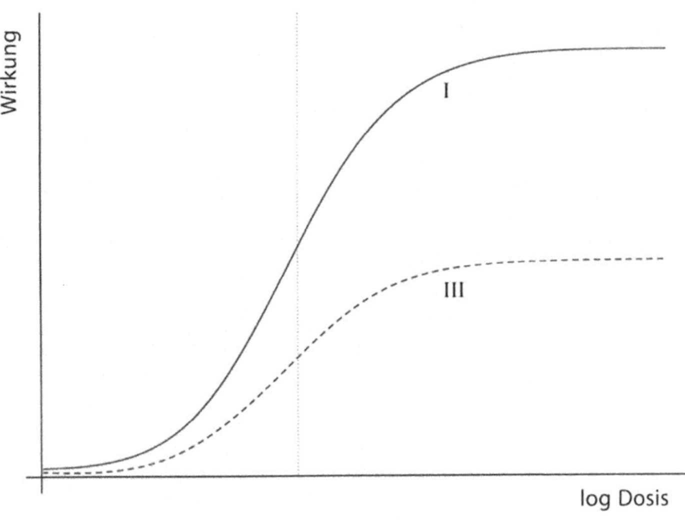

Abb. 1.16 Dosis-Wirkungs-Kurven zweier Pharmaka. I hat eine höhere Efficacy als III

ler Efficacy führen die Rezeptoren so häufig wie möglich in den Aktivzustand über und sind deshalb **„reine" Agonisten**, Liganden mit der Efficacy Null stabilisieren den Ruhezustand und sind deshalb **reine Antagonisten**. Zwischen diesen beiden Extremen liegen Liganden, die auch in maximalen Dosen die Rezeptoren nicht maximal häufig in den Aktivzustand überführen. Ein typisches Beispiel ist Buprenorphin (S. 409), das sich zwar mit sehr hoher Affinität an Opioidrezeptoren bindet und in höheren Dosen alle Rezeptoren besetzt, das aber auch dann weniger stark analgetisch wirkt als Morphin. Stoffe, die sich so verhalten, nennt man **partielle Agonisten**.

Intrinsic activity

Die intrinsic activity ist wie die Efficacy ein Maß für die Wirkungsstärke. Den Quotienten aus der maximalen Wirkungsstärke eines Stoffes, mit dem wir gerade praktisch umgehen, und der maximal möglichen Wirkungsstärke, die man überhaupt mit einem Stoff erzielen kann, nennen wir intrinsic activity. Der Begriff kommt außer Gebrauch, weil man maximale Wirkungsstärken wegen des flachen Kurvenverlaufes nicht genau messen kann und außerdem nie sicher weiß, ob die gerade bekannte maximale Wirkungsstärke nicht doch noch übertroffen werden kann.

Kompetitiver Antagonismus

Vorbetrachtung. Wir betrachten zwei Pharmaka P und C. Sie haben gleiche Gleichgewichtskonstanten K_D, aber die Wirkungskonstante k_w sei >0 nur für das Pharmakon P und $k_2 = 0$ für C. C bindet sich also nur an den Rezeptor, aber löst keine Wirkung aus. Wir nehmen erst die log Konzentrations-Wirkungs-Kurve von P allein auf und erhalten die P-Kurve in Abb. 1.17. Danach

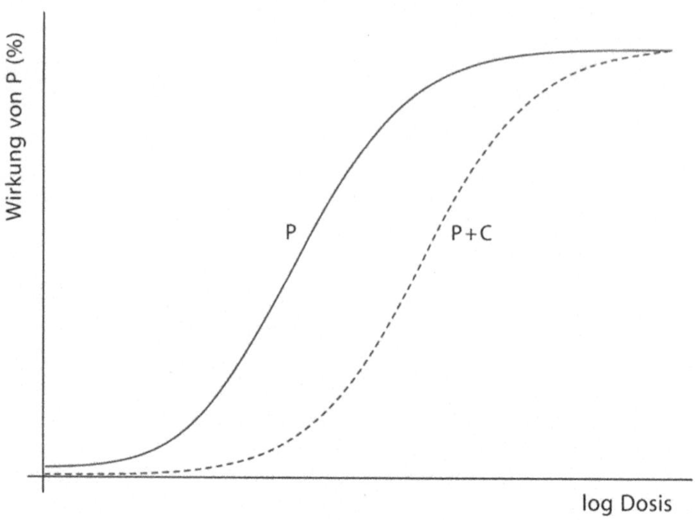

Abb. 1.17 Parallelverschiebung der Dosis-Wirkungs-Kurve eines Pharmakons P durch Zusatz einer konstanten Menge eines kompetitiven Antagonisten C

erzeugen wir eine Festkonzentration von C im Individuum und nehmen die Kurve mit steigenden Werten P erneut auf. In vielen Fällen werden wir die nach rechts parallel verschobene Kurve ($P+C_{fest}$) in Abb. 1.17 erhalten. Die Festkonzentration von C hat die Gleichgewichtskonstante K_D des Stoffes P scheinbar vergrößert, also seine Potency scheinbar verkleinert, ohne seine Efficacy zu ändern.

Definition. Ein Pharmakon C ist *reiner kompetitiver Antagonist* eines Pharmakons P, wenn es die Konzentrations-Wirkungs-Kurve von P parallel in einen höheren Dosisbereich verschiebt, ohne das Wirkungsmaximum zu ändern.

Diskussion. Die Parallelverschiebung tritt immer dann ein, wenn der Antagonist C anstelle von P die Rezeptorbindung besetzt. Hieraus erklärt sich historisch die Bezeichnung *„kompetitiv"*. Inzwischen sind jedoch auch Fälle bekannt, bei denen eine Parallelverschiebung erfolgt, aber der Agonist und der Antagonist an verschiedene Domänen des Rezeptors gebunden werden. Hier liegt die aus der Enzymologie bekannte *allosterische Inhibition* vor.

Der pA_2-Wert Die Fähigkeit eines kompetitiven Antagonisten, die log Dosis-Wirkungs-Kurve eines Agonisten nach rechts (zu höheren Dosen) zu verschieben, möchte man quantitativ ausdrücken. Hierzu dient der pA_2-Wert, der als Gütekriterium zu Werbezwecken herangezogen wird. Man sucht experimentell diejenige Konzentra-

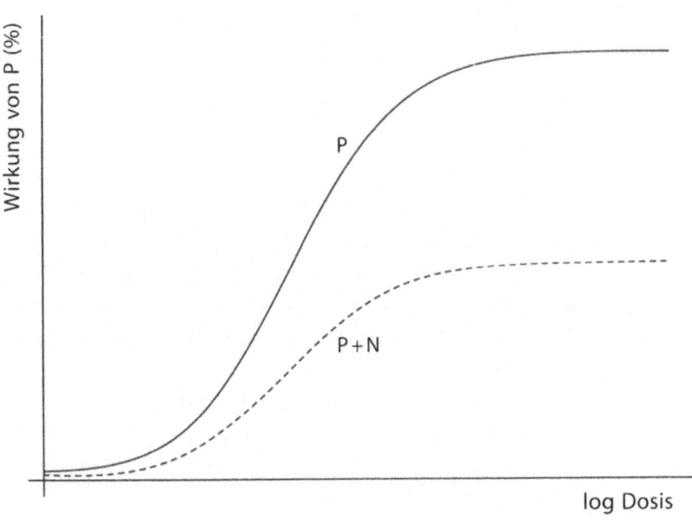

Abb. 1.18 Stauchung der Dosis-Wirkungs-Kurve eines Pharmakons P durch Zusatz einer konstanten Dosis eines nichtkompetitiven Antagonisten N

tion des Antagonisten, in deren Anwesenheit man doppelt soviel Agonisten braucht, um die gleiche Wirkung zu erreichen wie in Abwesenheit des Antagonisten. Diese Konzentration wird in der Regel gering sein, z. B. 5×10^{-9} mol/l. Aus den gleichen Bequemlichkeitsgründen der Sprechweise, wie sie für den pD_2-Wert dargestellt wurden, bildet man von dieser Konzentration den negativen Logarithmus und bezeichnet ihn als pA_2.

Nichtkompetitiver Antagonismus

Vorbetrachtung. Wir betrachten zwei Pharmaka P und N. Wie im vorangehenden Beispiel seien die K_D gleich, von P sei $k_w > 0$ und von N sei $k_w = 0$. Mit P werden wieder zwei log Konzentrations-Wirkungs-Kurven aufgenommen, die zweite in Anwesenheit einer Festkonzentration von N. Diesmal erhalten wir die in Abb. 1.18 gezeigten Kurven.
Die Festkonzentration von N hat das Wirkungsmaximum und damit die Efficacy von P verkleinert. Die Potency bleibt unverändert, denn die Wendepunkte der Kurven bleiben über der gleichen Konzentration.

Definition. Ein Pharmakon N ist *reiner nichtkompetitiver Antagonist* eines Pharmakons P, wenn es das Wirkungsmaximum (die Efficacy) von P senkt, ohne die Potency von P zu ändern.

Beispiel: Funktioneller Antagonismus

Barbiturate senken in toxischen Dosen den arteriellen Druck (weil sie durch Wirkung im ZNS den zentralen Sympathotonus reduzieren). Mit einer Dauerinfusion von Dopamin läßt sich der Druck auf einen intensivmedizinisch erforderlichen Wert heben (weil Dopamin in ausreichender Dosierung α-Rezeptoren in den peripheren Gefäßen stimuliert). Deshalb ist Dopamin funktioneller Antagonist der Barbiturate hinsichtlich der Blutdruckwirkung.

Definition. Ein Pharmakon F ist funktioneller Antagonist des Pharmakons P, wenn es die Wirkung von P durch Auslösung einer Gegenwirkung über andere Rezeptoren oder unspezifisch reduziert.

Nichtpharmakodynamische Antagonismen

Ein Antagonist kann die *Resorption* eines Agonisten beeinträchtigen. Beispiel: Metallionen der Antazida (Ca^{++}, Mg^{++}, Al^{+++}) reagieren mit Tetracyclinen bei gleichzeitiger oraler Verabfolgung und reduzieren dadurch die Resorption der Tetracycline.
Antagonismus durch *chemische Inaktivierung* wird auch bei anderen Gelegenheiten beobachtet:

- Gegenseitige Inaktivierung von Penicillinen und Gentamycin beim Versuch, solche Stoffe in derselben Infusionslösung gemeinsam zu infundieren;
- Inaktivierung von Heparin durch Protaminsulfat noch im Blutplasma;
- Inaktivierung von im Blut befindlichen Tetanustoxin durch intravenöse Injektion von Antitoxin;
- Überführung von Metallen in komplexe Verbindungen mit DMPS (S. 554) oder $CaNa_2$-EDTA (S. 554).

Synergismus

Definition. Synergismus zwischen zwei Pharmaka P1 und P2 bezüglich einer Wirkung liegt vor, wenn P1 die Wirkung von P2 oder P2 die Wirkung von P1 verstärkt. Man unterscheidet additiven und überadditiven Synergismus. Wir erklären das am Beispiel:

Beispiel

Um eine bestimmte Wirkungsstärke W zu erzeugen, benötige man vom Pharmakon P1 die Dosis D1 und vom Pharmakon P2 die Dosis D2. Angenommen, wir mischen jetzt $\frac{1}{4}$ D1 mit $\frac{3}{4}$ D2 und messen die Wirkungsstärke der Mischung. Wenn sie wieder die Quantität W hat, sprechen wir von additivem Synergismus, wenn sie größer ist, von überadditivem Synergismus.

1.15 Unspezifische Bindung und unspezifische Wirkung

Vorbetrachtung. Wenn ein Pharmakon oder Gift an einer Zelle keine Rezeptoren vorfindet, mit denen es reagieren kann, so schließt das seine Wirkung nicht aus. Für Ethanol sind z. B. Rezeptoren beim Menschen nicht bekannt. Dennoch hat Ethanol viele Wirkungen. Der unspezifischen Wirkung geht wie der spezifischen Wirkung eine Bindung des Pharmakons oder Giftes an Bestandteile des biologischen Systems voraus. Diese Bindung kann z. B. auf hydrophober Wechselwirkung beruhen, etwa wenn bei einer Vergiftung mit einem organischen Lösungsmittel sich das Lösungsmittel in der Lipidschicht von Zellmembranen anreichert. Das so in der Zellmembran angereicherte Lösungsmittel verändert die Raumordnung und damit die „Einbettungsfunktion" der Membranlipide so sehr, daß sich die Tätigkeit vieler eingebetteter Funktionsproteine quantitativ stark verändert. Der völlige Zusammenbruch der Zellfunktion erfolgt in der Regel schon bei Lösungsmittelkonzentrationen im Lipid, die noch weit von einer Sättigung der Lipidschicht entfernt sind.

Allgemein gilt: Bei einer unspezifischen Bindung reagiert das Pharmakon oder Gift mit Zellstrukturen, die sich bei *vielen* Zellarten finden. In der Regel ist die Affinität hier um Zehnerpotenzen geringer als bei der spezifischen Bindung, und eine Sättigung der Bindung wird praktisch nicht erreicht. Wenn aus der unspezifischen Bindung eine Wirkung resultiert, so ist diese in der Regel nicht zell- oder gewebsspezifisch.

Dosis-Wirkungs-Kurven am Kollektiv bei Alles-oder-nichts-Reaktionen des Individuums

Im Kapitel *Rezeptoren* haben wir die unterschiedliche starke, d. h. graduierte Reaktion eines biologischen Systems (mit lauter gleichen Rezeptoren) auf ein Pharmakon betrachtet. Es ist jedoch möglich, daß ein Stoff an einem Individuum nur eine Alles-oder-nichts-Reaktion auslöst. Dies kann z. B. Leben oder Tod einer Zelle sein.

Die Erfahrung hat gezeigt, daß in der überwiegenden Zahl der Fälle die Empfindlichkeit der Individuen eines Kollektivs gegen

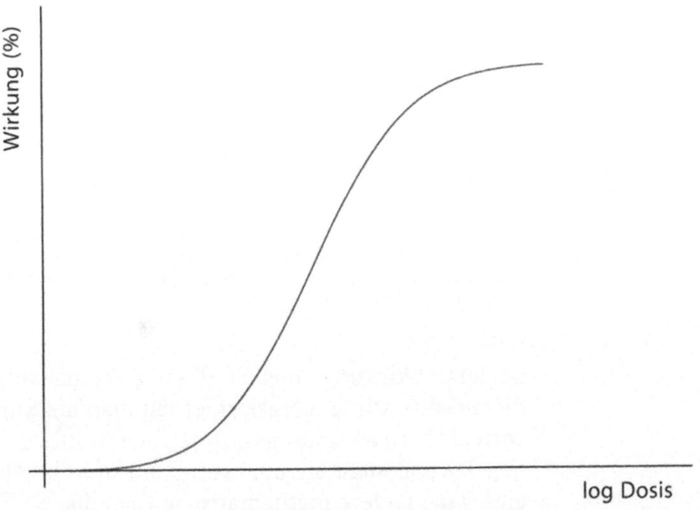

Abb. 1.19 log Dosis-Wirkungskurve als integrierte Gauß-Kurve bei Alles-oder-nichts-Reaktion der Individuen eines Kollektivs

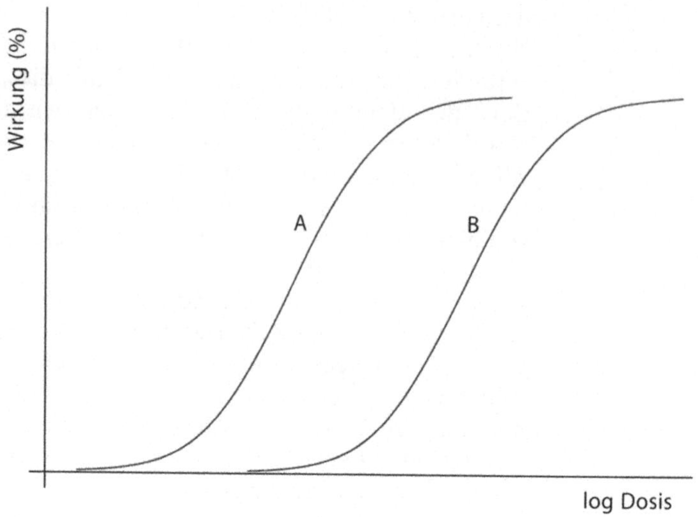

Abb. 1.20 Unterschiedliche Potency zweier Pharmaka bei Alles-oder-nichts-Reaktion der Individuen eines Kollektivs

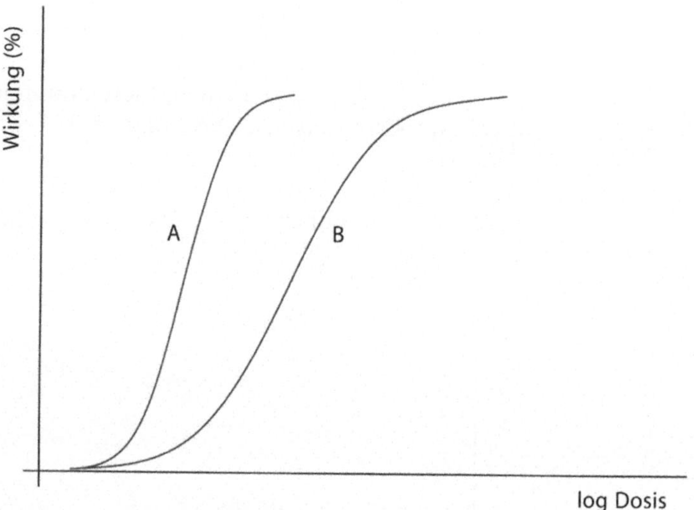

Abb. 1.21 Unterschiedliche Verteilung der Empfindlichkeit gegen zwei Pharmaka A und B, gemessen an Kollektiven, deren Individuen nach dem Alles-oder-nichts-Gesetz reagieren

die letale Wirkung eines Stoffes log-normal verteilt ist. Wenn man diese Gauß-Kurve integriert, erhält man die Kurve in Abb. 1.19. Sie wird als Dosis-Wirkungs-Kurve eines Stoffes am Kollektiv bezeichnet. Formal sieht sie aus wie eine Kurve in Abb. 1.15, hat jedoch eine ganz andere mathematische Grundlage.

In unserem Beispiel können sich die Dosis-Wirkungs-Kurven zweier Stoffe *nicht mehr* (wie bei der graduierten Wirkung) durch die maximal erreichbare Wirkung unterscheiden, denn es wird mit jedem Stoff gelingen, alle Zellen eines Kollektivs zu töten, wenn man nur die Dosis genügend groß wählt. Die Dosis-Wirkungs-Kurven können wie bei der graduierten Wirkung jedoch gegeneinander parallel verschoben sein (Abb. 1.20), die zugehörigen Stoffe würden sich auch dementsprechend in ihrer Potency unterscheiden. Hinzu kommt eine neue Möglichkeit: Die Empfindlichkeitsverteilung kann Stoff B breiter sein als gegen Stoff A. In diesem Fall hat Stoff B eine flacher verlaufende Dosis-Wirkungs-Kurve als Stoff A (Abb. 1.21).

1.16 ED 50, LD 50, therapeutischer Quotient

Für die nachfolgenden Ausführungen ist folgende Tatsache wichtig, die hier ohne Beweis formuliert wird:

- Sowohl die log Dosis-Wirkungs-Kurven am Individuum als auch die log Dosis-Wirkungs-Kurven am Kollektiv haben ihre *größte Steilheit im Wendepunkt* der Kurve. Zu diesem Wendepunkt gehört stets eine *Wirkungsstärke von 50 %* des erreichbaren Maximums.

Betrachtung der denkbaren Möglichkeiten

log Dosis-Wirkungs-Kurven für mehrere Wirkungen eines Pharmakons

Angenommen, wir behandeln Kollektive infizierter Mäuse mit verschieden hohen Dosen eines Antibiotikums. In niedrigen Dosen sei das Antibiotikum in der Lage, die Mäuse durch Beseitigung der Infektion vor dem Tod zu bewahren, in höherer Dosis jedoch soll es durch seine eigene Toxizität den Tod der Mäuse herbeiführen. Für beide Wirkungen wollen wir die log Dosis-Wirkungs-Kurven in das gleiche Koordinatensystem eintragen. Wirkungen seien die Prozentsätze der von der Infektion geheilten bzw. der durch das Antibiotikum getöteten Mäuse in jedem Kollektiv (pro Dosis werde ein Kollektiv verwandt). Dann können die beiden log Dosis-Wirkungs-Kurven so aussehen (Abb. 1.22). Kennzeichen dieses Kurvenpaares ist seine Parallelität, d. h. der waagerechte Abstand a der Kurven ist für jeden Prozentsatz der Wirkung derselbe. Die beiden Kurven könnten aber auch so aussehen (Abb. 1.23).
Oder sie könnten zwar parallel verlaufen, aber „übereinandergeschoben" sein (Abb. 1.24):
Der Abstand a ist in Abb. 1.22 und Abb. 1.24 derselbe und konstant über den ganzen Dosisbereich; der Abstand a in Abb. 1.23 ist eine Funktion der Dosis.
Es ist offensichtlich, daß die therapeutische Brauchbarkeit je nach dem Verlauf der beiden Dosis-Wirkungs-Kurven zueinander verschieden sein wird. Für die Sicherheit des Antibiotikums bei der Anwendung am Menschen wird wünschenswert sein, daß

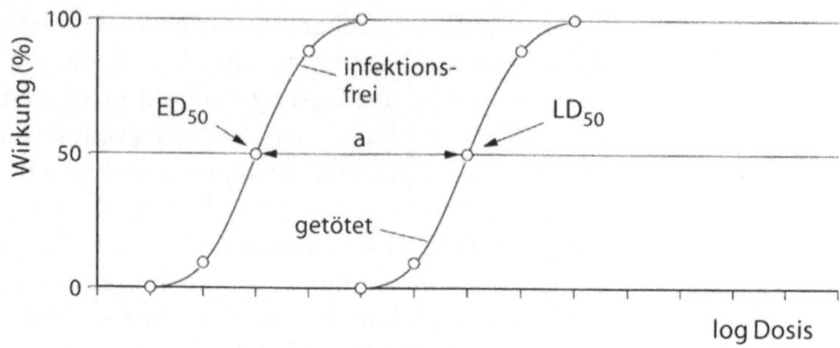

Abb. 1.22 log Dosis-Wirkungs-Kurven für zwei Wirkungen eines Antibiotikums, erste Alternative

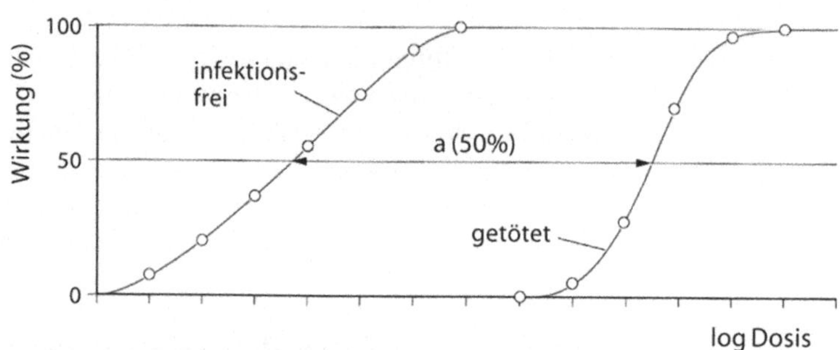

Abb. 1.23 log Dosis-Wirkungs-Kurven für zwei Wirkungen eines Antibiotikums, zweite Alternative

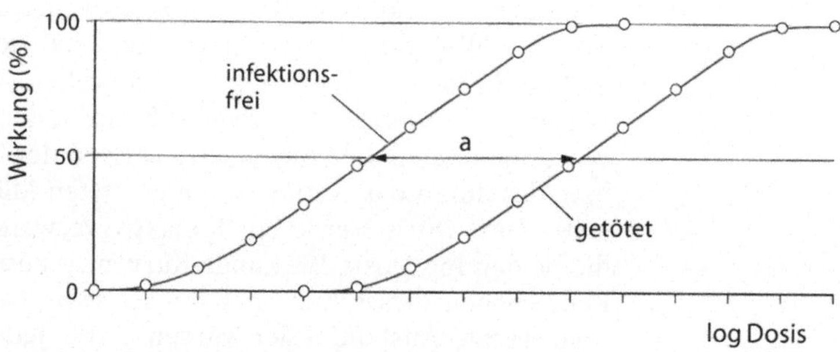

Abb. 1.24 log Dosis-Wirkungs-Kurven für zwei Wirkungen eines Antibiotikums, dritte Alternative

die beiden Dosis-Wirkungs-Kurven einen möglichst großen Abstand a haben, daß der Abstand a in allen Bereichen der log Dosis-Wirkungs-Kurven gleich groß ist (also die Kurven parallel verlaufen) und daß keine Überlappung der beiden log Dosis-Wirkungs-Kurven eintritt. Zur Charakterisierung der Sicherheit dienen eine Reihe von Quotienten, deren Aussagekraft jedoch beschränkt ist.

ED 50 und LD 50 Zur quantitativen Charakterisierung des Dosisbereiches, in dem ein Pharmakon wirkt, eignet sich die zum Wendepunkt der log Dosis-Wirkungs-Kurve gehörige Dosis besonders gut, denn an dieser Stelle hat die Kurve ihre größte Steilheit, kleine Abweichungen in der Dosis machen sich schon in einer relativ großen Abweichung in der Wirkungsgröße bemerkbar, die erreichbare biostatistische Sicherheit ist also für diese Dosis am größten. Wie im vorhergehenden Abschnitt ausgeführt, ist die zum Wendepunkt der Kurve gehörige Dosis *diejenige Dosis, die 50 % der maximal erreichbaren Wirkung auslöst*. Man bezeichnet sie als die ED 50 (Abb. 1.22). Handelt es sich speziell um die letale Wirkung, so bezeichnet man die Dosis, die 50 % der Tiere tötet, als LD 50 (Abb. 1.22).

Therapeutische Breite und therapeutischer Quotient Es liegt nahe, zur Charakterisierung eines Stoffes den Abstand zwischen der ED 50 und der LD 50 heranzuziehen, wenn die Dosis-Wirkungs-Kurven parallel verlaufen, also LD 50-ED 50 zu bilden. Diese Differenz heißt die *therapeutische Breite*. Der Begriff wird deswegen weniger gebraucht, weil meist nicht die Dosis-Wirkungs-Kurven, sondern die log Dosis-Wirkungs-Kurven um ihre Wendepunkte (ED-50- bzw. LD-50-Werte) rotationssymmetrisch sind und (im günstigsten Fall) zueinander parallel verlaufen. Dann liegt es nahe, zur Charakterisierung der Sicherheit eines Pharmakons den Abstand zwischen logLD 50 und logED 50 heranzuziehen, also logLD 50-logED 50. Dies ist identisch mit log

$\frac{\text{LD 50}}{\text{ED 50}}$. Der Einfachheit halber gibt man nur den Wert

- $\frac{\text{LD 50}}{\text{ED 50}}$ an. *Dieser Wert heißt therapeutischer Quotient*

Der therapeutische Quotient ist zur Charakterisierung von Pharmaka, deren log Dosis-Wirkungs-Kurve und log Dosis-Letalitäts-Kurve nicht parallel laufen, wenig geeignet, da sich eine im unteren Bereich flach verlaufende Letalitätskurve, die aber schon bei relativ niedrigen Dosen beginnt, unter das obere Stück der log Dosis-Wirkungs-Kurve schieben kann; das gleiche kann aber auch schon bei parallel laufenden Dosis-Wirkungs-Kurven geschehen. So wäre der therapeutische Quotient in Abb. 1.22 und Abb. 1.24 derselbe; die viel höhere Gefährdung des Patienten im Fall der Abb. 1.24 käme durch die Ziffer nicht zum Ausdruck.

Therapeutischer Index (nach Brock) Um der mangelnden Aussagekraft des therapeutischen Quotienten zu begegnen, wurde vorgeschlagen, den Abstand zwischen der für 95 % der Tiere kurativen log Dosis von der für 5 % der Tiere bereits letalen log Dosis zur Charakterisierung zu verwenden. Mit Überlegungen analog zu denen im vorhergehenden Abschnitt kommt man zu einem Quotienten $\frac{\text{LD 5}}{\text{ED 95}}$. Dieser Quotient ist der therapeutische Index nach Brock.

1.17 Arzneimittelinteraktionen

Unter Arzneimittelinteraktionen versteht man die starke Zunahme oder auch Abnahme von Wirkungen bei gleichzeitiger Gabe von zwei oder mehr Arzneimitteln. Die Änderung der Wirkungsstärke der miteinander interagierenden Arzneimittel kann pharmazeutische, pharmakodynamische, aber auch pharmakokinetische Gründe haben, wie z. B. Freisetzung aus der Gewebsproteinbindung, Hemmung oder Förderung der Biotransformation, Hemmung der tubulären Ausscheidung.

Wann muß man Interaktionen fürchten?

Über Interaktionen gibt es dicke Bücher, die hunderte von Interaktionen katalogisieren. Die Praxis hat erwiesen, daß die wichtigen auf wenigen Buchseiten aufgezählt werden können. Es gibt zunächst einige allgemeine Regeln, nach denen man „mißtrauisch" werden sollte:

- Alle Langzeittherapien sind interaktionsgefährdet. Beispiele: Antihypertensiva, Antidiabetika, Digitalisglykoside, Antirheumatika, Antiepileptika, Antikoagulantien.
- Alkohol potenziert jeden Stoff mit ZNS-Wirkung und interagiert mit vielen peripher Kreislauf-wirksamen Pharmaka.
- Schlafmittelabusus ändert die Wirkung vieler Pharmaka.
- Abführ- und Stopfmittel führen durch Änderung der Resorption aus dem Magen-Darm-Trakt zu dramatischen Effekten.
- Stoffe mit geringer therapeutischer Breite sind durch Interaktion mit anderen Pharmaka besonders gefährlich. Beispiele: orale Antidiabetika, Digitalisglykoside, Antikoagulantien.

Wichtige Interaktionen

Alkohol potenziert jeden Stoff mit ZNS-Wirkung, also auch die sedative Wirkung von Antihypertensiva, wie Reserpin oder α-Methyl-Dopa, und von Scopolamin (Antiemetikum bei Schiffsreisen!). Weil Alkohol die Durchblutung im Gastrointestinaltrakt vorübergehend erhöht und auch die Häufigkeit der Magenentleerung in das Duodenum steigern kann, beschleunigt Alkohol die Resorption vieler gleichzeitig eingenommener Pharmaka. Die maximale Plasmakonzentration z. B. von trizyklischen Antidepressiva kann dadurch eine gefährliche Höhe erlangen.

Antazida sollen nie mit irgend einem anderen Pharmakon gleichzeitig eingenommen werden, weil man immer befürchten muß, daß das Antazidum ein anderes Pharmakon adsorbiert und an der Resorption hindert. Von Tetracyclinen ist dies z. B. erwiesen.

Antiarrhythmika. Die Plasmakonzentration von Digoxin steigt nach therapeutischen Dosen von Chinidin um das Doppelte. Zum Verständnis der Ursache bemerken wir zunächst (ohne weiteren Beweis), daß im einfachen Einkompartimentsystem die Clearance gleich ist dem Produkt aus Eliminationskonstante und Verteilungsvolumen: $CL = \beta \cdot V_d$. Unter Chinidin kommt es zu einer Umverteilung von Digoxin zwischen den einzelnen Kompartimenten und insgesamt zu einer Abnahme des Verteilungsvolumens von Digoxin. Die Eliminationskonstante β nimmt auch ab (Abnahme der Elimination). Deshalb führt die Abnahme des Verteilungsvolumens zu einer Abnahme der Clearance. – Zusätzlich verstärkt Chinidin die Digitalistoxizität pharmakodynamisch.

Antibiotika. *Aminoglykosidantibiotika* dürfen nicht mit Penicillin- oder Cephalosporinderivaten in einer Spritze gemischt werden, weil sie sich gegenseitig chemisch inaktivieren. Wegen der Mengenverhältnisse führt dies in der Regel zum Verlust der Wirkung nur des Aminoglykosides.

- ○ Aminoglykosidantibiotika haben eine ototoxische Wirkung, die durch massive Dosen von Furosemid oder Ethacrynsäure verstärkt wird. Unter intensivmedizinischen Indikationen muß man dies jedoch gelegentlich in Kauf nehmen.
- ○ *Doxycyclin*, auch Gyrasehemmer werden bei gleichzeitiger Gabe von Antazida oder von Eisenpräparaten im Gastrointestinaltrakt gebunden und nicht mehr ausreichend resorbiert.
- ● *Rifampicin* ist unter den Arzneimitteln einer der stärksten Enzyminduktoren. Wird es in der Tuberkulosetherapie eingesetzt, so kann der Metabolismus steroidaler Kontrazeptiva so beschleunigt werden, daß eine Schwangerschaft nicht mehr verhütet wird.

Antidiabetika. Die Sulfonylharnstoffderivate erfahren durch β-Sympatholytika eine Wirkungsverstärkung (funktioneller Synergismus). Ihre Wirkung nimmt auch zu, wenn ihr Metabolismus gehemmt wird, wie z. B. durch Salicylate, Phenylbutazon und Oxyphenbutazon, Chloramphenicol und Sulfonamide.

Antiepileptika. Insbesondere bei einer Dauertherapie mit Phenytoin ist die Gabe jedes Pharmakons, das in der Leber metabolisiert wird, eine hohe Plasmaproteinbindung hat oder auch zentral wirksam ist, so kritisch, daß der behandelnde Neurologe zu Rate gezogen werden soll.

Antihistaminika haben meist eine zentrale sedierende Wirkung, die zu Interaktionen beiträgt. Sie können auch durch Konkurrenz um die metabolische Kapazität der Leber zu Interaktion mit allen dort metabolisierten Pharmaka führen.

Antihypertensiva. Die *zentral wirksamen Antihypertensiva* erfahren eine erhebliche Verstärkung ihrer sedativen Komponente durch andere Sedativa (Alkohol, Antihistaminika).

- *Saluretika* führen über eine Hypokaliämie zu einer erhöhten Toxizität der Digitalisglykoside und über eine Glucoseverwertungsreduktion zu einer Abnahme der Wirkung der Antidiabetika.
- *β-Rezeptorenblocker* führen zu einer gefährlichen Verstärkung der Wirkung von Calciumantagonisten (funktioneller Synergismus, Verapamil).

Antikoagulantien vom Dicumaroltyp. Die Zahl der Interaktionen ist so groß, daß man besser daran tut, bei Gabe weiterer Pharmaka den Quick-Wert zu kontrollieren. Wenn diese weiteren Pharmaka in der Leber metabolisiert werden oder eine hohe Plasmaeiweißbindung oder ein hohes Verteilungsvolumen haben, tritt eine Interaktion fast immer ein. Man korrigiert die Dosis des Antikoagulans, in der Regel jedoch nicht die Dosis des zusätzlich verordneten Pharmakons.

Antirheumatika. Nichtsteroidale Antirheumatika, besonders *Phenylbutazon*, beeinflussen die Wirkung sehr vieler Arzneimittel. Durch Verdrängung aus der Plasmaeiweißbindung und/oder Hemmung des hepatischen Metabolismus verstärkt Phenylbutazon die Wirkung z. B. von oralen Antidiabetika und Antikoagulantien. Durch Verdrängung vom tubulären Sekretionsmechanismus verlängert es die Wirkung von Penicillin. Da es eine Enzyminduktion auslöst, reduziert es die Wirkung aller Steroidhormone. Nichtsteroidale Antirheumatika reduzieren die Wirkung der Saluretika (wahrscheinlich über den Mechanismus der Hemmung der Prostaglandinsynthese), der Antihypertensiva mit natriumretinierender Wirkung und der β-Sympatholytica.

Kontrazeptiva. Das Antituberkulotikum Rifampicin und die Antiepileptika, die in der Leber metabolisiert werden und Enzyminduktion verursachen (Phenobarbital, Diphenylhydantoin) können den Metabolismus der Steroidhormone so beschleunigen, daß die verhütende Wirkung der oralen Kontrazeptiva aufgehoben wird.

Eisenpräparate dürfen nicht gleichzeitig mit Penicillamin und auch nicht mit Tetracyclin eingenommen werden, weil sie die Resorption dieser Stoffe beeinträchtigen und auch die Eisenresorption abnimmt. Angesichts der Reaktionsfähigkeit der Eisenionen ist es generell empfehlenswert, orale Eisenpräparate getrennt von anderen Pharmaka einzunehmen.

Halogenierte Kohlenwasserstoffe gelangen anläßlich einer Inhalationsanesthesie und bei Vergiftungen mit Lösungsmitteln in den Organismus. Injektion von Katecholaminen kann zu Kammerflimmern führen. Die Ursache hierfür ist nicht geklärt.

Digitalisglykoside wirken erheblich toxischer bei Hypokaliämie (z. B. bedingt durch Saluretika). Eine Injektion von Calciumionen beim digitalisierten Patienten kann deletäre Folgen haben. Bei Obstipation kann sich durch vermehrte Resorption oder Rückresorption der Glykoside eine Vergiftung entwickeln.

Lithium. Patienten unter Lithium-Dauertherapie werden durch die Verordnung von Saluretika gefährdet. Ursache hierfür ist, daß Saluretika einen Verlust an Natriumionen bewirken, den der Organismus durch Verstärkung der Rückresorption am proximalen Tubulus zu kompensieren versucht. Dadurch werden auch vermehrt Lithiumionen rückresorbiert.

1.18 Allgemeine Pharmakologie besonderer Situationen

Genetische Unterschiede, die mit dem Geschlecht oder der Rasse verknüpft sein können, das Lebensalter der Patienten, ihre Ernährung, chemische Umwelteinflüsse und der zirkadiane Rhythmus können die Wirkung von Pharmaka wesentlich beeinflussen. Nur die wichtigeren Einflüsse werden nachfolgend dargestellt.

Genetisch bedingte Einflüsse

Geschlecht. Das Verteilungsvolumen des intrazellulären Raumes und das Gesamtkörperwasser sind bei Frauen geringer als bei Männern. Man nimmt an, daß der durch das Cytochrom P450-System laufende Metabolismus bei Männern stärker sei als bei Frauen. Insgesamt geben die bisher bekannten Unterschiede nach ihrer Größe keinen Anlaß, Arzneimittel bei Frauen anders zu dosieren als bei Männern.

Rasse. Die Erfahrung hat gezeigt, daß bestimmte Arzneimittel in Ostasien deutlich anders dosiert werden müssen als in Europa.

Schnelle und langsame Acetylierung. N-Acetyltransferase AT-2 (S. 22), die in der Leber die Acetylierung z. B. von Isoniazid, Dihydralazin, Procainamid, Nitrazepam u.a. katalysiert, existiert in zwei Formen, von denen die eine schneller acetyliert als die andere. Die terminale INH-Plasmahalbwertszeit schneller Acetylierer beträgt 0,5–1,6 Std., die langsamer Acetylierer 2–4 Std. Die Eigenschaft „Schnellacetylierer" wird autosomal-dominant vererbt. Schnellacetylierer gibt es 90 % unter Japanern, 45 % unter Deutschen und 18 % unter Ägyptern. Bei Langsamacetylierern ist die Entstehung eines arzneimittelbedingten Lupus erythematodes wahrscheinlicher.

Schnelle und langsame Alkoholdehydrogenase. Die Fähigkeit zur schnellen Dehydrierung des Alkohols zu Acetaldehyd wird autosomaldominant vererbt und findet sich bei 5 % der Europäer, aber bei 15 % der Japaner. Die Personen mit schneller Alkoholdehydrogenase entwickeln nach Alkoholgenuß durch Anstau von Acetaldehyd eine Symptomatik, wie sie bei den langsamen Metabolisierern erst nach Gabe von Disulfiram (s. S. 546) auftritt.
Eine langsame *Aldehyddehydrogenase* haben 50 % der Bewohner Ostasiens.

Langsame Plasma-Pseudocholinesterase. Dieses Merkmal wird autosomal-rezessiv vererbt. Seine Häufigkeit beträgt 1:2500. Wenn es vorliegt, wird Succinylcholin extrem langsam eliminiert.

Glukose-6-phosphat-Dehydrogenase-Mangel. Das Gen für dieses Enzym ist auf dem X-Chromosom lokalisiert und wird inkomplett kodominant vererbt, deshalb sind heterozygote Frauen von den Folgen weniger stark betroffen. Unter den ca. 130 genetischen Varianten des Enzyms sind einige besonders leistungsschwach. Zu ihnen gehört die mediterrane Variante. Das Vorkommen der leistungsschwachen Varianten ist in Bevölkerungsgruppen, die über Jahrhunderte der Malaria ausgesetzt waren, wahrscheinlich durch Selektion erhöht. 4,6 % der nach Australien ausgewanderten Griechen sind betroffen. Es gibt etwa 100 Millionen Betroffene in der Welt. Zur Erklärung: Generell kann Glutathion Reduktionsäquivalente (Wasserstoff) für die Neutralisation der oxidativen Potenz reaktiver Metabolite zur Verfügung stellen. Es muß jedoch wieder regeneriert werden. Dies geschieht nach folgendem Schema:

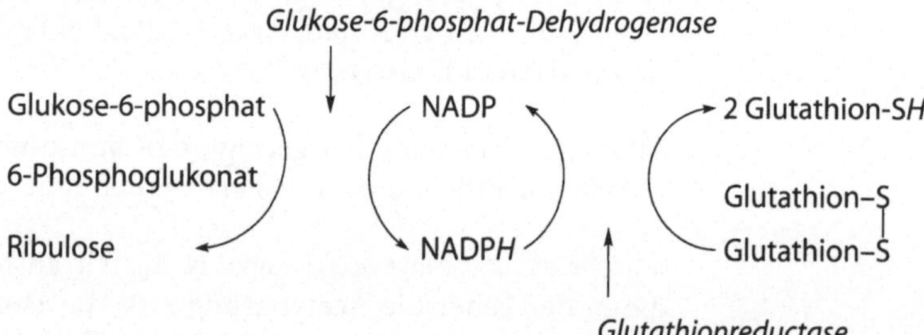

Eine Überforderung dieses Mechanismus kann aus zwei Gründen eintreten:

- Die Kapazität des Mechanismus ist normal, aber die Belastung ist ungewöhnlich hoch. Beispiele: Schwerer Paracetamolabusus, gewerbliche Vergiftungen mit Anilin- und Nitrobenzolderivaten.

- Die Kapazität des Mechanismus ist genetisch bedingt zu gering. Hierfür ist meist ein Mangel an leistungsstarker G-6-DH, seltener ein Mangel an Glutathionreduktase verantwortlich.

Bei Überforderung des Schutzmechanismus beobachtet man
- Oxidation des Fe^{2+} im Hämoglobin zu Fe^{3+}: Methämoglobinämie,
- Oxidation von SH-Gruppen im Globin: Heinz-Körperchen (?),
- Oxidation von SH-Gruppen der Hämsynthese: Anämie,
- Oxidation von ungesättigten Fettsäuren in Membranphospholipiden: Hämolyse.

Neben den gewerblichen Giften können folgende Pharmaka diese Symptome auslösen: Phenacetin und Paracetamol, die antiinfektiösen Stoffe Nitrofurantoin, Sulfonamide, Chloramphenicol und Antimalariamittel, ferner Glyceryltrinitrat.

Hydroxylierungsschwäche. 9 % der Bewohner Englands (so auch in Deutschland), 1 % der Araber, aber 30 % der Einwohner Hongkongs sind mit einem nur wenig aktiven Phenotyp des Cytochrom P450 2D6 ausgestattet. Außer den (veralteten) Stoffen Spartein und Debrisoquin bauen sie verzögert ab:
- Antiarrhythmika: Mexiletin, Propafenon, Encainid, Flecainid;
- „Beta-Blocker": Propranolol, Metoprolol, Timolol;
- Neuroleptika: Clozapin, Thioridazin, Fluphenazin, Perphenazin, Trifluperidol
- Antidepressiva: Amitriptylin, Clomipramin, Desipramin, Nortriptylin
- Stimulantien: „Ekstasy"
- Opiate: Codein

Thiopurinmethylierung. Genetischer Polymorphismus des Enzyms Thiopurin-Methyltransferase ist die Ursache für die unterschiedliche Verträglichkeit des Zytostatikums 6-Mercaptopurin (s. S. 480).

Besonderheiten bei Kindern
- Bei Säuglingen ist die **perkutane Resorptionsquote** für viele Pharmaka erhöht. Deshalb hat die großflächige Anwendung von Hexachlorophenlösungen zur Prophylaxe von Staphylokokkenpyodermien bei Neugeborenen zu schweren Vergiftungen (neurotoxische Symptome) geführt. Bei Verbrennungen ist der Einsatz dieses Stoffes wegen der noch schnelleren Resorption kontraindiziert.
- **Die biologische Verfügbarkeit** von Pharmaka mit hohem „first pass effect" ist bei Neugeborenen erhöht, weil die Leberenzyme und Darmepithelenzyme noch unreif sind und der „first pass effect" dadurch nur gering ist.
- Der Anteil des **extrazellulären Wassers** am Körpergewicht ist beim Neugeborenen weit höher als beim Erwachsenen. Eine in

der Pädiatrie oft geübte Dosierung nach der Größe der Körperoberfläche berücksichtigt dies, denn die Körperoberfläche korreliert annähernd linear mit dem extrazellulären Wasser.

- *Die Bindungsfähigkeit der Plasmaproteine* ist noch gering, zudem durch das bei der Blutmauserung entstehende Bilirubin in Anspruch genommen. Deshalb führt Verabfolgung von Pharmaka mit hoher Plasmaeiweißbindung zu Kernikterus (Sulfonamide) und/oder zu erhöhter Wirkung der Pharmaka.
- *Die Blut-Hirn-Schranke* wird viel besser passiert als beim Erwachsenen. Dies erhöht die Gefahr des oben erwähnten Kernikterus; auch die erhöhte Morphinempfindlichkeit von Säuglingen hat in der besseren Passage von Morphin durch die Blut-Hirn-Schranke ihre Ursache.
- *Metabolisierende Funktionen* sind noch nicht voll ausgeprägt. Solange sich das Kind noch im Mutterleib befindet, ist dies sehr sinnvoll: Wasserlösliche Metabolite würden sich im Fruchtwasser anreichern und könnten durch die Mutter nicht mehr ausgeschieden werden. Nach (und vor) der Geburt ist wegen der Glukuronidierungsschwäche z. B. die Gabe von Chloramphenicol extrem gefährlich. Wegen des noch schwachen Reduktionsvermögens in den Erythrozyten besteht erhöhte Gefährdung durch Pharmaka, die Methämoglobin bilden. Auch die mikrosomale Oxidation ist noch unreif.
- *Die glomeruläre Filtration* ist noch schwach, denn beim Neugeborenen sind noch nicht alle Nephrone an die abführenden Harnwege angeschlossen. Die terminale Halbwertszeit von Aminoglykosidantibiotika ist z. B. auf das Dreifache verlängert.
- *Die tubuläre Sekretion* ist ebenfalls noch schwach: Deshalb werden Penicilline und andere Pharmaka, die durch tubuläre Sekretion eliminiert werden, langsamer ausgeschieden.
- *Die pharmakodynamische Empfindlichkeit* ist erhöht, z. B. gegen Analgetika vom Morphintyp (Atemdepression), Succinylcholin (Dualblock), Phenytoin (zerebelläre Ataxie irreversibler Art), Naphazolin (Sedation, Kollaps), Sauerstoff (retrolentale Fibroplasie bei Frühgeborenen).

Besonderheiten im Greisenalter

- Wegen Hypazidität ist die Resorption mancher Pharmaka verändert. *Der Verteilungsraum* für viele Pharmaka hat abgenommen. Dies ist z. B. einer der Gründe für die erhöhte „Empfindlichkeit" älterer Patienten gegen Digoxin.
- *Metabolische Funktionen* haben in ihrer Effizienz abgenommen. So ist der Abbau von Ethanol im Alter reduziert: Zwar ist die Aktivität der Alkoholdehydrogenase eher erhöht, aber die NAD-Bereitstellung hat abgenommen. Wegen verminderter Aktivität der hepatischen Monoxygenasen werden Benzodiazepine, trizyklische Antidepressiva und Antiepileptika langsamer abgebaut.
- *Die Exkretionsmechanismen*, besonders die renalen, sind weniger wirksam. Dies ist wahrscheinlich der wichtigste Faktor für die er-

höhte Wirksamkeit von einigen Pharmaka im Alter. Besonders wichtig ist dies für Digoxin, Aminoglykosidantibiotika und Lithium. Zur ausreichenden Digitalisierung eines älteren Patienten kann 0,1 mg Digoxin/Tag, gegeben als eine Tablette am Morgen, völlig ausreichen, weil die Halbwertszeit wegen der eingeschränkten Nierenfunktion auf 70 h erhöht sein kann und das Verteilungsvolumen altersbedingt eingeschränkt ist.

- Die Empfindlichkeit gegen Pharmaka ändert sich. So werden anticholinerge Wirkungen trizyklischer Antidepressiva besonders unangenehm empfunden (stark bei Amitriptylin, wenig bei Doxepin).
- Paradoxe Reaktionen auf Sedativa kommen vor.

Einfluß der Tageszeit Sowohl die Resorption als auch die Biotransformation unterliegen erheblichen tageszeitlichen Schwankungen. Bei Einstellung von Patienten auf eine Dauertherapie, z. B. auf eine Lithiumtherapie ist deshalb unumgänglich, die Lithiumdosis zu einer festen Tageszeit einzunehmen und auch Blut für die Lithiumanalytik zu einer bestimmten Uhrzeit abzunehmen.

Einfluß der Ernährung Ethanol beschleunigt die Resorption vieler Pharmaka. Antazida werden durch Nahrungsphosphat teilweise wirkungslos gemacht, eine proteinreiche Ernährung hemmt den Durchtritt von L-DOPA durch die Blut-Hirn-Schranke. Vitamin-K-reiche Kohlgerichte reduzieren die Wirkung oraler Antikoagulantien vom Dicumaroltyp, Rauchen und Genuß von Speisen vom Holzkohlegrill beschleunigen die Biotransformation von Theophyllin stark, Chinidin wird schneller über die Niere ausgeschieden, wenn der Urin-pH durch Genuß vieler Zitrusfrüchte niedrig gestellt wurde. Diese Beispiele demonstrieren allgemeine Prinzipien.

Fettleibige Menschen können für viele Pharmaka (Benzodiazepine, Barbiturate, Verapamil) ein erhöhtes Verteilungsvolumen haben.

Herzinsuffizienz Sie führt zu einer Abnahme des Verteilungsvolumens für die meisten Pharmaka und häufig zu einer Herabsetzung der Eliminationsgeschwindigkeit, weil Leber und Niere schlecht durchblutet werden.

Erkrankungen des Magen-Darm-Traktes und der Leber Nach längerem Fasten werden Arzneimittel zum Teil stoßartig schnell resorbiert. Eine beschleunigte Magen-Darm-Passage setzt die Resorption mancher Pharmaka, z. B. der Digitalisglykoside, herab. Wenn durch Herzinsuffizienz oder Leberzirrhose die Leberperfusion reduziert ist, nimmt die Elimination solcher Pharmaka ab, die von der Leber sehr stark (zu etwa 90 %) aus dem Blut extrahiert werden. Dies gilt z. B. für Clomethiazol, β-Blocker wie Labetolol, Metoprolol oder Propranolol, Analgetika wie Morphin, Pethidin oder Pentazocin, Antiarrhythmika wie Lidocain oder Lorcainid, allgemein für Pharmaka mit einem hohen first pass effect.

Nieren-
insuffizienz

Bei Niereninsuffizienz kommt es zu zwei Erscheinungen:

- Die Plasmaproteinbildung vieler Pharmaka nimmt ab. Warum die Bindungsfähigkeit der Plasmaproteine bei Urämie abnimmt, ist nicht sicher bekannt. Folge der verminderten Bindungsfestigkeit ist, daß Arzneimittel nach oraler Zufuhr höhere Maximalkonzentrationen im Plasmawasser erreichen, aber deshalb auch schneller metabolisiert werden. Dies zeigt, daß bei einer Niereninsuffizienz die Pharmakokinetik auch solcher Stoffe verändert sein kann, die nicht durch renale Exkretion, sondern durch hepatischen Metabolismus eliminiert werden.
- Die glomeruläre Clearance nimmt ab. Für die Mehrzahl aller Pharmaka korreliert deren renale Clearance gut mit der Kreatininclearance. Die Kreatininclearance kann man gut messen, jedoch kann dies unter ambulanten oder intensivmedizinischen Bedingungen zu umständlich oder zu zeitraubend sein. In diesem Fall ermittelt man zuerst aus dem Serumkreatinin einen Schätzwert für die Kreatininclearance. Danach versucht man, zu dieser Kreatininclearance eine direkte Dosierungsanweisung zu finden.

Hämodialyse

Bei einer Hämodialyse gibt es zwei Fragen (die auf die gleiche Weise beantwortet werden können):

- Kann während einer 4stündigen Dialyse bei einer Vergiftung genügend Gift aus dem Organismus eliminiert werden?
- Muß nach einer 6stündigen Dialyse ein Pharmakon, das gerade zur Therapie benutzt wird, nachdosiert werden?

Wir beantworten die Fragen unter Betrachtung des offenen Zweikompartimentmodelles (Abb. 1.7, s. S. 30). Die Dialyse wird offensichtlich um so wirkungsvoller sein, je mehr sie die Eliminationskonstante K_{10} vergrößert und je leichter das Pharmakon aus dem peripheren Kompartiment in das zentrale Kompartiment zurückwandert. Für die Dialyse einer Vergiftung bedeutet das: Die Dialyse wird um so wirkungsvoller sein, je kleiner das Molekulargewicht des Giftes ist (dann diffundiert es leicht durch die Poren der Dialysemembran), je größer der (nicht an Plasmaproteine gebundene) freie Anteil des Giftes im Plasmawasser und je geringer das Verteilungsvolumen des Giftes ist. Ein hohes Verteilungsvolumen zeigt meist eine hohe Anreicherungstendenz des Giftes im peripheren Kompartiment an. Dialysemembranen lassen Moleküle einer Größe bis zu 25 000 Molekulargewicht passieren. Die Erfahrung hat folgende Regel bestätigt: Wenn man den frei im Plasmawasser befindlichen (nicht an Plasmaproteine gebundenen) Anteil eines Stoffes (in Prozent) durch sein Verteilungsvolumen (in l/kg KG) dividiert, dann

- entfernt eine Hämodialyse von 6 h weniger als 10 % des Stoffes, wenn der Quotient <20 ist;
- entfernt eine Hämodialyse 20–50 % des Stoffes, wenn der Wert >80 ist.

Wenn das Verteilungsvolumen eines Stoffes über 4 l/kg liegt, entfernt man auch bei hoher Extraktionsrate des Gerätes keine wesentlichen Mengen des Stoffes durch Hämodialyse oder Hämoperfusion.

1.19 Gegenregulation, Toleranz, Supersensitivität, Rebound-Phänomene

Gegenregulation Aus der Physiologie ist bekannt, daß der Organismus Störfunktionen, die seinen Regelkreisen aufgeschaltet werden, auszuregeln versucht. Die Kreislaufreflexe gelten als klassisches Beispiel. Diese Gegenregulationstendenz besteht auch gegen Veränderungen, die durch Pharmaka und Gifte hervorgerufen werden. So führt die Senkung des systemischen Blutdruckes mit Antihypertensiva häufig zu einer Tachykardie. Eine Gegenregulation kann (aber muß nicht) zu Toleranz, zu Supersensitivität oder zu Rebound-Phänomenen führen.

Toleranz **Toleranzentwicklung (Gewöhnung)** bezüglich einer bestimmten Wirkung eines Pharmakons liegt vor,

- entweder wenn bei regelmäßiger Zufuhr steigende Dosen benötigt werden, um eine bestimmte Wirkung in gleichbleibender Stärke zu erhalten,
- oder wenn bei regelmäßiger Zufuhr gleichbleibender Dosen eine bestimmte Wirkung an Stärke abnimmt.

Toleranzentwicklung auf pharmakokinetischer Basis. Der wichtigste Mechanismus ist die auf S. 23 bereits besprochene Enzyminduktion. Sie ist z. T. verantwortlich für die Toleranzentwicklung gegenüber Schlafmitteln und gegenüber Antiepileptika.

Toleranzentwicklung auf immunologischer Basis. Gegen Fremdstoffe können neutralisierende Antikörper gebildet werden. Praktische Bedeutung hat diese Form der Toleranzentwicklung besonders bei Zufuhr von hochmolekularen Substanzen, z. B. von tierischem Insulin, oder von Botulinumtoxin A.

Beispiel Ein insulinpflichtiger Diabetiker wurde viele Jahre mit zuletzt 60 Einheiten Rinderinsulin behandelt. Die Umstellung auf Humaninsulin ohne entsprechende Dosisreduktion führte zu schwerer Hypoglykämie. Die tatsächlich benötigte Insulindosis lag nach Wegfall der neutralisierenden Antikörper bei 35 Einheiten/Tag.

Gegen Streptokinase kann Toleranz von vorn herein bestehen, wenn der Antistreptolysintiter hoch ist, aber während der kurzen Anwendungszeit der Streptokinase nimmt sie kaum zu.

Toleranzentwicklung durch Abnahme der Transmitterfreisetzung. Das bekannteste Beispiel ist die schnelle Toleranzentwicklung nach Gabe indirekter Sympathomimetika. Eine sehr schnell eintretende Toleranzentwicklung wird als **Tachyphylaxie** bezeichnet. Sie ist dadurch gekennzeichnet, daß bei schnell aufeinanderfolgenden Applikationen eines Pharmakons die Wirkung stark abnimmt, aber (meist ohne Rebound) voll wieder auslösbar ist, wenn man mit der erneuten Applikation des Pharmakons etwas wartet. Das biologische System muß sich gleichsam „erholen", *adaptive Vorgänge spielen für diese Toleranzentwicklung praktisch noch keine Rolle.* Indirekte Sympathomimetika (s. S. 327) entleeren bei schnell aufeinanderfolgender Gabe die verfügbaren Noradrenalinspeicher viel schneller, als diese wieder aufgefüllt werden können, wodurch die Wirkung ständig abnimmt.

Toleranzentwicklung in den Signaltransduktionsketten. Für die **Funktionseinbuße der Rezeptoren** (Entkopplung) bestehen vier Möglichkeiten:

1. *Längeres Verweilen von Kanalrezeptoren in einer inaktiven Konfiguration.*
2. *Phosphorylierung von Rezeptoren durch rezeptor-spezifische Proteinkinasen.* Dies ist gut beim β_2-Rezeptor untersucht. Die freigesetzte $\beta\gamma$-Untereinheit des G_s-Proteins (s. S. 37) aktiviert die spezifisch auf den β-Rezeptor gerichtete β-Adrenoceptorkinase. Dieses Enzym phosphoryliert den β_2-Rezeptor an der Membraninnenseite. An die phosphorylierte Stelle bindet sich β-Arrestin und verhindert die neuerliche Anlagerung eines G_s-Proteins. Rezeptorspezifische Enzyme inaktivieren u. a. auch die D1-, $5HT_4$- und Parathormon-Rezeptoren (sie aktivieren Phosphokinase A) und die Angiotensin-II, H -, $5HT_2$- und Thromboxan-A2-Rezeptoren.
3. *Phosphorylierung von Rezeptoren durch die von ihnen aktivierten Proteinkinasen A oder C.* PKA phosphoryliert u. a. β_2-, PGE_1-, DA1-, $GABA_A$- und N-Acetylcholin-Rezeptoren. PKC phosphoryliert u. a. β_2-, Angiotensin-II, H1-, $5HT_2$-, Thrombin-, Insulin-, EGF- und N-Acetylcholin-Rezeptoren.
4. *Sequestrierung von Rezeptoren.* Dabei werden Rezeptoren reversibel aus der Membran herausgenommen. Am besten ist dies für β_2-Rezeptoren gezeigt.

Herabsetzung der Rezeptorenzahl (Downregulation). Sie kann erfolgen durch

5. *Enzymatische Zerstörung vorhandener Rezeptoren*
6. *Herabsetzung der mRNA-Bildung*

Änderungen bei den G-Proteinen. Sowohl über verminderte Synthese als auch über Funktionsänderungen wird berichtet.

Supersensitivität Supersensitivität gegen andere Arzneimittel kann die Folge einer Gegenregulation gegen die Wirkung eines zur Dauertherapie benutzten Arzneimittels sein. Folgende Mechanismen für die Entwicklung einer Supersensitivität sind bisher bekannt geworden:

- **Zunahme der Konzentration eines Transmitters** oder eines transmitterähnlichen Pharmakons im synaptischen Spalt als Folge einer verminderten (Rück-)Aufnahme in das präsynaptische Neuron. Dieser Mechanismus ist besonders für Katecholamine bedeutsam.
- **Zunahme der Zahl bzw. Dichte der Rezeptoren** auf der Plasmamembran.

Erhöhung der Sensitivität in der Signaltransduktionskette Heraufsetzung der Rezeptorenzahl. Beispiel: Wenn β_2-Rezeptoren nur schwach stimuliert werden, wird auch nur eine geringe Menge Proteinkinase A aktiviert. Diese kleine Menge phosphoryliert den Wachstumsfaktor CREB (CAMP-**r**espone **e**lement **b**inding protein). Das phosphorylierte CREB bindet sich an die CRE-Struktur im Promotor der Rezeptor-DNA, mRNA für β_2-Rezeptoren wird vermehrt produziert, mehr β-Rezeptoren werden synthetisiert. – Erst bei stärkerer β_2-Stimulation wird dieser Mechanismus durch die Gegenregulation übertroffen.

Kreuztoleranz Kreuztoleranz bezüglich zweier Pharmaka besteht, wenn die Toleranzentwicklung des biologischen Systems gegen ein Pharmakon auch zu einer erhöhten initialen Toleranz gegen das zweite Pharmakon führt. Beispiel: Kreuztoleranz besteht zwischen Morphin und Heroin.

Entzugssyndrome Bei Dauerbehandlung mit einem Pharmakon kann der Organismus langsam auf die neue Situation adaptieren. Setzt man das Pharmakon ohne Übergang plötzlich ab, so kann der Organismus sich jedoch auch nur langsam wieder auf die neue Situation einstellen. Während der Umstellung treten Entzugssymptome auf.

Beispiel Nach Dauertherapie mit hohen Dosen von Glucocorticoiden ist die körpereigene Produktion von ACTH als Ausdruck einer Regulation praktisch erloschen. Nach abrupter Beendigung der Therapie würde die ACTH-Produktion nur langsam wieder anfangen, damit jedoch ein vorübergehendes gefährliches Defizit an körpereigenen Hydrocortison entstehen.

Beispiele für Entzugssyndrome sind auch das Alkoholentzugsdelir, Krämpfe nach Absetzen von Benzodiazepinderivaten oder das Heroin-Entzugssyndrom.

Rebound-Phänomene Sie bilden eine besondere Kategorie der Entzugssyndrome. Wenn ein Symptom, das man mit einem Pharmakon „unterdrückt" hat, nach Absetzen des Pharmakons nicht nur wieder auftritt, sondern stärker ausgeprägt ist als vor Beginn der Therapie, spricht man von Rebound. Ein Beispiel ist der überschießende Blutdruckanstieg nach plötzlichem Absetzen von Clonidin bei Hypertonikern.

1.20 Arzneimittelabusus, Dependenz

Was unter Arzneimittelabusus oder allgemeiner unter Abusus einer Substanz verstanden wird, hängt von den Moralvorstellungen einer Gesellschaft ab und ist insofern kein naturwissenschaftlich definierbarer Begriff. Die Gesellschaft hält entweder die „Indikation“ oder die Dosis oder die Bezugsweise des Stoffes für inakzeptabel. Der Abusus kann objektivierbare Schädigungen sowohl im somatischen Bereich als auch im psychischen Bereich zur Folge haben, die unabhängig von den Moralvorstellungen einer Gesellschaft als Schäden deklariert werden können. So führt die regelmäßige Zufuhr von Alkohol in einer Tagesdosis von 100 g/Tag über längere Zeit zu schweren Leberschäden.
Ohne Zweifel ist ein schwerer Diabetiker auf die regelmäßige Zufuhr eines geeigneten Antidiabetikums angewiesen, insofern also vom Antidiabetikum abhängig, aber in diesem Zusammenhang wird der Begriff „Dependenz“ nicht gebraucht. Wir betrachten zunächst die Auffassung von Dependenz durch die WHO:

Dependenz-Typen nach WHO

Die Weltgesundheitsorganisation (WHO) hat folgende *Typen* der Dependenz festgelegt: Dependenz vom Morphintyp, Barbiturattyp, Cocaintyp, Amphetamintyp, Cannabistyp, LSD-(Halluzinogen-)Typ, Kat-Typ. Wegen der Ähnlichkeit zur Dependenz vom Barbiturattyp hat die Ethanoldependenz keine eigene Kategorie. *Physische Dependenz* ist nur für die Dependenz vom Morphintyp und vom Barbiturattyp sicher nachgewiesen.

Definition. **Dependenz** liegt vor, wenn der plötzliche Entzug eines bislang regelmäßig zugeführten Stoffes psychische Funktionsstörungen beim Menschen auslöst (die von physischen Funktionsstörungen begleitet sein können), und wenn sich diese Dysfunktionen durch erneute Zufuhr des Stoffes (oder eines Stoffes mit nahe verwandter pharmakologischer Wirkung) aufheben lassen.
Die herausragende psychische Funktionsstörung beim Menschen ist das zwanghafte, auf die Beschaffung und Zufuhr des Stoffes gerichtete Verhalten *(psychische Dependenz)*. Die körperlichen Entzugssymptome können quälend, ja lebensgefährlich sein. Irrig ist jedoch die Annahme, daß es allein oder auch nur vorwiegend diese Entzugssymptome (die *physische Dependenz*) sind, die z. B. die weitere Zufuhr von Heroin „bewirken“. In hohem Maße konditionierend wirken charakteristische Elemente der „Szene“ (Räumlichkeiten, Kommunikation in szenentypischer Sprache, szenentypische Musik) und das Ritual der Zufuhr.

2 Pharmakologie des Elektrolyt- und Wasserhaushaltes

Diagnostisches Vorgehen, Reihenfolge der Korrekturen

Die quantitative Abschätzung des **Füllungszustandes** des Intravasalraumes muß am Beginn der Diagnostik stehen, weil man eine Ionenkonzentration im Plasma nur beurteilen kann, wenn man das aktuelle Verteilungsvolumen für das Ion kennt: Eine Hypernatriämie bei gleichzeitiger Hypovolämie geht bei Auffüllung des Intravasalraums deutlich zurück.

Man schätzt den Füllungszustand quantitativ über den Hämatokrit, auch über den Plasmaproteingehalt ab. Die Schätzung wird unsicher nach akuten Blutverlusten. Wenn qualitative Zeichen (Hautturgor? Bulbi? Blutdruck? Urinproduktion?) fehlen, kann man bei ambulanten, Nichtakut-Patienten zunächst von einer Normovolämie ausgehen. Denke jedoch daran:

- Alte Menschen trinken sehr oft viel zu wenig!

Von den Plasmawerten sind die Konzentrationen von **Glukose, Na^+ und K^+ sowie der Säure-Basenstatus** erstrangig. Die Konzentrationen von Ca^{++}, Mg^{++}, Phosphat und Laktat werden bei begründetem Verdacht oder bei Intensivbehandlung (parenterale Ernährung) gemessen.

Bei der Therapie steht in der Regel die Korrektur einer Hypervolämie oder Hypovolämie an erster Stelle, die Korrektur der Glukosekonzentration an zweiter Stelle, die Korrektur des Säurebasenstatus und der Ionenkonzentrationen an dritter Stelle. Für die Korrekturen gibt es zwei nahezu immer gültige Regeln:

- Störungen des Wasser- und Salzhaushaltes (und der Hyperglykämie) sollen langsam ausgeglichen werden.
- Bei schweren Störungen (z. B. Laktatazidosen nach Metformin, Azidosen nach Methanolvergiftungen und nach schweren Salizylatvergiftungen) soll die Dialyse nicht erst nach Versagen aller anderen Versuche, sondern mit hoher Priorität erwogen werden.

2.1 Hypovolämien und Hypervolämien

Einteilung

Primäres Kennzeichen der **Hypovolämie** ist das Fehlen von Wasser im Intravasalraum. Dies kann zwei Ursachen haben: Abnahme der Flüssigkeitsmenge im Intravasalraum oder Vergrößerung des Intravasalraumes (z. B. durch Tonusverlust der Gefäße bei einer schweren Barbituratvergiftung).

Primäres Kennzeichen der **Hypervolämie** ist ein Überschuß an Wasser im Intravasalraum (bei Nieren- oder Herzinsuffizienz, nach gedankenloser Infusion von Glukoselösungen).

Wichtige Begleitparameter der intravasalen Füllungsstörungen können sein

- eine zu hohe oder zu niedrige Konzentration an Erythrozyten,
- eine zu hohe oder zu niedrige Konzentration an onkotischen Bestandteilen (Plasmaproteinen),
- eine zu hohe oder zu niedrige Konzentration von Elektrolyten. Man spricht entsprechend von hypertoner, isotoner und hypotoner Dehydratation und von hypertoner, isotoner und hypotoner Hyperhydratation.

Symmetrisches Defizit an Wasser, Elektrolyten, Proteinen und Erythrozyten

Diesen Zustand beobachtet man kurz nach starken, akuten Blutverlusten, aber auch bei Tonusverlust des Gefäßsystems (Vergiftungen). Bei alleiniger Zufuhr von freiem Wasser (in Form von 5 %iger Glukose) würden die Konzentrationen von Elektrolyten, onkotisch wirksamen Proteinen und Erythrozyten in der intravasalen Flüssigkeit abnehmen. Die Erfahrung lehrt: Elektrolytverdünnung ist unerträglich, Proteinverdünnung ist kurzfristig erträglich, Abnahme der Erythrozytenkonzentration ist mittelfristig erträglich. Man infundiert Blut oder Lösungen, die Elektrolyte und onkotisch wirksame Stoffe (wie Proteine, Dextran, Hydroxyäthylstärke, oder Gelatine) enthalten. Die Lösungen sollen biologisch indifferent sein, ausreichende Verweildauer im Gefäßsystem haben, vollständig eliminiert werden und die Blutviskosität nicht erhöhen.

Blut

Vollblut ist theoretisch optimal bei schwerem akuten Blutverlust, aber

- ● Infektionen und Immunreaktionen sind die Hauptgefahren.
- ○ Der Zitrat-Überschuß aus der Konservenherstellung kann Decalcificierung (Calciumglukonat substituieren) und eine metabolische Azidose auslösen. Dosierung von Calciumglukonat: 10 ml 10 %ige Lösung intravenös nach jeweils 1000 ml Blut, wenn die Infusion schneller als mit 1 l Blut/10 min erfolgt oder erhebliche Leberschäden die Metabolisierung des Zitrates beeinträchtigen.
- ○ Hyperkaliämie kann besonders bei Transfusion älterer Konserven ausgelöst werden.

Deshalb strenge Indikationsstellung für Vollbluttransfusionen: akuter Blutverlust über 25 % mit Hämatokrit unter 30 %, Austauschtransfusionen (frisches Heparin-Vollblut), bestimmte Gerinnungsstörungen (Frischblut!).

Erythrozytenkonzentrat

ist indiziert, wenn nur Erythrozyten benötigt werden, denn dann kann die Verdünnung mit einer im Vergleich zu Plasma rheologisch günstigeren Flüssigkeit erfolgen.

Plasma und Plasmafraktionen

werden hauptsächlich bei Gerinnungsstörungen, Eiweißmangel oder speziell bei Hypalbuminämie eingesetzt. 5 %ige Humanalbuminlösungen sind isoonkotisch. 20 %ige Lösungen werden genutzt, wenn wenig Wasser infundiert werden soll. Allergische Reaktionen kommen vor in 14/100 000 Infusionen.

Dextran 60 (*Macrodex*) **Chemie.** Dextran 60 ist eine Lösung von Glukopolysaccharidmolekülen, deren Molekulargewicht unterschiedlich groß ist, aber im Mittel bei 60 000 liegt. Je geringer die Streuung der Molekülgröße, desto besser ist die Qualität eines bestimmten Fabrikates: Zu große Moleküle widerstehen der renalen Elimination, zu kleine Moleküle werden zu schnell ausgeschieden und sind daher von geringem Nutzen. – Die Glukosemoleküle sind durch 1-6-glykosidische Bindung verknüpft.

Pharmakokinetik, Dosierung. Dextran 60 wird vollständig aus dem Organismus eliminiert. 50 % werden während der ersten 24 h renal ausgeschieden, der Rest wird (z. T. langsam) metabolisiert. Deshalb soll man nicht mehr als 1,5 g Dextran 60 pro kg KG und Tag infundieren (also sind 1700 ml der 6 %igen Lösung die Tagesmenge für einen Erwachsenen). Als schnell gilt eine Infusion von 100 ml/5 min. Bei Anurie Tagesdosis auf 0,1 g/kg KG reduzieren.

Wirkung. Isoonkotisch mit Blut ist die 4 %ige Lösung. Die 6 %ige therapeutisch übliche Lösung ist hyperonkotisch: Die in 100 ml der 6 %igen Lösung enthaltenen 6 g Dextran binden nach der Infusion nicht nur die 100 ml Infusionsvolumen, sondern weitere 30–50 ml Wasser, die aus dem extravasalen Raum in den Intravasalraum diffundieren. Man spricht deshalb auch von einer Wirkung als **„Plasmaexpander"**. – Die großen Dextranmoleküle und das an sie gebundene Wasser verlassen den Intravasalraum nur langsam. Außer dem damit verbundenen Volumeneffekt nimmt die Viskosität des Blutes durch den Einstrom von Gewebswasser ab.

Unerwünschte Wirkungen. Die Thrombozyten werden mit einer Dextranschicht belegt, wodurch die Blutungsneigung steigt. Immunreaktionen gibt es in 32/100 000 Infusionen. Die Kreuzprobe wird undeutlich.

Dextran 1 (*Promit*) Zur prophylaktischen Blockade der gegen Dextran 60, Dextran 40 und andere handelsübliche Dextrane gerichteten Antikörper injiziert man das niedermolekulare Dextran 1 mit einer Dosis von 3 g in 2 Minuten.

Dextran 40 (*Rheomacrodex*) Das mittlere Molekulargewicht beträgt 40 000, isoonkotisch ist die 3,5 %ige Lösung, die Halbwertszeit beträgt 3–4 h, die Elimination erfolgt glomerulär. Eingesetzt wird die 10 %ige Lösung. Man infundiert davon 250 ml, um eine starke Hämodilution zu erzielen. Dextran 40 dient nicht zur Volumensubstitution. Maximaldosis 1,5 g/kg KG und Tag, bei Anurie 0,1 g/kg KG und Tag.

Hydroxyethylstärke (*Expafusin*) Die Präparate enthalten ein Polymerisat aus Stärkefragmenten und Ethylenoxid. Handelsüblich sind mittlere Molekulargewichte von 450000, 200000, 70000 und 40000. Die Polymeren werden durch Amylase zu kleineren Fragmenten abgebaut. Der Substrat-Enzym-Complex ist langlebig, weshalb die Serumamylase nach Infusion des Präparates scheinbar erhöht ist. Die Wasserbindung beträgt 14 ml/g, die Tagesdosis maximal 1,2 g/kg KG, die Halbwertszeit etwa 12 h. Allergische Reaktionen erfolgen bei 85/100000 Infusionen.

Gelatinepräparate (*Gelifundol*) Gelatinepräparate sind Polypeptide, die durch Abbau von Kollagen entstehen. Die Wasserbindung beträgt 14 ml/g, die Halbwertszeit ist wegen des niedrigen Molekulargewichtes von 40000 mit 3–4 h entsprechend kurz. Allergische Reaktionen kommen vor bei 115/100000 Infusionen.

Symmetrisches Defizit an Elektrolyten und Wasser (isotone Dehydratation) Ein „reines" symmetrisches Defizit an allen Elektrolyten und Wasser wird man nie beobachten. Es gibt aber viele Zustände, die diesem „Reinzustand" nahekommen. Hierzu gehören vor allem Zustände nach schwerem Erbrechen, Diarrhoe (Cholera), forcierter Diurese, oder starkem Schwitzen. Man infundiert **Ringer-Lösung.** Da bei isotoner Dehydratation bestimmte Elektrolyte bevorzugt verloren gehen, muß in der Regel zusätzlich ein Elektrolyt separat infundiert werden. Die Infusionsgeschwindigkeiten liegen zwischen 2–10 ml/min.

Defizit an Wasser (hypertone Dehydratation) Auch der reine Wasserverlust wird nicht beobachtet, sondern nur Zustände, bei denen der Wasserverlust größer ist als der Elektrolytverlust. Diese Zustände korrigiert man durch Infusion von isotonischer (5 %iger) **Glukoselösung.** Die Glukose wird metabolisiert, das freie Wasser bleibt übrig. Die maximale Infusionsgeschwindigkeit (beim Nichtdiabetiker) beträgt 0,5 g Glukose/kg KG und Stunde (entspr. 10 ml der 5 %igen Lösung/kg KG und Stunde), nach höherer Zufuhr wird Glukose renal ausgeschieden. Will man größere Mengen infundieren, so deckt man 4 g Glukose mit einer I. E. Altinsulin ab. Den partiellen Mangel von Elektrolyten ersetzt man noch während der Glukoseinfusion.

- **Bei Hypernatriämie** langsam infundieren. Die Na^+-Konzentration soll um nicht mehr als 1 mmolar in der Stunde abfallen, damit zwischen Neuronen und Extrazellulärraum keine gefährlichen osmotischen Gradienten entstehen.

Hypervolämien Bei akuter Gefährdung durch eine Hypervolämie erweitert man das Gefäßbett durch Infusion von Glyceroltrinitrat (S. 245, 2 mg, gelöst in 25 ml, in 1 h beim Erwachsenen), bei intakter Nierenfunktion erzeugt man mit Furosemid (S. 97, beim Erwachsenen 40 mg oral oder über 10 min i.v. infundiert) eine Diurese. Bei Niereninsuffizienz kann die Akutdialyse indiziert sein.

2.2 Elektrolytverschiebungen

Der Säure-Basen-Haushalt läßt sich nicht nur formal als Spezialfall des Ionenhaushaltes auffassen, sondern Störungen des Säure-Basen-Haushaltes treten notwendig zusammen mit der Änderung der Konzentration anderer Ionen auf. So kommt es nach starkem Erbrechen durch H^+-Verlust zu einer Alkalose und durch Cl^--Verlust zu einer Hypochlorämie, also zum Gesamtbild der hypochlorämischen Alkalose.

Das Gesetz von der Elektroneutralität bleibt gültig. Jedes Ion, das in den Organismus hineingelangt und jedes, das ihn verläßt, muß von einem Partnerion begleitet sein. Die Korrektur der Konzentration eines Ions im Organismus gelingt nur durch Lösungen, die Ionen*paare* enthalten oder aus deren Bestandteilen Ionen*paare* gebildet werden. Man überlegte sich daher, welches Partnerion man bei einer Infusion wählt.

Das Massenwirkungsgesetz bleibt gültig. Ändert man also einem Gleichgewicht $\frac{A \times B}{AB} = k$ die Konzentration eines Bestandteils, so wird sich auch die Konzentration der anderen Bestandteile ändern, wodurch eventuell dramatische Effekte ausgelöst werden (Tetanie durch Hypocalcämie nach massiver Infusion von Natriumbicarbonat).

Physiologisch bedingte Wechselbeziehungen

Die Abb. 2.1 stellt physiologisch bedingte Wechselbeziehungen zwischen den Ionen und dem Körperwasser in graphischer Form dar. Ändert man pharmakologisch die Konzentration eines Bestandteils, so hat dies stets Auswirkungen auch auf die Konzentration der anderen Bestandteile. Die Auswirkungen auf einen anderen Bestandteil sind in der Regel um so stärker, je näher er in Abb. 2.1 dem geänderten Bestandteil steht.

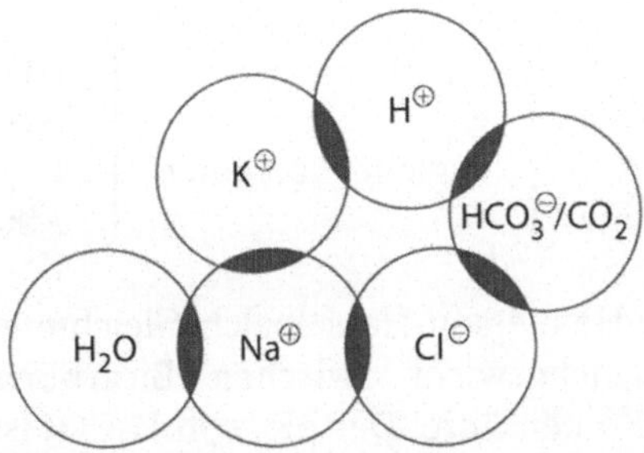

Abb. 2.1 Wechselbeziehungen zwischen Wasser-, Elektrolyt- und Säure-Basenhaushalt. (Nach Harper HA, Löffler G, Petrides PE, Weiss L [1975] Physiologische Chemie. Springer, Berlin Heidelberg New York)

$Na^+ \rightleftarrows H_2O$

Na^+ ist das im Organismus quantitativ vorherrschende Ion. Es bindet osmotisch folglich weit mehr Wasser als andere Ionen. Bewegungen von Na^+ werden deshalb stets von Bewegungen von H_2O begleitet. Anwendungsbeispiel: Saluretika (S. 93).
Umgekehrt führt starker Wasserverlust dann zu starkem Na^+-Verlust (Beispiel: Schwitzen), wenn nicht (wie z. B. in der Niere) besondere Rückresorptionsmechanismen vorhanden sind.

$Na^+ \rightarrow Cl^-$

Der Hydratationsradius von Cl^- (und von HCO_3^-) ist viel geringer als der von Na^+, Änderungen der Cl^--Konzentration bedingen deshalb direkt viel geringere Wasserbewegungen als Änderungen der Na^+-Konzentration. Cl^- und HCO_3^- sind die quantitativ bedeutsamsten Begleitionen für Na^+.

$Cl^- \rightleftarrows HCO_3^-$

Cl^- und HCO_3^- sind die wichtigsten Gegenionen für Na^+, auch im Urin. Ihr „Verlustanteil“ steht in einem festen Verhältnis zueinander. – Zwischen Kationen und Anionen im Extrazellulärraum besteht Gleichgewicht:
Summe aller [Kationen] – Summe aller [Anionen] = 0
und bei Betrachtung nur des wichtigsten Kations Na^+ und der beiden wichtigsten Anionen Cl^- und HCO_3^- gilt für deren Konzentrationen $[Na^+]$, $[Cl^-]$ und $[HCO_3^-]$
$[Na^+] - [Cl^-] - [HCO_3^-] = 12 \pm 4$ mmolar = Anionenlücke.
Wenn nach Gabe von Fremdstoffen (schwer ausscheidbare) Anionen im Organismus entstehen, so werden zur Erhaltung des Gleichgewichtes nicht nur diese Anionen, sondern auch HCO_3^- und Cl^- ausgeschieden. Dadurch wächst die Anionenlücke.

$H^+ \rightleftarrows K^+$

Protonen können gegen K^+ über die Zellmembran hinweg ausgetauscht werden (H^+/K^+-Antiport) Das Austauschprinzip gilt in beliebiger Umkehrung, also:

Azidose	ist begleitet von einer	Hypokaliämie
Hyperkaliämie		Azidose
Alkalose		Hypokaliämie
Hyperkaliämie		Alkalose

Azidose **Begriffe.** Die Henderson-Hasselbalch-Gleichung (s. S. 21) gilt auch für das Gleichgewicht zwischen Bicarbonation und nichtionisierter Kohlensäure. Der pK_a von H_2CO_3 ist 6,1. Also gilt

$$pH = 6{,}1 + \log \frac{[HCO_3^-]}{[H_2CO_3]} \qquad (21)$$

Sinkt der pH unter 7,35, so liegt eine *Azidose* vor. Ist die Ursache hierfür ein zu großes [H_2CO_3] (d.h. $>$1,2 mmol bzw. $>$40 mmHg), so spricht man von einer *respiratorischen Azidose.* Ist die Ursache hierfür ein zu kleines [HCO_3^-] (d.h. $<$24 mmol), so spricht man von einer *metabolischen Azidose.*

Pharmakologisch und toxikologisch bedingte Ursachen. *Zentral atemdepressiv wirkende Pharmaka.* Zentrale Atemdepression mit respiratorischer Azidose ist eines der Hauptsymptome bei Arzneimittelvergiftungen.
Zur Anurie führende Gifte und Pharmaka wie Quecksilber- oder Arsenverbindungen, aber auch Pharmaka, die fakultativ (bei Glukose-6-phosphatdehydrogenase-Mangel) zur Hämolyse führen. Bei Anurie werden metabolisch entstandene Säuren retiniert.
Methanol (Vergiftung durch Trinken) und
Formaldehyd (Vergiftung durch Inhalation), weil sie zu Ameisensäure metabolisiert werden.
Polyphosphate (enthalten in Waschmitteln), wenn sie oral aufgenommen werden.
Phenol.
Salicylate.
„Schnüffelstoff" *(Hexandion)* wird zu sauren Folgeprodukten abgebaut.

Natriumbicarbonat

Wirkungsweise. Durch Infusion von $NaHCO_3$ wird [HCO_3^-] in Gleichung (21) erhöht, weshalb der pH zunehmen muß. Durch $NaHCO_3$ wird jedoch die Ursache der Azidose in der Regel nicht beseitigt, sondern nur die Bedingungen für die Beseitigung dieser Ursache werden verbessert.

Pharmakokinetik, Dosierung. Die Wirkung erfolgt zuerst nur im Extrazellulärraum, denn das Bicarbonat überwindet die Zellmembran nur langsam. Zur Berechnung der notwendigen Gesamtdosis stellen wir folgende Überlegung an: Es müßte eigentlich gelten

$$\text{Ionendefizit [mmol]} = \text{(Differenz zwischen der physiologischen und der erniedrigten Ionenkonzentration in mmol/l)} \times \text{Verteilungsvolumen für } HCO_3^- \text{ [l/kg]} \times \text{Körpergewicht [kg]} \quad (22)$$

Die Schwierigkeit besteht im Einsetzen des richtigen Verteilungsvolumens. Bei einer schnellen Infusion wird sich HCO_3^- anfänglich im wesentlichen in der intravasalen Flüssigkeit verteilen. Bei etwas langsamer Infusion wird die Verteilung auf den extrazellulären Raum (0,2 l/kg KG) maßgeblich sein. Bei schwerer Azidose wird der Verteilungsraum noch größer sein. Für [HCO_3^-] hat sich bewährt, zunächst mit dem Verteilungsraum des extrazellulären Wassers von 0,2 l/kg KG zu rechnen. Dann gilt:

HCO_3^--Defizit [in mmol] =
(24 mmol/l minus Standardbicarbonat) × 0,2 l/kg × kg KG (23)

Diese Menge wird infundiert
- entweder mit hoher Wasserlast als isotonische, 1,4 %ige Lösung mit 50 ml/h
- oder mit geringer Wasserlast als molare (8,5 %ige) hypertone Lösung über zentralvenösen Katheter mit maximal 40 ml/h.

Nach Abschluß der Infusion kann eventuell dieselbe Menge nochmals indiziert sein, wenn das Verteilungsvolumen bei starker Azidose weit größer als 0,2 l/kg KG war.

Unerwünschte Wirkungen

- *Abfall der K^+-Konzentration* im Plasma. Mechanismus: K^+ wandert in den Intrazellulärraum zurück, woraus es vorher gegen H^+ ausgetauscht worden war. Zusätzlicher Mechanismus bei Überdosierung von $NaHCO_3$: Das Exzeß-Bicarbonat versucht der Organismus über die Niere auszuscheiden. Als Gegenion steht sowohl Na^+ als auch K^+ zur Wahl. Bestand vor der Infusion eine Hyponatriämie, so sind die Na^+-Retentionsmechanismen des Organismus wirksam genug, um Na^+ einzubehalten. K^+ als Gegenion des Exzeß-HCO_3^- wird ausgeschieden.
- *„Hypocalcämie"* bei Überdosierung, genauer: Abnahme der Menge des ionisierten Ca^{++}, da die Zunahme des Bicarbonats nach dem Massenwirkungsgesetz zu einer Abnahme des ionisierten Calciums führen muß. Die Folge ist Tetanie. Abhilfe durch Gabe von Calciumglukonat (10 ml 10 %iger Lösung i.v.).

Natriumlaktat

Man beobachtet eine
- *langsame alkalisierende Wirkung*, denn Laktat muß erst intrazellulär metabolisiert werden;
- *gute Wirksamkeit von Laktat bei intrazellulärer Azidose*, wobei die Wirkung auch hier langsam (erwünscht) eintritt. Nachteil: Ist der Organismus so geschädigt, daß die intrazellulären Oxidationsvorgänge reduziert sind, so ist Natriumlaktat nicht nur unwirksam, sondern das „liegenbleibende" Laktat verstärkt die Azidose (Laktatazidose).

Natriumcalciumcitrat (*Acetolyt*)

Diese Verbindung wird oral bei metabolischer Azidose (praktisch: bei Niereninsuffizienz) gegeben und wirkt als Ionenaustauscher.

Tris-Puffer

Dieser wird kaum noch eingesetzt, weil er gegenüber $NaHCO_3$ keine wesentlichen Vorteile bietet.

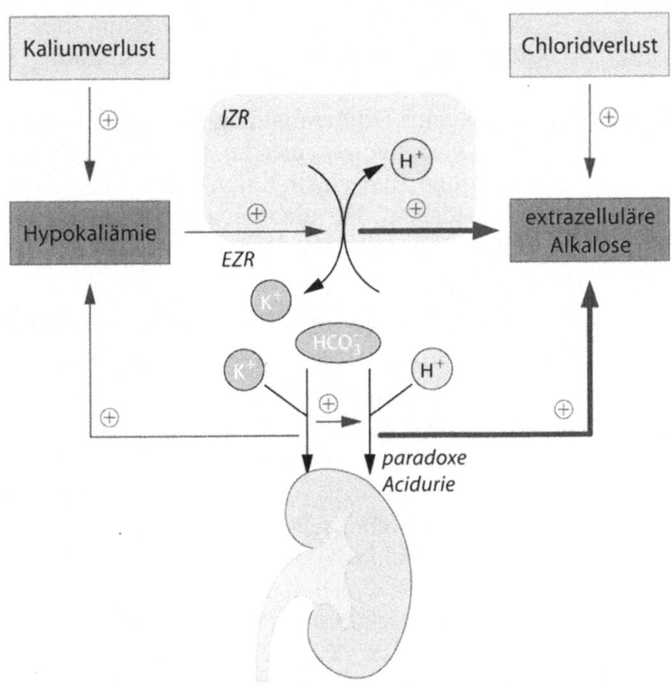

Abb. 2.2 Positive Rückkopplung bei Alkalose

Alkalose **Ursachen.** Die wesentlichsten Ursachen von Alkalosen sind Kaliumverluste und Chloridverluste (z. B. durch Diuretika). Eine Alkalose verstärkt sich selbst über den in Abb. 2.2 gezeigten Rückkopplungsmechanismus.

Andere Kompensationsmechanismen (Abnahme der Ventilation, renale Abgabe von Na^+ als Gegenion, Vermehrung der organischen Säuren im Plasma) haben nur begrenzte Kapazität.

Therapie. Das Chloriddefizit beseitigt man durch Infusion von n/10 HCl. Die häufig geübte Infusion von Arginin-HCl oder Lysin-HCl kann zu einem Aminosäuren-Ungleichgewicht führen. Ammoniumchlorid soll nur gegeben werden, wenn das Na^+ des NaCl wegen bereits hohem Plasma-Na^+ bedenklich ist; es soll Encephalopathien verursachen. Na^+-Defizit und K^+-Defizit werden durch Infusion von NaCl bzw. KCl ausgeglichen.

Salzsäure Isotonisch ist die 0,15 mol/l HCl (entspr. 0,54 %). Zur Berechnung des Chloriddefizits wird ein Verteilungsvolumen für Chlorid von 0,2 l/kg KG (also das extrazelluläre Volumen) angenommen. Sicherheitshalber wird dieser Wert mit 1,5 multipliziert.

Cl^--Defizit (in mmol) = (24)
(103 mmol/l − aktuelles Chlorid) × 0,3 l/kg × kg Körpergewicht.

Das Defizit wird als isotonische Lösung (0,15 mol/l HCl, 1 : 1 verdünnt mit 5 % Glukose) mit 0,4–1 mmol/kg KG und Stunde infundiert.

Hyponatriämie Eine genaue Differentialdiagnose muß klären, ob ein zu niedriges Plasma-Na^+ Folge einer zu starken Verdünnung mit Wasser ist (hypotone Hyperhydratation) oder wirklich einen Natriummangel ausdrückt. Für einen echten Na^+-Mangel berechnet man das Defizit

$$Na^+\text{-Defizit (in mmol)} = (142\ \text{mmol/l} - \text{aktuelles } Na^+) \times 0{,}2\ \text{l/kg} \times \text{kg Körpergewicht} \quad (25)$$

und infundiert es z. T. als 1 mol/l NaCl, z. T. als 1 mol/l $NaHCO_3$ über einen zentralvenösen Katheter mit 0,5 mmol/kg KG und Stunde, nur in extremen Ausnahmefällen schneller (Gefahr der Kreislaufüberlastung und der Demyelinisierung in der Pons).

Hypokaliämie **Ursachen.** Metabolische Alkalose, Insulinwirkung im Coma diabeticum, Initialphase der Digitalisglykosidwirkung bei vorhandenen Ödemen (Verbesserung der Kreislaufsituation bei noch bestehendem sekundären Hyperaldosteronismus), Nebenwirkung von Saluretika, Kortikoiden, Abführmitteln, Erbrechen, Infusionen K^+-armer Lösungen.

Symptome ($K^+ < 3{,}2$ mmol/l)

- Herz: Abflachen bis Negativwerden der T-Welle bei gleichzeitiger Ausbildung einer U-Welle. Bei stärkerer Hypokaliämie findet man auch Extrasystolen und Überleitungsstörungen.
- Skeletmuskel: Muskelschwäche. Ursache ist der Abfall der intrazellulären K^+-Konzentration bei gleichzeitiger Zunahme der Na^+-Konzentration.
- Glatte Muskulatur: Bei stärkerer Hypokaliämie entwickelt sich ein paralytischer Ileus (Symptom: „Obstipation"!).
- Niere: Morphologische (!) Veränderungen in den Tubuluszellen bei gleichzeitigem Verlust der Konzentrationsfähigkeit. Bekannt nach Laxantienabusus!

Komplizierende Faktoren

- Bei Hypokaliämie entwickelt sich gleichzeitig eine extrazelluläre Alkalose (und eine Zunahme des Plasmabicarbonats), da H^+-Ionen zum teilweisen Ersatz der K^+-Ionen in den Intrazellulärraum wandern.
- Die Toxizität der Digitalisglykoside ist während einer Hypokaliämie erhöht.

Kaliumzufuhr **Leichter Mangel.** Kaliumreiche Speisen (Bananen, Orangensaft) vertiefen eine bestehende Azidose. Werden Tabletten verordnet, die KCl zur Substitution enthalten, so ist darauf zu achten, daß sie einen Überzug besitzen, der sich erst im Darm auflöst, und daß K^+ langsam freigegeben wird: Hohe Kaliumkonzentrationen lokal an der Magen-, auch an der Darmschleimhaut wirken stark reizend (Ulcerationen).

Schwerer Mangel. Intravenöse Infusion von Kaliumsalzlösungen. Beachte: Sichere Infusionsgeschwindigkeit ist 0,5 mval K^+/min (darüber: Gefahr des AV-Blocks). Während der Infusion wird im EKG T höher und spitzer, QRS breiter.

Hyperkaliämie

Ursachen. Niereninsuffizienz, Hämolyse, große Traumen mit umfangreichen Gewebsnekrosen, metabolische Azidose, Mobilisierung von Glykogendepots, Aldosteronmangel, Therapie mit Spironolacton, Triamteren. Seltener als Hypokaliämie.

Symptome ($K^+ > 5{,}5$ mmol/l). Herz: Im EKG ist T hoch und spitz, QRS breit, Q verlängert (Bradykardie!), flach. Abnahme des Gradienten der diastolischen Depolarisation.

Therapie. Bei prophylaktischer Behandlung (Niereninsuffizienz): rektale Zufuhr von Ionenaustauschern, die K^+ gegen Ca^{++} (wird aus dem Darm kaum resorbiert) austauschen. Notfall: Man versucht, K^+ in den Intrazellulärraum zu verschieben, indem man Natriumbicarbonat, Altinsulin und Glukose infundiert. Gegen die Störungen im EKG Ca^{++}-glukonat infundieren.

Calcium

Pharmakokinetik. Calcium wird nach oraler Zufuhr nicht in beliebiger Menge resorbiert: Die Resorption (im oberen Dünndarm) wird von Vitamin D gefördert, durch Bildung unlöslicher Salze mit Nahrungsbestandteilen (Phosphate, Fettsäuren) gehemmt. Physiologisch: 2,05–2,89 mmol/l im Plasma.

Wirkung am Herzen. Positiv-inotrop. Calcium kann die Wirkung von Digitalisglykosiden sehr schnell (unter der Injektion!) in den toxischen Bereich verstärken. Umgekehrt führt Reduktion des Calciumgehaltes im Blut zu einer Abnahme der Toxizität bzw. Wirkung von Digitalisglykosiden.

Gefäßwirkungen. Die Kapillarpermeabilität nimmt ab. Bei intravenöser Injektion kommt es zur Erweiterung der Hautgefäße (Wärmegefühl), das bei zu schneller Injektion für den Patienten sehr unangenehm werden kann.

Symptome und Spätfolgen von Hypercalcämien. Skelettmuskelschwäche bis zur Tetraplegie, Glattmuskelschwäche (Obstipation), am Herzen QT verkürzt, Polyurie, weil die Na^+-Rückresorption reduziert ist. Heterotope Verkalkungen, besonders in der Niere, wobei Urämie die Folge sein kann.

Therapie bei Hypercalcämie. Furosemid + 0,9 % NaCl in großen Mengen (3 l/Tag). Glukokortikoide zur Hemmung der enteralen Calciumresorption. Bildung von nierengängigen Komplexverbindungen durch intravenöse Injektion von Natriumsulfat. Mithramycin (Hemmung des Knochenumsatzes) in Sonderfällen. Für die Akutbehandlung: Calcitonin (s. S. 173)

Magnesiumzufuhr Mg^{++}-Ionen hemmen die Freisetzung von Acetylcholin aus den präsynaptischen Terminalen. Ca^{++} wirkt hier dramatisch antagonistisch.

Magnesium wird aus seinen löslichen Salzen teilweise resorbiert; unter normalen Umständen erfolgt die Elimination durch die Niere so schnell, daß Wirkungen auf Herz, Kreislauf und Muskulatur nicht auftreten. Gefahren entstehen bei Niereninsuffizienz oder bei Muskelerkrankungen (Myasthenia gravis). Physiologisch: 0,8–0,9 mmol/l im Plasma.

Am kardiovaskulären System ist die Hypomagnesiämie (z. B. nach den Saluretika Furosemid, Etacrynsäure, bei Alkoholismus) dem Kaliummangel symptomatisch ähnlich. Substitution: 30 mmol $MgSO_4$/12 Std mit Dauerinfusion.

Phosphatzufuhr Physiologisch im Plasma: 0,9–1,5 mmol/l. Mangelzustände bei Alkoholismus, diabetischer Ketoazidose, bei respiratorischer Alkalose. Bei Mangelzuständen sind Herzinsuffizienz, Bewußtseinsstörungen, Rhabdomyolyse, auch Hämolyse zu beobachten. Der Patient soll bei parenteraler Ernährung pro 1000 cal etwa 20 mmol KH_2PO_4 i.v. erhalten. Man kann dies erreichen, indem man einen entsprechenden Teil des routinemäßig infundierten KCl durch KH_2PO_4 ersetzt.

2.3 Diuretika

Diuretika sind Stoffe, die als Pharmaka zur Erhöhung der renalen Wasserausscheidung eingesetzt werden.

Eine Zunahme der Diurese läßt sich erreichen

- durch Vermehrung einer pathologisch eingeschränkten Bildung von Glomerulumfiltrat oder
- durch Hemmung der tubulären Rückresorption.

Die Wiederherstellung der normalen glomerulären Filtration (durch Auffüllen des Intravasalraumes, Hebung des arteriellen Druckes und Öffnung der Nierenarteriolen mit Dopamin, S. 319) geht der Hemmung der tubulären Rückresorption in der Regel voraus.

Osmotische Diuretika, Mannit

Chemie und Mechanismus. Osmotische Diuretika sind mehrwertige Alkohole („Zuckeralkohole") mit großer Wasserbindungskapazität. Sie werden glomerulär filtriert, können aber wegen ihres hydrophilen Charakters tubulär nicht rückdiffundieren (der tubuläre Na^+-Glukose-Symport nimmt sie auch nicht an). Auch Glukose wirkt als osmotisches Diuretikum, wenn mehr als 0,5 g Glukose/kg pro Stunde ohne Insulinabdeckung infundiert werden. – Während der Tubuluspassage bleibt das Lösungswasser beim osmotischen Diuretikum, aber die tubuläre Ionenrückresorption bleibt erhalten: Es entsteht eine große Menge salzarmen Endharns.

Verlassen als osmotisches Diuretikum ist Sorbit, weil es zu Fruktose abgebaut wird und hieraus bei angeborenen Fruktoseverwertungsstörungen eine schwere Gefährdung resultiert. Das übliche osmotische Diuretikum ist

Mannit, Mannitol, *Osmofundin* (sechswertiger Zuckeralkohol).

Indikationen und Dosierungen:

- Hirnödem (nach Ausschluß intrakranieller Blutungen): 100 ml der 20 %igen Lösung i.v. in 10 min infundieren, 3stündlich wiederholen.
- Zur forcierten Diurese bei Vergiftungen (zusätzlich zu Schleifendiuretika, S. 96), 300 ml der 10 %igen Lösung i.v. in 1 Stunde infundieren.

Gefahren, Kontraindikationen:

Nicht bei Dehydratation. Wegen der initialen Volumenzunahme nicht bei Hypervolämie, Herzinsuffizienz, Lungenödem, intrakraniellen Blutungen.

Distale Tubuli, Sammelrohre: Amilorid, Triamteren, Spironolacton

Die Wirkung der am distalen Tubulus angreifenden Diuretika wird in tieferen Abschnitten des Nephrons kaum noch gegenreguliert. Dadurch ist ihre Wirkung leicht zu verstehen und wird zuerst besprochen. – Sie werden eingesetzt um zu verhindern, daß die Wirkung der tubulusaufwärts angreifenden Diuretika im distalen Tubulus zu stark gegenreguliert wird. Ihre eigene diuretische Wirkung ist nur gering: Nur 3 % des Na^+ (mit zugehörigem Wasser) werden hier rückresorbiert.

Amilorid. Bestandteil in Kombinationspräparaten

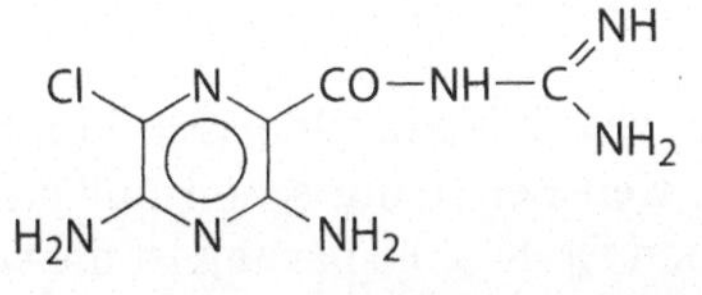

Cl, N, CO–NH–C(=NH)–NH_2; H_2N, N, NH_2

Amilorid
MW 229,65

Wirkungsweise. Amilorid blockiert von der Lumenseite her die luminalen Na^+-Kanäle und wahrscheinlich auch den Na^+/H^+ Antiport. Dies führt nicht nur zu einer (gering) vermehrten Na^+-, Cl^-- und Wasserausscheidung, sondern vor allem zu einer Verminderung der ladungs-kompensatorischen Abgabe von K^+, H^+ bzw.

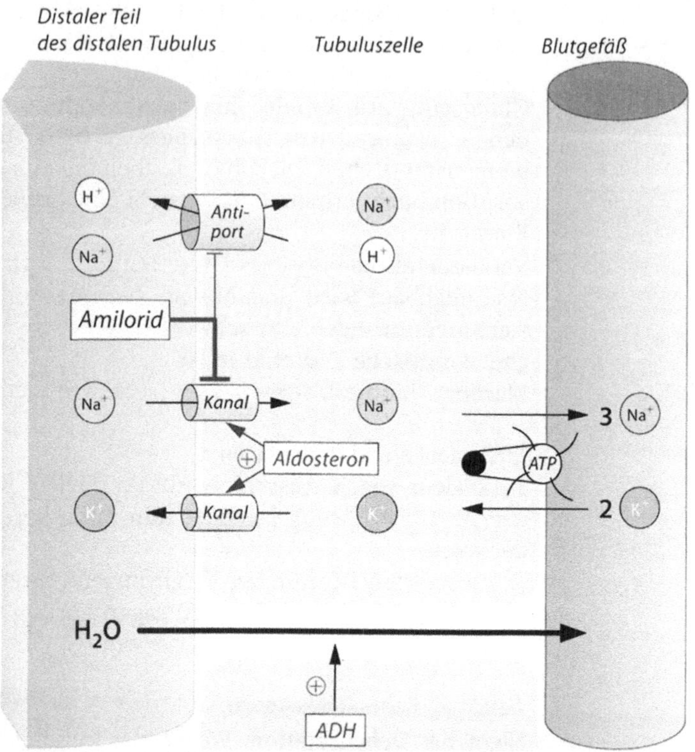

Abb. 2.3 Vorgänge im distalen Teil des distalen Tubulus, die für die Wirkung kaliumsparender Diuretika bedeutsam sind

NH_4^+ und Mg^{2+} aus den Zellen in das Lumen. Durch die verminderte H^+-Ausscheidung nimmt die Azidosenneigung zu, und im Lumen wird aus noch vorhandenem HCO_3^- nicht mehr $H_2O + CO_2$ gebildet; der Harn wird alkalischer.

Pharmakokinetik. Bioverfügbarkeit $<50\,\%$, Wirkungsmaximum 10 h nach oraler Gabe, Wirkungsdauer 18 h. Eine Hälfte wird in der Leber abgebaut, die andere (vom Lumen her wirksame) renal ausgeschieden.

Indikation und Dosierung. Die Einzeldosis in Kombinationen beträgt meist nur 5 mg, weil bei 10 mg schon mit unerwünschten Wirkungen zu rechnen ist. K^+-Einsparung ist die wesentliche Indikation. Amilorid ändert die K^+-Ausscheidung bei physiologischer Zusammensetzung der Tubulusflüssigkeit sehr wenig, es verhindert aber sehr gut den Anstieg der Kaliumexkretion bei vermehrtem Na^+-Angebot (das besonders nach Gabe von Thiazid-Diuretika ansteigt).

Unerwünschte Wirkungen. Hyperkaliämie – auch in Kombination mit Thiazid-Diuretika! Deshalb nicht bei Niereninsuffizienz verordnen.

Kontraindikationen. Schwangerschaft (Abnahme der uteroplazentaren Durchblutung), Niereninsuffizienz.

Triamteren. Bestandteil in Kombinationspräparaten

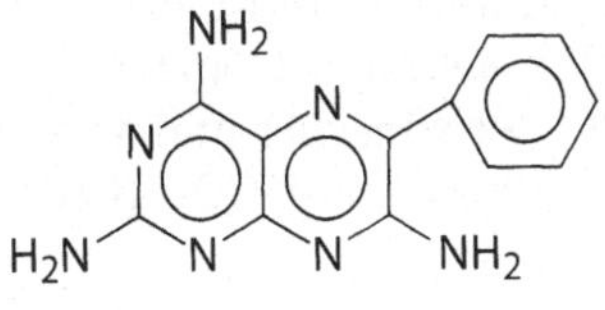

MW 253,27
Base, pK 6,2

Wirkungsweise: wie Amilorid.

Pharmakokinetik. Bioverfügbarkeit 30–70 %, Verteilungsvolumen 1,5 l/kg KG, Plasmaproteinbindung 60 %, weitgehender Abbau in der Leber, aber die Metabolite sind im Tubulus noch wirksam. Plasmahalbwertszeit 3 h.

Dosierung. 50 mg/Einzeldosis der Kombinationspräparate.

Indikationen, unerwünschte Wirkungen, Kontraindikationen: wie Amilorid.

Spironolacton (*Aldactone*)

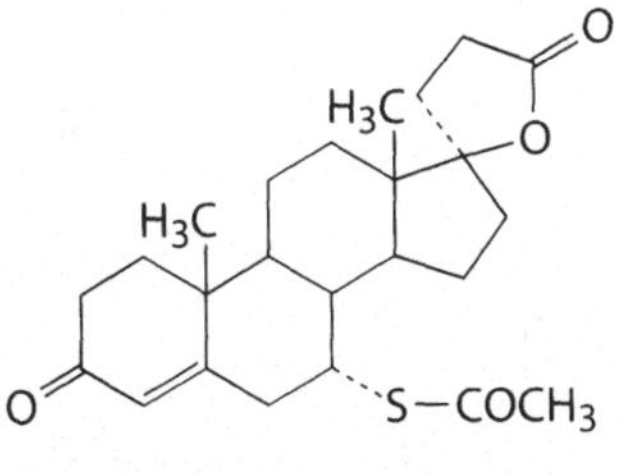

MW 416, 59
Bioverfügbarkeit 70 %. Bei der üblichen Langzeittherapie gehen 3/4 der Wirkung von dem Hauptmetaboliten Canrenoat aus (Spironolacton ohne die Thioacetylgruppe). Der Metabolit ist wasserlöslich (K^+-Salz), zu 25 % bioverfügbar, zu 98 % plasmaproteingebunden, und hat eine Halbwertszeit von 3,7 h.
Da Spironolacton bzw. Canrenoat vollständig metabolisiert werden, ist die Halbwertszeit von der Leberfunktion abhängig.

Wirkungsmechanismus. Aldosteron fördert die Synthese des aldosteroninduzierten Proteins. Dadurch nimmt die Zahl der offenen Natriumkanäle zu. Die Na-Resorption aus dem Lumen und die passive Abgabe von K^+ und H^+ in das Lumen nehmen zu. Spironolacton erreicht den intrazellulären Raum der Tubuluszellen von der Blutseite her und verdrängt Aldosteron kompetitiv von seinem Steroidrezeptor. Die Konzentration des aldosteroninduzierten Proteins geht entsprechend langsam zurück. Die Zahl der offenen Na^+-Kanäle nimmt ab und damit auch die Rückresorption des tubulären Na^+. Sekundäre Folgen sind eine verminderte Ausscheidung von K^+ (erwünscht) und von H^+ (NH_4^+) (gering) und eine Mehrausscheidung von HCO_3^- (beachtlich) und Cl^- (gering).

Wirkungen außerhalb der Niere

- Zentrale Wirkungen: Sedation, Gynäkomastie, Impotentia coeundi, Amenorrhoe, Hirsutismus, Änderung der Stimmlage
- Dermatologische Immunreaktionen
- Gering positiv inotrop.

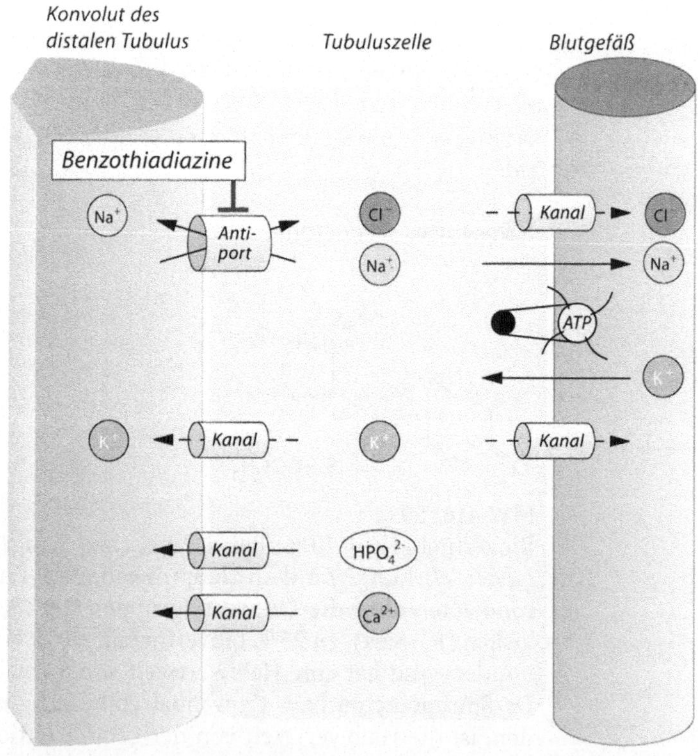

Abb. 2.4 Vorgänge im proximalen Teil des distalen Tubulus (Konvolut), die für die Wirkung der Benzothiadiazine bedeutsam sind

Indikation. In Kombinationen, zur Einsparung von K^+. Bei Hyperaldosteronismus.

Dosierung. Spironolacton oral 200–400 mg/Tag. Die Wirkung beginnt erst am zweiten Tag und ist am 5. Tag maximal.
Canrenoat, 400–600 mg i.v.; die Wirkung beginnt nach 3 Stunden.

Unerwünschte Wirkungen. Hyperkaliämie. Extrarenale Wirkungen siehe oben.

Konvolut der distalen Tubuli: **Benzothiadiazine**

Hier werden 5–10 % der Na^+-Ionen rückresorbiert.
Benzothiadiazine sind entfernte Abkömmlinge der Sulfonamide. Dies ist insofern bedeutsam, als Kreuzallergien bestehen können. Formelbeispiel:

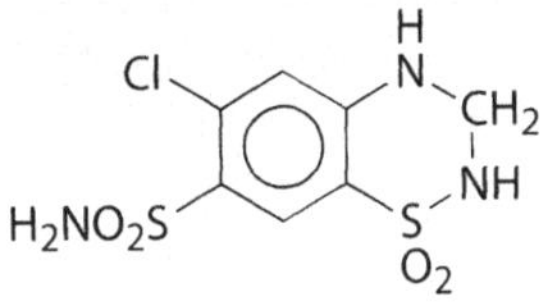

Cl, H, N, CH_2, NH, H_2NO_2S, S, O_2

Hydrochlorothiazid (*Esidrix*)
MW 297,75
Säure, pK_a 7,0

Ein Stoff mit gleichem Wirkungsprofil wie die Benzothiadiazine ist Chlortalidon *(Hygroton)*.

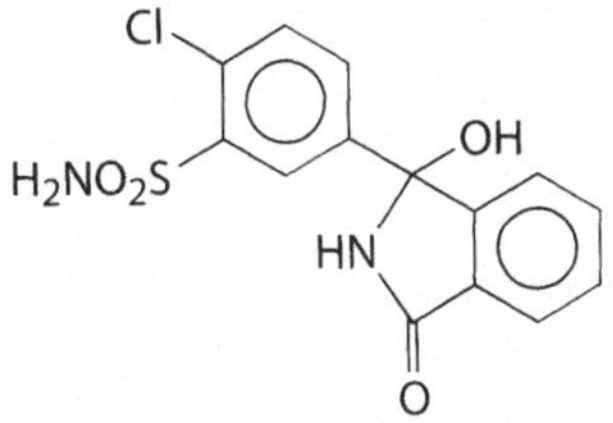

Cl, OH, H_2NO_2S, HN, O

Chlortalidon (*Hygroton*)
MW 338,78
Säure, pK_a 9,2

Die Verbindungen werden (da sie Säuren sind) über das Säuresekretionssystem im proximalen Tubulus sezerniert. Butizid und Mefrusid gehören auch in diese Gruppe. Ihre Kinetik gleicht der des Hydrochlorothiazids.

Tabelle 2.1 Pharmakokinetik von Hydrochlorothiazid und Chlortalidon

	Hydrochlorothiazid	Chlortalidon
Bioverfügbarkeit	70 %	65 %
Plasmaproteinbindung	64 %	75 %
Verteilungsvolumen	0,8 l/kg	4 l/kg KG
Halbwertszeit	10 h	48–69 h
Wirkungsmaximum	4 h	>12 h
Wirkungsdauer	12 h	>24 h

Wirkungen an der Niere. Benzothiadiazine hemmen den Na^+-H^+-Symport auf der luminalen Seite der Tubuluszelle. Folge ist eine

- Hemmung von 15 % der Na^+-Rückresorption im proximalen Teil des *distalen Tubulus*.
  Dies erklärt die diuretische Wirkung: Als Anion bleibt Cl^- beim Na^+ im Tubuluslumen zurück, dieses NaCl bindet sein Lösungswasser. Der Wasserverlust des Organismus ist also mit einem Salzverlust gekoppelt. Man nennt Stoffe, die auf diesem Wege wirken, **Saluretika**. Unter Einwirkung von Saluretika werden 15 % des glomerulär filtrierten Na^+ nicht rückresorbiert.
  Die Wirkung der Saluretika ist unabhängig von einer azidotischen oder alkalotischen Stoffwechsellage des Organismus (Unterschied zu Carboanhydrasehemmern).
  Die diuretische Wirkung der Benzothiadiazine ist allein Folge ihrer Wirkung auf die Tubuli und nicht etwa Folge einer höheren glomerulären Filtrationsrate (GFR). Im Gegenteil nimmt die GFR unter dem Einfluß der Benzothiadiazine etwas ab.
- *Erhöhung der K^+-Abgabe.* Die erhöhte K^+–Abgabe ist Ursache für eine wichtige Nebenwirkung der Saluretika, die Hypokaliämie.
- ○ *Hyperurikämie* durch Verminderung der Harnsäureausscheidung.
- ○ *Hypomagnesiämie.*
- ○ *Hypercalcämie* durch Stimulation der tubulären Ca^{++}-Resorption.
- *Alle* Präparate der Gruppe haben *gleiche* maximale Wirkungsstärke!

Wirkung bei Diabetes insipidus, S. 100.

Metabolische Wirkungen

- ○ *Hyperglykämie*, wahrscheinlich durch Verminderung der Insulinsekretion. Auch die Glukosetoleranz ist vermindert.
- ○ Erhöhung des Plasmacholesterin.

Wirkungen auf die Gefäße

- Dilatation der präkapillären Widerstandsgefäße, besonders bei bestehender Hypertonie.

Sonstige Wirkungen. Nach Gabe von Benzothiadiazinen wurde Hyperparathyreoidismus, *Pankreatitis* und Thrombozytopenie beobachtet. Allergien können entstehen.

Indikationen

- ○ Hypertonie.
- ○ Kardiale Ödeme.
- ○ Diabetes insipidus.

Gefahren, Kontraindikationen

- ○ Nicht bei Niereninsuffizienz mit Oligurie verordnen, denn die GFR nimmt noch stärker ab (!).

- Nicht bei hypokaliämischen Zuständen, besonders nicht bei hypokaliämischer Leberzirrhose verordnen. Eine Herzinsuffizienz mit kardialen Ödemen soll erst *nach* Ausgleich der eventuell bestehenden Hypokaliämie mit Saluretika behandelt werden.
- Es besteht die Gefahr der Kreuzallergie zwischen Sulfonamiden, Benzothiadiazinen und oralen Antidiabetika vom Sulfonylharnstofftyp.
- Bei bestehendem Diabetes muß die antidiabetische Therapie verstärkt bzw. verändert werden.
- Bei bestehender Hyperurikämie oder manifester Gicht muß eine entsprechende Zusatztherapie durchgeführt werden.
- Nicht bei Hyperparathyroidismus, Thrombozytopenie, Pankreatitis und Cholezystitis verordnen.
- Nicht in der Schwangerschaft: Die Plazentaperfusion sinkt, und das Geburtsgewicht nimmt ab.

Anhang: Diazoxid

Chemie

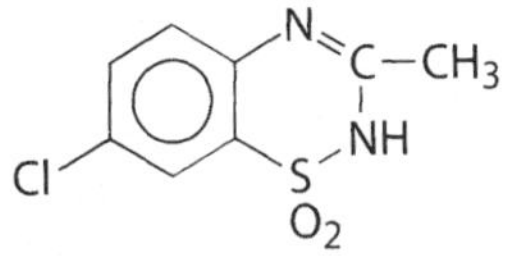

Cl, N, C−CH_3, NH, S, O_2

Diazoxid (*Hypertonalum*)
MW 230,67
Säure, pK_a 8,5

Wirkungen

- Senkung des lebensbedrohlich erhöhten arteriellen Druckes durch Öffnung von ATP-operierten Kaliumkanälen (S. 251) an der glatten Muskulatur der Widerstandsgefäße. Die Kanalöffnung führt zur Zunahme des Ruhepotentials (in Richtung des K^+-Diffusionspotentials). Bei diesem hohen Ruhepotential schließen sich spannungsabhängige Calciumkanäle (VOCCs), der Calciumeinstrom versiegt und die Kontraktion unterbleibt. Diazoxid wird kurzzeitig zur Therapie des bedrohlich erhöhten Druckes verwendet, aber wegen der Hyperglykämie und der Beeinträchtigung anderer Pankreasfunktionen ist es zur Dauertherapie des Hochdrucks ungeeignet.
- Hemmung der Wehentätigkeit durch den gleichen Mechanismus.
- Hyperglykämie durch den gleichen Mechanismus (genau entgegengesetzt dem Mechanismus oraler Antidiabetika, S. 185). Hieraus erwächst nicht nur eine unerwünschte Wirkung, sondern auch eine Indikation bei inoperablem Insulinom). Man injiziert Diazoxid nicht bei Schwangeren, weil es auch beim Feten eine Hyperglykämie erzeugt. – Auch andere Pankreasfunktionen sind alteriert: Die Amylase steigt an.
- Starke Na^+- und H_2O-Retention. Zur Hochdrucktherapie wird Diazoxid deshalb mit einem Saluretikum zusammen verabreicht.
- Hyperurikämie.

Pharmakokinetik. Nach i.v. Injektion schneller Wirkungseinsatz mit starker Senkung des arteriellen Druckes, danach starke Plasmaproteinbindung und Anreicherung in den Gefäßwänden. Wirkungsdauer 4–12 Stunden.

Indikation und Dosierung. Bei hypertensiven Notfällen 150 mg Diazoxid *(Hypertonalum)* schnell (innerhalb von 30 sec) beim liegenden Patienten exakt in eine periphere Vene (pH der Lösung 11,6!).

Zerebrale und myokardiale Unterperfusion können eintreten.

Aszendierender Teil der Henle'schen Schleife: **Schleifendiuretika**

Hier werden 20–30 % des Na^+ resorbiert. Das Tubulusepithel ist wasserdicht.

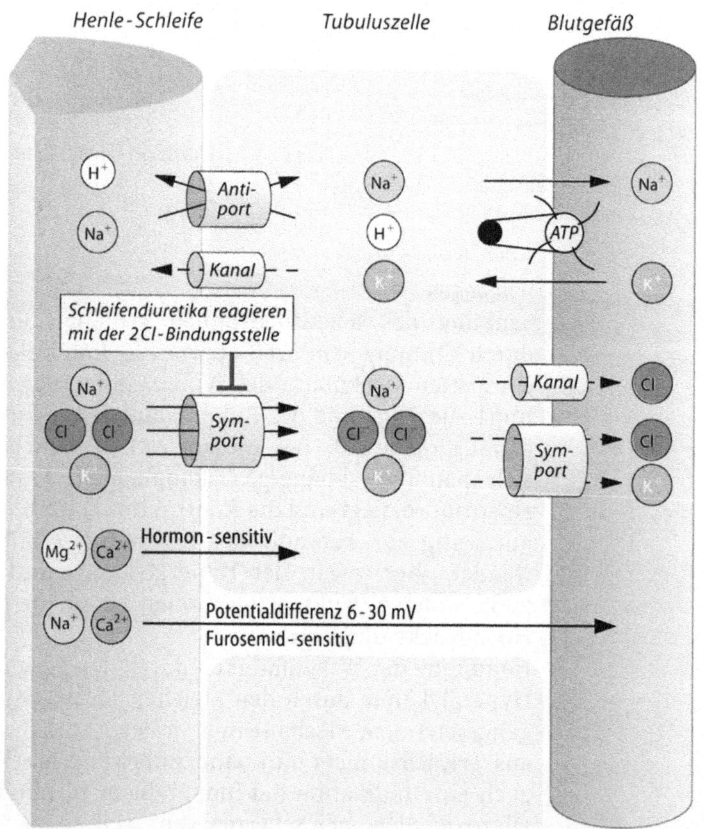

Abb. 2.5 Vorgänge im aufsteigenden Teil der Henle'schen Schleife, die für die Wirkung der Schleifendiuretika bedeutsam sind

Furosemid Chemie.

$$\text{Cl}, \text{NH}-\text{H}_2\text{C}-\text{(Furyl)}, \text{H}_2\text{N}-\text{O}_2\text{S}, \text{COOH}$$

Furosemid (*Lasix*)
MW 330,75
Säure, pK_a 3,9

Pharmakokinetik. Nach oraler Zufuhr 60–70 % *Resorption*, jedoch ist Furosemid besonders als intravenös applizierbares Diuretikum wertvoll. Plasmaproteinbildung 96 % (!), Verteilungsvolumen 0,2 l/kg KG, dominierende Halbwertszeit 60 min. Bei Niereninsuffizienz ist das Verteilungsvolumen ungefähr verdoppelt. Die Elimination erfolgt durch Sekretion der Säure Furosemid durch das allgemeine Anionen-Exkretionssystem in den proximalen Tubuli. Die hohe Konzentration in den Tubuli ist Voraussetzung der diuretischen Wirkung. Die Wirkung ist durch Probenecid hemmbar.
Die *Elimination* erfolgt zu 1/3 über die Faeces, zu 2/3 über die Niere. Furosemid ist schneller, stärker und kürzer wirksam als Benzothiadiazine. Bis zu 40 % des glomerulär filtrierten Na^+ werden nicht rückresorbiert.

Wirkungen auf die transtubuläre Ionenbewegung. Im aszendierenden Teil der Henle-Schleife ist die Rückresorption von Chlorid, Natrium und Kalium durch den Na^+, K^+, 2 Cl^--Cotransporter der für die Ionenbewegung entscheidende Faktor. Furosemid hemmt *vom Tubuluslumen her* diesen Transport. Es bleiben also Na^+, K^+, Cl^- im Tubulus. Furosemid reagiert mit der Chlorid-Bindungsstelle des Symports. Im distalen Tubulus erscheint eine große Harnmenge, aus der 40 % des filtrierten Na^+ nicht rückresorbiert werden. Eine starke Diurese setzt ein (Harnfluß von 30–40 ml/min erreichbar). Wie bei Saluretika ist auch bei Furosemid die Wirkung von einer sich entwickelnden Alkalose oder Azidose unabhängig.

- ● Sehr starker Cl^--Verlust (primäre Wirkung).
- ○ Kompensatorische Einschränkung der Bicarbonat-Abgabe → hypochlorämische Alkalose.
- ○ Starke Na^+- und Wasserabgabe.
- ● Hypokaliämie durch deutliche Zunahme der K^+-Abgabe aus den Zellen des distalen Tubulus als Reaktion auf das erhöhte Na^+-Angebot.
- ○ Hypocalcämie und Hypomagnesiämie durch deutliche Abnahme der *paratubulären* Rückresorption von Ca^{2+} und Mg^{2+}. Der (indirekte) Mechanismus hierfür ist nicht klar.
- ○ Hyperurikämie (Hemmung der Rückresorption im proximalen Tubulus durch Konkurrenz mit Furosemid? Hemmung der Resorption in der Henle'schen Schleife?). Gichtanfälle können ausgelöst werden.

Wirkungen im Metabolismus

- Hyperglykämie durch Abnahme der Glukosetoleranz.
- Anstieg der Serumtriglyceride, des Cholesterols und der LDL bei länger dauernder Behandlung.

Wirkung an der Macula densa. Schleifendiuretika fördern die Bildung von Prostaglandin E2, (auch des PGI2 und PGD2) in der Niere. Dadurch kommt es zu einer Mehrdurchblutung der Niere (therapeutisch erwünscht), wobei eine Umverteilung zugunsten kortikaler Schichten erfolgt. Diese Wirkung wird durch eine vermehrte Reninfreisetzung (induziert durch eine höhere Na^+-Konzentration an der Macula densa) teilkompensiert. Athleten, die vor dem Wettkampf zur Gewichtsreduktion Furosemid und nach dem Wettkampf zur Schmerzbekämpfung Acetylsalicylsäure genommen hatten, mußten wegen Sistieren der Urinausscheidung stationär behandelt werden.

Wirkungen auf die Gefäße. Gefäßdilatation vor allem auf der venösen Seite des großen Kreislaufs. Der Mechanismus hierfür ist unzureichend bekannt.

Taubheit. Nach intravenöser Injektion höherer Dosen von Furosemid wurde eine vorübergehende Taubheit beobachtet (toxische Wirkung auf die Haarzellen?).

Indikationen

Akut-Indikationen sind drohende oder bestehende Niereninsuffizienz, Lungenödem, Verbrennungsödeme, nephrotische und hepatische Ödeme, bedrohliche Hypertonie und die forcierte Diurese bei Vergiftungen. Schleifendiuretika werden (im angelsächsischen Ausland mehr als in Deutschland, wo dies umstritten ist) auch als diuretische Komponente in antihypertensiven Kombinationen eingesetzt. Die schnelle tubuläre Elimination der meisten Schleifendiuretika ist hierbei störend. Es werden deshalb Retardpräparate eingesetzt.

Dosierung. Oral (40 oder 80 mg/Dosis) bei Ödemen, die gegen Benzothiadiazine refraktär sind. Intravenös auf Infusion mit höchstens 4 mg/min (Taubheit!) bei forcierter Diurese, Lungenödem oder Niereninsuffizienz. Die Diurese setzt nach 2 min ein.

Gefahren, Kontraindikationen. Bei kurzzeitigem Einsatz zur Ausschwemmung von Ödemen kann durch Überdosierung eine Hypovolämie entstehen. Weitere Gefahren ergeben sich aus den Wirkungen: Hypokaliämie, Hyperglykämie, Provokation eines Gichtanfalles, vorübergehende Taubheit, leichte Alkalose. Eine Niereninsuffizienz höheren Grades oder als Folge der Einwirkung

hepatoxischer Stoffe bilden Kontraindikationen. Möglichst nicht während der Gravidität verordnen.
Bumetanid und Piretanid wirken wie Furosemid, aber in geringerer Dosierung.

Etacrynsäure

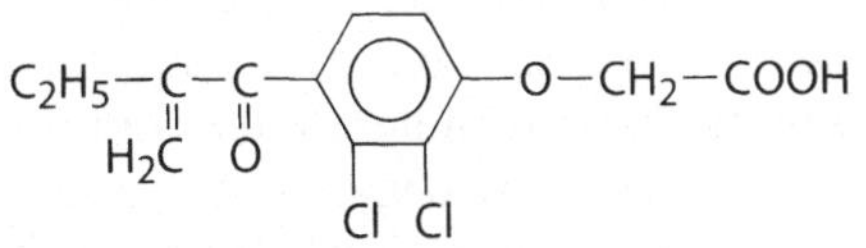

$$C_2H_5-C(=CH_2)-C(=O)-C_6H_2Cl_2-O-CH_2-COOH$$

Etacrynsäure
(*Hydromedin*)
MW 303,14
Säure pK_a 3,5

Halbwertszeit 2–4 Std
Ungeachtet der dem Furosemid sehr unähnlichen Struktur hat Etacrynsäure den gleichen Wirkungsort in der Niere, wirkt aber nicht nur von der luminalen Seite her. Auch pharmakokinetisch ist die Ähnlichkeit sehr groß. Die unerwünschten Wirkungen sind gleichfalls dem Furosemid ähnlich, die gastrointestinalen unerwünschten Wirkungen sind deutlich stärker.

Dosierung. Kurzinfusion i.v. 50 mg/30 min.

2.4 Antidiuretika

Antidiuretisches Hormon = ADH = Vasopressin

ADH wird in den Zellen des Nucleus supraopticus und Nucleus paraventricularis hypothalami gebildet. Nach Ausbildung eines Transportkomplexes mit Neurophysin (Protein mit 92 Aminosäuren) wandert es durch die Axone der Zellen in die Neurohypophyse herunter. Ca^{++}-Aktionspotentiale bewirken in der Neurohypophyse die Freisetzung von ADH durch Exozytose.
Eine Zunahme der ADH-Ausschüttung erfolgt:

- Bei Zunahme der Osmolarität durch Aktivierung hypothalamischer Osmorezeptoren.
- Bei Abfall des Druckes im linken Vorhof und in den Vv. pulmonales durch Aktivierung dort befindlicher Mechanorezeptoren.
- Unter der Wirkung von Chlorpropamid, trizyklischen Antidepressiva.

Eine Hemmung der ADH-Ausschüttung erfolgt durch Alkohol.

Chemie

Cys-Tyr-Phe-Gln-Asn-Cys-Pro-Arg-Gly-NH_2
(S–S-Brücke zwischen Cys 1 und Cys 6)

Wirkungen

Niere. Die Reabsorption von Na^+ in den Tubuli bedeutet nicht die adäquat vollständige Reabsorption von H_2O. Im distalen Konvolut ist der Urin schon elektrolytarm, aber noch „wasserreich". Der Urin fließt jetzt durch das Sammelrohr in Richtung auf

die Papille durch Gebiete mit zunehmend hohem Salzgehalt. Ohne hormonale Einflüsse ist das Sammelrohrepithel jedoch gegen Wasser und Elektrolyte dicht, d. h. weder gelangen Elektrolyte aus dem Parenchym in den Urin noch Wasser aus dem Urin in das Parenchym. ADH erhöht (über eine Aktivierung der Adenylatcyclase in den Zielzellen) die Permeabilität für H_2O. Danach wird H_2O in das hyperosmolare Interstitium rückresorbiert, und der Urin wird selbst hyperosmolar im Vergleich zum Plasma. Bei ADH-Mangel kommt es zu Diabetes insipidus. Li^+-Ionen hemmen die ADH-Wirkung.
Gefäßmuskulatur. Kontrahierende Wirkung auf die Gefäßmuskulatur. Ungeachtet des alten Namens Vasopressin ist ADH als Mittel zur Erhöhung des Blutdruckes ungeeignet, da es die Koronargefäße stark verengt. Dies macht sich teilweise bereits bei therapeutischer externer Zufuhr bei Diabetes insipidus unangenehm bemerkbar. Octapressin, ein Derivat des ADH, wird als Zusatz zu Lokalanaesthetika eingesetzt.
Sonstige glatte Muskulatur. ADH löst Uteruskontraktionen, Gallenblasenkontraktionen und vermehrte Darmperistaltik aus.
Hypophyse. ADH stimuliert die ACTH-Abgabe.

Pharmakokinetik. ADH wird bei oraler Zufuhr im Darm durch Trypsin vollständig inaktiviert und muß deshalb als Schnupfpulver oder als ölige Lösung intramuskulär appliziert werden. Es wird in Leber und Nieren schnell abgebaut (nach parenteraler Zufuhr ca. 1 h wirksam).

Dosierung. Nasentropfen. Desmopressin *(Minirin)*, Lyressin *(Vasopressin)* und Argipressin *(Pitressin)* sind Derivate mit z. T. längerer Wirkungsdauer.

3 Pharmakologische Wirkungen auf die Blutgerinnung und Fibrinolyse

3.1 Das System der Gerinnungsfaktoren

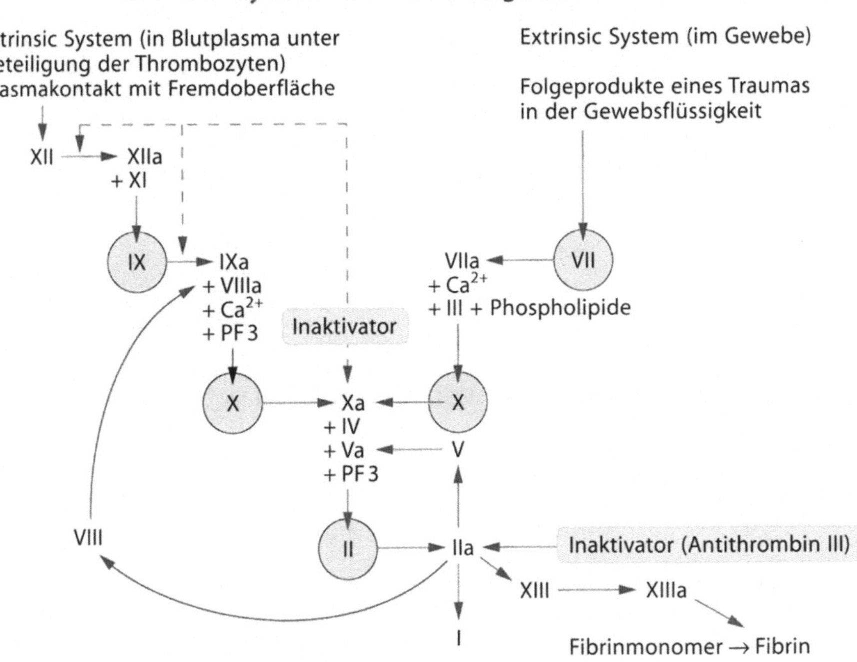

Abb. 3.1 Schema der Blutgerinnung. Namen der Faktoren, s. Tabelle 7

Tabelle 3.1 Gerinnungsfaktoren

Faktor	Name	Bildung	Bemerkungen
I	Fibrinogen	Leber	160–450 mg/100 ml Plasma, HWZ 4–5 Tage
II	Prothrombin	Leber (Vit. K)	6–10 mg/100 ml Plasma, HWZ 65 h

Tabelle 3.1 (Fortsetzung)

Faktor	Name	Bildung	Bemerkungen
III	Thromboplastin	Gewebe	
IV	Ca^{++}-Ionen		
V	Proaccelerin	Leber (Vit. K)	HWZ 15 h
Va	Accelerin		Identisch mit dem früheren Faktor VI
VII	Proconvertin	Leber	HWZ 5 h
VIII	AHG A = Antihämophiles Globulin A		
IX	Christmas-Faktor auch AHG B = Antihämophiles Globulin B	Leber (Vit. K)	HWZ 24 h 0,6 mg/100 ml Plasma
X	Stuart-Power-Faktor	Leber (Vit. K)	HWZ 40–60 h
XI	PTA = Plasma Thromboplastin Antecedent	Leber	HWZ 50 h
XII	Hagemann-Faktor	Leber	HWZ 70 h 1,5–4,5 mg/100 ml Plasma
XIII	Fibrinstabilisierender Faktor	Viele Gewebe	2,5 mg/100 ml Plasma, HWZ 4 Tage
PF 3	Plättchenfaktor 3		Phospholipide

Die Faktoren I, II, VII, VIII, IX und XIII sind als Arzneimittel erhältlich

γ-Carboxyglutaminsäure GLA

$$\begin{array}{l} HOOC{-}CH{-}CH_2{-}CH{-}COOH. \\ \quad\quad\;\; | \quad\quad\quad\;\; | \\ \quad\quad COOH \quad NH_2 \end{array}$$

(Abkürzung: GLA)

In der N-terminalen Sequenz der in der Leber gebildeten Gerinnungsfaktoren **II, VII, IX und X** findet man an mehreren Positionen γ-Carboxyglutaminsäure (GLA). Die Gerinnungsproteine werden – wie andere Proteine auch – an den Ribosomen des rauhen endoplasmatischen Retikulums synthetisiert. Bei dieser Synthese wird an allen Positionen, die später γ-Carboxyglutaminsäure enthalten, zunächst gewöhnliche Glutaminsäure eingebaut. Danach wird das Gerinnungsproteinmolekül durch die Wand des endoplasmatischen Retikulums durchgefädelt. Auf der luminalen Seite besorgt ein Enzym die Carboxylierung einiger Glutaminsäuren an der N-terminalen Seite des Gerinnungsproteins. Danach rollt sich das Gerinnungsprotein zu seiner endgültigen Struktur auf. Für die Carboxylierung wird Vitamin K gebraucht. Fehlt Vitamin K oder unterbricht Phenprocoumon die Rückführung des Vitamin-K-Epoxid zum Vitamin K-Hydrochinon, so werden die Gerinnungsproteine als PIVKA-Faktoren abgegeben. PIVKA-Faktoren enthalten die ursprüngliche Glutaminsäure anstelle der γ-Carboxyglutaminsäure und sind gerinnungsphysiologisch unwirksam. Ihre Unwirksamkeit kommt dadurch zustande,

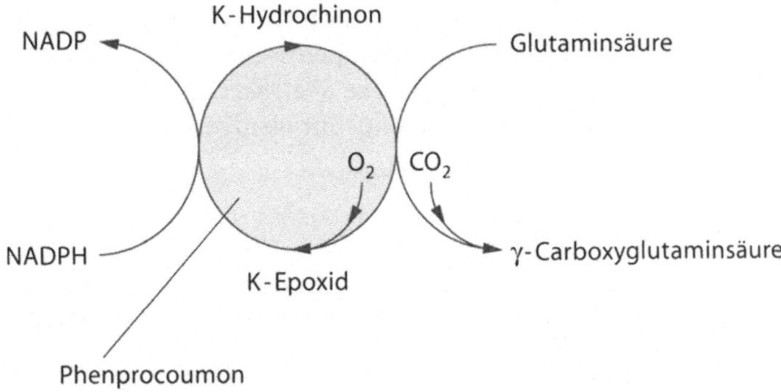

Abb. 3.2 Bildungsmechanismus der gerinnungsphysiologisch wirksamen γ-Carboxyglutaminsäure

daß der N-Terminus der Gerinnungsproteine nur dann Ca^{++} binden kann, wenn er γ-Carboxyglutaminsäure enthält.

Die unter Mitwirkung von Vitamin K in der Leber synthetisierten Gerinnungsfaktoren II, VII, IX, X enthalten Serin im aktiven Zentrum und sind Amidasen. Daneben ist Vitamin K auch notwendig für die Synthese anderer Proteine wie z. B. der Proteine C und S. Aktiviertes Protein C (APC) kann mit seinem Kofaktor Protein S die Gerinnungsfaktoren V a und VII a inaktivieren. Die beiden Proteine sind deshalb wichtige antikoagulatorische Faktoren. Ein angeborener oder erworbener Protein C/S-Mangel begünstigt thromboembolische Ereignisse.

An der Konfiguration -GLA-GLA- bilden Ca^{++}-Atome mit einer ihrer beiden Valenzen eine Bindung. Die andere Valenz wird zur Bildung einer Bindung auf die Oberfläche einer Phospholipidmicelle (aus Thrombozyten freigesetzt, = PF 3 der Tabelle 6) benutzt. Wegen des identischen N-Terminus binden z. B. Faktor X und Prothrombin (Faktor II) in unmittelbarer Nähe auf die PF-3-Oberfläche. Da dies an vielen Stellen geschieht, überwiegt die einsetzende Prothrombinaktivierung durch Faktor X a die physiologische Inaktivierung von X a durch Antithrombin III.

Decalcifizierung Bei Einzug von Ca^{++} kann die Fixation von Prothrombin (und anderen Faktoren) auf Oberflächen nicht mehr stattfinden. In vivo kann durch Ca^{++}-Entzug die Gerinnung nicht gehemmt werden, da eine dafür ausreichende Senkung des Ca^{++}-Spiegels mit dem Leben des Patienten nicht vereinbar wäre. In vitro macht man Blut durch Zusatz von Natriumzitrat, Natrium-EDTA oder Oxalat ungerinnbar; diese Stoffe führen Calcium in nichtionisierte Verbindungen über.

Vitamin K Vitamin K ist ein fettlösliches Vitamin. Es kommt vor als Vitamin K_1 in grünen Pflanzenteilen, als Vitamin K_2 im Darm, wo es durch Darmbakterien gebildet werden kann. Zur Therapie bei Mangelzuständen wird in Deutschland nur Vitamin K_1 eingesetzt.

Pharmakokinetik. Vitamin K_1 wird nur bei Anwesenheit von Galle *resorbiert.* Bei therapeutischer Zufuhr kann es auch intravenös injiziert werden. Die *Speicherung* erfolgt in der Leber, jedoch reichen die Vorräte nur für wenige Tage. Vitamin K_1 geht in die Muttermilch über.

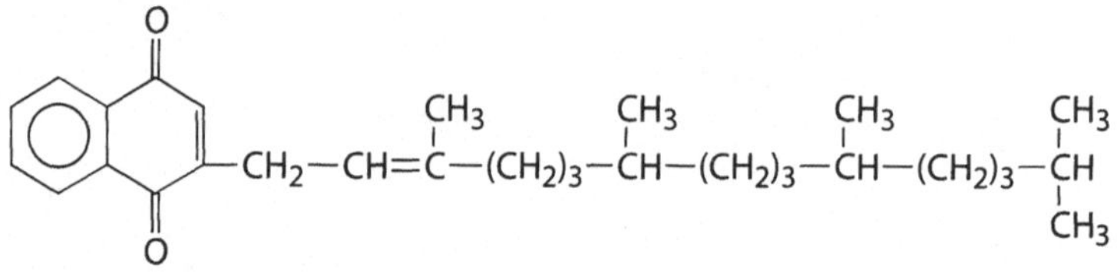

$$-CH_2-CH=C(CH_3)-(CH_2)_3-CH(CH_3)-(CH_2)_3-CH(CH_3)-(CH_2)_3-CH(CH_3)-CH_3$$

Vitamin K_1

Indikationen, Dosierung

- Verschlußikterus: parenteral 10 mg/Tag.
- Vitamin-K-Mangel des Neugeborenen oral 1 mg am Tage 1, 4, 5, 6 nach der Geburt. (Nur in begründeten, zwingenden Ausnahmefällen 0,2 mg i.m. oder s.c.-Verdacht auf Förderung der Entstehung von Tumoren.) Beim Neugeborenen findet eine Synthese von Vitamin K_2 im Darm noch nicht statt, weil die Darmbakterien noch fehlen. Der hierdurch entstehende Mangel an Vitamin K kann aber nach Auffassung mancher Autoren bereits zu Symptomen führen, weil die Gerinnungsfaktoren quantitativ ohnehin noch nicht in voller Höhe vorhanden sind (z. B. Prothrombin erst zu 20–40 %). Eine Prophylaxe durch Gabe von Vitamin K_1 an die Mutter ist möglich.
- Intestinale Resorptionsstörungen.
- Überdosierung von Antikoagulantien. In diesem Fall wird Vitamin K_1 intravenös appliziert. Die Wirkung setzt erst nach 6–12 h ein, da die Synthese neuer Gerinnungsfaktorproteine Zeit braucht. Deshalb wird Prothrombinkonzentrat bevorzugt.
- Gerinnungsstörungen, die nach sehr hohen Dosen von Salicylaten auftreten.
- Antibiotisch behandelte Intensivpatienten.

Gefahren. Die intravenöse Injektion soll nur im Notfall und *langsam* vorgenommen werden, da bei manchen Patienten schwere Schockzustände auftreten können. Nicht bei G6DP-Mangel injizieren.

3.2 Phenprocoumon

Chemie, Bedeutung Phenprocoumon *(Marcumar)* ist das in Deutschland besonders häufig gebrauchte Antikoagulans aus der Gruppe der Cumarinderivate (andere Stoffe sind Ethyldicumarin und das in den USA bevorzugte Warfarin).

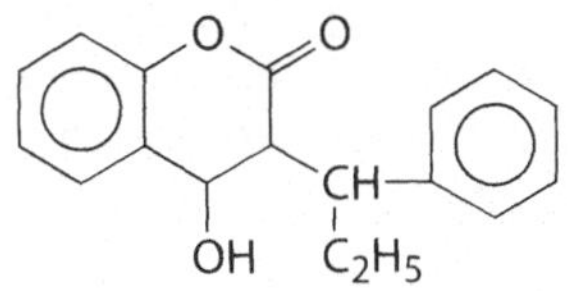

Phenprocoumon (*Marcumar*)
Säure, pK_a 4,1, MW 280,33

Pharmakokinetik Die **Bioverfügbarkeit** ist bei verschiedenen Patienten sehr unterschiedlich. Galle ist zur Resorption nötig.

Das Verteilungsvolumen ist mit 0,18 l/kg KG gering. Die **Proteinbindung** ist mit mehr als 98 % hoch. Deshalb hat eine Hämodialyse bei Vergiftungen keinen Wert. Bei Urämie ist die Plasmaproteinbindung geringer, was einen schnelleren Metabolismus von Phenprocoumon zur Folge hat. Phenprocoumon wird von anderen Stoffen mit starker Plasmaproteinbindung (Phenylbutazon und Oxyphenbutazon, Salicylate; Trichloressigsäure als Metabolit des Chloralhydrats, Phenytoin, Tolbutamid, Clofibrat) aus seiner Plasmaproteinbindung verdrängt. Phenprocoumon passiert die Plazentarschranke und gelangt in die Muttermilch!

Elimination. Die Plasmahalbwertszeit beträgt 6,5 Tage, *Phenprocoumon kumuliert also stark.* Phenprocoumon wird bei therapeutischer Dosierung nahezu vollständig in der Leber metabolisiert. Der Metabolismus wird z. B. durch Phenylbutazon gehemmt. Bei Vergiftungen in suizidaler Absicht kommt es auch zu einer wesentlichen Ausscheidung über die Galle mit anschließender enteraler Reabsorption. Die Reabsorption kann mit Colestyramin (oral) verhindert werden.

Dosierung, Latenz, Kontrollen Man beginnt mit einer Dosierung von 5 × 3 mg/Tag, deren Wirkung aber erst am dritten Tag deutlich ist. Am zweiten Tag gibt man 3 × 3 mg. Vom dritten Tage an gibt man 1 × 3 mg und variiert die Dosis gegebenenfalls, bis der Quick-Wert 15–25 % beträgt. Der Quick-Wert wird anfangs täglich, später im Abstand von 2–3 Wochen kontrolliert. Der Bedarf ist geringer bei Alkoholismus (wird meist übersehen!), Vitamin-K-Mangel (Resorptionsstörungen), erhöht im Alter und bei nephrotischem Syndrom.

Rebound-Effekt Obwohl die Wirkung nach Beendigung einer Dauertherapie langsam im Verlauf einer Woche zurückgeht, kann danach ein Rebound-Effekt auftreten. Deshalb soll die Therapie nicht abrupt, sondern ausschleichend beendet werden.

Indikationen Präventiv bei Gefahr einer venösen Thrombose oder eines Myocard-Reinfarktes, eines neuerlichen apoplektischen Insults, bei Arrhythmien, nach Klappenersatz und arterieller Chirurgie.

Gefahren Die Wirksamkeit der Antikoagulantien während einer Dauertherapie kann sich beim Auftreten von Erkrankungen oder zusätzlicher Einnahme von Medikamenten so vielfältig ändern, daß es nicht mehr sinnvoll ist, ganze Seiten von Eventualitäten auswendig zu lernen. Bei weitem wichtiger ist, dem Patienten Prinzipien „einzuhämmern", die für jede Dauertherapie gelten:

- Ändere niemals eigenmächtig die Dosierung.
- Gehe regelmäßig zur Kontrolluntersuchung.
- Weise Deinen Arzt bei Verordnung von Medikamenten auf das Bestehen einer Dauertherapie hin. Trage einen Hinweis auf die bestehende Dauertherapie bei Deinen Papieren.
- Hüte Dich vor frei verkäuflichen Arzneimitteln.
- Alkohol kann mit Dauertherapie unverträglich sein. Die Empfindlichkeit gegen Phenprocoumon kann zunehmen, z. B. bei Hungerzuständen, Lebererkrankungen, gastrointestinalen Erkrankungen, bei Verordnung von Phenylbutazon, Oxyphenbutazon, Salicylaten, Clofibrat und anderen Stoffen (auch von uns heute unbekannten Pharmaka der Zukunft!) mit hoher Plasmaproteinbindung oder starker Belastung der metabolischen Kapazität der Leber. Sie kann abnehmen aus genetischer Ursache, bei Urämie durch Abnahme der Plasmaproteinbindung und dadurch schnellerer Metabolisierung, wenn der Patient sich an die oben genannten Grundsätze hält und der Arzt schon bei Verdacht den Quick-Wert engmaschig kontrolliert. Nicht auswendiglernen, sondern denken!

Kontraindikationen

Wegen der *Gefahr innerer Blutungen* bei Cerebralsklerose, Apoplexie, Hypertonie (untere Grenze bei 200/100 RR), Aneurysma, bei Ulcera aller Art (besonders im Gastrointestinaltrakt), bei Bronchiektasen, Tbc und Silikose, bei hämorrhagischen Diathesen, bei Hämorrhoiden.

Sepsis und bakterielle Endokarditis.

Angiologische Komplikationen des Diabetes besonders in der Netzhaut und an der Niere (M. Kimmelstiel-Wilson).

Schwere Leberfunktionsstörungen mit Hypokoagulabilität.

Niereninsuffizienz.

Bei Gravidität. Gefahr: Störungen der Knorpelbildung (Chondrodysplasie), ferner tödliche cerebrale Blutungen als Folge des Geburtstraumas.

Sonstige unerwünschte Wirkungen, Gefahren

Allergische Reaktionen: Die Verabreichung von Dicumarolderivaten muß sofort beendet werden.

Verzögerte Kallusbildung. Haarausfall, Hautnekrosen. Übelkeit, Erbrechen.

Vergiftungen

Vergiftungen durch Dicumarolderivate beobachtet man, wenn Haustiere oder Menschen Rattengift inkorporiert haben, dessen Wirkung auf der Wirkung der darin enthaltenen Dicumarolderivate beruht, ferner bei Suizidversuchen oder dosierter Selbstbeschädigung. Die Therapie sollte akut nicht durch Vitamin K, sondern durch Transfusion von Gerinnungsfaktoren erfolgen, wenn akute Blutungsgefahr besteht. Colestyramin hindert die Resorption von Phenprocoumon und unterbricht auch einen eventuell bestehenden enterohepatischen Kreislauf.

3.3 Heparin

Chemie und Vorkommen Heparin ist ein Mucopolysaccharid, bestehend aus sulfatiertem D-Glucosamin und D-Glucuronsäure (Abb. 3.3). Die Moleküle haben nicht alle die gleiche Größe (Länge), und auch der Sulfatierungsgrad der einzelnen Moleküle schwankt. Molekulargewicht 17000–20000. Je länger die Kette und je höher die Sulfatierung ist, desto stärker ist die Wirkung. Heparin ist die stärkste organische Säure im Organismus. Da Heparin ein Gemisch verschiedener Moleküle ist, kann man keinen pK_a angeben, aber feststellen, daß alle Moleküle beim physiologischen pH ionisiert (in unterschiedlichem Ausmaß) sind. Heparin wird im Organismus ständig in kleinen Mengen aus den Mastzellen freigesetzt. Leber und Lunge sind relativ große Speicher. Heparin wird nach Internationalen Einheiten (I. E.), nicht nach mg dosiert.

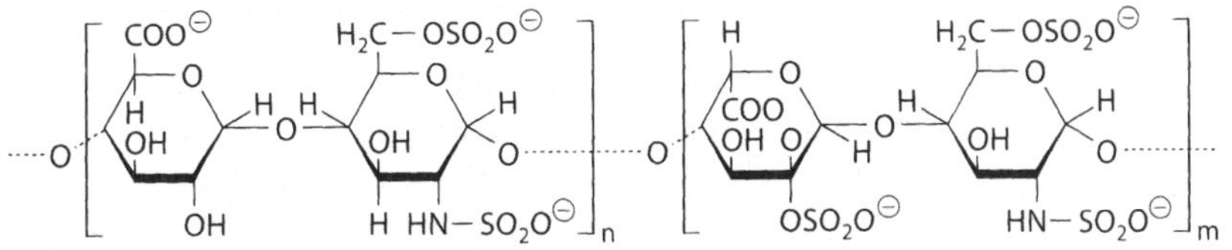

$n \gtreqless m$ $\quad 8 < n + m < 15$

Abb. 3.3 Heparin-Polyanion. (Nach Kiss J [1974] Chemistry of Heparin. Thrombos Diathes Haemorrh (Stuttg) 33: 20–25)

Die seit einigen Jahren auf dem Markt befindlichen „niedermolekularen" Heparine haben Molekulargewichte zwischen 5000–6000.

Pharmakokinetik **Resorption.** Heparin wird weder aus dem Magen-Darm-Trakt noch durch die Haut resorbiert. Heparin wird intravenös (HWZ 90 min) oder subkutan gegeben (intramuskulär schmerzhaft).

Verteilung. Wegen des hohen Molekulargewichtes und der nahezu vollständigen Ionisation ist das Verteilungsvolumen mit 0,04–0,05 l/kg KG sehr klein (Intravasalvolumen: 0,04 l/kg KG). Heparin passiert auch nicht die Plazentarschranke (praktisch sehr wichtiger Unterschied zu Phenprocoumon!).

Elimination. Die Elimination erfolgt schnell durch Abbau (Depolymerisation) in der Leber, wobei die HWZ dosisabhängig ist: HWZ = 1 h für 100 I. E. Heparin/kg KG, HWZ = 2,5 h für 400 I. E./kg KG.

Pharmako-dynamik

Primärwirkungen

- Im Plasma befindet sich ein natürlicher Hemmstoff des Faktors II a, das sogenannte Antithrombin III.
  Antithrombin III inaktiviert Plasmin und die Faktoren II a, IX a, X a, XI a, XII.

  Heparin ist Cofaktor zu Antithrombin III. Wird Heparin injiziert, so aktiviert es Antithrombin III. Antithrombin III inaktiviert daraufhin den Faktor II a, bei etwas höheren Dosen den Faktor X a (weniger wichtig: auch IX a, XI a, XII a und Plasmin).
  An dieser Stelle besteht ein Unterschied zwischen hoch- und niedermolekularem Heparin. Heparin muß sich zur Inaktivierung von II a sowohl an den II a-Teil als auch an den Antithrombinteil des Inaktivierungskomplexes binden:

Heparin	
Antithrombin III	Prothrombin

  Bei niedermolekularem Heparin gibt es einen sehr hohen Anteil von Molekülen, die sich zwar noch an Antithrombin III binden, aber für die zweite Bindung an das Prothrombin zu kurz sind. Die Antithrombinbindung allein reicht aber nur zur Inaktivierung des Faktors X a. Die Tabelle zeigt einige Unterschiede zwischen dem niedermolekularen Heparin 5000 und dem (physiologischen) Heparin.
- ○ Heparin setzt aus dem Gefäßendothel Lipoproteinlipase frei. Das Enzym hydrolysiert die Triglyceride im Blut zu freien Fettsäuren, die rasch vom Gewebe aufgenommen werden. Die Wirkung tritt nur in vivo und in Konzentrationen ein, die für eine Antikoagulantientherapie unzureichend wären. Sie wird therapeutisch zur Therapie bei Hyperlipidämien ausgenutzt.

Tabelle 3.2 Niedermolekulares Heparin verglichen mit hochmolekularem Heparin.

Inaktivierung des Prothrombin	geringer durch Heparin 5000 als durch Heparin
Aktivierung des v. Willebrand-Faktors	geringer durch Heparin 5000 als durch Heparin
Antagonismus durch Protaminsulfat	geringer durch Heparin 5000 als durch Heparin
Renale Elimination	stärker von Heparin 5000 als von Heparin
Plasma-Halbwertszeit	länger (!) von Heparin 5000 als von Heparin
Unspezifische Bindung	geringer von Heparin 5000 als von Heparin

- Heparin hemmt die Aktivierung der Komplementkaskade auf der Stufe der C_3-Aktivierung. Dadurch wird sowohl die über den klassischen als auch die über den alternativen Weg gestartete Aktivierung gestoppt (Dosis: Volle Heparinisierung).

Sekundärwirkungen. Sie kommen durch Ausfall der Thrombinwirkung zustande.

- ○ Hemmung der Bildung von Fibrinmonomer aus Fibrinogen.
- ○ Hemmung der Fibrinpolymerisation, da der Faktor XIII weniger aktiviert wird.
- ○ Hemmung der Aktivierung von Faktor V.
- ○ Hemmung der Thrombozytenaggregation.

Diese Sekundärwirkungen wirken alle im Sinne einer herabgesetzten Tendenz zur Gerinnung und Thrombenbildung zusammen.

Indikationen

- Prävention der Mikrokoagulopathie (low dose).
- Prävention der tiefen Venenthrombose und der pulmonalen Embolie (low dose).
- Prävention der puerperalen Thrombose (volle Dosis).
- ○ Nach pulmonaler Embolie nur, wenn keine Therapie mit Streptokinase eingeleitet werden soll, aber stets in deren Fortsetzung (low dose).
- Bei extrakorporaler Blutzirkulation (150–300 I. E./kg KG).
- ○ Frühphase des Koronarinfarktes.

Dosierung „Low-dose"-Heparinisierung: 3 × 5000 I. E. subkutan oder 15000 I. E./24 h mit dem Infusor. Volle Heparinisierung: 10000 I. E. als Ladungsdosis i.v., anschließend 1000 I. E./Stunde (Perfusor).

Gefahren, unerwünschte Wirkungen Lokale Blutungen lassen sich durch richtige Injektionstechnik und Verzicht auf intramuskuläre Injektion vermeiden, ebenfalls sind auftretende Blutungen aus dem Gastrointestinal- und Urogenitaltrakt teilweise zu vermeiden, wenn man entsprechend der jeweiligen Indikation nur bis zur Inaktivierung von Faktor Xa dosiert. Treten solche Blutungen auf, so ist als Antidot Protaminsulfat (s. S. 110) geeignet.

Die Heparinisierung darf erst 2 Wochen nach neurochirurgischen Eingriffen begonnen werden. Sie ist wegen der Blutungsgefahr kontraindiziert bei Hypertonie (oberhalb 200/100 RR), Abortus, nach Prostatachirurgie und bei Glaskörperblutungen, ferner bei Endocarditis lenta und Leukämie, und bei zerebralen Blutungen.

- Heparin kann von sich aus eine Thrombozytopenie erzeugen. Dieser Effekt wird aber erst 5–6 Tage nach Beginn einer Heparinisierung beobachtet und läßt sich insoweit zeitlich deutlich von einer Thrombozytopenie differenzieren, die sich kurz nach Beginn einer Heparinisierung entwickelt oder ungeachtet einer Heparinisierung zunimmt, weil z. B. zur Prävention einer Mikrokoagulopathie Heparin unterdosiert wurde.

○ Haarausfall und Osteoporosen wurden gelegentlich beobachtet.

Protaminsulfat ist Antidot gegen die Heparinwirkung. Es ist ein basisches Protein. Die Dosis darf nicht zu hoch gewählt werden (maximal 50 mg), da Protamin in höherer Dosierung selbst die Gerinnung hemmt.

3.4 Fibrinolytika

Fibrinolytika Bei einer Blutgerinnung gebildetes Fibrin kann nicht nur während der Organisation (Granulationsgewebsbildung) durch Gewebsenzyme, sondern bereits vorher durch das fibrinspaltende Plasmaenzym Plasmin abgebaut werden. Plasmin wirkt auch gegen Fibrinogen, Faktor V und Faktor VIII. Plasmin entsteht aus seiner Vorstufe Plasminogen durch enzymatische Spaltung zwischen Arg 560 und Val 561.
Hierfür kommen in Frage:
Aktivatoren aus dem Endothel, besonders aus dem venösen Endothel. Sie entstehen durch Ischämie; diese Ischämie kann lokal durch den Thrombus selbst entstehen. Präparat: t-PA
Aktivatoren aus dem zerstörten Gewebe und den Leukozyten.
Faktor XIIa (aktivierter Hagemann-Faktor).
Urokinase, die in der Niere produziert wird.
Enzyme aus Bakterien (Streptokinase), die therapeutisch eingesetzt werden.

Streptokinase **Pharmakokinetik und Dosierung.** Streptokinase ist ein Protein aus β-hämolytischen Streptokokken (Molekulargewicht 47 000).
Es wirkt als Cofaktor durch Aktivierung von Plasminogen, das danach weiteres Plasminogen in Plasmin überführt. Außerdem aktiviert es andere im Thrombus befindliche fibrinabbauenden Enzyme. Es wird intravenös injiziert. Die Initialdosis beträgt 250 000 I. E./30 min, danach werden 100 000–150 000 I. E./h infundiert. Die Thrombinzeit soll auf das Dreifache verlängert sein. Nach 5 Tagen wird die Therapie beendet und auf Heparin umgesetzt, um einem Rebound-Effekt zu begegnen. Thrombinzeit und weitere Gerinnungsparameter werden anfänglich im Abstand von 2 h, später im Abstand von höchstens 8 h gemessen. Die Titration des Patienten auf Antikörper (Antistreptolysintiter) ist wünschenswert, aber bei akuter Indikation oft nicht durchführbar.

Indikationen. Akute Lungenembolie, akute Verschlüsse der Venen, auch der Arterien, z. B. Koronarien.

Unerwünschte Wirkungen, Gefahren

○ Auch bei hochgereinigten Präparaten leichtes Fieber, Übelkeit, Erbrechen, Kopfschmerzen.

- ○ Stark antigene Eigenschaften; die entstehenden Antikörper können im Organismus nach Infektion mit β-hämolytischen Streptokokken bereits vorhanden sein (erhöhter Antistreptolysintiter). Wird Streptokinase bei solchen Patienten injiziert, so ist lediglich die Wirkung geringer. Mit schweren allergischen Reaktionen ist kaum zu rechnen.
- ○ Gefahren ergeben sich aus der Wirkung der Streptokinase: Nichtorganisierte, gestielte Thromben können bei Sitz in entsprechend großen Gefäßen durch Auflösung des „Stiels" mobilisiert werden (4 %) und zum Tode durch Embolie führen.

Kontraindikationen

- Durch nichtorganisiertes Fibrin verschlossene Blutungsquellen (Magenulcera, Stichkanäle arterieller Punktionen, Oesophagusvarizen, Hämorrhoiden. Nicht auswendiglernen - nachdenken!)
- Hochdruck und alle anderen Kontraindikationen für eine Therapie mit Heparin.

Anistreplase (*Eminase*) **Urokinase** (*Actosolv*) **t-PA** (*Actilyse*)

Anistreplase ist ein Komplex aus Streptokinase und Plasminogen, der länger (2 Std) wirkt als Streptokinase. Urokinase wird durch Streptokokken-Antikörper nicht inaktiviert. t-PA ist der gentechnologisch hergestellte humane Gewebs-Plasminogenaktivator, der ebenfalls nicht durch Streptokokken-Antikörper aktiviert wird, und der vornehmlich auf das Fibrin am Thrombus wirkt, weil er sich auf dieses Fibrin bindet und bevorzugt das dort befindliche Plasminogen aktiviert. Alle Präparate sind auch zur Lysetherapie bei Koronarinfarkt zugelassen.

3.5 Antifibrinolytika

Plasminogen wird in Plasmin durch ein tryptisches Enzym umgewandelt. Tryptische Enzyme sind dadurch ausgezeichnet, daß sie in Proteinen die Bindung zwischen der Carboxylgruppe basischer Aminosäuren (Arg, Lys) und der Aminogruppe der nachfolgenden Aminosäure Valin hydrolysieren. Will man tryptische Enzyme blockieren, so kann man dem Arginin oder dem Lysin ähnliche Stoffe benutzen, auf denen sich die tryptischen Enzyme gleichsam „festbeißen". Auf diese Weise wirken die sog. Antifibrolytika vom Antiplasmintyp. Sie sind alle vom Lysin abgeleitet.

Tranexamsäure

$H_2N{-}H_2C$–(Cyclohexan)–COOH

Tranexamsäure (*Ugurol*)
MW 157,21
pK_a Carboxylgruppe: 4,3
pK Aminogruppe: 10,6

Pharmakokinetik, Dosierung. Bioverfügbarkeit >90 %, Verteilungsvolumen 0,32 l/kg KG. Plasmahalbwertszeit 80 min, Wirkungslatenz

2 h (Plasmin muß erst verbraucht werden), Wirkungsdauer etwa 6 h, unverändert renal ausgeschiedener Anteil 91 % nach intravenöser Infusion. Dosierung: Intravenöse Infusion von 1–3 × 500 mg/Tag, oral 1–3 g/Tag.

Wirkung und Indikationen. Die Wirkung folgt dem eingangs dargestellten Prinzip. Indikationen sind Hyperplasminämie nach Operationen an Magen, Leber, Pankreas, Prostata, Uterus sowie eine Antidotbehandlung einer zu stark eingeleiteten fibrinolytischen Therapie. Kontraindikationen bestehen bei schwerer Niereninsuffizienz, bei Thromboseneigung und bei Gravidität.

p-Aminomethylbenzoesäure (*Gumbix*) ist ein anderes Antifibrinolytikum mit gleicher Charakteristik.

3.6 Hemmung der Thrombozytenfunktion

Dicumarolderivate, Heparin und Fibrinolytika wirken auf die plasmatische Gerinnung, reduzieren aber nicht die „korpuskuläre Gerinnung". Im Gegenteil kann Heparin die Thrombozytenaggregation fördern. Für die Hemmung der Aggregation bzw. Anheftung der Thrombozyten sind bisher Cyclooxigenase-Hemmstoffe (Acetylsalicylsäure) und ADP-Antagonisten (Dipyridamol, Ticlopidin) zugelassen. Mit der Zulassung direkter Thrombinhemmstoffe (Hirudin, Hirolog) ist zu rechnen.

Acetylsalicylsäure Zur generellen Pharmakologie siehe S. 211.

Thrombozytenaggregation. Thrombozyten enthalten Thromboxan (TXA_2), das ihre noch kernhaltigen Vorläuferzellen mit Cyclooxigenase aus Arachidonsäure gebildet haben (s. S. 202). Der TXA_2-Gehalt befähigt fließende Thrombozyten, an bereits endothelständigen Thrombozyten zu aggregieren, falls die Endothelien dies nicht abwehren können. Zur Abwehr müssen die Endothelien Prostaglandin I_2 (PGI_2) bilden. Geschädigte Endothelien können dies nicht in ausreichendem Maße.

Wirkungsmechanismus. ASS hemmt die Synthese von TXA_2 und von PGI_2 durch Acetylierung des zur Synthese *beider* notwendigen Enzyms Cyclooxigenase. Die Acetylierung hebt die Funktion der Cyclooxigenase irreversibel auf. Nach oraler Gabe hemmt ASS die Cyclooxigenase in den kernhaltigen Thrombozyten-Vorläuferzellen in *geringen* Dosen, aber in den Endothelien erst in *höheren* Dosen. Folglich wird der Gehalt von Thromboxan in den Thrombozyten stärker gesenkt als der Gehalt von Prostaglandin I_2 in den Endothelien. Zudem sind die kernhaltigen Endothelien zur Nachsynthese von PGI_2 befähigt, die kernlosen Thrombozyten aber nicht zur Nachsynthese von TXA_2. Im Ergebnis wird das

Verhältnis von Endothelien-PGI_2 zu Thrombozyten-TXA_2 erhöht, die Aggregationstendenz der Thrombozyten nimmt ab.
Für den Unterschied der Dosen, die zur Cyclogenasehemmung in Thrombozyten-Vorläufern und Endothelien nötig sind, werden zwei Ursachen diskutiert:
1. Nach intravenöser Injektion von ASS genügen zur Hemmung der TXA_2-Synthese geringere Dosen als zur Hemmung der PGI_2-Synthese. Die Cyclooxigenase in den Endothelien scheint weniger empfindlich zu sein.
2. Nach oraler Gabe sind die Thrombozytenvorläufer im Portalblut mit hohen ASS-Konzentrationen in Kontakt, aber nach weitgehender Desacetylierung der ASS in der Leber und Verdünnung im großen Kreislauf bestehen nur noch geringe Konzentrationen von ASS.

Indikation und Dosierung. Nach dem Vorstehenden darf die Dosis nur so groß sein, daß die PGI_2-Konzentration nicht zu stark sinkt. Die Empfehlungen liegen derzeit bei nur noch 30–75 mg täglich. – Bei den noch vor kurzer Zeit bevorzugten Dosen von 325 mg/Tag war die Reduktion auch von PGI_2 noch deutlich. Die prophylaktische Wirkung bei Gefahr des Koronar-Reinfarktes ist erwiesen. Die Evidenz für die prophylaktische Wirkung nach zerebralen Durchblutungsstörungen ist weniger gut.

Ticlopidin (*Tiklyd*)

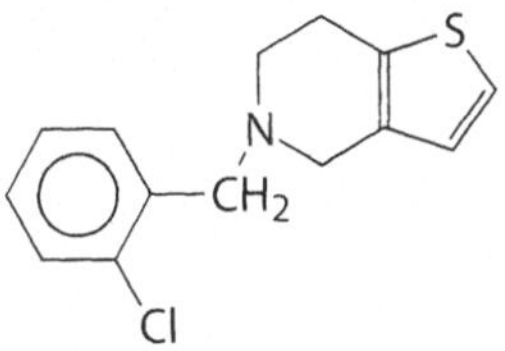

S
N
CH_2
Cl

Ticlopidin (*Tiklyd*)
MW 263,78

Wirkungsweise. ADP fördert die Plättchenaktivierung durch Aktivierung eines Faktorenkomplexes. Ticlopidin und auch das ältere Dipyridamol *(Persantin)* hemmen diese Aktivierung in einer unbekannten Weise. Die Hemmung führt nach 3–5 Tagen zu einer Wirkung, ist irreversibel und dauert 10 Tage.

Indikation, unerwünschte Wirkungen. Ticlopidin ist wirksam bei der Prophylaxe von Cerebralgefäß-Thrombosen nach cerebraler Ischämie. Es wird nicht allgemein anerkannt, daß Ticlopidin hierbei wirksamer sei als ASS. Die Zulassung ist auf Patienten beschränkt, die ASS nicht vertragen. Zur Beschränkung haben aber auch die im Vergleich zu niedrigdosiertem ASS beachtlichen unerwünschten Wirkungen beigetragen. Die wichtigste ist eine schwere Neutropenie.

Dosierung, Interaktionen. 2×250 mg oral täglich. Diese beachtliche Substanzmenge führt zu Interaktionen, weil Ticlopidin durch Cytochrom P450 abgebaut wird: Die Elimination von Theophyllin, Phenytoin und anderer konkurrierender Substrate wird verzögert.

4 Pharmakologische Wirkungen auf die Erythropoese

4.1 Eisen

Allgemeines

Bedarf: Der erwachsene Mann muß täglich 1–2 mg Eisen resorbieren. In der Nahrung befinden sich 10–30 mg, von denen aber nur 5-10 % resorbiert werden. Somit ist die Resorption bei Ernährung nach mitteleuropäischen Maßstäben gerade ausreichend. Frauen verlieren 30 mg Eisen bei der Menstruation, brauchen 500–700 mg zusätzlich während der Schwangerschaft und 5 mg täglich zusätzlich während der Laktation. Bei Erkrankungen, besonders bei fieberhaften Erkrankungen, Tumoren und mit Blutverlust verbundenen Erkrankungen, steigt der Eisenbedarf an.

Der physiologische Eisenspiegel im Plasma beträgt etwa 18 μmol/l. Eine Eisenmangelanämie ist eine mikrozytäre hypochrome Anämie. Ist sie hämatologisch manifest, so sind die Eisenspeicher des Organismus bereits weitgehend geleert. Das Plasma-Eisen liegt unter 10 μmol/l, das Serum-Ferritin unter 30 μg/l, und die totale Eisenbindungskapazität ist größer als 68 μmol/l Plasma.

Pharmakokinetik

Resorption. Das Schema in Abb. 4.1 bedarf folgender Erläuterungen: Die Resorption von Eisen nach oraler Zufuhr ist am besten, wenn zweiwertige Eisenionen zugeführt werden. Bei Zufuhr dreiwertiger Eisenionen bildet sich bereits bei einem $pH > 3$ schwerlösliches Eisenhydroxid; da Eisenionen kaum im Magen, sondern im Duodenum und oberen Jejunum resorbiert werden, befinden sich bei dem dort befindlichen pH kaum noch freie F^{+++}-Ionen im Darmlumen. Dies ist wohl der entscheidende Grund für die geringere Effizienz einer oralen Therapie mit Fe^{+++}-Verbindungen. Eisen kann nicht nur in ionaler Form von den auf der Bürstensaummembran der Mukosazellen vorhandenen Rezeptoren gebunden werden, sondern es kann von den Rezeptoren auch aus wenig stabilen Eisenchelaten übernommen werden. Die quantitative Bedeutung dieser Vorgänge ist jedoch gering. Hämin wird aus dem Gastrointestinaltrakt direkt in die Mukosazellen aufgenommen und dort oxidiert, wobei das Eisen zur Bindung an Transferrin verfügbar wird.

Das von den Rezeptoren der Bürstensaummembran gebundene oder in der Mukosazelle freigesetzte Eisen wird von intrazellulären eisenbindenden Transportproteinen übernommen. Sie geben

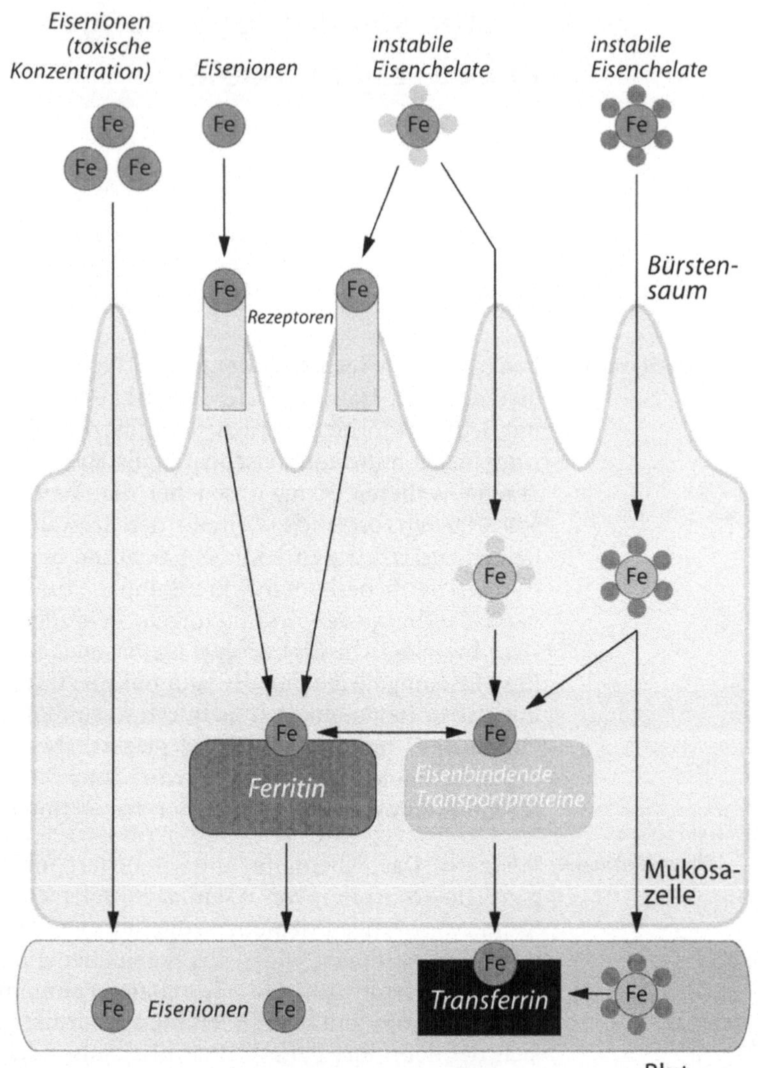

Abb. 4.1 Schema der Eisenresorption

ihr Eisen an Transferrin ab. Transferrin ist ein β_1-Globulin des Blutes, mit dem das Eisen an die Bedarfs- und Speicherzellen des Organismus (Knochenmark, Milz) transportiert wird. Der Übergang des Eisens von den eisenbindenden Transportproteinen in der Mukosazelle auf das Transferrin ist der geschwindigkeitsbegrenzende Vorgang bei der Eisenresorption. Ist dieser Prozeß durch ausreichende Eisenzufuhr gesättigt, so wird zusätzlich zugeführtes Eisen sehr viel schlechter resorbiert. Von toxikologischer Bedeutung ist, daß nach Zufuhr extrem hoher Mengen von Eisenverbindungen der Übernahmevorgang (von den eisenbin-

denden Proteinen auf Transferrin) umgangen wird und auch die Aufnahme in die Mukosazelle nicht mehr nur über die Bindung an eisenspezifische Rezeptoren der Bürstensaummembran erfolgt. Es gelangen große Mengen nicht an Transferrin gebundenen Eisens in das Blut, die Ursache einer unter Umständen tödlichen Eisenvergiftung sein können (s. unter Eisenvergiftung). Bei vorübergehend zu hoher Zufuhr von Nahrungseisen geben die eisenbindenden Proteine in der Mukosazelle das Eisen außer an Transferrin auch an Ferritin ab. Das an Ferritin, Transferrin und an das intrazelluläre Transportprotein gebundene Eisen ist dreiwertig.
Aus den vorstehenden Ausführungen lassen sich für die Praxis wichtige Schlüsse ziehen:

- ○ Die Resorption von Eisen aus *pflanzlichen* Nahrungsbestandteilen (auch aus dem so „gesunden" Spinat!) ist in der Regel schlechter als aus tierischen Nahrungsbestandteilen, denn pflanzliche Nahrungsbestandteile enthalten viel Phosphat und Oxalat, die mit Eisen sehr stabile, unlösliche Verbindungen eingehen. Die Regel hat Ausnahmen: So ist die Eisenresorption auch in Gegenwart von viel Eigelb reduziert, denn Eigelb enthält größere Mengen Phosphat.
- ○ Die durchschnittliche Resorptionsquote von 10 % des mit der Nahrung zugeführten Eisens kann bei Eisenmangelanämie auf 25 % ansteigen, da die Rezeptoren an der Bürstensaummembran dann mehr und stärker Eisen binden.
- ○ Zur Therapie von Eisenmangelanämien eignen sich am besten lösliche Verbindungen des zweiwertigen Eisens. Stabilisierende Zustände (Vitamin C) sind nur insoweit wertvoll, als sie die Oxidation zu Fe^{+++} im Darmlumen verhindern.
- ○ Hypazidität oder gar Anazidität stören die Eisenresorption, da im alkalischen Milieu Fe^{++} leichter zu Fe^{+++} oxidiert wird.
- ● Chelatbindende Pharmaka wie Tetracycline stören die Eisenresorption. Antazida binden Eisen.
- ○ Nach ausgedehnten Darmresektionen im Bereich des Duodenums und oberen Jejunums kann es zu Eisenresorptionsstörungen kommen.
- ○ Auch noch bei schweren Eisenmangelanämien begrenzt der Prozeß der Übertragung des Eisens von Transportprotein in der Mukosazelle auf das Transferrin im Blut die Eisenresorption. Ist der tägliche Eisenverlust größer als die nach oraler Zufuhr resorbierte Menge, so ist parenterale Zufuhr von Eisenpräparaten zu erwägen.

Verteilung. Eisen wird bevorzugt in den Zellen des retikuloendothelialen Systems gespeichert, also im Knochenmark, in der Milz und in der Leber. Nach oraler Eisentherapie wird Eisen hauptsächlich im Knochenmark und in der Milz, nach parenteraler Zufuhr besonders in der Leber gespeichert.

Nach Ausbildung einer schweren Eisenmangelanämie muß etwa ein halbes Jahr oral Eisen zugeführt werden, bevor die Speicher gefüllt sind.
Die biochemische Speicherform des Eisens im retikuloendothelialen System ist Ferritin. Nur bei exzessiver Eisenzufuhr bildet sich Hämosiderin. Aus diesem Grunde ist jedoch der Patient darauf hinzuweisen, daß eine Eisentherapie ad infinitum für ihn schädlich werden kann.
Die Eisenspeicher enthalten etwa ein Viertel des Körpereisens; Eisen kann aus ihnen schnell entnommen werden.

Elimination. Der Organismus reutilisiert das durch Zerfall der Erythrozyten und anderweitig freiwerdende Eisen fast vollständig. Die Ausscheidung über den Urin ist minimal. Ein Teil des Eisens wird als Ferritin in den Mukosazellen abgelagert und geht bei Abstoßung der Mukosazellen verloren. Der tägliche Eisenverlust des Organismus liegt bei 1–2 mg.
Während der Menstruation gehen 15-30 mg Eisen verloren; allgemein entsprechen 100 ml Blutverlust etwa 50 mg Eisenverlust.

Dosierung

Berechnung des Defizits. Angenommen, der Hb eines erwachsenen Mannes sei 9 g/100 ml. Sein Sollwert ist 15 g/100 ml, folglich sein Defizit 6 g/100 ml. 1 g Hb enthält 3 mg Eisen, folglich entspricht ein Hb-Defizit von 6 g/100 ml einem Eisendefizit von 18 mg/100 ml und einem Totaldefizit von 900 mg Fe/5 l Blut. Hinzu kommen 800 mg Fe Fehlbestand in den Eisendepots des Organismus. Summe: 1700 mg.

Berechnung der Dosierung. Da Eisentabletten von Patienten nicht gut vertragen werden, muß man sich mit der Dosierung zurückhalten. Man kann zufrieden sein, wenn der Patient täglich 2 Tabletten zu je 50 mg Eisen einnimmt. Daraus wird er höchstens 20 % resorbieren. Das bedeutet eine Therapiedauer von 3 Monaten!
In der Regel genügt die orale Eisentherapie ungeachtet der oft in Kauf zu nehmenden Unterdosierung für die Substitutionstherapie, wenn die Therapie lange genug durchgeführt wird.

- Die enterale Eisentherapie ist der parenteralen Eisentherapie vorzuziehen. Dies hat verschiedene Gründe:
  Die lokale Verträglichkeit der intravenös oder intramuskulär injizierbaren Präparate ist nicht gut (erheblicher Nachteil für eine längerdauernde Therapie!), allergische Erscheinungen können auftreten (daher Vortestung auf Verträglichkeit notwendig!), und die Gefahr einer Überdosierung ist viel größer als bei einer enteralen Eisentherapie.
  Indikationen für eine parenterale Eisentherapie sind:
- Der Patient lehnt es ab, ausreichende Mengen eines geeigneten Eisenpräparats einzunehmen.

- Der Resorptionsquotient nach oraler Zufuhr ist schlecht.
- Es hat ein besonders hoher Blutverlust vorgelegen, oder die Ursache des erhöhten Eisenbedarfs bleibt während der Therapie stark wirksam (z. B. stärkere Blutungen in den Darm).

Wirkungen **Erwünschte Wirkungen bei therapeutischer Dosierung.** Nach Beginn der Therapie bei vorliegender Eisenmangelanämie beobachtet man:

- Anstieg der Retikulozyten auf 5–15 %; bei stürmischer Retikulozytenbildung kann die *K^+-Konzentration* im Plasma deutlich absinken.
- Anstieg des Hämatokrits und des Hämoglobins.
- Anstieg des Plasmaeisenspiegels.
- Abnahme der Eisenbindungskapazität im Plasma.
- Rückgang der klinischen Erscheinungen des Eisenmangels (Glossitis, Rhagaden am Mund, brüchige Nägel, gastrointestinale Beschwerden).

Unerwünschte Wirkungen bei therapeutischer Dosierung. Gastrointestinale Beschwerden und Durchfälle sind Folgen lokaler Reizwirkungen von Fe^{2+}- (und auch Fe^{3+})-Präparaten. Sie begrenzen beim Patienten die maximal oral applizierbare Dosis. Es ist nicht zu empfehlen, die Einnahme unverträglich hoher Dosen durch Einsatz der ärztlichen Autorität erzwingen zu wollen, da dies häufig dazu führt, daß die regelmäßige Einnahme der Eisenpräparate überhaupt unterbleibt.

Unerwünschte Wirkungen bei Überdosierung. Überdosierung durch zu lange Verordnung von Eisenpräparaten resultiert in Hämosiderose. Überdosierung bei intravenöser Injektion resultiert in Blutdruckabfall; er wird auch bei zu schneller Injektion von Eisenpräparaten beobachtet. Die Ursache ist, daß die Eisenbindungskapazität des Blutes überschritten ist und nichtgebundenes Eisen direkt auf die Gefäße wirkt.

Eisenvergiftung Häufigste Ursache der Eisenvergiftung ist einmalige orale Zufuhr einer extrem hohen Menge. Sie wird bei Kindern beobachtet, die nach „Bonbons“ gesucht haben. Die Vergiftung ist sehr gefährlich und verläuft häufig in zwei Phasen.

Phase 1. Wenige Stunden nach Inkorporation der Eisendosis:

- Schwerer Schock, der teilweise durch die lokale Reizwirkung, teilweise durch die Wirkung nicht an Transferrin gebundenen Eisens auf die Gefäße bedingt ist.
- Erbrechen hämorrhagischer Flüssigkeit und schwärzliche Diarrhoe infolge der lokalen Reizwirkung der inkorporierten Eisenpräparate. Die Letalität in dieser Phase beträgt 25 %!

Phase 2. Etwa 20 h nach Inkorporation der Eisendosis:

- Erneuter Blutdruckabfall.

- Zeichen einer toxischen Hepatitis.
- Atemstörungen und Krämpfe.

Therapie. Die allgemeinen Grundsätze für die Therapie von Ingestionsvergiftungen und für die Therapie von Schockzuständen gelten uneingeschränkt, jedoch wird in ihrem Rahmen zusätzlich Deferoxamin (*Desferal*, s. S. 553) eingesetzt.
Deferoxamin ist ein starker Komplexbildner, der das Eisen selbst von Ferritin und Hämosiderin wieder herunternimmt. Man verfährt wie folgt:

- Magenspülung mit maximalen Einzelmengen von 50–100 ml Flüssigkeit, die 10 g Deferoxamin in 50 ml Flüssigkeit enthält.
- Intravenös Dauertropf mit 5 %iger Glukoselösung, die soviel Deferoxamin enthält, daß 15 mg/kg KG und Stunde einlaufen. Dies ist ein Höchstwert, mit dem man nicht länger als 8 h täglich infundiert. Bei Senkung des arteriellen Druckes muß man die Infusionsgeschwindigkeit reduzieren.

Deferoxamin macht bei Überdosierung Seh- und Hörstörungen.

4.2 Folsäure

Symptome des Folsäuremangels

Der Patient ist blaß, schwach, hat eine atrophische Glossitis und Gastroenteritis, klagt über Paraesthesien und „Kribbeln“, wirkt intellektuell eingeschränkt und hat häufiger Infektionen, besonders im Urogenitalbereich, da seine Resistenz herabgesetzt ist.

Laborbefund. Im Blut makrozytäre hyperchrome Anämie, ferner Granulozytopenie mit übersegmentierten Neutrophilen und Thrombozytopenie. Im Knochenmark vermehrt große Frühformen.

Pathogenese. Ein wesentlicher Faktor ist, daß wegen Mangel an Folsäure und des dadurch bedingten Thymidinmangels die Verdopplung der DNA im Kern verzögert wird. Die Zellen können sich mithin nicht rechtzeitig teilen und erreichen Riesenformen.

Ätiologie

- Ungenügende Resorption von Folsäure wegen mangelhafter Zufuhr (durch einseitige Ernährung, bei Alkoholikern) oder wegen zu schneller Magen-Darm-Passage (Kolitis, Sprue) oder wegen Resorptionsstörung (Antiepileptika).
- Vermehrter Verbrauch (Gravidität).
- Verminderte Utilisation (schwere Hepatopathien).
- Antagonistische Wirkung von Pharmaka (Antibiotika, Zytostatika, Antiepileptika).
- Unter oralen Kontrazeptiva kann eine Folsäureverwertungsstörung eintreten.

Pharmakokinetik Physiologisch werden 50–100 μg Folsäure/Tag benötigt, das Doppelte während der Schwangerschaft. Die Resorption ist bis zu Tagesdosen von 20 mg nahezu vollständig, nimmt dann jedoch schnell ab, weil der im oberen Jejunum wirksame aktive Resorptionsmechanismus gesättigt wird. Die aktive Resorption ist mit einer Methylierung und mit einer Reduktion durch Dihydrofolsäurereduktase verbunden. Dieses Enzym ist nicht nur in den Mucosazellen, sondern auch in anderen Zellen unentbehrlich für die Sicherung der Folsäurefunktion. Es kann z. B. durch Methotrexat gehemmt werden. Diese Wirkung von Methotrexat läßt sich durch ein Derivat, in dem die Reduktion zur Tetrahydroform bereits vollzogen ist, aufheben. Eine solche Verbindung ist Folinsäure (auch Leukovorin oder Citrovorumfaktor genannt). Leukovorin wird bei fraktionierter Chemotherapie angewandt, um die Methotrexat-Wirkung zu antagonisieren.

Folsäure wird in Leber und Nieren gespeichert. Der Organismus enthält Folatspeicher nur für wenige Wochen. Eine Plasmakonzentration unter 4 ng/ml zeigt unzweifelhaft ein Defizit an (Bestimmung mikrobiologisch).

Im Organismus nicht gebrauchtes Folat wird über die Nieren ausgeschieden.

Dosierung Maximale Tagesdosen sind 15 mg oral oder parenteral. (Diese Dosierung kann einer antiepileptischen Therapie bereits entgegenwirken, so daß man dann auf Tagesdosen von 3 mg reduziert.)

4 Wochen Therapie reichen aus.

Wirkung Die Hauptwirkung besteht in der Übertragung sog. C1-Bruchstücke. Hierzu gehört die Methylierung von Homocystein zu Methionin, von Desoxyuridin zu Thymidin und die Formylierung bei der Purinsynthese.

Gefahr Eine Therapie mit Folsäure bei Vitamin-B_{12}-Mangel kann die hämatologischen Symptome reduzieren (nicht ganz beseitigen!), läßt aber die deletäre Entwicklung einer funikulären Myelose unbeeinflußt.

4.3 Vitamin B_{12}

Chemie und Vorkommen Vitamin B_{12} existiert in mehreren Vorstufen und in der unmittelbar wirksamen Form 5'-Desoxyadenosylcobalamin. Die Gruppe dieser Stoffe bezeichnet man als Corrinoide. Sie enthalten ein Kobaltatom in einem sechsbindigen Koordinationskomplex. Zur Therapie ist die Vorstufe Cyanocobalamin (MW 1355,4) im Handel. Corrinoide werden nur von Mikroorganismen gebildet. Vitamin B_{12} ist kochbeständig.

Pharmakokinetik, Bestand, Bedarf Vitamin B_{12} wird im Magen zunächst enzymatisch aus seiner Bindung an Nahrungsproteine befreit. Diese Freisetzung wird durch einen sauren pH begünstigt. Danach wird Vitamin B_{12} an ein Gly-

koprotein, den sog. „intrinsic factor" gebunden; der „intrinsic factor" wird durch die Parietalzellen des Magens produziert. Der Komplex aus Vitamin B_{12} und „intrinsic factor" wird im Jejunum und Ileum aufgenommen. Es muß ein Überschuß von „intrinsic factor" abgegeben werden, damit auch das mit der Galle ausgeschiedene Vitamin B_{12} gebunden und aufgenommen werden kann.
Vitamin-B_{12}-Avitaminosen beruhen überwiegend auf einem Mangel an „intrinsic factor" (s. unten). Deshalb können sie durch vermehrte orale Zufuhr von Vitamin B_{12} nicht beseitigt werden, sondern nur durch parenterale Zufuhr.

Verteilung. Nach der Resorption wird Vitamin B_{12} an das Transportprotein Transcobalamin gebunden. Die Bindungskapazität des Plasma beträgt 1,8 μg/l. Vitamin B_{12} wird aus dem Transportkomplex von den Leberzellen übernommen. Die Leber enthält 90 % der Körperspeicher von Vitamin B_{12}, der Organismus speichert insgesamt 3,5–11 mg.

Elimination. Vitamin B_{12} wird in die Galle ausgeschieden (8 μg/Tag), aber sehr wirkungsvoll rückresorbiert. Der tägliche Verlust beträgt 1–2 μg. Dem entspricht ein Tagesbedarf von 2–3 μg.

Dosierung bei Avitaminosen

Symptome treten erst auf, wenn der Gesamtbestand auf 1 mg abgefallen ist. Die Füllung der Speicher dauert lange und kann durch Zufuhr hoher parenteraler Dosen nicht wesentlich beschleunigt werden. Die Dosierungsschemata der Kliniken unterscheiden sich sehr. Beispiel: 50–100 μg täglich i. m. bis zum Ende der Retikulozytenkrise, danach 500 μg i. m. im Abstand von 8 Wochen. Bei funikulärer Myelose (s. unten) werden 300–1000 μg i. m. täglich über mehrere Wochen empfohlen, aber es ist nicht erwiesen, daß diese massive Dosierung entscheidende Vorteile mit sich bringt.

Wirkungen

Coenzym B_{12} spielt eine Rolle bei der Bildung von Methionin aus Homocystein, Isomerisierung von Methylmalonyl-CoA zu Succinyl-CoA, und im Acetatstoffwechsel. Besonders der Ausfall der zweiten Reaktion (Isomerisierung) wurde für die unzureichende Myelinisierung bei Coenzym-B_{12}-Mangel verantwortlich gemacht. Bei der Methylierung von Homocystein zu Methionin übernimmt Coenzym B_{12} die CH_3-Gruppe von der N_5-Methyl-tetrahydrofolsäure und überträgt sie dann auf Homocystein.

Vitamin-B_{12}-Avitaminose

Ätiologie, Pathogenese. Durch mangelhafte Zufuhr in der Nahrung werden Mangelzustände so gut wie nie ausgelöst, denn die Reserven im Organismus reichen für drei Jahre, und selbst extreme Vegetarier nehmen noch Vitamin B_{12} mit Bakterien, die auf Pflanzen leben, auf. – Fischbandwürmer im Jejunum können eine B_{12}-Avitaminose auslösen, denn sie verbrauchen den Komplex aus Vitamin B_{12} und „intrinsic factor“ und entziehen ihn damit der Aufnahme. Ähnlich wirken sich Dünndarmfisteln aus. Hauptursache der B_{12}-Avitaminose ist jedoch eine Atrophie der Magenschleimhaut, der eine Gastritis vorangehen kann. Die Magenschleimhaut bildet weder HCl noch „intrinsic factor“ in ausreichender Menge, die Bildung des resorbierbaren Komplexes aus Vitamin B_{12} und „intrinsic factor“ kann nicht länger erfolgen.

Symptome. Man findet Abgeschlagenheit, Zungenbrennen bei Papillenatrophie (Lackzunge, Hunter-Glossitis), Appetitlosigkeit, subikterisches Aussehen, Dyspnoe und stenokardische Beschwerden wegen der durch die Anämie herabgesetzten Sauerstoffversorgung, sowie eine Vielzahl neurologischer Erscheinungen, die auf einer funikulären Myelose beruhen.

Laborbefunde. Makrozytäre hyperchrome Anämie, Anisozytose, Granulozytopenie mit übersegmentierten Neutrophilen, Thrombozytopenie. Im Sternalpunktat sehr viele übergroße unreife Zellen.

5 Pharmakologie des granulozytären Systems

5.1 Umfang und Funktion

Zum granulozytären System werden hier alle Zellarten gezählt, die durch Differenzierung aus den pluripotenten Stammzellen des Knochenmarks entstehen: Erythrozyten, Thrombozyten, alle Leukozyten, alle Lymphozyten, Makrophagen und Monozyten. Die Zellen des Systems bilden zwar nicht morphologisch, wohl aber funktionell ein echtes **Organsystem**, denn sie kommunizieren miteinander entweder durch vorübergehenden Zellkontakt oder durch **Zytokine**.
Eine Zelle setzt in der Regel mehrere Zytokine frei. Zellen des Systems, die im Differenzierungsbaum schon weit auseinanderliegen, können gelegentlich noch die Ausschüttung eines bestimmten Zytokins oder den Besatz mit einem Rezeptor für ein bestimmtes Zytokin gemeinsam haben.

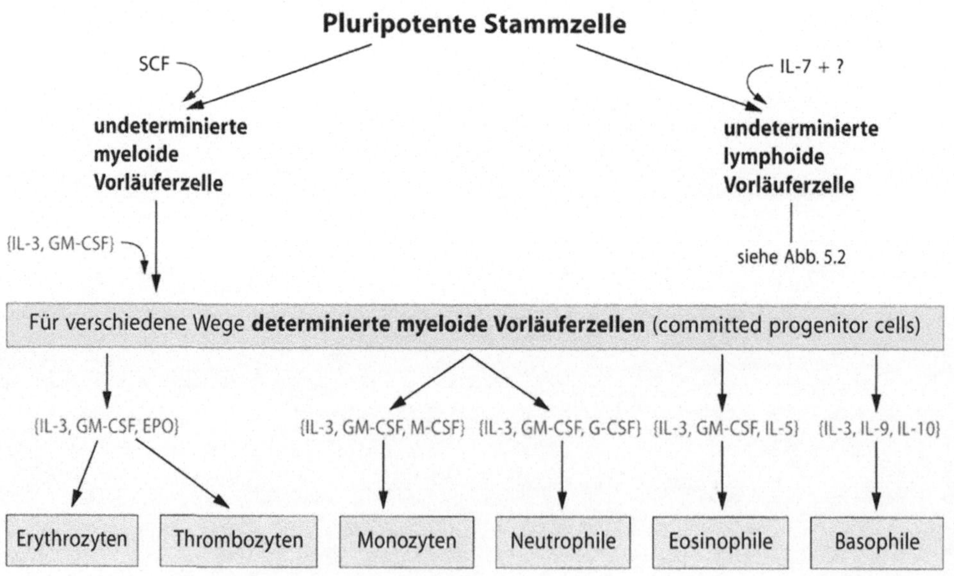

Jedes Organsystem zeigt nicht nur „Innenkommunikation" der zu ihm gehörenden Zellen, sondern unterliegt auch der Steuerung durch Außenfaktoren. Das gilt auch für das granulozytäre System: Steroidhormone, Erythropoetin (EPO) und andere Hormone modulieren es, und mit dem Einfluß des Nervensystems beschäftigt sich z. B. die Forschungsrichtung Neuroimmunologie. Eine orientierende Übersicht über den Aufbau des Systems und die Differenzierung seiner Zellen zeigen die Abb. 5.1 und 5.2.

Die Organisation des granulozytären Systems bei den einzelnen Vertebraten stimmt in den Grundzügen überein, die Speziesunterschiede sind aber so beachtlich, daß wir gut daran tun, uns bevorzugt an das zu halten, was man über das System des Menschen weiß.

Eine wesentliche Aufgabe des granulozytären Systems besteht in der Inaktivierung von Fremdzellen und Fremdstoffen. Ein entwicklungsgeschichtlich älteres Abwehrsystem ist das Komple-

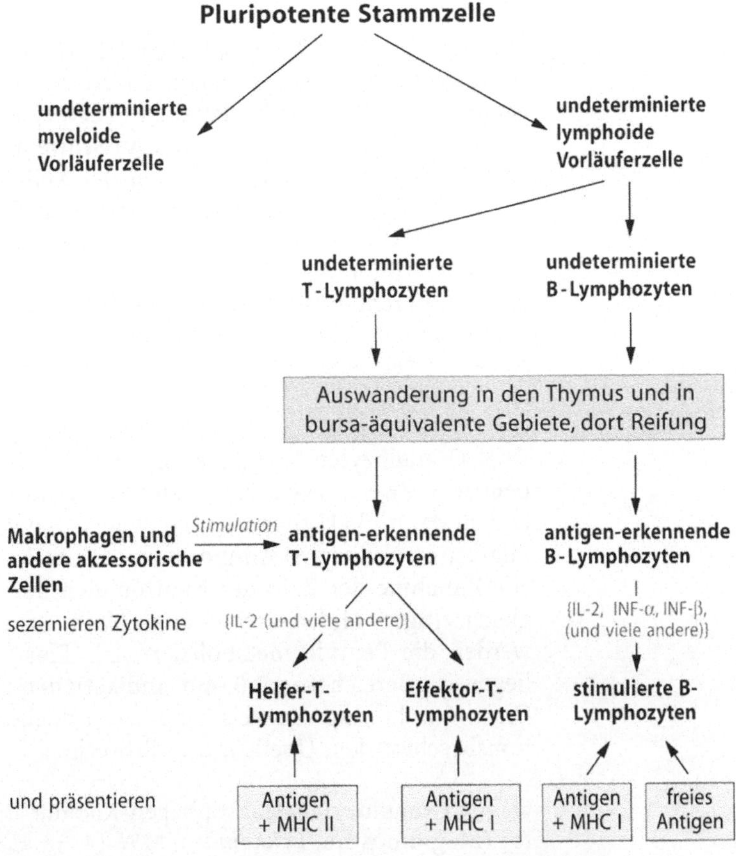

Abb. 5.2 Differenzierung der Lymphozyten, stark vereinfacht

mentsystem; es kann durch das Immunsystem (einem Teil des granulozytären Systems), aber auch noch unabhängig davon aktiviert werden.

5.2 Zytokine

Zytokine sind körpereigene Stoffe, die auf die Zellen des granulozytären Systems wirken. Mit dieser Definition ist zweierlei gesagt: Erstens werden nicht alle Zytokine nur von Zellen des Systems freigesetzt; zweitens gibt es Stoffe, die von Zellen des Systems zwar freigesetzt werden, aber auf andere Zellen des Systems so gut wie nicht wirken (Histamin) und deshalb nicht unter die Zytokine gezählt werden. Zytokine sind in der Regel Peptide. In zunehmender Zahl werden sie als Arzneimittel eingesetzt. Ihre Wirkung ist so gut wie nie auf eine einzige Zellart des Systems beschränkt. So wirken mehrere Zytokine aus den Gruppen der Interleukine oder der Interferone nicht nur auf Lymphozyten, sondern auch auf Leukozyten.

Erythropoetin (EPO) ist ein Glycoprotein (MW 30400), das in der Niere synthetisiert und freigesetzt wird. Als Arzneimittel werden gentechnisch hergestellte Produkte (*Erypo, Recormon*) angeboten. EPO steigert die Bildung und Ausschwemmung von Erythrocyten. Es ist für den Einsatz bei renaler Anämie und zur Gewinnung von Eigenblut zugelassen, wird aber auch zum Doping mißbraucht. EPO wird s.c. oder i.v. injiziert. Nicht nur die Erythrozytendichte, sondern auch die Thrombozytendichte steigt. Die daraus resultierende Viskositätserhöhung hat zum Herzkreislaufversagen beim Mißbrauch geführt. Plasmahalbwertszeit 7–8 Std., Abbau in der Leber. Anfänglich 50–100 U/kg KG 3 × in der Woche.

G-CSF Granulozyten-Kolonie-stimulierender Faktor. Für therapeutische Zwecke wird der Faktor gentechnisch hergestellt und enthält dann 133 (Lenograstim, *Granocyte*) oder 174 (MW 18800, Filgrastim, *Neupogen*) Aminosäuren. G-CSF bewirkt eine erhebliche Zunahme der Zahl der Neutrophilen durch Neubildung bei gleichzeitiger Linksverschiebung. Nach intravenöser Infusion werden die Peptide metabolisiert. Die Plasma-Halbwertszeiten liegen im Bereich von 2.5–4 h. Indikationen siehe bei GM-CSF. Unerwünscht sind Muskelschmerzen, Knochenschmerzen, Miktionsbeschwerden, Übelkeit und Erbrechen.

GM-CSF Granulozyten-Makrophagen-Kolonie-stimulierender Faktor (Mogramostim, *Leukomax*), MW 14–15 kDa. Für therapeutische Zwecke wird der Faktor gentechnisch hergestellt. GM-

CSF erhöht nicht nur die Zahl der Neutrophilen, sondern auch der Eosinophilen. Es wird nach intravenöser Injektion metabolisiert und hat eine Halbwertszeit von 1–2 Stunden.
Indikationen von G-CSF und GM-CSF: Prophylaxe schwerer Leukopenien nach zytostatischer Therapie, Therapie toxischer, chronischer und zyklischer Leukopenien, akute Agranulozytosen, Knochenmarkstransplantationen.

Interferon α (IFN α) wird durch Leukozyten gebildet und bezeichnet eine *Gruppe* von Polypeptiden (MW 10–20 kDa) mit einer Aminosäurehomologie von 80 %.
Die gentechnisch hergestellten Einzelprodukte Interferon α-2a (*Roferon A*) und Interferon α-2b (*Intron A*) und das „natürliche Interferon α" (*Glucoferon*) haben eine sichere Indikation bei der seltenen Haarzell-Leukämie. Sie sind außerdem für die symptomatische Behandlung der chronisch-rezidivierenden Hepatitis B zugelassen. Als Zytostatikum wird INF α u. a. bei chronischer myeloischer Leukämie erprobt.
IFN-α wird i.m. oder s.c. injiziert. Wie bei allen Zytokinen erfolgt eine Aktivierung des Zytokinsystems an mehreren Stellen, weshalb mit einer großen Zahl von unerwünschten Wirkungen auf das System, aber auch auf andere Systeme zu rechnen ist. Die bekannteren sind Blutdruckabfall, Herzrhythmusstörungen, ein kurzzeitiger deutlicher Temperaturanstieg, pulmonale Infiltrate (bis zur Pneumonie!), Leberfunktionsstörungen, schwer reversibler Abfall der TSH-Konzentration und Sehstörungen.

Interferon β (IFN β) (*Fiblaferon*) wird durch Fibroblasten und Leukozyten gebildet und ist ein Polypeptid (MW 23 kDa) mit 30 % Sequenzhomologie zu Interferon α. Es ist zur Behandlung schwerer Virusinfektionen zugelassen. Die unerwünschten Wirkungen (u. a. Temperaturanstieg und Hepatotoxizität) sind denen des Interferon α ähnlich. Interferon β-1b ist zugelassen zur Reduktion der Frequenz und Schwere der Schübe bei multipler Sklerose.

Interferon γ (IFN γ) (*Imukin, Polyferon*) wird durch T-Helferzellen und natural killer cells (NK-Zellen) gebildet und ist ein Polypeptid (MW 20.25 kDa). Es wirkt stark virustatisch, wobei sich die Wirkungsmechanismen bei den einzelnen Virus-Spezies unterscheiden. Im Immunsystem fördert IFN-γ bei Makrophagen die Antigenpräsentation, die Expression von MHC-I und MHC-II, die Phagozytoseaktivität und die Bildung von reaktiven Sauerstoffspezies und von Zytokinen, es fördert die Aktivität der NK-Zellen, und in besonderem Maße die Aktivität der Leukozyten bei Entzündungsvorgängen. Die therapeutischen Ergebnisse sind bisher hinter den Erwartungen zurückgeblieben. Unerwartet war die Wirksamkeit bei rheumatoider Arthritis.

Interleukin 1. Quelle: Aus sehr vielen Zellen, hauptsächlich aus Makrophagen, Monozyten, aber auch aus Endothelzellen, Epithelzellen, Gliazellen (Astrozyten), Osteoblasten, Fibroblasten, pluripotenten Stammzellen, B-Lymphozyten. Wirkung: Umfangreich, vor allem Aktivierung von Entzündungs-Einzelvorgängen, u. a. Prostglandinsynthese, Kollagenproduktion, pluripotente Stammzellen, B-Lymphozyten, T-Helferzellen und T-Effektorzellen.

Interleukin 2. (IL-2) (*Proleukin*) wird von aktivierten T-Helferzellen vom Typ T_{H1} gebildet. Es hemmt T_{H2}-Zellen und stimuliert Makrophagen (mehr Antigenpräsentation, mehr Fc-Rezeptoren, mehr NO- und H_2O_2-Produktion), NK-Zellen, T-Effektorzellen, und fördert bei B-Zellen die Umschaltung von IgM-Produktion auf IgG-Produktion. Es ist nur zur Therapie des metastasierenden Nierenkarzinoms zugelassen. Die unerwünschten Wirkungen sind vielfältig, schwerwiegend ist eine Erhöhung der Kapillarpermeabilität.

Interleukin 3. (= M-CSF, multi-colony-stimulating factor) Aus T-Lymphozyten. Wirkt auf Makrophagen, auf praktisch alle Vorläuferzellen.

Interleukin 4. Aus aktivierten T-Helferzellen vom Typ T_{H2}. Hemmt T_{H1}-Zellen. Stimuliert B-Zellen zur Antigenpräsentation, ist für B-Zellen ein unentbehrlicher Faktor für die Umschaltung der IgM-Produktion auf IgE-Produktion, fördert bei Basophilen die Expression des Fc-Rezeptors für IgE.

Interleukin 5. Aus T_{H2}-Zellen. Es fördert die Eosinophilen-Differenzierung, die Immunglobulin-Sekretion aktivierter B-Zellen, und zusammen mit IL-2 die T-Effektorzellen und die Bildung von NK-Zellen.

Interleukin 6. Aus Fibroblasten, pluripotenten Stammzellen, Monozyten, T-Helferzellen, Tumorzellen. Wirkung ähnlich Interleukin 1. Wichtig für die B-Zellaktivierung in der sogenannten Akut-Phase-Reaktion. Zur Selbstaktivierung pluripotenter Stammzellen.

Interleukin 7. Aus Stromazellen des Knochenmarkes. Wirkt mit bei der Differenzierung der pluripotenten Stammzellen zu undifferenzierten Lymphozyten.

Interleukin 9. Aus aktivierten T-Lymphozyten. Zur Differenzierung von Basophilen.

Interleukin 10. Inhibitorisches Interleukin gegen die Wirkung von IL-1, TNF, IL-6.

SCF Stammzell-Faktor. Wirkt häufig synergistisch mit anderen colony stimulating factors bei der Differenzierung der Zellen.
TNF α aus Monozyten, Makrophagen, T-Helferzellen, B-Zellen, NK-Zellen. Wirkung ähnlich wie IL-1.
TNF β aus T-Effektorzellen.

5.3 Immunsystem I: Immunantworten auf Pharmaka und Fremdstoffe

Das Immunsystem kann man als Teilsystem des granulozytären Systems auffassen. Seine Bedeutung für die Auslösung unerwünschter Wirkungen durch Fremdstoffe ist groß, hingegen sind unsere Möglichkeiten zur therapeutischen Beeinflussung seiner Funktion derzeit noch beschränkt.

Antigenerkennung

Sowohl T-Zellen als auch B-Zellen haben an ihrer Oberfläche Strukturen, die zur Erkennung von fremder organischer Substanz oder von „verfremdeter" körpereigener Substanz befähigt sind. Die als fremd erkannte organische Substanz trägt auf ihrer Oberfläche sogenannte Epitope, auch antigene Determinanten genannt. Ein **Epitop** wird von einem Lymphozyten sehr spezifisch erkannt. Der Lymphozyt besitzt hierfür auf seiner Oberfläche Rezeptor-Strukturen, die in sogenannten Paratopen enden. Ein **Paratop** bestimmt die Bindungsspezifität des Rezeptors (und eines von B-Zellen freigesetzten Immunglobulins) für das zugehörige Epitop. Wie es möglich ist, daß das Immunsystem ungeachtet der riesengroßen Vielzahl der natürlich vorkommenden und künstlich herstellbaren Epitope ein bestimmtes davon spezifisch erkennen kann – wie also die Vielzahl unterschiedlicher Paratope zustande kommt –, läßt sich erklären, wird aber hier nicht weiter ausgeführt.
Damit das Immunsystem ein Antigen erkennt, muß das Antigen in der Regel vorbereitet werden.

Stoffe von sehr kleinem Molekulargewicht werden zuerst überhaupt nicht als fremd erkannt. Dies gilt besonders für die weit überwiegende Mehrzahl der heute auf dem Markt befindlichen Arzneimittel: Sie haben ein niedriges Molekulargewicht (außerdem enthalten sie in der Regel nicht die Strukturen der besonders antigenen Polysaccharide, Oligonukleotide oder Peptide). Wenn sie aber während ihres Metabolismus z. B. in der Leber hochreaktive Zwischenverbindungen bilden, wenn diese Zwischenverbindungen mit einem zelleigenen Protein reagieren, und wenn dieses Protein danach als „verfremdetes" Funktionsprotein ausgeschleust wird (Serumalbumin, Gerinnungsfaktoren usw.), ist das Immunsystem nunmehr in der Lage, das „metabolisch vergrößerte“ Fremdmolekül, das sogenannte **Vollantigen**, zu erkennen und abzuwehren. Wenn sich die Gedächtniszellen des Immunsystems einmal die kleine antigene Determinante auf dem Vollantigen „gemerkt“ haben, genügt später die Zufuhr nur des Kleinmoleküls, das das Epitop trägt, des sogenannten **Haptens**, zur Auslösung der Immunreaktion. Ein Beispiel für eine durch Hapten ausgelöste heftige Immunreaktion ist der anaphylaktische Schock nach Injektion von Penicillin.

Lösliche Vollantigene können von Makrophagen, B-Lymphozyten, Kupffer-Zellen in der Leber oder Langerhans-Zellen in der Haut aufgenommen und intrazellulär teilverdaut werden. Ein Bruchstück, das die antigene Determinante trägt, wird intrazellulär an ein zelleigenes Protein, den sogenannten MHC II-Komplex (Major Histocompatibility Complex) nicht-kovalent gebunden. Der so beladene MHC II-Komplex wandert an die Zelloberfläche, das Antigen wird zusammen mit dem MHC II-Komplex „präsentiert“. Dort wird es von T-Helferzellen vom Typ T_{H1} oder T_{H2}, aber auch von den antigenspezifischen B-Zellen erkannt (Abb. 5.3).

1. Erfolgte die Erkennung durch **T_{H1}-Zellen**, so setzen diese Zellen u. a. IL-2, IFN-γ und TNF-β frei. Dies fördert die Vermehrung der antigenspezifischen B-Zellen, die Programmierung der B-Zellen auf die Produktion von **IgG** und die Ausbildung eines Reservoirs von B-Gedächtniszellen.
2. Erfolgte die Erkennung hingegen durch **T_{H2}-Zellen**, so setzen diese Zellen u. a. IL-4, IL-5, IL-10 und IL-13 frei. Dies führt zur Programmierung der B-Zellen auf die Produktion des gefährlicheren **IgE**.
3. Es gibt aber auch viele Antigene, die B-Zellen ohne Mithilfe von T-Helferzellen aktivieren können. Diese Antigene sind meist polyvalent (z. B. Penicillin-Aggregate); sie „verschränken“ mehrere Rezeptoren auf der Oberfläche eines B-Lymphozyten gegeneinander.

Nichtlösliche Vollantigene, wie z. B. Viren, werden (auch) in Zellen aufgenommen, die den MHC-I-Komplex exprimieren. Die meisten Körperzellen sind hierzu in der Lage (Thrombozyten nicht). Das Antigen oder ein Antigenbruchstück (nicht länger als 8–10 Aminosäuren) wird – diesmal zusammen mit dem MHC I-Komplex – auf der Zelloberfläche exprimiert. Dadurch werden **T-Effektorzellen** angelockt, die die Trägerzelle angreifen und ihre Plasmamembran lysieren. Man nennt dies eine zelluläre Immunreaktion.

Für die Expression zusammen mit dem MHC I-Komplex ist wichtig, daß das antigene Fragment kurz ist und daß es sich von irgendeinem körpereigenen zytosolischen Protein herleitet. Erfahrungsgemäß kann sich eine zelluläre Immunreaktion aber auch

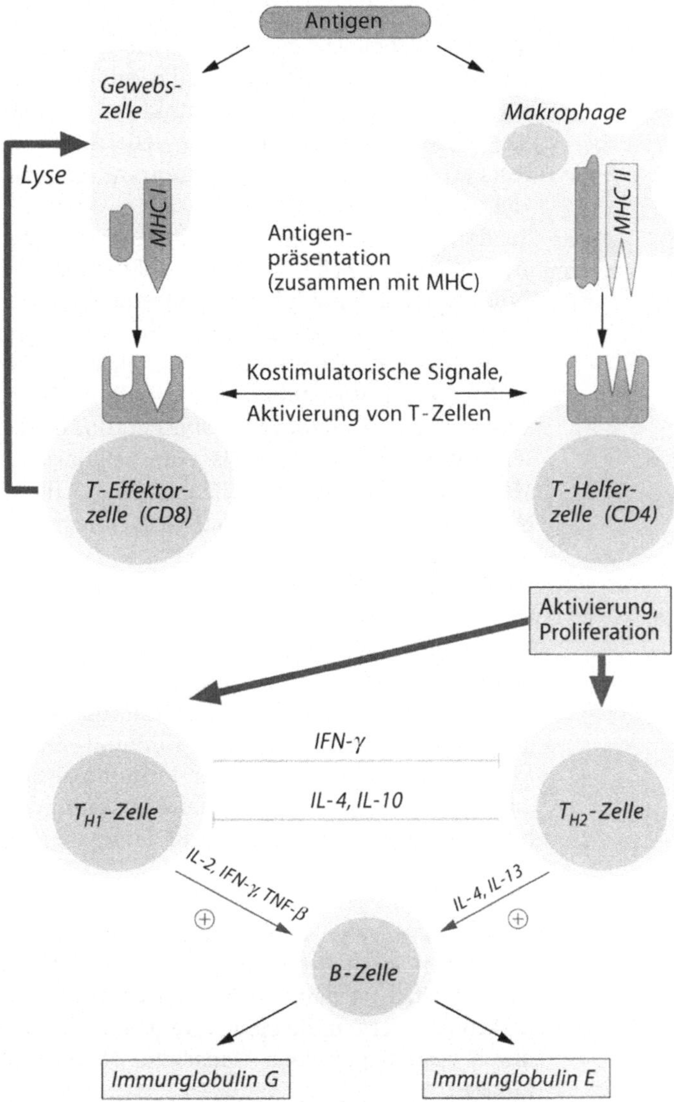

Abb. 5.3 Auseinandersetzung des Immunsystems mit Antigenen

gegen Zellen entwickeln, die gegen niedermolekulare Wirkstoffe exponiert waren. Der Mechanismus ist nicht geklärt. Hilfsweise kann man sich vorstellen, daß der Wirkstoff oder ein reaktiver Metabolit kovalent mit einem zytosolischen Protein reagiert hat.

Speziesdifferenzen

Viele immuntoxisch wirkende Stoffe, z. B. Pestizide aus sehr vielen Klassen, können *bei Nagetieren* die Funktion des Immunsystems erheblich beeinträchtigen; die Wirkungen von Organochlorverbindungen können dramatisch sein. Bei Menschen, bei denen analytisch-chemisch gesichert wurde, daß sie eine erhebliche Last an Organochlorverbindungen tragen, macht es dennoch die größte Mühe, eine Einschränkung der Funktion des Immunsystems nachzuweisen. Solange wir die Ursachen hierfür nicht kennen, kann man nicht ausschließen, daß auch das Umgekehrte gilt: Verbindungen, die die Funktion des Immunsystems beim Menschen herabsetzen, können vielleicht mit den heute gängigen Tests an Ganztieren und Zellkulturen tierischen Ursprungs noch nicht nachgewiesen werden.

Zelluläre Immunreaktion

Bei der zellulären Immunabwehr vom Typ IV a wird die antigenpräsentierende Zelle durch die T-Effektorzellen abgetötet, beim Typ IV b aktivieren die antigen-erkennenden T_H-Lymphozyten die Makrophagen, die daraufhin Entzündungsmediatoren bilden. Transplantiertes Gewebe mit nicht ausreichender Immunkompatibilität kann abgestoßen werden. Eine Kontaktdermatitis und andere Formen verzögerter Überempfindlichkeit (delayed hypersensitivity) zeigen ebenfalls eine zelluläre Immunreaktion an. Man hat sie beobachtet z. B. nach Exposition gegen Beryllium, Nickel, Chromverbindungen, Quecksilberverbindungen, Formaldehyd und Isocyanat.

Humorale Immunreaktion

Wenn B-Zellen das Epitop des Antigens oder auch nur das Hapten (wieder-)erkennen, bilden und sezernieren sie dagegen Antikörper, die sogenannten Immunglobuline. Der Mensch bildet mehrere Klassen von Immunglobulinen: IgA, IgD, IgE, IgG und IgM. Die Immunglobuline reagieren mit dem Antigen in der Regel mit hoher Affinität unter Bildung eines Immunkomplexes. Man nennt dies eine humorale Immunreaktion. In aller Regel ist das Antigen in dem sich bildenden Immunkomplex nicht mehr biologisch wirksam. Man spricht dann von neutralisierenden Antikörpern.

Im Regelfall werden die entstandenen Immunkomplexe abgebaut, auch lösen sie mehrere andere Abräum-Reaktionen aus.
Der Regelfall ist dann nicht wünschenswert, wenn Arzneimittel inaktiviert werden. Beispiele: Neutralisation von (Rinder-)Insulin durch Antikörper vom Menschen, Neutralisation von Streptokinase.
Der Regelfall bietet auch dann keine absolute Sicherheit, wenn die Antikörper neutralisierend wirken: Die Antigene können beim Abbau des Immunkomplexes im Organismus wieder freigesetzt werden und ihre Wirkung neu entfalten. Beispiel: Amanitin, der lebertoxische Wirkstoff des Knollenblätterpilzes, wurde bei Abbau des therapeutisch gebildeten Immunkomplexes in der Leber wieder wirksam freigesetzt.

Humorale Immunabwehr bei zellständigen Antikörpern. Sofortreaktion vom Typ I (anaphylaktische Reaktion)

Symptome: Schon wenige Minuten nach Zufuhr eines Antigens oder Haptens können sich alternativ entwickeln: Anaphylak-

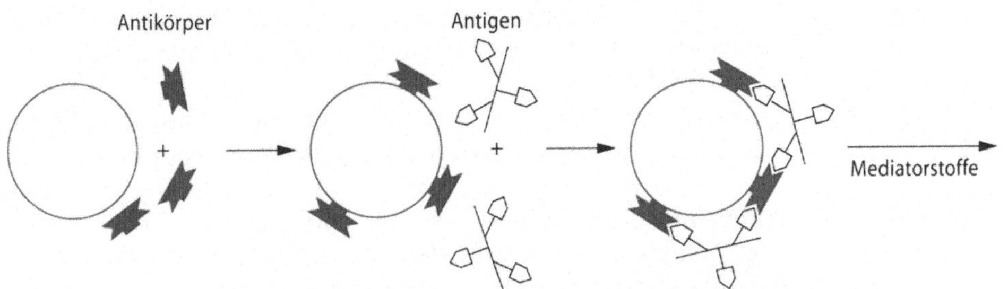

Abb. 5.4 Antigen-Antikörperreaktion vom Typ I (anaphylaktischer Typ). Die Überbrückung der an Mastzelloberflächen fixierten bivalenten Antikörper der IgE-Klasse durch multivalente Antigene löst Bildung und Freisetzung von pharmakologisch wirksamen Mediatorstoffen aus. (Aus: Kerp L, Kasemir H [1973] Praxis und Theorie der Arnzeimittelallergien. Kurzmonographien Sandoz 9)

tischer Schock, Asthma bronchiale, Larynxödem, allergische Rhinitis, Konjunktivitis, Quincke-Ödem.

Mechanismus (Abb. 5.4). Antikörper der Klasse IgE sind auf Mastzellen des Gewebes und basophilen Leukozyten des Blutes zellständig geworden (Fixation des Fc-Stückes der IgE auf der Zelloberfläche): auf jeder Zelle existieren mehrere dieser bivalenten IgE-Antikörper. Bei Zufuhr des Antigens in den Organismus sei entweder bereits das zugeführte Antigen polyvalent oder es mögen polyvalente Antigene dadurch entstehen, daß sich die Moleküle des zugeführten Pharmakons als Haptene auf Plasmaeiweißkörper setzen und ein Molekül eines Plasmaeiweißkörpers mehrere Haptenmoleküle trägt. Jetzt gibt es zwei Möglichkeiten:

1. *Neutralisation der Antigene.* In diesem günstigen Fall reagieren die Antigene mit zirkulierenden Antikörpern der Klassen IgM und IgG, die Reaktion mit den zellständigen IgE wird vermieden.
2. *Reaktion mit den zellständigen IgE.* In diesem ungünstigen Fall überbrückt das polyvalente Antigen die bivalenten IgE-Antikörper auf der Zelloberfläche. Daraufhin wird von der Zelloberfläche eine Information nach innen gegeben, in deren Folge die Zelle desintegriert und Histamin, Leukotriene, Heparin, Kinine und SRS (slow reacting substance, besteht aus Leukotrienen) freisetzt. Abbauenzyme für die Mediatoren liefern die eosinophilen Leukozyten.

- β-Sympathomimetika stoppen die Degranulation, Glukokortikoide wirken präventiv gegen die Degranulation.

Humorale Immunabwehr bei zellständigem Antigen. Reaktion vom Typ II (zytotoxischer Typ)

Symptome. Nach Zufuhr eines Antigens oder Haptens können sich alternativ entwickeln: hämolytische Anämien (selten), thrombozytopenische Purpura (häufiger), Granulozytopenien,

Vaskulitis. Auslösende Pharmaka sind u. a. Acetylsalicylsäure, Pyrazolderivate, Saluretika, Chinidin und Chinin, Barbiturate, Sulfonamide.

Mechanismus. Erster Schritt: Zirkulierende Antigenmoleküle werden zellständig und fixieren danach zirkulierende Antikörper vom Typ IgM oder IgG (Abb. 5.5). Zweiter Schritt: Durch die Reaktion mit dem Antigen kann am IgM- bzw. IgG-Molekül eine sog. Komplement-Bindungsstelle freigelegt werden. Damit wird die kaskadenartige Aktivierung eines Systems von Serumproteinen eingeleitet. Einige der dabei aktivierten Proteine können zur Hämolyse führen, Thrombozyten zerstören usw. Auch Makrophagen und zytotoxische T-Lymphozyten werden aktiviert.

Humorale Immunabwehr bei zellständigem Immunkomplex. Reaktion vom Typ III (Arthus-Typ)

Symptome: Thrombozytenaggregation, allergische Agranulozytosen, Serumkrankheit bei Antigenexzeß im Immunkomplex, Arthus-Phänomen bei Antikörperexzeß im Immunkomplex, Glomerulonephritis, Purpura Schoenlein-Henoch.

Mechanismus: Immunkomplexe bilden sich durch Reaktion von freiem Antigen mit freiem Antikörper. Die Immunkomplexe werden gewebsständig. Folgen sind u. a. Komplementaktivierung und Thrombozytenaggregation.

Dosis-Wirkungs-Beziehungen bei immunologischen Reaktionen

Man hört oft, Immunreaktionen seien dosisunabhängig. Dies ist in dieser apodiktischen Form unrichtig. Richtig ist, daß Immunreaktionen häufig mit weit höherer Empfindlichkeit ablaufen und eine viel steilere Dosis-Wirkungs-Kurve haben als andere Reaktionen und Wirkungen in der Pharmakologie. So kommt es, daß eine nach therapeutischen Maßstäben geringe Dosis die Immunreaktion bereits in den obersten (Sättigungs-)Bereich der Dosis-Wirkungs-Kurve treibt.

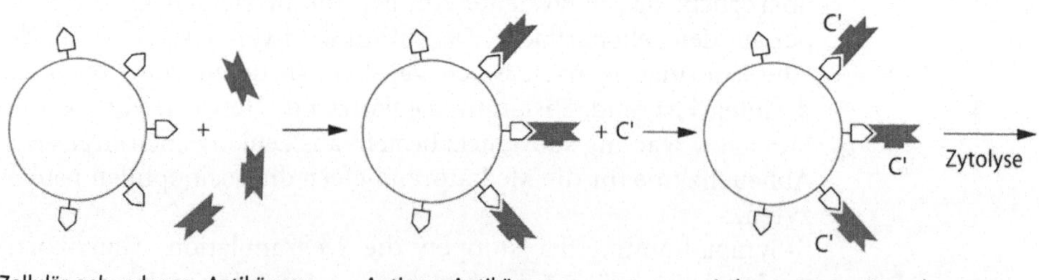

Abb. 5.5 Antigen-Antikörperreaktion vom Typ II (zytotoxischer Typ). An Zelloberflächen gebundenes Antigen reagiert zuerst mit Antikörper der Klassen IgM oder IgG, danach lagert sich Komplement an den Immunkomplex an. Die Komplementreaktionskette führt zu Zellschädigung und Zytolyse. (Aus: Kerp L, Kasemir H [1973] Praxis und Theorie der Arzneimittelallergien. Kurzmonographien Sandoz 9)

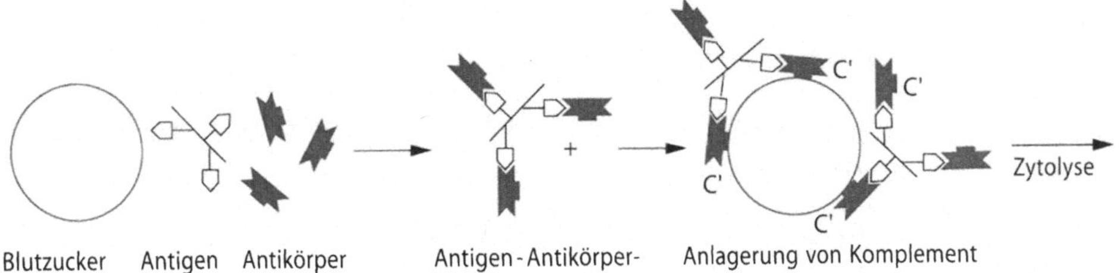

Abb. 5.6 Antigen-Antikörperreaktion vom Typ III. Antigen-Antikörperkomplexe bilden sich hier zuerst, danach erst werden diese Immunkomplexe auf Zelloberflächen fixiert, und endlich erfolgt die Komplementfixation. (Aus: Kerp L, Kasemir H [1973] Praxis und Theorie der Arzneimittelallergien. Kurzmonographien Sandoz 9)

Kreuzallergien Hierunter versteht man die Erscheinung, daß ein Patient mit einer Allergie gegen einen bestimmten Stoff auch gegen Stoffe mit nahe verwandter, manchmal aber auch wenig verwandter chemischer Struktur allergisch ist. Es gibt folgende Beispiele mit größerer klinischer Bedeutung:

- ● Bei Penicillinallergie kann auch Allergie gegen Cephalosporine bestehen.
- ○ Bei Allergie gegen Sulfonamide kann auch eine Allergie gegen Thiazid-Diuretika und gegen andere schwefelhaltige Verbindungen bestehen.

Immunglobuline zur Substitution **Hyperimmunseren.** Sie dienen der „passiven Immunisierung". Sie wurden und werden z. B. zur Prophylaxe des Wundstarrkrampfes bei Verletzten eingesetzt, die nicht aktiv immunisiert wurden. Hierzu werden Seren hergestellt, die besonders viele Immunglobuline gegen das Antigen (Tetanustoxin, Schlangengifte, Viren) enthalten (Hyperimmunseren). Ein Teil dieser Hyperimmunseren stammt noch von Tieren (Botulinus-Antitoxin, Diphtherie-Antitoxin, Gasbrand-Antitoxin, Antitoxine gegen Gifte von Schlangen und Skorpionen).

Gammaglobulin-Präparate. Sie werden aus Mischplasmen vieler Menschen hergestellt unter der Vorstellung, daß ein solches Präparat eine Art „Breitband-IgG-Prophylaxe" oder Breitband-Therapie bei Immunglobulin-Mangelsyndrom oder bei schweren Infektionen ermögliche. Der Nutzen bei erwiesenem Mangelsyndrom ist vorhanden; andere Indikationen bedürfen der individuellen Rechtfertigung. Die Präparate sind kostenträchtig.

Pharmakokinetik und Applikation. Die Resorption aus intramuskulären Depots ist unregelmäßig und schützt nicht gegen Immunreaktionen. Lösungen zur Injektion i.m. dürfen nicht i.v. injiziert werden. Aggregatfreie IgG vom Menschen haben eine Halbwertszeit von 3 Wochen, Immunglobuline von Tieren eine Verweildauer von wenigen Tagen.

Unerwünschte Wirkungen. Falsch oder zu lange gelagerte Präparate neigen zur Aggregatbildung; die Aggregate fördern die Komplementaktivierung. Besonders bei Präparaten von Tieren (Pferd, Ziege, Schaf usw) besteht die Gefahr schwerer Immunreaktionen.

5.4 Immunsystem II: Änderung der Systemfunktion durch Pharmaka und Schadstoffe

Pharmakologische und toxikologische Wirkungen auf das Immunsystem können wir am besten unter folgender Vorstellung systematisieren:
Arzneimittel und Schadstoffe können wirken

- auf die **Signalaussendung** von Zellen des Systems. Dabei kann die Signalaussendung sowohl **vermehrt** als auch **vermindert** werden. Die Bildung sowohl von **löslichen** Zytokinen als auch von **zellständigen** Oberflächenstrukturen kann verändert sein.
- auf die **Signalübermittlung** zwischen den Zellen des Immunsystems, etwa dadurch, daß Zytokine abgefangen werden.
- auf den **Signalempfang** durch Zellen des Immunsystems, zum Beispiel dadurch, daß funktionsfähige Rezeptoren für Zytokine nicht gebildet oder blockiert werden. Den Signalempfang beeinflussen polyklonale und monoklonale Anti-Lymphozytenseren. Sie sind gegen Rezeptoren auf Lymphozyten gerichtet.
- auf die **Signalverarbeitung** durch Zellen des Immunsystems. Dadurch kann sich nicht nur die Signalaussendung der Zellen ändern, sondern auch ihre Differenzierung zu Folgezellen oder ihre Fähigkeit zur „Endfunktion" (z. B. Phagozytose, Bildung und Freisetzung von Immunglobulinen, Abtöten von Fremdzellen). Die Signalverarbeitung kann man deutlicher systemspezifisch mit Ciclosporin und Tacrolimus beeinflussen, Hemmstoffe mit geringerer Spezifität sind Glukokortikoide.
- durch **Verminderung von Zellen** des Immunsystems: Azathioprin, Methotrexat und alkylierende Zytostatika führen zur Zellnekrose.
- durch **Vermehrung von Zellen** des Immunsystems. Aktive Immunisierung fördert die klonale Expansion spezifischer B-Lymphozyten und die Bildung von Antikörpern.
  „Breitband-Immunstimulantien" haben die in sie gesetzten Hoffnungen bisher nicht erfüllt. Angesichts der Gefahren, die bei undifferenzierter Stimulation des Immunsystems zu erwarten sind, ist hier auch Zurückhaltung angebracht. Dies gilt weniger für die spezifischer wirkenden und mit sehr speziellen Indikationen zugelassenen Zytokine.

Die Hemmung des Immunsystems durch Gifte, besonders durch sogenannte Umweltgifte, ist ein bevorzugtes Medien-Thema. Bei Tieren (z. B. Robben) sind solche Wirkungen nachgewiesen. Die bisher bei Menschen gefundenen Veränderungen sind zum Glück sehr gering.

Stoffe mit Hemmwirkung auf den Signalempfang: **Antilymphozyten-Sera**

Polyklonale Antilymphozytensera (*Lymphoglobulin*), enthalten Antikörper gegen mehrere Rezeptorklassen auf der Lymphozytenoberfläche. Monoklonale Antikörper sind gegen einen bestimmten T-Zellrezeptor gerichtet, z. B. Muromonab-CD3 (*Orthoclone*) gegen den CD3-Rezeptor. Mit der Einführung des gegen CD4-Rezeptoren wirkenden Antikörpers ist zu rechnen.

Herkunft. Polyklonale und monoklonale Antilymphozytensera sind tierischen Ursprungs. Das ist wichtig für ihre Pharmakokinetik und für ihre unerwünschten Wirkungen.

Indikationen. Antilymphozytensera sind für die Prophylaxe oder Unterbrechung der Transplantatabstoßung zugelassen.

Pharmakokinetik und Dosierung. Als speziesfremde Proteine werden die Immunglobuline der Antilymphozytensera schnell in das RES aufgenommen. Sie müssen daher täglich infundiert werden. Die Proteinmenge liegt im Bereich von 5 mg.

Unerwünschte Wirkungen. Sie entstehen hauptsächlich durch Immunreaktionen des Empfängers gegen tierisches Eiweiß. Eine Herzinsuffizienz oder Krampfneigung kann zunehmen.

Stoffe mit hemmender Wirkung auf die Signalverarbeitung: **Ciclosporin, Tacrolismus**

Wirkungsmechanismen. Ungeachtet ihrer unterschiedlichen chemischen Struktur wirken die drei Immunsuppressiva ähnlich. Sie verbinden sich mit cytoplasmatischen Proteinen, die man unter der Bezeichnung *Immunophiline* zusammengefaßt hat, und erst der Komplex Immunsupressivum & Immunophilin kann mit Calcineurin reagieren und dadurch den nächsten Schritt in der Signalkette (Dephosphorylierung von NF-AT) verhindern (Abb. 5.7). Die Immunophiline für alle drei Immunsuppressiva sind Enzyme (Peptidyl-prolyl-*cis-trans*-isomerasen). Für die immunsuppressive Wirkung ist aber offensichtlich *nicht* wichtig, ob die enzymatische Aktivität der Enzyme beeinträchtigt wird. Wichtig ist vielmehr, daß eine bei ihnen verborgene zusätzliche Fähigkeit – die Reaktionsfähigkeit mit Calcineurin – durch die Immunsuppressiva aktiviert wird. Die drei Immunsuppressiva beeinflussen die Enzymaktivität unterschiedlich stark. Ob dies für die Differentialindikation wichtig wird, ist noch nicht bekannt.
Rapamycin hemmt die Gentranskription für Zytokine auch noch auf einem anderen, calciumunabhängigen Weg, aber auch hierfür muß der Rapamycin-Immunophilin-Komplex gebildet werden.

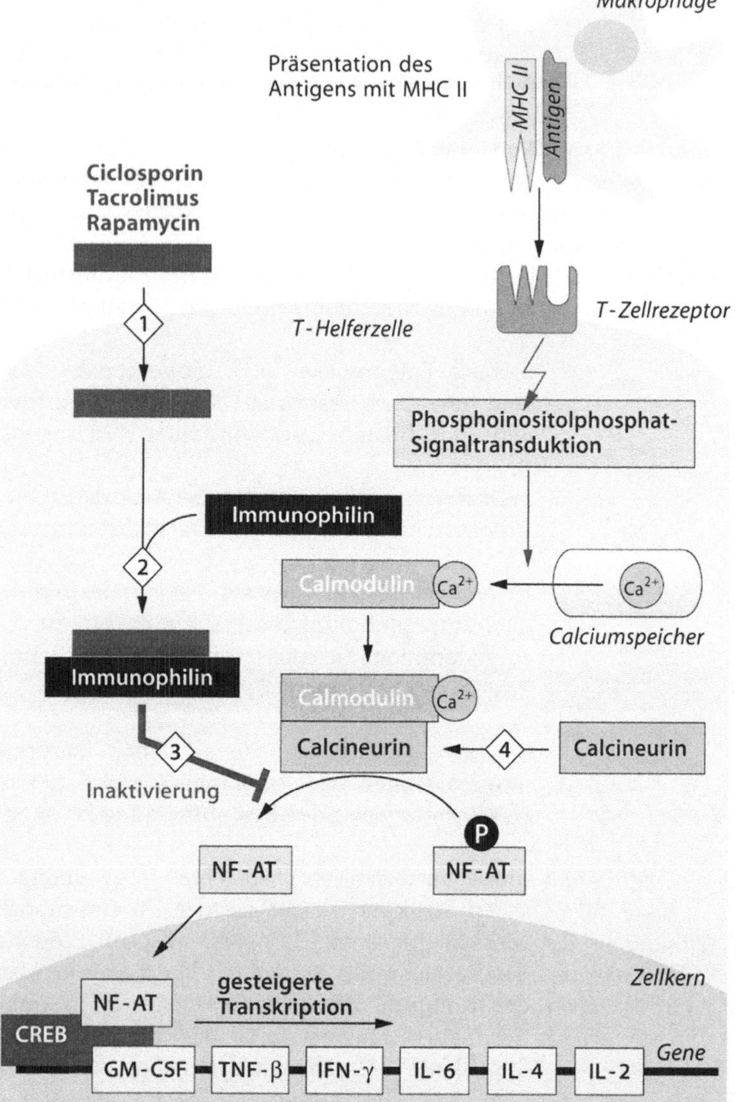

Abb. 5.7 Calcium-abhängige Wirkungsstelle von Ciclosporin, Tacrolimus und Rapamycin. Von rechts oben nach links unten ist die normale Aktivierung einer Signalkette des T-Lymphozyten von der Stimulation des T-Zellrezeptors bis zur Steigerung der Transkription gezeigt. Ein wichtiges Kettenglied ist dabei die Bindung von Calcineurin an Calmodulin, ④. – ① Ciclosporin, Tacrolimus oder Rapamycin passieren die Plasmamembran. ② Sie binden sich an ihr Immunophillin. ③ Die Immunophillin-Komplexe inaktivieren Calcineurin im Calmodulin/Calcineurin-Verbund. Dadurch wird die Dephosphorylierung von NF-AT unmöglich, die Signalkette ist unterbrochen

Ciclosporin *(Sandimmun)* Ciclosporin, Produkt eines Boden-Pilzes, ist ein aus 11 Aminosäuren bestehendes cyclisches, sehr lipophiles Polypeptid (MWW 1202,6).

Wirkungsmechanismus und Wirkungen. Ciclosporin hemmt die Freisetzung von IL-2 aus T_H-Lymphozyten in der in Abb. 5.7 dargestellten Weise. Es kommt ferner direkt oder sekundär zu einer Abnahme der Freisetzung von GM-CSF, von IL-1, IL-4, von IFN-γ durch NK-Zellen und T_H-Zellen, von TNF-β durch T-Effektorzellen.
Abb. 5.1 und 5.2 lassen erkennen, daß damit die Funktion des Immunsystems stark und die des myeloischen Systems schwächer betroffen sein muß. Am empfindlichsten sind T_H-Lymphozyten, weniger empfindlich sind T-Effektorzellen und T-Suppressorzellen, die Funktion der B-Zellen bleibt unbeeinflußt. Die Proliferation von NK-Zellen und T-Effektorzellen nimmt ab. Die Erkennung der Transplantationsantigene und die Abstoßungsreaktionen werden unterdrückt.

Pharmakokinetik und Dosierung. Ciclosporin diffundiert passiv in die Zellen. Die Bioverfügbarkeit schwankt zwischen 10 % (bei Leberschädigung) und 50 % (12 Monate nach Beginn der Verabreichung). Enorme Schwankungen gibt es auch beim Verteilungsvolumen und bei der Eliminationshalbwertszeit (6–20 Stunden). Ciclosporin wird in der Leber mit Cytochrom P450-Enzymen oxidiert. Unveränderte Substanz und die (zum Teil noch wirksamen) Metaboliten werden mit der Galle ausgeschieden. Wegen der individuell sehr unterschiedlichen Pharmakokinetik ist die Überwachung der Konzentrationen im Blut unverzichtbar. Der „therapeutische Bereich" gilt nur für das im Labor gewählte Bestimmungsverfahren und muß dort erfragt werden. Anfangsdosen bei intravenöser Gabe liegen bei 2,5–5 mg/kg KG.

Unerwünschte Wirkungen. Mehrere von ihnen sind durch CREB-Inaktivierung erklärbar.

- ● Nephrotoxizität mit Hyperkaliämie und Ödemen
- ● Hepatotoxizität besonders bei vorgeschädigter Leber
- ○ Herabgesetzte Glucosetoleranz
- ○ Muskelschwäche, Parästhesien, Kopfschmerzen, Verwirrung
- ○ Übelkeit, Erbrechen, Kolitis
- ○ Hypertonie
- ○ Kosmetisch: Gingivahyperplasie, Hypertrichose

Interaktionen

Mit anderen Immunsuppressiva → Dosisanpassung.
Mit Stoffen, die mit Cytochrom-Enzymen metabolisiert werden → Dosisanpassung.

Mit Stoffen, die nephrotoxisch sind (Aminoglykosidantibiotika, aber auch einige Cephalosporine, Amphotericin B) → evtl. Dosisanpassung.
Die Interaktionen sind so zahlreich, daß bei Fortsetzung der Ciclosporingabe in der ambulanten postoperativen Phase das An- und Absetzen jedes Medikamentes die Prüfung der Blutkonzentration von Ciclosporin verlangt. Das gilt besonders auch für frei verkäufliche „Kopfschmerzmittel".

Tacrolimus *Prograf* Tacrolimus ist ein Makrolidantibiotikum. Sein grundsätzlicher Wirkungsmechanismus entspricht dem des Ciclosporin. Es ist als Immunsuppressivum in Kombinationen mit Glukokortikoiden bei Lebertransplantationen nach Erschöpfung anderer Möglichkeiten (Antilymphozytenserum) zugelassen.
Die pharmakokinetischen Eigenschaften sind ähnlich ungünstig wie bei Ciclosporin, obwohl sich beide Substanzen strukturchemisch nicht ähnlich sind. Bei Verwendung der oralen Zubereitungsform hängt die Resorption beim Individuum von dessen Eßgewohnheiten ab. Tacrolimus darf nicht im PVC (Trinkbecher, Magensonden, Infusionkatheter usw.) in Berührung kommen.
Die unerwünschten Wirkungen und die Interaktions-Gefahren entsprechen grundsätzlich denen des Ciclosporin.

Rapamycin hat eine dem Tacrolimus verwandte chemische Struktur. Es ist noch nicht auf dem Markt.

Glukokortikoide Diese Stoffe werden ausführlich ab Seite 142 beschrieben. Hier wird ihre immunsuppressive Wirkung abgehandelt.

Wirkungsmechanismus und Wirkung. Glukokortikoide wirken auf T-Lymphozyten und Makrophagen (und andere bei der Entzündungsreaktion beteiligte Zellen), aber nur in höchsten Dosen auf B-Lymphozyten. Die Transkription mehrerer der Gene für Zytokine wird herabgesetzt. Die Zahl der im Blut vorhandenen Lymphozyten nimmt nach Therapiebeginn stark ab, weil die Lymphozyten durch Zellen im Knochenmark festgehalten werden. – Im Experiment wird die Wirkung der Glukokortikoide auf die Gentranskription durch Ciclosporin und Tacrolimus verstärkt.

Dosierung. Für die Immunsuppression muß ein Glukokortikoid in seinem oberen Dosisbereich injiziert werden.

Stoffe, die zur Zellnekrose führen: Azathioprin *Imurek*

Pharmakokinetik. Bioverfügbarkeit 88 %, Plasmaproteinbindung 30 %. Der Stoff wird mit einer Halbwertszeit von 2 h zu 6-Mercaptopurin umgewandelt. Man hält 6-Mercaptopurin für den eigentlichen Wirkstoff. Sein Wirkungsmechanismus ist auf S. 480 beschrieben. Die Metaboliten des Azathioprin werden renal eliminiert.

Wirkungen. Azathioprin reduziert die Zahl der T-Lymphozyten stärker als die der B-Lymphozyten. Es hemmt die zelluläre Immunreaktion, ändert aber nicht die IgG-Konzentration.

Indikationen, Tagesdosen. Bei Transplantationen 5–4 mg/kg KG, bei Autoimmunerkrankungen 1–3 mg/kg KG (i.v. oder p.o.). Bei gleichzeitiger Anwendung von Allopurinol Reduktion dieser Dosen auf 25 %.

Cyclophosphamid Der Stoff wird als Zytostatikum ab S. 483 beschrieben. Als Immunsuppressivum hemmt es in Tagesdosen von 2–10 mg/kg KG T- und B-Lymphozyten ungefähr gleich stark.

6 Hormone

6.1 Steroidhormone und Steroidhormon-Antagonisten: Vergleichbare Eigenschaften

Gruppeneinteilung

Steroidhormone, die hier besprochen werden, gehören folgenden Gruppen an:

Glukokortikoide (Betamethason, Budesonid, Cloprednol, Cortison und Hydrocortison, Dexamethason, Flunisolid, Fluocortolon, Prednison, Prednisolon und Methylprednisolon, Prednyliden, Triamcinolon und viele andere Synthetika)
Mineralokortikoide (Aldosteron, Fludrocortison)
Estrogene (Estradiol, Ethinylestradiol, Mestranol)
Gestagene (Progesteron, Chlormadinon, Dydrogesteron, Gestonoron, Hydroxyprogesteron, Medroxyprogesteron, Norethisteron)
Androgene (Testosteron, Mesterolon)
Anabolika (Metenolon, Nandrolon)
Vitamin D und seine Verwandten (Calcitriol, Colecalciferol, Alfacalcidol)
Die Gruppeneinteilung erfolgt nach der charakteristischen Wirkung.

Steroidhormon-Antagonisten (nicht alle sind Steroide) sind:
Tamoxifen (Estrogen-Antagonist)
Mifepriston (Gestagen-Antagonist)
Cyproteron, Flutamid (Androgen-Antagonisten)
Spironolacton (Aldosteron-Antagonist)

Pharmakokinetik

Steroidhormone sind gut lipidlöslich. Sie werden deshalb nach oraler Gabe gut resorbiert, haben ein großes Verteilungsvolumen und diffundieren auch leicht durch die Zellmembranen. Deshalb gelangen sie aber auch leicht in Leberzellen und werden dort intensiv metabolisiert. Wenn nicht besondere Vorkehrungen getroffen werden (s. u.), ist der **first pass effect** beachtlich. Steroidhormone werden durch Transportproteine gebunden, aber dennoch gut verteilt.
Die Eliminationsgeschwindigkeit der Steroidhormone ist von der Dosis abhängig; Halbwertszeiten kann man deshalb nicht angeben. Die Elimination erfolgt überwiegend durch Metabolismus. Die Doppelbindungen in den Ringen und die Hydoxygruppen

sind bevorzugte Ziele des enzymatischen Angriffs. Für Aldosteron, Estradiol und Testosteron ist dabei der first pass effect so groß, daß die Wirkung nach oraler Gabe sehr unsicher würde. Den schnellen Abbau an C17 versucht man durch Veresterung der HO-Gruppen oder durch Einführung von HC≡C-Gruppen zu verzögern. Die Einflußmöglichkeiten auf die Pharmakokinetik sind begrenzt, weil Veränderungen nicht nur die Pharmakokinetik, sondern auch und stärker das Wirkungsbild der Steroidhormone verändern können.

Enzyminduktion. Steroidhormone werden beschleunigt abgebaut, wenn die Leberenzyme durch andere Stoffe (Phenobarbital, Diphenylhydantoin, Rifampicin) induziert werden. Deshalb nimmt z. B. die Sicherheit der Wirkung niedrig dosierter oraler Kontrazeptiva bei Patientinnen ab, die mit Rifampicin wegen einer Tuberkulose oder mit Diphenylhydantoin wegen einer Epilepsie behandelt werden.

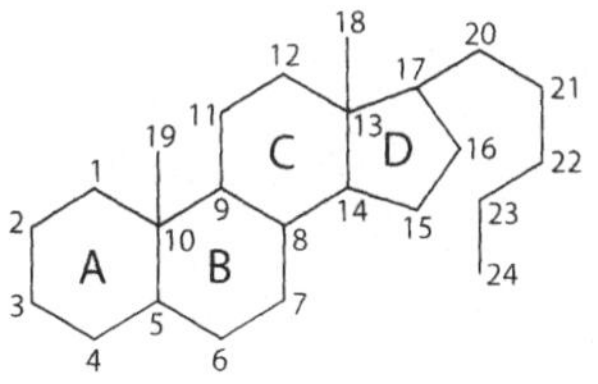

Grundgerüst der Steroidhormone mit Ring- und Positionsbezeichnungen.

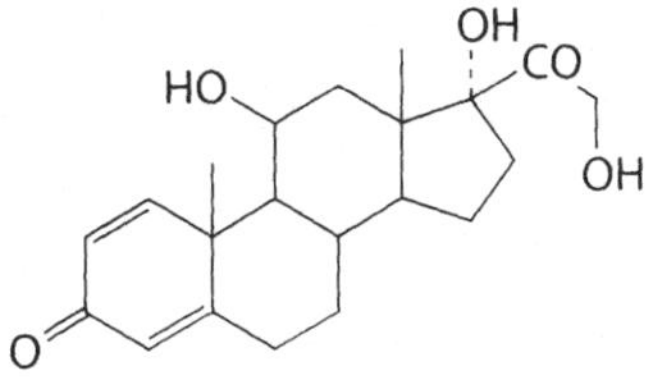

Glukokortikoid Prednisolon. Typisch sind O = an C_3, C_4 = C_5, HO- an C_{11}, O = an C_{17}. Andere Substitutionen können die Wirkung sehr verstärken. Dabei kann aber auch die hier unerwünschte mineralokortikoide Wirkung so stark werden, daß einige dieser (fluorierten) Stoffe nur als Dermatika verwendbar sind.

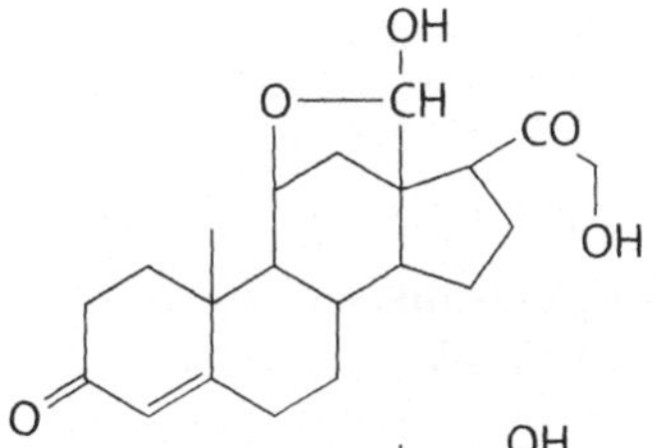

Mineralokortikoid Aldosteron

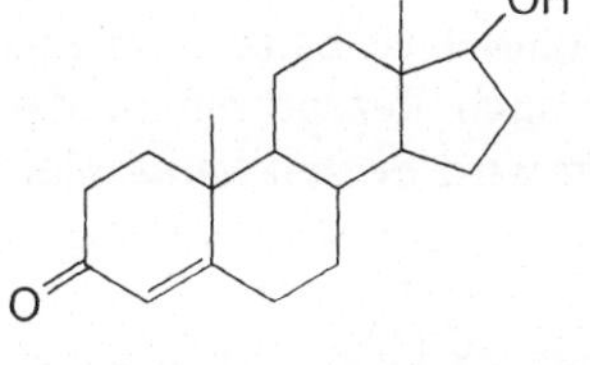

Androgen Testosteron. Typisch sind CH_3- an C_{18} und C_{19}, C_4 = C_5, HO- an C_{17}.

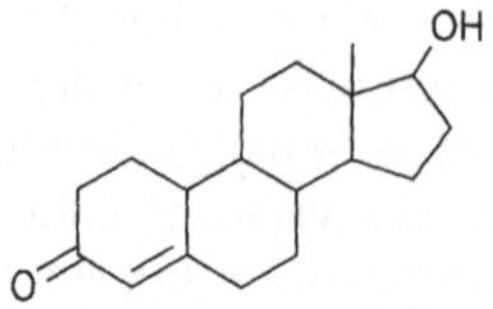

Anabolikum Nandrolon. Bei den Anabolika ist der Steroidring A anders substituiert als bei Testosteron. Bei Nandrolon fehlt CH_3- an C_{10}.

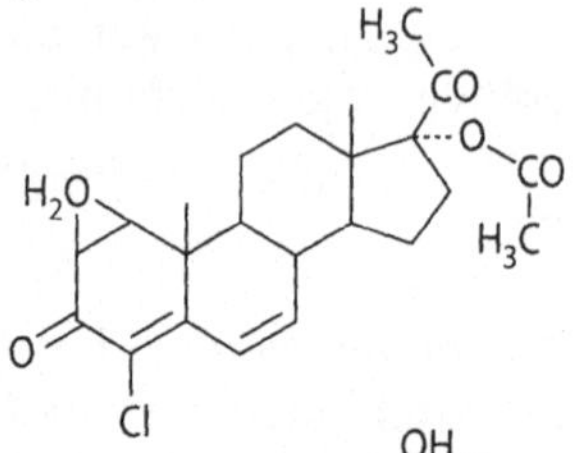

Antiandrogen Cyproteronazetat

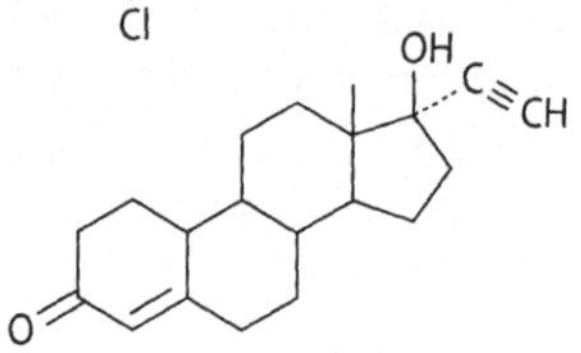

Gestagen Norgestrel. Gestagene haben sehr unterschiedliche Strukturen. Wir wählen Norgestrel für den einfachen Vergleich mit dem

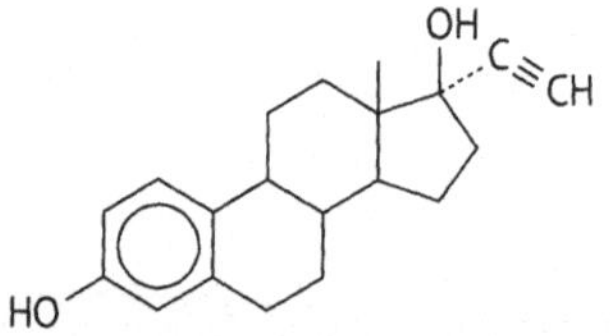

Estrogen Ethinylestradiol. Für Estrogene typisch ist der aromatische Steroidring A, HO- in C_3 und fehlende CH_3- in C_{10}.

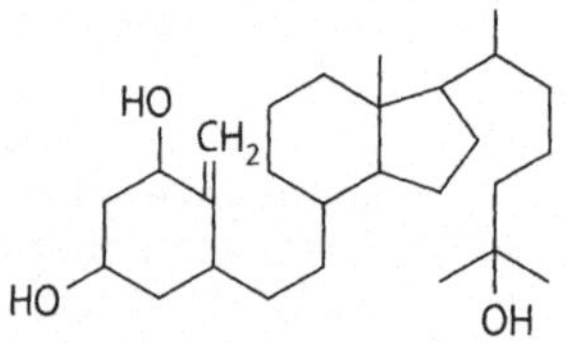

Calcitriol. Typisch: Ring B ist geöffnet

Abb. 6.1 Chemische Struktur von Glukokortikoiden, Mineralokortikoiden, Androgenen, Anabolika, Antiandrogenen, Gestagenen, Estrogenen und Steroiden mit Vitamin-D-Wirkung. Für den Vergleich wurden Stoffe gewählt, die die wirkungsbestimmenden Strukturen besonders klar erkennen lassen und den Vergleich untereinander leicht erlauben

Allgemeiner Wirkungsmechanismus

Die Steroidhormone (und auch ihre Antagonisten) haben einen sehr ähnlichen Wirkungsmechanismus. Wir erläutern ihn am Beispiel der Glukokortikoide (Abb. 6.2)

1. Diffusion durch die Zellmembran. Es ist zwar nicht auszuschließen, daß Glukokortikoide auch Rezeptoren in der Plasmamembran ansprechen, aber dem wird derzeit keine pharmakologische Bedeutung beigemessen.

2. Bindung an den Glukortikoidrezeptor (Steroidrezeptor). Die Glukokortikoid-Rezeptoren befinden sich im Zytoplasma, Rezeptoren für andere Steroide werden im Plasma und im Kern oder nur im

Kern gefunden. Steroidrezeptoren sind unverzweigte Proteine. Steroidrezeptoren aller Klassen haben

- einen C-terminalen Teil, der die Steroidhormone (und die Antagonisten) bindet;
- einen zentralen Teil, der sich an palindromische Enhancersequenzen der DNA bindet. Steroidrezeptoren aller Klassen enthalten im zentralen Teil zwei sogenannte Zinkfinger für die Bindung an die DNA. In jedem Zinkfinger stehen vier Cys an den Spitzen eines Tetraeders um das Zinkatom herum. Diese Struktur ist für die Enhancer-Bindung unverzichtbar; vergleicht man die Steroidrezeptoren aller Klassen, so zeigen sie in diesem Gebiet eine hohe Homologie;
- einen N-terminalen Teil. Bei den einzelnen Steroidrezeptor-Klassen ist er sehr unterschiedlich lang. In ihm residiert die Fähigkeit, nach der Bindung des Zentralteils an den Enhancer die Transkriptionsgeschwindigkeit zu verändern, denn die bloße Bindung des Rezeptors an den Enhancer reicht hierfür nicht aus. (Transkriptions-Beeinflussung residiert auch noch auf anderen Strekken der Rezeptoren).

3. Konformationsänderung, Abwurf der Schutzproteine. Steroidrezeptoren, die sich im Cytoplasma befinden, tragen in der Regel Schutzproteine[1]. Die Steroidhormon-Rezeptoren aller Klassen ändern nach Bindung ihrer Hormone (Liganden) ihre Konformation. Wenn die Rezeptoren Schutzproteine tragen, so werden die Schutzproteine daraufhin abgeworfen. Der Glukokortikoid-Rezeptor wirft z. B. vier Schutzproteine ab:
Die Konformationsänderung führt zwar bei Bindung der meisten Liganden zum Abwurf der Schutzproteine, sie kann aber an ein und demselben Rezeptor durchaus unterschiedlich für unterschiedliche Liganden ausfallen. Von der liganden-bestimmten Konformationsänderung hängt ab, ob die transkriptionsinduzierenden Gebiete des Rezeptors „herausgekehrt" werden oder nicht. Rezeptor-Agonisten und Rezeptor-Antagonisten können sich hierin unterscheiden

[1] Solche Schutzproteine fehlen bei Rezeptoren, die sich bereits im Kern befinden. Zu ihnen gehören die Rezeptoren für das Schilddrüsenhormon; ihrer Struktur und Funktionsweise nach gehören sie zur Gruppe der Steroidhormon-Rezeptoren.

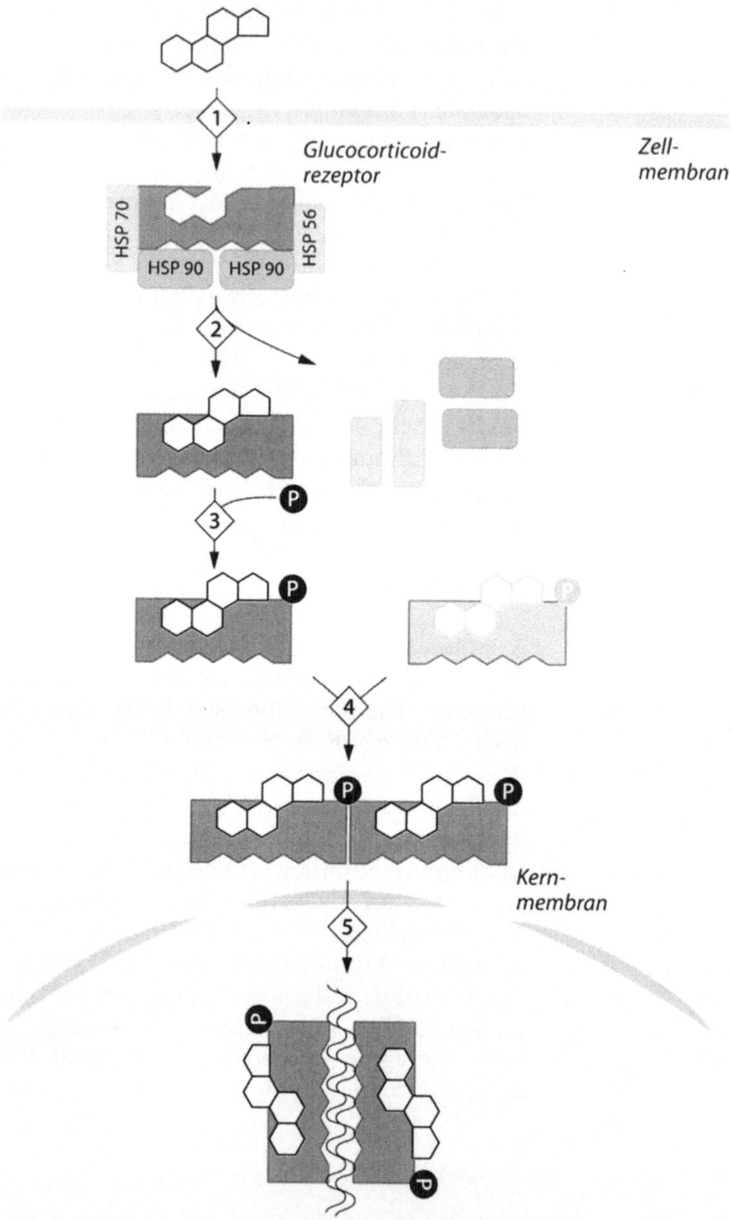

Abb. 6.2 Zum molekularen Wirkungsmechanismus der Steroidhormone. ⟨1⟩ Ein Steroidhormon diffundiert durch die Plasmamembran. ⟨2⟩ Das Hormon bindet sich an seinen Rezeptor, der daraufhin seine Hsp-Schutzproteine abwirft und „entriegelt" ist. ⟨3⟩ Der Rezeptor wird phosphoryliert. ⟨4⟩ Zwei phosphorylierte Rezeptoren dimerisieren. ⟨5⟩ Das Dimer wandert durch die Kernmembran und bindet sich mit Zinkfingern an eine palindromische DNA-Sequenz.

4. **Phosphorylierung der freien Ligand-Rezeptorkomplexe.** Nach Abwurf der Schutzproteine werden die Rezeptoren für Glukokortikoide, Gestagene, Estrogene und Vitamin D phosphoryliert. Dadurch wird die später erfolgende Bindung an das DNA-Enhancermotiv gefördert.

5. **Dimerisierung, Permeation durch die Kernmembran.** Die phosphorylierten Rezeptoren dimerisieren nach Abwurf der Schutzproteine (unabhängig von der Art des Liganden, der den Abwurf verursacht hat).
Die Dimerisierung ist eine Voraussetzung für die Permeation durch die Kernmembran.

6. **Bindung an ein Motiv der DNA.** Die ligandenbesetzten Rezeptordimeren binden sich mit Zinkfingern an Motive auf der DNA. Die Motive sind cis-aktivierende Elemente auf der 5'-Seite des Gens. An ihnen wirken Steroide als Antirepressoren. Das Motiv für Glukokortikoide hat die Form

GAACAnnn**TGTTC**
CTTGTnnn**ACAAG**
Der palindrome Teil ist fettgedruckt.
Dieses Motiv ist aber nicht nur das Motiv für Glukokortikoide, sondern im wesentlichen auch für Gestagene und Androgene. Insgesamt sind nur 4 Motive für Steroidrezeptoren bekannt.
Die Hormonspezifität kann also durch das Bindungsmotiv nur teilweise bedingt sein.

7. **Änderung der Transkription.** Wir wissen bereits, daß viele Steroidhormon-Antagonisten die Bindung des Rezeptors an das Motiv nicht aufheben, aber die Transkriptionswirkung der Agonisten dennoch reduzieren.
Die Bindung des Liganden-Rezeptorkomplexes an das Motiv reicht zur Änderung der Transkription also nicht hin, sondern ist nur notwendige Voraussetzung dafür.

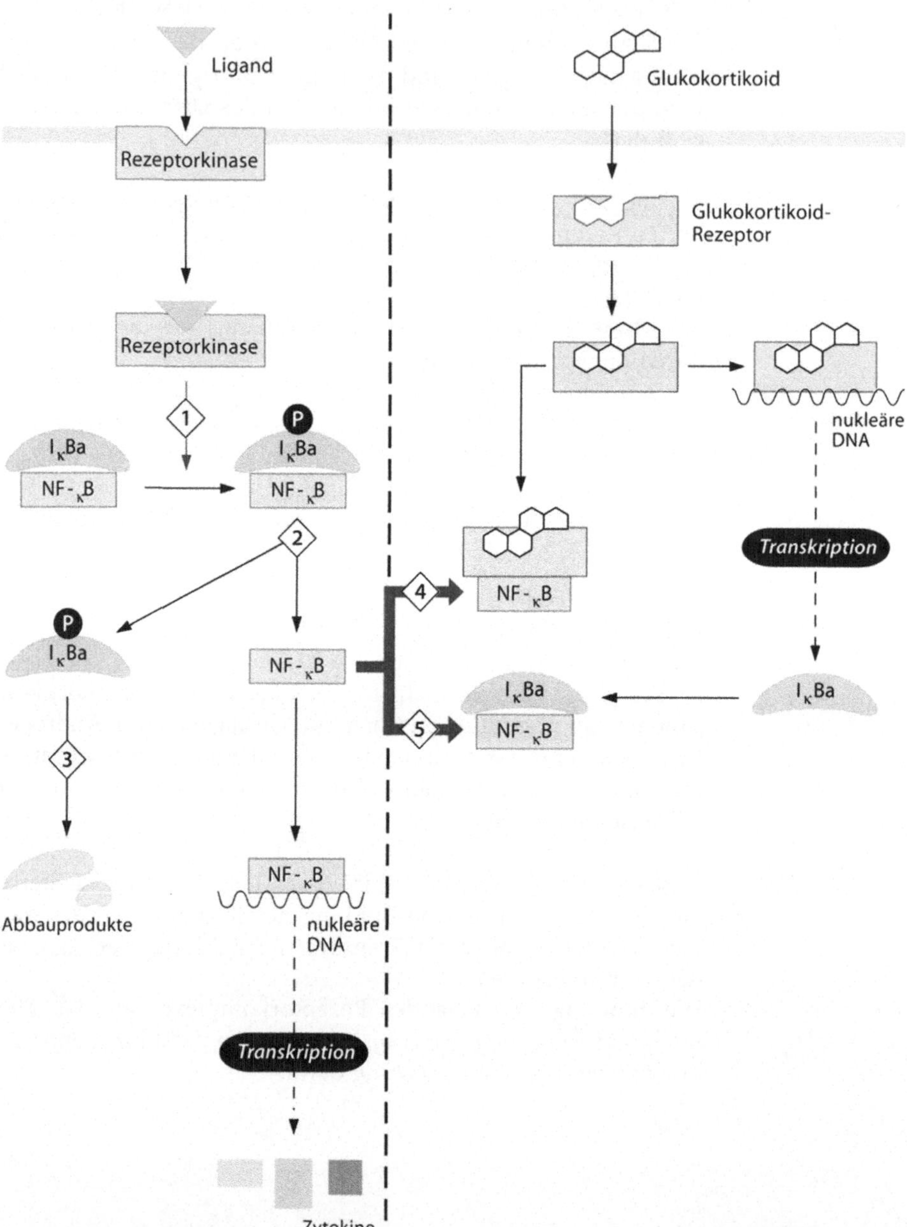

Abb. 6.3 Ein besonderer molekularer Mechanismus für die Wirkung von Glukokorticoiden im Immunsystem. Auf der linken Bildseite sieht man eine Signalkette, die zur vermehrten Transkription von Zytokinen führt. ⟨1⟩ Eine Rezeptor-Tyrosinkinase phosphoryliert das Schirmprotein I_KBa im Komplex I_KBa/NF-$_K$B. ⟨2⟩ Daraufhin löst sich das Schirmprotein und wird ⟨3⟩ abgebaut. Das „befreite" NF-$_K$B vermehrt die Transkription von Zytokinen. – Die rechte Bildseite zeigt: Glukokortikoide können aus dieser Signalkette NF-$_K$B auf zwei Wegen herausziehen: Sie binden NF-$_K$B direkt ⟨4⟩ und sie erhöhen die Bildung von Schirmprotein ⟨5⟩

Entscheidend für die Wirkung der Steroid-Liganden ist ihre (über eine Änderung der Rezeptorkonfiguration vermittelte) Wirkung auf die Transkription. Es scheint im Rezeptormolekül zwei Transkriptions-Aktivatorfunktionen zu geben. Eine befindet sich im N-Terminus, die andere im C-Terminus.

Die Steroidhormon-Agonisten erhöhen in der Regel die Transkriptionsgeschwindigkeit. Bekannte Ausnahmen sind:

- Estrogene supprimieren die Transkription des Gens für IL-6. Dadurch geht u. a. die Förderung der Osteoklastentätigkeit durch IL-6 und der damit verbundene Knochenabbau (im Klimakterium) zurück.
- Glukokortikoide erhöhen zwar die Transkription der Gene z. B. für β_2-Rezeptoren und Lipocortin A, aber sie senken die Transkription der Gene für die Zytokine GM-CSF, IL-1, Il-3, IL-4, IL-5, IL-6, IL-8 und TNF-α, von IL-2-Rezeptoren, Phospholipase A2, Cyclooxigenase 2 und NO-Synthetase. Die Bildung von IL-2 (und von anderen Interleukinen) wird auf einem Umweg stark gehemmt (Abb. 6.3).

Besonderer Wirkungsmechanismus bei Antagonisten

Für einige Steroidhormon-Antagonisten wird ein besonderer Wirkungsmechanismus diskutiert. Er beginnt nach dem unter 2. beschriebenen Abwurf der Schutzproteine. Die Konformationsänderung des danach freien Steroid-Rezeptorkomplexes gestattet die Anlagerung des im Zytoplasma befindlichen Proteindimers AP-1 (Dimer aus c-jun/c-fos). Der Rezeptor und auch AP-1 ist danach nicht mehr in der Lage, durch die Nuclearmembran zu permeieren. Das hat eine doppelte Folge: An den klassischen Steroid-Enhancer erfolgt keine Bindung, und die jun-fos-gestützte Transkription wird nicht mehr unterstützt.

„Antihormone"

Man kann sich verschiedene Möglichkeiten für einen Steroidhormon-Antagonismus vorstellen:

1. Der Antagonist verdrängt den Agonisten vom Rezeptor und verursacht eine Konformationsänderung, die nicht mehr reicht
   - für den Abwurf der Schutzproteine, oder
   - für die Dimerisierung, oder
   - für die Bindung an den Enhancer, oder
   - für die Änderung der Transkriptionsgeschwindigkeit (der Transaktivierung).
2. Der Antagonist wirkt nicht am Ort der Ligand-Rezeptorbindung, sondern auf einer Folgestufe, indem er
   - die Permeation durch die Nuclearmembran aufhebt,
   - die Zinkfinger blockiert,
   - das Enhancermotiv besetzt,
   - ein Inhibitormotiv aktiviert,
   - die Transaktivierung behindert.

- Für den Antagonismus durch Aktivierung über ein Inhibitormotiv ist die antagonistische Wirkung von Glukokortikoiden gegen Vitamin D ein klinisch bedeutsames Beispiel. Calcitriol aktiviert einen Enhancer des Osteocalcin-Gens; Glukokortikoide wirken antagonistisch, weil sie einen Repressor unmittelbar vor dem Strukturgen aktivieren.

- Die zur Zeit zugelassenen Anti-Steroidhormone sind jedoch alle Rezeptorantagonisten. Sie verdrängen die Steroid-Agonisten von deren Bindungsstelle am Rezeptor, engagieren aber für ihre Bindung nicht die gleichen Kontaktaminosäuren und verändern deshalb die Rezeptor-Konformation anders: Zwar ändert sich die Bindungsstärke des Komplexes {Anti-Steroidhormon & Steroidrezeptor} an das Enhancermotiv kaum, aber eine weit geringere Transaktivierung wird erzeugt.

Mifepriston (RU-486) bindet stark an den Gestagen-Rezeptor und den Glukokortikoid-Rezeptor, schwächer an den Androgenrezeptor. Es führt am Gestagenrezeptor zu einer Konformationsänderung, die nur eine sehr geringe Transaktivierung ermöglicht. (Zusätzlich wird diskutiert, ob nicht schon der Abwurf von HSP 90 beeinträchtigt ist). Mifepriston reduziert die Transaktivierung durch körpereigenes Progesteron so stark, daß auf ähnlichem Wege wie bei der Menstruation eine Abbruchblutung entsteht. Mifepriston wird im Ausland in Kombination mit einem Prostaglandin zur Interruptio eingesetzt.

Cyproteron ist ein Androgen-Antagonist. Er bindet sich nicht nur an Androgenrezeptoren, sondern ähnlich stark auch an Gestagenrezeptoren. Dadurch verändert er kaum die Bindung der Rezeptoren aus beiden Klassen an deren gemeinsames Motiv, sehr stark aber die durch Androgen und Gestagen bedingte Transaktivierung. Die Transaktivierungsfähigkeit der Komplexe {Cyproteron & Androgenrezeptor} ist sehr gering, aber die Transaktivierungsfähigkeit der Komplexe {Cyproteron & Gestagenrezeptor} ist hoch: Cyproteron ist also ein starkes Antiandrogen, aber auch ein wirksames Gestagen. Es wurde deshalb nicht nur zur antiandrogenen Behandlung von Männern, sondern auch (vor Aufkommen des Verdachtes auf eine kanzerogene Wirkung) häufig in Kombination mit einem Estrogen als Kontrazeptivum von Frauen bevorzugt, die unter den Folgen eines Androgenüberschusses litten.

Tamoxifen ist ein Estrogen-Antagonist, der in der Therapie estrogenabhängiger Tumoren eingesetzt wird. Er bindet sich fest an den Estrogenrezeptor, aber die Transaktivierung bleibt aus.

Aktivierung mehrerer Rezeptorklassen durch denselben Liganden

Die Steroidrezeptor-Antagonisten Mifepriston und Cyproteron wirkten nicht nur auf eine Klasse von Rezeptoren, sondern auf zwei oder gar drei Klassen. Die Gründe hierfür haben wir erfahren. Unser danach entstehender Verdacht, daß eine Mehrfachaktivierung auch durch Steroidrezeptor-Agonisten erfolgen könne, ist richtig, wie zwei wichtige Beispiele zeigen:

- ○ Cortison ist nicht nur ein Glukokortikoid, sondern hat auch eine deutliche aldosteron-ähnliche Wirkung. Einige synthetische, sehr stark wirksame Glukokortikoide haben zusätzlich eine so starke Aldosteron-Wirkung, daß sie nur für die lokale Therapie dermatologischer Erkrankungen verwendbar sind.
- • Die meisten Anabolika haben auch eine schwache Androgen-Wirkung. Sie führen deshalb als Dopingstoffe bei Mädchen zur Virilisierung, die teilweise (Stimme) irreversibel ist.

Erhöhung der Ligandenselektivität

Die Hoffnung, durch Änderungen der Ligandenstruktur die therapeutisch unerwünschte Coaktivierung mehrerer Rezeptorklassen weitgehend reduzieren zu können, die erwünschte Hauptwirkung aber zu behalten, hat sich teilweise erfüllt.

- ○ Synthetische Glukokortikoide zur systemischen Therapie aktivieren den Mineralokortikoidrezeptor nur noch sehr wenig. Gefahren erwachsen hieraus kaum noch.
- ○ Synthetische Gestagene haben so gut wie keine androgenen Wirkungen mehr, die insbesondere bei ihrer Verwendung in kontrazeptiven Hormonkombinationen sehr unerwünscht sind.

Gegenregulation

- • Bei starker Stimulation der Transkription durch Steroid-Agonisten werden gegenregulatorisch wirksame Proteine gebildet, die sich an das Gen binden und seine Transkription behindern. Für Glukokortikoid ist dies nachgewiesen und kann erklären, warum z. B. bei lokaler Glukokortikoidtherapie dermatologischer Erkrankungen die Wirksamkeit der Steroide stark abnehmen kann, wenn die Dosierung ungünstig gewählt wird.

6.2 Glukokortikoide

Strukturmerkmale der Glukokortikoide

Alle natürlich vorkommenden und halbsynthetischen Steroide mit glukokortikoider Wirkung haben folgende Strukturmerkmale gemeinsam: Ketogruppe an C_3, Doppelbindung $C_4=C_5$, Keto-Alkoholgruppe an C_{17}, OH-Gruppe an C_{11}. Alle anderen Substitutionen ändern nur das Verhältnis der mineralokortikoiden zur glukokortikoiden Wirkungsstärke sowie die glukokortikoide Potency der Verbindung.

CRF

Regulation der Cortisolausschüttung; CRF, ACTH, Tetracosactid

Im Hypothalamus wird CRF, der *C*orticotropin *R*eleasing *F*actor gebildet. Die Bildung ist wahrscheinlich an den Schlaf-wach-Rhythmus gekoppelt. ADH kann Funktionen des CRF ausüben, ist aber nicht mit CRF identisch. CRF unterliegt der Rückwärtshemmung durch Glukokortikoide.

Tabelle 6.1 Vergleich systemisch eingesetzter Glukokortikoide

	Glukokortikoide Wirkungsstärke (auf Cortisol bezogen)	Mineralokortikoide Wirkungsstärke (auf Cortisol bezogen)	Dosen gleicher glukokortikoider Wirkungsstärke
Cortisol = Hydrocortison *(Hoechst)*	1	1	80 mg
Prednisolon *(Solu-Decortin)*	4–5	0,8	20 mg
6-Methylprednisolon *(Urbason)*	5–6	0,8	16 mg
Triamcinolon *(Volon A)*	5–6	nahezu Null	16 mg
Dexamethason *(Decadron, Fortecortin)*	25–30	nahezu Null	3 mg
Betamethason *(Betnesol)*	35–40		2,4 mg

ACTH = Corticotropin

CRF setzt aus dem Hypophysenvorderlappen ACTH (Adrenokortikotropes Hormon) frei. ACTH wird im Hypophysenvorderlappen gebildet und auch gespeichert (ca. 50 Einheiten gespeichert, bis zu einer Einheit/Tag wird in das Blut abgegeben). Das natürliche ACTH besteht aus 39 Aminosäuren, jedoch hat ein synthetisches Präparat (Tetracosactid, *Synacthen*), das nur die ersten 24 Aminosäuren des ACTH enthält, die gleiche Wirkung, ist aber erheblich weniger immunogen als das aus Tieren gewonnene kommerzielle ACTH. Die Plasmahalbwertszeit von Tetracosactid beträgt 15 min, die Nebennierenrinde vermehrt bereits 2 min nach Injektion von Tetracosactid oder ACTH ihre Cortisolproduktion. Wie CRF, so zeigt auch ACTH eine *tageszeitabhängige Ausscheidung*. Der Anstieg der Ausscheidung beginnt um 3 Uhr morgens. Sie hat 3 h später ihr Maximum erreicht. Sie unterliegt der Rückwärtshemmung durch Glukokortikoide.
Indikationen von Tetracosactid (Depot, i.m.): kindliche Epilepsien (West-Syndrom, Lennox-Gastaut-Syndrom, auch Petit mal).

Die Hauptwirkung von ACTH besteht darin, daß es die Synthese der Nebennierenrindenhormone beschleunigt; dies wirkt sich ganz besonders auf die Bildung von Cortisol aus. Die Bildung von Aldosteron ist davon weniger betroffen. ACTH reagiert mit Rezeptoren auf der Plasmamembran der Zellen in der Nebennierenrinde und aktiviert deren Adenylatcyclase. Als Folge davon wird der erste Schritt der Biosynthese, die Umwandlung von Cholesterin zu Pregnenolon, beschleunigt.

Pharmakokinetik der Glukokortikoide

Die Pharmakokinetik besprechen wir beispielhaft für Prednisolon, weil Prednisolon bei bestehender Glukokortikoidindikation in der Mehrzahl der Fälle alle therapeutischen Anforderungen erfüllt.

Prednisolon *(Decortin H)* hat nach oraler Zufuhr eine biologische Verfügbarkeit von 100 %. Verteilungsvolumen 1 l/kg KG (bis 2,7 l/kg KG), wahrscheinlich bei höherer Dosierung ansteigend. 70 μg Prednisolon pro Liter Serum sind frei, der Rest wird zunächst an das cortisolbindende Protein des Plasmas und nach dessen Sättigung an Plasmaalbumine gebunden. Im Bereich der therapeutischen Dosierung beträgt die Plasmahalbwertszeit 3,5 h.

Bei Abnahme der Plasmaalbuminkonzentration nimmt die Menge des freien Prednisolons erheblich zu.

Obwohl die Plasmahalbwertszeit von Prednisolon nur 3,5 h beträgt, ist die Wirkungsdauer weit länger, weil das im Cytosol-Rezeptorkomplex gebundene Steroid länger in der Zelle bleibt. Eine Dosis von 30 mg wirkt ungefähr 8 h.

6-Methylprednisolon wird bei Schockzuständen in extrem hohen Einzeldosen von 15 mg/kg KG intravenös injiziert. Das Verteilungsvolumen beträgt auch bei dieser Dosierung ungefähr 0,8 l/kg KG und die Halbwertszeit 3,5 h.

Dexamethason, Betamethason und Triamcinolon wirken länger als Prednisolon. Prednison wird erst nach metabolischer Umwandlung als Prednisolon wirksam.

Für die Inhalationstherapie bei Erkrankungen der Lunge gibt es Glukokortikoide, die bereits in der Lunge und auch nach ihrer Resorption so schnell metabolisch inaktiviert werden, daß ihre systemische Wirkung in der Regel (aber nicht immer) vernachlässigt werden kann. Solche Glukokortikoide sind Beclomethasondipropionat *(Sanasthmax)*, Budesonid *(Pulmicort)* und Flunisolid *(Inhacort)*.

Wirkungsmechanismus

Der Wirkungsmechanismus ist auf S. 144–148 beschrieben. Glukokortikoide haben aber eine für ihre Indikation sehr wichtige Besonderheit:

Glukokortikoide erhöhen zwar wie andere Steroidhormone die Transkription der Gene z. B. für β_2-Rezeptoren und Lipocortin A, aber sie senken die Transkription der Gene für die Zytokine GM-CSF, IL-1, Il-3, IL-4, IL-5, IL-6, IL-8 und TNF-α, von IL-2-Rezeptoren, Phospholipase A2, Cyclooxigenase 2 und NO-Synthetase. Die Bildung von IL-2 (und von anderen Interleukinen) wird auf zwei Umwegen gehemmt. Der erste ist in Abb. 6.3 beschrieben. Ein zweiter läßt sich so beschreiben:

Die Transkription von TNF-α nimmt ab

↓

Die Aktivierung von AP-1 durch TNF-α nimmt ab

↓

Die Bildung von Komplexen {AP-1 & NF-AT} nimmt ab

↓

Zu wenig Komplexe {AP-1 & NF-AT} permeieren durch die Kernmembran

↓

Die Transkription von IL-2 nimmt ab

Wirkungen in pharmakologischer Dosierung Die am Wirkungsort erreichten Konzentrationen der Glukokortikoide sind nach pharmakologischer Dosierung weit höher als die physiologischen Cortisolkonzentrationen. An gesunden Tieren und Menschen beobachtet man daraufhin starke Änderungen des Kohlenhydratstoffwechsels, die den Glukokortikoiden ihren Namen gegeben haben. Für die Therapie handelt es sich dabei aber um durchaus unerwünschte Wirkungen. Therapeutisch wertvoll sind Glukokortikoide aus ganz anderen Gründen: Sie wirken antiinflammatorisch und immunsuppressiv.

Antiinflammatorische, immunsuppressive und zytostatische Wirkungen. Die drei Wirkungen sind deshalb nicht zu trennen, weil ihnen die gleichen Wirkungen auf molekularer Ebene zugrunde liegen, die sich aber an den einzelnen Zellarten, die an der Entzündung und an der Immunreaktion teilhaben, unterschiedlich manifestieren, weil diese verschiedenen Zellarten ihre Gene unterschiedlich exprimieren. Man beobachtet:

- Entzündungsreaktionen werden unterdrückt, denn die für den Unterhalt der Entzündung wichtigen Zytokine IL-1 und TNF-α (beide aus Monozyten) werden vermindert gebildet.
- Entzündungsreaktionen werden auch unterdrückt, weil die Aktivität der Phospholipase A2 abnimmt und deshalb die entzündungsfördernden Endprodukte der Arachidonsäure-Kaskade (S. 202, 203) abnehmen. Ob dies allein Folge der Mehrsynthese eines Hemmproteins (Lipocortin) der Phospholipase A2 ist oder ob auch weniger Phospholipase A2 synthetisiert wird, ist nicht endgültig geklärt.
- Tumorzellen, deren Vermehrung durch Zytokine gefördert werden, teilen sich langsamer.
- Zelluläre Immunreaktionen verlaufen weniger heftig: Glukokortikoide reduzieren die Aktivierung der T-Lymphozyten stark, denn IL-2 und andere, für die T-Zellaktivierung wichtige Interleukine werden vermindert gebildet.

- Die Lymphozyten werden in den sekundären lymphatischen Organen aus dem strömenden Blut genommen.
- Glukokortikoide wirken *nicht* durch eine Senkung der Antikörperkonzentration. Eine schnelle Wirkung über eine Senkung der Immunglobinproduktion ist schon deshalb nicht zu erwarten, weil die quantitativ bedeutsamste Immunglobulinklasse IgG eine Halbwertszeit von 3 Wochen hat.
- ○ Auf die Antigen-Antikörper-Reaktion wirken Glukokortikoide nicht. Die Antigen-Antikörper-Reaktion führt zu Reaktionen vom Typ I, II oder III.
- *Gegen Typ-I-Reaktionen* wirken Glukokortikoide prophylaktisch, weil sie die Membran der Basophilen und Mastzellen stabilisieren und damit die Degranulation und Mediatorausschüttung dieser Zellen verhindern. Im akuten anaphylaktischen Schock käme diese Wirkung therapeutisch jedoch zu spät.
- *Gegen Reaktionen vom Typ II* wirken Glukokortikoide, weil sie die Zahl der Fc-Receptoren auf den phagozytierenden Zellen des RES herabsetzen. Dadurch werden die mit IgG besetzten (Blut-)Zellen vom RES nicht mehr aus dem strömenden Blut herausgefangen, obwohl die Antigen-Antikörper-Reaktion erfolgt ist und die oberflächengebundenen IgG ihre Fc-Stücke danach reaktionsfähig exponiert haben.
- *Gegen Reaktionen vom Typ III* wirken Glukokortikoide nur insoweit, als sie die entzündliche Reaktion gegen die gewebsständig gewordenen Immunkomplexe verhindern. Sie haben keinen Einfluß auf die Ablagerung der Immunkomplexe und behindern auch nicht die anschließende Aktivierung des Komplementsystems.

Wirkungen bei Asthma bronchiale. Glukokortikoide wirken bei Asthma bronchiale entzündungshemmend (s. oben), bewirken aber auch eine Vermehrung von β_2-Rezeptoren, wenn deren Zahl unter dem Einfluß bronchodilatierender β_2-Agonisten gegenregulatorisch gesenkt wurde. Glukokortikoide „erlauben" deshalb wieder die Wirkung der β_2-Agonisten; man spricht deshalb von einer „permissiven" Wirkung der Glukokortikoide.

Hemmung der Calciumresorption. Glukokortikoide hemmen die intestinale Calciumresorption. Sie sind besonders wirksam bei Ca^{2+}-Hyperresorption nach Vitamin-D-Vergiftung.

Kohlenhydratstoffwechsel und Eiweißstoffwechsel.

- ○ Hemmung und Umkehr der Proteinsynthese.
- ○ Förderung der Glukoneogenese aus Aminosäuren in der Leber.
- ○ Förderung des Glykogenabbaus in Muskel und Leber.
- ○ Herabsetzung der Insulinempfindlichkeit von Muskel und Fettgewebe.

- ○ Herabsetzung der Nierenschwelle für Glukose. Aus diesen Wirkungen kann man unmittelbar ableiten:
- • Der Blutzuckerspiegel ist erhöht und durch Insulin schlecht zu senken (sog. Steroiddiabetes).
- • Die Muskelmasse schwindet.
- • Besonders unter lokaler Einwirkung werden Haut und Cornea atrophisch.
- • Das Entstehen einer Osteoporose wird aus mehreren Gründen gefördert: Glukokortikoide hemmen die Calciumresorption aus dem Darm (s. oben), sie hemmen die Osteoblastenaktivität, und sie wirken katabol auf das im Knochen befindliche Protein. Dieselben Mechanismen sind verantwortlich für eine Wachstumshemmung bei Kindern.

Fettstoffwechsel. Förderung der lipolytischen Wirkung von Glukagon, ACTH und Adrenalin. Das Körperfett wird so umverteilt, wie dies für das Aussehen von Cushing-Patienten typisch ist.

Elektrolytstoffwechsel. Änderungen im Elektrolytstoffwechsel sind Folgen der mineralokortikoiden Restwirkung der Glukokortikoide. Auch bei Glukokortikoiden mit sehr geringer mineralokortikoider Restwirkung muß an die Entwicklung von Elektrolytstörungen immer gedacht werden.

- ○ Natriumretention (Plasma-Na^+ bleibt normal!) mit Wasserretention, Kaliumverlust und Alkalose. Aus diesen Wirkungen kann man ableiten:
- • Bei bestehender Hypertonie kann der Hypertonus nach Zufuhr von Glukokortikoiden zunehmen.

Wirkung auf die ACTH-Ausschüttung

Unter physiologischen Bedingungen wird die Cortisolfreisetzung der Nebenniere (25 µg/Tag) durch ACTH so gesteuert, daß die Konzentration im Plasma um 8 Uhr etwa 200 µg/l und um 16 Uhr ungefähr 50 µg/l beträgt. Die Freisetzung von Cortisol kann unter extremem Streß vorübergehend auf 250 µg/Tag gesteigert werden. Dies führt ebensowenig wie die ein- oder zweimalige Injektion eines wirksamen Glukokortikoids in extremen Dosen (1000 mg) zu nachhaltigen Störungen des ACTH-Regelmechanismus oder gar zur Involution der Nebennierenrinde. Depression der ACTH-Ausschüttung und nachfolgend Involution der Nebennierenrinde wird jedoch durch längerdauernde tägliche Zufuhr von Glukokortikoiden ausgelöst, die einer Dosis von 30 mg Cortisol oder mehr entsprechen.

- • Die Involution der Nebenniere bleibt gering, wenn man die geringste für die Therapie notwendige Dosis eines kurz wirkenden Glukokortikoids während des morgendlichen ACTH-Hochs appliziert. Die Involution ist viel größer, wenn man durch Injektion von Depotpräparaten eine Dauerberieselung des Organismus vornimmt.

Indikationen zur pharmakodynamischen Therapie

- *Akute Erkrankungen, Notfälle:* Bei ihnen werden extrem hohe Dosen (z. B. 15 mg Methylprednisolon pro kg KG i.v.) injiziert. Beispiele sind: anaphylaktischer Schock (aber nicht alle anderen Schockformen), Status asthmaticus, Larynxödem, toxisches Lungenödem. Beim toxischen Lungenödem des Erwachsenen setzt man die Therapie mit 6 × 50 mg Prednisolon/Tag über wenigstens 1 Woche fort. Beim traumatischen Hirnödem wird Dexamethason (8 mg initial, danach 4 mg 6stündlich über 1 Woche) bevorzugt. Diese Dosierung wirkt auch präventiv gegen die Höhenkrankheit.
- *Immunsuppressive Therapie* (z. B. bei Colitis ulcerosa, Serumkrankheit, immunhämolytischen Anämien): Man beginnt mit Tagesdosen im Bereich von 1 mg pro kg KG Prednisolon und reduziert auf den Minimalbedarf.
- *Asthma bronchiale:* Inhalierbare Glukokortikoide frühzeitig und regelmäßig. Höhere Dosen parenteral im Status asthmaticus.
- *Akutes rheumatisches Fieber:* Initial 1,5 mg Prednisolon pro kg KG, danach Reduktion auf 0,5 mg Prednisolon pro kg KG und Tag für 6 Wochen, danach Reduktion des Prednisolons in kleinen Schritten über einen Zeitraum von wenigstens 6 Wochen.
- ○ *Weitere Indikationen:* Glukokortikoide finden ausgedehnte Anwendung in der Dermatologie (hier spielt die vasokonstriktorische Wirkung der lokal applizierten Glukokortikoide eine wichtige Rolle), in der Ophthalmologie, zur Substitutiontherapie beim Morbus Addison (zusammen mit einem Mineralokortikoid) und zur Hemmtherapie bei adrenogenitalem Syndrom. Der Einsatz bei Hypercalcämie wurde bereits erwähnt. Eine starke antiemetische Wirkung von Dexamethason bei Patienten unter zytostatischer Chemotherapie wurde beschrieben.

Applikationsformen, Dosen

Intravenöse Injektion. Hierfür ist Prednisolon *(Solu-Decortin H)* am längsten bewährt und gut. Initiale Dosen (z. B. beim anaphylaktischen Schock, beim toxischen Lungenödem) liegen bei 1 g. Wenn möglich, stellt man den Patienten schnell auf die orale Zufuhr um. Die Tagesdosen kann man alle zwei Tage halbieren.
Ein alternatives Glukokortikoid ist Methylprednisolon (*Urbason*, gleiche Wirkungsdauer). Betamethason und Dexamethason sind fluoriert und wirken erheblich länger, was nicht immer vorteilhaft ist.

Andere Injektionen. Die intramuskuläre Injektion ist nur dann gerechtfertigt, wenn die orale Zufuhr nicht in Frage kommt; bei Intensivpatienten ist die i.v. Zufuhr ohnehin möglich. Bei der intraartikulären Injektion ist zu bedenken, daß auch aus Kristallsuspensionen erhebliche Mengen Glukokortikoid resorbiert werden.

Orale Zufuhr. Bei längerer Gabe muß die Dosierung so gering wie möglich gehalten werden, um die unerwünschten Wirkungen gering zu halten.

Tabelle 6.2

Substanz	orale Erhaltungsdosis, Tagesdosis in mg
Betamethason *(Celestamine)*	0,5–1,5
Cloprednol *(Syntestan)*	2,5–5
Dexamethason *(Fortecortin)*	0,5–1,5
Fluocortolon *(Ultralan)*	5–10
Methylprednisolon *(Urbason)*	4–8
Prednisolon *(Decortin H)*	5–10
Prednyliden *(Decortilen)*	6–12
Triamcinolon *(Berlicort)*	2–8

Die Tagesdosis soll ungeteilt am Morgen eingenommen werden, um die Hemmung der ACTH-Ausschüttung gering zu halten. Die Erfahrung zeigt jedoch, daß dies bei Rheumatikern nicht immer möglich ist.

Inhalation. Inhalierbare Glukokortikoide enthalten eine Dosis im Sprühstoß, die *nur dann* adäquat ist, wenn sie mit dem Mundrohr aus dem Spacer inhaliert wird.

Externa. Wegen ihrer entzündungshemmenden Wirkung sind Glukokortikoide Bestandteile von Augen- und Nasentropfen, Salben, Einläufen usw. Besonders bei großer Kontaktfläche kann bereits eine wirksame Resorption erfolgen.

Unerwünschte Wirkungen, Gefahren, Kontraindikationen

- Osteoporose. Osteoporosen gehören zu den häufigen und besonders schwerwiegenden Begleiterscheinungen einer Dauertherapie mit Glukokortikoiden. Besonders wegen der Osteoporosegefahr ist es wichtig, eine zirkadiane Dosierung mit minimalen Glukokortikoidmengen anzustreben. Zur Prophylaxe ist die orale Verabreichung von Vitamin D und Calciumsalzen zu empfehlen.
- Gefahr der Entstehung oder Exacerbation eines **Ulcus ventriculi.** Im Magen nimmt die Produktion von Schleim unter Glukokortikoiden ab. Hinzu kommt die Hemmung der Prostaglandinsynthese. Eine einmal entstandene Läsion verursacht keine erheblichen Schmerzen, da die entzündlichen Reaktionen ja vermindert sind. Aus dem gleichen Grunde zeigen solche Ulcera keine Heilungstendenz. Ohne besondere Beschwerden kann es zur Perforation eines Magenulcus kommen. Deshalb sind Glukokortikoide bei manifestem Ulcus kontraindiziert. Bei Dauertherapie mit Glukokortikoiden sucht man wenigstens zweimal jährlich nach Zeichen einer Ulcusbildung.

- Funktion des Zentralnervensystems werden durch Glukokortikoide in einer schwer systematisierbaren Weise verändert. Epileptische und psychiatrische Erkrankungen können sich unter einer Glukokortikoidtherapie verschlechtern.

- Die Skelettmuskulatur wird in ihrer Funktion durch zwei Prozesse eingeschränkt: erstens nimmt die Muskelmasse durch katabole Glukokortikoidwirkung ab, zweitens kann die mineralokortikoide Begleitwirkung der Glukokortikoide eine zusätzliche Funktionseinschränkung bedingen.

- Bei bestehendem Diabetes mellitus muß wegen der Wirkung der Glukokortikoide auf den Kohlenhydrat- und Eiweißstoffwechsel (s. oben) die antidiabetische Therapie angepaßt werden.

- Eine Hypertonie kann wegen der mineralokortikoiden Restwirkung zunehmen.

- Die Thromboseneigung nimmt zu.

- Auge: Besonders bei Kindern kann sich eine Katarakt entwickeln. Der Augeninnendruck steigt.

- Gravidität. Im ersten Trimenon der Schwangerschaft sollen Glukokortikoide nicht verordnet werden, weil im Tierversuch unter Wirkung von Glukokortikoiden Gaumenspalten aufgetreten sind.

- Infektionen durch Bakterien und Pilze. Da Glukokortikoide die körpereigene Abwehr weitgehend reduzieren, muß bei ihrer Verordnung in hohen Dosen oder Konzentrationen (Auge) der Ausbreitung einer bakteriellen Infektion prophylaktisch begegnet werden.

- Lokale Atrophien. Sie werden bei hochdosierter lokaler Glukokortikoidanwendung besonders an der Haut und der Cornea beobachtet.

- Addison-Krise. Sie tritt auf, wenn Glukokortikoide nach langdauernder Therapie plötzlich abgesetzt werden, oder bei stark erhöhtem Glukokortikoidbedarf nach Infektionen, Traumata und Operationen.

Besonderheiten einzelner Glukokortikoide

Die Unterschiede zwischen den einzelnen Glukokortikoiden sind in aller Regel nicht wesentlich. Dexamethason und Betamethason wirken länger als Prednisolon, wahrscheinlich weil sie länger im Zellkern wirksam bleiben. Methylprednisolon verursacht in der Regel keine Natriumretention, sondern eine vermehrte Natriumausscheidung, weil es aldosteronantagonistische Eigenschaften hat. Triamcinolon verursacht häufiger als andere Glukokortikoide Myopathien.

6.3 Mineralokortikoide

Mineralokortikoide Wirkung geht unter physiologischen Bedingungen sowohl von Cortisol als auch von Aldosteron aus.

Aldosteron (*Aldocorten*)

Bildung, Steuerung, Plasmakonzentration. 45–200 µg Aldosteron werden täglich in der Zona glomerulosa gebildet. Die Synthese wird stimuliert durch Angiotensin II und durch eine hohe K^+-Konzentration im Plasma. Die Plasmakonzentration liegt im Bereich von 0,1 µg/l.

Pharmakokinetik, Dosierung. Aldosteron unterliegt einem so hohen „first pass effect", daß für die Therapie nur die intravenöse Zufuhr in Frage kommt (*Aldocorten*, 500 µg per infusionem, evtl. 2×täglich). Die Plasmahalbwertszeit beträgt 15–30 min. Die Elimination erfolgt durch Metabolismus.

Pharmakodynamik. Bezogen auf die gleiche Gewichtsmenge hat Aldosteron die 400fache mineralokortikoide und die 0,3fache glukokortikoide Wirkung des Cortisols. Die mineralokortikoide Wirkung besteht hauptsächlich in der *Förderung der Na^+-Rückresorption* im distalen Tubulus (s. S. 90, Abb. 2.3).

9α-Fluorocortisol (*Astonin H*)

Mineralokortikoide hemmen die Expression des Gens für Cyclooxigenase 2 und dadurch die Bildung von Prostaglandin E2 in der Niere. Durch Einführung eines F-Atoms in die Position 9 des körpereigenen Cortisols nimmt dessen mineralokortikoide Wirkung um das 300fache, seine glukokortikoide Wirkung nur um das 10fache zu. Seine Bioverfügbarkeit beträgt 100%, seine Halbwertszeit im Plasma mehr als 3 h und seine Wirkungsdauer mehr als 18 h. Bei gleichzeitiger Supplementierung eines Addison-Patienten mit Hydrocortison genügt meist eine Tagesdosis von 100–200 µg.

6.4 Estrogene

Formeln s. S. 144.

Pharmakokinetik

Das natürlich vorkommende Follikelhormon ist Estradiol. In der Nebennierenrinde werden eine Reihe ebenfalls östrogen wirkender Stoffe produziert, die hier nicht interessieren. Estradiol wird zwar nach oraler Zufuhr resorbiert, unterliegt aber in der Leber

einem hohen „first pass effect". Es wird dort in Estron umgewandelt. Danach entstehen durch Hydroxylierung an verschiedenen Stellen des Steroidgerüstes (u. a. C_2, C_{16}) Metaboliten, die glukuronidiert und renal eliminiert werden.
Hemmung der Hydroxylierung an C_{16} wird erreicht entweder durch Veresterung der C_{17}-OH-Gruppe (Präparate zur intramuskulären Injektion), oder durch Einführung einer zusätzlichen Ethinylgruppe in C_{17}. 17-Ethinylestradiol wird nach oraler Zufuhr gut resorbiert und nur langsam metabolisiert, wobei die Hydroxylierung an C_2 große Bedeutung hat. Diese Hydroxylierung findet man nur bei Steroiden mit aromatischem Ring A. Sie hat praktische Bedeutung:

- Das in C_2 hydroxylierende Enzymsystem ist induzierbar. Nach Induktion mit Rifampicin bei Tuberkulosepatientinnen traten wegen beschleunigten Abbaus der Estrogenkomponente in Kontrazeptiva Schwangerschaften auf, obwohl die Kontrazeptiva regelmäßig eingenommen wurden. Ähnliche Berichte gibt es über Epileptikerinnen, deren hydroxylierendes Enzymsystem durch Phenobarbital oder Diphenylhydantoin induziert wurde.

Regulation FSH (follikelstimulierendes Hormon) wird vom Hypophysenvorderlappen (unter Einwirkung eines „releasing factor" aus dem Hypothalamus) abgegeben. Unter FSH-Einwirkung reift der Follikel und produziert Estrogen. FSH allein kann die Estrogenproduktion nicht bewirken, sondern muß mit einer geringen Menge von LH zusammen wirken.
Estrogene wirken auf den Hypothalamus und die Hypophyse im Sinne einer Dämpfung der FSH-Ausschüttung zurück.

Wirkungen **Förderung der Synthese von Proteinen.** Die Synthese folgender Proteine ist erwähnenswert:

- Verstärkte Synthese der Gerinnungsfaktoren II, VII, IX und X.
- Zunahme des Plasminogens, aber Abnahme der fibrinolytischen Aktivität an der Gefäßwand.
- ○ Verstärkte Synthese des thyroxinbindenden Globulins (TBG) und des cortisolbindenden Proteins (CBG).
- ○ Die vermehrte Synthese von GOT, GTP, alkalischer Phosphatase, LAP und 5-Nucleotidase können zur Fehlinterpretation klinisch-chemischer Werte führen.
- ○ Förderung der Synthese von Gestagen-Rezeptorprotein. Diese Wirkung der Estrogene ist bedeutsam für ihren Einsatz in Kombination mit Gestagen in oralen Kontrazeptiva.
- ○ Abnahme der Antithrombin III-Aktivität.

Erhöhung der Triglyceride. Diese Wirkung bedingt die Kontraindikation für östrogenhaltige Kontrazeptiva bei Fettstoffwechselstörungen, besonders bei der familiären Hyperlipoproteinämie

Typ 4. Der enorme Anstieg der Triglyceride brächte in diesem Fall die Gefahr einer Pankreatitis mit sich. Besteht eine nicht genetisch bedingte Pankreatitis, so sind hormonale Kontrazeptiva ebenfalls kontraindiziert: Während der Triglyceridanstieg bei normaler Pankreasfunktion bedeutungslos ist, bedeutet er bei Pankreatitis eine zusätzliche gefährdende Belastung.

Abnahme der Glucosetoleranz. Sie ist bedingt durch eine herabgesetzte Insulinwirkung in der Peripherie.

Reduktion der Bilirubinausscheidung aus der Leber. Hieraus ergeben sich zwei Konsequenzen:
Hormonale Kontrazeptiva sind kontraindiziert besonders bei angeborenen Bilirubinausscheidungsstörungen, aber auch bei anderen Leberfunktionsstörungen.
Klinisch-chemische Tests, wie der Bromsulphthalein-Test, sind gestört.

Natrium- und Wasserretention.

Wirkungen auf Organe

- Zunahme der Thrombozyten.
- Förderung des Wachstums von Uterus, Vagina, Tuben, Brustdrüsen.
- Förderung der Proliferationsrate des Endometriums. Dadurch erhöhen in der Menopause gegebene Estrogene die Wahrscheinlichkeit für die Entstehung eines Endometriumkarzinoms.
- Förderung des Eiweiß- und Mineralanbaus im Knochen.

Indikationen

- Estrogene werden bei einer großen Zahl von gynäkologischen Erkrankungen verordnet, wofür fachärztliche Kenntnisse erforderlich sind. Indikationen außerhalb der Gynäkologie sind:
- Prophylaxe der Klimakteriums-Osteoporose. Klimakteriums-Osteoporose wird begünstigt u. a. durch einschlägige Familienanamnese, kleine Statur, niedriges Körpergewicht, niedrigen Mineralgehalt der Knochen, mangelnde körperliche Belastung im Leben, Kinderlosigkeit, Ovarektomie, früher Eintritt der Menopause, Hyperthyreose, ferner durch Rauchen, Alkoholismus, enzyminduzierende Antiepileptika. Mit dem Abfall der Estrogene geht die Repression des IL-6-Gens zurück, das vermehrt gebildete IL-6 aktiviert die Osteoklasten. Auf den Osteoblasten nimmt die Zahl der Calcitriol-Rezeptoren ab.
  Die sogenannten konjugierten Estrogene haben eine geringe und damit unsichere Bioverfügbarkeit. Günstiger ist Estradiolvalerat. Es wird mit dem Gestagen Norgestrel kombiniert *(Cyclo-Progynova, Klimonorm)*, weil man sich davon eine Proliferationshemmung der Uterusschleimhaut und damit eine Abschwächung der kanzerogenen Estrogenwirkung erhofft. Die Patientin sollte das

Einnahmeschema nicht verändern, nicht ohne Not unterbrechen und sich im Abstand von 6 Monaten gynäkologisch untersuchen lassen.

- ○ Eine mäßige Wirkung auf die Proliferation und Schleimbildung in Vagina und Vulva ist aber in der Menopause durchaus erwünscht.
- ● In der Menopause: Verbesserung des Tonus im harnableitenden System.
- ○ Als Bestandteil hormonaler Kontrazeptiva: Ethinylestradiol und Mestranol. Wegen der Gefahren bei Estrogendauertherapie liegen die Tagesdosen von Ethinylestradiol nicht über 0,05 mg.

Unerwünschtes

Angesichts der ausgedehnten Verwendung der Estrogene in hormonalen Kontrazeptiva und während der Menopause ist die Kenntnis der Kontraindikationen, Gefahren und unerwünschten Wirkungen wichtig.

Niemals verordnen bei

- ○ Akuten oder chronisch-progredienten Erkrankungen der Leber und des Pankreas, auch Störungen der Gallensekretion, Cholestase in der Anamnese, Hypertriglyceridämie.
- ○ Vergangenen, bestehenden oder auch nur drohenden thromboembolischen Erkrankungen, Thrombophlebitis, APC-Mangel.
- ○ Hypertonie
- ○ Ungeklärten vaginalen Blutungen, Uterus- oder Mammatumoren in der Vergangenheit oder gegenwärtiger Verdacht darauf.
- ○ (Schwangerschaft)
- ○ Otosklerose
- ○ Migräne

Nur in begründeten Ausnahmefällen verordnen:

- ○ Eingeschränkte Leberfunktion, hepatische Porphyrie, Gallenblasen-„Reizung“
- ○ Periphere Durchblutungsstörungen, auch diabetische und renale
- ○ Präoperativ und bei langer Immobilisierung
- ○ Ödeme
- ○ Stillzeit

Sofort aufhören bei Verdacht auf Entstehung oder Zunahme von:

- ○ Leber-Nekroenzymwerten, cholestatischem Ikterus
- ○ Ischämien, Thromboembolien
- ○ Blutdruckanstieg auf pathologische Werte
- ○ Hörstörungen
- ○ Sehstörungen
- ○ Migräne
- ○ Depressionen (können bedrohlich schwer werden)

Überwachen und neu einstellen:

- Estrogene senken die Insulinempfindlichkeit und die Glukosetoleranz →Blutzuckeranstieg.
  Leichte Fettstoffwechselstörungen können entstehen und sollen behoben werden (Diät zuerst!)

Patienten außerdem warnen vor:

- Hautpigmentveränderungen im „Bräunungsstudio“ oder unter strahlender Sonne (Ostsee genügt!). Die grün-braunen Flecken halten sich viele Jahre. Auch andere Hautveränderungen wurden beobachtet.
- Kontaktlinsen-Unverträglichkeit
- Gewichtszunahme (Na^+- und Wasserretention)
- Spannungsgefühl in den Mammae, zervikale Hypersekretion.

Anhang: Clomiphen

Clomiphen *(Dyneric)* ist chemisch dem veralteten Estrogen Diethylstibestrol verwandt, wirkt aber nicht mehr estrogen, sondern fördert die Ovulation bei Ovarialinsuffizienz. Seine Verordnung ist dem Spezialisten vorbehalten.

6.5 Progestagene

Formeln siehe S. 144.

Die Progestagene haben mit den Androgenen eine große chemische Ähnlichkeit. In der Tat kommt vielen synthetischen Progestagenen noch eine androgene Restwirkung zu. Dies begründet:

- Kontrazeptiva, die Progestagene mit androgener Restwirkung enthalten, sind in der Frühschwangerschaft bereits kontraindiziert, da sie zur Virilisierung weiblicher Feten führen können.
- Progestagene ohne androgene Restwirkung sind Chlormadinonazetat (leicht antiandrogen) und Megestrolazetat.

Regulation

LH (Luteinisierendes Hormon) wird vom Hypophysenvorderlappen unter Einwirkung eines Releasing Factor (LH-RH) aus dem Hypothalamus abgegeben. Unter LH-Einwirkung springt der Follikel. Aus dem zurückbleibenden Corpus luteum wird Progesteron abgegeben. Progesteron und andere Gestagene wirken auf den Hypothalamus und die Hypophyse im Sinne einer Dämpfung der LH-Ausschüttung zurück.

Pharmakokinetik

Progesteron wird sehr schnell abgebaut, wobei die Hauptmechanismen wie auch bei anderen Steroiden Reduktion der Ketokonfiguration in C_3, Reduktion der Doppelbindung von C_4 nach C_5 und Reduktion der Ketogruppe in der Seitenkette sind. Die Glucuronide werden renal eliminiert. Kontrazeptiva enthalten Gestagene, die nicht unmittelbar vom Progesteron ableitbar sind. Wie bei Estrogenen verzögert auch hier eine Ethinylgruppe in C_{17} den Abbau.

Wirkungen **Wirkungen auf den Stoffwechsel**

- ○ Induktion der δ-Aminolävulinsäuresynthetase. Diese Wirkung bedingt die Kontraindikation gestagenhaltiger Kontrazeptiva bei Porphyrie.
- ○ Verminderte Bildung von Serotonin. Ursache ist, daß die Vorstufe Tryptophan vermehrt mit Tryptophanoxygenase zu Kynurenin metabolisiert wird. Es gibt Spekulationen, daß die psychischen Veränderungen unter Gestagenwirkung mit dem Eingriff in den Serotoninstoffwechsel zusammenhängen sollen.
  Nach einer anderen Auffassung sind die Estrogene für den vermehrten Tryptophanmetabolismus verantwortlich. Dabei entstünde ein Mangel an Vitamin B_6, und der Vitaminmangel wäre die eigentliche Ursache der psychischen Veränderungen.
- ○ Leichte Hyperglykämie durch Abnahme der Insulinwirkung (s. Estrogene!)

Wirkungen auf Organe

- ○ Tuben und Myometrium: Ruhigstellung.
- ○ Endometrium: Sekretorische Transformation, nachdem Estrogene die Schleimhaut vorbereitet haben.
- ● Zervix: Engstellung des Muttermundes, Schleim wird zähe.
- ○ Vagina: Desquamation.
- ○ Erhöhung der Körpertemperatur nach Progesteron (daher Messung der Basaltemperatur zur Feststellung des Ovulationstermins), aber nicht nach allen anderen Gestagenen.
- ○ Rückwirkung auf Hypothalamus-Hypophyse, Dämpfung der LH-Abgabe.
- ○ Kleine Estrogenmengen erhöhen die Progestagenwirkungen.

Indikationen

Häufigste Anwendung heute als Komponente in Kontrazeptiva.

Kontraindikationen, Gefahren, unerwünschte Wirkungen

- ● Leber: Bei den unter „Kontraindikationen für Estrogene" beschriebenen Zuständen sind auch Progestagene kontraindiziert.
- ● Die androgenen Progestagene sind kontraindiziert während der Schwangerschaft (Virilisierung weiblicher Feten).
- ● Psyche: Depression, Müdigkeit, Libidoverlust, Appetitzunahme. Besonders die Depression kann bei Einnahme von Kontrazeptiva sehr störend im Vordergrund stehen. Bei Präparaten mit starker androgener Komponente kann es zu Libidozunahme statt -abnahme kommen.
- ○ Langsame, aber stete Gewichtszunahme, Fettansatz.
- ○ Gestagene mit androgener Restwirkung können eine Na^+- und H_2-O-Retention verursachen und dadurch einen Hypertonus ungünstig beeinflussen.

6.6 Hormonale Kontrazeptiva

Wirkungsmöglichkeiten

Hormonale Kontrazeptiva wirken hauptsächlich auf zwei Weisen:

- Hemmung der Ovulation durch Reduktion der Freisetzung gonadotroper Hormone.
- Änderung der Zusammensetzung und Konsistenz des Zervixschleims. Der Mechanismus hat besondere Bedeutung für die kontrazeptive Wirkung reiner Gestagenpräparate. Die Spermien können durch den veränderten Zervixschleim nicht mehr penetrieren.

Einphasenpräparate

Einphasenpräparate bestehen aus einer fixen Kombination von Estrogen (50 μg Ethinylestradiol oder 80 μg Mestranol) und einem Gestagen. Sie werden cyclisch (21 Tage lang) in gleicher Dosis genommen und wirken durch Hemmung der Ovulation. Sie haben die geringste Versagerquote.

Zweiphasenpräparate

Die Estrogen-Dosis bleibt konstant und so hoch wie bei den Einphasenpräparaten, die Gestagendosis ist erst niedrig, dann hoch. Zweiphasenpräparate werden cyclisch eingenommen. Wirkungsmechanismus: Ovulationshemmung. Versagerquote: etwas höher als Einphasenpräparate.

Dreiphasenpräparate

Sie wurden mit der Absicht entwickelt, das Thromboembolie-Risiko zu mindern. Estrogene und Gestagene werden stets zusammen gegeben, die Dosis von beiden steigt aus Phase 1 über Phase 2 nach Phase 3. Einnahme: cyclisch. Wirkungsmechanismus: Ovulationshemmung. Versagerquote höher als Einphasenpräparate.

Gestagenpräparate

Sie werden verordnet, wenn Estrogen vermieden werden soll (Chlormadinonazetat hat keine androgene Wirkung mehr). Sie werden kontinuierlich in gleichbleibender kleiner Dosis eingenommen (Minipille) oder als Depot injiziert. Sie wirken durch Viskositätserhöhung des Zervikalsekretes.

Kontraindikationen, Gefahren, Unerwünschtes

Die Kontraindikationen, Indikationsbeschränkungen und Warnungen entsprechen dem bei Estrogenen Gesagten (S. 163). Nochmals muß auf einige Umstände besonders hingewiesen werden:

- Die Thromboemboliegefahr nimmt in der ersten Woche der Anwendung zu, bleibt dann bis zum Absetzen konstant, ist geringer als bei einer Schwangerschaft, wird durch Rauchen gefördert und steigt mit dem Lebensalter. Ursache ist die Abnahme der Aktivität von Antithrombin III.
- Estrogene fördern die Proliferation von Zellen und haben deshalb grundsätzlich, wenn auch in den eingesetzten Dosen sehr schwach, die Eigenschaft von Tumorpromotoren (S. 518). Sowohl die prokoagulatorische als auch die tumorpromovierende Wirkung verschwinden vollständig nach Absetzen der Kontrazeptiva.

- Estrogen ist in Kontrazeptiva so niedrig wie mit der zuverlässigen Wirkung vereinbar dosiert. Da Estrogene an ihrem aromatischen Ring A der Oxidation durch Cytochrom P450 unterliegen, wird die Estrogenwirkung der Kontrazeptiva dann sehr unsicher, wenn die Patientin stark enzyminduzierende Medikamente (enzyminduzierende Antiepileptika, Rifampicin) einnimmt.

6.7 Testosteron, Androgene

Formeln s. S. 143.

Das natürliche vorkommende, in den Leydig-Zwischenzellen produzierte Androgen ist Testosteron. In der Nebenniere werden eine Reihe ebenfalls androgen wirksamer Steroide produziert. Der größte Teil der Androgene im Plasma ist an ein Bindungsprotein gebunden. Plasma bindet 7,3 ± 2,2 μg Testosteron/l, nur 117 ± 20 ng/l sind frei.
Für die Therapie sind einige halbsynthetische Abkömmlinge des Testosterons auf dem Markt, die (zum Unterschied von Testosteron) nach oraler Zufuhr wirksam sind. Dazu gehört Mesterolon *(Proviron)*.

Regulation

Die in der Nebennierenrinde produzierten Androgene unterliegen der Regulation der Nebennierenrindenhormone (über ACTH).
Luteotropes Hormon (LH) stimuliert die Bildung von Testosteron in den Leydig-Zellen (LH und FSH stimulieren die Spermienbildung in den Sertoli-Zellen).

Pharmakokinetik

Resorption. Testosteron wird nach oraler Zufuhr zwar resorbiert, aber unterliegt einem so hohen „first pass effect" in der Leber, daß die Bioverfügbarkeit nur wenige Prozent beträgt und stark schwankt. Deshalb wird Testosteron intramuskulär in Form von Fettsäureestern (Propionate, Önanthat) injiziert. Durch die Veresterung wird eine verzögerte Resorption (Depoteffekt) aus dem Depot erreicht.

Metabolismus. Der Abbau erfolgt schnell. Hauptvorgänge: Reduktion der Doppelbindung C_4=C_5 zu C_4–C_5. Reduktion der Ketogruppe an C_3, Oxidation der HO-Gruppe in C_{17}. Danach Glucuronidierung oder Sulfatierung an der HO-Gruppe in C_3 und Ausscheidung über die Nieren.

Wirkungen von Androgenen

An dieser Stelle interessieren nicht die Wirkungen des Testosterons, die sich in der Pubertät bemerkbar machen, sondern erwünschte und unerwünschte Wirkungen des Testosterons, die sich bei seinem therapeutischen Einsatz nach der Pubertät bemerkbar machen. Dies ist keineswegs dasselbe: Mangel an Testosteron während der Pubertät kann zur mangelhaften Ausbildung der Libido und Potentia coeundi führen, aber die Zufuhr von Testosteron oder seiner halbsynthetischen Derivate beim älteren Mann führt entgegen weitverbreiteter Ansicht in aller Regel nicht zu einer „Wiederbelebung" von Libido und Potentia coeundi!

- Förderung des Eiweißanbaus (sog. anabole Wirkung).
- Förderung des Einbaus von Calcium und Phosphat in das Skelettsystem.
- Förderung der Retention von Na^+, K^+ und Wasser. Aus dieser Wirkung resultiert eine relative Kontraindikation bei bestehendem Hypertonus.
- Förderung der Hautdurchblutung.
- Förderung der Aktivität und Aggressivität (beim älteren Mann: Förderung des Leistungs- und Aktivitätsbewußtseins) wahrscheinlich durch agonistische Wirkung auf die im ZNS nachgewiesenen Androgenrezeptoren.
- Förderung des Wachstums bei Prostatakarzinom! Daneben auch Förderung des Wachstums von Samenblasen und Prostata.
- Hemmung bestimmter Formen von Mamma- und Uteruskarzinom, aber
- Virilisierung bei der Frau: Zunahme des Haarwuchses, Libidosteigerung, Klitoriswachstum, tiefe Stimme. Die beiden letzten Wirkungen bleiben nach Absetzen der Behandlung bestehen.
- Virilisierung weiblicher Feten. Diese Wirkung spielt eine geringe Rolle bei Testosteron, aber eine beachtliche Rolle bei Kontrazeptiva, die Steroidhormone mit androgener Restwirkung enthalten.
- Förderung der Spermiogenese. Der Einsatz von Testosteron bei Impotentia generandi beruht viel mehr auf einem Rebound-Effekt als auf seiner direkten Wirkung.

Anhang: Cyproteronacetat (*Androcur*)

Formel s. S. 144.

Pharmakodynamik. Cyproteronacetat wirkt sowohl antigonadotrop (durch Hemmung der Sekretion der Gonadotropine) als auch antiandrogen (durch Hemmung der Androgenbindung an den Zytosolrezeptor. Es hat außerdem eine gestagene Wirkung. Es verursacht Hyperglykämie.

Pharmakokinetik. Resorption nur zu 10–30 %; Speicherung im Fettgewebe; Abbau in der Leber.

Indikation. Hauptindikation ist die Hypersexualität des Mannes mit subjektiv hohem Leidensdruck. Weitere Indikation ist Pubertas praecox. Die Anwendung von Cyproteronacetat gehört unbedingt in die Hand des Facharztes.

Gefahren und Kontraindikationen. Falsche Indikationsstellung, Verschlechterung einer bestehenden Tuberkulose (wegen kataboler Wirkung) und eines bestehenden Diabetes. Nicht verordnen bei schweren Leberfunktionsstörungen.

Anabolika

Chemie und Wirkungsvergleich zu den Androgenen Nandrolondecanoat, Formel s. S. 144. Für das Doping von Athleten sind Anabolika im Einsatz, die schnell abgebaut werden. Damit soll der Nachweis erschwert werden.
Durch geeignete Veränderung des Testosteronmoleküls gelingt es, die anabole Wirkung des Testosterons zu erhalten, jedoch die androgene Wirkung erheblich abzuschwächen. Eine Alkylsubstitution an C_{17} vermindert die Metabolisierung (wie bei Androgenen).

Indikationen Osteoporose (aber schlecht bei seniler Osteoporose), chronische (konsumierende) Erkrankungen, besonders auch Infektionskrankheiten, bei schlecht heilenden Knochenbrüchen, bei Glukokortikoid-Überdosierung. Anämien bei Dauerdialyse.

Kontraindikationen, Gefahren

- Während der Gravidität wegen der Gefahr der Virilisierung weiblicher Feten kontraindiziert.
- Virilisierende Restwirkung: Sie kann bei Frauen zu irreversiblen Veränderungen der Stimme führen (Cave: Doping im Leistungssport!).
- Hypercalcämie, Hypercalcurie.
- Prostatakarzinom muß ausgeschlossen werden.
- ○ Antigonadotrope Wirkung mit nachfolgenden Zyklusanomalien.
- An den kardiovaskulären Wirkungen hochdosierter Anabolika sind zwischen 1987 und 1993 wenigstens 11 Athleten gestorben.

6.8 Pharmakologie der Knochenmineralisation

Dieses Kapitel handeln wir im Zuge des Steroidhormonsystems ab, weil Calcitriol, der wirksame Metabolit des Vitamin D, den gleichen Wirkungsmechanismus wie die Steroidhormone hat, und weil wir die Wirkung von drei anderen Steroidhormonderivaten (Glukokortikoide, Östrogene, Androgene) auf die Knochen in den voranstehenden Kapiteln bereits erwähnt haben. Wir stellen das Kapitel über Knochenmineralisation an das Ende des Steroidhormonblocks, weil es wegen der Mitbeteiligung von Parathormon und Calcitonin zum Block der Proteo- und Peptidhormone überleitet.
Unter physiologischen Umständen ist die Plasmakonzentration an freiem ionisierten Ca^{++} der entscheidende Parameter, nach dem der Organismus die Balance seiner Mineralisations- und Demineralisationsfunktionen einstellt. Die freie Fraktion des Gesamtcalciums ist um so höher, je azidotischer die Stoffwechsellage ist (weniger Ca^{++} an Bicarbonat und Phosphat gebunden)

und je geringer das Plasmaalbumin ist (weniger Ca^{++} an Protein gebunden).

Wir besprechen zuerst die drei Haupt-Partner bei der Regulation des Calcium-Haushaltes: Parathormon, Calcitriol (Vitamin D_3), Calcitonin. Danach betrachten wir ihre Kooperation bei Calcium-Mangel, Calcium-Überschuß und bei externer Applikation nur eines Partners.

Parathormon oder Nebenschilddrüsenhormon besteht aus 84 Aminosäuren (MW ca. 9500). Die Therapie mit diesem Polypeptid ist nur durch parenterale Zufuhr möglich. Seine Wirkung setzt langsam ein. Parathormon wird nach oraler Gabe nicht resorbiert (Peptid!). Nach i.v. Injektion hat es nur 10–20 min Halbwertszeit.

Produktion und Abgabe von Parathormon werden
- erhöht durch Mangel an ionisiertem Serumcalcium (Hypocalcämie),
- erniedrigt durch Calcitriol.

Wirkung auf molekularer Ebene. Parathormon wirkt an den Zellen seiner Zielorgane durch Erhöhung des cAMP-Gehaltes.

Wirkung am Knochen. *Nur in Kooperation mit Calcitriol (aber nicht allein)* hat Parathormon zwei Wirkungskomponenten:
- ● *bei niedrigem Serumcalcium* fördert die Kooperation die Mobilisierung und den Export von Calcium und Phosphat aus dem Altknochen. Die Aktivität der Osteoklasten nimmt zu, die der Osteoblasten nimmt ab,
- ○ *bei zu hohem Serumcalcium* fördert die Kooperation die Bildung von Calbindin und dadurch den Import von Calcium in den Knochen. In dieser Kooperation ist Calcitriol der bestimmende Partner.

Wirkungen an der Niere.
- ○ Die Calcium-Rückresorption nimmt zu, aber die Phosphat-Rückresorption nimmt ab.
- ● Die 1-Oxidation der Calcitriol-Vorstufe 25-OH-D_3 in der Niere nimmt zu. Damit bringt Parathormon (bei Hypocalcämie) seinen Partner für die Kooperation ins Spiel.

Indikationen. Zu diagnostischen Zwecken. Bei schwerster Hypocalcämie, die durch Infusion von Calciumgluconat nicht beherrschbar ist.

Vitamin D Vitamin D ist der Sammelbegriff für Vitamin D_2= Ergocalciferol und Vitamin D_3 = Cholecalciferol. Beide Stoffe sind als Vorstufen der D-Wirkform (s. unten) anzusehen. Nach oraler Zufuhr wird D_3 etwas besser resorbiert als D_2, wobei die Resorption an die Anwesenheit von Galle gebunden ist. Jede Form von Malabsorption

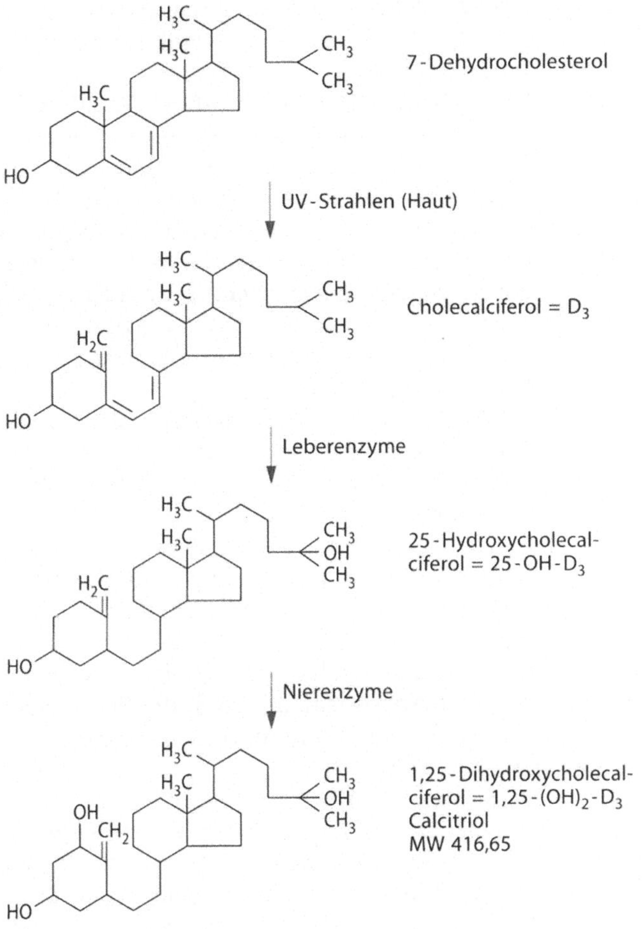

7-Dehydrocholesterol

UV-Strahlen (Haut)

Cholecalciferol = D_3

Leberenzyme

25-Hydroxycholecal-
ciferol = 25-OH-D_3

Nierenzyme

1,25-Dihydroxycholecal-
ciferol = 1,25-$(OH)_2$-D_3
Calcitriol
MW 416,65

Abb. 6.4 Synthese von 1,25-Dihydroxycholecalciferol (Calcitriol)

behindert die Resorption der D-Vitamine. Cholecalciferol kann auch aus 7-Dehydrocholesterin in der Haut durch Bestrahlung entstehen.

Aktivierung. Die D-Vitamine sind biologisch noch nicht aktiv, sondern müssen im Organismus erst durch zweimalige Hydroxylierung in die wirksame Form überführt werden.
Die erste Hydroxylierung erfolgt in der Leber mit Enzymen des endoplasmatischen Retikulums zu 25-Hydroxy-Cholecalciferol = **Calcifediol.** Die Hydroxylierung unterliegt der Produkthemmung. Calcifediol hat bislang keine gesicherte Wirkung von physiologischer Bedeutung. Es wird an ein Trägerprotein gebunden und zirkuliert so im Kreislauf.
Die zweite Hydroxylierung erfolgt in der Nierenrinde mit mitochondrialen Enzymen. Das entstehende **Calcitriol** (1,25-Dihydro-

xycholecalciferol) ist biologisch hochaktiv. Das leichter herstellbare 1-α-Hydroxycholecalciferol *(EinsAlpha)* hat fast dieselbe Wirkungsstärke.

- Die 1-Hydroxylierung wird durch Parathormon gefördert. Fehlt Parathormon, so entsteht 24,25-Dihydroxycholecalciferol.
- Estrogene dereprimieren die Synthese der 1-Hydroxylase in der Niere, ermöglichen so die Mehrsynthese des aktiven Metaboliten Calcitriol und damit die vermehrte Resorption intestinalen Calciums. Diese Wirkung scheinen auch Androgene zu haben, aber nur Estrogene haben wichtige zusätzliche Wirkungen: Sie fördern die Verwendung des zusätzlich resorbierten Calciums zur Mineralisation und reprimieren die Synthese von IL-6, das Osteoklasten aktiviert.
- Bei Rachitis ist durch Mangel an Calcitriol die intestinale Ca^{++}-Resorption gestört. Der Organismus wehrt sich gegen das Absinken des ionisierten Ca^{++} durch Demineralisation der Knochen (Parathormon steigt).
- Bei renaler Osteopathie ist durch den Untergang von Nierengewebe die 1-Hydroxylierung von Calcifediol in der Niere zum wirksamen Calcitriol eingeschränkt. Wie bei der Rachitis ist verminderte intestinale Ca^{++}-Resorption und kompensatorische Knochendemineralisation die Folge, jedoch besteht zusätzlich eine Hyperphosphatämie, weil die Phosphatausscheidung durch die insuffiziente Niere nicht mehr ausreicht.

Pharmakokinetik. Man findet im Plasma folgende Konzentrationen: Vitamin D_3 5 ng/ml, Calcifediol 25–40 ng/ml, 24,25-Dihydroxycholecalciferol 1–4 ng/ml, Calcitriol 20–40 pg/ml.
Diese Verbindungen werden vollständig aus dem Darm resorbiert, wenn der Gallenfluß ungestört ist und kein Malabsorptionssyndrom vorliegt. Vitamin D_3 wird mit niedriger und Calcifediol mit hoher (K_D = 1 nM) Affinität an ein Transportprotein (α-Globulin) gebunden. Die Plasmahalbwertszeiten betragen 20 h für Vitamin D_3, 2–3 Wochen für Calcifediol und 5–8 h für Calcitriol. Die Elimination erfolgt durch weitere Hydroxylierung (in der Niere) und Ausscheidung der Produkte über die Galle, kaum über den Urin.

Wirkung auf molekularer Ebene. Am wichtigsten ist die Derepression der Synthese von Calbindin. Dadurch steigen die Calciumresorption im Darm und der Calcium-Import in die Knochen.

Wirkung auf die Calciumbewegung in den Knochen. Über die hier notwendige Kooperation mit Parathormon und die unterschiedlichen Calcium-Bewegungen bei hohen und niedrigen Serumkonzentrationen von Calcium s. oben bei Parathormon!

Wirkungen an der Niere. Die Rückresorption von Calcium und Phosphat in den proximalen Tubuli wird gefördert.

Indikationen und Dosierungen

- Zur Prophylaxe der Rachitis bei Säuglingen und Kindern, und hierbei überwiegend kombiniert mit Natriumfluorid (s. unten), wenn die natürliche Fluoridzufuhr zu gering ist. Tagesdosis: 500–1000 I. E. Vitamin D_3 von der 2. Lebenswoche an.
- Zur Therapie der Osteomalazie („Rachitis") bei Erwachsenen. Da anfangs hohe Dosierungen benötigt werden und die therapeutische Breite der D-Wirkstoffe gering ist, empfiehlt sich die initiale Einstellung in der Klinik. Man beginnt z. B. mit Tagesdosen von 80 000 I. E. und geht sofort auf die Erhaltungsdosis von 10 000 I. E. (entspr. 0,025 mg Vitamin D_3) zurück, wenn das ionisierte Ca^{++} zur Norm zurückkehrt. Besonders während der Schwangerschaft soll diese Tagesdosis nicht überschritten werden.
- ○ Bei renaler Osteopathie können 1-Hydroxy-cholecalciferol *(Eins Alpha)* und Calcitriol *(Rocaltrol)* eingesetzt werden, weil bei ihnen die 1-Hydroxylierung bereits vollzogen ist. Die initialen Tagesdosen für beide Präparate betragen 0,25 µg und werden für jeden Patienten individuell bis zur Erreichung zufriedenstellender Ca^{++}-Plasmakonzentrationen angehoben.

Interaktionen. Abschwächung der Wirkung durch Phenobarbital, Antikonvulsiva, Glukokortikoide, Colestyramin, Verstärkung durch Estrogene, Förderung der Mg^{++}-Resorption aus Mg-haltigen Antazida und Abführmitteln, deshalb strenges Verbot solcher Mittel.

Toxische Wirkungen. Überdosierungen durch chronisch überhöhte Zufuhr, aber auch durch die heute verlassene „Stoßtherapie" führt zu Schäden:

- Pathologische Umverteilung von Calcium mit Calcifizierung parenchymatöser Organe, wobei die Calcifizierung in der Niere tödliche Folgen haben kann. Decalcifizierung von Knochen und Zähnen, Osteoporose.
- Bei Behandlung werdender Mütter mit toxischen Dosen: Geburt von Kindern mit supravalvulärer Aortenstenose.

Ist die Vergiftung eingetreten, so kann man sich wegen der langen Wirkungsdauer des bereits im Organismus befindlichen (fettlöslichen!) Vitamin D nicht damit begnügen, die weitere Zufuhr von Vitamin D zu unterbinden, sondern muß zusätzlich Glukokortikoide verordnen. Glukokortikoide reduzieren die stark erhöhte Resorption von Calcium aus dem Darm.

Calcitonin Calcitonin ist ein Polypeptid aus 32 Aminosäuren (MW 3600). Es wird in den parafolliculären Zellen der Schilddrüse gebildet. Seine Produktion nimmt mit steigender Konzentration an Serum-Calcium zu.

Wirkung auf molekularer Ebene. Stimulation der Bildung von cAMP steht am Anfang einer bis zum Kern reichenden Signalkette.

Wirkung auf die Calciumbewegung aus den Knochen. Calcitonin hemmt in den Knochen die Mobilisation und den Export von Calcium und Phosphat.

Wirkungen an der Niere. Die Ausscheidung von Calcium und Phosphat, aber auch von Magnesium, Natrium und Kalium wird gefördert.

Analgetische und gastrointestinale Wirkungen. Calcitonin lindert zum Teil sehr gut Schmerzen ossalen Ursprungs (Sudeck-Syndrom, ossale Tumormetastasen). Außer dem lokalen scheint Calcitonin dabei auch einen zentralen Angriffspunkt zu haben.
Calcitonin hemmt die gastrointestinale Sekretion und gering auch die Insulinsekretion.

Pharmakokinetik, Dosierung und Indikationen:
Calcitonin (Peptid) bliebe nach oraler Gabe unwirksam. Es wird parenteral in Tagesdosen von 100 IE, später von 50 IE appliziert. Nach i.v. Injektion hat es 4–12 min Halbwertszeit. Antikörper können sich bilden, wirken aber nicht neutralisierend.
Zu den Indikationen gehören: Sudeck-Syndrom, schmerzhafte Tumor-Osteolyse, schmerzhafte Osteoporose, Morbus Paget, Hypercalcämien.
Unerwünscht: Gesichtsrötung, Übelkeit (Erbrechen) und Diarrhoe klingen ab. Kardiovaskuläre unspezifische Reaktionen auf Peptide kommen vor. Eine ausreichende Flüssigkeitszufuhr beugt der Bildung von Calciumphosphatsteinen in der Niere vor.

Kooperation von Parathormon, Calcitriol und Calcitonin

Hypocalcämie (Abb. 6.5). (Calcitonin ist niedrig). Zuerst steigt Parathormon, retiniert Calcium in der Niere und fördert die Bereitstellung von Calcitriol. Calcitriol verstärkt die Calciumretention in der Niere und erhöht die intestinale Calciumresorption (wichtigste Wirkung).

- Wenn das Calciumangebot aus dem Darm jedoch zu gering ist (nur bei einseitiger Ernährung oder bei Intensivpatienten zu befürchten), oder
- wenn die Niere nicht mehr in der Lage ist, Calcitriol zu synthetisieren, oder
- wenn der Bestand an Vorstufen für die Calcitriol-Synthese zu gering ist,

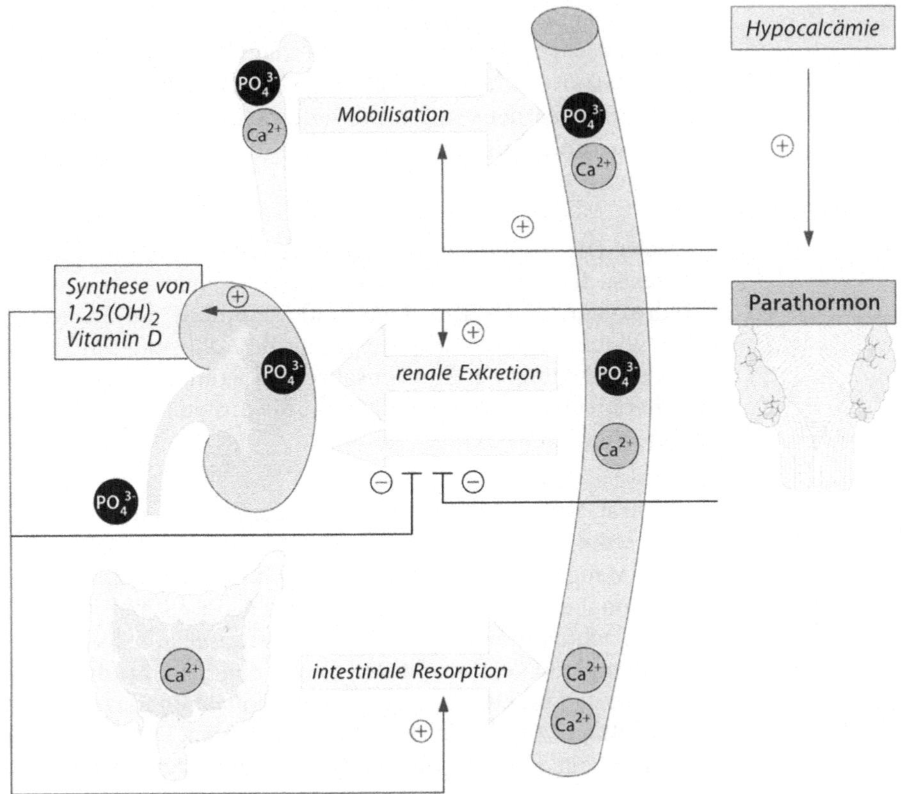

Abb. 6.5 Schematische Darstellung der Regelvorgänge bei Mangel an freiem Ca^{++} im Plasma

dann mobilisiert Parathormon in Kooperation mit Calcitriol aus dem Knochen soviel Calcium, wie für die Aufrechterhaltung der Calciumkonzentration nötig ist: Eine Osteomalazie entsteht.

Therapeutische Gabe von Calcitriol. Zuerst steigt die Bildung von Calbindin und damit – bei ausreichendem Calcium-Angebot in der Nahrung – sehr stark die Calciumresorption aus dem Darm. Das Serumcalcium steigt, Parathormon fällt auf niedrige Konzentrationen und kooperiert mit Calcitriol beim Import von Calcium in die Knochen (Calcitonin erreicht normale Werte).

Diphosphonate Zu ihnen gehören die ältere Etidronsäure, Clodronsäure *(Ostac)* und die neuere Pamidronsäure *(Aredia)*.

```
 OH Cl  OH          OH  OH   OH
  |  |   |           |   |    |
O=P--P--P=O       O=P---P----P=O
  |  |   |           |   |    |
 OH Cl  OH          OH  CH2  OH
                         |
                         CH2-NH2

 Clodronsäure        Pamidronsäure
```

Pharmakokinetik. Die Bioverfügbarkeit ist wegen der hohen Polarität sehr schlecht (1–10 %), weshalb Pamidronsäure nur und Clodronsäure auch zur parenteralen Gabe angeboten werden. Die Substanzen werden renal unverändert eliminiert. Pamidronsäure hat eine kurze Halbwertszeit von 1,65–2,5 h und eine lange Halbwertszeit von 27 h.

Wirkung. Diphosphonate hemmen die Entwicklung und die Chemotaxis der Osteoklasten. Außerdem reagieren sie mit dem Hydroxylapatit des Knochens und verändern die Struktur der Kristalloberfläche so, daß sie gegen die Auflösung durch Osteoklasten geschützt ist. Clodronsäure und Pamidronsäure hemmen in therapeutischer Dosierung nicht die physiologische Knochenmineralisation.

Indikation und Dosierung. Bei Hypercalcämie durch Tumormetastasen. Die intravenöse Infusion dauert Stunden, verlangt große Mengen Flüssigkeit (500 ml) und muß an mehreren Tagen hintereinander erfolgen. Deshalb wird Clodronsäure ungeachtet der schlechten Bioverfügbarkeit in Tagesdosen von 2 × 400 mg bis 4 × 400 mg oral verabreicht. Milch und Sondennahrung enthalten Calcium und inaktivieren die Diphosphonate im Magen. Bei Niereninsuffizienz muß die Dosis gesenkt werden. Die Wirkung setzt verzögert ein. Für die Infusion von Pamidronsäure gilt Ähnliches.

Unerwünscht sind eine Hypocalcämie, Störungen anderer Elektrolytkonzentrationen und ein Anstieg der SGOT.

Fluoridionen

Wirkungen niedriger Dosen. Epidemiologische Studien haben gezeigt, daß durch Zufuhr von Fluoridionen im Trinkwasser eine eindrucksvolle Kariesprophylaxe betrieben werden kann. Die optimale Konzentration von Fluoridionen im Trinkwasser beträgt 1 mg/l. Ausgedehnte Untersuchungen der letzten Jahre haben gezeigt, daß hierbei eine Gefährdung der Bevölkerung entgegen anderslautenden Behauptungen nicht eintritt. Die kariesprophylaktische Wirkung der Fluoridionen beruht darauf, daß im Hydroxylapatit des Zahnschmelzes Hydroxyl- gegen Fluoridionen ausgetauscht werden. Dadurch wird der Schmelz härter und gegen den Angriff säurebildender Mundbakterien widerstandsfähiger. In der Bundesrepublik Deutschland ist die Trinkwasserfluorierung aus rechtlichen Gründen nicht möglich. Deshalb wird empfohlen, Kindern täglich Fluorid zuzuführen, und zwar 0,25 mg im ersten und zweiten Lebensjahr, 0,50 mg im dritten und vierten, 0,75 mg im fünften und sechsten, danach 1 mg bis zum 15. Lebensjahr. Die Anwendung fluoridhaltiger Zahnpasten usw. ist weniger wirksam.

Pharmakokinetik. Fluorionen werden nahezu vollständig resorbiert, wenn sie in Form löslicher Salze (NaF) zugeführt werden, aber fast nicht resorbiert, wenn CaF_2 eingenommen wird. Verteilungsvolumen 0,3–0,4 l/kg, Plasmaproteinbindung sehr gering. Plasmahalbwertszeit 4,1 Stunden. Mit diesen Werten ist eine Hämodialyse bei einer akuten Fluoridvergiftung sinnvoll.

6.9 Proteo- und Peptidhormone

Zu den Proteo- und Peptidhormonen mit pharmakologisch hoher Bedeutung gehören Hormone des Hypophysenvorder- und Hinterlappens, Parathormon, Calcitonin, Insulin, Glukagon und Angiotensin. Unter bestimmten Aspekten kann man auch die Schilddrüsenhormone T_3 und T_4 noch hinzuzählen. Die nachfolgenden Ausführungen gelten nicht für die Schilddrüsenhormone und Endorphine.

Wirkungsmechanismus allgemein. Proteo- und Peptidhormone wirken im Gegensatz zu den Steroidhormonen nicht auf Rezeptoren im Zellkern, sondern auf Rezeptoren in der Plasmamembran. Sie können wegen ihrer Größe und ihrer hydrophilen Eigenschaften nicht durch passive Diffusion in das Zellinnere gelangen.

Resorption. Alle Peptid- und Proteohormone werden nach oraler Zufuhr im Magen-Darm-Trakt vor ihrer Resorption zerstört und müssen daher für diagnostische und therapeutische Zwecke parenteral zugeführt werden. Eine Ausnahme bildet TRH, das nur aus 3 Aminosäuren besteht und teilweise unzerstört resorbiert wird.

Immunogenität. Während bei der Therapie mit Steroidhormonen die Immunabwehr des Organismus nicht aktiviert wird, gilt dies für Proteo- und Peptidhormone nur dann, wenn ihre Aminosäuresequenz der beim Menschen physiologisch vorkommenden entspricht. Deshalb ist man bestrebt, entweder von der Verwendung von Hormonen tierischen Ursprungs ganz wegzukommen oder die Peptidkette so zu verkürzen, daß nur noch der wirksame Teil übrigbleibt, unwirksame und nur immunogene Anteile aber entfernt werden (Beispiel: Tetracosacid aus ACTH).

6.10 Hypothalamushormone

Gonadorelin *(Kryptocur)*

Gonadorelin besteht aus 10 Aminosäuren und ist Releasing-Hormon für die gonadotropen Hypophysenhormone LH und FSH. Indikationen:

- Ein- oder beidseitig verzögerter Descensus testiculorum. Dosierung hierbei: Vier Wochen dreimal täglich einen Sprühstoß in die Nase (stets über den Descensus hinaus behandeln).

- ○ Hypothalamisch bedingte Ovarialinsuffizienz. Dosierung mit gesteuerten Mikropumpen.

Synthetische Gonadoreline

Buserelin *(Suprecur)*, Goserelin *(Zoladex)*, Leuprorelin *(Enantone)*, Nafarelin *(Synarela)*, Triptorelin *(Decapeptyl)* sind synthetische Gonadoreline mit zwei

- Hauptindikationen: Therapie der Endometriose und Therapie des hormonempfindlichen Prostatakarzinoms.
- ○ Wirkungsmechanismus: Zuerst regen die Gonadoreline die Freisetzung der hypophysären trophen Hormone FSH und LH stark an; bald aber wird diese Freisetzung gegenregulatorisch stark gesenkt. Der „Antrieb" für die Endometriose und die hormonelle Unterstützung der Prostata-Tumorzellen entfallen.

Applikationsformen: Buserelin und Nafarelin werden nasal in einer für die Therapie der Endometriose ausreichenden Menge resorbiert. Zur Therapie des Prostatakarzinoms werden die Peptide parenteral appliziert.

Andere Reline

Corticorelin, Protirelin und Somatorelin dienen der Diagnostik bei Funktionsstörungen der Nebenniere und Schilddrüse und bei Wachstumsstörungen.

Somatostatin

Somatostatin ist ein *inhibitorisch* wirkendes Hypothalamushormon, das auch endokrin aus dem Pankreas freigesetzt wird. Es wurde immunhistochemisch auch in Neuronen nachgewiesen. Ein länger wirkendes Präparat ist Octreotid *(Sandostatin)*. Beide Stoffe haben folgende Wirkungen:

- Hemmung der Sekretion des somototropen Hormons (bei Senkung des cAMP-Spiegels in den hormonproduzierenden Zellen, den Somatozyten),
- Hemmung der Sekretion von Glukagon, in geringerem Maße auch der Sekretion von Insulin, und von Renin und TSH,
- Hemmung der exokrinen Pankreas- und Magensekretion,
- Hemmung der Gallenblasenkontraktion,
- Hemmung der Thrombozytenaggregation.

Diese Wirkungen waren Anlaß zur Erprobung der Verbindungen in der Intensivtherapie, jedoch waren die Erfolge gering. Derzeit gelten sie bei Akromegalie und anderen seltenen Indikationen als Mittel der ferneren Wahl.

6.11 Hypophysenvorderlappenhormone

Tetracosactid

Tetracosactid *(Synacthen)* (24 Aminosäuren) ist aus ACTH (39 Aminosäuren) durch Verkürzung entstanden, hat die gleiche Wirkung, ist aber weniger immunogen. Es hat eine Spezialindikation bei der Therapie frühkindlicher Epilepsieformen und wird sonst nur zur Diagnostik eingesetzt.

Somatotropin Somatotropin *(Genotropin)* wird gentechnologisch hergestellt. Es ist für die Therapie des hypophysären Minderwuchses zugelassen. Sein Einsatz bei „natürlichem" Kleinwuchs ist ethisch umstritten.

FSH Das follikelstimulierende Hormon stimuliert beim Mann die Spermiengenese, ist aber nur bei Frauen zur Stimulation der Follikelentwicklung zugelassen *(Fertinorm)*. Als Pharmakon wird es dabei nicht nur zur Substitution injiziert, sondern auch zur Stimulation der Entwicklung mehrerer Follikel (sogenannte Superovulation) für die Vorbereitung der assistierten Konzeption.

HCG, HMG Choriongonadotropin (HMG) *(Predalon)* wird durch die Plazenta gebildet, das menschliche Menopausen-Gonadotropin (HMG) durch die Hypophyse. HCG und HMG enthalten sowohl FSH- als auch LH-Aktivität. Beim Mann aktiviert die LH-Aktivität die Testosteron-Produktion, bei der Frau die Progesteron- und Estradiolproduktion und die Luteinisierung des reifen Follikels. Beide Stoffe dienen der Sterilitätsbehandlung bei Mann und Frau.

6.12 Hypophysenhinterlappenhormone

Oxytocin Oxytocin ist ein Polypeptid aus 9 Aminosäuren, gegen Darmenzyme folglich empfindlich und muß entweder injiziert (i.m., i.v.) oder nasal oder buccal appliziert werden. In der Leber, Niere und laktierenden Mamma wird es abgebaut mit einer Halbwertszeit im Minutenbereich. Oxytocin kontrahiert die Uterusmuskulatur nicht während, aber stark kurz vor und nach Beendigung der Schwangerschaft. Estrogene erhöhen, Gestagene vermindern die Uteruswirkung. Oxytocin wirkt kontrahierend auf die Myoepithelien der laktierenden Mamma.

Vasopressin und Derivate **Derivate und Indikationen.** Derivate sind Terlipressin und Ornipressin (beide bei Oesophagusvarizenblutung, Ornipressin als Infusion von initial in 20 min 1 IE/min, später 0.06 IE/min), Desmopressin und Argipressin (zur Therapie bei Diabetes insipidus; Desmopressin ist zur nasalen Applikation verfügbar) und Felipressin (als Vasoconstringens in Lokalanaesthetika).

Gefahren. Die Gefäßkonstriktion kann regional (Koronargefäße, Uterus, ZNS) stark ausfallen, wenn die Präparate parenteral verabreicht werden.

6.13 Insulin und orale Antidiabetika

Bildung und Sekretion, Chemie Insulin wird in den β-Zellen des Pankreas-Inselorgans gebildet und gespeichert. Es entsteht aus Proinsulin (84 Aminosäuren) durch Herausspalten des sog. „C-Peptids". Insulin hat 51 Aminosäuren und ein Molekulargewicht von rund 6000. Insulin vom Schwein hat nur eine einzige andere Aminosäure als Humaninsulin, Rinderinsulin hat drei andere Aminosäuren. Entsprechend ist die immunogene Wirkung am geringsten bei Humaninsulin, wenig stärker bei Schweineinsulin, deutlich stärker bei Rinderinsulin. Auf molarer Basis wirkt Rinderinsulin beim Menschen schwächer als Humaninsulin. Aus diesen beiden Gründen erfolgen Neueinstellungen von Patienten mit Insulinmangeldiabetes (Typ I) mit Humaninsulin. Humaninsulin kann gentechnisch produziert werden. Insuline werden nach biologischen Einheiten dosiert.

Bei Stimulation der β-Zellen kann die Sekretion von Insulin auf das 5–7fache ansteigen. Stimulatoren sind Glukose, Ketokörper, einige Aminosäuren, β_2-Sympathomimetica, ferner ACTH, Glukokortikoide, Thyroxin und orale Antidiabetika vom Sulfonylharnstofftyp. Hemmer der Insulinfreisetzung sind u. a. α_1-Sympathomimetika, Diazoxid, Saluretika und Biguanide.

Pharmakokinetik, i.v. Dosierung, Retard-Formen

Insulin ist nur nach parenteraler Zufuhr wirksam. Nur Altinsulin darf intravenös injiziert werden. Es hat folgende pharmakokinetische Daten: Verteilungsvolumen 0,66 l/kg KG, Plasmaproteinbindung $< 10\%$, sehr kurze Plasmahalbwertszeit von 5–10 min. Es wird in der Leber und Niere abgebaut; bei Niereninsuffizienz ist die Halbwertszeit verlängert. – Wegen der sehr kurzen Plasmahalbwertszeit ist bei intravenöser Applikation die Dauerinfusion angezeigt. Während der Dauerinfusion im diabetischen Koma geht man heute ungern über 6 (initial 10) I. E./h hinaus, da bei zu schneller Blutzuckersenkung die Gefahr eines Hirnödems besteht. Bei parenteraler Ernährung beginnt man mit 1 I. E./4 g Glukose und steigert bei Bedarf auf 1 I. E./2 g Glukose. – Wegen der kurzen Halbwertszeit wurden Präparate entwickelt, aus denen nach subkutaner Injektion Insulin verzögert freigesetzt wird. Nur das freigesetzte Insulin wirkt (und wird auch schnell abgebaut). Zur Resorptionsverzögerung wird dem Insulin Zink oder

Tabelle 6.3 Zeitlicher Wirkungsverlauf bei Humaninsulin-Präparaten (in Stunden)

	Wirkungs-einsatz	Wirkungs-maximum	Wirkungs-ende	Präparate
Alt-Insulin	0,5	1–2	6–8	H-Insulin, Berlinsulin N, Actrapid
Protamin-Zink-Insulin	1–2	3–6	12–18	Basal-H-Insulin, Berlinsulin H, Protaphan
Zink-Insulin-Kristallin	4	10–12	24–36	Insulin Ultratard

Protamin zugesetzt; aus einer Suspension großer Kristalle verläuft die Resorption langsamer als aus einer feinen Verteilung amorphen Insulins, weil das Verhältnis Oberfläche/Volumen bei der Kristallsuspension sehr klein ist. – Bei der Einstellung eines Diabetikers kommt es darauf an, die notwendige, aber teilweise oder ganz ausgefallene Tagesproduktion von 30–50 I. E. Insulin durch Gabe des richtigen Präparates zur richtigen Zeit in richtiger Dosis zu ersetzen. Diese Einstellung muß individuell und nicht nach Dosierungsschemata erfolgen.

Molekularpharmakologische Wirkung

Das große Insulinmolekül wird von Rezeptoren auf der Plasmamembran mit hoher Affinität gebunden. Die Rezeptoren sind Glycoproteine, je ein α-Teil ist über eine Disulfidbrücke mit je einem ins Zellinnere weisenden β-Teil verbunden. Wenn Insulin außen an den α-Teil bindet, wird der β-Teil zu einer aktiven Tyrosinkinase. Das beste Substrat für die Kinaseaktivität ist der Rezeptor selbst – je zwei Rezeptoren stehen in der Plasmamembran zusammen. Wenn Insulin sich außen an die α-Teile bindet, werden die β-Teile zu aktiven Tyrosinkinasen. Erstens phosphorylieren sie drei Tyrosine des eigenen Moleküls, wodurch ihre Enzymaktivität >20fach steigt. Zweitens phosphoryliert Insulin das erste Glied einer Signalkette, die das Signal bis zur mRNA (nicht DNA!) weitergibt. Die Signalkette ist hier als Beispiel für eine von der Plasmamembran bis zum Kern reichenden **Signaltransduktion** wiedergegeben (Abb. 6.6).

Die in Abb. 6.6 skizzierte Insulinwirkung führt auf molekularer Ebene zur Zunahme von sehr vielen Enzymen. Welche der so zunehmenden Enzyme für die Insulinwirkungen an den einzelnen Geweben besonders wichtig sind, bedarf weiterer Klärung. Der dargestellte Mechanismus erklärt noch nicht, warum die einzelnen Insulinwirkungen mit teilweise sehr unterschiedlicher Latenz einsetzen.

Wirkungen von Insulin

Erhöhung der Kaliumaufnahme in den Intrazellulärraum. Diese Insulinwirkung beobachtet man an der *Leberzelle* und *Muskelzelle*, wenig an Fettzellen.

Die Wirkung tritt unabhängig von der Anwesenheit von Glucose und schnell ein. An die Wirkung von Insulin auf die intrazelluläre Kaliumkonzentration ist bei der Therapie des ketoazidotischen Coma diabeticum besonders zu denken. Während der Ketoazidose haben die Zellen sowohl wegen des Insulinmangels als auch wegen der Azidose beachtliche Mengen K^+ in den Extrazellulärraum abgegeben. Diese K^+-Ionen werden renal eliminiert. Wird jetzt Insulin injiziert und gleichzeitig die Azidose durch Infusion von $NaHCO_3$ bekämpft, so wandert K^+ schnell in den Intrazellulärraum zurück. Da ein Teil des ursprünglich intrazellulären K^+ aber inzwischen aus dem Blut eliminiert ist, somit nicht mehr zur Verfügung steht, entsteht eine Hypokaliämie.

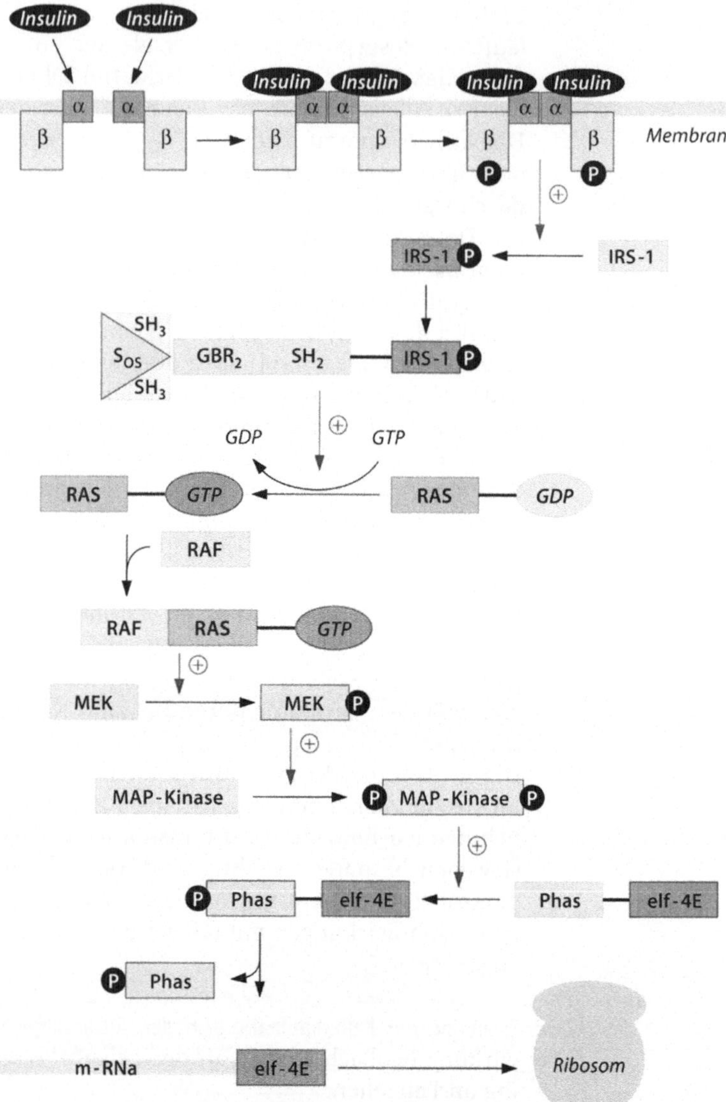

Abb. 6.6 Die Übertragung der Insulinwirkung vom Membranrezeptor zur mRNA

Erhöhung des Glukosetransportes. Diese Insulinwirkung beobachtet man an der **Fettzelle** und besonders der **Muskelzelle.** Sie setzt sehr schnell ein. Glukosetransporter wandern hierzu aus den Mitochondrien in die Plasmamembran.

Erhöhung der Aufnahme von Aminosäuren. Diese Insulinwirkung beobachtet man an der *Leberzelle* und besonders in der *Muskelzelle.* Beim Aminosäurentransport durch die Zellmembran handelt es sich um einen aktiven Transport, der auch gegen einen Gradienten erfolgen kann. Beim Insulinmangel nimmt er ab. Er ist mit dem aktiven Natriumtransport gekoppelt.

Förderung der Energiegewinnung aus Glukose. Man beobachtet eine Aktivitätszunahme z. B. der Enzyme Glukokinase (Leber), Phosphofructokinase und Pyruvatkinase und einen vermehrten Durchsatz von Glukose im Pentosephosphat-Shunt.
Diese Vorgänge führen nicht nur zu einem vermehrten Angebot für den Citratcyclus, sondern ermöglichen außerdem einige andere Stoffwechselvorgänge; unter anderem entsteht genügend Pyruvat, und im Pentosephosphat-Shunt entsteht genügend $NADPH_2$. Pyruvat wird benötigt zur Synthese von Oxalacetat, wenn die im Citratcyclus vorhandene Menge an Oxalacetat wegen vermehrten Abfalls von Acetyl-CoA vergrößert werden muß. $NADPH_2$ wird zum Aufbau der Fettsäuren benötigt.

Förderung der Umwandlung von Glukose in Glykogen
Diese Insulinwirkung findet man in *Leberzellen* und *Muskelzellen*; weniger wichtig ist sie in Fettzellen. Sie kommt durch Aktivierung der Glykogensynthetase und Inaktivierung der Glykogenphosphorylase zustande.

Förderung der Umwandlung von Glukose zu Fett (Triglyceriden)
Diese Wirkung findet man hauptsächlich in den *Fettzellen*, weniger in der Leber.

Förderung der Proteinsynthese (s. Abb. 6.6)

Unerwünschte Wirkungen

Hypoglykämie ist die Hauptgefahr. Sie entsteht
- durch zu hohe Dosen,
- durch Injektion bewährter Dosen zur falschen Zeit,
- bei der Umstellung von Rinderinsulin auf Humaninsulin (wenn Antikörper gegen Rinderinsulin gebildet wurden),
- durch Diätfehler,
- durch vermehrte körperliche Aktivität besonders bei Patienten, die „nahe-normoglykämisch" eingestellt wurden.
- durch Interaktionen, z. B. mit **ACE-Hemmern** oder mit **β-Adrenoceptoragonisten.**
  Symptome der Hypoglykämie sind: Schwäche, Heißhunger, Unruhe, Schwitzen, Zittern, in schweren Fällen Krämpfe und Bewußtlosigkeit.
- ○ Notfalltherapie: Bei erhaltenem Bewußtsein Versuch mit Traubenzucker oral, bei Bewußtseinsverlust 5–20 g Glukose intravenös.

Hypokaliämie entsteht besonders bei vorbestehender metabolischer Azidose; unter Insulin strömen Kaliumionen vermehrt im Austausch gegen Protonen in den intrazellulären Raum. - Leichte Hypernatriämien sind häufig, aber nicht bedrohlich.

Immunologische Reaktionen (Thrombozytopenie, Urticaria usw.) sind selten, wurden aber sogar auf Humaninsulin beobachtet. Gesichtsödeme sind häufiger.

Sulfonylharnstoffderivate

Chemie Grundstruktur der Sulfonylharnstoffderivate:
R_1-SO_2-NH-CO-NH-R_2

Tolbutamid *(Rastinon, Artosin)*

$R_1 = CH_3-C_6H_4-$

$R_2 = -CH_2-CH_2-CH_2-CH_3$

Glibenclamid *(Euglucon)*

R_1 = 5-Chlor-2-methoxy-phenyl–C(=O)–NH–CH_2–CH_2–C_6H_4–

R_2 = –Cyclohexyl

Pharmakokinetik Sulfonylharnstoffderivate werden zur Therapie nur oral zugeführt. Ihre Bioverfügbarkeit ist besser als 90 %. Einige reichern sich im Gewebe stärker an (Glibenclamid, V_d 0,3 l/kg KG) als andere (Tolbutamid, V_d 0,15 l/kg KG). Sie haben alle eine hohe Plasmaproteinbindung, aus der sie durch andere Pharmaka verdrängt werden können. Die therapeutische Plasmakonzentration des (meist verwendeten) Glibenclamid beträgt 40–50 μg/l.

Tabelle 6.4 Pharmakokinetik der oralen Antidiabetika

	Resorption %	Verteilungsvolumen l/kg KG	Proteinbindung %	Halbwertszeit h	Einzeldosis mg	pK
Tolbutamid *Rastinon*	>90	0,1–0,15	95–97	5–8	1000	5,3
Glibenclamid *Euglucon*	>90	0,3	99	8–16	5	5,3

Sie werden sehr unterschiedlich schnell metabolisiert und haben deshalb sehr unterschiedliche Plasmahalbwertszeiten. Am längsten wirkt Chlorpropamid, das kaum metabolisiert und nahezu vollständig über die Nieren ausgeschieden wird.

Interaktionen Mit Sulfonylharnstoffderivaten eingestellte Diabetiker gerieten in hypoglykämische Zustände, wenn ihnen aus anderen Gründen Sulfonamide, Chloramphenicol, Phenylbutazon, Oxyphenbutazon, Antikoagulantien vom Dicumarol-Typ oder ACE-Hemmer verordnet wurden. Für die „vermehrte" Wirkung der Sulfonylharnstoffderivate in diesen Fällen kommen mehrere Mechanismen in Betracht:

- Anstieg der Plasmahalbwertszeit der Sulfonylharnstoffderivate, weil sie von den zusätzlich gegebenen Pharmaka vom abbauenden Enzymsystem verdrängt werden (Chloramphenicol, Ethanol).
- Pharmakodynamische Eigenwirkung des Kombinationspartners auf den Glukosestoffwechsel.

Pharmakodynamik Sulfonylharnstoffe verschließen die ATP-operierten Kaliumkanäle.

↓

Der Verschluß der $Kalium_{ATP}$-Kanäle führt zur Depolarisation der Zelle.

↓

Spannungsabhängige Calciumkanäle öffnen sich, Ca^{2}-Ionen strömen in die Zelle.

↓

Der Calciumeinstrom führt zur vermehrten Insulinsekretion.

Erläuterung: Die hohe Gliedzahl der Signalkette zwischen Insulinrezeptoren und Kettenendgliedern begünstigt die Wahrscheinlichkeit, daß Mutationen die Übertragungsgüte in der Kette stören können. In der Regel ist die Übertragung nur abgeschwächt; sie wird im Alter beim Hinzutritt anderer Faktoren (die z. B. bei Übergewicht wirken) manifest. Beim entstehenden Typ-II-Diabetes ist die Zahl der β-Zellen nicht wie beim Typ-I-Diabetes vermindert - man kann also versuchen, die Insulinfreisetzung anzuregen. Das gelingt durch Verschluß von Kaliumkanälen in der Plasmamembran der β-Zellen. - Die β-Zellen des Pankreas haben in der Plasmamembran Kalium-Kanäle, die auf der Zytoplasmaseite eine ATP-Bindungsstelle haben. Wenn Glukose in die β-Zelle einströmt und energetisch verwertet wird, steigt ATP (genauer: das Verhältnis ATP/ADP), der Kaliumkanal bindet häufiger ATP und schließt sich häufiger. Das führt zur Depolarisation der Zelle, weil die Natriumleitfähigkeit mehr Einfluß gewinnt. Durch Depolarisation öffnen sich Calciumkanäle, Calcium strömt in die β-Zellen, die Insulinsekretion steigt. Die β-Zelle hat den Glukose-Einstrom richtig als Signal zur Regelung des Blutzuckers verarbeitet. – Sulfonylharnstoffderivate verschließen den Kalium$_{ATP}$-Kanal nicht wie ATP von innen, sondern von außen. Für die Wirkung auf die Insulinfreisetzung ist das gleichgültig. Erwartungsgemäß benötigt man bei höheren Blutzuckerwerten weniger Sulfonylharnstoffderivate zur Therapie, weil die erhöhte ATP-Konzentration beim Schließen der Kaliumkanäle besser „mithilft".

Gefahren, unerwünschte Wirkungen

Hypoglykämien. Sie haben ihre Ursache entweder in einer Überdosierung oder in einer Verdrängung aus der Plasmaeiweißbindung oder in einem herabgesetzten Metabolismus oder in einer gestörten renalen Elimination. Alle vorstehenden Ursachen sind pharmakokinetischer Natur. Hypoglykämien können auch pharmakodynamisch durch Interaktion mit anderen blutzuckerwirksamen Pharmaka entstehen. Am bekanntesten sind β-, aber auch α-Sympatholytika, Monoaminoxydasehemmer, auch Phenylbutazon und ACE-Hemmer.

Gastrointestinale Beschwerden. Ein bestehendes Ulcus pepticum kann verschlimmert werden. Gelegentlich Cholestase.

Allergische Reaktionen. Sie treten bei mehr als 1 % der Patienten auf. Wegen der chemischen Verwandtschaft zu Sulfonamiden und zu Benzothiadiazinen kann eine Kreuzallergie bestehen. Wegen der Allergiegefahr untersucht man das Blutbild während der Einstellung und bei den Wiedervorstellungen.

Alkoholunverträglichkeit, nach Tolbutamid. Eine Störung des Alkoholabbaus wird angenommen. Die Reaktion ist der nach Einnahme von Disulfiram ähnlich.

Kontraindikationen

Ergeben sich im wesentlichen aus der Pharmakokinetik, dem Wirkungsmechanismus und den unerwünschten Wirkungen. Zu ihnen gehören Insulinmangeldiabetes, Coma diabeticum, Ketoazidose, Urämie, Leberinsuffizienz, Allergie, schwere Belastungen wie Infektionen und Operationen.

Nicht während der Gravidität verordnen; hier ist die Umstellung auf Insulin erforderlich.

Indikation, Prognose

Hauptindikation für den Einsatz der Sulfonylharnstoffderivate ist der jenseits des 40. Lebensjahres auftretende Altersdiabetes, wenn er – und das ist angesichts der sogenannten UGDP-Studie entscheidend – durch Diät allein nicht zu beherrschen ist.

Metformin

Von den früher gebräuchlichen Biguaniden wird heute klinisch nur noch Metformin eingesetzt.

$$(H_3C)_2N{-}C({=}NH){-}NH{-}C({=}NH){-}NH_2$$

Metformin (*Glucophage*)
MW 129,13
Base, pK 11,5

Pharmakokinetik. Bioverfügbarkeit 50–60 %, Proteinbindung sehr klein, Verteilungsvolumen 3,3 l/kg KG, Halbwertszeit 1,7 ± 1 h. Metformin wird nicht metabolisiert und unverändert renal ausgeschieden.

Pharmakodynamik. Der Wirkungsmechanismus ist nicht genau bekannt. Metformin senkt den Blutzucker nur in Anwesenheit von Insulin und nur bis zur Normoglykämie. Es bringt wie Insulin mehr Glukosetransporter vom Typ 4 und zusätzlich mehr Glukosetransporter vom Typ 1 ins Spiel.

Unerwünschte Wirkungen. Die Lactatazidose ist die am meisten gefürchtete unerwünschte Wirkung. Sie hat auch dazu geführt, daß in der Bundesrepublik nur noch Metformin im Handel ist. Bei Metformin ist das Lactatazidose-Risiko gering, wenn man die Kontraindikationen beachtet.
Wegen der hohen Letalität der Lactatazidose soll man von vornherein die Hämodialyse zur Therapie einsetzen. Die alleinige Infusion nur von $NaHCO_3$ führt nicht zum gleichen Erfolg (erhebliche Gefahren bei den z. T. gewählten extrem hohen Infusionsgeschwindigkeiten).
Gastrointestinale Beschwerden sind häufig und lassen sich durch *langsame Dosissteigerung* zum Teil vermeiden: Appetitlosigkeit, Erbrechen, Diarrhoe, Metallgeschmack. Die Beschwerden sind eine Folge der lokalen Wirkung der Biguanide auf die Wand des Magen-Darm-Traktes. Sie sind stärker als nach Verordnung von Sulfonylharnstoffderivaten.

Kontraindikationen. Niereninsuffizienz mit Kreatinin > 1,3 mg/dl, alle Zustände mit Hypoxie (kardiale oder respiratorische Insuffizienz, Fieber, hohes Alter), gestörte Leber- und Pankreasfunktion, Alkoholismus, Abmagerungskuren und konsumierende Erkrankungen, prä- und postoperativ, i.v. Kontrastmittelapplikation.

Glucagon

Bildung, Aufbau, Pharmakokinetik

Glucagon wird in den α-Zellen des Inselorgans im Pankreas gebildet. Es ist ein Polypeptid aus 29 Aminosäuren. Es muß injiziert werden. Die Wirkung tritt bei i.v. Gabe nach 5–10 min ein und ist nach einer Dosis von 2–5 mg nach etwa 1 h abgeklungen. Daher ist bei Notwendigkeit einer längerdauernden Therapie die intravenöse Dauerinfusion vorzuziehen.

Wirkungen

Aktivierung der Adenylatcyclase an der

- Leberzelle → Glykogenolyse, Glukoneogenese,
- Fettzelle → Lipolyse, Verstärkung einer Ketoazidose,
- Glattmuskelzelle → Relaxation

Indikationen Heute sehr eingeschränkt:
bei Hypoglykämien, die durch Glukoseinfusion allein nicht beherrschbar sind, 0,2–2 mg sc,
zur Motilitätshemmung im Gastrointestinaltrakt bei bildgebender Diagnostik, 0,5–2 mg s.c., aber mit dieser Indikation nicht bei Diabetikern, hypokaliämischen Patienten, Patienten unter Theophyllin (stärkerer Blutzuckeranstieg) und Hypertonikern.

○ Die Wirkung bei Vergiftungen mit β-Rezeptorantagonisten blieb nach fremder und eigener Erfahrung hinter den Erwartungen zurück.

Acarbose

Acarbose *(Glucobay)* ist ein Pseudotetrasaccharid. Nach oraler Verabreichung wird es aus dem gesunden Darm kaum (<2 %) resorbiert, mehr jedoch aus dem geschädigten Darm. Es hemmt im Darm die α-Glucosidase. Dies führt zwar nicht zu einer Reduktion, wohl aber zu einer (erwünschten) Verzögerung des Kohlenhydratabbaus, wodurch die postprandiale Glukoseresorption keine steilen Blutzuckerspitzen mehr erzeugt. Die stoßartige Stimulation der Insulinfreisetzung bleibt aus, die Insulindosierung wird weniger kritisch, der Insulinbedarf nimmt ab. Acarbose entbindet den Patienten nicht von der Diätpflicht.

Dosierung 3×50 mg per os bis 3×100 mg per os. Die Wirksamkeit wird durch Adsorbentien und Enzympräparate herabgesetzt.

Unerwünscht: Blähungen, die besonders zu Therapiebeginn und bei Diätfehlern auftreten.

6.14 Schilddrüsenhormone, Jodid und Thyreostatika

Regulation **Prinzip**

Im Hypothalamus gebildetes TRH stimuliert in der Hypophyse die Freisetzung von TSH. TSH stimuliert in der Schilddrüse die Jodaufnahme und die Synthese und Abgabe von T_3 und T_4. Selbstbegrenzung des Systems erfolgt durch Rückkoppelung. T_3 und T_4 hemmen die Freisetzung von TSH.

Einzelschritte

TRH = Thyreotropin Releasing Hormon, Protirelin. Er besteht aus drei Aminosäuren (Pyroglutamyl-histidyl-prolinamid). Er wirkt, indem er sich an Rezeptoren der Plasmamembran bindet und über sie die Adenylatcyclase in basophilen Mucoidzellen des Hypophysenvorderlappens stimuliert. Die Zellen geben daraufhin TSH ab. TRH steht für diagnostische Spezialaufgaben in injizierbarer Form zur Verfügung. Es wirkt auch als Neuromodulator.

TSH = Thyroid Stimulating Hormone, Thyrotropin. Glykoprotein vom Molekulargewicht 28000. Plasmahalbwertszeit 20 min. Es wirkt, in-

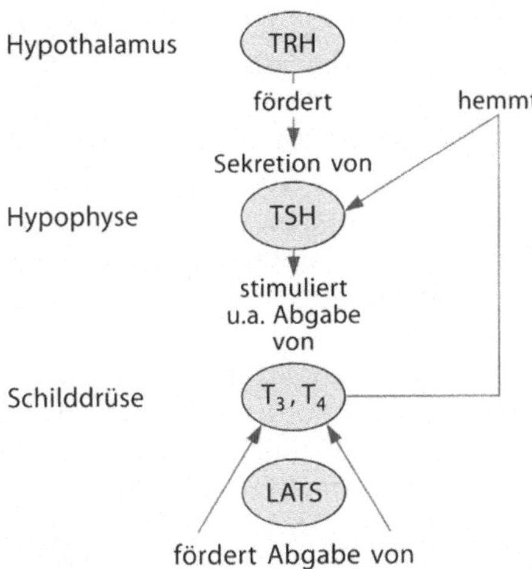

Abb. 6.7 Schema der Regulation der Abgabe von T_3 und T_4

dem es an die Rezeptoren auf den Plasmamembranen der Schilddrüsenzellen gebunden wird und dort die Adenylatcyclase aktiviert. In der Schilddrüse erfolgen daraufhin mehrere Prozesse: Jod wird schneller aufgenommen, Schilddrüsenhormone werden schneller synthetisiert, Schilddrüsenhormone werden schneller abgegeben. Das Verhältnis T_3/T_4 kann zunehmen. TSH steht für diagnostische und nuclearmedizinische Spezialindikationen in injizierbarer Form zur Verfügung *(Thyreostimulin)*.

○ *Katecholamine*. Die Aktivierung der Adenylatcylase in den Schilddrüsenzellen kann auch durch Katecholamine erfolgen. Dies ist einer der Gründe dafür, daß man bei Patienten unter langdauerndem Streß Zeichen einer Hyperthyreose ohne Erhöhung von TSH beobachten kann.

T_3 = Trijodthyronin = Lyothyronin
T_4 = Tetrajodthyronin = Levothyroxin = Thyroxin sind die von der Schilddrüse abgegebenen Hormone. Sie wirken auf die Hypophyse zurück und hemmen die TSH-Abgabe.

Globulin. Es handelt sich um eine Gruppe von IgG-artigen Globulinen, die Antikörper gegen Schilddrüsen-Plasmamembranen sind und nur pathologisch vorkommen. Sie wirken ähnlich wie TSH, passieren jedoch die Placentarschranke (wie alle IgG) und haben eine Halbwertszeit von etwa 3 Wochen (wie alle IgG).

Synthese und Abgabe **Jodidaufnahme in die Schilddrüse** ist der erste Schritt, der bereits der Beeinflussung durch TSH unterliegt. Es ist gleichzeitig der *geschwindigkeitsbegrenzende Schritt* bei der Hormonproduktion.

○ *Thiocyanate* und *Perchlorate* hemmen die Jodidaufnahme. Anmerkung: Jodid wird auch in anderen Organen aktiv angereichert, z. B. in der Magenschleimhaut.

Oxidation des gebundenen Jodids ist der zweite Schritt. Die Oxidation erfolgt durch eine Peroxidase, deren Aktivität TSH-abhängig ist.

Jodination heißt der unmittelbar anschließende Prozeß, bei dem das entstandene Jod mit den Tyrosinen des Thyreoglobulins reagiert. *Thyreoglobulin* ist ein Glykoprotein (MW 669000). Bedeutsam ist, daß die Tyrosine Jod aufnehmen, *während* sie sich im Verband des Thyreoglobulins befinden.

Kolloidresorption und Ausschüttung von T_3 und T_4. Die wirksamen Schilddrüsenhormone werden erst nach der Jodierung der Tyrosine im Thyreoglobulin durch ein lysosomales proteolytisches Enzym freigesetzt. Proteolyse und Sekretion in das Blut unterliegen der Wirkung von TSH. Überraschend werden in das Blut nicht jodierte Tyrosine abgegeben, sondern Moleküle, die man sich aus 2 jodierten Tyrosinen durch Wirkung der Peroxydase entstanden denken kann. Es sind dies T_3 und T_4. T_3 ist viermal so wirksam wie T_4. Unter dem Einfluß steigender Konzentrationen von TSH nimmt nicht nur die Gesamtmenge der sezernierten Schilddrüsenhormone zu, sondern es steigt auch das Verhältnis T_3/T_4 im Blut von 1:50 auf höhere Werte.

Pharmakokinetik

HO–(J,J-Phenyl)–O–(J,J-Phenyl)–CH_2–$CHNH_2$–COOH

T_4 = Thyroxin = Levothyroxin

Thyroxin
pK (HO^-) = 6,73
pK (NH_3^+) = 10,1
pK (–COOH) = 2,2
MW 776,93

HO–(J,J-Phenyl)–O–(J-Phenyl)–CH_2–$CHNH_2$–COOH

T_3 = Trijodthyronin = Lyothyronin MW 650,9

Tabelle 6.5 Pharmakokinetik von T_3 und T_4

	T_3	T_4
Physiologische Plasmakonzentrationen	0,45–2,0 µg/100 ml	4,5–14 µg/100 ml
Resorptionsquote	85 %	40 %
Wirkungsmaximum nach	5 h	3 Tagen
Verteilungsvolumen	0,6 l/k KG	0,1–0,2 l/kg KG
Nicht proteingebunden	0,03 %	0,2–0,5 %
Plasmahalbwertszeit	1,5–2,5 Tage	6–7 Tage (lang!)

Plasmaproteinbildung. Die Bindung erfolgt hochaffin an ein α-Globulin (thyroxinbindendes Globulin, TBG) und andere Proteine. Der Normalwert von TBG (10,4–21,2 mg/l) ist sehr störanfällig, u. a. durch Estrogene bzw. orale Kontrazeptiva, Acetylsalicylsäure, Diphenylhydantoin, Dicumarolderivate, jodhaltige Röntgenkontrastmittel.

Metabolismus von T_4, Elimination von T_3 und T_4. Ungefähr 35 % von T_4 werden in der Peripherie in T_3 umgewandelt; dieser Vorgang scheint die Hauptquelle für das Plasma-T_3 zu sein. T_3 und T_4 werden eliminiert durch Glucuronidierung der ringständigen OH-Gruppe. Die Glucuronide werden über Darm und Niere ausgeschieden. Ein Teil wird im Darm hydrolysiert und das freiwerdende Hormon wird rückresorbiert.
T_3 und T_4 werden auch durch oxidative Desaminierung und Decarboxylierung abgebaut.

Wirkungen

T_3 und T_4 haben qualitativ die gleiche Wirkung, aber die Potency des T_3 ist höher als die von T_4. Für die Therapie bedeutet dies eine Wirkungsäquivalenz von 40 μg T_3 mit 100 μg T_4.

Molekularer Mechanismus. Schilddrüsenhormon wandert ohne erkennbare Verzögerung durch die Zellmembran und das Zytoplasma zum Kern. Im Kern befinden sich T_3-Rezeptoren vom Typ der Steroidrezeptoren. T_3 wird 10- bis 20mal besser gebunden als T_4. Bei physiologischen Konzentrationen der Schilddrüsenhormone im Plasma sind 35–50 % der Rezeptoren besetzt. In absteigender Reihenfolge haben Zellen aus Hypophysenvorderlappen, Leber, Niere, Herz und ZNS 6000–4000 Rezeptoren pro Kern.
Die Wirkung besteht wie bei Steroidhormonen in einer Mehrsynthese ausgewählter mRNA und damit in einer Mehrsynthese ausgewählter Proteine. Wichtige Beispiele für die Pharmakologie sind z. B. die Mehrsynthese von β-Rezeptoren im Herzen und in der Lunge oder von α_1-Rezeptoren im ZNS, ferner der Plasmamembran-ATPase. Die Mehrsynthese von β-Rezeptoren am Herzen erklärt die permissive Wirkung von T_3 für β-Sympathomimetika. Die Mehrsynthese der ATPase könnte einer der Gründe für die Abnahme der Digitalis-Empfindlichkeit bei Hyperthyreose sein.

Wirkungen auf Organe. Sie können noch nicht alle auf den vorstehend beschriebenen molekularpharmakologischen Mechanismus zurückgeführt werden.

- *Verstärkung der Empfindlichkeit gegen Katecholamine am Herzen (!)* Es handelt sich um eine echte Empfindlichkeitserhöhung und nicht etwa um eine hormonbedingte Zunahme der Katecholamine. Bei Hyperthyreose besteht die Empfindlichkeitserhöhung gegen die β-sympathomimetische Komponente der Katecholamine. Bereits Schilddrüsenhormon „allein“ hat Herzwirkungen: Es führt zur Zunahme von Adenylatcyclaseaktivität, Herzfrequenz und Herzkontraktilität. Deshalb ist auch nach der Blokkade β-sympathomimetischer Wirkungen bei Hyperthyreose (durch β-Blocker) der Sauerstoffverbrauch des Herzens noch erhöht. Die geringen Mengen an Katecholaminen, die in Lösungen von Lokalanaesthetika als Vasoconstringens enthalten sind, bedeuten für einen hyperthyreoten Patienten bereits eine große Gefahr. Katecholamine sind bei Hyperthyreose kontraindiziert.

- ● Schilddrüsenhormone sind für die *Myelinisierung* im ZNS notwendig.
- ○ Förderung der *Resorption von Glukose* und *Galaktose.*
- ○ Verstärkung der Glukoseaufnahme in die Fettzelle.
- ○ Verstärkung der Insulinwirkung auf die Leber.
- ○ Verstärkung der lipolytischen und glykogenolytischen Wirkung von Adrenalin und Glucagon.
- ● Hemmung der TSH-Sekretion.

Aus diesen Wirkungen erklären sich die

Symptome bei erhöhter Zufuhr. Anstieg des Grundumsatzes und der Temperatur. Abfall des Gewichtes, Abfall des Leberglykogens, Muskelschwäche, Zunahme der Herzfrequenz, Hyperhydrose, Haarausfall.

Indikationen und Dosierungen

- ● Hypothyreose. Man verordnet bei *Kindern* zur Förderung der Myelinisierung des ZNS die höchste verträgliche Dosis von **Levothyroxin**, aber beginnt die Therapie wegen der Gefahren (s. unten) auf jeden Fall einschleichend, wenn nicht ein Myxödem-Koma besteht. Man beginnt mit 25 µg T_4/Tag (aber nicht mehr als 2,5 µg/kg KG) und steigert gegebenenfalls auf 5 µg/kg KG und Tag (nicht mehr als 100 µg/kg KG und Tag). *Alten Leuten* verordnet man wegen der kardialen Nebenwirkungen die kleinste noch gut wirksame Dosis (150–300 µg T_4/Tag), beginnt aber ebenfalls mit 25 µg/Tag. Im Myxödem-Koma, aber auch bei erniedrigtem T_3 bei Intensivpatienten, wird die Infusion von 100 µg T_4/24 h gegenwärtig erprobt.
- ○ Euthyreote Struma (150–200 µg T_4/Tag).
- ○ Endokrinologische und radiologische Spezialindikationen.

Unerwünschte Wirkungen

Sie treten bei Überdosierung auf. Eine relative Überdosierung besteht bereits, wenn ein hypothyreoter Patient, der Kompensationsmechanismen gegen den Hormonmangel entwickelt hat, nicht einschleichend, sondern sofort mit voller Dosierung behandelt wird.

- ● Tachykardie und Rhythmusstörungen sind die bedrohlichsten Symptome des Krankheitsbildes einer Hyperthyreose, das sich nach Überdosierung entwickelt.

- Hyperglykämie durch die permissive Wirkung der Schilddrüsenhormone auf die glykogenolytische Wirkung β-sympathomimetischer körpereigener Katecholamine.

Interaktionen Resorptionshemmung durch Colestyramin.
- Gegenseitige Verdrängung aus der Plasmaproteinbildung (Albuminanteil, nicht TBG-Anteil!) mit Diphenylhydantoin, Phenprocoumon, Phenylbutazon usw.
- Abschwächung der Wirkung von Digitalisglykosiden.

Jodidionen

Bedarf Der tägliche Jodidbedarf liegt bei minimal 100 μg, optimal 250 μg. Er kann in vielen Gebieten Mitteleuropas über die normale Nahrungsaufnahme nicht gedeckt werden. Jodhaltiges Speisesalz kann dem Jodmangel vorbeugen.

Pharmakokinetik Resorption nach oraler Gabe (aber auch nach Inhalation von radioaktivem Jod) vollständig. Verteilungsvolumen (ohne Schilddrüsenspeicher) 0,28–0,36 l/kg KG; das Verteilungsvolumen liegt auch für den „schilddrüsenfreien" Organismus über 0,2 l/kg KG, weil Jodid auch in anderen Drüsen (Magen, Speicheldrüsen) angereichert wird. Plasmakonzentration 2–4 μg/l. Halbwertszeit im Plasma <27 h. Tubuläre Rückresorption von Jodid 72 %, renale Clearance 10,6–69,9 ml/min.

Wirkungen Jodid wird zum Aufbau der Schilddrüsenhormone gebraucht. In höherer Dosierung hemmt es die Synthese von Schilddrüsenhormon durch Hemmung der Peroxidasen und dessen Freisetzung durch Hemmung von Proteasen. Die Wirkung hält in der Regel nur 2 Tage an, ist aber sehr stark und wird deshalb bei der thyreotoxischen Krise genutzt.
Jodid ist außerdem Bestandteil vieler „Hustentropfen". Durch Reizung der Bronchialsekretion führt es bei trockenem Husten zur Schleimbildung.

Gefahren Regelmäßige Einnahme jodidhaltiger Hustentropfen durch Schwangere bewirkte schwerste Störungen der Schilddrüsenfunktion bei den Neugeborenen. Unerwünscht sind ferner Jodakne und Jodschnupfen, sowie Erweichung von Granulationsgewebe (Tuberkulose). Lithium verlängert die Jod-Verweildauer in der Schilddrüse.

Dosierung Zur Therapie der unkomplizierten euthyreoten Struma und Deckung des Tagesbedarfes: 250 μg. Zur Operationsvorbereitung und bei Hyperthyreose (neben anderen Maßnahmen): 200 mg/Tag (bis 1 g/Tag). Zur Prävention von ^{131}J-Speicherung nach Reaktorunfällen: Erwachsene initial 200 mg KJ, danach 10 × 100 mg KJ im Abstand von 8 h, Kinder halbe Dosen.

Thyreostatika

Transportinhibitoren — Transportinhibitoren wirken durch *kompetitive Hemmung der Jodidaufnahme* in die Schilddrüse. Therapeutisch werden nur noch **Perchlorate** *(Irenat)* verwendet. Wegen der Kompetition dürfen während der Perchlorattherapie nicht gleichzeitig Jodide gegeben werden. Besonders wegen der Gefahr der toxischen Myelosuppression werden Perchlorate heute seltener eingesetzt. Eine Agranulozytose entwickelt sich, wenn überhaupt, dann sehr schnell, eine aplastische Anämie erst nach einigen Wochen. Durch Abfall von T_3 und T_4 kommt es zur Mehrausschüttung von TSH und deshalb zu Exophthalmus und Vergrößerung der Schilddrüse.

Syntheseblocker — Chemie (schwefelhaltige Thyreostatica, Thionamide)

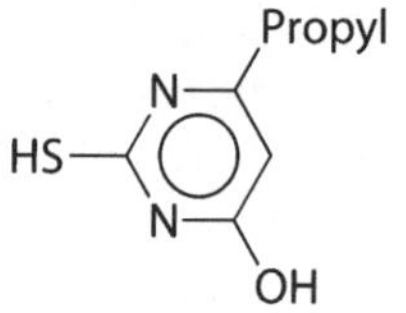

Propylthiouracil
(*Propycil*)
MW 170,24

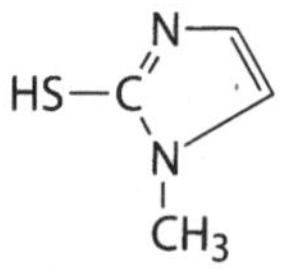

Thiamazol (Methimazid)
(*Favistan*)
MW 114,17

Pharmakokinetik von Prophylthiouracil *(Propycil)* Bioverfügbarkeit 80 %, Verteilungsvolumen 0,2–0,4 l/kg KG, Plasmaproteinbindung 75 %, Plasmahalbwertszeit 1,5 h. Ungefähr $^1/_3$ wird unverändert renal ausgeschieden. Thiamazol hat eine längere Halbwertszeit von 6–13 h.

Wirkungsmechanismus und Wirkung. Schwefelhaltige Thyreostatika wirken, indem sie die Übertragung von Jod auf Thyreoglobulin behindern. Sie hemmen die Peroxidase und damit sowohl die oxidative Jodierung der Tyrosine im Thyreoglobulin als auch die Verknüpfung der Jodtyrosine zu T_4 und T_3. Diskutiert wird eine immunsuppressive Wirkung bei Morbus Basedow. Propylthiouracil hemmt auch die Dejodierung von T_4 und T_3.

Indikationen, Dosierung (Propylthiouracil). Hyperthyreosen und Thyreotoxikosen, auch zur Operationsvorbereitung (zusammen mit Jodid). Initial 3 × 100 mg/Tag. Erhaltungsdosis 25–50 mg/Tag. Wegen der langen Halbwertszeit von T_4 (1 Woche) setzt die Wirkung entsprechend langsam ein.

Unerwünschte Nebenwirkungen

- Durch Ausfall der Wirkung von T_3 und T_4 auf die Hypophyse erfolgt eine vermehrte TSH-Ausschüttung; dadurch diffuse *Struma und Exophthalmus.* Deshalb soll man mit genügender Dosierung die Schilddrüsenfunktion ganz ausschalten und zusätzlich Schilddrüsenhormon zur Hemmung der TSH-Bildung geben.

- Allergische Agranulozytosen; Häufigkeit: 0,5 %. Deshalb sind wöchentliche, später monatliche Blutbildkontrollen obligatorisch.
- ○ Granulozytopenien bei ca. 5 %. Dosisabhängig, reversibel.
- ○ Fieber, Exantheme, gastrointestinale Symptome, Geschmacksstörungen.
- ○ Cholestase.

Kontraindikationen

- Gravidität im ersten Trimenon, aber auch später ist die Verordnung nicht ungefährlich (Strumaentwicklung beim Fetus).
- Lactationsperiode (wegen Übertritt in die Muttermilch).
- Retrosternale Struma oder bestehender starker Exophthalmus.

Lithiumionen

Lithiumionen hemmen die Freisetzung von Schilddrüsenhormonen. Wegen schwerer Nebenwirkungen haben sie sich jedoch in der Dauertherapie gegen die schwefelhaltigen Thyreostatika nicht behaupten können. Eine Ausnahme bildet die thyreotoxische Krise, besonders wenn der Patient mit Jod vorbehandelt ist und Jodid deshalb keinen Erfolg mehr verspricht. Hier kann mit einer Tagesdosis von 1500 mg LiCl die Ausschüttung von Hormon sofort unterbrochen werden.

7 Das Angiotensinsystem

Bereitstellung, Spezialisierung

Die erste Vorstufe des Systems, **Angiotensinogen**, wird in der Leber synthetisiert und als Globulin in das Plasma abgegeben. Aus dieser ersten Vorstufe spaltet **Renin** (Halbwertszeit im Plasma 15 min), das hauptsächlich in der Niere gebildet wird, die 10 N-terminalen Aminosäuren ab. Das entstehende Decapeptid heißt **Angiotensin I:**

H_2N-Asp-Arg-Val-Tyr-Ile-His-Pro-Phe-His-Leu-COOH.

Angiotensin I hat nahezu keine biologische Wirkung, sondern ist die zweite Vorstufe des Systems. Die dritte Stufe, *Angiotensin II*, ist hochwirksam und wird durch ein Plasmamembranenzym, Peptidyldipeptidase **(converting enzyme)**, gebildet. Dieses Enzym existiert nicht ubiquitär, sondern bevorzugt auf der Oberfläche des Gefäßendothels (hier besonders der Lunge), aber auch in geringerer Konzentration im Plasma. Das „converting enzyme" spaltet die C-terminale His-Leu-COOH-Konfiguration von Angiotensin I ab.
Es entsteht **Angiotensin II:**

H_2N-Asp-Arg-Val-Tyr-Ile-His-Pro-Phe-COOH.

Angiotensin II hat eine für ein „echtes" Hormon zu kurze Halbwertszeit von 4 min und wird deshalb als „lokales Hormon" angesehen. Es wird sowohl vom N-terminalen als auch vom C-terminalen Ende her als auch durch Endopeptidasen (spalten „irgendwo" in der Aminosäurekette) abgebaut.
Nur ein Spaltprodukt, **Angiotensin III**, hat eine dem Angiotensin II vergleichbar starke Wirkung. Es entsteht aus Angiotensin II durch Abspaltung des N-terminalen Asp und hat eine noch kürzere Halbwertszeit von 2 min.
Renin sowie Bindungsstellen für Angiotensin II wurden auch im ZNS nachgewiesen.

Stimulation des Systems

Zunahme der Reninfreisetzung. Der Zunahme der Reninfreisetzung geht ein Anstieg von cAMP in den juxtaglomerulären Zellen voraus. Er kann ausgelöst werden durch:

- Hypovolämie und Hypotonie. Sie erzeugen einen Druckabfall in den Arteriolen. Dabei wird ein Stoff (PGE_2? PGI?) freigesetzt, der die juxtaglomerulären Zellen stimuliert.

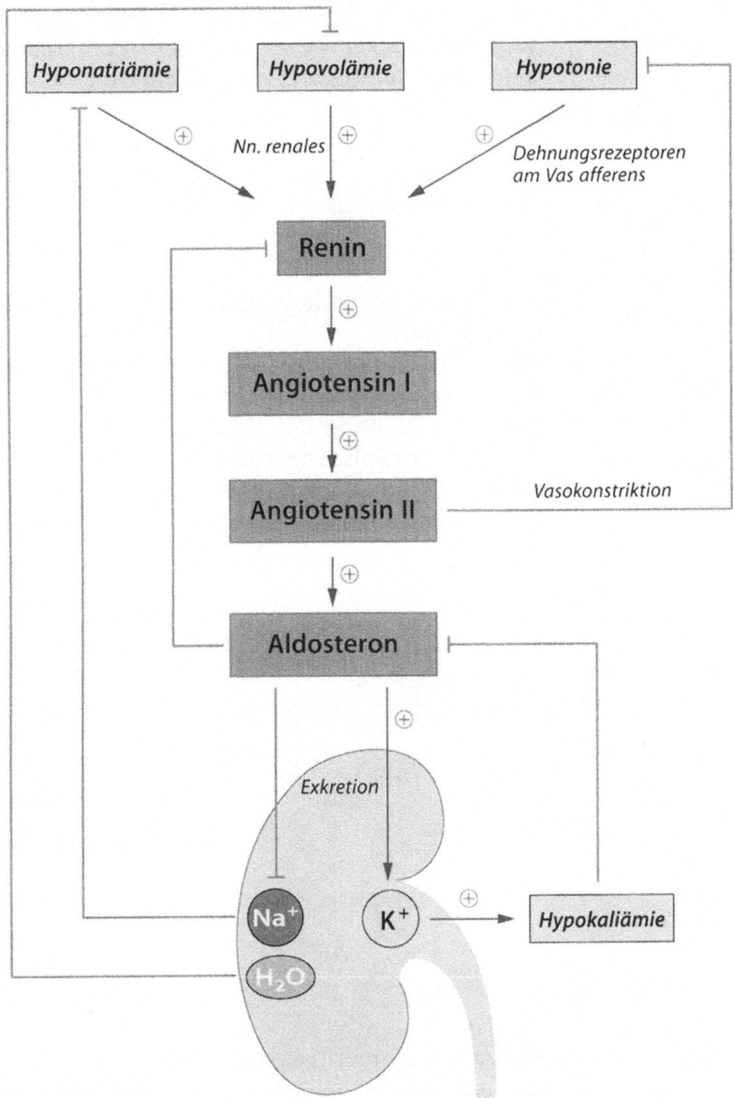

Abb. 7.1 Schema der Regulation im Renin-Angiotensin-Aldosteron-System

- Hyponatriämie. Die Zellen der Macula densa geben Prostacyclin ab, das die juxtaglomerulären Zellen stimuliert. – Bei Behandlung mit Schleifendiuretika (Furosemid) nimmt ungeachtet des erhöhten Cl^--Angebotes an der Macula densa die Reninfreisetzung weniger zu, weil Furosemid den Na^+, K^+, $2Cl^-$-Cotransporter nicht nur in der Henle'schen Schleife, sondern auch in den Zellen der Macula densa blockiert. Dadurch wird die Macula densa „blind" gegen die erhöhte Cl^--Konzentration.

- ○ Stimulation der β_1-Rezeptoren auf den juxtaglomerulären Zellen. Weil Betablocker diese Stimulierbarkeit reduzieren, sieht man hierin eine Teilursache für ihre blutdrucksenkende Wirkung.

Zunahme der Angiotensinsynthese durch vermehrte hepatische Synthese könnte Teilursache für die Blutdruckerhöhung nach oralen Kontrazeptiva sein.

Zunahme der Angiotensin-Rezeptoren (AT1-Rezeptoren). Die Zunahme der Aldosteronsynthese ohne Zunahme der Reninsynthese wird damit erklärt.

Angiotensin II Von pharmakologischer Relevanz sind folgende Wirkungen:

- Sehr starke Kontraktion der Arteriolen.
- Starke Kontraktion der Venolen besonders in der Niere, in der Haut und im Splanchnikusgebiet.
- Starke Erhöhung der Aldosteronsynthese und -freisetzung durch Wirkung auf die Zellen der Zona glomerulosa der Nebennieren.

7.1 ACE-Hemmer: Hemmstoffe des Konversionsenzyms für Angiotensin I

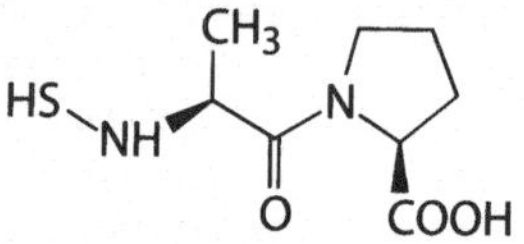

HS, NH, CH3, N, O, COOH

Captopril (*Lopirin*)
MW 217,29
Säure, pK_a der Carboxylgruppe: 3,2

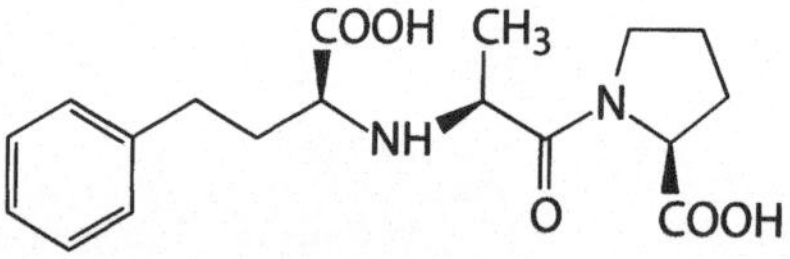

COOH, CH3, NH, N, O, COOH

Enalapril (*Xanef*)

Pharmakokinetik Alle ACE-Hemmer haben im wesentlichen die gleichen Wirkungen und unterscheiden sich nur durch die Pharmakokinetik. Einige von ihnen sind sogenannte Prodrugs: Sie müssen nach der Resorption erst metabolisch zur wirksamen Substanz gewandelt werden. Wegen der zum Teil sehr festen Bindung an das Konversionsenzym (siehe unten) dauert die Wirkung oft länger (Captopril: 8–12 h) als nach der Plasmahalbwertszeit (Captopril: 1,7 h) zu vermuten ist. – Die Elimination erfolgt hauptsächlich renal unter Mitbeteiligung des Säuresekretionssystems der Tubuli. Von Captopril werden auch polare Metabolite gebildet.

Pharmakodynamik Alle ACE-Hemmer haben den gleichen Wirkungsmechanismus: Als Strukturverwandte des Angiotensin I besetzen sie das Konversionsenzym durch Bindung an das Zink-Kation im aktiven Zentrum des Enzyms. Dies hat zwei Folgen:

1. Die Bildung von Angiotensin II wird verzögert. Dies führt zur

- Gefäßerweiterung mit Blutdrucksenkung und zur
- Rückbildung eines bestehenden sekundären Hyperaldosteronismus.

2. Der Abbau von Bradykinin wird verzögert. Bradykinin wird aus endogenem Substrat gebildet und hat physiologisch nur eine Wirkdauer von etwa 15 sec. Unter der Wirkung der ACE-Hemmer erfolgt der Abbau langsamer, die B_2-Rezeptoren des Bradykinin und damit die daran gekoppelte Phosphoinositol-Signalkette werden länger aktiviert. Die wichtigsten Folgen der Signalkettenaktivierung sind

- Husten (Stimulation pulmonaler Afferenzen durch Ca^{++}-Einstrom),
- Relaxation der Arteriolen und Venolen durch Bildung von NO (Aktivierung der Guanylatcyclase),
- ○ Relaxation der Gefäße, weil auch Phospholipase A_2 vermehrt aktiviert und dadurch mehr Prostacyclin gebildet wird. „Kopfschmerz-Tabletten", allgemein Hemmstoffe der Prostaglandinsynthese, schwächen die antihypertensive Wirkung der ACE-Hemmer.

Indikationen **Essentielle Hypertonie.** Alle ACE-Hemmer sind hierfür zugelassen.

Myocardinsuffizienz. Zugelassen sind Captopril *(Lopirin)*, Enalapril *(Xanef)*, Lisonipril *(Acerbon)*. Die lebensverlängernde Wirkung der frühen Verordnung von ACE-Hemmern bei Myocardinsuffizienz wurde in einer großen Studie mit Enalapril gezeigt.
Nach ACE-Hemmern beobachtet man *keine* reflektorische Tachykardie, *keine* Gewöhnung und *keinen* Rebound.

Dosierung Mit Ausnahme von Fosinopril *(Dynacil)* und Captopril müssen die Dosen der meisten ACE-Hemmer – wenn auch in unterschiedlichem Umfang – der Nierenfunktion angepaßt werden. ACE-Hemmer werden oral verabreicht; Enalaprilat kann (stationär) auch langsam (1,25 mg in 5 min) i.v. injiziert werden. – In Deutschland werden ACE-Hemmer in der Therapie des Hochdrucks und der Herzinsuffizienz noch häufig als Mittel der ferneren Wahl bei *schon bestehender Therapie mit Diuretika* eingesetzt. Dann ist durch Gegenregulation die Aktivität des Renin-Angiotensinsystems hoch, und die Erhaltungsdosis von z. B. 25 mg Captopril kann zu einer sehr drastischen Blutdrucksenkung führen. Deshalb dosiert man mit 6,25 mg (1/2 Tablette) Captopril an. Die Gefahr ist geringer, wenn ACE-Hemmer als Mittel der ersten oder frühen Wahl *vor* der Zufuhr von Diuretika gegeben werden.

Gefahren Kontraindikationen bestehen bei Nierenarterienstenosen, primärem Hyperaldosteronismus, einer gestörten Funktion des Immunsystems (Angioödem, Autoimmunerkrankungen, immunsuppressive Therapie, desensibilisierende Therapie, Pharmaka mit Nebenwirkungen im granulozytären System wie z. B. Procainamid) und in der Schwangerschaft, und bei Kontaktmöglichkeit der ACE-Hemmer mit stark negativ geladenen Oberflächen (Dialysemembranen aus Polyacrylnitril-methallylsulfonat, LDL-Apherese mit Dextransulfat) wegen anaphylaktoider Reaktionen.

Zurückhaltung ist geboten bei Niereninsuffizienz und schweren Elektrolytstörungen.

Unerwünschte Eigenwirkungen sind Husten, Verstärkung bestehender Nierenfunktionsstörungen, Übelkeit und Oberbauchbeschwerden, immunologische Reaktionen der Haut, der Atemwege und des granulozytären Systems.

Interaktionen. Wirkungsabschwächung bei kochsalzreicher Diät und durch Hemmstoffe der Prostaglandinsynthese. Verstärkung der Blutdrucksenkung nicht nur von allen Antihypertensiva, sondern auch von zentral wirksamen Stoffen (z. B. Ethanol, Antidepressiva, Neuroleptika). Die Blutzuckersenkung durch orale Antidiabetika wird verstärkt.

Kontrollen Regelmäßig Blutbild, Leberfunktion, Nierenfunktion, Elektrolyte.

7.2 Angiotensin II-Rezeptorantagonisten

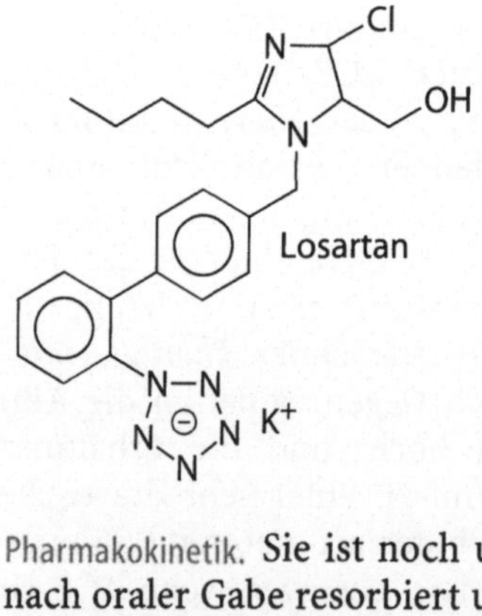

Losartan (*Lozaar*)
MW 461,01

Losartan

Pharmakokinetik. Sie ist noch ungenügend bekannt. Losartan wird nach oraler Gabe resorbiert und metabolisiert. Losartan und sein (wirksamer) Metabolit sind stark sauer, werden stark (99 %, >99 %) an Plasmaproteine gebunden, aber durch saure Antiphlogistica daraus nicht verdrängt. Der Metabolit wird mit langer Halbwertszeit (im Bereich von 12 Stunden) eliminiert.

Pharmakodynamik. Losartan und sein Metabolit sind reine Antagonisten an Angiotensin-II-Rezeptoren vom Typ A II_1. Gegenregulatorisch steigen Renin und Angiotensin II.

Indikation. Losartan wird in Tagesdosen von 1×50 oder 2×50 mg oral – bevorzugt in Kombination mit Thiaziddiuretika – zur Therapie der essentiellen Hypertonie verordnet.

Unerwünschte Wirkungen, Gefahren. Losartan erzeugt als Antihypertensivum weit weniger Husten (3,1 %) als ACE-Hemmer, weit weniger Müdigkeit als Betarezeptorantagonisten und keine Ödeme (vergleiche Calciumkanal-Blocker). Häufiger beobachtet wurden Kopfschmerzen (14,1 %), Konfusion (4,1 %) und Infektion des oberen Respirationstraktes (6,5 %). Losartan ist in der Schwangerschaft kontraindiziert (Ergebnisse von Tierversuchen), ferner bei Nierenarterienstenose, weil dann durch Abnahme des Gefäßwiderstandes in den Vasa efferentia der Filtrationsdruck drastisch absinkt.

8 Eicosanoide: Prostaglandine und Leukotriene; Antirheumatika

Besonderheiten des Systems

Noch geringe Spezialisierung. Eicosanoide werden von den Zellen unter Abbau von Phospholipiden der eigenen Plasmamembran synthetisiert (s. unten). Da alle Zellen Phospholipide in ihrer Plasmamembran enthalten, können auch sehr viele Zellarten Eicosanoide bilden. Insofern ist das Eicosanoidsystem noch wenig spezialisiert. Eine mäßige Spezialisierung wird dadurch erreicht, daß die vorhandenen Synthesewege von unterschiedlichen Zellarten auch unterschiedlich genutzt werden: z. B. synthetisieren Thrombozyten überwiegend Thromboxan A_2, Gefäßendothelien überwiegend Prostacyclin.

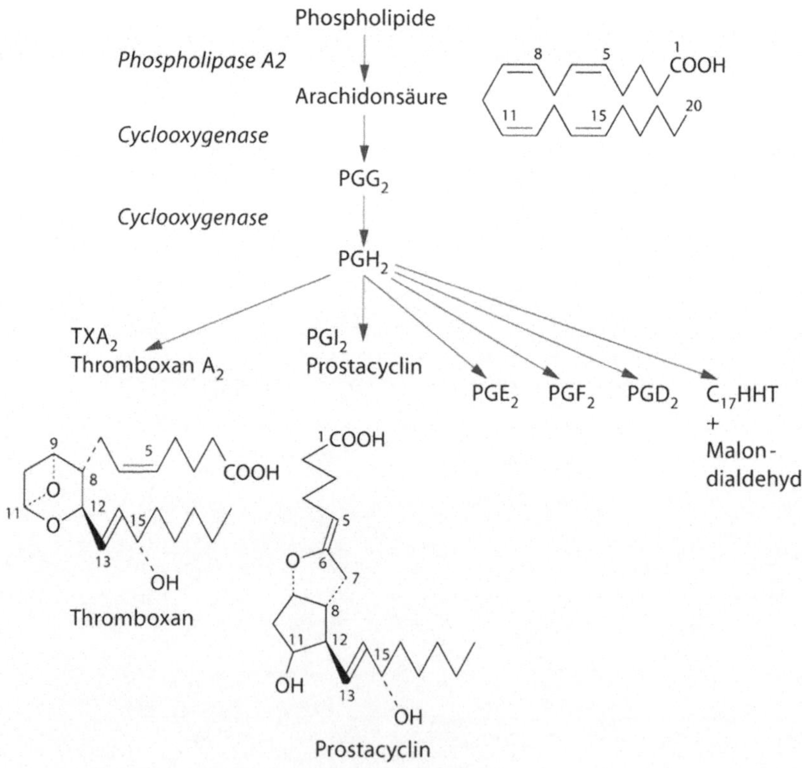

Abb. 8.1 Schema der Prostaglandinsynthese

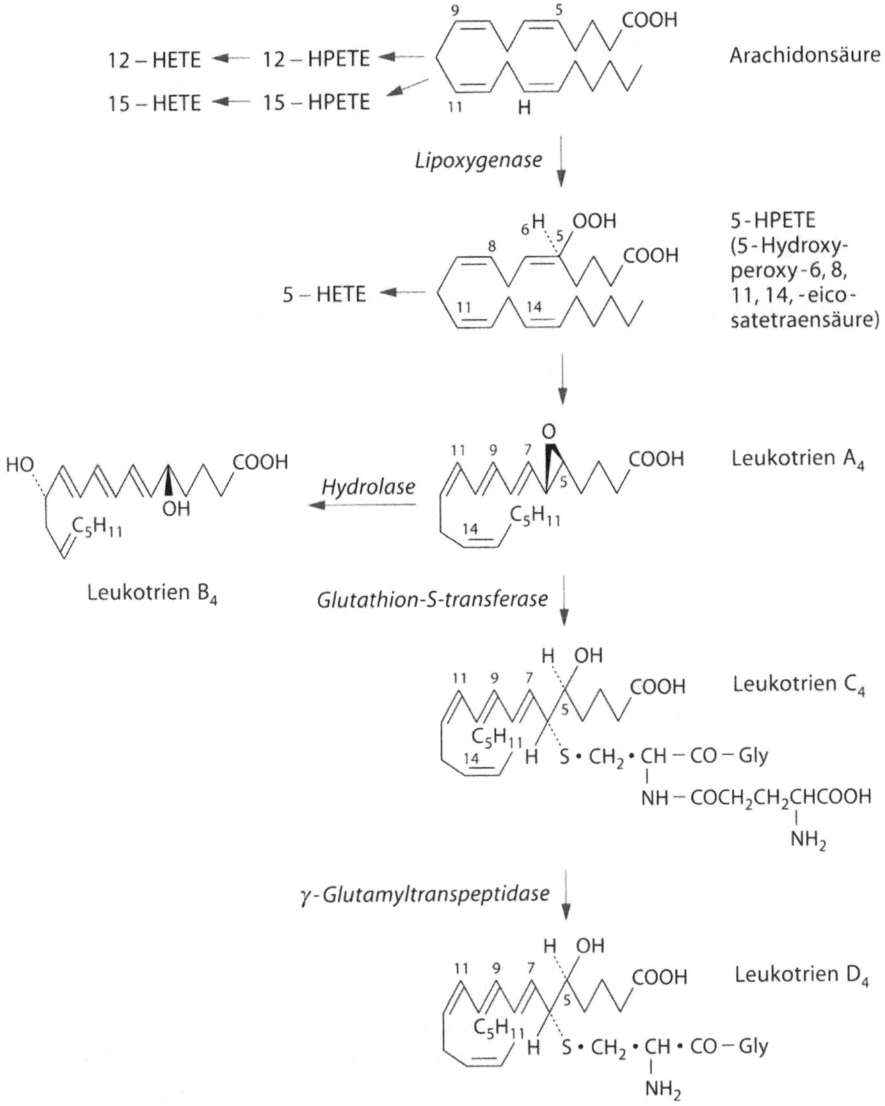

12-HETE ← 12-HPETE ←

15-HETE ← 15-HPETE ←

Arachidonsäure

Lipoxygenase

5-HETE ←

5-HPETE (5-Hydroxyperoxy-6, 8, 11, 14,-eicosatetraensäure)

Leukotrien A_4

Hydrolase

Leukotrien B_4

Glutathion-S-transferase

Leukotrien C_4

$S \cdot CH_2 \cdot CH-CO-Gly$

$NH-COCH_2CH_2CHCOOH$

NH_2

γ-Glutamyltranspeptidase

Leukotrien D_4

$S \cdot CH_2 \cdot CH \cdot CO-Gly$

NH_2

Abb. 8.2 Schema der Leukotriensynthese

Vorwiegend lokale Wirkung. Durch Eicosanoidabgabe wirken die Zellen auf ihre nähere Umgebung. Fernwirkungen durch Abgabe in das Blut sind in der Regel wenig bedeutsam. Prostacyclin bildet vielleicht eine Ausnahme. In der Therapie werden Prostaglandine aber auch systemisch appliziert.

Echte primäre Botenstoffe. Eicosanoide sind echte primäre Botenstoffe: sie wirken spezifisch auf Eicosanoid-Rezeptoren.

Synthese Einige Zellarten synthetisieren Eicosanoide beständig, z. B. die Lunge Prostacyclin. Andere Zellarten benötigen jedoch einen Stimulus. Der Syntheseweg beginnt mit der Arachidonsäure, die aus Membranphospholipiden mit Phospholipase A_2 (residiert in der Plasmamembran) bereitgestellt werden kann. Von der Arachidonsäure entspringen zwei Wege:

- der **Cyclooxygenase-Weg** führt zu den **Prostaglandinen,**
- der **Lipoxygenase-Weg** führt zu den **Leukotrienen.**

Cyclooxygenasezweig (Abb. 8.1). Cyclooxygenase ist ein in der Plasmamembran befindliches Enzym. Es besteht aus zwei Untereinheiten mit je 70000 Dalton. Im aktiven Zentrum befindet sich ein Serin (N-Terminus: Ala). Cyclooxygenase bildet gleichzeitig eine Peroxidbrücke zwischen C_9 und C_{11} und eine kovalente Bindung zwischen C_8 und C_{12} der Arachidonsäure, ferner wird die Säure an C_{15} oxidiert. Von den Folgeprodukten haben nach gegenwärtiger Erkenntnis größere Bedeutung Thromboxan A_2, Prostacyclin, PGE_1, PGE_2 und PGF_2. Sie werden durch mikrosomale Synthetasen aus PGH_2 gebildet.

Lipoxygenasezweige (Abb. 8.2). In der Plasmamembran befindliche Lipoxygenasen können Arachidonsäure an C_5, C_{12} oder C_{15} oxidieren. Oxidation an C_5 eröffnet den Weg zu den *Leukotrienen.*

Kinetik, Metabolismus Prostaglandine werden nicht auf Vorrat synthetisiert (Unterschied zu Hormonen und Neurotransmittern). Sie haben eine kurze Halbwertszeit (Thromboxan 30 s, Prostacyclin 2–3 min, PGE's 4–5 min). Sind sie in das Blut gelangt, so werden sie besonders in der Lunge abgebaut. Nur Prostacyclin wird vornehmlich in der Leber und Niere metabolisiert.

Wirkungen der Prostaglandine

Thrombozytenaggregation. Thrombozyten bilden bereits spontan Thromboxan A_2, diese Bildung kann aber durch Thrombin, ADP oder Kontakt der Thrombozyten mit freiem Kollagen erheblich verstärkt werden. Thromboxan bewirkt auf den Thrombozyten eine Exposition von Fibrinogen-Bindungsstellen. Dies fördert die Aggregationsneigung. Die *Gefäßendothelzellen* synthetisieren jedoch Prostacyclin, das auf die aggregationsbereiten Thrombozyten genau entgegengesetzt wirkt (oben). Dadurch wird die Thrombozytenabscheidung auf einem gesunden Gefäß verhindert. Sie findet erst statt, wenn durch Schädigung des Endothels die Prostacyclinbildung abnimmt und damit der Thromboxaneinfluß überwiegt. Die Endothelien benutzen zur Prostacyclinsynthese nicht nur ihre eigene Arachidonsäure, sondern auch Vorprodukte des Thromboxans aus den Thrombozyten.

Gefäße. Gefäßendothelzellen synthetisieren bevorzugt Prostacyclin, das eine gefäßdilatierende Wirkung hat. Wird die Prostacyc-

linsynthese bei einer Schwangeren z. B. mit Acetylsalicylsäure gehemmt, so besteht die Gefahr eines vorzeitigen Verschlusses des Ductus Botalli.
Während Prostacyclin zu instabil war, als daß man es als Handelspräparat zur intravasalen Infusion hätte anbieten können, ist Prostaglandin E_1 (Alprostadil, *Prostavasin*) und das PGI_2-Derivat Iloprost *(Ilomedin)* zur intraarteriellen Infusion bei arteriellen Verschlußkrankheiten auf dem Markt. Prostacyclin und Prostaglandin E_1 dilatieren fast alle Gefäße mit Ausnahme der größeren Venen. Im Gegensatz dazu wirkt Thromboxan an nahezu allen Gefäßen als Vasokonstriktor.

Niere. Prostaglandine wirken an der Niere an zwei Substraten:

- PGE_2, PGI_2 und PGD_2 werden in der Niere vermehrt nach Gabe von Schleifendiuretika gebildet und setzen vermehrt Renin frei.
- PGE_2 und PGI_2 erhöhen die Durchblutung der Niere und die Diurese.

Anwendung: Zur Herabsetzung ihres Gewichtes wurden Ruderer veranlaßt, vor dem Wettkampf Furosemid zu nehmen. Einer von ihnen nahm nach dem Wettkampf den Cyclooxygenasehemmer Acetylsalicylsäure (s. S. 211). Seine Diurese hörte völlig auf. Der Cyclooxygenasehemmer hatte die Produktion von PGE_2 und PGI_2 unterbrochen, die vorhandenen Mengen waren innerhalb von Minuten abgebaut. Durch das hoch bleibende Renin aber wurde überdurchschnittlich viel Angiotensin II gebildet, das die Gefäße schloß.

Lunge. Prostacyclin, Prostaglandin E_1 und Prostaglandin E_2 wirken bronchodilatorisch, Thromboxan und besonders das therapeutisch genutzte Prostaglandin $F_{2\alpha}$ wirken bronchokonstriktorisch.

Uterus. $PGF_{2\alpha}$ und PGE_2 bewirken am Uterus des Menschen in vivo stets eine Kontraktion. Die subjektiv unangenehmen unerwünschten Wirkungen von PGE_2 und PGF_2 sowohl bei systemischer als auch bei lokaler Anwendung haben ihre Verwendung als Kontrazeptiva und Abortiva begrenzt.

Magen. Das Auftreten von Schleimhautläsionen nach Verordnung von Acetylsalicylsäure und anderen nichtsteroidalen Antiphlogistika wird auf den Fortfall einer zytoprotektiven Prostaglandinwirkung (durch PGE_2? PGI_2?) zurückgeführt. Über Misoprostol s. S. 229.

Entzündung. Bei Traumen wird Arachidonsäure leicht freigesetzt. Bakterielle Stimuli veranlassen viele Zellen zur Freisetzung von Eicosanoiden: Makrophagen bilden vornehmlich PGE und Leukotriene, Mastzellen PGD_2, Neutrophile PGE und Thromboxan, Thrombozyten bilden Thromboxan, Endothelzellen PGE_2 und PGI_2. Als sehr wirksamer chemotaktischer Faktor für Neutrophile wurde 5,12-DHETE identifiziert, das über den 5-Lipoxygenaseweg entsteht. Die freigesetzten Prostaglandine wirken sowohl im Sinne einer Autoregulation auf die „Entzündungszellen" zurück (Hemmung der T-Lymphozytendifferenzierung, der Lymphokinabgabe, der Antikörperbildung durch B-Lymphozyten), als auch als Entzündungssubstanzen vorwärts. Vorwärtswirkungen sind eine starke Gefäßerweiterung (resistent gegen Katecholamine oder Angiotensin), und die *Förderung der Wirkung anderer Entzündungsstoffe wie Histamin, Serotonin, Bradykinin*. Prostaglandine erzeugen selbst keine Schmerzen.

Fieber. Das Schema der Abb. 8.3 veranschaulicht unsere gegenwärtigen Vorstellungen über die Auslösung erhöhter Körpertemperaturen und die Rolle der Prostaglandine hierbei.

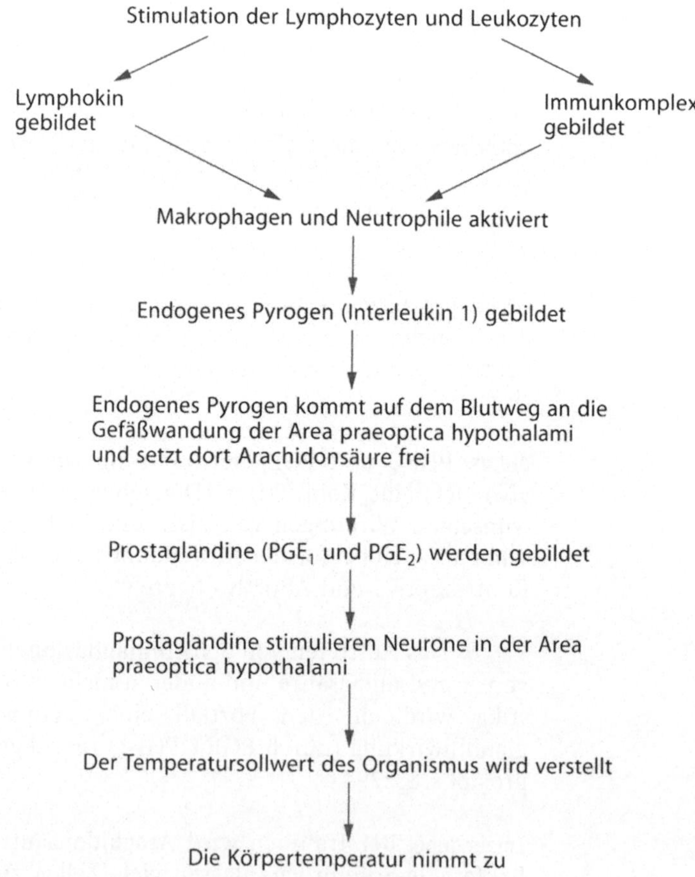

Abb. 8.3 Schema zur Entstehung von Fieber

Leukotriene **Synthese.** Der Syntheseweg für die Leukotriene ist in Abb. 8.2 skizziert. Die schon lange bekannte „slow reacting substance" (SRS-A) ist ein Gemisch aus Leukotrien C_4 und D_4. Leukotriene scheinen nicht so ubiquitär synthetisiert zu werden wie Prostaglandine. Gut belegt ist ihre Synthese in der Lunge, in Leukozyten und in Mastzellen.

Wirkungen. Leukotrien B_4 ist sehr stark chemotaktisch auf polymorphkernige Leukozyten wirksam. Die Peptido-Leukotriene LTC_4 und LTD_4 führen zur Kontraktion nahezu jeder Art von glatter Muskulatur. Die Wirkung auf den Blutdruck bleibt dabei mäßig, aber die starke bronchokonstriktorische Wirkung wird heute als wesentliche Komponente sowohl beim allergischen Asthma als auch beim Asthma nach Acetylsalicylsäure angesehen. Es wird diskutiert, ob die Blockade der Cyclooxygenase durch Acetylsalicylsäure dazu führt, daß die unverbrauchte Arachidonsäure vermehrt in den Lipoxigenasepfad eingebracht wird und dadurch mehr Peptido-Leukotriene entstehen.

8.1 Hemmstoffe der Prostaglandinsynthese

Einteilung Die bisher therapeutisch relevanten Hemmstoffe der Prostaglandinsynthese reduzieren entweder die Menge der aufbauenden Enzyme (durch Hemmung der Enzymproteinsynthese) oder die Enzymaktivität. Die *Enzymproteinsynthese* wird gehemmt durch Glukokortikoide und auch durch Zytostatika. Die *Enzymaktivität* wird reduziert durch einige Substanzgruppen, die als „kleine Analgetika" und als „nichtsteroidale Antiphlogistika" bezeichnet werden.

Glukokortikoide siehe ab S. 151

Cyclooxygenaseinhibitoren Alle therapeutisch relevanten „kleinen Analgetika" und „nichtsteroidalen Antirheumatika" hemmen die Prostaglandinsynthese durch Hemmung der Aktivität der Cyclooxygenase. Sie lassen die Synthese auf den Lipoxygenasewegen nahezu unbeeinflußt (Unterschied zu den Glukokortikoiden).

Ungeachtet ihres weitgehend identischen enzymatischen Wirkungsortes (Cyclooxygenase) unterscheiden sich die Hemmstoffe hinsichtlich ihres molekularen Wirkungsmechanismus.

Wirkungsmechanismus am Enzym. Acetylsalicylsäure wirkt durch Acetylierung des Serins im aktiven Zentrum der Cyclooxygenase, nicht jedoch Salicylsäure. Andere wirken als kompetitive Antagonisten.

Gewebsspezifität. Hemmstoffe der Prostaglandinsynthese sollten alle gleichermaßen analgetisch, antirheumatisch und antipyretisch (fiebersenkend) wirken, jedoch trifft dies in der Praxis nicht zu. Paracetamol wirkt sehr gut antipyretisch und analgetisch, hat aber keine therapeutisch verwertbare antirheumatische Wirkung.

Gemeinsame unerwünschte Wirkungen der Cyclooxygenase-Hemmstoffe. Diese unerwünschten Wirkungen sind Folge des Wirkungsmechanismus und treten daher bei allen Cyclooxygenasehemmern auf, wenn auch in unterschiedlicher Stärke. Bei gleicher antiphlogistischer Wirkung unterscheiden sich die einzelnen Stoffe deutlich im Ausmaß ihrer unerwünschten Wirkungen. Für das Risiko von Magenblutungen aus einem bestehenden Ulcus wurde z. B. folgende Reihe veröffentlicht: Ibuprofen 1,0 < Diclofenac 4,0 < Naproxen 9,1 < Indometazin 11,3 < Piroxicam 13,7 < Ketoprofen 23,7 < Azapropazon 31,5.

- *Magenschleimhauterosionen* bis hin zum Ulcus, bedingt durch Ausfall der Wirkung von Prostaglandin E_2, das die HCl-Sekretion gegenreguliert.
- ○ *Diarrhoe* durch Ausfall der PGE_2-bedingten Schleimbildung.
- *Natriumretention, Wasserretention, Abschwächung der Diuretika, akutes Nierenversagen.* Diese unerwünschten Wirkungen beobachtet man besonders, wenn durch Erkrankungen ein pathophysiologischer Zustand hergestellt wurde, in dem die renale Produktion der Prostaglandine kompensatorisch erhöht wurde, um eine ausreichende Nierenperfusion zu erhalten. Bei Hypovolämie, unter der Wirkung von Diuretika, bei Leberzirrhose mit Aszites, beim nephrotischen Syndrom und bei anderen Erkrankungen entwickelt sich eine Langsamperfusion der Peripherie. Kompensatorisch werden mehr Stoffe (Adrenalin, Noradrenalin, hypophysäre Peptidhormone) sezerniert, um durch Verengung des Gefäßbettes den Blutdruck zu erhöhen und die Langsamperfusion wettzumachen. Diese Stoffe aber wirken auch auf die renale Strombahn und würden die Clearance herabsetzen, wenn nicht mit dem Lokalhormon Prostaglandin E die Nierengefäße weitgestellt würden. Die Mehrproduktion von Prostaglandin führt außerdem noch zu einer Mehrbildung von Renin und unterstützt damit den bereits angelaufenen Mechanismus zur Gefäßbettverengung in nicht renalen Geweben. Die Prostaglandine wirken auch gegen die tubuläre Wirkung des antidiuretischen Hormons. Unterdrückt man den „hochgefahrenen" Prostaglandin-Kompensationsmechanismus, wird eine teilweise sehr starke Reduktion der Diurese, eine Volumenreduktion und eine Hyporeninämie mit Hypoaldosteronismus und Hyperkaliämie die Folge sein.
- *Primäre pulmonale Hypertonie bei Neugeborenen* von Müttern, die im letzten Schwangerschaftsdrittel Prostacyclinsynthesehemmer (z. B. als Analgetika) eingenommen haben, weil durch Ausfall der Prostacyclinbildung sich der Ductus Botalli noch vor der Geburt geschlossen hat.

- *Reduktion der Kontraktionsbereitschaft des Uterus* durch Reduktion der Synthese von PGF_2. Diese Wirkung ist nur unerwünscht während der Geburt, aber erwünscht bei Dysmenorrhoe.
- *Bronchospastische Zustände* durch Ausfall der bronchodilatorischen Prostacyclinwirkung.
- *Kopfschmerzen (!)* werden besonders nach Gabe von Indomethazin beobachtet. Auch andere zentrale Symptome (Ohrensausen, Schwindel, Hör- und Sehstörungen) werden auf die Hemmung der Synthese von Prostaglandinen zurückgeführt.

Paracetamol

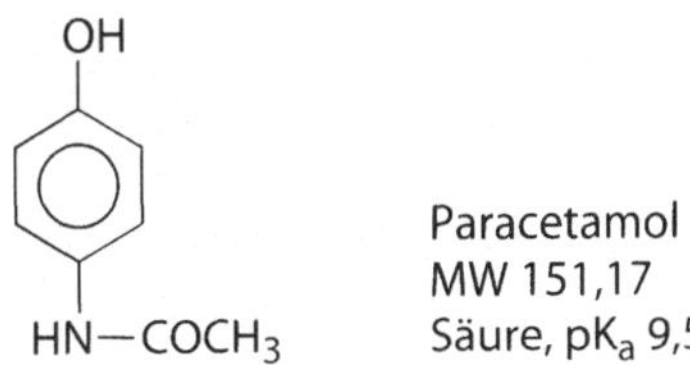

Pharmakokinetik Paracetamol (andere Bezeichnung: Acetaminophen) wird zu 85 % gastrointestinal resorbiert, hat ein Verteilungsvolumen von 0,7–0,9 l/kg KG, 25 % Plasmaproteinbindung und eine Halbwertszeit von 3 h. Es wird auf den in Abb. 8.4 gezeigten Wegen metabolisiert (und nahezu unverändert renal ausgeschieden). Der Metabolismus kann bei Überforderung zur Erschöpfung der Glutathionreserven führen, wonach der reaktive Metabolit Bindungen mit lebenswichtigen Funktionsproteinen der Leberzelle eingeht. Dies führt nach Einnahme tödlicher Dosen zur Nekrose der Leberzellen. Der Metabolismus ist bei Alkoholismus erhöht.

Pharmakodynamik Paracetamol ist nicht antirheumatisch, sondern nur zentral analgetisch und zentral antipyretisch wirksam. Auch die zentralen Wirkungen des Paracetamol sind wenigstens zum Teil Folge seiner Wirkung im Eicosanoid-Mechanismus.

Dosierung Tagesdosis für lebergesunde Erwachsene höchstens 2 g (Tumorpatienten 3 g), für Kinder 0,25–0,5 g.

Nebenwirkungen Substanzspezifisch: Hämolytische Anämie bei Mangel an Glukose-6-phosphat-dehydrogenase.

Intoxikationen Mit Paracetamol werden Suizide versucht. Bei Zufuhr von mehr als 6 g/Einzeldosis besteht Gefahr, bei Zufuhr von mehr als 15 g/Einzeldosis stirbt der Patient, wenn nicht eine geeignete Therapie erfolgt. 4 h, 8 h bzw. 16 h nach Paracetamol-Aufnahme sind prognostisch kritische Konzentrationen im Plasma 200 mg/l, 100 mg/l bzw. 50 mg/l. Gefahr bedeutet auch die Verlängerung der Halbwertszeit auf mehr als 4 h.

Therapie: Allgemeine Therapie bei oraler Giftaufnahme plus intravenöse Injektion von N-Acetylcystein *(Fluimucil)*. Mit Acetylcystein werden in der Leberzelle HS-Gruppen für die Reaktion

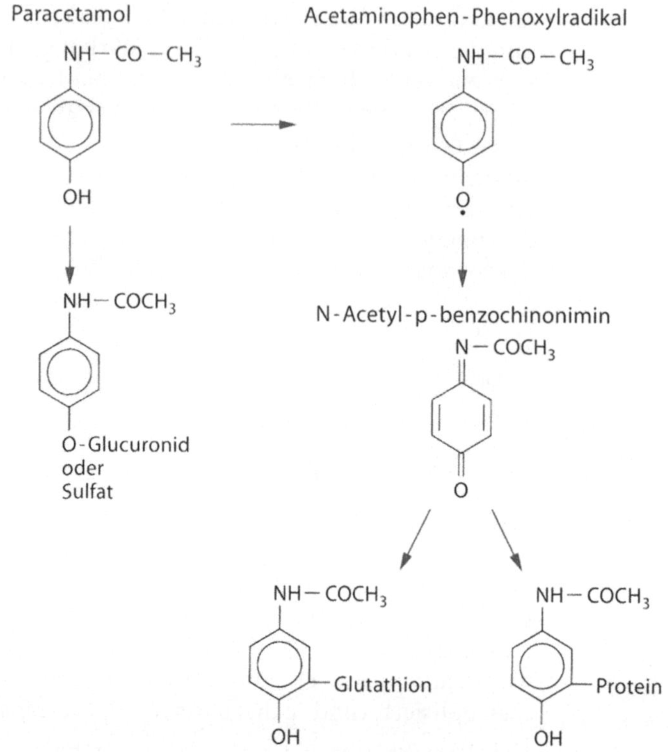

Abb. 8.4 Metabolismus von Paracetamol. Sowohl das Phenoxylradikal als auch das Benzochinonimin sind reaktionsfähig

mit den reaktiven Paracetamolmetaboliten bereitgestellt, oder es wird die Glutathionbildung gefördert. Die Therapie ist auch noch im fortgeschrittenen Stadium (>16 h) der Vergiftung erwiesen wirksam.

Dosierung: 10 g Acetylcystein (150 mg/kg KG, in 200 ml 5 % Glucose lösen, in 15 min i.v. infundieren. In den nächsten 4 h $^1/_3$ dieser Dosis nachinfundieren, in den folgenden 20 h nochmals $^2/_3$ dieser Dosis. Nicht oral verabfolgen! Plasmahalbwertszeit von Acetylcystein 2,3–5,6 h, Verteilungsvolumen 0,3–0,5 l/kg, Bioverfügbarkeit nur 9 %. Hämodialyse wurde bei Niereninsuffizienz erfolgreich eingesetzt.

Salicylsäure und Acetylsalicylsäure

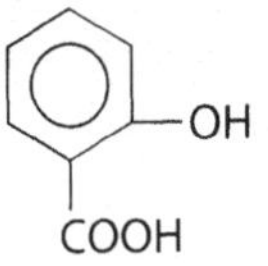

Salicylsäure	Acetylsalicylsäure	Methylsalicylat (Wintergrünöl)
(2-OH-C_6H_4-COOH)	(2-(CH_3-CO-O)-C_6H_4-COOH)	(2-OH-C_6H_4-COO-CH_3)
MW 138,12	MW 180,16	
pK_a 3,0	pK_a 3,8	

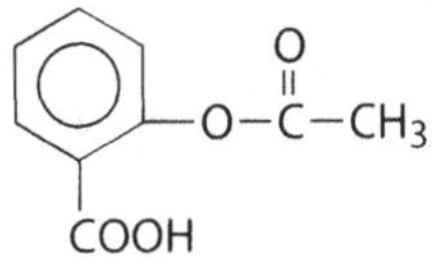

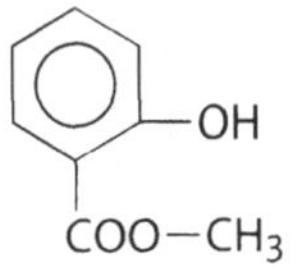

Pharmakokinetik *Methylsalicylat* wird nur noch in Rheumaeinreibemitteln verwendet. Es wird durch die Haut resorbiert. Vergiftungen bei Ganzkörpereinreibungen sind vorgekommen.

Salicylsäure wird zwar als Reinsubstanz nur noch als Keratolytikum in Pflastern zur Erweichung von Hornschichten verordnet (Hühneraugenpflaster), es entsteht aber sehr schnell aus Acetylsalicylsäure, das in großem Umfang verordnet wird.
Da die Hydrolyse von Acetylsalicylsäure zu Salicylsäure mit einer Halbwertszeit von nur 15 min erfolgt, ist der größte Teil der Salicylatwirkung (Ausnahme: Hemmung der Thrombozytenaggregation durch Acetylierung der Cyclooxygenase) nicht auf Acetylsalicylsäure, sondern auf Salicylsäure zurückzuführen. Salicylsäure hat eine Plasmaproteinbindung von 90 % und ein Verteilungsvolumen von 0,1–0,25 l/kg KG. Die Halbwertszeit ist von der Dosis und vom pH des Urins abhängig und liegt nach analgetischen bzw. antiaggregatorischen Einzeldosen (0,5 g) bei 2 h, nach antirheumatischen Tagesdosen (5 g) bei 10–15 h, nach toxischen Dosen (Plasmakonzentrationen >350 mg/l) kann sie auf 30 h steigen. Eine 0,5 g-Einzeldosis wird zu 70 % zu „Salicylursäure" HO-C_6H_4CO-HN-CH_2COOH und zu 20 % zu HO-C_6H_4COO-Glucuronsäure metabolisiert. Bei höherer Dosierung wird der Metabolismus gesättigt; die renale Ausscheidung (tubuläre Sekretion) unveränderter Salicylsäure wird dann bestimmend für die Elimination. Nichtionisierte Salicylsäure wird tubulär rückresorbiert. Verhindert man dies durch Alkalisierung des Urins (Infusion von $NaHCO_3$), so kann man hierdurch die Elimination verdreifachen.
Acetylsalicylsäure wird in der Regel oral verordnet *(Aspirin)*, kann aber auch i.v. injiziert werden *(Aspisol)*. Wegen des pK_a von 3,6 ist die Substanz beim Magen-pH zu einem großen Teil nichtionisiert und wird deshalb schon im Magen gut resorbiert. In den Zellen der Magenschleimhaut entsteht dabei eine sehr hohe Konzentration von Acetylsalicylsäure, die als Teilursache für die Schleimhautblutungen und Erosionen nach Einnahme auch mäßiger Dosen angesehen wird. Weil Acetylsalicylsäure bereits in

der Schleimhaut von Magen und Darm teilweise hydrolysiert wird, beträgt seine orale Bioverfügbarkeit „nur" 70 %. Das Verteilungsvolumen ist geringer, jedoch haben diese Werte wegen der schnellen Umwandlung zu Salicylsäure keine praktische Bedeutung.

Wirkungen

Mechanismus. Acetylsalicylsäure acetyliert Cyclooxygenase am N-terminalen Serin, aber auch ε-Aminogruppen von Lysinen in anderen Enzymen. Salicylsäure und andere Antirheumatika hemmen die Cyclooxygenase, ohne sie zu acetylieren. Schon in therapeutischen Dosen hemmen Salicylate auch eine Phospholipase C (in Monozyten).

- Hemmung der Thrombozytenaggregation. Diese Wirkung ist bereits bei Tagesdosen von 100 mg Acetylsalicylsäure gut ausgeprägt. Zur Erklärung dieser Wirkung nimmt man an, daß die Acetylierung der Cyclooxygenase in den Thrombozyten schon erfolgt, wenn sich Acetylsalicylsäure und Thrombozyten noch vor der Leber befinden; weil die Acetylsalicylsäure einen beachtlichen first pass effect hat, sollte ihre Konzentration im großen Kreislauf viel geringer und damit die Acetylierung der Cyclooxygenase in den Gefäßendothelien auch viel geringer sein. Überdies können Thrombozyten Cyclooxygenase nicht nachbilden, weil sie keinen Zellkern mehr haben, wohingegen die Gefäßendothelien hierzu in der Lage sind. Als Folge ergäbe sich eine Verschiebung des Gleichgewichtes zwischen dem von den Thrombozyten gebildeten proaggregatorischen Thromboxan A_2 und dem von den Gefäßendothelien gebildeten antiaggregatorischen Prostacyclin zugunsten des Prostacyclin. Dieser Mechanismus erklärt jedoch nicht, warum Acetylsalicylsäure seine antiaggregatorische Wirkung auch bei sehr hoher Dosierung (1,5 g täglich) behält, obwohl dann sowohl die Thromboxan- als auch die Prostacyclinsynthese gehemmt ist.

- Analgetische und antipyretische Wirkung. Sie ist mit Tagesdosen von 0,5–1 g zu erreichen. Nicht nur „Kopfschmerzen" oder Schmerzen bei Entzündungen sprechen gut an, sondern bei vielen postoperativen Schmerzen sind Salicylate wirksamer als Opiate. Antirheumatische Wirkung. Sie kann erst mit hohen Tagesdosen von 2–8 g erreicht werden.

Spezielle unerwünschte Wirkungen

Schon in Dosen zur Thrombozytenaggregation: Bronchospasmus bei Personen mit Neigung zu Asthma bronchiale. Nicht gesichert ist, ob das nach Verordnung von Salicylaten sehr selten auftretende Reye-Syndrom (Encephalopathie, fettige Degeneration der Leberzellen) schon durch längere Zufuhr geringer Dosen oder erst durch höhere Dosen ausgelöst wird.

In analgetisch-antipyretischen Dosen: gastrointestinale Beschwerden, Blutungen aus Ulcera, Schwindel, Ohrensausen gelegentlich.
In antirheumatischen Dosen: Inaktivierung von Gerinnungsfaktoren durch Acetylierung, Kopfschmerzen, Schwindel, starkes Ohrensausen, Hyperventilation mit respiratorischer Alkalose.

Intoxikation Plasmaspiegel $>$350 mg/l. Ohrensausen, Schwindel, tiefe Atmung durch die direkt durch Salicylat bedingte metabolische Azidose; durch die Hyperventilation gleichzeitig respiratorische Teilkompensation mit niedrigem arteriellem pCO_2. Gleichzeitig kann $[HCO_3]^-$ gesenkt sein, weil es anstelle von Salicylat ausgeschieden wurde. Therapie: Bei leichten Fällen nur forcierte alkalische Diurese (nach Ausgleich der Hypohydratation) mit Substitution von K^+ und Ca^{++}. Bei schweren Fällen ist wegen der hohen Plasmaproteinbindung und des eher geringen Verteilungsvolumens eine Plasmapherese, evtl. auch eine Hämoperfusion wirksamer als eine (noch gerechtfertigte) Hämodialyse.

Ibuprofen

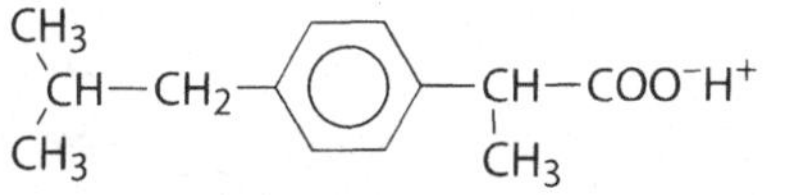

$(CH_3)_2CH-CH_2-C_6H_4-CH(CH_3)-COO^-H^+$

Ibuprofen (*Brufen*)
(*Tabalon*)
MW 206,3
Säure, pK_a 4,5

Pharmakokinetik Bioverfügbarkeit nahe 100 %, Verteilungsvolumen 0,14 l/kg, Plasmaproteinbindung 99 %, Elimination vollständig durch hepatischen Metabolismus, Halbwertszeit 2 Std.

Dosis 3 bis 4 × 400 mg täglich. Ungeachtet dieser hohen Substanzmengen wurde über klinisch relevante Interaktionen (am hepatischen Metabolismus oder an der Plasmaproteinbindung) bisher nicht berichtet.

Indikationen, unerwünschte Wirkungen Ibuprofen ist Antirheumatikum und ein weit verbreitetes Analgetikum. Seine unerwünschten Wirkungen sind die der sauren Antirheumatika, aber insgesamt so gering, daß Ibuprofen aus der Verschreibungspflicht entlassen wurde.

Diclofenac

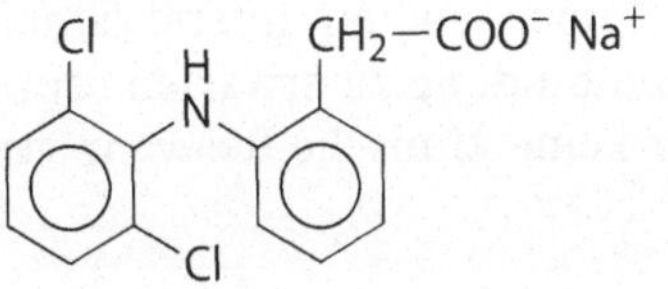

Cl, H, N, CH_2-COO^- Na^+, Cl

Diclofenac (*Voltaren*)
MW 318,1
Säure, pK_a 4,0

Pharmakokinetik Bioverfügbarkeit 60 %, Plasmaproteinbindung über 99 %, Verteilungsvolumen 0,12 l/kg, Halbwertszeit 1,8 Std, nahezu vollständige Metabolisierung in der Leber und Ausscheidung der Metabolite in Urin und Galle. Vollständige Resorption aus Suppositorien.

Pharmakodynamik Kompetitive Hemmung der Cyclooxygenase, in sehr hoher Dosierung möglicherweise auch Beschleunigung des Wiedereinbaus von Arachidonsäure in Phospholipide.

Indikationen Entzündliche und auch degenerative Gelenkerkrankungen, Morbus Bechterew, akuter Gichtanfall, Weichteilentzündungen. Schwere Dysmenorrhoe.

Dosierung Erwachsene beginnend mit täglich 2×25 mg bis täglich 150 mg. Kinder 2–3 mg/kg.

Unerwünschte Wirkungen Gastrointestinale Störungen 20 %, aber immer noch weniger als bei Acetylsalicylsäure oder Indometazin: ZNS-Störungen 5 % (Kopfschmerz, Schwindel, Ohrensausen), aber vor allem Kopfschmerz weit weniger als bei Indometazin. Alle gruppenspezifischen unerwünschten Nebenwirkungen werden beobachtet, ohne daß eine davon besonders häufig oder schwer aufträte. Klinisch wichtige Interaktionen sind nicht bekannt. Die Pharmakokinetik ist nicht altersabhängig.

Naproxen

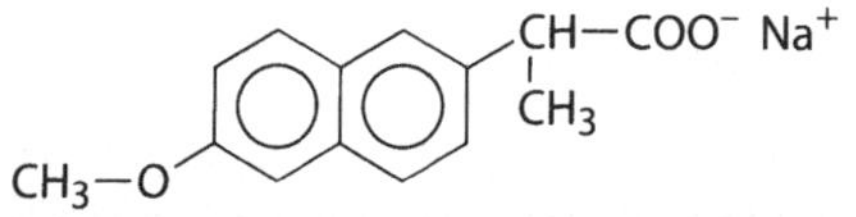

CH_3-O – Naphthalin – $CH(CH_3)-COO^-\ Na^+$

Naproxen
(*Proxen*)
MW 252,2
Säure, pK_a 4,5

Pharmakokinetik Bioverfügbarkeit 95 %; Verteilungsvolumen 0,09 l/kg, Plasmaproteinbindung in therapeutischen Dosen 99 %, bei sehr hohen Dosen Sättigung der Plasmaproteinbindung; Halbwertszeit 12–15 Std. Nur 10 % werden vornehmlich durch tubuläre Sekretion renal unverändert ausgeschieden, aber diese Menge steigt nach Sättigung der Plasmaproteinbindung wegen des Anstieges des freien Naproxen im Plasma.

Pharmakodynamik Kompetitive Hemmung der Cyclooxygenase.

Indikation Wie Diclofenac.

Dosierung Bis zu 750 mg täglich.

Unerwünschte Wirkungen Gastrointestinale Symptome sind am häufigsten, ZNS-Symptome seltener. Wegen der hohen und zur Sättigung strebenden Plasmaproteinbindung des Naproxen in Kombination mit seinem kleinen Verteilungsvolumen sollten Interaktionen durch Verdrängung aus der Proteinbindung zu erwarten sein. Sie wurden beobachtet, haben aber keine klinische Relevanz gewonnen.

Piroxicam

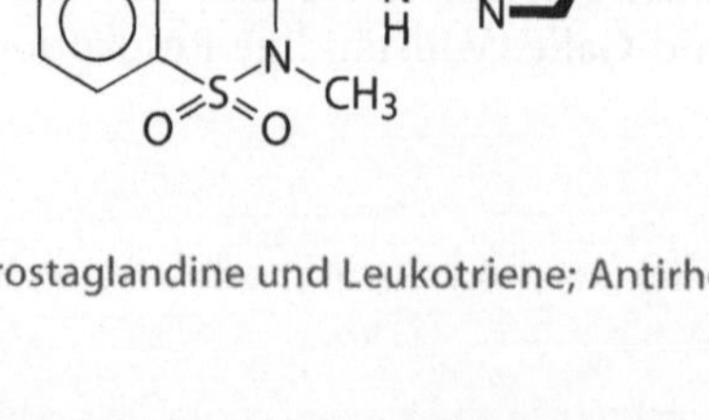

O^-H^+, C=O, N–H, N, $N-CH_3$, $O=S=O$

Piroxicam (*Felden*)
MW 331,3
Säure, pK_a 5,5

Pharmakokinetik Bioverfügbarkeit nahe 100 %, Verteilungsvolumen 0,14 l/kg, Plasmaproteinbindung 99 %, Elimination hauptsächlich durch hepatischen Metabolismus mit 30–60 Std. Halbwertszeit und altersunabhängig, aber besonders lang bei Leberinsuffizienz.

Pharmakodynamik und Indikationen Wie bei den anderen sauren Antirheumatika.

Dosierung Die lange Halbwertszeit erlaubt die Verordnung nur einer Tagesdosis von 20 mg, aus dem gleichen Grund ist auch die Gabe einer Ladungsdosis von 40 mg empfohlen worden. Dem Vorteil der singulären Tagesdosis steht die Gefahr gegenüber, daß bei Unverträglichkeitserscheinungen z. B. aus allergischer Ursache das auslösende Agens gefährlich lange im Organismus verbleibt.

Unerwünschte Wirkungen Gastrointestinale Beschwerden in 20 % besonders bei höherer Dosierung; Nierenfunktionsstörungen bedürfen besonderer Aufmerksamkeit; Phototoxizität wurde beobachtet.

Indometacin

H_3CO — CH_2COOH — CH_3 — N — CO — C_6H_4Cl

MW 357,80
Säure, pK_a 4,5

Pharmakokinetik Bioverfügbarkeit 98 % (oral), 80 % (rektal), Verteilungsvolumen 0,4–1,5 l/kg KG, Plasmaproteinbindung 92–95 %, Halbwertszeit 4–12 h. 15 % werden unverändert renal ausgeschieden (tubuläre Sekretion), der Rest wird hauptsächlich durch O-Demethylierung metabolisiert und als Glucuronid ausgeschieden. Der enterohepatische Kreislauf ist ausgeprägt. Toxische Plasmakonzentrationen >6 mg/l.

Indikation und Dosierung Ungeeignet als Analgetikum und Antipyretikum. Geeignet als Antirheumatikum und zur Therapie der Gicht. Dosierung: Beginnend mit 2×25 mg/Tag bis zu einer Tagesdosis von 200 mg/Tag, bei der jedoch mit einer Vielzahl von unerwünschten Wirkungen zu rechnen ist.

Unerwünschte Wirkungen

- Stirnhirn-Kopfschmerz (20–60 %) und Schwindel (10 %) besonders bei Therapiebeginn.
- Psychische Symptome aller Art (häufiger als nach Phenylbutazon). Deshalb nicht verordnen bei Neurosen, Psychosen, Parkinsonismus, Epilepsie.
- Retinopathien, deshalb ophthalmologische Kontrollen.
- Na^+- und Wasserretention, Verzögerung der Li^+-Ausscheidung.
- Agranulozytosen sind seltener als nach Phenylbutazon.
- Gastrointestinale Störungen bei 25 % aller Behandelten (mehr als bei Phenylbutazon).

Pyrazolonderivate

Stoffe **Propyphenazon** (in vielen Kombinationspräparaten) dient als Analgetikum und Antipyretikum.

Metamizol (Noramidopyrin-methansulfonat, *Novalgin*), ist ein stärker wirkendes Analgetikum und Spasmolytikum. Wegen seiner guten analgetischen Wirkung steht es im Stufenschema der Schmerztherapie bei Tumorpatienten (in Konkurrenz zu Paracetamol). Wegen seiner guten spasmolytischen Wirkung ist es zur Anwendung bei Gallenkoliken (in Konkurrenz zu Glyceroltrinitrat) und bei Nierenkoliken zugelassen.

Metamizol — 4-Methylamino-antipyrin — Propyphenazon

Die intravenöse Injektion muß sehr langsam (1 ml/min) erfolgen, weil mit einer Schockreaktion zu rechnen ist; bei Fieber ist die Schockgefahr wahrscheinlich erhöht. Nach Gabe von Metamizol, aber auch von Propyphenazon wurden Agranulozytosen beobachtet. Das Blutbild muß deshalb überwacht werden.

Pyrazolone haben darüber hinaus eine sehr gute antipyretische, aber keine entzündungshemmende Wirkung.

Phenylbutazon und **Oxyphenbutazon** sind Antirheumatika für sehr begrenzte Sonderindikationen.

Pharmakokinetik Nach intravenöser Injektion füllt das gut wasserlösliche Metamizol ein Verteilungsvolumen von nur 0,01 l/kg, wird aber zu besser lipidlöslichen, wirksamen Produkten umgewandelt. Nach oraler Gabe wird das wasserlösliche Metamizol im Darm zum lipidlöslichen 4-Methylaminoantipyrin umgebaut, und diese (wirksame) Verbindung wird zu 90 % resorbiert. Propyphenazon hat die beste Lipidlöslichkeit, kann deshalb auch nur oral gegeben werden, wird gut resorbiert und füllt wegen seiner Lipophilie ein Verteilungsvolumen von 2 l/kg. Propyphenazon hat eine Halbwertszeit von 1–2,5 h, 4-Methylaminophenazon eine Halbwertszeit von 2–4 h.

Dosierung Nicht für Kleinkinder. Erwachsene 3 × 500 mg/Tag p.o.; die 5 ml-Ampulle enthält 2,5 g!

Unerwünscht: Allergische Reaktionen, vor allem eine allergische Agranulozytose, Hypotonie (Schock) nach intravenöser Injektion.

8.2 Weitere Antirheumatika: Gold, d-Penicillamin und Chloroquin

Gold

Gold wird durch intramuskuläre Injektion in Form löslicher Verbindungen (Aurothioglucose, *Aureotan*) zugeführt. Bei oraler Gabe von Auranofin *(Ridaura)* beträgt die Bioverfügbarkeit 25 %.

Pharmakokinetik, Dosierung

Die Pharmakokinetik ist zu Therapiebeginn ganz anders als während der Dauertherapie. Man beginnt mit einer Injektion von 5–10 mg und beobachtet in der folgenden Woche genau das Auftreten unerwünschter Wirkungen (s. unten), injiziert höchstens 25 mg in der zweiten und höchstens 50 mg in der dritten und jeder folgenden Woche, bis man eine Gesamtdosis von 500–800 mg Gold appliziert hat. Wegen einer Goldelimination von etwa 1 mg/Tag injiziert man im Abstand von 3 Wochen jeweils 25 mg Gold nach und untersucht dabei stets das Blutbild. Plasmaproteinbindung 95 %, Elimination zu 3/4 renal, zu 1/4 intestinal, Anreicherung in den von der rheumatischen Erkrankung befallenen Geweben.

Pharmakodynamik

Gold wird in viele Zellen, darunter besonders in die Zellen der zellulären Immunabwehr aufgenommen. In den Makrophagen und anderen Zellen hemmt es die lysosomalen Hydrolasen. Genauere Kenntnisse über die Wirkungsmechanismen fehlen.

Unerwünschte Wirkungen

- Granulozytopenien (als Ausdruck einer Allergie?).
- Dermatitis und Stomatitis bei 40 %, gastrointestinale Beschwerden bei 20–50 % aller Patienten.
- Glomerulonephritis, Tubulusnekrose, Leuko- und Thrombopenien sind zwar selten, erfordern aber die Überwachung des Patienten vom Beginn der Therapie an (Blutbild, Urin, Sediment). Bei schweren Nebenwirkungen muß die Therapie beendet werden.

Indikation

Basistherapie bei chronischen rheumatischen Erkrankungen.

d-Penicillamin

$$HS-C(CH_3)_2-CH(NH_2)-COOH$$

MW 149,21
pK der HS-Gruppe 10,5
der HOOC-Gruppe 1,8
der Aminogruppe 7,9

Pharmakokinetik

Penicillamin *(Trolovol)* ist zu 50 % bioverfügbar, das Verteilungsvolumen beträgt ca. 1,4 l/kg KG, ein Teil der Verbindung ist kovalent an Protein gebunden. Nach neueren Untersuchungen liegt die Plasmahalbwertszeit mit 86–110 min erheblich unter den früher angegebenen Werten (3,5 h). Als D-Aminosäure wird Penicillamin nicht metabolisiert. Es kann jedoch Disulfide mit sich selbst und mit Cystein bilden.

Dosierung Bei rheumatischer Arthritis 250 mg/Tag bis 750 mg/Tag ansteigend.
Bei Schwermetallintoxikationen oral oder intravenös bis zu 3 g/Tag für 4 Wochen, danach Unterbrechung für mindestens 2 Wochen.

Pharmakodynamik Der Wirkungsmechanismus bei rheumatoider Arthritis ist ungeklärt und beruht vielleicht auf einer Hemmung der Vernetzung von Tropokollagen oder auf einer Depolymerisation von Immunkomplexen. Der Wirkungsmechanismus bei Schwermetallvergiftungen mit Quecksilber, Blei, Gold, Kobalt, Kupfer und Zink beruht auf einer Chelatbildung mit diesen Metallen. Die Chelate sind gut nierengängig und werden schnell ausgeschieden.

Unerwünschte Wirkungen

- ● *Neuropathien* (Myasthenie-Syndrom) durch Bildung einer Schiff-Base mit Vitamin B_6 (durch Substitution von Vitamin B_6 zu beseitigen).
- ○ Geschmacksstörungen durch Verarmung an Kupfer (durch Kupfersubstitutionen zu beseitigen), gastrointestinale Symptome (häufig).
- ● Leukopenien, die in einzelnen Fällen zu irreversibler Agranulozytose führen können. Ständige Blutbildkontrolle! Ursache ist eine Überempfindlichkeit. Bestehende Leuko- oder Thrombopenie = Kontraindikation.
- ● *Immunnephritis* mit Proteinurie. Schwerste und bedenklichste Nebenwirkung. Bestehender Nierenschaden ist Kontraindikation.
- ○ Haut-, Schleimhaut- und gastrointestinale Reaktionen (30 %).
- ○ Bindegewebsschwäche bei Neugeborenen, deren Mütter während der Schwangerschaft dauernd Penicillamin erhalten haben.

Indikation Basistherapie bei chronischen rheumatischen Erkrankungen.

Chloroquin

Cl; N; CH3; NH—CH—(CH2)3—N(C2H5)2

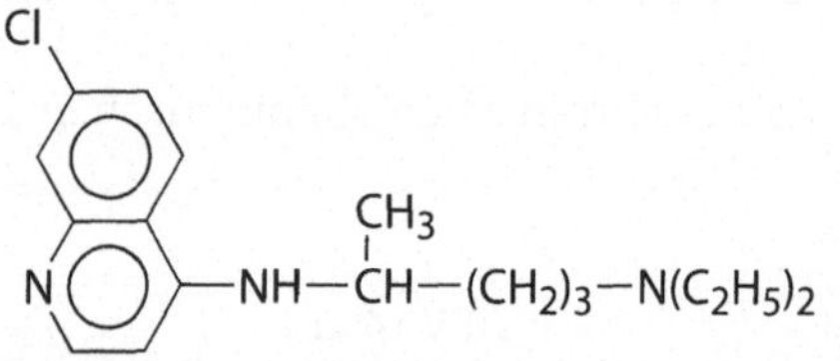

Chloroquin (*Resochin*)
MW 319,88
Base, pK 8,4

Pharmakokinetik Resorption gastrointestinal > 90 %, Verteilungsvolumen zu hoch für Hämodialyse, Proteinbindung 55 %, Halbwertszeit 5–7 Tage. Lunge, Leber, Milz und Nieren enthalten hohe Chloroquin-Konzentrationen. Zufuhr möglichst per os, da nach i.v. Injektion starke Blutdrucksenkung möglich.

Dosierung Dosierung bei rheumatischen Erkrankungen: 250 mg/Tag, Richtdosis für Kinder 4 mg/kg KG und Tag. Malaria: s. S. 463

Pharmakodynamik bei rheumatischen Erkrankungen Chloroquin wirkt bei 40 % der behandelten Patienten mit rheumatoider Arthritis mit einer Latenzzeit von mehreren Monaten. Der Wirkungsmechanismus ist unbekannt.

Unerwünschte Wirkungen Häufig: Durch Einlagerung von Chloroquin Corneatrübung (reversibel) und Hautreaktionen (Pruritus), Kopfschmerz, Haarausfall, Anorexie und Myopathien.

Selten: Retinaschäden (Ausfall des Rotsehens, irreversibel), ototoxisch, Photoallergien und Depigmentierung, Psychosen, Hämolysen bei Glucose-6-Phosphat-Dehydrogenasemangel.

Indikation Basistherapie der chronisch-rheumatischen Erkrankungen.

Vergiftungen Suizidale Vergiftungen mit Chloroquin haben eine schlechte Prognose. Aus gänzlich unbekannter Ursache wird sie durch hohe Dosen Diazepam verbessert.

Methotrexat s. S. 478. Besonders wichtig:
Nichtsteroidale saure Antirheumatika können Methotrexat vom renal-tubulären Sekretionsmechanismus verdrängen.

9 Das Histaminsystem; Gastrointestinaltrakt

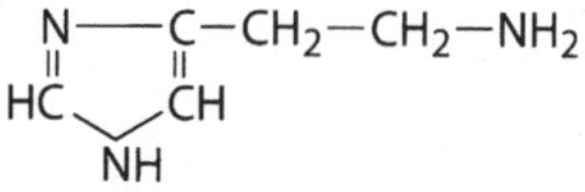

```
N——C–CH2–CH2–NH2
‖   ‖
HC   CH
  NH
```

Histamin MW 111,15

```
HC——C–CH2–CH2–NH2
‖    ‖
HC    N
  NH
```

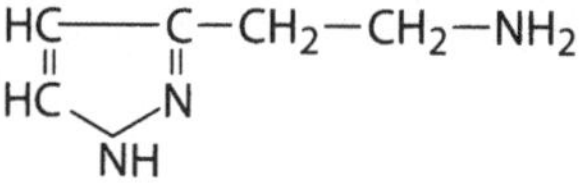

Betazol (vollsynthetisches Histaminanalogon)
MW 111,15

Vorkommen Histamin wird hauptsächlich in den Basophilen und Mastzellen gespeichert, wo es am Heparin gebunden ist. Solange es nicht durch anaphylaktische oder andere Vorgänge freigesetzt wird, hat es in diesen Zellen einen langsamen Umsatz. - Histamin kommt ferner in der Hypophyse, im Hypothalamus, in der Mukosa des Gastrointestinaltraktes und an anderen Stellen vor. Dort hat es einen schnellen Umsatz.

Für Histamin gilt (wie für die Prostaglandine), daß es lokal freigesetzt wird und lokal an der Freisetzungsstelle wirkt. Eine wichtige Ausnahme ist die massive Histaminfreisetzung in das strömende Blut beim anaphylaktischen Schock. Diese Reaktion ist jedoch mehr eine fehlerhafte denn eine zweckdienliche Benutzung des Immunsystems durch den Organismus.

Bildung Histamin wird durch Decarboxylierung aus Histidin gebildet. Quantitativ entscheidend ist die hierfür spezifische Histidin-Decarboxylase (benötigt Pryridoxalphosphat, wird durch Methylhistidin gehemmt).

Freisetzung Durch Antigen-Antikörperreaktion. Antigene reagieren mit zellmembranständigen Antikörpern. Es folgt eine Erhöhung der Membranpermeabilität für Calcium. Danach werden die basophilen Granula durch einen aktiven Prozeß ausgestoßen. Im ionalen Milieu des Extrazellulärraumes ist der in den Granula befindliche Histamin-Heparin-Komplex instabil und zerfällt in Histamin und Heparin.

Durch direkte Wirkung von basischen Arzneimitteln und Fremdstoffen auf die Zellmembran. Beispiele: Morphin, mastzelldegranulierendes Peptid aus Bienengift (MCD-Peptid), Compound 48/80, Lysolecithin. Diese Art der Freisetzung und ihre funktionellen Folgen bezeichnet man als *anaphylaktoide* Reaktion.

Durch Gastrin.

Abbau **Hauptweg.** Methylierung zu N-Methylhistamin mit Imidazol-N-Methyl-Transferase, nachfolgend Oxidation mit Monoaminoxydase zu Methyl-imidazolessigsäure.

Nebenweg (nicht im ZNS). Oxidation zu Imidazolessigsäure mit Diaminoxydase, nachfolgend Kopplung mit Ribose.

Wirkungen Histamin wirkt auf drei Rezeptorarten. Die Stimulation von H_1-Rezeptoren führt zur Aktivierung der Phosphoinositol-Signalkette. Bei H_2-Rezeptorstimulation fördert Histamin die Bildung von cAMP. Die Signaltransduktion aus den im ZNS vorkommenden H_3-Rezeptoren ist mangelhaft bekannt.

Dilatation aller kleinen Arteriolen des Organismus unabhängig von ihrer Innervation. Sie erfolgt schnell über H_1-Rezeptoren und verzögert, aber langdauernd über H_2-Rezeptoren. Die eigentlichen Kapillaren werden druckpassiv in ihrer Weite beeinflußt. Folgen:

- Blutdrucksenkung bis zum Schock.
- ○ Hautrötung
- ○ Anstieg des Liquordruckes } durch Erweiterung auch der Hirngefäße
- ○ Klopfende Kopfschmerzen

Kontraktion der Endothelien in den kleinen Venolen (H_1-Rezeptoren). Folge:

- Permeabilitätserhöhung.

Herz. Beschleunigte diastolische Depolarisation und Zunahme der Kontraktionskraft (H_2-Rezeptoren), Verzögerung der AV-Leitung (H_1-Rezeptoren).

Konstriktion der Bronchialmuskulatur (H_1-Rezeptoren), Folge:

- Auslösung eines Anfalls beim Asthmatiker.

Freisetzung von Kalium, besonders aus dem Magen-Darm-Trakt.
Jucken und Schmerz an sensiblen Nervenendigungen.
Freisetzung von Katecholaminen aus dem Nebennierenmark bei massiven Dosen, im wesentlichen indirekt.

- **Zunahme der Magensaftsekretion** (H_2-Rezeptoren)

- Hemmung (Rückwärtshemmung?) der Aktivität vieler immunkompetenter Zellen. Bei Monozyten Hemmung der Synthese von Komplementfaktoren, bei Neutrophilen Hemmung der Freisetzung lysosomaler Enzyme, Hemmung auch der zytotoxischen T-Zellen-Reaktion.

Hemmung der Histaminfreisetzung

Die durch Glukokortikoide bedingte Hemmung der Histaminfreisetzung wird auf S. 155 besprochen. Hier interessiert die Hemmung der Freisetzung durch eine Wirkung auf die Plasmamembran histaminfreisetzender Zellen. Eine solche Hemmwirkung ist allein verantwortlich für die therapeutische Wirkung von Cromoglycinsäure *(Intal)*. Sie ist mitverantwortlich für die klinische Wirkung des Antihistaminikums Ketotifen *(Zaditen)*.

Dinatriumcromoglycat (*Intal*) und Nedocromil (*Tilade*)

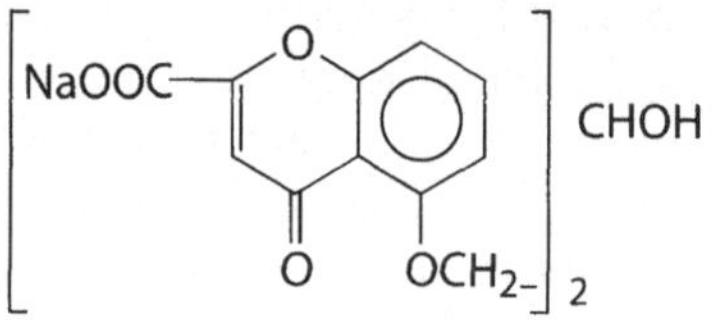

NaOOC, O, O, OCH_2-, 2, CHOH

Dinatriumcromoglycat
MW 512,35

Pharmakokinetik, Applikation. Die hochpolaren Verbindungen werden extrem schlecht resorbiert und müssen deshalb lokal appliziert werden.

Pharmakodynamik. Beide Verbindungen hemmen die Mastzelldegranulation, aber nur nach prophylaktischer Gabe. Man vermutet, daß sie den Calciumeinstrom durch einen Kanal verhindern, der sich nach der IgE-Reaktion, aber auch bei anaphylaktoiden Reaktionen öffnet. Nedocromil ist stärker wirksam als Cromoglycinsäure und hat eine zusätzliche antiphlogistische Wirkung.

Indikation, Dosierung. Cromoglycinsäure und Nedocromil dienen der Prophylaxe allergischer und anaphylaktoider Reaktionen, die von den Schleimhäuten des Auges, des Nasenraumes und des Bronchialsystems ausgehen. Sie werden lokal als Augentropfen, Nasenspray und Aerosol (2- bis 3mal 1–2 mg) eingesetzt.

Unerwünscht: Nach Inhalation selten Husten, Bronchospasmus, Schwindel, Übelkeit, Kopfschmerz, bei Cromoglycinsäure auch Gelenkschwellungen und Muskelschmerzen.

Tritoqualin

Pharmakodynamik. Tritoqualin (*Inhibostamin*) hemmt nicht nur die Mastzellgranulation, sondern reduziert zusätzlich, aber mäßig die Histaminbildung durch Hemmung der Histidindecarboxylase.

Indikation, Dosierung. Allergische Reaktionen; Tritoqualin ist vornehmlich ein Prophylaktikum. Dosierung 4 × 100 mg oral.

Unerwünscht: Vereinzelt Hypoglykämie bei insulin-pflichtigen Diabetikern.

Ketotifen, Mequitazin Oxatomid

Ketotifen *(Zaditen)*, Mequitazin *(Metaplexan)* und Oxatomid *(Tinset)* sind in erster Linie Antagonisten an Histamin-H_1-Rezeptoren, die außerdem die Mastzelldegranulation reduzieren. Müdigkeit und Mundtrockenheit (typische unerwünschte Wirkungen der klassischen H_1-Antihistaminika) gehören zu ihren unerwünschten Wirkungen.

9.1 H_1-Antihistaminika (H_1-Rezeptorantagonisten)

Wirkungsmechanismus

Antihistaminika verdrängen Histamin kompetitiv von den Rezeptoren. Sie wirken nicht auf die Bildung von Histamin.

Praktische Nutzbarkeit

Gut wirksam bei Urticaria, Juckreiz und Heuschnupfen.

- Beim anaphylaktischen Schock erfolgt die Gabe von Antihistaminika in jedem Fall zu spät.
- Bei Asthma bronchiale meist schlecht wirksam, weil das rein allergische Asthma selten ist und selbst dann die Wirkung anderer bronchospastischer Stoffe, die bei der anaphylaktischen Reaktion freigesetzt werden, weiterbesteht.
- Keine Wirkung auf die HCl-Sekretion des Magens.

Wirkungen

Sedation bei den meisten Antihistaminika, z. B. Promethazin *(Atosil)*, Dimetinden *(Fenistil)*, Pheniramin *(Avil)*, Diphenhydramin. Bei Diphenhydramin ist sie so stark, daß dieser Stoff in sedativen und hypnotischen Mischpräparaten eingesetzt wird. Der sedative Effekt kann bei Kindern in eine paradoxe Wirkung (Erregung) umschlagen. Die sedative Wirkung fehlt nahezu ganz bei neueren Antihistaminika, z. B. Terfenadin *(Teldane)*, Astemizol *(Hismanal)*, Loratidin *(Lisino)*. Terfenadin und Astemizol hemmen am Erregungsleitungssystem den Kaliumeinstrom und damit die Repolarisation.

Antiemetische Wirkung; besonders auch bei Kindern. Es ist denkbar, daß dies Folge eines zentral anticholinergen Effektes ist. Diphenhydramin, Meclozin *(Bonamine)*.

Antiparkinson-Wirkung bei einigen. Sehr wahrscheinlich Folge einer zentral anticholinergen Wirkung. Metixen *(Tremarit)*.

Lokalanaesthetisch und chinidinartig.

Anticholinergisch in vielen Fällen, daher Mundtrockenheit, Augeninnendruck erhöht: Gefahr bei Glaukom! Vorsicht bei Prostatahyperplasie.

Diphenhydramin Dieser Stoff wird hier beispielhaft besprochen, und zwar auch deshalb, weil er als Sedativum in weit größerem Umfang eingesetzt wird (rezeptfrei), denn als Antihistaminikum.

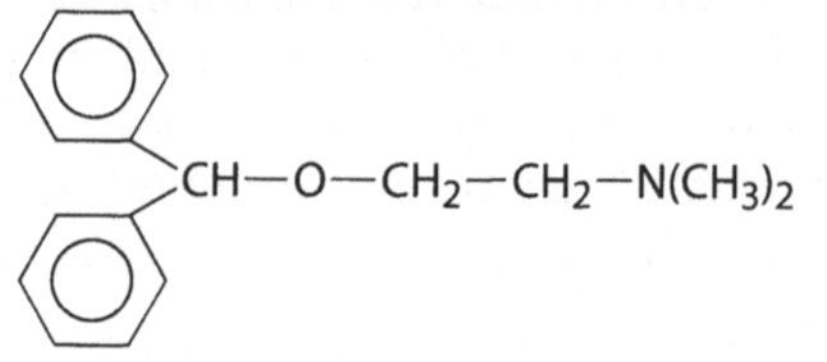

$(C_6H_5)_2CH-O-CH_2-CH_2-N(CH_3)_2$

Diphenhydramin
MW 255,36
Base, pK 8,3

Pharmakokinetik. Bioverfügbarkeit 72 %, es sind Plasmakonzentrationen von 150–300 µg/l nach mehrfacher Einnahme der Einzeldosis von 50 mg zu erwarten. Verteilungsvolumen 4–5 l/kg KG, Plasmaproteinbindung 98 %, Plasmahalbwertszeit 6–9 h. Aus diesen pharmakokinetischen Daten folgt unmittelbar, daß auch bei schwersten Vergiftungen eine Hämodialyse sinnlos und auch eine Hämoperfusion von geringem Wert wäre. Hingegen ist sinnvoll, das unverändert renal ausgeschiedene Diphenhydramin (etwa 50 %, der Rest wird metabolisiert) durch Azidifizierung des Urins (pH 6 reicht aus) von der tubulären Rückresorption fernzuhalten. Toxische Plasmakonzentrationen bestehen bei 5000 µg/l.

Wirkungen. Die antihistaminischen, starken sedativen und sehr guten antiemetischen Eigenschaften des Diphenhydramins sind erwünscht. Bei Vergiftungen ist gefährlich das Auftreten von Herzirregularitäten und von Krämpfen bei Kindern, im übrigen verlaufen die Vergiftungen nach allgemeiner Vergiftungstherapie in der Regel unkompliziert. Gegen die anticholinergen toxischen Wirkungen wurde bei Kindern die langsame intravenöse Injektion von 0,5 mg Physostigmin empfohlen. Die Halbwertszeit beträgt 4 h, kann aber bei Vergiftungen auf 10 h verlängert sein. Diphenhydramin kann besonders bei Anwendung auf der Haut zum Hapten werden und danach immunologische Reaktionen auslösen. Dies gilt auch für andere Antihistaminika.

9.2 H_2-Antihistaminika (H_2-Rezeptorantagonisten)

Ranitidin

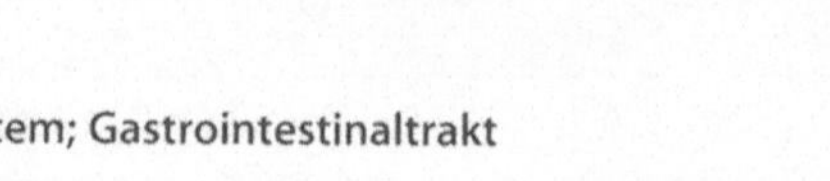

N, O, S, NH, NH, NO_2-CH

Ranitidin (*Zantic*)
MW 314,41
Base, pK 8,21

Famotidin *(Pepdul)*, Nizatidin *(Nizax)* und Roxatidinazetat *(Roxit)* sind Pharmaka gleicher Wirkung. Cimetidin *(Tagamet)*, das erste H_2-Antihistaminikum, hat stärkere unerwünschte Wirkungen (Libidoverlust und Impotenz, Gynäkomastie, Induktion von Cytochrom P450).

Pharmakokinetik. Bioverfügbarkeit 50–88 % (first pass effect), Wirkungsmaximum 1–3 Stunden nach oraler Gabe, Verteilungsvolumen 1,5–1,8 l/kg, Plasmaproteinbindung 15 %, Halbwertszeit 2 Std. Während der Dauerbehandlung werden nur noch 10 % metabolisiert, der Rest wird überwiegend renal, zum Teil auch durch die Galle ausgeschieden. Wegen des geringen hepatischen Metabolismus sind von dieser Seite Interaktionen nicht zu befürchten (Unterschied zu Cimetidin), aber bei Niereninsuffizienz kann die Halbwertszeit auf 8 Std zunehmen. Ranitidin ist wegen des geringen Verteilungsvolumens und der niedrigen Plasmaproteinbindung gut dialysabel.

Pharmakodynamik, Indikationen

Ranitidin hemmt die Histaminwirkung an H_2-Rezeptoren der Parietalzellen (und des Herzvorhofes). Histamin, Acetylcholin und Gastrin können daraufhin die Säuresekretion im Magen nur noch schwach stimulieren. Dies findet Anwendung zur Prophylaxe und Therapie des Ulcus ventriculi et duodeni, bei Refluxösophagitis und Zollinger-Ellison-Syndrom. Durch Reduktion der Säuresekretion fällt der pH im Magen nicht unter 2. Die prophylaktische Wirkung hört mit dem Absetzen des Pharmakons sofort auf. Säuregehalt, Pepsingehalt und Magensaftvolumen nehmen ab.

Dosierung. Oral zur Therapie 2 × 150 mg täglich, zur Prophylaxe 1 × 150 mg vor der Nachtruhe, bei Zollinger Ellison-Syndrom auch 3 × 150 mg. Dauerinfusion: 25 mg/Std; die erwünschte Plasmakonzentration liegt bei 100 ng/ml. Nach Dialyse wird die Sondergabe von 50 mg empfohlen.

Unerwünschte Wirkungen. Verzögerung der pH-abhängigen Resorption von Pharmaka. Bei Einführung von Ranitidin wurde angenommen, daß es keine Beeinflussung des Testosteron- und Prolactinhaushaltes, keine zentralen Verwirrtheitszustände, keine Interaktion durch Hemmung des Cytochrom P450 und keine Änderung des hepatischen Blutflusses geben sollte. Inzwischen sind solche Einflüsse in wenigen Fällen doch beobachtet worden. Sie sind jedoch ohne klinische Bedeutung geblieben. – Serumtransaminasen und Plasmakreatininwerte steigen besonders zu Therapiebeginn. Immunreaktionen kommen gelegentlich vor.

9.3 Weitere Pharmaka zur Reduktion der Azidität im Gastrointestinaltrakt

Übersicht

Senkung der Säureproduktion. Die Säureproduktion wird erhöht durch Stimulation von Gastrinrezeptoren, Muskarin-M1 (M3)-Rezeptoren und Histamin-H2-Rezeptoren. Sie läßt sich pharmakotherapeutisch reduzieren durch

- Antagonisten an Muskarin-M1-Rezeptoren
- Antagonisten an Histamin-H2-Rezeptoren
- Hemmer der ATP-getriebenen Protonenpumpe auf der (gemeinsamen) Endstrecke der Säureproduktion.

Neutralisation der Säure im Magen und Duodenum

- Antazida

Protektion der Schleimhaut im Magen und Duodenum

- Sucralfat
- Bismutverbindungen

Hemmstoffe der Protonenpumpe

Omeprazol *(Antra)*, Lansoprazol *(Agoptin)*, Pantoprazol *(Rifun)* haben eine sehr ähnliche Grundstruktur. Die Verbindungen sind alle schwache Basen mit einem pK um 4,0. Sie reichern sich im sauren Milieu der sekretorischen Canaliculi der Parietalzellen an, werden dort (und nur bei stark saurem pH) protoniert und lagern sich danach zu Sulfenamiden um. Die Sulfenamide sind Kationen und können die Zelle deshalb nicht mehr durch Lipid-Diffusion verlassen. Sie reagieren mit Cysteinen der H^+, K^+-ATPase in der Membran der Parietalzellen und inaktivieren damit die Protonenpumpe. Die Hemmung ist 12–16 Stunden klinisch wirksam. Wegen der Anreicherung der Sulfenamid-Kationen und der kovalenten Reaktion dauert die Hemmung viel länger als nach der Plasmahalbwertszeit zu vermuten wäre.

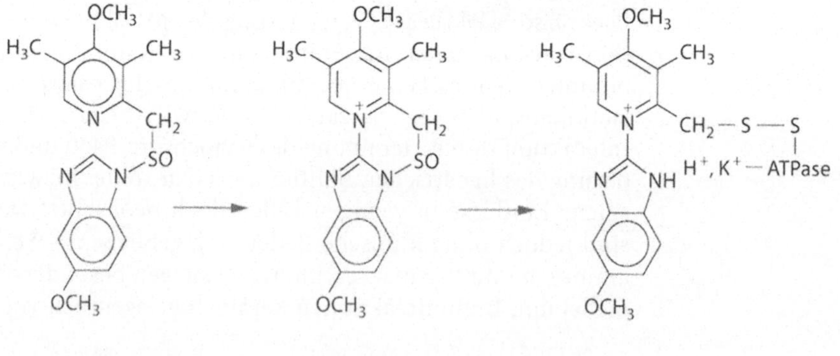

Abb. 9.1 Aktivierung und Wirkung von Omeprazol

Pharmakokinetik von Omeprazol. Bioverfügbarkeit anfangs 30–40 %, danach steigend. Plasmaproteinbindung 95 %, Verteilungsvolumen 0,31 l/kg, Plasmahalbwertszeit 0,7 h. Omeprazol wird vollständig metabolisiert. Daran sind u. a. beteiligt Cytochrom P450 2C (Abbauhemmung von Diphenylhydantoin) und Cytochrom P450 3A4 (Abbauhemmung von Diazepam).

Indikationen und Dosierung. Ulcus duodeni 20 mg oral, Ulcus ventriculi und Refluxösophagitis 20–40 mg oral, Zollinger-Ellison-Syndrom anfänglich 3 × 20 mg oral. Intravenöse Infusion bei Intensivpatienten 40 mg, Dosierung nicht überschreiten.

Unerwünscht: Selten Kopfschmerz, Übelkeit, Diarrhoe, Arthralgien. Für eine Förderung der Tumorentstehung bei Menschen gibt es keine Belege. Omeprazol: Irreversible Seh- und (seltener) Hörstörungen.

Antazida

Antazida dienen zur Heraufsetzung des pH im Magen. Es sind entweder schwache Basen (Aluminiumhydroxid, Magnesiumperoxid), die neutralisierend wirken, oder Salze schwacher Säuren (Calciumcarbonat, Magnesiumtrisilicat). Die reine physikalische Adsorption hat für die Eignung dieser Stoffe als Antazida keine praktische Bedeutung. Unterschiedlich bei den einzelnen Stoffen ist die Schnelligkeit des Wirkungseintritts, die Dauer der Wirkung, die Stärke der Wirkung (Säurebindungskapazität), die (unerwünschte) Adsorption oder Komplexbindung von Enzymen und anderen Arzneistoffen, das Ausmaß der (hier unerwünschten) Resorption mit nachfolgender systemischer Wirkung und der Einfluß auf die Darmmotilität. Einzelheiten der erwähnten Stoffe sind aus der Tabelle 9.1 ersichtlich. Kombinationen aus Aluminium- und Magnesiumtrisilikat werden bevorzugt. Obsolet ist Natriumbicarbonat.

- Antazida wirken nicht nur durch Säure-Neutralisation, sondern auch durch Zytoprotektion und durch Adsorption von Gallensäuren.
- Antazida adsorbieren viele Pharmaka.

Indikationen und Dosierung. Antazida können in der Schwangerschaft eingesetzt werden; sie wirken gut bei Refluxösophagitis. Die Tagesdosis soll für die Neutralisation von 400 mmol Säure ausreichen.

Sucralfat

Sucralfat *(Ulcogant)* ist ein Aluminiumsalz von Saccharosesulfat. Unterhalb von pH 2 bildet die Verbindung ein hochvisköses Polyanion. Man stellt sich vor, daß Ulcera damit abgedeckt und so gegen die Einwirkung von Salzsäure und Pepsin abgeschirmt werden. Die Abdeckung von Läsionen ist besonders intensiv. Sucralfat wirkt bei Magen- und Darmulcera. Unerwünscht sind Verstopfung (2 %) und Verringerung der Phosphatresorption. Nicht

Tabelle 9.1 Antazida

	Calciumcarbonat	Magnesiumhydroxid	Magnesiumtrisilicat	Aluminiumhydroxid
Wirkungsschnelligkeit	schnell	schnell	langsam	langsam
Wirkungsdauer	länger	lange	lange	lange
Säurebindungskapazität	hoch	hoch	mittel	gering
Reaktive Hyperazidität	beachtlich	merklich	nein	nein
Wirkung auf den Stuhlgang	obstip.	laxier.	laxier.	obstip.
Unerwünschte Wirkungen	Gefahr der Hypercalcämie, der reaktiven Hyperazidität	Gefahr einer neuromuskulären Lähmung bei Mg^{++}-Ausscheidungsstörung (Niereninsuffizienz)	Enzymadsorption Silikat-Nierensteine	Starke Komplexbildung mit Tetracyclinen, Alkaloiden (Atropin), wahrscheinlich auch Bindung von Enzymen. Phosphatdepletion durch Resorptionsstörung
Systemische Resorption	Kaum; Ca^{++} bildet mit intestinalem CO_3^{--} und Fettsäuren unlösliche Verbindungen. Gelegentlich doch etwas Hypercalcämie	Wenig; die geringen resorbierten Mengen MG^{++} werden von gesunder Niere leicht bewältigt. Vorsicht bei eingeschränkter Nierenfunktion!	Ähnlich Magnesiumhydroxid	sehr gering

bei Niereninsuffizienz verordnen, weil dann das in Spuren resorbierte Aluminium ungenügend eliminiert wird. Dosierung: 4×1 g bis 2×1 g/Tag.

Misoprostol

Misoprostol ist ein Prostaglandin-E1-Derivat und Agonist an Prostaglandinrezeptoren auf den Basalmembranen der Parietalzellen und auf mukoiden Zellen. Konzentrationen, die die Säuresekretion hemmen, lassen sich wegen massiver Nebenwirkungen (Diarrhoe, Darmspasmen, Blutdruckabfall, Uteruskontraktionen) nicht erreichen. Geringere Konzentrationen fördern noch die Mukusbildung und wirken insoweit zytoprotektiv. Misoprostol wird zur Prävention von Ulcerationen unter der Therapie mit nichtsteroidalen Antiphlogistika empfohlen.

Bismutverbindungen

Indikation und Dosierung. Basisches Bismutnitrat oder -salicylat sowie andere schwer lösliche Bismutverbindungen gestatten in Kombination mit Antibiotika, die gegen Heliobacter pylori wirken, eine erfolgreiche Akuttherapie des Ulcus duodeni sive ventriculi. Für basisches Bismutnitrat werden Dosen im Bereich von 3×200 mg empfohlen.

Unerwünschte Wirkungen. Auch aus den schwer löslichen Verbindungen werden geringe Mengen von Bismut resorbiert. Inzwischen wurden mehrere schwere Vergiftungsfälle mit zentraler Symptomatik beschrieben, so eine (reversible) Demenz nach längerer Einnahme von nur 150 mg Bismut-Gallat täglich.

Wirkungsmechanismus. Weder reduzieren Bismutverbindungen die Säureproduktion noch neutralisieren sie Säure. Sie wirken zytoprotektiv vielleicht durch Anregung der Produktion protektiver Prostaglandine.

Anticholinergika

Wirkungsmechanismus. Anticholinergika hemmen die Aktivierung der M1-Rezeptoren (s. S. 291) auf Parietalzellen und damit einen der drei Aktivierungswege der Protonensekretion. Atropin (s. S. 299) hat zu viele zentrale unerwünschte Wirkungen. Pirenzepin *(Gastrozepin)* ist durch seine beiden N-CO-Konfigurationen polar genug, um die Bluthirnschranke wenig zu überwinden. Es hat zu den M1-Rezeptoren eine 50mal höhere Affinität als zu den M2-Rezeptoren (Herz).

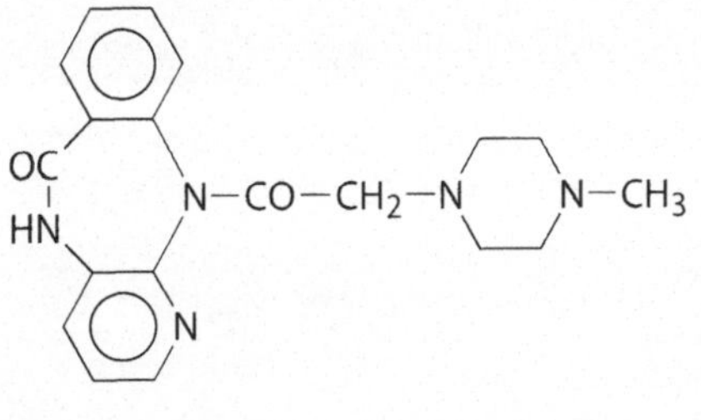

OC, HN, N–CO–CH_2–N N–CH_3, N

Pirenzepin

Pharmakokinetik. Der Preis für die Hydrophilie ist eine schlechte Resorption (24 %). Plasmaproteinbindung 10 %, Verteilungsvolumen 0,14 l/kg, Elimination über Niere und Galle, Halbwertszeit 10 h.

Dosierung. Tagesdosis 2 × 50 mg p.o. vor dem Essen oder 2 × 10 mg i.v.

Unerwünscht: Nach höheren Dosen Tachycardie, Anstieg des Augeninnendruckes, Mundtrockenheit, Blasenentleerungsstörungen.

10 Weitere Pharmaka mit Wirkungen im Gastrointestinaltrakt

Zur Therapie der Colitis ulcerosa

Mesalazin *(Pentasa)* ist 5-Aminosalicylsäure. Das Präparat ist Nachfolger von Salazosulfapyridin *(Azulfidine)*. In Salazosulfapyridin ist die 5-Aminosalicylsäure über eine Diazobrücke mit dem Sulfonamid Sulfapyridin verbunden. Das Sulfonamid sollte die Resorption der 5-Aminosalicylsäure schon im Dünndarm verhindern, war aber Ursache unerwünschter Wirkungen. Das Freisetzungsproblem läßt sich heute galenisch lösen, vor allem steht Mesalazin auch als Klysma zur Verfügung.
Es wird vermutet, daß Mesalazin die Freisetzung von Leukotrien B4 in der Darmwand herabsetzt.
Dosierung: 4 g/Tag bei Colitis ulcerosa; bei Morbus Crohn ist der Nutzen geringer.

Auflösung von Gallensteinen

Nur Gallensteine mit hohem Cholesteringehalt sind der Auflösung zugängig.

Ursodesoxycholsäure *(Urofalk)* ist Gallensäure vom Bären.
Die Gallensäure wird im Ileum resorbiert und über die Leber in die Galle ausgeschieden. In der Leber hemmt sie die Abgabe von Cholesterin in die Galle, in der Gallenblase bringt sie einen Teil des Cholesterins in den Steinen wieder in Lösung.

Dosierung: 150 mg, 150 mg, 300 mg (abends) p.o.

Gefahren: Nicht verordnen bei Gallenwegsverschluß, gestörter Kontraktionsfähigkeit der Gallenblase, bei zu hohem Kalkgehalt der Steine, bei Schwangerschaft.

Chenodesoxycholsäure ist eine Gallensäure vom Menschen und hat mehr unerwünschte Wirkungen als Ursodesoxycholsäure.

Dämpfung der Peristaltik

Loperamid *(Imodium)*. Es handelt sich um eine Verbindung aus der Gruppe der Opiate, die aber beim Erwachsenen (Bluthirnschranke geschlossen) nicht in das ZNS gelangt. Im Darm wirkt sie wie andere Opiate auf μ-Opiatrezeptoren (s. S. 404). Dies führt zu einer Dämpfung der Peristaltik bei gleichzeitiger Tonuszunahme. Loperamid wird deshalb als Antidiarrhoikum verwendet.

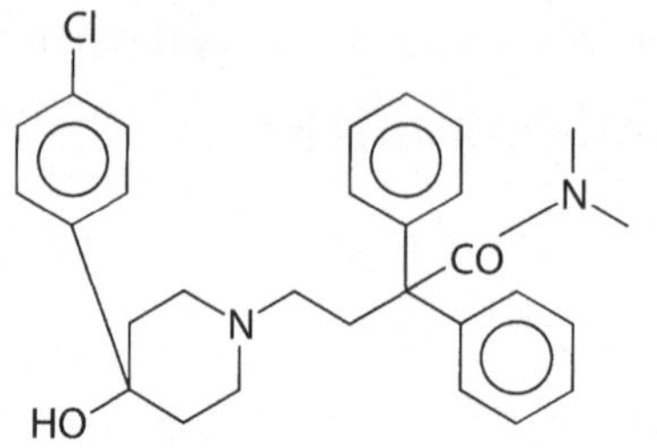

Cl

HO

N

CO

N

Loperamid
MW 513,5

Dosierung: Bei akuter Diarrhoe initial 4 mg oral, danach 2 mg; Tagesdosis 6 mg.

Nicht anwenden bei Kindern unter 2 Jahren, bei Subileus, blutigen Stühlen, Colitis ulcerosa.

Anregung der Peristaltik

Cisaprid *(Propulsin)* ist eine Verbindung, die dem älteren Metoclopramid ähnlich ist, aber weit weniger zentrale Wirkungen hat.

Pharmakokinetik. Bioverfügbarkeit 40–50 %, Verteilungsvolumen 2,4 l/kg, Plasmaproteinbindung 98 %, Eimination durch Metabolismus, Halbwertszeit 10 h.

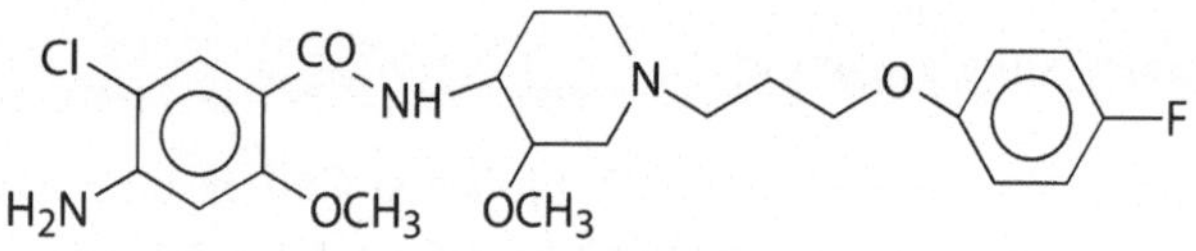

Cl CO NH N O F

H_2N OCH_3 OCH_3

Cisaprid
MW 460,95

Pharmakodynamik. Cisaprid stimuliert $5HT_4$-Rezeptoren (s. S. 348) im Darm. Dies führt sekundär zu einer Freisetzung von Acetylcholin mit nachfolgender Kontraktion der glatten Muskulatur. Die Kontraktionen bleiben rhythmisch und werden nicht spastisch, wodurch sie sich von der Tonuserhöhung durch die meisten Opiate wesentlich unterscheiden.

Dosierung 3 × 5 oder 3 × 10 mg p.o. Unerwünscht ist eine zu starke Wirkung.

Metoclopramid *(Paspertin)* und Domperidon *(Motilium)* sind ältere Präparate, die eine zusätzliche dopamin-antagonistische Wirkung haben. Besonders bei Kindern können sie deshalb ein dyskinetisches Syndrom auslösen. Sie setzen die Reaktionsfähigkeit herab und erzeugen Müdigkeit.

Adsorbentien

Adsorbierende Eigenschaften haben mehrere der bereits unter den Antazida und Adstringentien genannten Stoffe, jedoch ist diese Wirkung bei Carbo medicinalis besonders wichtig. Die absorptive Kraft von **Carbo medicinalis** ist sehr groß und relativ unspezifisch. Sie eignet sich besonders in der Therapie von Ingestionsvergiftungen (s. Toxikologie).

10.1 Laxantien

Laxantien sind Pharmaka, die dazu verwendet werden, die Darmpassage zu beschleunigen.

Allgemeine Risiken bei Laxantienanwendung:

- ○ Schwere Hypokaliämien und Hypocalcämien,
- ○ Toleranzentwicklung

Oleum paraffini Paraffinöl wird als *Gleitmittel* verordnet. Von seinem Gebrauch ist abzuraten.

- ● Dauergebrauch von Paraffinöl stört die Resorption fettlöslicher Vitamine.
- ○ Paraffinöl hat kanzerogene Eigenschaften.
- ○ Paraffin wird in kleinen Mengen resorbiert. Die resorbierten Paraffinmengen führen zu Fremdkörpergranulomen in Bauchorganen.
- ○ Bei Aspiration erzeugt Paraffinöl eine Lipidpneumonie.

Emulgatoren Docusat-Natrium *(Norgalax)* weicht den Stuhl auf und wirkt zusätzlich als Gleitmittel. Es fördert die Resorption von Paraffinöl und darf deshalb nicht zusammen mit Paraffinöl gegeben werden.

Quellmittel Leinsamen, Carboxymethylcellulose. Sie wirken durch Quellung, dadurch bedingte Dehnung des Darmes und Erhöhung der Darmperistaltik. Mit reichlich Wasser einnehmen, sonst Gefahr:

- ○ Aufquellen der Stoffe im Oesophagus bei Passagehindernissen,
- ○ Darmobstruktion.

Latenzzeit 12–24 Std.

Osmotische Abführmittel Therapeutisch werden Sorbit *(Karion F)*, Natriumsulfat und Magnesiumsulfat benutzt (Dosis 20 g; Latenzzeit wenige Stunden). Sie wirken dadurch, daß sie erhebliche Mengen Wasser binden, damit von der Resorption fernhalten, und die große Flüssigkeitsmenge durch Dehnung des Darmes eine vermehrte Peristaltik auslöst. Natriumsulfat ist wenig gefährlich: Die geringe Na^+-Resorption aus dem Darm ist nur bei Hochdruck oder bei Tendenz zur Ödembildung unerwünscht. Etwa 20 % des in $MgSO_4$ enthaltenen Mg^{++} wird aus dem Darm resorbiert, so daß nur bei normaler Nieren- und Muskelfunktion kein Risiko besteht. Aber:

- ○ Kein Magnesiumsulfat bei Oligurie, bei Myasthenia gravis! Mg^{++}-Ionen wirken präsynaptisch inhibitorisch auf die Freisetzung von Acetylcholin an der neuromuskulären Synapse, was bei Nierenfunktionsstörungen (erhöhter Mg^{++}-Spiegel im Plasma) und Muskeldystrophien (erhöhte Empfindlichkeit) wichtig ist.

Salinische Abführmittel müssen mit *viel Wasser* gegeben werden. Ist die Wassermenge zu gering, muß das fehlende Wasser erst aus der Darmwand geliefert werden, wodurch eine Verzögerung der Wirkung eintritt. Außerdem steigt bei bettlägerigen Patienten wegen der Bluteindickung die Thrombosegefahr. Isotonisch sind Lösungen, die 17,8 g Na_2SO_4 bzw. 63,7 g $MgSO_4 \cdot 7\,H_2O$ in 1 l Wasser enthalten.

Oleum ricini Ricinusöl enthält als wirksamen Bestandteil das Triglycerid der Ricinolsäure. Im Dünndarm wird es hydrolysiert, die freie Ricinolsäure reizt die Darmwand, Wasser tritt in das Lumen. Ricinusöl ist ein dünndarmwirksames Mittel. Wegen der Resorptionsverbesserung für viele Stoffe ist es in aller Regel falsch, Ricinusöl zur Darmentleerung bei Ingestionsvergiftungen einzusetzen. Dosis 15 ml, Latenzzeit 2–4 Std.

Diphenylmethanderivate Phenolphthalein und Bisacodyl (*Dulcolax*, wird im Darm erst nach Spaltung wirksam) stimulieren die Wand des Dickdarms. Wasser tritt in das Lumen. Diphenylmethanderivate wirken mit einer Latenz von 6–8 h nach Einnahme auf den Dickdarm. Sie bewirken einen Wassereinstrom in das Lumen.

Anthrachinonderivate Sie kommen in einer großen Zahl von Drogen mit laxierender Wirkung natürlich vor: Cortex frangulae, Folia sennae, Rhizoma rhei, Aloe. Der Hinweis auf den „rein pflanzlichen" Charakter solcher Stoffe darf nicht vergessen lassen:

- Anthrachinonderivate gehen in die Muttermilch über. Sind stillende Mütter um die schnelle Wiedergewinnung ihrer Figur (mit freiverkäuflichen Schlankheits- und Abführtees) besorgt, kann dies zu Diarrhoe beim Säugling führen.
- Schnelle Gewöhnung tritt ein.
- Nicht bei Gravidität (Anregung von Uteruskontraktionen).

Anthrachinonderivate werden im Dünndarm gespalten, wobei die sog. Emodine entstehen. Sie wirken z. T. vom Darmlumen her auf den Dickdarm, z. T. werden sie resorbiert und wirken vom Gefäßsystem her.

Lactulose Dieses Disaccharid wird erst im Kolon zu Essig- und Milchsäure gespalten. Beide Säuren wirken osmotisch und fördern die Peristaltik. Dosis 10–20 g, Latenz 8–10 Std. Bei höheren Dosen Übelkeit und Erbrechen. Nicht verordnen für Patienten auf galaktosefreier Diät.

11 Pharmakologie der Hyperlipoproteinämien

Die Reduktion der cholesterolhaltigen Lipoproteine vom Typ LDL setzt die Gefahr eines atherosklerotisch bedingten Myokardinfarktes herab, die Reduktion einer Hypertriglyceridämie die Gefahr einer Pankreatitis. Hieraus erwächst bei alimentären Hyperlipoproteinämien *zuerst* eine zwingende Indikation für eine *Diät*. Pharmaka können bei fortbestehender Hyperlipoproteinämie und bei genetisch bedingten Hyperlipoproteinämien indiziert sein. Sie ermöglichen nicht das ungebremste Eßvergnügen.
Wir erklären die Wirkung der Pharmaka unter Rückgriff auf Abb. 11.1.

Resorptions-Hemmer

Pharmakodynamik. Colestyramin *(Quantalan)* und Colestipol *(Colestid)* sind schwerlösliche Harze, die nach oraler Gabe Gallensäuren im Darm binden und deren Resorption herabsetzen (Spalte 1 der Abb. 11.1). Dies hat Folgen:

- Die Resorption von Triglyceriden und von Cholesterol nimmt ab, weil ihre Emulgatoren, die Gallensäuren fehlen. Eine Steatorrhoe kann dadurch entstehen.
- Der Triglycerid-Mangel führt zu einer Zunahme der Triglyceridsynthese aus Kohlenhydraten (Spalte 3 der Abb. 11.1), Abzug von Cholesterol aus dem LDL-Vorrat und Zunahme der VLDL-Synthese.
- Der Gallensäure-Mangel führt zu einer Zunahme der hepatischen Gallensäuresynthese aus Cholesterol (Spalte 2 der Abb. 11.1), das aus dem LDL-Vorrat abgezogen wird. Die drei Prozesse führen zu einer Abnahme der Cholesterolmenge im Organismus und damit zur Abnahme der LDL.

Dosierung. 4×6 bis 5×6 g/Tag. Sehr viele Arzneimittel müssen jeweils eine Stunde vor, aber 4 Stunden nach den Austauschern gegeben werden, weil die Austauscher sie sonst binden. Dies, der unangenehme Geschmack und die kurzen Einnahme-Abstände sind der Compliance abträglich.

Unerwünscht: Anstieg der Triglyceride durch zu starke kompensatorische Synthese, Meteorismus, Steatorrhoe mit Herabsetzung der Resorption fettlöslicher Vitamine.

Sitosterin β-Sitosterin *(Sito-Lande)* ist ein schwer resorbierbares Pflanzensteroid. Es wirkt wahrscheinlich durch Hemmung der Cholesterolresorption. Empfohlene Tagesdosis: 3×2 g.

Fibrate

$Cl-C_6H_4-CO-C_6H_4-O-C(CH_3)_2-CO-O-CH(CH_3)_2$

Fenofibrat (*Lipanthyl*)
MW 360,84

Andere Fibrate: Clofibrat (veraltet), Bezafibrat, Etofibrat, Gemfibrozil.

Pharmakodynamik. Die Fibrate erhöhen die Aktivität der Lipoproteinlipase (Spalten 2 und 3 der Tabelle) → VLDL und IDL nehmen ab → vom verbliebenen VLDL und IDL kann nur noch wenig Cholesterol-Ester aus den HDL übernommen werden (Spalte 4 der Tabelle) → weniger LDL wird gebildet, Cholesterol bleibt beim weniger „gefährlichen" HDL.

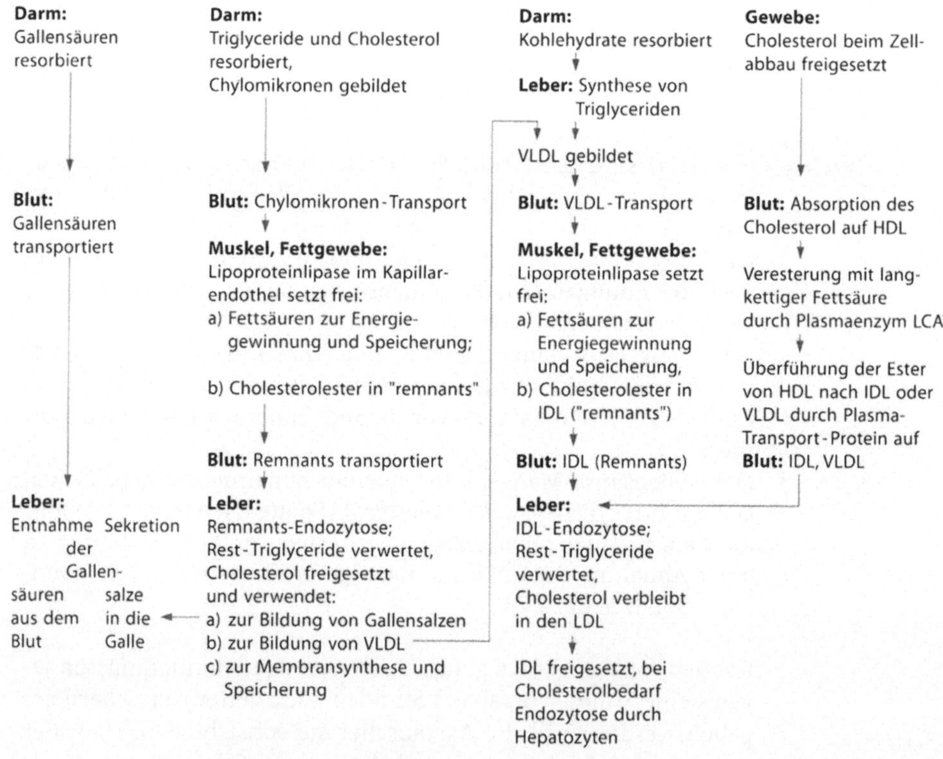

Abb. 11.1 Bildung und Schicksal der Lipoproteine. Um die Flußschemata übersichtlich zu halten, ist in der zweiten Spalte unter **Leber** die Eigensynthese von Cholesterol nicht aufgeführt. Cholesterol aus der Eigensynthese wird wie Cholesterol aus der Remnants-Endozytose verwertet. VLDL very low density lipoprotein, LDL low density lipoprotein, IDL intermediate density lipoproteins, HDL high density lipoprotein, LCAT Lecithin-Cholesterol-Acetyltransferase

Pharmakokinetik. Resorption zu 100 % innerhalb einer Stunde, Proteinbindung >98 %, Elimination durch Metabolismus, Halbwertszeit 19,6–26,6 Std.

Dosierung. 3 × 100 mg jeweils zu den Mahlzeiten. Therapie ausschleichend beenden.

Indikation. Hypertriglyceridämien; Hyperlipoproteinämie Typ III, auch andere schwere Hyperlipoproteinämien, wenn das Plasma-Cholesterol nicht ansteigt.

Unerwünscht: Völlegefühl, Übelkeit, Brechreiz, Bauchschmerzen, Diarrhoe. Die Tendenz zur Gallensteinbildung steigt.

Kontraindikationen, Gefahren. Nicht bei Schwangerschaft, in der Stillzeit, bei Kindern, schweren Leber- und Nierenfunktionsstörungen. Interaktionen bestehen mit HMG-CoA-Reduktasehemmern, MAO-Hemmern, Perhexilin, Dicumarolderivaten, Antidiabetika.

Nikotinat-Ester

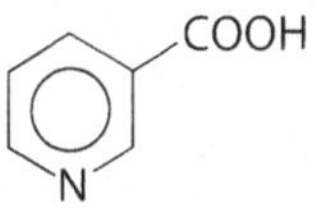

COOH
N

N COOH
H_3C N
O

Nikotinsäure
MW 123,11; pK 2,0

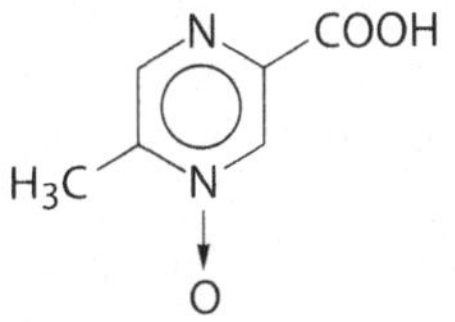

Acipimox
MW 154,13

Pharmakokinetik. Die Nikotinat-Ester werden vollständig resorbiert und im Blut hydrolysiert. Die freie Nikotinsäure und einige Metaboliten werden mit 45 min Halbwertszeit schnell ausgeschieden.

Pharmakodynamik. Der Wirkungsmechanismus entspricht dem der Fibrate. Bei hohen LDL-Werten, nicht aber bei Hypertriglyceridämien ziehen amerikanische Kliniker die Nikotinate den Fibraten vor.

Dosierung. 2–8 g/Tag.

Unerwünscht sind Parästhesien und Hautrötungen bei Therapiebeginn und später verschiedene gastrointestinale Beschwerden. Die Beschwerden durch Flush sind gravierend und therapiebegrenzend. Die Harnsäureausscheidung wird behindert.
Acipimox *(Olbemox)* ist ein Pharmakon mit einer der Nikotinsäure ähnlichen Struktur. Es wird nur in einer Dosis von 2 × 250 mg oral gegeben und hat gleiche, aber schwächere unerwünschte Wirkungen.

HMG-CoA-Reduktasehemmer

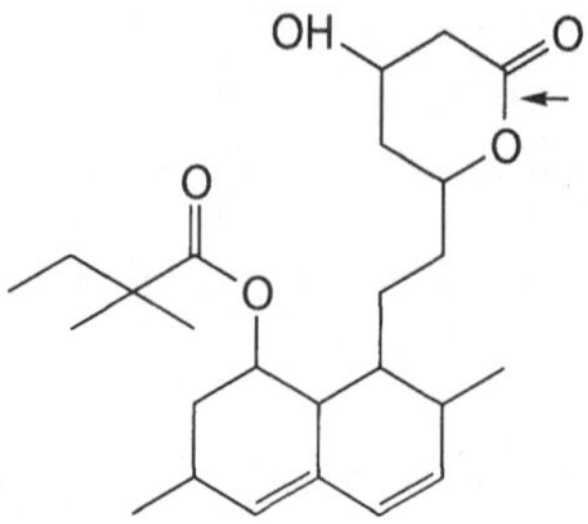

Simvastatin (*Denan*)
MW 418,57

Andere Verbindungen: Fluvastatin *(Cranoc)*, Lovastatin *(Mevinacor)*, Pravastatin *(Liprevil)*. Simvastatin und Lovastatin werden durch Hydrolyse des Laktonringes (←) erst zu wirksamen Stoffen.

Pharmakodynamik. Diese Pharmaka hemmen die Bildung des Cholesterol-Präkursors Mevalonsäure aus Hydroxy-methy-glutaryl-CoA durch Kompetition um die Reduktase. Dadurch sinkt die Cholesterol-Eigensynthese des Organismus. Kompensatorisch wird zur maximalen Nutzung des vorhandenen Cholesterol die Zahl der LDL-Rezeptoren erhöht (Spalte 3 der Abb. 11.1), die LDL werden dadurch vermehrt aus dem Blut entfernt.

Pharmakokinetik. Die Bioverfügbarkeit der Reduktasehemmer ist gering (maximal 24 % bei Fluvastatin). Bei Simvastatin wirken auch noch mehrere Metaboliten. Es ist zu 50 % proteingebunden und wird mit 2,2–3,1 Std Halbwertszeit über Galle, Darm und Niere eliminiert.

Dosierung. 10 mg abends, steigend (Transaminasenkontrolle!) bis 40 mg abends.

Indikation: Heterozygote Hypercholesterolämie vom Typ II, primäre Hypercholesterolämien anderer Art.

Unerwünscht: Übelkeit, Brechreiz, Dyspepsie, Schlafstörungen, erektile Impotenz, viele Symptome einer allergischen Reaktion, Myalgien und Myopathien.

Kontraindikationen: Schwangerschaft, akute Lebererkrankungen.

Probucol

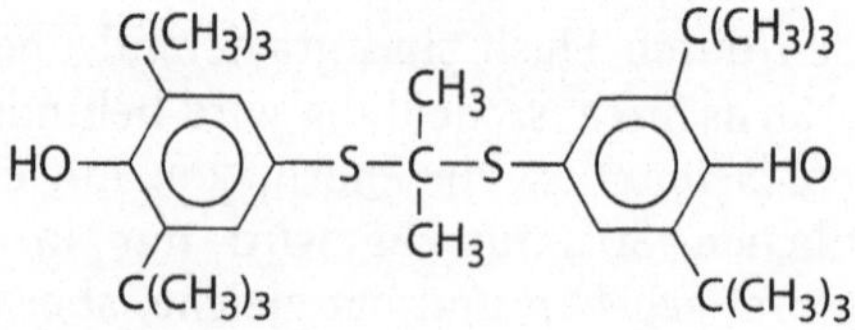

Probucol *(Lurselle)* hat einen unbekannten Wirkungsmechanismus. Es wird nur zu 10 % resorbiert. Es ist ein Reservemittel bei Hypercholesterolämien (Typ II a), nicht bei Triglyceridämien. Bei Schwangerschaft, Myocardinsuffizienz und Störungen der Erregungsleitung, Hepatitis und Cholestasen ist es kontraindiziert. Dosis: 2 × 500 mg/Tag.

12 Mittel zur Behandlung der Gicht

Indometacin

Akuter Gichtanfall: 300 mg/Tag auf mehrere Einzeldosen verteilt, nach Abklingen des Anfalls (2–3 Tage) Dosis reduzieren in Schritten von 50 mg.

Colchicin

Pharmakokinetik und Dosierung. Alkaloid der Herbstzeitlose mit MW = 399,45, unter physiologischen Bedingungen nichtionisiert, aber wasserlöslich. Resorption schnell und vollständig. Wirkungsbeginn frühestens 30 min nach erster Dosis. Verteilungsvolumen 2,2 l/kg KG, Plasmaproteinbindung 32 %, Halbwertszeit 20 h. Zur langen Halbwertszeit (und damit zur starken Kumulationsneigung) trägt ein enterohepatischer Kreislauf bei. 20 % werden unverändert renal eliminiert, der Rest metabolisiert. Deshalb braucht bei Therapie des akuten Anfalls die Dosis wegen einer Niereninsuffizienz nicht reduziert werden. Dosierung im akuten Anfall: 0,5 mg bis 1 mg oral stündlich bis maximal 8 mg Gesamtdosis oder bis zum Rückgang der Schmerzen bei geringerer Dosis, danach Verlängerung des Dosierungsintervalls.

Indikation und Wirkungsmechanismus. Colchicin ist das wirksamste Mittel in der Therapie des akuten Gichtanfalls. Es wirkt so spezifisch gegen Schmerzen durch Gicht, daß Erfolg oder Mißerfolg einer Colchicingabe differentialdiagnostische Bedeutung hat.

Der Wirkungsmechanismus ist nicht klar. In Betracht zu ziehen sind folgende Umstände:

- Colchicin verhindert die Bildung der T-Untereinheiten der Mikrotubuli. Bei einer Entzündung führt dies zu einer Verminderung der Leukozytenbeweglichkeit.
- Colchicin hemmt die Teilung von Zellen in der Metaphase. Die Bildung der Teilungsspindel wird gestört.
- Colchicin hemmt die Phagozytose durch polymorphkernige Leukozyten. Offen ist, ob die biochemischen Vorgänge, die für die Immobilisierung und Teilungshemmung von Zellen relevant sind, auch hierfür eine Rolle spielen. Hemmung der Phagozytose bedeutet sowohl Reduktion der Entstehung hierbei freiwerdender Harnsäure als auch Reduktion des Anfalls saurer Stoffwechselprodukte (Milchsäure) des Leukozytenstoffwechsels. Solche sauren Produkte könnten zu einer Senkung des Gewebs-pH und damit zur Ausfällung von Harnsäure führen.

- ○ Colchicin reduziert die Freisetzung eines schmerzerzeugenden Glycoproteins, das durch Neutrophile nach Phagozytose von Uratkristallen freigesetzt wird.

Unerwünschte Wirkungen

- *Gastrointestinale Beschwerden* treten bereits bei therapeutischer Dosierung im oberen Bereich auf: Tenesmen, Übelkeit, Erbrechen. Gleichzeitig kommt es zu Resorptionsstörungen, die aber bei einer kurzdauernden Therapie noch erträglich bleiben. Überdosierung führt zu reiswasserähnlichen Durchfällen mit bedrohlichen Elektrolyt- und Wasserverlusten.

Allopurinol

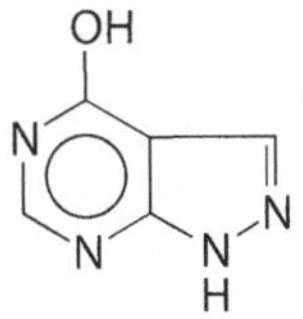

OH N N N N H

MW 136,11
Säure, pK_a 9,4

Pharmakokinetik und Dosierung. Resorption 80 %, Verteilungsvolumen 1,6 l/kg, Halbwertszeit 6 h, aber der aktive Metabolit Oxpurinol hat 1 Tag Halbwertszeit. Plasmaproteinbindung 5 %. Bei Dauertherapie werden 20 % unverändert renal ausgeschieden. Bei Niereninsuffizienz ohne Dialysepflicht braucht die Dosis nicht reduziert werden. Initial 6×100 mg/Tag zur Senkung der Plasma-Harnsäure-Konzentration, später 1–2×100 mg/Tag zur Dauerprophylaxe.

Wirkungsmechanismus. Der therapeutisch relevante Hauptmechanismus ist die Hemmung der Xanthinoxidase, wodurch sowohl die Reaktion Hypoxanthin → Xanthin als auch die Reaktion Xanthin → Harnsäure gehemmt wird.

Unerwünschte Wirkungen. Zu Therapiebeginn evtl. Auslösung eines akuten Gichtanfalls (Therapie: Colchicin, Prophylaxe: Hohe Diurese durch hohe Flüssigkeitszufuhr). Später gastrointestinale Beschwerden, Juckreiz, Hautsymptome, Fieber.

- Allopurinol wird als Gichtprophylaktikum bei zytostatischer Therapie eingesetzt und hemmt dann den Abbau von 6-Mercaptopurin!

Uricosurika, Sulfinpyrazon, Benzbromaron

Wirkungsmechanismus. Weil Harnsäure einen pK_a von 5,6 hat, wird ein großer Teil der glomerulär filtrierten Harnsäure bei physiologischem Urin-pH in den Tubuli rückresorbiert. Dem kann man auf zwei Wegen entgegenwirken:

1. Man erzeugt einen erhöhten Fluß alkalischen Urins. Dann steigt der Anteil ionisierter, nicht rückresorbierbarer Harnsäure in der Tubulusflüssigkeit.

2. Man blockiert den tubulären Rückresorptionsmechanismus für Säuren mit Uricosurika. Die hierfür brauchbaren Pharmaka blockieren jedoch in niedrigen Dosen erst den tubulären Säuresekretionsmechanismus und erst in höheren Dosen den Reabsorptionsmechanismus. Hieraus folgt, daß zu Beginn der Therapie ein Gichtanfall ausgelöst werden kann (den man mit Colchicin beherrschen kann).

Pharmakokinetik, Dosierung, unerwünschte Wirkungen

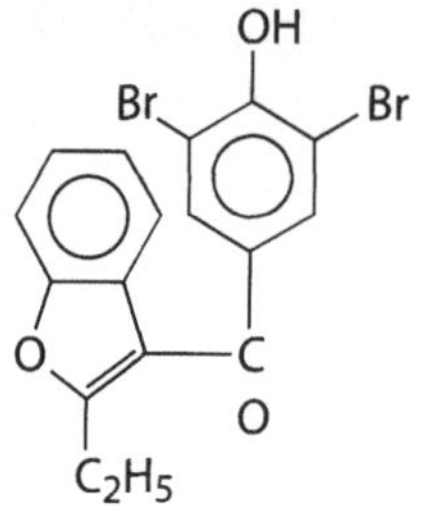

OH, Br, Br, O, C, O, C_2H_5

Benzbromaron (*Uricovac*)
MW 424,09
Säure

Resorption 50 %, Verteilungsvolumen 1,2 l/kg KG, Dosis 80 mg/Tag. Diarrhoen können auftreten.

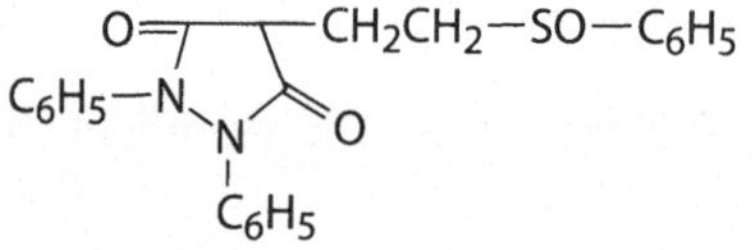

O=, $CH_2CH_2-SO-C_6H_5$, C_6H_5-N, N, O, C_6H_5

Sulfinpyrazon (*Anturano*)
MW 404,49
Säure, pK_a 2,8

Resorption > 90 %, Verteilungsvolumen 0,15 l/kg KG, Plasmaproteinbindung 99 %, Halbwertszeit 4 h. 50 % werden unverändert renal ausgeschieden. Bei Niereninsuffizienz verringert man deshalb die Dosis. Uricosurische Dosis: 3 × 100 mg oder 2 × 100 mg/Tag. Wegen der nahen Verwandtschaft zu Phenylbutazon sind Blutbildkontrollen angebracht.
Probenecid ist ein älteres Präparat.

Interaktionen

Wegen ihres Säurecharakters verdrängen sich die Uricosurika untereinander von den tubulären Transportsystemen, die gleiche Interaktion besteht aber auch mit anderen sauren tubulär sezernierten Substanzen wie z. B. mit Acetylsalicylsäure oder Penicillinen.

13 Expectorantien

Definitionen **Expectorantien** sind Stoffe, die in der Lage sind, die Entfernung von Sekret aus dem Tracheobronchialsystem zu erleichtern (Sekretolytika) oder zu beschleunigen (Sekretomotorika).

Sekretolytika erleichtern die Entfernung von Sekret aus dem Tracheobronchialsystem, indem sie es verflüssigen (durch Absonderung zusätzlichen dünnen Sekretes oder durch Änderung der Konsistenz auf anderem Wege) und/oder broncholytisch wirken.

Sekretomotorika beschleunigen die Entfernung von Sekret, z. B. durch Wirkung auf das Flimmerepithel, durch Erregung des Atemzentrums, Lösen eines Bronchospasmus oder Verbesserung der Lungendurchblutung.

Ätherische Öle (Menthol, Thymol, Eucalyptusöl, Terpentin) Diese Stoffe wirken nach Inhalation, teilweise aber auch nach oraler Zufuhr, weil sie über die Lungen wieder ausgeschieden werden, sekretolytisch und broncholytisch. Wenn eine Infektion des Tracheobronchialsystems besteht, nimmt die Sekretion unter der Wirkung ätherischer Öle oft ab, weil die ätherischen Öle lokal eine merkliche antibakterielle Wirkung haben. Ätherische Öle haben bei Kleinkindern gefährliche Vergiftungen hervorgerufen.

Kaliumjodid hat erhebliche Nebenwirkungen und gilt als veraltet.

N-Acetylcystein **Indikationen.** N-Acetylcystein (INN) hat mehrere Indikationen: Bei Mukoviszidose als Mukolytikum, bei Paracetamol-Vergiftungen als Thioldonator.

```
CH3—CO
     |
     HN—CH—COOH        H2N—CH—COOH
         |                 |
         SH                S—CH2—COOH

Acetylcystein          Carbocistein
```

Pharmakokinetik. Nach oraler Gabe ist die Bioverfügbarkeit ausreichend; genügend Acetylcystein passiert durch alle Membranen bis in den Schleim im Tracheobronchialsystem. Halbwertszeit 1,3–2,3 h. Elimination renal.

Wirkungsmechanismus als Mukolytikum. Dort verflüssigt es den Schleim durch Spaltung von Disulfidbrücken. Hierbei können Proteinbruchstücke entstehen, die der Organismus als Antigen erkennt → Gefahr des Bronchospasmus.

Dosierung als Mukolytikum: Erwachsene 3×100 bis 3×200 mg p.o., Kinder 3×100 mg. Bei Mukoviszidose gelten besondere Schemata.

Carbocistein

Pharmakokinetik. Bioverfügbarkeit gut, Elimination durch hepatischen Metabolismus, Halbwertszeit 1,5 h.

Wirkungsmechanismus. Carbocistein *(Mucopront)* ist dem Acetylcystein zwar chemisch ähnlich, aber hat keine freie HS-Gruppe und kann deshalb Mukoproteine nicht spalten. Es wirkt durch Reduktion der Synthese von hochviskösem Schleim. Der Schleim wird flüssiger, sein Volumen nimmt ab.

Indikation und Dosierung: 3×750 mg p.o. zur Schleimverflüssigung.

Ambroxol

Ambroxol *(Mucosolvan)* ist der stärker wirkende Nachfolger (und Metabolit) des Bromhexin.

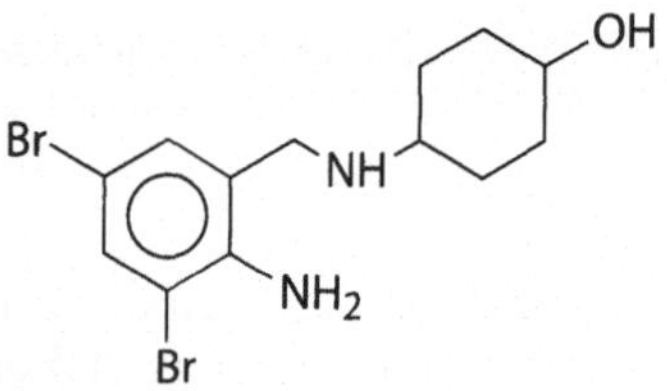

Ambroxol

Pharmakokinetik. Bioverfügbarkeit 50 %, Elimination durch Metabolismus, Halbwertszeit 7–12 h.

Wirkungen. Ambroxol fördert die Bildung des Surfactant, vermehrt den Schleim, verflüssigt ihn, fördert den Cilienschlag und fördert die Anreicherung von Antibiotika in der Lunge.

Dosierung: Die Bioverfügbarkeit ist nicht groß, deshalb 3–4×30 mg p.o., aber nur 3×15 mg i.v. *(duramucal)*.

14 Relaxantien der glatten Muskulatur

14.1 Organische Nitrate

Chemie

Therapeutisch eingesetzt werden **Glyceroltrinitrat, Isosorbitdinitrat** und dessen Metabolit **Isosorbit-5'-Mononitrat**

CH_2-O-NO_2
$CH-O-NO_2$
CH_2-O-NO_2

$O-NO_2$
O
O
O_2N-O

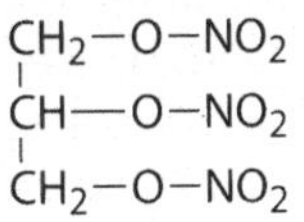

Glyceroltrinitrat
MW 227,09

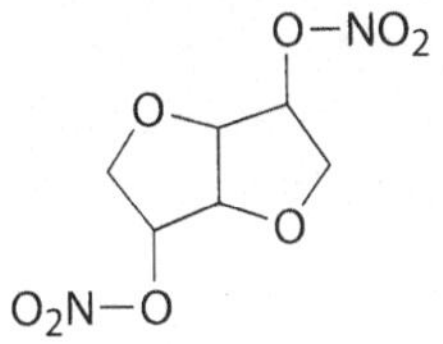

Isosorbitdinitrat
MW 236,14

Pharmakokinetik

Glyceroltrinitrat ist sehr lipophil und wird deshalb auch aus Salben perkutan resorbiert. Bei oraler Zufuhr wird es sehr schnell über die Mundschleimhaut resorbiert. Der Patient soll es dort belassen und nicht verschlucken, denn nach Resorption aus dem Darm unterliegt es einem sehr hohen „first pass effect" in der Leber. Die Halbwertszeit für die Resorption über die Mundschleimhaut liegt bei 2 min, und dem entspricht die Latenzzeit bis zum Einsatz der Wirkung. Glyceroltrinitrat dringt auch in das ZNS ein. Elimination: Nahezu vollständig in der Leber durch Reduktion mit Nitratreduktase und unter Verbrauch von reduziertem Glutathion. Es entsteht 1,2- oder 1,3-Glyceroldinitrat. Diese Metaboliten haben noch 1/10 der Wirkung von Glyceroltrinitrat, aber eine Halbwertszeit von 2 h.

Isosorbitdinitrat wird genauso schnell wie Glyceroltrinitrat durch die Mundschleimhaut (Bioverfügbarkeit 60 %) und auch über die Darmschleimhaut (Bioverfügbarkeit 19 %) resorbiert. Verteilungsvolumen: 3,1 l/kg KG (sehr groß entsprechend der hohen Lipophilie). Elimination: Durch Metabolismus wie Glyceroltrinitrat, Halbwertszeit 0,7–1,1 h. Isosorbitdinitrat hat ca. 1/6 der Wirkung von Glyceroltrinitrat, seine Mononitro-Metaboliten sind noch wirksam.

Isosorbit-5'-Mononitrat. Wegen des nahezu fehlenden first pass effect ist die Verbindung zu mehr als 95 % bioverfügbar, die maximale

Plasmakonzentration aber erst eine Stunde nach oraler Gabe erreicht. Verteilungsvolumen 0,8 l/kg, Eliminationshalbwertszeit 4,5 Std. Elimination durch Reduktion zum Sorbit oder durch Glucuronidierung.

Pharmakodynamik Organische Nitrate geben im Organismus NO ab, das mit SH-Gruppen unter Bildung von Nitrosothiolen reagiert. Die „Nachlieferung" von SH-Gruppen erfolgt durch Glutathion (nur geringe Mengen sind in den glatten Muskelzellen vorhanden). Durch zu hohe Dauerdosierung aller organischen Nitrate kann diese Nachlieferung erschöpft werden: Toleranz bildet sich aus. Der Nachlieferungsmechanismus läßt sich durch gleichzeitige Infusion des SH-Gruppendonors N-Acetylcystein (s. S. 243) quantitativ stärken. Von dieser Möglichkeit macht man aber nur in Ausnahmefällen Gebrauch. – Die Nitrosothiole aktivieren die zytoplasmatische Guanylatcyclase, worauf cGMP steigt. Dadurch steigt die Phosphorylierung und Aktivierung von Proteinen, die die freie Ca^{++}-Konzentration herabsetzen: Die glatte Muskulatur wird relaxiert.

Gefäßsystem des großen Kreislaufes. Die stärkste Dilatation erfahren die postkapillären (venösen) Kapazitätsgefäße, eine mäßige Dilatation erfahren die größeren Arterien (z. B. die epikardialen Teile der Koronargefäße und kardiale intramurale (Kollateralen), eine geringe Dilatation erfahren die Arteriolen. Konsequenzen dieses „Musters" sind:

- *Der rechts- und linksventrikuläre Füllungsdruck* nimmt schon bei geringer Dosierung durch das „venöse Pooling" stark ab. Dies führt – unabhängig von der Wirkung auf die Gefäße im kleinen Kreislauf (s. unten) – zu einer Abnahme des pulmonalen Kapillardruckes und zu einer Abnahme des enddiastolischen Füllungsdruckes des Herzens (synonym: Reduktion der Vorlast oder des „preload"). Die Abnahme des venösen Füllungsdruckes hat zwei wünschenswerte Konsequenzen: Erstens wird die Innenschicht der Ventrikelmuskulatur in der Diastole besser durchblutet und ein Sauerstoffdefizit kann abgetragen werden, zweitens „rutscht" ein überdehnter Ventrikel auf der Frank-Starling-Kurve in den optimalen Bereich zurück. Als Summe dieser beiden Effekte ergibt sich eine erhebliche Verbesserung des *Wirkungsgrades der Herzarbeit:* Das Verhältnis von entwickelter mechanischer Energie zu verbrauchter metabolischer Energie nimmt zu, oder für die gleiche mechanische Arbeit wird weniger Sauerstoff verbraucht. Dies ist die entscheidende Ursache für die Wirkung organischer Nitrate bei Angina pectoris.
- *Der arterielle Druck* sinkt erst bei höherer Dosierung. Die Erweiterung der zuführenden Teile der Koronarien führt jedoch zu keiner nennenswerten Mehrdurchblutung des Myokards, weil die Arteriolen und Kapillaren ohnehin durch lokale Azidose weitgestellt sind. Nur intramurale Kollateralen können zusätzlich durch

organische Nitrate erweitert werden. Der globale Koronarfluß nimmt ab.

Gefäßsystem des kleinen Kreislaufes. Der Widerstand in der pulmonalen Strombahn sinkt. Ob diese Wirkung klinisch Bedeutung für die Wirkung von organischen Nitraten beim Lungenödem hat, ist quantitativ nicht hinreichend bekannt.

Herz. Das Schlagvolumen ändert sich wenig.

Bronchien, Sphincteren. Auch hier wirken organische Nitrate relaxierend. Deshalb werden sie bei Gallenkoliken eingesetzt.

Indikationen

- Angina pectoris.
- Myokardinfarkt, wenn der enddiastolische Druck im Ventrikel zu hoch ist.
- Lungenödem, besonders das durch Stauung bedingte.
- Krisenhafte hypertone Zustände.

Dosierungen

Glyceroltrinitrat. Oral: Bei Angina pectoris Spray-Applikation in die Mundhöhle oder Kapseln zu 0,8 mg/Kapsel für die perlinguale Resorption. Intravenöse Infusion: Bei schwerem Lungenödem in der ersten Minute bis zu 1 mg, danach von 5 auf 1 mg/Std oder weniger absteigen. Dieser Dosierungshinweis gilt auch für Koronarinfarkte, schwere Herzinsuffizienzen und krisenhaft hypertensive Zustände.

Isosorbitdinitrat, Isosorbitmononitrat. Beide Stoffe sollen nicht über den ganzen Tag zur „Dauerprophylaxe“ dosiert werden, weil die dauernde Aufrechterhaltung der therapeutisch wirksamen Plasmakonzentration von 100 µg Mononitrat/l zu ausgeprägter Toleranz führt. 3 × 20 mg Mononitrat, nicht retardiert, machen noch keine Toleranz. Nitrate soll man nur für die Tageszeit des Beschwerdemaximums geben.

Unerwünschte Wirkungen

Kopfschmerzen, orthostatischer Kollaps. Bei plötzlichem Entzug kann es nach höherer Dosierung Reboundererscheinungen geben. Nach Ethanol-Genuß ist die Blutdrucksenkung besonders stark. Die Nierendurchblutung kann bedrohlich abnehmen.

14.2 Molsidomin

Chemie, Pharmakokinetik, Dosierung

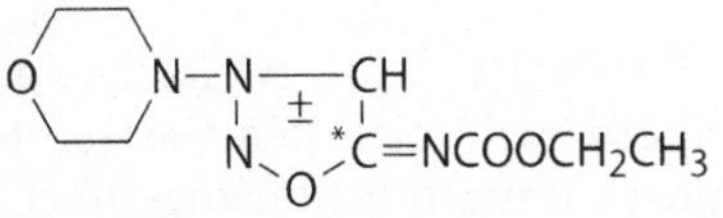

O N–N—CH, N O C=NCOOCH$_2$CH$_3$ (±)

Molsidomin (*Corvaton*)
MW 242,24

Molsidomin ist zu 44 % bioverfügbar. Es unterliegt in der Leber in unbekanntem Ausmaß einem First-pass-Metabolismus zu wirksamen Metaboliten. Nach oraler Gabe von 2 mg Molsidomin dauert die Wirkung der Muttersubstanz + Metaboliten so lange, daß erst nach 12 h nachdosiert werden muß.

Wirkungsweise Die Wirkung geht vom aktiven Metaboliten aus.

3-Morpholino-sydnonimin
Linsidomin

Linsidomin verursacht eine direkte Aktivierung (nicht über Nitrosothiol) der zytoplasmatischen Guanylatcyclase. Der weitere Wirkungsmechanismus gleicht dem für Nitroverbindungen beschriebenen (s. S. 246).

Molsidomin dilatiert die venösen Kapazitätsgefäße; die Wirkung auf die Arteriolen (Widerstandgefäße) ist noch geringer als bei Glyceroltrinitrat. Ein erhöhter Pulmonaldruck und die Vorbelastung des Herzens werden reduziert.

Indikation Pectanginöse Beschwerden bei überhöhter Vorbelastung des Herzens.

Unerwünschte Wirkungen Geringe Blutdrucksenkung, geringe Tachykardie, orthostatische Regulationsstörungen, Kopfschmerzen.

14.3 Nitroprussidnatrium

Chemie, Schutzvorschriften für Infusion

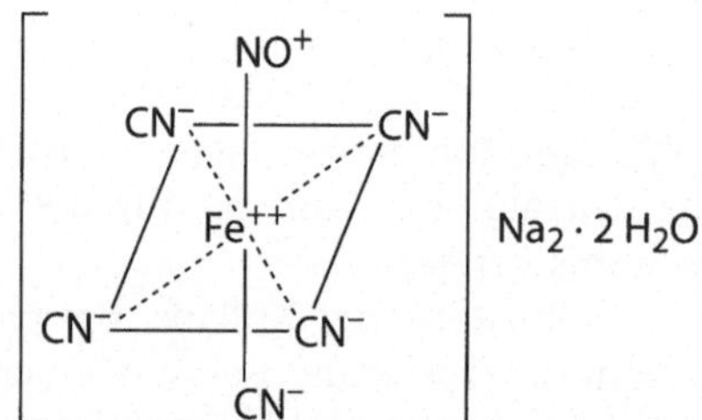

Nitroprussidnatrium
Nipruss
MW 297,97

Die Lösungen müssen zur Infusion frisch zubereitet und sofort infundiert werden. Wegen der hohen Lichtempfindlichkeit und der chemischen Reaktionsfähigkeit muß man einen separaten Perfusor, in dem der Spritzenzylinder lichtgeschützt (Aluminiumfolie) ist, benutzen. Die Mischung mit anderen Pharmaka ist verboten.

Pharmakokinetik NPNa ist ein großes, hydrophiles, zweifach negativ geladenes Ion, wird deshalb nahezu nicht aus dem Gastrointestinaltrakt resorbiert und muß durch Dauerinfusion zugeführt werden. Die Halbwertszeit der Wirkung beträgt 2,5 min und entspricht der Abbaugeschwindigkeit. NPNa dringt nicht in das ZNS ein.

Metabolismus. $HbFe^{++}$ überträgt auf das Komplexion ein Elektron und wird dadurch zu $HbFe^{3+}$ = Methämoglobin. Nach Elektronenübernahme zerfällt das Komplexion unter Freisetzung von 5 Cyanidionen, von denen eins sofort an das Methämoglobinmolekül gebunden wird. Die 4 restlichen Cyanidionen werden zu Thiocyanat metabolisiert. Dessen Halbwertszeit beträgt 1 Woche, ist aber bei Niereninsuffizienz erheblich länger. Weil NPNa häufig bei dialysepflichtigen Patienten infundiert wird, ist es gut zu wissen, daß Thiocyanat bei der Dialyse entfernt wird.

Dosierung Man stellt eine Lösung her, die 50 mg NPNa in 500 ml 5 % Glukose enthält und beginnt die Infusion mit einer Geschwindigkeit von 0,5 µg/kg KG und Minute (entspricht 50 ml der Glukoseverdünnung in 2 h bei einem 70 kg schweren Erwachsenen). Man erhöht die Infusionsgeschwindigkeit je nach Wirkung. Eine mittlere Dosis sind 3 µg/kg KG und Minute. Überschreitet man diese Dosierung oder ist der Patient niereninsuffizient, so steigt die Thiocyanatkonzentration im Plasma eventuell auf toxische Werte von 50–100 mg/l. – Initial kann die Infusionsgeschwindigkeit auf maximal 10 µg/kg KG und Minute erhöht werden, jedoch ist dann mit einer Cyanidvergiftung zu rechnen. In diesem Fall wird die Infusion von 10 mg Natriumthiosulfat ($Na_2S_2O_3.5H_2O$) pro mg NPNa empfohlen.

Pharmakodynamik NPNa wirkt dilatierend auf die glatte Muskulatur der venösen Kapazitätsgefäße und weit mehr der arteriellen Widerstandsgefäße (Arteriolen) im Wege einer Erhöhung von cGMP.

- Die Wirkung auf die Arteriolen ist erheblich stärker als bei Glyceroltrinitrat. Das Schlagvolumen kann deshalb steigen.

Im Unterschied zu Glyceroltrinitrat wirkt NPNa nahezu nur auf die Gefäßmuskulatur.

Indikationen Hypertensive Krisen, kontrollierte intraoperative Blutdrucksenkungen.

Gefahren

- Blutdrucksturz durch zu hohe initiale Infusionsgeschwindigkeit oder durch Ausschwemmung von NPNa aus dem Perfusorkatheter, wenn andere Pharmaka im Bolus injiziert werden (Cave!).
- Cyanidintoxikation mit Azidose bei zu schneller Infusion.
- Thiocyanatintoxikation (Hypothyreosen, aber auch Hyperreflexie und Krämpfe, Psychosen).
- ○ Rebound-Phänomene wurden bei abruptem Absetzen einer höherdosierten Infusion beobachtet.

14.4 Dihydralazin

Chemie

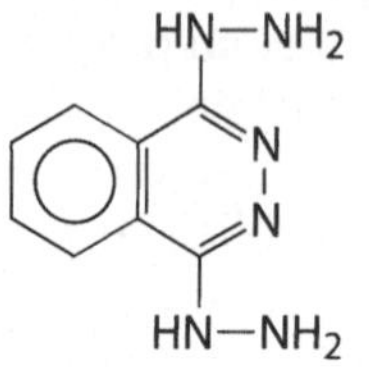

Dihydralazin
Nepresol
Base, pK 7,1
MW 190,21

Pharmakokinetik Bioverfügbarkeit: Dihydralazin unterliegt einem erheblichen first pass effect (zu sättigen). Bei Erstpassage durch die Leber wird es acetyliert. Das Ausmaß der Acetylierung ist genetisch determiniert (s. S. 22). Schnelle Acetylierer haben eine Bioverfügbarkeit von 14 % oder weniger, langsame Acetylierer eine solche von 35 %. Plasmaproteinbindung 90 %, Verteilungsvolumen 6–8 l/kg KG, Eliminationshalbwertszeit 6 h (kein signifikanter Unterschied zwischen schnellen und langsamen Acetylierern).
Obwohl nur 10 % unverändert über die Nieren ausgeschieden werden, kommt es aus unbekannter Ursache bei Niereninsuffizienz zu erheblicher Kumulation.

Dosierung Oral beginnend mit 3 × 12,5 mg/Tag, steigend auf 3 × 25 bis maximal 3 × 50 mg/Tag. Intravenös bis zu 4 × 25 mg/Tag (bei stationärer Therapie krisenhafter Hypertonien).

Pharmakodynamik Dihydralazin dilatiert die glatte Muskulatur der Arteriolen, nicht der Venolen. Der Perfusionswiderstand der Nieren nimmt ab, wegen der Blutdrucksenkung steigt jedoch die Filtration in der Regel nicht. Die Blutdrucksenkung bleibt gering, weil keine venöse Dilatation erfolgt und die Herzfrequenz (Cave Angina pectoris!) und damit das Herzminutenvolumen reflektorisch zunimmt. Sie wird aber stark, wenn die starke reflektorische Gegenregulation durch β-Rezeptorantagonisten ausgeschaltet wird. – Nach Gabe von Dihydralazin entstehen keine orthostatischen Beschwerden; eine Folge der Renin-Freisetzung ist eine Zunahme der Na^+- und Wasserretention (Aldosteronmechanismus). Sie kann ebenfalls durch β-Rezeptorantagonisten stark vermindert werden.
Dihydralazin erreicht in der Gefäßwand eine hohe Konzentration. Eine Aktivierung der Guanylatcyclase mit den bei Glyceroltrinitrat beschriebenen Folgeprozessen wird vermutet.

Indikation, Hypertonien, auch pulmonale Hypertonien.

Unerwünschte Wirkungen Pseudo-Lupus-erythematodes besonders bei Frauen, besonders bei langsamen Acetylierern und besonders bei HLA-D4-Konfiguration. Rückbildung nach Absetzen und Therapie mit Glukokortikoiden. Angina pectoris durch Zunahme des Schlagvolumens und der Herzfrequenz, Kopfschmerzen, Nausea, Paraesthesien durch Hydrazonbildung mit Vitamin B_6.
Verstopfte Nase, Diarrhoen.

14.5 Kaliumkanal-Öffner

Wirkungsmechanismus Kaliumkanal-Öffner wirken auf den ATP-operierten Kaliumkanal, der schon bei Besprechung der Sulfonylharnstoffderivate vorgestellt wurde. Sulfonylharnstoffe schließen diesen Kanal, die dadurch bedingte Depolarisation führt zu einer Öffnung spannungsabhängiger Calciumkanäle und zum Calciumeinstrom (gefolgt u. a. von einer Insulinfreisetzung). Kaliumkanal-Öffner wirken genau umgekehrt: Sie öffnen den ATP-operierten Kanal auf glatten Muskelzellen. In der Goldman-Gleichung für das Membranpotential bekommt deshalb die Differenz zwischen hohem Intrazellulär-Kalium und niedrigem Außenkalium mehr Einfluß auf die Einstellung des Ruhepotentials: Das Ruhepotential nimmt zu. Dadurch aber nimmt die Öffnungswahrscheinlichkeit der spannungsabhängigen Calciumkanäle ab, und ohne deren Öffnung kommt eine Kontraktion der glatten Muskulatur nicht zustande.

Die Kaliumkanal-Öffner Diazoxid und Minoxidil sind in Deutschland zugelassen, andere Stoffe (Pinacidil, Cromakalim) werden folgen.

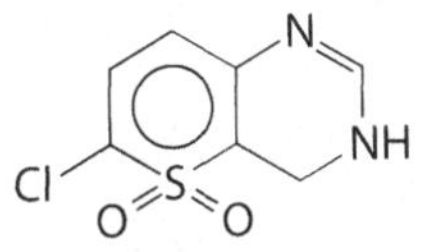

Diazoxid
(*Hypertonalum*)
MW 230,67
Säure, pK_a 8,5

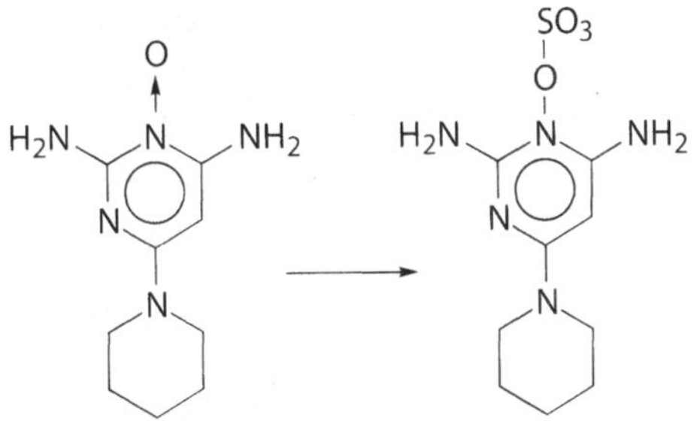

Minoxidil
(*Lonolox*)
MW 209,25
pK 4,61

Minoxidilsulfat

Diazoxid s. Seite 95

Minoxidil Pharmakokinetik. Bioverfügbarkeit 95 %, Verteilungsvolumen 12 l/kg, kaum Plasmaproteinbindung. Der größere Teil wird hauptsächlich als Glucuronid ausgeschieden. Ein kleiner Teil wird durch die hepatische Sulfotransferase zum Minoxidil-NO-sulfat metabolisiert. Dieser aktive Metabolit reichert sich in der Gefäßwand an. Deshalb wirkt die Einzeldosis 1 Tag oder länger, obwohl die Plasmahalbwertszeit nur 3–4 h beträgt.

Pharmakodynamik. Der Metabolit reagiert irreversibel mit den ATP-operierten Kaliumkanälen und hält sie offen. Dies führt zu einer starken Relaxation der glatten Muskulatur der Arteriolen. Gegenregulatorisch wird eine Tachykardie (Abhilfe: β-Rezeptorantagonisten) und eine starke Salz- und Wasserretention (Abhilfe: Schleifendiuretika) ausgelöst. Hauptursache für die Retention ist die verminderte glomeruläre Filtration durch Hypotonie und die vermehrte tubuläre Reabsorption von Natrium und Wasser durch Stimulation von α-Adrenozeptoren auf den Tubuluszellen; das erhöhte Renin leistet nur einen geringen Beitrag.
Minoxidil fördert den Haarwuchs. Es wird deshalb im Ausland als Lokalmittel bei Männerglatze angeboten. Blutdrucksenkende Mengen von Minoxidil können aus solchen Zubereitungen resorbiert werden.

14.6 Purinderivate (Methylxanthine)

Chemie und Vorkommen

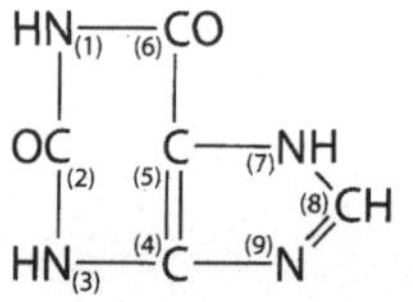

```
HN(1)——(6)CO
 |         |
OC(2)     (5)C——(7)NH
 |         ||        \
 |         ||        (8)CH
 |         ||        //
HN(3)——(4)C——(9)N
```

Theophyllin: 1,3-Dimethylxanthin
Säure, pK_a 8,75; MW 180,2
Coffein: 1,3,7-Trimethylxanthin
Theobromin: 3,7-Dimethylxanthin

Um die Wasserlöslichkeit von Theophyllin zu verbessern (das von den drei Methylxanthinen die größte therapeutische Bedeutung hat), wurde Ethylendiamin als Lösungsvermittler zugesetzt. Die entstehende Kombination heißt Aminophyllin. In ihr hat Ethylendiamin eine geringe gefäßdilatierende Eigenwirkung, die sich der Theophyllinwirkung hinzuaddiert.
Beachte: 240 mg Aminophyllin *(Euphyllin)* enthalten 175 mg Theophyllin.

Pharmakokinetik von Theophyllin Bioverfügbarkeit in besonderen Zubereitungsformen heute 95 %, Verteilungsvolumen 0,3–0,7 l/kg KG, therapeutische Plasmakonzentration 10–20 mg/l, toxisch bereits 30 mg/l, Plasmaproteinbindung 60 %, Eliminationshalbwertszeit stark schwankend: deutlich kürzer für Raucher (ca. 3 h) als für Nichtraucher (ca. 9 h). Theophyllin wird in der Leber oxidiert und demethyliert (sättigbar!), nur 10 % werden unverändert renal ausgeschieden, beim Säugling 50 %. Durch Rauchen wird der Metabolismus beschleunigt (Enzyminduktion). Wegen der begrenzten Kapazität der Demethylierung ist die Halbwertszeit bei hoher Dosierung verlängert. Bei Vergiftung ist eine Hämoperfusion indiziert. Sehr viele Interaktionen, u. a. mit Gyrasehemmern.

Dosierung von Theophyllin Oral Erwachsene: Am Morgen und Abend je 1–2 × 225 mg Aminophyllin. Kinder ab 3. Lebensjahr: Am Morgen und Abend je 8–12 mg Aminophyllin/kg KG (Plasmakonzentration unbedingt während der Einstellung und danach vierteljährlich bestimmen! Aktuelle Bestimmung bei Infekten!).

Intravenös (mit einer Ampullenlösung, die 240 mg Aminophyllin/10 ml enthält): Ladungsdosis für unvorbehandelte Erwachsene 720 mg/30 min, für vorbehandelte Erwachsene 360 mg/30 min, Erhaltung mit 0,66 mg/kg KG und Stunde (entspr. für 60 kg praktisch: 15 ml Ampullenlösung + 35 ml Kochsalzlösung = 50 ml, zu infundieren in 8 h). Kinder bis zu 9 Jahren 1,2 mg/kg KG und Stunde, von 9–16 Jahren 1 mg/kg KG und Stunde. – Theophyllin ist ein sehr wertvolles Pharmakon, aber exakte Dosierung und Messung der Plasmakonzentration sind unerläßlich.

Wirkungsmechanismus Die antagonistische Wirkung von Theophyllin gegen Adenosin an Adenosinrezeptoren beginnt im niedrigen Konzentrationsbereich. Im höheren, klinisch noch erreichbaren Konzentrationsbereich beginnt die Hemmung der Phosphodiesterase, womit ein Anstieg von cAMP einhergeht. Diese Vorgänge erklären jedoch nicht die Wirkung des Theophyllin, denn es gibt z. B. Theophyllin-Verwandte, die nicht auf Adenosinrezeptoren wirken, aber dennoch gute Bronchospasmolytika sind. In Konzentrationen, die klinisch nicht erreicht werden, wirkt Theophyllin auf die Ca^{2+}-Ionenverteilung in der Zelle.

Periphere Wirkungen **Relaxation der Bronchialmuskulatur.** Theophyllin ist besonders wirksam und erhält aus dieser Wirkung seine Hauptindikation.

Gefäße. Sowohl die Arteriolen (Widerstandsgefäße) als auch die Kapazitätsgefäße werden dilatiert. Die Erweiterung der pulmonalen Strombahn bei pulmonaler Hypertension und chronisch-bronchospastischen Zuständen ist erwünscht. Cerebralgefäße werden *kontrahiert* (!). Hierauf beruht der Einsatz von Coffein in analgetisch wirksamen Kombinationspräparaten. Die pathologisch erhöhte Kapillarpermeabilität und die dadurch bedingte Neigung zur Ödembildung wird reduziert. In höheren Dosen verursacht vor allem Coffein durch zentrale Erregung eine Blutdruckerhöhung.

Herz. Durch direkte kardiale Wirkung besonders von Theophyllin wird eine Tachykardie, Zunahme der Kontraktionskraft und Zunahme des Sauerstoffverbrauchs hervorgerufen.

Zunahme der Diurese. Hierfür sind mehrere Mechanismen verantwortlich: Die Niere wird besser durchblutet, weil Theophyllin das Herzminutenvolumen erhöht und die Nierengefäße erweitert. Deshalb nimmt die glomuläre Filtrationsrate zu, und die Wasserrückresorption nimmt ab, weil der Salzgradient in der Markzone besser ausgewaschen wird. Diese Mechanismen sind bedeutsam bei herzinsuffizienten Patienten, aber wenig bedeutsam bei Herzgesunden. Bei ihnen ist für die Diuresesteigerung ein dritter Mechanismus, die direkte Hemmung der tubulären Reabsorption von Ionen (Na^+, Cl^-) maßgebend.

Zunahme der Magensaftsekretion. Diese Wirkung tritt auch nach parenteraler Zufuhr von Coffein ein.

Relaxation der Muskulatur der Sphincteren. Ein therapeutischer Versuch bei Spasmen, z. B. des Sphincter oddi, auch bei Tonuserhöhung durch Analgetika vom Morphintyp, ist gerechtfertigt.

Zentrale Wirkungen

Beseitigung von Müdigkeit. Wirksam ist vor allem Coffein. Die Merkfähigkeit und das Kombinationsvermögen werden gesteigert. Bei manchen Personen wirkt Coffein umgekehrt: Es löst Müdigkeit aus. Zur Erklärung nimmt man an, daß Coffein Neutronenverbände funktionsunspezifisch erregt und daß sich bei Personen mit „Coffeinumkehr" der Antrieb „müdigkeitserzeugender" Neuronenverbände gegen den Antrieb anderer Neuronenverbände durchsetzt. Das Atemminutenvolumen nimmt nach Theophyllin deutlich zu.

Vergiftungen

Akute Coffeinvergiftungen kommen vor, besonders im Sommer, wenn Kinder große Mengen coffeinhaltiger Getränke zu sich nehmen. Rauschartige Zustände mit schreckhafter Ängstlichkeit wegen überstarker Assoziationen bestehen, Tremor und Erhöhung der spinalen Reflexe sind feststellbar. Therapie: Lagerung im ruhigen, dunklen Raum, Diazepam oder Barbiturate.

Chronische Coffeinvergiftungen durch übermäßigen Kaffeegenuß führen zu paranoid-psychotischem Verhalten, wobei die Wahnideen sich auf irgend etwas in der Umwelt (Nachbarn, Kinder, Hunde usw.) beziehen.

Akute Theophyllinvergiftungen. Sie sind meist Folge einer unzuverlässigen Dosierung oder eines veränderten Stoffwechsels nach Beendigung des Rauchens. Auch Suizidversuche mit Theophyllin kommen vor. Bei leichteren Vergiftungsfällen genügt die Beschleunigung der Elimination mit Aktivkohle oral. Für schwere Vergiftungen hat sich die Hämoperfusion sehr bewährt. Die Hämodialyse ist auch, aber weniger wirksam.

Gefahren, Kontraindikationen

Coffein ist bei Herzkranken schädlich, wenn eine Tachykardie den Zustand verschlechtern würde.

Eine Kontraindikation besteht auch bei Ulcus ventriculi et duodeni. Ob bei Gicht durch Verbot jeden Kaffeegenusses ein wesentlicher Schritt in der Gichtprophylaxe getan wird, erscheint angesichts der erheblichen Mengen endogen produzierter Harnsäure zweifelhaft.

Vor übermäßigem Kaffeegenuß während der Schwangerschaft wird gewarnt.

15 Calciumkanal-Liganden

Calciumkanäle haben hochaffine Bindungsstellen für Pharmaka. Die bisher bekannten drei Bindungsdomänen sind alle auf demselben Kanalprotein angeordnet. Den drei Bindungsdomänen entsprechen Pharmaka aus drei Klassen chemischer Verbindungen. Leitsubstanzen der drei Klassen sind Verapamil, Diltiazem und Nifedipin. Aus allen drei Klassen sind Verbindungen bekannt, die den Ca^{2+}-Einstrom durch die Calciumkanäle im zeitlichen Mittel herabsetzen. Solche Verbindungen werden als **Calciumantagonisten**, auch als Calciumkanalantagonisten, Calciumkanalblocker usw. bezeichnet.

Calciumantagonisten aus der gleichen Klasse verdrängen sich gegenseitig aus ihren Bindungsstellen kompetitiv. Calciumantagonisten aus verschiedenen Verbindungsklassen beeinflussen gegenseitig ihre Bindung allosterisch, aber nicht kompetitiv.

Für jeden Calciumantagonisten gibt es ein charakteristisches Verhältnis der Wirkungsstärken an den einzelnen Organen. Tabelle 15.1 zeigt dies für die Leitsubstanzen der drei Verbindungsklassen. Aber auch für zwei Calciumantagonisten aus derselben Verbindungsklasse muß das Verhältnis der Wirkungsstärken nicht identisch sein.

Aus den Verhältnissen der Wirkungsstärken werden bevorzugte **Indikationen** hergeleitet. Verapamil wirkt stärker als Diltiazem und weit stärker als Nifedipin auf den Ca^{++}-Strom im Sinuskno-

Tabelle 15.1

	Verapamil	Diltiazem	Nifedipin
Periphere Vasodilatation	+	++	+++
Reflektorische sympathische Aktivierung	+	+	++
negativ chronotrop	++	+	0
negativ inotrop	++	+	(+)
Herzfrequenz	↓	↓	↑ (reflektorisch)
Herzzeitvolumen	∅	↑	↑↑
Druck im rechten Vorhof	↑↑	↑	(↑)

ten und Vorhof. Es ist bei paroxysmaler supraventrikulärer Tachykardie, Vorhofflattern, auch Vorhofflimmern und bei supraventrikulärer Extrasystolie induziert und ist damit der Prototyp eines Antiarrhythmikums der Klasse IV. Zwar erweitert es auch die arterielle Strombahn, wird aber in Deutschland für die daraus ableitbaren Indikationen weniger eingesetzt. Im Unterschied zu Verapamil steht bei Nifedipin die relaxierende Wirkung auf die Gefäßmuskulatur im Vordergrund, supraventrikuläre Wirkungen am Herzen fehlen praktisch. Nifedipin wird deshalb als Antihypertensivum, bei koronaren Durchblutungsstörungen, auch bei Morbus Raynaud eingesetzt. Diltiazem nimmt eine Mittelstellung zwischen Verapamil und Nifedipin ein.

15.1 Nifedipin

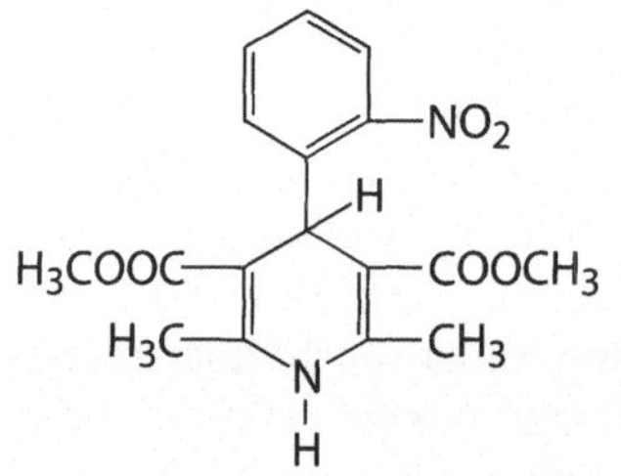

NO_2
H
H_3COOC $COOCH_3$
H_3C CH_3
N
H

Nifedipin (*Adalat*)
(nichtionisiert im Organismus)
MW 346,3

Pharmakokinetik Bioverfügbarkeit 40–70 %, Plasmaproteinbindung 92 %, therapeutische Plasmakonzentration 0,25 bis 1 mg/l, Verteilungsvolumen 1,3 l/kg, Elimination durch Metabolismus zu unwirksamen Metaboliten, Plasmahalbwertszeit 3–4 Stunden.

Wirkungsmechanismen Nifedipin besetzt Bindungsstellen am *(nicht geöffneten)* Calciumkanal und setzt dadurch die Öffnungswahrscheinlichkeit der Kanäle herab. Der einzelne Kanal öffnet sich unter der Wirkung von Nifedipin weniger häufig, aber die Dauer einer Kanalöffnung wird nicht verkürzt. Die Reduktion des Ca^{2+}-Stomes ist am wirksamsten an der glatten Muskulatur der arteriellen Gefäße.

Wirkungsverteilung
- Starke *Dilatation der Widerstandsgefäße* (Arteriolen) im großen Kreislauf mit Senkung der Herznachbelastung. Dilatation der Arteriolen auch im kleinen Kreislauf. Mäßige Dilatation verengter epikardialer Strecken der Koronargefäße. Geringe negativ-inotrope Wirkung. Keine Wirkung auf die venösen Kapazitätsgefäße und auf die Zellen des Erregungsleitungssystems.

Indikationen
- Hypertonie. Mit zusätzlicher Verordnung von β-Blockern dämpft man die unerwünschte reflektorische Tachykardie. Auch die Kombination mit Saluretika ist empfehlenswert. Bei krisenhafter Hypertonie führt schnelle Resorption von Nifedipin aus der Mundhöhle nach Zerbeißen einer 20 mg-Kapsel in der Regel

schnell zu einer Blutdrucksenkung. Die Senkung der Nachlast durch Nifedipin beim Herzinfarkt wird nur vereinzelt befürwortet, in den ersten 8 Tagen nach dem Infarkt abgelehnt unter Hinweis auf die Gefahr einer Infarktausdehnung.

- Angina pectoris. Zum Erfolg tragen hauptsächlich zwei Mechanismen bei: Erstens wird (durch Arteriolenerweiterung) die Nachlast gesenkt. Zweitens werden kontrahierte Gebiete auf den epikardialen Abschnitten der Koronargefäße relaxiert; deshalb wird die Perfusion der dahinterliegenden subendokardialen Muskelschichten verbessert.
- ○ Morbus Raynaud.

Unerwünschte und gefährliche Wirkungen

- Periphere arterielle Durchblutungsstörungen. Sie treten bei 10 % der Behandelten auf. Kopfschmerzen, Hitzewallungen, Rötung der Gesichtshaut und Beinödeme werden beobachtet. Eine Herzinsuffizienz höheren Grades muß vor Gabe mit Nifedipin beseitigt werden. Nach abruptem Absetzen wurde ein schneller und starker Blutdruckanstieg beobachtet. Nifedipin soll in der Schwangerschaft nicht gegeben werden. Seine negativ-inotrope Wirkung darf bei einer Myokardinsuffizienz nicht vernachlässigt werden. Gingivahyperplasie kann entstehen. Rifampicin beschleunigt den Metabolismus.

Interaktionen Nach Nifedipin kann die Plasmakonzentration von Digoxin ansteigen. Nifedipin darf man mit Betablockern kombinieren, wenn keine Herzinsuffizienz besteht.

Dosierung Oral 3×5 bis 3×20 mg/Tag, intravenös 5 bis 15 mg/12 Std.

Vergiftungstherapie Hämodialyse hat wegen der hohen Plasmaproteinbindung keinen Sinn, die bisherigen Erfahrungen mit der Hämoperfusion sind enttäuschend. Am besten bewährt ist die Kombination aus Schrittmachertherapie, Infusion von Dopamin (25 μg pro kg und Minute), Adrenalin oder Orciprenalin und zusätzlich die Injektion von Calciumglukonat (bis zu 4 g).

15.2 Verapamil

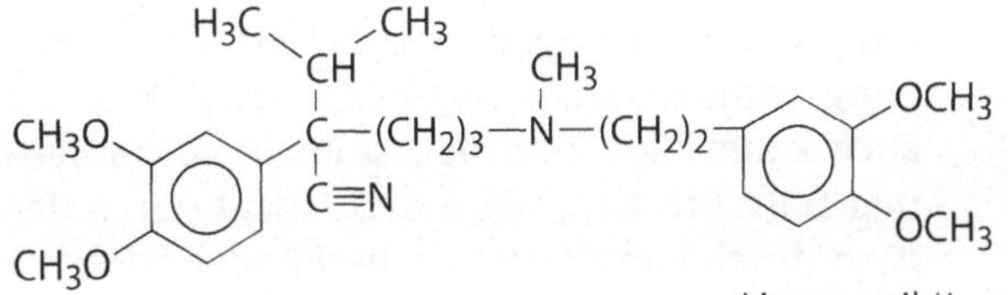

H_3C, CH_3, CH, CH_3, OCH_3, CH_3O, $C-(CH_2)_3-N-(CH_2)_2$, $C\equiv N$, OCH_3, CH_3O

Verapamil (*Isoptin*)
Base, pK 9
MW 454,62

Pharmakokinetik Bioverfügbarkeit anfänglich 10 bis 22 % durch starken first-pass-Effect, *bei Dauertherapie aber steigend.* Hierfür wird eine nicht genauer untersuchte „Sättigung" der abbauenden Enzyme in der Leber verantwortlich gemacht. Bei Diltiazem beobachtet man diese ansteigende Bioverfügbarkeit in noch stärkerem Maße. Auch bei Leberzirrhose ist die Bioverfügbarkeit von Verapamil bis auf 80 % erhöht. Verteilungsvolumen 3,6 l/kg. Plasmaproteinbindung 90 %, therapeutische Plasmakonzentrationen 60 bis 100 µg/l, Plasmahalbwertszeit 4±2 Stunden. Elimination zu mehr als 90 % durch hepatischen Metabolismus. Der durch N-Demethylierung entstehende Metabolit ist noch schwach wirksam.

Wirkungsmechanismus Verapamil besetzt vom Zytoplasma her Bindungsstellen auf den geöffneten Calciumkanälen. Bei Repolarisierung steigt die Tendenz des Verapamil, sich vom Kanal wieder zu lösen.

Wirkungsverteilung Die kardiale Wirkung steht bei Verapamil im Vordergrund. Sie dauert nach einer i.v. therapeutischen Dosis bis zu 6 Stunden an, die Arteriolenerweiterung hingegen nur 20 Minuten.

- Die Hauptwirkung ist die Verzögerung der Leitung im AV-Knoten durch Blockierung des langsamen Ca^{2+}-Kanals. Hieraus erklärt sich die Indikation bei paroxysmaler supraventrikulärer Tachykardie und anderen schnellen supraventrikulären Rhythmusstörungen. Die Wirkung auf den AV-Knoten ist stärker als die der Betablocker. Sie wird sowohl durch Betablocker als auch durch Herzglykoside (Zunahme des Vagotonus) verstärkt.

- Abnahme der Sinusknotenfrequenz durch Blockade des langsamen Ca^{2+}-Kanals, in der Regel weitgehend reflektorisch kompensiert. Betablocker schalten diese Kompensation aus (Gefahr!), und ein Sick-sinus-Syndrom bildet bereits eine Kontraindikation.
- ○ Geringe negativ inotrope Wirkung, die in der Regel reflektorisch kompensiert wird.

Für die Therapie ventrikulärer Extrasystolen kann Verapamil im allgemeinen wenig empfohlen werden, da seine Wirkung am AV-Knoten bei weit niedrigeren Konzentrationen beginnt als am His-Purkinje-System und man deshalb mit AV-Blockierungserscheinungen vor oder spätestens bei Eintritt einer ventrikulären Wirkung rechnen muß. Aus dem gleichen Grund kann Verapamil auch kaum die Übertragung eines Vorhofflatterns auf die Kammer unterbrechen, wenn diese nicht durch den AV-Knoten, sondern durch das akzessorische Bündel erfolgt. Wie gut Verapamil bei Vorhofextrasystolie wirkt, hängt vom Entstehungsort der Extrasystole und damit vom Ca^{2+}-Anteil des Aktionspotentials am Entstehungsort ab. Bei Vorhofflattern und -flimmern ist die Wirkung schwer voraussagbar; wenn die ektopischen Reizbildungsorte so weit depolarisiert sind, daß der Ca^{2+}-Anteil ihrer Aktionspotentiale dominierend ist, wird die Verapamilwirkung rhythmisierend sein, andernfalls wird nur eine Frequenzsenkung des Flatterns und eine Blockade seiner AV-Überleitung zustande kommen.

Indikationen Paroxysmale supraventrikuläre Arrhythmie, Flattern, Flimmern und Extrasystolie des Vorhofs.

Unerwünschte und gefährliche Wirkungen Extreme Bradykardie, Verstärkung einer Herzinsuffizienz, Kopfschmerz, Schwindel, Übelkeit, Wärmegefühl, Obstipation.

Interaktionen Verapamil soll man - von kardiologischen klinischen Sonderindikationen abgesehen - nicht mit Betablockern kombinieren (Verstärkung der AV-Blockade und Aufhebung der reflektorischen Kompensation der negativ-inotropen und negativ-chronotropen Verapamilwirkung). Verapamil verstärkt die Wirkung von Muskelrelaxantien. Bei Patienten, die auf Digoxin eingestellt sind, erhöht Verapamil die Digoxin-Plasmakonzentration. Zahlreiche weitere Interaktionen geringerer Bedeutung gibt es.

Kontraindikationen Sick-Sinus-Syndrom, dekompensierte Herzinsuffizienz, Myokardinfarkt mit Bradykardie, Hypotonie, kardiogener Schock, unerwünschte Komplettierung eines AV-Blocks.

Dosierung Oral bis 240 mg/Tag, auch in Retard-Form. Bei paroxysmaler Tachykardie 5 bis 10 mg mit 1 mg/min i.v. zur Unterbrechung der Anfälle.

Vergiftungstherapie Hämodialyse hat wegen der hohen Plasmaproteinbindung keinen Sinn, die bisherigen Erfahrungen mit der Hämoperfusion sind enttäuschend. Am besten bewährt ist die Kombination aus Schrittmachertherapie, Infusion von Dopamin (25 µg pro kg und Minute), Adrenalin oder Orciprenalin und die Injektion von Calciumgluconat (bis zu 4 g).

15.3 Diltiazem

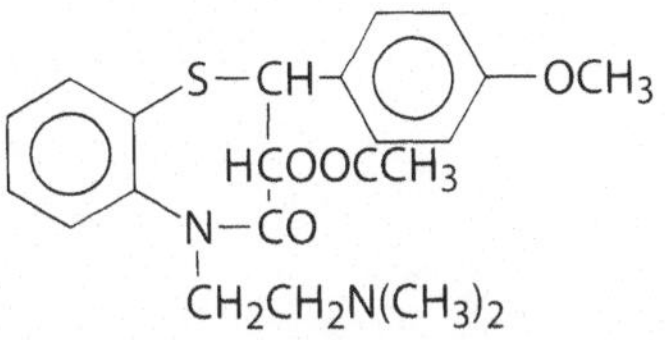

S–CH, OCH_3, $HCOOCCH_3$, N–CO, $CH_2CH_2N(CH_3)_2$

Diltiazem,
Dilzem
MW 4/4,52
pK 7,7

Pharmakokinetik Bioverfügbarkeit initial 30 %, bei Dauertherapie auf 90 % steigend. Verteilungsvolumen 5,3 l/kg, Plasmaproteinbindung 78 bis 87 %, Halbwertszeit 4,9 Stunden (eventuell ansteigend), therapeutische Plasmakonzentrationen 100 bis 300 µg/l. Elimination durch Desacetylierung in der Leber. Der Metabolit wird über die Faeces ausgeschieden, zum Teil aus dem Darm rückresorbiert und ist biologisch wirksam.

Wirkung Der Wirkungsmechanismus und die Wirkungsverteilung sind dem Verapamil ähnlich.

Anwendung Indikationen, Gefahren und Kontraindikationen sind dem Verapamil ähnlich. Die Erweiterung der Gefäße erfolgt wie bei Nifedipin auf der arteriellen Kreislaufseite.

Dosierung 2×60 mg bis 3×60 mg/Tag.

16 Pharmaka mit direkter kardialer positiv-inotroper Wirkung

16.1 Herzwirksame Glykoside

Chemie Herzwirksame Glykoside haben folgende gemeinsame Strukturmerkmale: Ein Zucker (Mono-, Di-, Tri- oder Tetrasaccharid) ist glykosidisch an die Position 3β eines substituierten Steroidgerüstes gebunden. Das substituierte Steroidgerüst heißt *Genin* oder Aglykon. In Position 17β steht ein ungesättigter fünf- oder sechsgliedriger Lactonring. Glykoside mit fünfgliedrigem Lactonring heißen *Cardenolide*, solche mit sechsgliedrigem Lactonring *Bufadienolide.*

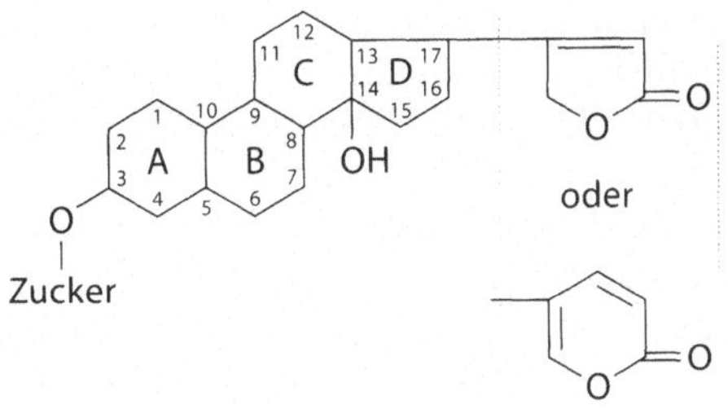

Abb. 16.1 Grundstruktur der herzwirksamen Glykoside

Die Wirkungsqualität steckt im Genin; der glykosidisch gebundene Zucker und die HO-Gruppen am Genin bestimmen die Wirkungsquantität und Pharmakokinetik.
Auf dem Markt befinden sich viele Glykoside oder Kombinationspräparate mit Glykosiden. Für die Therapie genügen zwei Monopräparate: Digitoxin und Digoxin, = **Digitalisglykoside.**

Bioverfügbarkeit Digitalisglykoside werden im Dünndarm überwiegend passiv resorbiert, und zwar um so besser, je lipidlöslicher sie sind. Digitoxin hat eine, Digoxin zwei und g-Strophantin drei hydrophile Konfigurationen im Genin, deshalb ist entsprechend aus wäßriger Lösung

- **Digitoxin** 100 % bioverfügbar,
- **Digoxin** 70 % bioverfügbar,
- ○ *Strophantin* weniger als 4 % bioverfügbar.

Die Bioverfügbarkeit von Digoxin hat man durch Acetylierung oder Methylierung hydrophiler HO-Gruppen zu verbessern versucht.

Interaktionen: Die Resorption von Digitalisglykosiden wird durch Antazida, Ionenaustauscher (Colestyramin = *Quantalan*) und Aktivkohle erheblich und bei Diarrhoe mäßig reduziert. Sie steigt bei Verzögerung der Darmpassage.

Verteilung, Plasmaproteinbindung, Hämoperfusion

Digitoxin hat ein Verteilungsvolumen von 0,4–0,7 l/kg KG (leichter Anstieg bei Nieren- oder Leberinsuffizienz) und eine Plasmaproteinbindung von 90–97 %.
Ein erheblicher Anteil der Gesamtdosis befindet sich demnach im zentralen Kompartiment und kann bei Intoxikation (Suizid) durch Hämoperfusion entfernt werden. Die *Hämoperfusion ist indiziert.*

Digoxin hat ein Verteilungsvolumen von 9–10 l/kg KG, die Proteinbindung beträgt nur 10–30 %. Wegen des hohen Verteilungsvolumens und der folglich extravaskulär befindlichen Hauptmenge des Digoxins ist eine *Hämoperfusion nicht indiziert.* Dies gilt auch für Methyldigoxin.

Elimination

Digitoxin wird zu etwa 80 % durch Metabolismus hauptsächlich in der Leber eliminiert, wobei die sukzessive Abspaltung von Digitoxose-Einheiten der quantitativ überwiegende Prozeß ist. Die Metaboliten (Bis- und Monodigitoxoside des Digitoxigenins) sind noch schwach herzwirksam. – Digitoxin und seine Abbauprodukte werden in hohen Anteilen glucuronidiert. – Digitoxin und seine Metaboliten werden zu 60 % durch die Niere (tubuläre Reabsorption) und zu 40 % durch die Galle ausgeschieden. Bei Niereninsuffizienz erfolgt die Ausscheidung überwiegend und so ausreichend durch Galle und Darm, daß eine Dosisreduktion nicht notwendig ist, obwohl die Glucuronide z. T. im Darm gespalten und danach wirksame Produkte rückresorbiert werden (enterohepatischer Kreislauf).
Mit einer wesentlichen Verzögerung der Elimination bei Leberinsuffizienz ist nicht zu rechnen. Die *Plasmahalbwertszeit* des Digitoxins beträgt 7–8 Tage, die Abklingquote 7 %/Tag.

Digoxin wird zu 75 % durch glomeruläre Filtration eliminiert und nur zu 10 % metabolisiert, zu maximal 25 % über die Galle ausgeschieden. Die biliäre Elimination hat bei Niereninsuffizienz ganz ungenügende kompensatorische Kapazität (Unterschied zu Digitoxin), so daß die Dosierung reduziert werden muß (s. unten). Die *Plasmahalbwertszeit* beträgt 1,5–2 Tage (die Abklingquote 20 %/Tag), sie kann bei Anurie auf 4 Tage steigen und ändert sich nicht bei Leberinsuffizienz.

Therapeutische Plasmakonzentrationen

Bei therapeutischen Plasmakonzentrationen braucht noch kein Therapieerfolg vorhanden zu sein, „toxische" Konzentrationen werden nicht selten anstandslos vertragen und sind gelegentlich therapeutische Konzentrationen. Mit diesen Vorbehalten sind die therapeutischen Plasmakonzentrationen

- für Digitoxin 15–25 ng/ml,
- für Digoxin 0,5–1,5 ng/ml.

Dosierung von Digoxin

Schnelle Sättigung durch intravenöse Injektion. Nur aus vitaler Indikation (z. B. bedrohliche Rhythmusstörungen), nur am liegenden Patienten. Streng intravenös 0,4–0,6 mg. Die Wirkung setzt nach 3–30 min ein. Danach Fortsetzung der Therapie mit Tabletten (Gesamtdosis von 1,4–2 mg in zwei Tagen). Wenn die Fortsetzung durch orale Zufuhr nicht möglich ist (Intensivpatient): Im Abstand von 4 Std. 0,2 mg streng i.v. bis zu einer Gesamtdosis von 1,4–2 mg.

Mittelschnelle Sättigung. Gesamtdosis von 1,5–2 mg in zwei Tagen oral, verteilt auf 4–6 Dosen.

Langsame Sättigung und Erhaltung. Beginn mit der Erhaltungsdosis von 0,375 mg oral. Das Gleichgewicht wird nach 7–8 Tagen erreicht. Bei eingeschränkter Nierenfunktion siehe Tabelle 16.1.

Dosierung von Digitoxin

Mittelschnelle Sättigung. Oral 4×0,1 mg Digitoxin in je 8 Std Abstand. Die Wirkung setzt 3 Std oder später nach oraler Gabe ein.

Langsame Sättigung und Erhaltung 0,1 mg Digitoxin pro Tag. Das Gleichgewicht wird nach 3–4 Wochen erreicht.

Mechanismus der inotropen Wirkung

Eingebettet in die Plasmamembran sind Moleküle, die in sich die Eigenschaften einer Na^+, K^+-abhängigen ATPase und einer Ionenpumpe vereinen. Die Ionenpumpe tauscht 3 Na^+ (außen) gegen 2 K^+ (innen), ist also elektrogen. Die α-Untereinheiten der

Tabelle 16.1 Einzeldosis von Digoxin als Funktion der Kreatininclearance. Lebensalter und Serumkreatinin korrelieren nur locker mit der Creatininclearance und damit auch nur locker mit der Digoxindosis. (Nach Ohnhaus et al. [1974] Dtsch Med Wochenschr 99: 1797–1803)

% der vollen Einzeldosis (z. B. 0,25 mg Digoxin/ 15 Tropfen)	Lebensalter [Jahre]	Kreatinin-clearance [ml/min]	(Serumkreatinin) [μmol/l]	[mg/100 ml]
100	20	103	90	1,0
93	30	89	100	1,1
84	40	79	111	1,24
77	55	66	125	1,4
70	65	54	145	1,65
63	75	44	170	1,9
54	90	31	220	2,5
49		23	275	3,1
42		14	400	4,6
35		3,3	1200	13,5

Moleküle besitzen auf ihrer Membranaußenseite die Fähigkeit, K^+-Ionen zu binden. Wenn sich die Bindungsstelle für K^+ in hochaffinem Zustand befindet, kann sie auch Digitalisglykoside binden. Während K^+-Ionen nach ihrer Bindung in die Zelle transportiert werden, wird dieser Einwärtstransport nach Bindung der Digitalisglykoside unterbrochen. Damit kommt auch der Auswärtstransport von Na^+ (innen) zum Erliegen, die Na^+-Konzentration in der Zelle steigt, das Membranpotential nimmt ab, die Zelle verliert K^+ (Anstieg von K^+ im Serum bei Digitalisintoxikation). Das überschüssige Na^+ wird vermehrt über einen anderen Weg aus der Zelle ausgeschleust, nämlich über den Na^+-Ca^{2+}-Antiport. Der Antiport dient physiologisch der Entfernung von Ca^{2+} aus der Zelle im Austausch gegen Na^+. Wird seine Richtung wegen des hohen intrazellulären Na^+ umgekehrt, so nimmt Ca^{2+} in der Zelle stark zu, das sarkoplasmatische Retikulum wird vermehrt mit Ca^{2+} beladen und setzt deshalb bei jeder Depolarisation auch vermehrt Ca^{2+} frei. Dies hat eine stärkere Kontraktion der Herzmuskelzelle zur Folge. Der indirekte Einfluß der Herzglykoside auf den Na^+-Ca^{2+}-Antiport wird auch für ihre schwache Wirkung auf die renalen Tubuli und die Gefäßmuskulatur verantwortlich gemacht.

Direkte Wirkungen auf mechanische Herz- und Kreislauffunktionen

Positiv-inotrope Wirkung. Herzwirksame Glykoside wirken positiv-inotrop, das heißt

- sie führen zu einer Zunahme der *Kontraktionsamplitude* (Schlagvolumen),
- sie führen zu einer Zunahme der *Kontraktionsgeschwindigkeit* (Kontraktilität).

Durch die positiv-inotrope Wirkung verschaffen die Digitalisglykoside dem Herzen eine günstigere Kurve auxotonischer Maxima.

Einfluß auf den Wirkungsgrad der Herzarbeit. Wenn das Herz mehr mechanische Arbeit leistet, so kann die hierzu notwendige Energie theoretisch aus zwei Quellen gewonnen werden: Entweder könnte der Wirkungsgrad verbessert werden (d. h. die chemische Energie wird zu einem geringeren Teil in Wärmeenergie und zu einem höheren Teil in mechanische Arbeit verwandelt), oder der Verbrauch an chemischer Energie könnte ansteigen.

Am insuffizienten Herzen beobachtet man bei einsetzender Glykosidwirkung mehrere Prozesse. Zunächst steigt bei Beginn der Wirkung der Energieverbrauch minimal an, fällt dann aber erheblich ab, wobei sich der Wirkungsgrad der Herzarbeit erheblich verbessert. Ursachen sind erstens die Abnahme der Überdehnung und damit die Verbesserung des Wirkungsgrades entsprechend dem Laplace-Gesetz (s. Physiologie), zweitens der Rückgang des bei Herzinsuffizienz erhöhten reflektorischen Sympathikus-Antriebes und der dadurch bedingten Tachykardie.

Am suffizienten Herzen verursachen die Glykoside eine geringe Zunahme des Energieverbrauchs (an der Grenze der Meßbarkeit), da sie auch hier die Kontraktionsgeschwindigkeit erhöhen. Das Schlagvolumen kann geringfügig zunehmen oder durch Tonuserhöhung in Diastole abnehmen. *Die Digitalisierung eines Herzgesunden führt nicht zu einer Verbesserung der Herzleistung und ist ohne prophylaktischen Wert.*

Gefäßkonstriktorische Wirkung

Sie tritt bei Konzentrationen von 10–100 nmol/l Digoxin, also bei wenigsten 7,8 ng/ml ein. Da therapeutische Plasmakonzentrationen selten über 2 ng/ml liegen, kann die Bedeutung der Gefäßkonstriktion bei der Glykosidtherapie nicht groß sein. Venen sind stärker betroffen als Arterien.

Sekundärwirkungen bei Herzinsuffizienz

Sekundärwirkungen am Herzen. Das endsystolische Volumen nimmt (wegen der Zunahme der Kontraktionskraft) stark ab, folglich nimmt das Schlagvolumen zu, folglich nimmt (bei zunächst unveränderter Frequenz) das Minutenvolumen zu. Der enddiastolische Druck sinkt, wodurch die Überdehnung des Herzens zurückgeht und die Herzsilhouette sich verkleinert.

Erhöhtes Minutenvolumen und verbesserte Durchblutung der Peripherie. Die Ursache des erhöhten Minutenvolumens ist eine Zunahme des Schlagvolumens bei zunächst unveränderter Frequenz, wie oben beschrieben. Diese Erhöhung des Minutenvolumens führt jedoch nicht zu einer Zunahme des arteriellen Druckes, sondern zu einer besseren Durchblutung der Peripherie, da sich die vorher eng gestellten Gefäße öffnen (Rückgang des reflektorisch erhöhten Sympathotonus).

Zunahme der Diurese. Die vermehrte Diurese bei Beginn einer Behandlung mit Digitalisglykosiden ist eine Folge der Verbesserung der Nierendurchblutung, wodurch die glomeruläre Filtrationsrate kräftig ansteigt. Insoweit handelt es sich auch hier um eine spezielle Folge der verbesserten Durchblutung der Peripherie. Eine direkte Wirkung der Glykoside auf die Diurese („Salurese") ist in therapeutischer Dosierung irrelevant. Sie wäre auch nicht wünschenswert wegen der dann erhöhten Gefahr einer Hypokaliämie, da bei Therapiebeginn die renale Ausscheidung von Kaliumionen durch den noch bestehenden und sich erst langsam rückbildenden sekundären Hyperaldosteronismus erhöht ist. Die Diurese bleibt aus, wenn als Folge der Herzinsuffizienz Ödeme noch nicht entstanden sind.

Rückbildung des sekundären Hyperaldosteronismus. Sie ist die Folge der verbesserten Nierendurchblutung; mangelhafte Nierendurchblutung ist eine der möglichen Ursachen des sekundären Hyperaldosteronismus. Änderungen der Aldosteronwirkung erfolgen langsam, daher kann es zu Therapiebeginn bei starker Diurese zu beachtlichen K^+-Verlusten kommen. Vorsicht ist daher geboten, wenn gleichzeitig ein Hochdruck besteht, der mit Saluretika behandelt werden soll.

Abnahme des Venendruckes. Der Venendruck nimmt ab wegen der Erhöhung des Minutenvolumens und der vermehrten Diurese, im weiteren Sinne auch durch die Rückbildung des sekundären Hyperaldosteronismus.

Abnahme der Herzfrequenz. Die Herzfrequenz nimmt aus verschiedenen Gründen ab:
Erstens: Durch Abnahme des Venendruckes. Mit dem Rückgang des Venendruckes verschwindet die Ursache für die vorher bestehende reflektorische Tachykardie.
Zweitens: Durch extrakardiale Wirkung auf den efferenten N. vagus.

Wirkungen auf das Erregungsleitungssystem

Eine Erhöhung der efferenten vagalen Aktivität erreicht man bereits mit therapeutischen Dosen. Die dadurch entstehende Bradykardie ist in vielen Fällen so erwünscht, daß Digitalisglykoside nicht zur Therapie einer Herzinsuffizienz, sondern zur Reduktion einer Tachykardie eingesetzt werden. Dies gelingt mit Digoxin so gut wie mit Digitoxin. – Als Ursachen für die Erhöhung der Vagusaktivität wird eine Glykosidwirkung sowohl auf Strukturen im ZNS als auch auf Baro- und Chemorezeptoren diskutiert.

Direkt durch Wirkung an der Na^+-K^+-ATPase erzeugen die Glykoside eine Beschleunigung der Repolarisation und eine Verkürzung der Refraktärzeit. Daraus resultiert eine Verkürzung der Systolendauer und eine erhöhte Bereitschaft zu Rhythmusstörungen.

Sinusknoten: negativ-chronotrope Wirkung. Abnahme der Erregungsbildungsgeschwindigkeit durch glykosidbedingte erhöhte Vagusaktivität und zusätzlich beim Herzinsuffizienten durch Abnahme des bei Insuffizienz reflektorisch erhöhten Sympathotonus. Bei Vergiftungen wird der Vaguseinfluß so stark, daß die Erregungsbildung im Sinusknoten aufhören kann.

Erregungsleitende Fasern im Vorhof. Bei therapeutischer Dosierung steht im Vordergrund die Abnahme des reflektorisch erhöhten Sympathotonus und die Zunahme des Vagotonus. Deshalb wird die Leitung verlangsamt und ektopische Schrittmacher bei Vorhofflattern (weniger gut bei Vorhofflimmern) werden – mit wechselndem therapeutischen Erfolg – unterdrückt. Bei toxischer Dosierung gewinnt die direkte Wirkung der Glykoside auf die erregungsleitenden Vorhoffasern Vorrang: Im Bereich niedrigerer

Toxizität wird zuerst die Phase-4-Depolarisation (s. Abb. 17.1) beschleunigt, durch Vaguseinfluß ist die effektive Refraktärzeit verkürzt. Dies kann einen ektopischen Schrittmacher befähigen, den unter Vaguseinfluß verlangsamten Sinusknoten zu „überholen“: Regelmäßiges Vorhofflattern entsteht. Hypokaliämie fördert die Beschleunigung der Phase-4-Depolarisation durch Glykoside. – Im Bereich höherer Toxizität treten sog. verzögerte Nachdepolarisationen (der Phase-4-Depolarisation aufgesetzt) unregelmäßig an verschiedenen Stellen des Vorhofs auf. Wegen der durch Vaguseinfluß verkürzten effektiven Refraktärzeit können sie das Aktionspotential vorzeitig erneut auslösen: unregelmäßiges (d. h. multifokales) Vorhofflimmern kann entstehen.

AV-Knoten: negativ-dromotrope Wirkung (Abnahme der Leitungsgeschwindigkeit der Erregung). Die Wirkungen der Glykoside auf den AV-Knoten sind durch zwei besondere Umstände bestimmt: Der Knoten steht unter starkem Vaguseinfluß, und das Aktionspotential ist überwiegend ein Ca^{++}-Aktionspotential. Die Glykoside führen sowohl durch Vermehrung des Vagusantriebs und Verminderung des Sympathikusantriebs als auch durch direkte Wirkung auf das AV-Gewebe zu einer Verlängerung der effektiven Refraktärzeit und einer Verzögerung der Leitungsgeschwindigkeit.

Purkinje-System: positiv-bathmotrope Wirkung (Zunahme der Bildungsgeschwindigkeit der Erregung). Das Purkinje-System steht nicht mehr unter dem Einfluß des Vagus (aber noch unter Smypathikuseinfluß). Die wichtigsten direkten Wirkungen sind eine Beschleunigung der Phase-4-Depolarisation, die (besonders bei AV-Block) zur Kammertachykardie führen kann, und in höheren Dosen die Auslösung von Extrasystolen durch verzögerte Nachdepolarisationen. Die effektive Refraktärzeit und die Leitungsgeschwindigkeit werden in therapeutischen Dosen nicht, in toxischen Dosen nur wenig verändert.

Arbeitsmuskulatur. Die effektive Refraktärzeit ist verkürzt.

Indikationen Die Indikationen werden in den deutschsprachigen Ländern etwas weiter gestellt als in den angelsächsischen Ländern.

Stauungsinsuffizienz. NYHA III und IV und besonders Stauungsinsuffizienz mit Vorhofflimmern, jedoch nicht bei Insuffizienz durch Perikarditis oder durch Myokarditis (erhöhte Arrhythmiegefahr bei geringem therapeutischen Nutzen). *Ein Nutzen einer prophylaktischen Digitalisierung ist für keine Indikation erwiesen.* Herzglykoside bleiben unwirksam bei Herzinsuffizienz durch Alkoholismus (Thiaminmangel), Hypoxie (erhöhte Arrhythmiegefahr), Hyperthyreose, Intoxikationen, Herzamyloidose, Ventrikelaneurysma, Koronarinsuffizienz oder Hypertonie ohne Herzinsuffizienz. Die Glykoside nutzen wenig bei Cor pulmonale.

Vorhofflimmern und Vorhofflattern mit absoluter Arrhythmie. Digitalisglykoside komplettieren hier den Block und führen das Herz aus der absoluten Arrhythmie zu einem langsamen Rhythmus (z. B. Knotenrhythmus), der Voraussetzung für ein ausreichendes Minutenvolumen ist. Auch bei einfachem Vorhofflattern und -flimmern wird ein Therapieversuch mit Digoxin gemacht, der jedoch nicht immer zum Erfolg führt.

EKG-Veränderungen im therapeutischen Bereich

Die wichtigsten EKG-Veränderungen sind diejenigen, die durch die *therapeutische* Wirkung beim Patienten entstehen. Dies ist bei der Stauungsinsuffizienz die Drehung der elektrischen Herzachse entsprechend der sich ändernden Herzsilhouette, damit z. B. die *Abnahme der vorher bestehenden R-Überhöhung*, bei Vorhofflattern und -flimmern die Regularisierung des Vorhofrhythmus oder die Komplettierung eines partiellen AV-Blocks. Diesen Änderungen sind weitere „substanzeigene“ Wirkungen überlagert, die oft schwer erkennbar sind. Bereits bei niedriger Dosierung beobachtet man eine *ST-Senkung bis zur T-Inversion* als direkte Wirkung und *eine PQ-Verlängerung* als Ausdruck der indirekten Wirkung auf die Frequenz. *Die QT-Dauer ist verkürzt*, weil die Repolarisation beschleunigt wird.

Toxische Symptome

Nausea und Erbrechen (durch Stimulation von Rezeptoren am Boden des 4. Ventrikels). Nausea ist die häufigste Nebenwirkung bei Therapie mit Herzglykosiden und kann schon bei therapeutischen Dosen auftreten. Erbrechen kommt vor.

Neurologische Symptome. Sehstörungen (meist Gelbsehen), Kopfschmerzen, Delirien und Halluzinationen sind sichere Zeichen einer Überdosierung.

EKG-Veränderungen treten mit steigenden Plasmakonzentrationen der Herzglykoside ungefähr in folgender Sequenz auf: Muldenförmige ST-Strecke, Sinusbradykardie, ventrikuläre Extrasystolen, supraventrikuläre Tachykardie, AV-Block Grad 1, Knotenrhythmus, Bigeminus, AV-Block Grad 2, Vorhoftachykardie mit Block *(starkes Indiz für Digitalisvergiftung!)*, sinuatrialer Block, AV-Block Grad 3, Kammerflimmern.

- Die therapeutische Breite der Herzglykoside ist gering.

Kontraindikationen

Unbeachtete Digitalisüberdosierung während der Vorbehandlung (weitaus wichtigste Kontraindikation!).
Myokarditis, paroxysmale Ventrikeltachykardien, geplante Elektrokonversion (wegen der dann bestehenden Gefahr des Kammerflimmerns). Bei Komplettierung eines AV-Blocks besteht die

Gefahr eines Adam-Stokes-Anfalls. Absolute Kontraindikation bei subvalvulärer Aortenstenose (extrem selten!).

Gefahren durch Wirkungszunahme

Förderung der Resorption, z. B. bei Ruhigstellung des Darms mit Spasmolytika, aber auch mit starken Analgetika.

Chinidin. Bei Gabe von Chinidin steigt die Plasmakonzentration von Digoxin um das 1,5- bis 2fache. Ursachen hierfür sind sowohl eine Abnahme der renalen Clearance als auch eine Abnahme des Verteilungsvolumens von Digoxin. Die Abnahme des Verteilungsvolumens versteht man am besten als eine Abnahme von Bindungsquantität für Digoxin, bedingt durch eine Wirkung von Chinidin an Digoxin-Bindungsstellen. Die Wirkungsstärke von Digoxin nimmt weniger zu, als der Anstieg der Plasmakonzentration vermuten läßt.

Hypothyreose. Die Plasmakonzentration von Digoxin ist bei Hypothyreose erhöht, die glomeruläre Filtration vermindert.

Niereninsuffizienz (wichtig für Digoxin).

Höheres Lebensalter (>60). Erfahrungsgemäß ist die Nichtbeachtung des höheren Lebensalters (oder des Umstandes, daß der Patient während der Therapie älter wird) Hauptursache von Glykosidvergiftungen. Drei Ursachen sind verantwortlich für die Wirkungsverstärkung: Die renale Filtration nimmt altersbedingt ab, die Empfindlichkeit des Herzens nimmt zu, die glykosidbindende Skelettmuskelmasse nimmt ab.

Hypercalcämie verstärkt die Glykosidwirkung (z. B. bei Hyperparathyreoidismus).

Hypokaliämie und Hypomagnesiämie verstärken die Glykosidwirkung. Hypokaliämie wird z. B. durch Laxantienabusus, Diuretika in Antihypertensiva oder Glukokortikoide verursacht.

Sympathomimetika und **Theophyllin**, auch **Hypoxie** verstärken besonders die arrhythmogene Glykosidwirkung.

Gefahren durch Wirkungsabnahme

Hemmung der Resorption durch Adsorbentien (Antazida, Colestyramin, Aktivkohle) oder Laxantien (auch durch Metoclopramid, Domperidon) sowie bei Malabsorption durch die Grunderkrankung (Pankreatitis).

Metabolisierung wird beschleunigt durch Enzyminduktion, z. B. mit Rifampicin. Barbituraten, Antiepileptika, bei Hyperthyreose (s. oben bei Hypothyreose!).

Hypocalcämie

Hyperkaliämie, wobei jedoch die AV-blockierende Glykosidwirkung verstärkt wird.

Vergiftungsbehandlung

Suizidale Vergiftung. Der Verdacht ergibt sich aus dem EKG und der Anamnese, die Bestätigung aus der (schnell ausführbaren) Bestimmung der Plasmakonzentration. K^+ im Plasma ist in der Regel erhöht (bestimmen!).
Bei einer Vergiftung mit Digoxin ist die intravenöse Injektion von Antidigoxin-Fab-Fragmenten bewährt, aber teuer. Man injiziert 4–6 Ampullen zu 80 mg Fab in 20 min. 80 mg Fab des Handelspräparates „Digitalis-Antidot BM" binden 1 mg Digoxin. Die quantitative Digoxinbestimmung ist nach Gabe des Antidots nur noch mit Hochdruckflüssigkeitschromatographie, nicht mehr mit immunologischen Verfahren möglich.
Parallel zur Injektion der Fab-Fragmente (deren Beschaffung zeitraubend sein kann) verfährt man wie folgt:
Der Patient wird an den EKG-Monitor angeschlossen. Man gibt eine Aufschwemmung von 8 g Colestyramin *(Quantalan)* oder 20 g Aktivkohle (beides Adsorbentien) in 200 ml 1,8 %iger Natriumsulfatlösung (als Laxans) in den Magen. Bei Digotoxinvergiftung wird die Hämoperfusion an XAD 4 (weniger gut, aber auch geeignet: Kohle) vorbereitet. Die Hämoperfusion bei Digoxinvergiftung sowie in allen Fällen die einfache Hämodialyse ist ohne Nutzen. Rhythmusstörungen werden wie folgt angegangen: Bei reinen Sinusbradykardien, sinu-atrialen Blockierungen und partiellen AV-Blockierungen ohne Vorhofflattern (oder -flimmern) 0,5 mg Atropin zur Reduktion des Vagotonus, danach – prophylaktisch – Niederbringen eines passageren Schrittmachers (denn man weiß nie, was noch aus dem Darm nachresorbiert wird!). Die Hyperkaliämie wird nur bei unerwünschten AV-Blokkierungserscheinungen oder bei sehr hohen Werten behandelt. Zur Prophylaxe ventrikulärer Tachykardien bzw. bei einzelnen ventrikulären Extrasystolen 25 mg Diphenylhydantoin initial, bei guter Verträglichkeit nach 10 min Dauerinfusion von 15 mg/min (0,25 mg/kg KG und min, *Phenhydan*-Infusionslösung). Bei Versagen – oder wenn bei Vorhofflattern die Beseitigung des bestehenden Blockes durch Diphenylhydantoin droht – 50 mg Lidocain *(Xylocain)* initial i.v., danach Dauerinfusion 1–5 mg/min. Kardioversion nur bei hämodynamisch untragbarer therapieresistenter Kammertachykardie oder Kammerflimmern. – Die Gabe von Adsorbens in Natriumsulfat wird im Abstand von 6 h wiederholt, bis der Erfolg eintritt.

Vergiftung durch chronische Überdosierung. Glykoside absetzen, Plasmakonzentrationen von K^+ und Glykosid bestimmen, K^+ gegebenenfalls substituieren. Diphenylhydantoin oral 2×100 mg bis 2×300 mg/Tag, dazwischen (nicht gleichzeitig!) 4 g Colestyramin *(Quantalan)*.

16.2 Enoximon

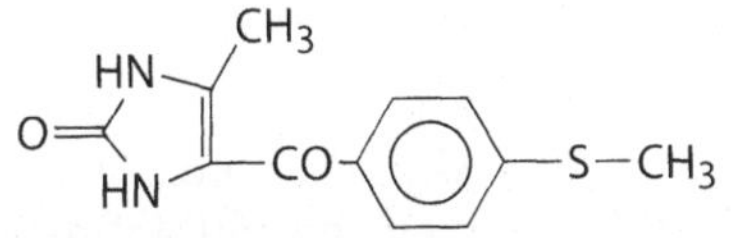

Enoximon
(*Perfan*)
MW 248,3

Pharmakokinetik Enoximon ist zu 53–60 % bioverfügbar, wird in der Leber metabolisiert und hat eine Plasmahalbwertszeit von 1–4 h, die aber auf 20 h steigen kann.

Dosierung Enoximon *(Perfan)* wird initial als Kurzinfusion (10 mg/min) bis zu einer Enddosis von 0,5–1 mg/kg infundiert. Während der nächsten 2 Std darf bis maximal 3 mg/kg nachinfundiert werden. EKG und Blutdruck müssen am Monitor überwacht werden. Die Therapie darf bis zu 2 Tagen dauern. Bei Fortsetzung der Therapie steigt die Mortalität.

Pharmakodynamik Enoximon ist Inhibitor der Phosphodiesterase III. Es hat das ältere und weniger verträgliche Amrinon ersetzt. Die Hemmung der Phosphodiesterase III führt zu einem Anstieg von cAMP → Zunahme des freien Calciums an den Myofibrillen des Myocards → zu einer positiv inotropen Wirkung. Die Arrhythmiebereitschaft nimmt aus den gleichen Gründen zu. Der Anstieg von cAMP führt auch zu einer vermehrten Phosphorylierung der Calcium-ATPase in den glatten Muskelzellen, wodurch Calcium beschleunigt in intrazelluläre Speicher aufgenommen wird, das Plasmacalcium sinkt und die glatte Muskulatur erschlafft. Es werden sowohl Arteriolen als auch Venolen beachtlich dilatiert.

- Die bisher bekannten Hemmstoffe der Phosphodiesterase haben wenig therapeutische Bedeutung erlangt. Sie werden kurzzeitig bei akuter Herzinsuffizienz eingesetzt. Hierzu gehören Herzinsuffizienzen nach Suizidversuchen mit β-Rezeptorantagonisten.

17 Antiarrhythmika

Die besondere Form des Aktionspotentials in den erregungsleitenden Strukturen des Herzens beruht auf dem stark ausgeprägten Ca^{++}-Einwärtsstrom, der das sog. Plateau (Phase 2 des Aktionspotentials) gestaltet (Abb. 17.1). Im Sinusknoten und AV-Knoten ist der Calcium-Einwärtsstrom sogar dominierend für das Aktionspotential, der schnelle Natrium-Einwärtsstrom der Phase 0 ist in diesen Strukturen von geringer Bedeutung.

Erregbarkeit eines bestimmten Herzgewebes: Mit diesem Ausdruck beschreibt man die Fähigkeit des Herzgewebes, auf elektrische Stimuli (aus dem Nachbargewebe oder einem Stimulator) zu reagieren.

Automatizität (oder Autonomie) eines bestimmten Teils des Erregungsleitungssystems: Mit diesem Ausdruck beschreibt man die Fähigkeit des betrachteten Teils des Erregungsleitungssystems, Schrittmacherpotentiale zu bilden.

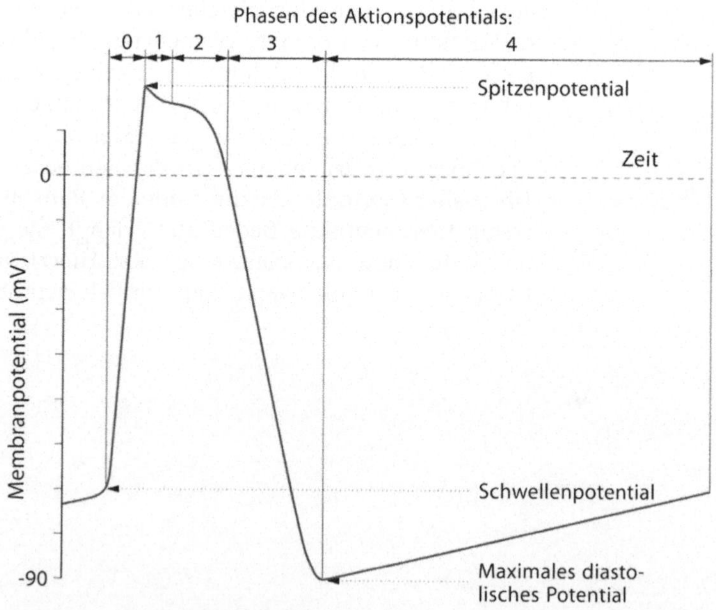

Abb. 17.1 Schematische Darstellung des Potentialverlaufs in einer Zelle des Erregungsbildungssystems

Phase 0: Sprunghafte Öffnung der Na^+-Kanäle, Na^+-Einstrom, dadurch Depolarisation.

Phasen 1 und 2: Inaktivierung der Na^+-Kanäle, Öffnung der Ca^{2+}-Kanäle, Ca^{2+}-Einstrom, dadurch Ausbildung des typischen „Bukkels“ im Aktionspotential bestimmter Zellen des Erregungsleitungssystems.

Phase 3: Zuerst Inaktivierung des Ca^{2+}-Einstroms, dann Einsatz eines repolarisierenden K^+-Ausstroms, Übergang der Na^+-Kanäle in den Ruhezustand am Ende der Phase 3 nach genügender Repolarisation.

Phase 4: Langsame Depolarisation, weil der potentialbestimmende Einfluß der K^+-Permeabilität abnimmt und unter Wirkung des Sympathicus ein Ca^{2+}-Einstrom einsetzt.

Refraktärzeiten. Während der *absoluten Refraktärzeit* läßt sich auch durch maximale elektrische Stimulation kein Aktionspotential auslösen. Es folgt eine kleine Zeitspanne, in der sich mit maximaler elektrischer Stimulation ein deformiertes Aktionspotential auslösen läßt, *das noch nicht fortgeleitet wird.* Dieses kleine Intervall bildet zusammen mit der absoluten Refraktärzeit die *effektive Refraktärzeit.* In der darauf folgenden *relativen Refraktärzeit* wird mit erhöhter elektrischer Stimulationsstärke ein fortgeleitetes Aktionspotential ausgelöst.

- **Die Geschwindigkeit der Erregungsleitung** wird durch die Aktivierung des Na^+-Kanals bestimmt. Es wird in der Steilheit des Aufstriches des Aktionspotentials sichtbar.

- **Die Repolarisationsgeschwindigkeit** wird durch drei Vorgänge bestimmt:
- durch die Öffnungsgeschwindigkeit des frühen K^+-Kanals (Hauptmechanismus).
- durch die Schlußgeschwindigkeit des geöffneten Na^+-Kanals; sein Verharren im geöffneten Zustand vermindert die Repolarisationsgeschwindigkeit.
- durch Ausmaß und Dauer des Calciumeinstroms (auf der „Rückflanke“ des Aktionspotentials).

- **Die Dauer der Refraktärzeit** wird durch die Dauer zweier Vorgänge bestimmt:
- das Verharren des Na^+-Kanals im geöffneten Zustand. Diese Offen-Zeit kann dadurch zunehmen, daß Antiarrhythmika den Schluß des Kanals behindern.

Tabelle 17.1 Einteilung der Antiarrhythmika

Klasse	Pharmaka	Wirkungsmechanismen	EKG
I		● Die Geschwindigkeit der Erregungsleitung nimmt ab, weil die Aktivierbarkeit des Na^+Kanals herabgesetzt wird.	
IA	Chinidin, Procainamid, Disopyramid	○ Erregungsleitung mäßig verzögert, ● Refraktärzeit deutlich verlängert, ○ Aktivierung des späten K^+-Ausstroms verzögert und Dauer des Aktionspotentials verlängert, ○ atropinähnliche Wirkung am Vorhof und AV-Knoten. In höheren Dosen ist Vorgang 1 stärker ausgeprägter als Vorgang 2 → proarrhythmische Wirkung hoher Dosen durch Förderung von Reentry-Tachykardien.	PQ, QRS und QT werden verlängert
IB	Lidocain, Mexiletin, Tocainid, Phenytoin	○ Erregungsleitung schwach verzögert, ○ Refraktärzeit (meist) verkürzt ● Aktivierung des späten K^+-Ausstroms beschleunigt und Dauer des Aktionspotentials verkürzt. Vorgang 3 ist stärker ausgeprägt als Vorgang 2 → Unterdrückung der heterotopen Reizbildung im His-Purkinje-System.	QT leicht verkürzt
IC	Encainid, Flecainid, Lorcainid, Ajmalin, Aprindin, Propaphenon	● Aktivierung des Na^+-Einstroms und Erregungsleitung stark verzögert ○ Refraktärzeit kaum verändert ○ Aktivierung des späten K^+-Ausstroms kaum verändert.	PQ und QRS verlängert
II	β_1-Rezeptor-antagonisten	○ Erregungsleitung kaum verändert (aber Erregungsbildung im Sinusknoten herabgesetzt, s. unten), ● Refraktärzeit im AV-Knoten stark verlängert, ● Sympathische Aktivierung des späten K^+-Ausstroms herabgesetzt, dadurch Dauer der Phase 4 verlängert und Frequenz der Erregungsbildung herabgesetzt.	PQ verlängert.
III	Amiodaron, Sotalol	○ Aktivierung des Na^+-Einstroms und Erregungsleitung nicht verändert. ● Refraktärzeit verlängert, weil die Hemmung des frühen K^+-Ausstroms die Repolarisation verzögert (Hauptwirkung). ○ Aktivierung des späten K^+-Ausstroms und Dauer des Aktionspotentials kaum verändert.	QT verlängert
IV	Calciumkanal-Blocker Verapamil, Gallopamil, Diltiazem	● Wirksam durch Blockade der Calciumkanäle. Am Sinusknoten und AV-Knoten entsteht das Aktionspotential im wesentlichen durch Öffnung der Calcium-kanäle. Calciumkanal-Blocker reduzieren hier die Leitungsgeschwindigkeit (Phase 0 eines Calcium-Aktionspotentials) und die Tendenz zur heterotopen Reizbildung (Phase 4 eines Calcium-Aktionspotentials.)	PQ verlängert

○ die Erholungszeit des Na^+-Kanals, nachdem er sich wieder geschlossen hat. Diese Periode kann dadurch verlängert sein, daß die Repolarisation aus einem der drei soeben genannten Gründe verzögert ist.

○ Die Dauer des Aktionspotentials wird erstrangig bestimmt durch die Aktivierung des K^+-Ausstroms in Phase 4.

17.1 Klasse I A-Antiarrhythmika: Chinidin, Procainamid und Disopyramid

Chinidin

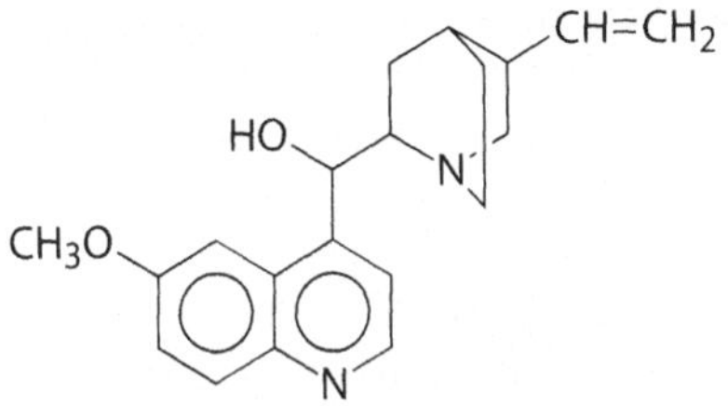

Chinidin
Base, pK 8,6
MW 324,43

Pharmakokinetik Bioverfügbarkeit 70 % (stark schwankend), Plasmaproteinbindung 90 % (deutlich weniger bei Hypalbuminämie, Urämie, Herzinsuffizienz), Verteilungsvolumen 2,3–2,6 l/kg KG, wirksame Plasmakonzentration 2–5 mg/l, Plasmahalbwertszeit 6–7 h. Chinidin wird in der Leber hydroxyliert (verzögert bei Leberzirrhose); ca. 20 % werden unverändert renal ausgeschieden.

Interaktionen Die Wirkung von Antikoagulantien vom Dicumaroltyp wird durch Chinidin verstärkt. Anstieg der Digoxin-Plasmakonzentration digitalisierter Patienten nach Verordnung von Chinidin s. S. 269. Der Abbau von Chinidin wird durch enzyminduzierende Stoffe wie Phenobarbital oder Phenytoin beschleunigt.

Dosierung Am besten oral in Retard-Form (z. B. 2–3 × 300 mg *Optochinidin retard*). Nach der ersten Tablette einen Tag warten, ob Überempfindlichkeitsreaktion auftritt.

Indikationen ● Chinidin wird (in Deutschland) hauptsächlich bei *Vorhofflattern und -flimmern* eingesetzt, und zwar sowohl zur Prophylaxe nach Kardioversion als auch zur primären Therapie. Die Chinidinwirkung am Vorhof beginnt bereits bei niedrigen Plasmakonzentrationen. Bei Chinidinunverträglichkeit versucht man Disopyramid, bei dem aber das Verhältnis der Wirkungen am Vorhof und Ventrikel bereits geringer ist und dessen Metabolit eine stärkere anticholinerge (d. h. AV-deblockierende) Wirkung hat als Chinidin.

○ Chinidin ist bei *ventrikulärer Extrasystolie* Mittel der ferneren Wahl: Es ist zwar gut wirksam, aber erst in höheren Plasmakonzentrationen, bei denen bereits mit vielen unerwünschten Wirkungen zu rechnen ist.

Wirkungsweise Klasse I A. Bei Hypokaliämie ist Chinidin weniger wirksam. Das klinisch zu beobachtende kardiale Wirkungsbild ist die Resultante aus drei Wirkungen:

- direkte Wirkung auf die Membran der Herzzellen;
- anticholinerge Wirkung;
- α-sympatholytische Wirkung.

Sinusknoten. Die Abnahme des Na^+-Einstroms unter Chinidin spielt keine Rolle, weil der Na^+-Einstrom am Sinusknoten klein ist. Chinidin verlangsamt die *Phase-4-Depolarisation*, aber die gleichzeitig einsetzende *anticholinerge Wirkung* hebt am Sinusknoten diese Wirkung auf, wodurch die Frequenz unverändert bleibt, gelegentlich sogar zunimmt. Beim Sinusknotensyndrom aber bleibt der Einfluß der anticholinergen Chinidinwirkung schwach, und die negativ-chronotrope Chinidinwirkung in Phase 4 kann gefährlich werden.

Vorhofmuskulatur. Bei Vorhofflimmern und Vorhofflattern hat Chinidin seine Hauptindikation. Ektopische Herde in der Vorhofmuskulatur, ja die Vorhofmuskulatur an sich hat einen geringeren Ca^{2+}-Anteil und einen höheren Na^+-Anteil im Aktionspotential als der Sinusknoten. Sie steht auch nicht so stark unter Vaguseinfluß. Die Chinidinwirkung wird dementsprechend andere Schwerpunkte haben. Durch Verlangsamung der *Phase-I-Depolarisation* und Leitfähigkeit kommt es zuerst zu einer Verlangsamung der Flatterfrequenz. Der Sinusrhythmus setzt dann nicht gleitend, sondern sprunghaft ein, weil die auch durch Chinidin bedingte Verlängerung der *effektiven Refraktärzeit* die Verlangsamung des ektopischen Focus gleichsam überholt. Das kleine vorzeitige Aktionspotential eines ektopischen Focus kann das refraktär gewordene Nachbargewebe nicht mehr erregen.

AV-Knoten. Im oberen Teil ist der Na^+-Anteil des Aktionspotentials und der Vaguseinfluß bedeutend, im unteren Teil ist der Ca^{2+}-Anteil des Aktionspotentials bedeutend, der Vaguseinfluß noch deutlich. Chinidin verursacht hier gegeneinanderlaufende Wirkungen ähnlich wie am Sinusknoten. Dabei kann sich eine leichte Verkürzung der *Refraktärzeit* ergeben. Für die Therapie des Vorhofflatterns hat das gelegentlich unangenehme Folgen: Die Frequenz des ektopischen Focus ist schon reduziert, aber noch immer erheblich schneller als der Sinusrhythmus, auf den der Vorhof noch nicht umgesprungen ist. Die „langsame" ektopische Frequenz kann aber nach Unterschreiten eines Mindestwertes plötzlich den AV-Knoten passieren, dessen Refraktärzeit sich ja gleichzeitig verkürzt hat. Man vermeidet diese Situation durch Vordigitalisieren des Patienten.

Leitungssystem im Ventrikel. Hier gibt es keinen Vaguseinfluß mehr, das Aktionspotential hat sowohl einen starken Na^+- als auch einen starken Ca^{2+}-Anteil. Chinidin wirkt hier hauptsächlich auf die Anstiegsgeschwindigkeit in *Phase 0* und verzögert dadurch die Leitung (QRS-Komplex verbreitert), es verzögert über den gleichen Mechanismus auch die Leitung über das akzessorische Bündel (erwünscht). Die Verzögerung der *Phase-4*-Depolarisation führt zu einer Senkung der Frequenz auch in ektopischen Schrittmachern unter die Frequenz des Sinusknotens, wodurch der Sinusknoten wieder führen kann. Im oberen Bereich therapeutischer Konzentrationen wird die Verlängerung der *Refraktärzeit* groß genug für eine (zusätzliche) Hebung der Schwelle des Aktionspotentials.

Gefahren

Gefahren aus kardialer Ursache

- Paradoxe Kammertachykardie (s. oben).
- Bei Verlängerung des QRS-Komplexes über 140 ms oder bei Präexistenz einer entsprechenden QRS-Verbreiterung besteht die Gefahr verschiedenartiger Blockierungserscheinungen, auch die Gefahr einer Asystolie sowie einer ventrikulären Tachykardie (durch toxische Depolarisierung von Purkinje-Fasern).
- Eine Herzinsuffizienz wird verstärkt.

Extrakardiale unerwünschte Wirkungen

- Überempfindlichkeitsreaktionen gegen Chinidin in Form anaphylaktoider Reaktionen bereits nach der ersten Dosis.
- Erbrechen und Diarrhoe treten bei 30 % der Patienten auf und können so stark sein, daß sowohl wegen der subjektiven Beschwerden als auch wegen der gestörten Resorption die (stets orale) Therapie abgebrochen werden muß.
- Viele neurologische Erscheinungen wie Ohrensausen, Doppeltsehen, Lichtscheu, Farbsehstörungen.
- Vor der intravenösen Injektion ist wegen des starken Blutdruckabfalls und vor der intramuskulären Injektion wegen der Schmerzhaftigkeit abzuraten.
- Eine allergische Thrombozytopenie kann sich nach mehrwöchiger Therapie entwickeln.
- Die Elimination oraler Antikoagulantien wird verzögert.
- Wechselwirkung mit Phenobarbital, Phenytoin; mit Digoxin.

Therapie der Vergiftung

Die Beschleunigung der Chinidinelimination durch saure Diurese ist nur dann erfolgversprechend, wenn der pH nicht schon ohnehin bei 6 liegt. Angesichts des mäßigen Verteilungsvolumens, aber der hohen Plasmaproteinbindung wäre bei schweren Vergiftungen eine Hämoperfusion zu erwägen (Erfahrungen liegen nicht vor). Die Injektion von Glucagon wird empfohlen.

Procainamid

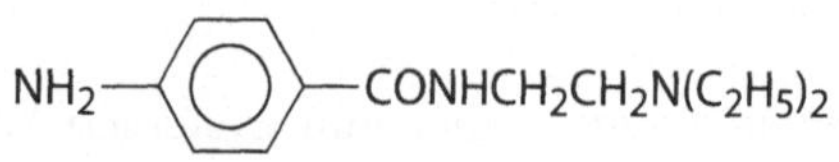

$NH_2-C_6H_4-CONHCH_2CH_2N(C_2H_5)_2$

Procainamid (*Novocamid*)
Base, pK 9,24
MW 235,33

Pharmakokinetik Bioverfügbarkeit 75–90 %, Verteilungsvolumen 2,5 l/kg KG, Plasmaproteinbindung 15 %, therapeutische Plasmakonzentration 4–8 mg/l, Plasmahalbwertszeit 2–4 h. 50 % werden unverändert renal ausgeschieden. Der Hauptmetabolit N-Acetylprocainamid ist antiarrhythmisch fast so wirksam wie die Muttersubstanz, hat eine Halbwertszeit von 6–8 h und wird zu 85 % renal ausgeschieden. Wegen der längeren Halbwertszeit des Metaboliten verlängert man nach einiger Zeit das Dosierungsintervall. Die Acetylierungsgeschwindigkeit ist genetisch determiniert (s. S. 22). Therapeutische Plasmakonzentration 3–10 mg/l.

Dosierung Sie ist wegen des hohen Anteils der renalen Elimination von der Kreatininclearance abhängig. Bei einer Clearance von >50ml/min: oral 250 mg im Abstand von 3 h, bei geringerer Clearance Verlängerung des Dosisintervalls auf 4,5–6 h, nicht verwenden bei Clearance <10 ml/min. Dauerinfusion i.v. 2 mg/kg KG und min.

Pharmakodynamik, Indikationen, Gefahren Klasse I A. Procainamid hat qualitativ ähnliche kardiale Wirkungen wie Chinidin, die anticholinerge und die blutdrucksenkende Wirkung sind geringer, die α-sympatholitische Wirkung fehlt. Procainamid ist Mittel der fernen Wahl bei der akuten Therapie ventrikulärer Extrasystolen, bei denen es intravenös injiziert werden darf. Wegen der Entwicklung von antinucleären Antikörpern bei 60 % der behandelten Patienten, von denen 1/4 bis 1/3 unter dem Bild eines Lupus erythematodes erkranken, eignet sich Procainamid nicht zur Dauertherapie. Langsame Acetylierer zeigen diese Nebenwirkung vermehrt.

Disopyramid

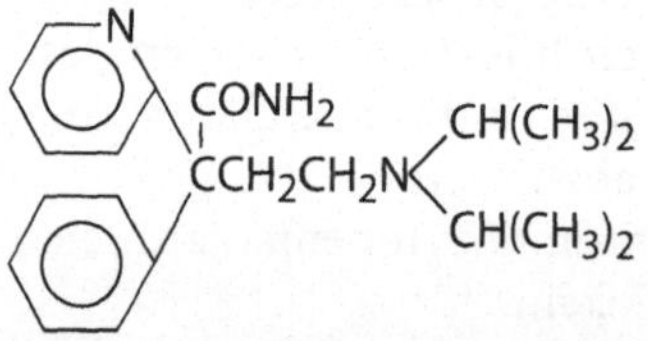

(Pyridyl)(Phenyl)$C(CONH_2)CH_2CH_2N[CH(CH_3)_2]_2$

Disopyramid (*Rythmodul*)
Base, pK 8,36
MW 339,49

Pharmakokinetik Bioverfügbarkeit 57–84 %, Verteilungsvolumen 0,7 ± 0,1 l/kg KG, Plasmaproteinbindung konzentrationsabhängig und im therapeutischen Bereich 40–90 % und bei Vergiftungen nur noch 5 % der Gesamtmenge im Plasma (dann Dialyse möglich!), Plasmahalbwertszeit ⩾6 h. 20 % der Dosis werden N-dealkyliert, und der Metabolit hat eine starke anticholinerge und eine noch geringe antiarrhythmische Wirkung. Er wird zusammen mit 50 %

der Muttersubstanz renal ausgeschieden. Therapeutische Konzentration der Muttersubstanz im Plasma: 2–5 mg/l.

Dosierung — Oral 4×100 mg/Tag, evtl. am Anfang steigern, später wieder reduzieren. Eine Dosisreduktion bei Niereninsuffizienz ist notwendig.

Pharmakodynamik — Klasse I A. Die kardialen Wirkungen entsprechen qualitativ denen des Chinidins, jedoch soll die negativ-inotrope Wirkung stärker sein. Die anticholinerge Wirkung (des Metaboliten) ist am AV-Knoten stärker als die von Chinidin und bringt auch extrakardial Gefahren mit sich.

Indikationen
- ○ Vorhofflattern und -flimmern (in niedriger Dosierung).
- ○ Ventrikuläre Extrasystolen (in höheren Dosen).

Gefahren, unerwünschte Wirkungen — Die Verstärkung einer bestehenden Herzinsuffizienz soll gefährlicher sein als bei Chinidin. Bei Glaukom steigt der Augeninnendruck (anticholinerge Wirkung des Metaboliten). Urinretention durch anticholinerge Wirkung, besonders bei Prostatahypertrophie. Mundtrockenheit und andere Symptome anticholinerger Wirkung.

17.2 Klasse I B Antiarrhythmika: Lidocain, Mexiletin, Phenytoin

Lidocain als Antiarrhythmikum

Chemie, Pharmakokinetik s. S. 288 Dosierung — Dosierung initial intravenös 100 mg. Dauerinfusion 4 mg/min für 3 Std, danach die Hälfte. Therapeutische Plasmakonzentrationen 1,5–5 mg/l.

Indikationen — Lidocain ist wegen seiner kurzen Halbwertszeit (1–2 Std, jedoch schneller in der Verteilungsphase zu Therapiebeginn) das am besten steuerbare Pharmakon unter den bei tachykarden Rhythmusstörungen wirksamen Stoffen. Es wurde daher auf Intensivstationen bei einer großen Zahl verschiedener Rhythmusstörungen erprobt.

Dabei hat sich gezeigt: Lidocain ist
- ● wirksam bei ventrikulärer Extrasystolie (auch bei solcher nach Digitalisglykosid-Intoxikation),
- ● wirksam bei ventrikulärer Tachykardie,
- ○ unwirksam bei Vorhof-Rhythmusstörungen.

Der Hauptnachteil des Lidocains für die ambulante Therapie, die insuffiziente Resorption, wurde in Folgepräparaten ähnlicher chemischer Struktur wie z. B. Mexiletin beseitigt.

Wirkungsweise — Klasse I B. *Verzögerung der Phase-4-Depolarisation.* Zwar verzögert Lidocain die Phase-4-Depolarisation, aber diese Wirkung wird reflektorisch über den Sympathikus an allen Herzabschnitten aufgehoben und hat für die therapeutische Wirkung keine Bedeutung.

- ○ Verlangsamung der Phase-0-Depolarisation. Lidocain verringert die Geschwindigkeit der Phase-0-Depolarisation in depolarisiertem Gewebe bereits in therapeutischen Konzentrationen, aber erst in toxischen Konzentrationen auch in gesunden Gewebsabschnitten. Dies hat unter anderem zur Folge, daß bei therapeutischer Plasmakonzentration die Leitungsgeschwindigkeit in gesundem Herzgewebe unverändert bleibt und nur in hypoxischen Gebieten absinkt.
  Die *negativ-inotrope Lidocainwirkung* ist gering und hat ihre Ursache ebenfalls in der Reduktion der schnellen Depolarisation.

- Verkürzung des Aktionspotentials und der effektiven Refraktärzeit. Lidocain verkürzt das Aktionspotential und die effektive Refraktärzeit dort, wo es im Herzen lang ist (His-Purkinje-System), aber nicht dort, wo es bereits kurz ist (Vorhof). Diese Phänomene hat man spekulativ zur Erklärung der therapeutischen Wirkung herangezogen: Ventrikuläre Tachyarrhythmien sind oft Folge einer im Ventrikel kreisenden Erregung, und solche kreisenden Erregungen beruhen auf pathologischer Verlängerung der effektiven Refraktärzeit in besonderen Ventrikelgebieten (z. B. in hypoxischen Gebieten). Lidocain reduziert stark die Differenz zwischen den effektiven Refraktärzeiten in verschiedenen ventrikulären Gewebsabschnitten und beseitigt dadurch die Voraussetzung für eine im Ventrikel kreisende Erregung.

Unerwünschte Wirkungen s. S. 289

Mexiletin

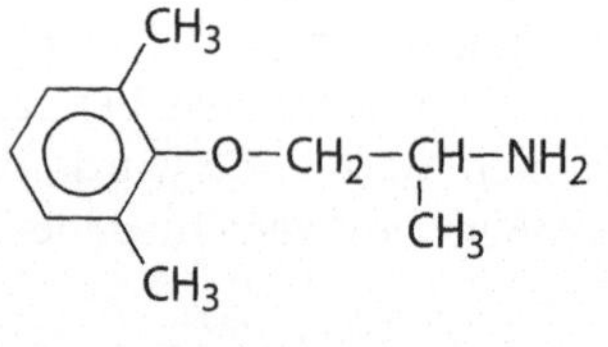

CH_3 / Benzolring / $-O-CH_2-CH(CH_3)-NH_2$ / CH_3

Mexiletin

Mexiletin (*Mexitil*)
pK 9,0
MW 179,27

Pharmakokinetik Bioverfügbarkeit 80–88 %, Verteilungsvolumen 5–9 l/kg KG, Plasmaproteinbindung 55–70 %, therapeutische Plasmakonzentration 0,75–2,0 mg/l, Plasmahalbwertszeit 10 h. Bei physiologischem Urin-pH werden maximal 10 % unverändert ausgeschieden, der Rest metabolisiert. Der renale Anteil läßt sich durch saure Diurese (pH 5,0) erheblich steigern.

Dosierung Oral 3 × 200 mg/Tag. Intravenös: 250 mg/10 min initial, 250 mg in der nächsten Stunde, danach 0,5–1 mg/min.

Pharmakodynamik, Indikationen Mexiletin wirkt im wesentlichen wie Lidocain und hat dieselben Rhythmusstörungen als Indikation. Es ist aber wegen seiner Pharmakokinetik zur *oralen Langzeittherapie* geeignet.

Gefahren Sinusknotensyndrom, Hypotonie.

Die negativ-inotrope Wirkung ist groß genug, um eine Kontraindikation bei Myokardinsuffizienz zu begründen. Am ZNS werden die unerwünschten Wirkungen des Lidocains ausgelöst, besonders nach der entbehrlichen intravenösen Injektion. Nausea tritt sogar bei mehr als 50 % der Patienten auf. Eine Photodermatitis wurde beschrieben.

Anhang: Tocainid wirkt ähnlich wie Mexiletin

Phenytoin als Antiarrhythmikum

Kardiale Indikation und Dosierung: Ventrikuläre Extrasystolie bei Herzglykosidintoxikationen. Man injiziert bis zu 250 mg mit 10–20 mg/min. Gesamtdosis nicht höher als 300–400 mg/Tag. Wegen der langen Halbwertszeit sind Dauerinfusionen unnötig, die Therapie wird mit oralen Dosen von 100 mg fortgesetzt. Bei Hypokaliämie ist die Wirkung schwach. Therapeutische Plasmakonzentrationen 10–18 mg/l.

Wirkungsweise: Klasse IB. Phenytoin wirkt elektrophysiologisch ähnlich wie Lidocain.

Sonstiges: s. S. 392

17.3 Klasse IC-Antiarrhythmika: Flecainid, Propafenon, Ajmalin

Flecainid

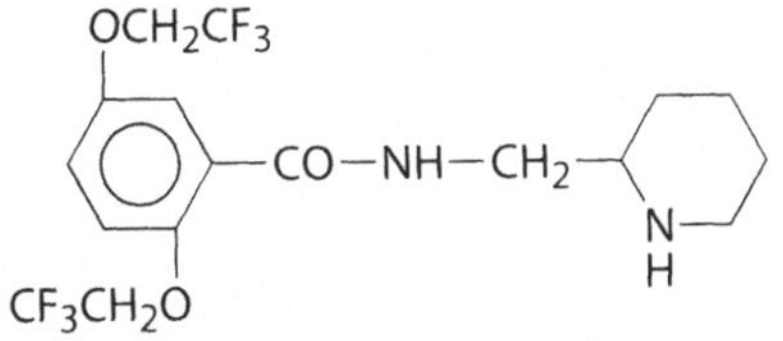

OCH_2CF_3 / CF_3CH_2O — CO–NH–CH_2 — Piperidin (N–H)

Flecainid (*Tambocor*)
pK 9,3
MW 414,36

Pharmakokinetik: Bioverfügbarkeit 95 %, Plasmaproteinbindung 32–58 %, Verteilungsvolumen 8,4–9,4 l/kg, renal ausgeschieden 44 % bei saurem, aber nur 7 % bei alkalischem Urin, therapeutische Plasmakonzentration 0,2–0,8 (?) mg/l. Halbwertszeit 14–20 Std (verlängert bei Herzinsuffizienz, Niereninsuffizienz).

Dosierung: Zurückgenommen auf maximal 2 × 100 mg täglich. Einstellen in der Klinik.

Indikationen: Supraventrikuläre Tachyarrhythmien, einfache und komplexe Extrasystolen. Sehr enge Indikation!

Pharmakodynamik: Klasse IC. Je stärker die Zellen vordepolarisiert sind und je höher die Frequenz ist, desto stärker verzögert Flecainid den Aktionspotentialaufstrich. Die Abnahme der Leistungsgeschwindigkeit erfolgt bevorzugt im His-Purkinje-System und in den Schenkeln. Die effektive Refraktärzeit beim Menschen wird verlängert.

Unerwünschte Wirkungen: Schwindel, Kopfschmerz, Doppeltsehen, Übelkeit, Schlagvolumenabnahme. Nicht verwenden bei Leistungsstörungen oder starker Bradykardie, bei deutlich verlängerter QT-Zeit nach einem Myokardinfarkt. Besonders bei Überdosierungen wurden lebensgefährliche Situationen beobachtet (auch paradoxe Tachykardien).

Lorcainid, Encainid wirken wie Flecainid als Stoffe der Klasse IC.

Propafenon

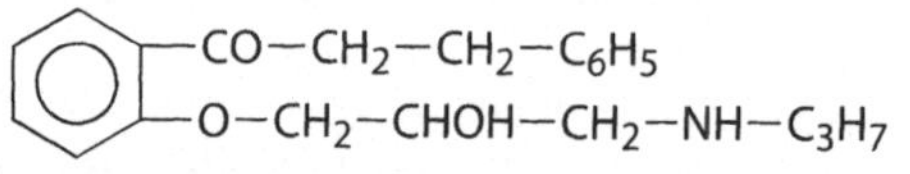

$$C_6H_4(-CO-CH_2-CH_2-C_6H_5)(-O-CH_2-CHOH-CH_2-NH-C_3H_7)$$

Propafenon

Propafenon (*Rytmonorm*)
Base, pK 9
MW 341,46

Pharmakokinetik Bioverfügbarkeit 50–100 % (First-pass-Effekt?), Verteilungsvolumen 3,6 l/kg KG, Plasmaproteinbindung 90 %, therapeutische Plasmakonzentration 0,5–1 mg/l, Wirkungshalbwertszeit 3,8–5 h. Elimination nahezu vollständig durch hepatischen Metabolismus.

Dosierung 300 mg im Abstand von 12 h oral. Infusion i.v. 0,5–1 mg/kg in 5 min.

Wirkungsweise Klasse IC. Klinisch im Vordergrund steht eine starke Leitungsverzögerung. Hinzu kommt etwas β-sympatholytische und calciumantagonistische Wirkung.

Indikationen Ventrikuläre Extrasystolen, therapierefraktäre Vorhoftachykardien, unerwünschte Leitung des akzessorischen Bündels (hiergegen sehr gut wirksam).

Unerwünschte Wirkungen Schwindel, Parästhesien, Sehstörungen, Mundtrockenheit, Obstipation, Übelkeit.

Ajmalin, Prajmaliumbitartrat

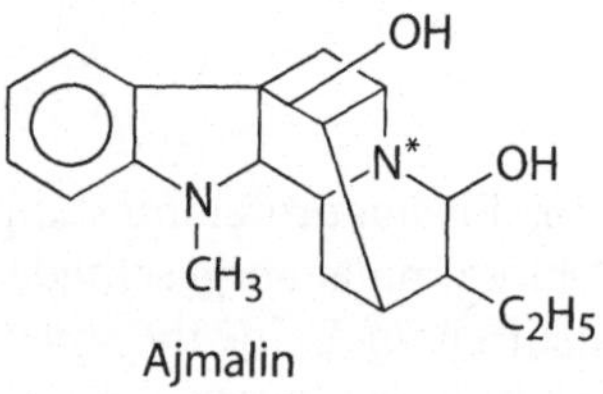

Ajmalin

Ajmalin
Base, pK 8,2
MW 326,44

Pharmakokinetik Resorption: unzureichend. Halbwertszeit nach i.v. Injektion: nur 15 min. Deshalb wurde Prajmaliumbitartrat *(Neo-Gilurytmal)* entwickelt. Der im Formelbild mit * bezeichnete N ist darin mit einer Propylgruppe quarterniert. Prajmaliumbitartrat hat eine Bioverfügbarkeit von 50 %, eine Halbwertszeit von 5–6 h und wird zu 60 % biliär ausgeschieden. Therapeutische Plasmakonzentrationen um 30 μg/l.

Dosierung Intravenös Ajmalin 50 mg in 10 min unter EKG-Kontrolle. Prajmaliumbitartrat oral: Initial 4×20 mg/Tag, rückgehend auf 1–2×20 mg/Tag.

Pharmakodynamik, Indikationen Klasse IC. Bei niedriger Dosierung ist die Leitungsverlangsamung im His-Purkinje-System, im akzessorischen Bündel (und im Ventrikel) nahezu alleinige Wirkung, bei höherer Dosierung werden auch Frequenz, Leitung und Überleitung im Vorhof reduziert. Hauptindikation für Ajmalin sind Zustände, bei denen das akzessorische Bündel unerwünscht funktioniert, also Reentry-Tachykardien und Vorhofflattern oder -flimmern mit schneller Überleitung (am AV-Knoten vorbei). Ajmalin wirkt hierbei durch Erhöhung der Refraktärzeit und Verlangsamung der Leitung (bevorzugt?) im akzessorischen Bündel.

Unerwünschte Wirkungen

Bei therapeutischer Dosierung bereits intrahepatische Cholestase, vereinzelt Agranulocytosen, negativ-inotrope Wirkung. In höherer Dosierung AV-Block, Atemdepression.

17.4 Klasse II-Antiarrhythmika: β-Rezeptorantagonisten

Pharmakokinetik, Dosierung

s. S. 334. Intravenös Propranolol 10 mg sehr langsam, Pindolol 0,4 mg. Die meisten Untersuchungen liegen naturgemäß für Propranolol, den ältesten β-Blocker, vor, jedoch bieten neuere Pharmaka, z. B. wegen ihrer günstigeren Pharmakokinetik oder wegen ihrer β_1-betonten Wirkung für die Dauertherapie Vorteile.

Pharmakodynamik

β-Blocker reduzieren den sympathischen Antrieb auf das Herz und bewirken dadurch

- eine Verzögerung der Phase-4-Depolarisation, u. a. weil der durch Sympathotonus unterhaltene Ca^{2+}-Einstrom reduziert wird. Diese Verzögerung ist verantwortlich für die *Abnahme der Sinusknotenfrequenz*. Sie wird kaum beobachtet, wenn das Herz schon vor Gabe des β-Blockers unter minimalem sympathischen Einfluß stand, aber sie verhindert eine Sinustachykardie bei physischer oder psychischer Belastung;
- ○ die Abnahme der Phase-4-Depolarisation begründet auch den Einsatz der β-Blocker bei ventrikulärer Extrasystolie;
- eine Zunahme der effektiven Refraktärzeit besonders im AV-Knoten. Diese Wirkung begründet ihren Einsatz bei Vorhofflattern und -flimmern in Konkurrenz zu Verapamil. Die Kombination von β-Blockern mit Verapamil ist sehr gefährlich, weil sie zu einem AV-Block führen kann;
- ○ β-Blocker haben im Experiment auch Wirkungen, die denen von Chinidin ähnlich sind. Diese Wirkungen treten erst bei Konzentrationen auf, die bei der Therapie kaum erreicht werden.

17.5 Klasse III Antiarrhythmika: Amiodaron, Sotalol

Amiodaron

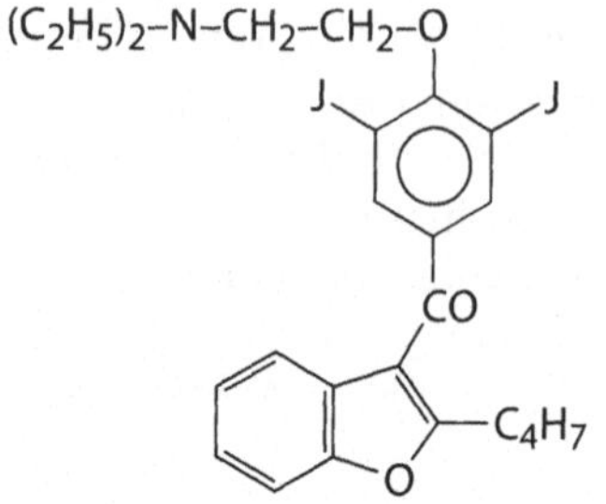

$(C_2H_5)_2$-N-CH_2-CH_2-O

J J

CO

C_4H_7

O

Amiodaron (*Cordarex*)
MW 645,32

Pharmakokinetik Bioverfügbarkeit sehr variabel zwischen 20 und 80 %, Resorption sehr langsam über 5–10 Stunden, das Verteilungsvolumen ist sehr hoch und nicht gut bestimmbar, die Eliminationshalbwertszeit nach Abbruch einer Dauertherapie übersteigt einen Monat. Therapeutische Plasmakonzentrationen liegen zwischen 0,9 und 5,3 mg/l.

Dosierung In der ersten Wochen 2–3 × 200 mg, danach 200 mg an 5 Tagen der Woche. Intravenös 5 mg/kg in 3 min einmalig.

Indikationen Therapieresistente Kammerextrasystolien und WPW-Syndrom, auch supraventrikuläre Tachyarrhythmien. Amiodaron ist ein sehr wertvolles Antiarrhythmikum mit leider beachtlichen unerwünschten Wirkungen.

Wirkungsweise Amiodaron ist ein Klasse-III-Antiarrhythmikum. Es hat keinen Einfluß auf den Aufstrich des Aktionspotentials, sondern verlängert die (anterograde) Erregungsleitung durch Verlängerung der effektiven Refraktärzeit. Das Aktionspotential wird verbreitert.

Unerwünschte Wirkungen Kornea-Ablagerungen (90 %), Änderung der Schilddrüsenfunktion, Unverträglichkeit mit Stoffen der Klasse I A, Photosensibilisierung mit Hyperpigmentierung (violet), in weniger als 1 % der Patienten Alveolitis, Lungenfibrose. Nicht beim Sinusknotensyndrom, Jodallergie, sowie beim AV-Block verordnen (Atropinresistente Bradykardie). Antiarrhythmische Wirkungen setzen wegen der langsamen Resorption nach oraler Gabe langsam (nach Stunden) ein, aber nach intravenöser Injektion können gefahrdrohende QRS-Verbreiterungen sehr schnell entstehen.

Sotalol

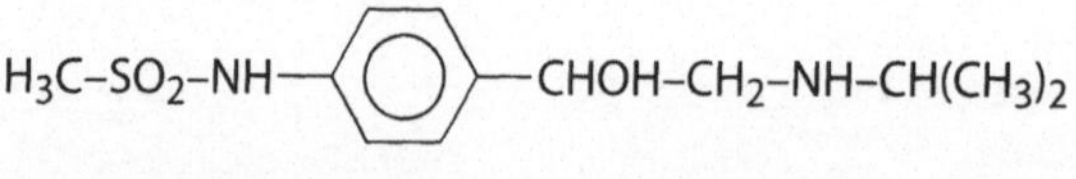

H_3C-SO_2-NH–(Benzolring)–CHOH-CH_2-NH-CH$(CH_3)_2$

Sotalol (*Sotalex*)
pK 8,3 und 9,8
MW 272,36

Pharmakokinetik Bioverfügbarkeit 90 %, keine Plasmaproteinbindung, Verteilungsvolumen 1,6–2,4 l/kg, therapeutische Plasmakonzentrationen

1–3 mg/l, Halbwertszeit 10–15 Std, kein Metabolismus, Elimination renal.

Dosis Einschleichend von 80 mg auf 160 mg täglich.

Indikation Supraventrikuläre und ventrikuläre tachykarde Arrhythmien.

Wirkungsweise Sotalol hat nur eine schwache β-sympatholytische Wirkung, die zu seiner Herzwirkung wenig beiträgt. Wichtiger ist die Klasse-III-Wirkung des Sotalol. Die effektive Refraktärzeit wird verlängert. Die Wirkung ist weniger durchgreifend als die von Amiodaron, die unerwünschten Wirkungen aber auch weniger gravierend.

Unerwünschte Wirkungen Wie bei β-Sympatholytika (s. S. 334), zusätzlich besteht Gefahr bei vorbestehender QT-Verlängerung.

Klasse IV Antiarrhythmika Vorwiegend kardial wirksame Calciumantagonisten. Verapamil s. S. 257.

17.6 Sonstige Antiarrhythmika

Adenosin

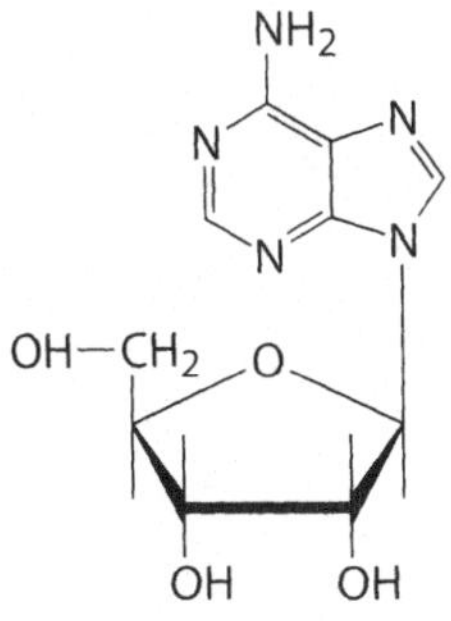

Adenosin
MW 267,24

Pharmakokinetik, Dosierung Anwendung nur in der Klinik in Reanimationsbereitschaft. Adenosin *(Adrekar)* wird schnell (in 2 sec) intravenös am liegenden Patienten injiziert: 1. Versuch 3 mg, 2. Versuch 6 mg, 3. Versuch 9 mg, 4. Versuch 12 mg. Es wird zu Inosin mit einer Plasmahalbwertszeit 1.5 sec abgebaut; Wirkungsdauer 30 sec.

Pharmakodynamik Adenosin ist Agonist an den Adenosin-A_1-Rezeptoren des Sinusknotens und des AV-Knotens; es wirkt nicht an akzessorischen Leitungsbahnen, die keine A_1-Rezeptoren tragen.

Indikation Zur Unterbrechung paroxysmaler atrioventrikulärer Reentry-Tachykardien und AV-Knotentachykardien.

Kontraindikationen AV-Block, Sick-sinus-Syndrom, Vorhofflimmern oder -flattern (!!), obstruktive Lungenerkrankungen, verlängertes QT-Intervall jeder Genese, Myokardinfarkt, Myokardinsuffizienz, instabile Angina pectoris. Vorbehandlung mit Dipyridamol.

Unangenehm Gesichtsröte, Bronchospasmus und Luftnot, Schwindel, Übelkeit.

Antiarrhythmika bei bradykarden Herzrhythmusstörungen

Für die Therapie bradykarder Herzrhythmusstörungen spielen Herzschrittmacher eine weit größere Rolle als Pharmaka. Eine begrenzte Bedeutung haben Atropin, Ipratropiumbromid und Orciprenalin. Die Infusionsgeschwindigkeit für Orciprenalin *(Alupent)* liegt im Bereich von 5–10 µg/min.

β_1-wirksame Sympathomimetika wie Orciprenalin und Isoprenalin beschleunigen die Phase-4-Depolarisation in allen Herzabschnitten (wichtigste Wirkung) durch Vermehrung des Einstroms von Na^+ und Ca^{++} während der Phase 4. Sie beschleunigen auch die Depolarisationsgeschwindigkeit in Phase 0 und erhöhen dadurch die Leistungsgeschwindigkeit. Ihre Hauptindikation ist der partielle AV-Block.

Atropin hebt die Verlängerung der Phase 4, aber auch die Verlängerung der effektiven Refraktärzeit auf, die durch den Einfluß des N. vagus in den Strukturen des Vorhofs entsteht.

18 Pharmakologie der Nervenleitfähigkeit

Lokalanaesthetika

Lokalanaesthetika (LA) sind Stoffe, die zu einer reversiblen Ausschaltung der Schmerzempfindung durch lokale Unterbrechung des afferenten Impulszustroms führen.

Chemie Allgemeine Strukturmerkmale. Die Wirkungsqualität ist bedingt durch eine tertiäre Aminogruppe und einer CO-Gruppe (Carboxylgruppe), zwischen denen sich bei den meisten Lokalanaesthetika 1–2 C-Atome befinden. Die CO-Gruppe kann Bestandteil einer Esterkonfiguration (Ester-LA) oder einer Säureamidkonfiguration (Säureamid-LA, kurz auch Amid-LA genannt) sein. Diese Konfiguration ist bei Pharmaka häufig zu finden. Folge: Viele Pharmaka haben starke LA-Nebenwirkungen, zum Beispiel Antihistaminika, Phenothiazine und β-Rezeptorantagonisten.

Spezielle Struktur und besondere Indikationen (exemplarisch)

Lidocain (*Xylocain*)

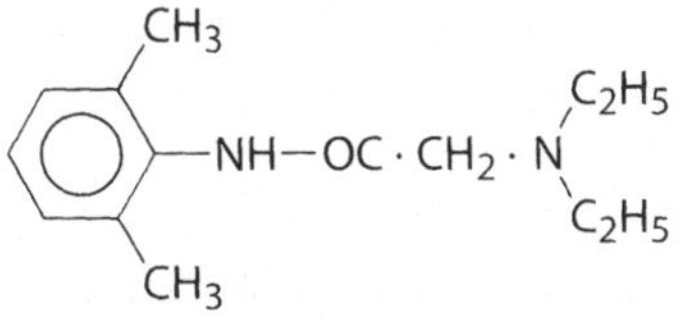

CH_3 / C_6H_3 —NH—OC · CH_2 · N(C_2H_5)(C_2H_5) / CH_3

MW 234,34
Base, pK 7,86

Lidocain ist der Prototyp der Säureamid-Lokalanaesthetika. Es ist für alle Formen der Lokalanaesthesie einschließlich der Oberflächenanaesthesie brauchbar und hat außerdem Bedeutung als Antiarrhythmikum. Weitere Lokalanaesthetika vom Säureamidtyp sind:

Bupivacain (Carbostesin) mit sehr langer Wirkungsdauer für Periduralanaesthesien. Höchstdosis 2 mg/kg KG.

Butanilicain (Hostacain) für die Zahnheilkunde.

Carticain (Ultracain) (nicht für Oberflächenanaesthesie).

Etidocain (Duranest) zur Leitungsanaesthesie.

Mepivacain (Scandicain) für die Zahnheilkunde) (≤4 mg/kg KG).

Prilocain (Xylonest) (nicht für Oberflächenanaesthesie, beachte Potenz als Methämoglobinbildner) verengt selbst die Gefäße. Höchstdosis 3 mg/kg KG.

Procain (*Novocain*) $H_2N-C_6H_4-CO-O\cdot CH_2\cdot CH_2\cdot N(C_2H_5)_2$ Procain (*Novocain*) Base, pK 8,0 MW 236,32

Procain ist der Prototyp der älteren, weniger gebräuchlichen Lokalanaesthetika vom Estertyp.

Lidocain: Pharmakokinetik

Bioverfügbarkeit (wegen eines hohen Erstpassage-Metabolismus) nach oraler Zufuhr nur 30 %, daher nicht geeignet für die orale Zufuhr als Antiarrhythmikum. Resorption von den Schleimhäuten bei Oberflächenanaesthesie jedoch beträchtlich. Proteinbindung 70 %, Verteilungsvolumen 1,2 l/kg KG, Plasmakonzentration bei Dauerinfusion als Antiarrhythmikum 2–5 mg/l, Plasmahalbwertszeit 1–2 h. Lidocain wird vollständig in der Leber durch Amidasen metabolisiert. Toxische Wirkungen oberhalb von 7–8 µg/ml.

Lidocain: Dosierung

Zur Lokalanaesthesie in 0,5–1(–2) %iger Lösung, wobei aber eine Gesamtmenge von 4 mg/kg KG nicht überschritten werden soll (achte zusätzlich auf Vasokonstriktor, s. unten!). Zur intravenösen Therapie: Bolus von 50–100 mg, danach 1–4 mg/min (EKG, Monitor!). Einige Metaboliten des Lidocains sind noch wirksam, weshalb die Dosis nach 12- bis 24stündiger Dauerinfusion eventuell reduziert werden muß.

Metabolismus der Ester-Lokalanaesthetika

Esterlokalanaesthetika wie Procain werden bereits am Wirkungsort durch Plasmaesterasen hydrolysiert. Dabei können sowohl gefäßerweiternde Stoffe (Diäthylaminoäthanol aus Procain) als auch Bakterienwuchsstoffe (p-Aminobenzoesäure aus Procain) entstehen.

Zusatz von Vasokonstringentien

Sie erfolgt nur bei der Infiltrations- und Leitungsanaesthesie und hat den Zweck, durch regionale Vasokonstriktion den Abtransport des LA zu verzögern. Verwendet wird Adrenalin. Bei Injektion in endarterielle Gefäßgebiete dürfen vasokonstriktorische Zusätze auf keinen Fall verwendet werden (Nekrosegefahr).

Wirkungsmechanismus

Lokalanaesthetika haben einen pK in der Nähe des extrazellulären pH von 7,4. Nach ihrer Injektion in das Gewebe diffundiert nur der nichtionisierte Anteil in den intraaxonalen Raum der Nervenaxone. Dieser Anteil dissoziiert nach seiner Membranpassage im intraaxonalen Raum noch stärker als im extraaxonalen Raum, weil der intraaxonale pH bei 7,0 liegt. Warum Lokalanaesthetika bei Injektion in saures, entzündetes Gewebe schlecht wirken, ist auf S. 9 durchgerechnet. Sowohl das ionisierte als auch das nichtionisierte LA-Molekül ist von der Innenseite der Axonmembran her in der Lage, mit Strukturen der offenen oder inaktiven, aber nicht der geschlossenen Na^+-Kanäle zu reagieren. Dadurch wird die Na^+-Permeabilität des Axons reduziert und verschwindet endlich ganz: Die Leitung des Aktionpotentials ist unterbrochen.

Die Leitung in den dünnen Axonen wird durch geringere Konzentrationen der LA blockiert als die Leitung in den dicken Axonen. Deshalb: Bei Anfluten eines LA fallen zuerst die durch dünne Axone vermittelten Sinnesqualitäten aus, in der Reihenfolge Temperatur - Schmerz - Berührung - (Motorik).
Hauptursache hierfür ist der unterschiedliche Internodalabstand bei Fasern unterschiedlichen Kalibers. Wenigstens drei nebeneinanderliegende Ranvier-Schnürringe müssen blockiert werden, um die saltatorische Erregungsleitung zu unterbrechen. Die Ringe liegen bei dünnen Fasern dicht aneinander, bei dicken Fasern weiter auseinander. Bei Diffusion des Lokalanaesthetikums werden deshalb bei dünnen Fasern schneller drei nebeneinander liegende Ringe blockiert sein als bei dicken.

Unerwünschte Wirkungen

Lokal

- ○ Gefäßerweiterung durch Spaltprodukte der Ester-LA, aber geringgradig auch durch direkte Wirkung der LA. Um der dadurch bedingten schnelleren Resorption entgegenzuwirken, ist ein Zusatz von Adrenalin, selten von Octapressin üblich.
- ○ Gewebeschaden bei Daueranwendung (Auge!) oder bei Anwendung auf verletzter Oberfläche ist möglich.

Bei **systemischer Applikation** oder bei Resorption größerer Mengen aus dem Depot in den Kreislauf:

- Am Kreislauf: Gefäßdilatation mit Blutdruckabfall; die Gegenregulation durch Ausschüttung von Adrenalin aus der Nebenniere ist gleichfalls durch LA behindert.
- Am Herzen: Abnahme der Ausbreitungsgeschwindigkeit der Erregung; diese Wirkung ist für die einzelnen LA wahrscheinlich unterschiedlich stark. Bei Lidocain ist sie gering. Bei anderen LA kann relativ schnell ein AV-Block entstehen. Außerdem:
- Abnahme der Kontraktionskraft.
- Am Zentralnervensystem: Tremor, dann Krämpfe durch Disinhibition im limbischen System. Lidocain verursacht eine Sedation.

Dosisunabhängig: Allergische Reaktionen. Besonders bei Ester-LA; dann ist der Wechsel auf Amid-LA eventuell möglich, da Kreuzallergie selten ist.

Tetrodotoxin

Dieses Gift aus dem Kugelfisch (Ostasien) ist eine sehr hydrophile, stark basische Verbindung, die aus dem Darm noch resorbiert wird, aber zu polar ist, um in das Innere von Neuronen einzudringen. Tetrodotoxin blockiert die spannungsabhängigen Natriumkanäle selektiv, und zwar von der Außenseite der Plasmamembran her.

Cocain

s. S. 331

19 Pharmakologie cholinerger Synapsen

19.1 Acetylcholin und cholinoceptive Rezeptoren

Freisetzung von Acetylcholin

Acetylcholin $CH_3COO\text{-}CH_2CH_2N^+(CH_3)_3$ ist der primäre Botenstoff im cholinergen System. Als synaptischer Transmitter wird Acetylcholin freigesetzt aus den präsynaptischen Terminalen von α- und γ-Motoneuronen, postganglionären parasympathischen Neuronen, präganglionären sympathischen und parasympathischen Neuronen, und aus Neuronen im ZNS. Die Freisetzung erfolgt nach Ca^{2+}-Einstrom in die präsynaptische Terminale. Der Ca^{2+}-Einstrom wird unter physiologischen Bedingungen durch Depolarisation der Terminale ausgelöst.

Organwirkungen von Acetylcholin

Motorisches System. Acetylcholin depolarisiert die postsynaptische Membran auf Arbeits- und Spindelmuskelfasern. Die Muskelfasern kontrahieren sich. Zur Therapie spastischer Zustände (z. B. Torticollis) wird Botulinumtoxin A in die spastische Muskulatur injiziert. Es hemmt die Freisetzung von Acetylcholin aus der präsynaptischen Terminale der motorischen Axone.

ZNS. In den meisten Fällen depolarisiert Acetylcholin Neurone im ZNS und führt zur vermehrten Aktionspotentialbildung.

Autonomes System.

Tabelle 19.1 Wirkungen von Acetylcholin im autonomen System

Auge: Sphincter pupillae	Miosis
M. ciliaris	Akkommodation
Herz: Frequenz	Frequenzabnahme
AV-Knoten	Blockierungserscheinungen
Gefäße:	alle etwas (wenig) dilatiert
Bronchialmuskel:	Kontraktion
Bronchialdrüsen:	Sekretion
Magen-Darm-Motilität:	Zunahme
Sekretion:	Zunahme
Harnblase: Sphincter	Öffnung
Detrusor	Kontraktion
Exokrine Drüsen:	Profuse Sekretion

Rezeptoren für Acetylcholin

Tabelle 19.2 Cholinoceptive Rezeptoren

vom Nikotin-Typ, N-Rezeptoren		vom Muskarin-Typ, M-Rezeptoren				
auf Muskelfasern N_m	auf Neuronen N_n	M1	M2	M3	M4	M5

Rezeptoren vom Nikotintyp

N_m und N_n sind Kanalrezeptoren. Der Kanal wird aus Untereinheiten α, β, γ, δ gebildet. Die Untereinheiten haben eine hohe Sequenzhomologie, aber nur die α-Untereinheiten können Acetylcholin binden.

N_m-Rezeptoren stehen in der postsynaptischen Membran von Skelettmuskelzellen. Um einen zentralen Kanal sind ringförmig Untereinheiten entsprechend Abb. 19.1 angeordnet.

Die Affinität der Rezeptoren kann von der Zytoplasma-Seite her durch Phosphorylierung geregelt werden. Die α-Untereinheiten binden nicht nur Agonisten (Acetylcholin, Succinylcholin) und kompetitive Antagonisten (Pancuronium und andere nichtdepolarisierende Muskelrelaxantien), sondern mit relativ hoher Affinität auch nichtkompetitive Antagonisten (Lokalanaesthetika, ○ Antihistaminika, Neuroleptika usw.). Deshalb können viele Pharmaka die Wirkung der Muskelrelaxantien verstärken.

Die Zahl der Rezeptoren wird durch Endozytose und Neusynthese geregelt.

Der N_m-Rezeptor (Monomer) zeigt einen Aufbau, dem man auch bei anderen Rezeptoren begegnet: Er hat nicht eine, sondern zwei Bindungsstellen für seinen Liganden. Wird die erste α-Untereinheit von Acetylcholin besetzt, erhöht sich die Wahrscheinlichkeit für die Öffnung des Ionenkanals wenig, wird zusätzlich die zweite α-Untereinheit besetzt, erhöht sie sich stark.

Die Kette jeder Untereinheit durchdringt die Plasmamembran fünfmal. Nur eine der fünf in der Plasmamembran verlaufenden Strecken nimmt an der Bildung des Ionenkanals teil.

Der N_m-Rezeptor kann mit einem zweiten N_m-Rezeptor kovalent zu einem Dimer verknüpft sein. Dies geschieht durch eine Disulfid-Brücke zwischen den beiden δ-Untereinheiten.

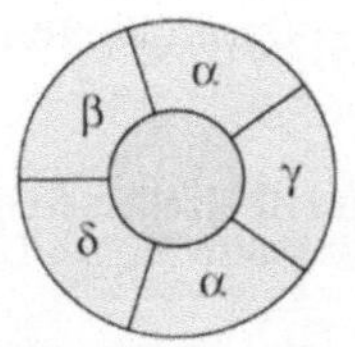

Abb. 19.1 Anordnung der Untereinheiten des N_m-Rezeptors

Die Aminosäureketten aller Untereinheiten α, β, γ, δ sind auf der Außenseite der Plasmamembran am freien NH_2- eines Asparagin glycosiliert. Gegen diese Kohlenhydrate richten sich bei Myasthenia gravis die Antikörper.
Acetylcholin bindet an die α-Untereinheiten der N_m-Rezeptoren mit einer Bindungskonstante von etwa 7×10^{-9} M. Nach der Bindung öffnet sich der Ionenkanal 1–10 msec lang und stellt während dieser Zeit eine Leitfähigkeit von 30 picoSiemens her. Danach geht er über eine initiale Phase schneller Desensibilisierung und eine spätere Phase langsamer Desensibilisierung wieder in den öffnungsbereiten Ruhezustand über.

N_n-Rezeptoren stehen u. a. in der postsynaptischen Membran der Synapsen in den vegetativen Ganglien und auf Neuronen im ZNS. Die Kanäle werden nur aus α-Untereinheiten (5 verschiedene sind bekannt) und β-Untereinheiten (3 verschiedene sind bekannt) gebildet. Auch bei N_n-Rezeptoren binden nur die α-Untereinheiten. Diese unterscheiden sich so sehr von den α-Untereinheiten der N_m-Rezeptoren, daß muskelrelaxierende N_m-Antagonisten über sie nicht wirken können. Pharmakotherapeutisch haben N_n-Rezeptoren heute wenig Bedeutung (früher: Ganglienblocker als Antihypertensiva).

Rezeptoren vom Muskarintyp

M-Rezeptoren haben sehr wenig Sequenzhomologie mit den N-Rezeptoren, aber eine Sequenzhomologie untereinander und mit den β-Rezeptoren des Katecholamin-Systems (s. S. 312). Bisher sind 5 M-Rezeptoren kloniert. Sie queren alle die Plasmamembran sieben Mal. Sie unterscheiden sich hauptsächlich in ihrer zytoplasmatischen Schleife zwischen der fünften und sechsten

Tabelle 19.3 Vorkommen der M-Rezeptoren, die von ihnen ausgehenden hauptsächlichen Signaltransduktionswege und die hieraus entstehenden Wirkungen.

	Vorkommen	Signalkette
M1	Neurone	G_q aktiviert → $InsP_3$ und DAG gebildet → Ca^{2+}-Kanäle geöffnet → Bildung von Aktionspotentialen gefördert
M2	Herz (Tab. 19.1)	G_i aktiviert → a) mit α-Einheit Adenylatcyclase gehemmt b) mit βγ-Einheit K^+-Kanäle geöffnet → Polarisation → Bradycardie, Leitungsverlangsamung
M3	Glatte Muskulatur, **Darm**	Ähnlich M1 → Darm: Kontraktion
	Glatte Muskulatur, **Gefäße**	→ NO aus Endothelzellen freigesetzt → Guanylatcyclase aktiviert → Dilatation

Membranquerung. Nur drei (M1, M2, M3) haben pharmakotherapeutisch Bedeutung. An allen ist Atropin kompetitiver Antagonist des Acetylcholins.

Abbau und Wiederaufbau des Acetylcholins Der Abbau von Acetylcholin in der Synapse geschieht sehr schnell durch die membranständige und spezifische Acetylcholinesterase. Das entstehende Cholin hat nur noch ca. $^{1}/_{1000}$ Acetylcholinwirkung und wird schnell in die präsynaptische Terminale aufgenommen. Dort dient es der Cholinacetylase zur Resynthese von Acetylcholin. Außerhalb der Synapse wird Acetylcholin durch unspezifische im Plasma gelöste Esterasen hydrolysiert, für deren Aktivität die „Butyrylcholinesterase" der Klinischen Chemie repräsentativ ist. Beide Enzyme enthalten Serin in ihrem aktiven Zentrum, beide werden daher auch von Cholinesterasehemmern gehemmt.

Regulationsmechanismen Bereits erwähnt wurde: Die Rezeptoren können phosphoryliert (damit inaktiviert) und dephosphoryliert werden; Anstieg von cGMP führt zur Abkopplung des G-Proteins vom Rezeptor und damit zur Aufhebung der Signaltransduktion. Ferner nimmt bei starker Stimulation die Resynthese der (kurzlebigen) Acetylcholinrezeptoren ab. Präsynaptisch wirkt der Metabolit Cholin auf Rezeptoren vom Muskarintyp und hemmt über sie die Freisetzung von Acetylcholin.

19.2 Direkte Parasympathomimetika

Direkte Parasympathomimetika sind Pharmaka, die wie Acetylcholin erregend auf die Acetylcholinrezeptoren der autonomen Erfolgsorgane wirken. Acetylcholin wird zu schnell abgebaut, als daß es therapeutisch verwendbar wäre.

Carbachol *(Doryl)* Chemisch: Carbaminsäure-Cholinester. Der Abbau durch Hydrolyse erfolgt langsam. Das Präparat kann oral (Einzeldosis 2 mg) oder subkutan (Einzeldosis 0,25 mg), aber nicht intravenös (massive unerwünschte Wirkungen am Herzen, Bronchospasmus) zugeführt werden. Eine vertretbare Indikation ist eine Darmatonie, jedoch wird das Pharmakon wegen seiner Wirkung auf Herz und Bronchien wenig verordnet.

Pilocarpin Pilocarpin ist ein Pflanzenalkaloid, das wegen seiner schweren systemischen unerwünschten Wirkungen nur noch lokal in der Augenheilkunde verwendet wird. Es erzeugt eine Miosis und ist bei Weitwinkelglaukom indiziert. Wie bei den Lokalanaesthetika diffundiert die nichtionisierte Form, aber es wirkt das Ion (pK 7,05).

19.3 Indirekte Parasympathomimetika: Cholinesterasehemmer

Indirekte Parasympathomimetika sind Stoffe, die durch Hemmung der Acetylcholinesterase den Abbau von Acetylcholin in der Synapse verzögern. Dadurch wird die Acetylcholinwirkung sowohl verlängert als auch verstärkt. Solche Esterasehemmstoffe können nicht nur die Acetylcholinesterase, sondern auch die unspezifische Cholinesterase und andere Enzyme hemmen. Verallgemeinernd spricht man daher von *Cholinesterasehemmern*.

Alkylphosphate

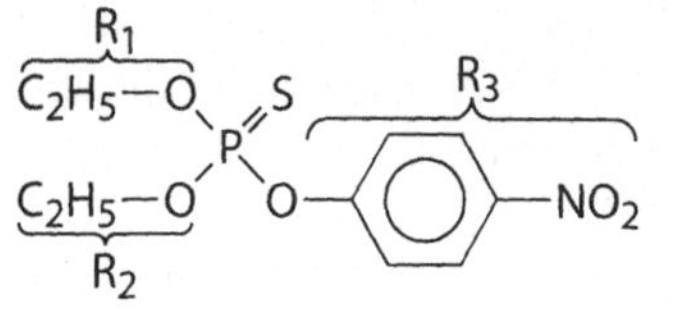

$$\underbrace{C_2H_5{-}O}_{R_1},\ \underbrace{C_2H_5{-}O}_{R_2}\ {>}P(=S){-}O{-}\underbrace{C_6H_4{-}NO_2}_{R_3}$$

Nitrostigmin
= *Parathion*
= E 605
MW 291,27

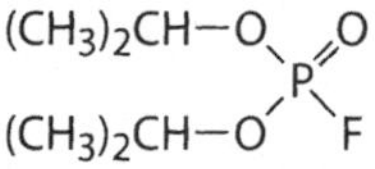

$$[(CH_3)_2CH{-}O]_2P(=O){-}F$$

Diisopropylfluorphosphat
= DFP
MW 184,15

Bedeutung, Vergiftungsmöglichkeiten. Diese Stoffe haben in der Therapie eine geringe Bedeutung; gelegentlich werden sie an Stelle von Eserin in der Ophthalmologie verwandt. Sie dienen hauptsächlich als Schädlingsbekämpfungsmittel, wobei es nach unsachgemäßer Benutzung zu schweren Vergiftungen kommen kann. Die toxische Wirkung war Anlaß zur Entwicklung von Alkylphosphaten, die als C-Waffen geeignet sind.

Wirkungsmechanismus. Das Phosphoratom der Alkylphosphate hat einen starken Elektronenmangel, weil es einen entsprechenden Substituenten (Halogen, oder wie bei E 605 die p-Nitrophenylgruppe) trägt. Die Cholinesterase enthält die Aminosäure-Folge - Glu - Ser - Ala - und ist damit ein sog. Serinenzym: Der Sauerstoff der OH-Gruppe im Serin ist elektronenreich. Bei der Reaktion von DFP mit Cholinesterase, die hier beispielhaft gewählt wird, beobachtet man deshalb die nachstehend wiedergegebene Reaktionsfolge:

—Clu—NH—CH—CO—Ala— (with side chain CH_2—OH) + Isopropyl—O, Isopropyl—O, F, P=O ⟶ —Clu—NH—CH—CO—Ala— (CH_2—$^{+}$OH—P(F)(O^{-})(O-Isopropyl)$_2$) ⟶ —Clu—NH—CH—CO—Ala— (CH_2—O—P(=O)(O-Isopropyl)$_2$) + HF

Eine „Alterung" dieses Alkylphosphat-Enzym-Komplexes kann durch Abspaltung von Alkylresten (R_1 oder R_2) auftreten. Diese Alterung hat zur Folge, daß Cholinesterasereaktivatoren (s. S. 297) kaum noch wirksam werden können.

Pharmakokinetik

Resorption: Sowohl bei Inhalation (nach Versprühung) als auch nach Ingestion (akzidentiell, suizidal, Mord) als auch nach Benetzung der Haut (Unfälle) erfolgt die Resorption sehr schnell.

- Atemschutzgeräte und Schutzkleidung tragen!

Einsetzen der Vergiftungssymptome nach Minuten!

- *Verteilung:* Alkylphosphate dringen auch in das ZNS ein. Dies ist besonders wichtig für die Therapie, da nur Atropin, nicht jedoch Cholinesterasereaktivatoren (s. S. 297) dorthin in ausreichendem Maße folgen können.
- *Metabolismus:* Wichtig ist, daß eine Zunahme der Toxizität die Folge metabolischer Prozesse sein kann. So wird die kaum wirksame (-P = S)-Verbindung Parathion z. T. in die giftigere (-P = O)-Verbindung Paraoxon umgewandelt.

Die Bindung an die esteratische Stelle ist praktisch irreversibel, weil das Gleichgewicht der Reaktion ganz auf der Bindungsseite liegt. Nichtgebundene Alkylphosphate werden hydrolysiert (spontan oder enzymatisch).

- Wirkungen. Die während der Vergiftung zu beobachtenden Wirkungen entsprechen ganz der einer „Acetylcholinvergiftung".

Autonomes System. Zunahme der Sekretion in den Bronchien (lebensgefährdend!), Tränen-, Speichel- und Schweißdrüsen, Bronchokonstriktion (aggraviert die Gefährdung durch Bronchialhypersekretion), Bradykardie, Blutdruckschwankungen, Hyperperistaltik, Miosis (M. sphincter pupillae), Akkommodationsstörungen (Krampf des M. ciliaris).

Skeletomotorisches System. Schwache, fibrilläre Muskelzuckungen (vgl. Succinylcholin, S. 304!), später Lähmungserscheinungen (Atmung!).

Zentralnervensystem. Ataxie, Tremor, Krämpfe, Koma, Atemlähmung.

Bei chronischer Vergiftung mit kleinen Dosen: Kopfschmerzen (resistent gegen Analgetika), Angstgefühl. Sowohl die chronische als auch die akute Vergiftung kann zu Spätschäden in Form peripherer Neuropathien führen.

Gerinnungssystem. Viele Gerinnungsfaktoren sind Serin-Enzyme. Gerinnungsstörungen bei Alkylphosphat-Vergiftungen sind deshalb zu erwarten und oft zu beobachten.

Therapie der Alkylphosphatvergiftung

Der Therapeut schütze sich zunächst selbst gegen Inhalation oder Kontamination.

- *Giftentfernung.* Kutane Resorption: Kleider entfernen, dann abspülen, dann abseifen, dann mit Alkohol abreiben.
  Ingestion: Magenspülung und schon in der ersten Spülflüssigkeit Kohle als Adsorbens aufschwemmen. Kein Ricinusöl, keine Milch!! (starke Resorptionsbeschleunigung). Abführen mit Natriumsulfat.
- *Sicherung der Oxigenierung* durch O_2-Gabe; häufig sind Intubation und Beatmung (mit positiv-endexspiratorischem Druck, wenn möglich) erforderlich. Bronchialsekret absaugen.
- *Pharmakotherapie.* Man legt eine Verweilkanüle (später im Hospital einen zentralvenösen Katheter) und injiziert *initial 50 mg Atropin*, danach 2 mg Atropin alle 15 min. Wesentlich höhere Atropindosen haben sich nicht bewährt, sondern häufig zu Symptomen einer Atropinvergiftung geführt. Ziel der Atropingaben ist die Unterbrechung der profusen Bronchialsekretion, die den Patienten primär gefährdet. In diesen Dosen unterdrückt man auch gleichzeitig die zentral bedingten Krämpfe. Die Pupillenweite ist ohne Bedeutung. – Die Hämoperfusion ist bei Alkylphosphatvergiftungen sinnvoll, wenn das Verteilungsvolumen genügend klein ist. Dies ist bei Demethon-S-methylsulfon *(Metasystox)*, Chlorpyrifos, Methamidophos, aber kaum bei Paraoxon und nicht bei Parathion der Fall. Die sorgfältige Pflege ist wenigstens so wichtig wie der Einsatz der Hämoperfusion. Für die Diagnostik und die Verlaufskontrolle der Vergiftung eignet sich die Bestimmung der Plasmacholinesterase, wenn die direkte analytische Alkylphosphatbestimmung nicht möglich ist.

Die Injektion von *Cholinesterasereaktivatoren* ist zu Beginn der Intoxikation sehr wirksam und unterdrückt die Alkylphosphatwirkung auf die Motorik (wichtig für die Spontanatmung), hat aber keinen Einfluß auf die zentralen Alkylphosphatwirkungen. Man injiziert Obidoxim *(Toxogonin)* 250 mg intravenös frühestens 10 min nach Injektion von Atropin. Die Wirkung ist erst nach 20 min deutlich. Danach kann man die gleiche Dosis nochmals injizieren. Nicht bei Dimethoat-Vergiftung geben. Krämpfe durch zentrale Alkylphosphatwirkung, die durch Atropin nicht ausreichend unterdrückt werden, behandelt man mit Diazepam. Gefürchtet sind Q-T-Verbreiterungen im EKG, die in eine torsade-de-points-Konfiguration übergehen und in ventrikulärer Arrhythmie und Kammerflimmern enden können. Man bringt einen Stimulationskatheter in den rechten Ventrikel nieder und beginnt die Overdrive-Stimulation mit wenigstens 120/min; nach einiger Zeit kann bereits die Rücknahme auf 90/min möglich sein.

Cholinesterasereaktivatoren

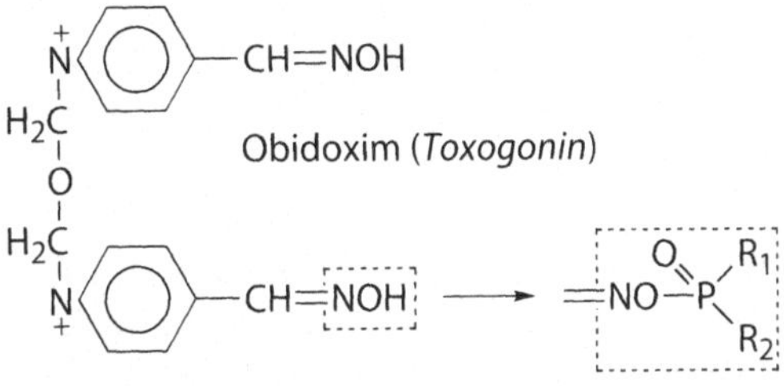

N^+ — CH=NOH
H_2C
O
H_2C
N^+ — CH=NOH ⟶ =NO—P(=O)(R_1)(R_2)

Obidoxim (*Toxogonin*)

Obidoxim (*Toxogonin*)
MW des Kations: 288,3

Pharmakokinetik. Nur zur i.v. Injektion. Verteilungsvolumen 0,2 l/kg KG, Eliminations-Halbwertszeit 80 min. 84 % werden unverändert renal ausgeschieden.

Wirkungsmechanismus. Der quartäre Pyridinium-Stickstoff bindet an der anionischen Stelle des aktiven Zentrums des Enzyms, die bei Vergiftung mit (den meisten) Alkylphosphaten ja frei bleibt. Die Oximgruppierung übernimmt danach das Alkylphosphat von der esteratischen Stelle des aktiven Zentrums in der in der Formel angedeuteten Weise.
Folgerung 1. Wegen der Besetzung der anionischen Enzymseite kann ein Reaktivator in zu hoher Dosierung selbst merklich als Esterasehemmer durch Blockade des anionischen Zentrums freier Enzymmoleküle wirken. Die Dosierung ist also begrenzt. Die Dosierungsvorschrift in der Packung ist genau zu beachten.
Folgerung 2. Wegen der quartären Stickstoffatome werden Reaktivatoren dieses Typs die Blut-Hirnschranke schlecht überwinden (s. Verteilungsvolumen!) und reichen nicht aus, um die Atropinbehandlung zu ersetzen.
Eine *toxische Wirkung* auf die Leber wird diskutiert.

Carbaminsäureester

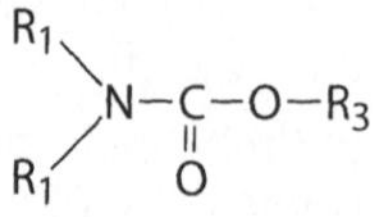

R_1, R_1, N–C(=O)–O–R_3

Grundstruktur der Carbaminsäure

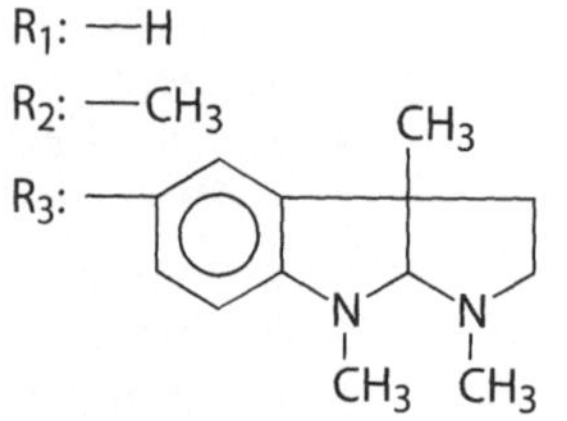

R_1: —H
R_2: —CH_3
R_3: [Ringstruktur]

Physostigmin (*Eserin*) MW 275,36

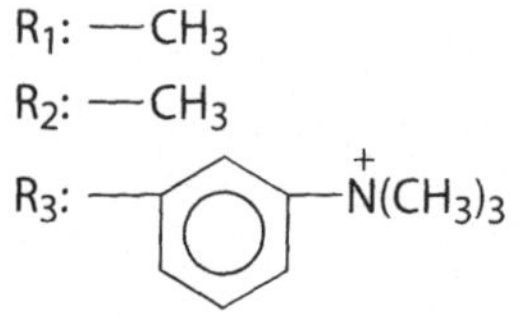

R_1: —CH_3
R_2: —CH_3
R_3: [Benzolring]–$\overset{+}{N}(CH_3)_3$

Neostigmin (*Prostigmin*)
MW Kation 223,3

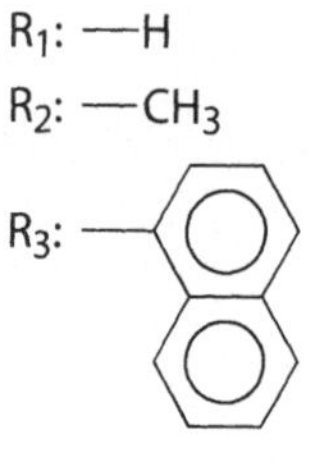

R_1: —H
R_2: —CH_3
R_3: [Naphthylring]

Carbaryl (*Sevin*)
MW 204,25

Wirkungsmechanismus. Der Wirkungsmechanismus zeigt zu dem der Alkylphosphate Ähnlichkeiten: Die esteratische Stelle im aktiven Zentrum des Enzyms wird carbamyliert. Die Enzymblokkade ist jedoch gut reversibel. Cholinesterasereaktivatoren wirken nicht antagonistisch, sondern können die Wirkung verlängern.

Neostigmin, Pyridostigmin, Distigmin

Pharmakokinetik. Wegen des quarternären Stickstoffs sind diese Stoffe nahezu vollständig ionisiert und werden deshalb sehr schlecht resorbiert (Bioverfügbarkeit für Neostigmin 1–2 %, für Pyridostigmin 7,6 %). Verteilungsvolumina: Neostigmin 1,1 l/kg KG, Pyridostigmin 1,4 l/kg KG. Beide Stoffe werden z. T. unverändert renal eliminiert (Clearance 0,6 l $kg^{-1}h^{-1}$ für Pyridostigmin). Die schlechte Resorption macht plausibel, daß bei Myastheniepatienten unter gleicher oraler Pyridostigmindosis die Plasmakonzentration um 700 % schwankt.

Dosierung. Wegen der schlechten Bioverfügbarkeit sind die parenteralen Dosen weit niedriger als die oralen. Einzeldosen für Neostigmin *(Prostigmin)* i.v. 0,5 mg, oral < 15 mg, für Pyridostigmin i.v. 1 mg, oral 10–60 mg.

Pharmakodynamik. Der Wirkungsmechanismus, beschrieben im Abschnitt Cholinesterasehemmer, läßt die Frage aufkommen, ob Neostigmin nicht auf zwei Arten wirken könnte: Erstens durch Blockade der Cholinesterase, wodurch die Acetylcholinkonzentration an der Synapse ansteigt (Hauptmechanismus); zweitens durch eine eigene Erregung von Acetylcholin-Rezeptoren (Nebenmechanismus). Tatsächlich hat Neostigmin an den Rezepto-

ren der neuromuskulären Synapse eine merkliche agonistische Wirkung.
Indikationen: z. B. Myasthenia gravis, Glaukom.
Kontraindikationen: Asthma bronchiale, bradykarde Herzinsuffizienz.

Physostigmin Physostigmin dringt in das ZNS ein (Base, pK 8,08). Bioverfügbarkeit 82–98 %, Verteilungsvolumen 0,7 l/kg, Halbwertszeit 20–40 min. Physostigmin wird sowohl in der Augenheilkunde *(Eserin)* als auch in der Toxikologie (*Anticholium*) eingesetzt. Bei Vergiftungen mit starker anticholinerger zentraler Wirkungskomponente (trizyklische Antidepressiva, Antihistaminika, Atropin) kann man bei Erwachsenen 2 mg, bei Kindern 0,5–1 mg langsam i.v. injizieren und damit schwere Erregungszustände beenden.

19.4 Parasympatholytika

Parasympatholytika sind Stoffe, die Antagonisten des Acetylcholins an den postsynaptischen Acetylcholin-Rezeptoren der vegetativen Erfolgsorgane sind.
Die wichtigsten Parasympatholytika leiten sich von Atropin ab.

Atropin Atropin ist ein Ester aus Tropasäure und Tropin.

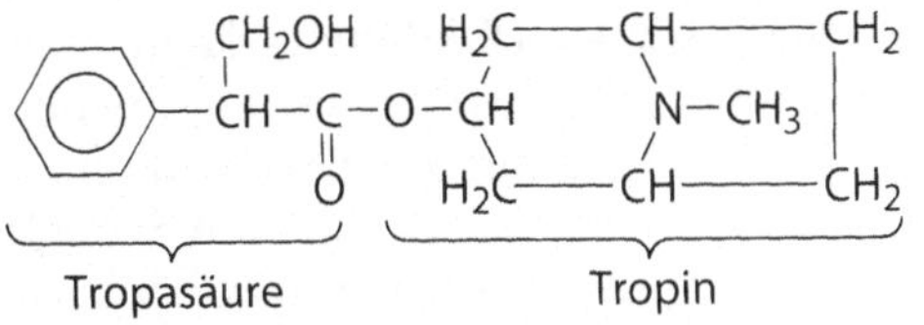

CH2OH, CH–C–O–CH, O, H2C–CH–CH2, N–CH3, H2C–CH–CH2

Tropasäure Tropin

Atropin

Base, pK 9,25
MW 289,4

Pharmakokinetik. Bioverfügbarkeit ca. 90 %, Plasmaproteinbindung 50 %, Verteilungsvolumen 2–4 l/kg KG, Plasmahalbwertszeit 13–38 h. 25–50 % werden unverändert renal eliminiert, der Rest in der Leber hydrolysiert. – Atropin tritt in das ZNS und in die Muttermilch über und passiert die Plazentarschranke. Hämodialyse bei Vergiftungen war wirkungslos.

Dosierung. Einzeldosen sind 0,5–1 mg. Bei Alkylphosphatvergiftungen höhere Dosierung (s. S. 296).

Pharmakodynamik. Atropin und Abkömmlinge sind kompetitive Antagonisten des Acetylcholins an Rezeptoren vom Muscarintyp.

Drüsen: Inhibition

- der Schweißdrüsen schon in geringen Dosen (erhöhte Temperatur bei Atropinvergiftung besonders im Kindesalter);
- der Speicheldrüsen, Bronchialdrüsen, Larynxdrüsen (erwünscht bei Therapie der Alkylphosphatvergiftung);

- ○ der Magensekretion erst in höheren Dosen, wobei der Patient sich nach geringeren Dosen schon wohler fühlt, weil die Spasmen der glatten Muskulatur zurückgehen. Die Menge des produzierten Magensaftes geht zurück, aber der pH bleibt praktisch unverändert oder sinkt.
- ○ Kein Einfluß auf die Sekretion von Pankreassaft, Galle und Milch.

Glatte Muskulatur: Relaxation

- ○ Bronchien: Nur wenig relaxierend wirksam, bei cholinergem Asthma noch am besten. Deutlich unterlegen dem Adrenalin und Isoproterenol. Die Nebenwirkungen lassen die Dauerbehandlung mit wirksamen Dosen nicht zu.
- ● Glatte Muskulatur im Magen-Darm-Trakt: Vom Magen bis Kolon ist der Tonus stärker als die Motilität gesenkt.
- ○ An der Galle (Ductus choledochus) reicht der Effekt nicht aus, um z. B. Morphin voll zu antagonisieren.
- ○ Uterus: keine Wirkung.
- ○ Ureter: mäßig relaxierend wirksam.
- ○ Gefäße: kaum beeinflußt; Ausnahme: Dilatation der Hautgefäße in höheren Dosen (sekundär?).

Herz. Man erwartet eine Zunahme der Herzfrequenz und eine Beschleunigung der AV-Überleitung, weil die cholinerge Innervation gegenüber der adrenergen an Einfluß verliert. Die Beschleunigung der AV-Überleitung kann man tatsächlich schon nach Anwendung von Atropin am Auge beobachten, viel seltener jedoch die Zunahme der Herzfrequenz. Im Gegenteil kann die Frequenz abnehmen. Nach Gabe von Scopolamin wird die Abnahme der Frequenz noch häufiger beobachtet. Zur Erklärung wird diskutiert, daß Atropin die Überleitung des sympathischen Antriebes in den Ganglien herabsetzt.

Auge. Schon nach therapeutischen Dosen:

- ● *Sphincter iridis gelähmt, daher Mydriasis;* dadurch: bestehendes Glaukom verschlechtert. *Ciliarmuskel gelähmt.* Atropin kann hier bis zu 6 Tagen wirken. Entsprechend lange dauert die Akkommodationsstörung.

ZNS. Therapeutisch: Erregung, Schlafstörung, etwas antiemetisch. *Toxisch:* Halluzinationen → Lähmung.

Scopolamin ist ein Ester aus Tropasäure und Scopin. Da sein pK von 7,55 dem physiologischen Plasma-pH viel näher liegt als der pK von Atropin, dringt es besser in das ZNS ein und wird auch weit mehr als Atropin hepatisch metabolisiert (99 %). Wirkungen, die stärker als bei Atropin sind: zentrale Sedation, antiemetische Wirkung (hervorragend bei Kinetosen!), Hemmung der Speichelsekretion, Wirkungen am Auge, Wirkung bei Morbus Parkinson. – Schwächer als bei Atropin sind die gastrointestinalen Wirkungen.

Homatropin wirkt kürzer als Atropin und wird in der Diagnostik der Ophthalmologie verwendet.

Tropicamid wirkt noch kürzer als Homatropin und wird ebenfalls in der Augenheilkunde verwendet.

N-Butyl-Scopolamin, N-Methyl-Scopolamin Bei N-Butyl-Scopolamin *(Buscopan)* ist der Stickstoff im Tropin mit einer Butylgruppe quarterniert. Die Verbindung ist also nahezu vollständig ionisiert. Dies hat eine erwünschte und eine unerwünschte Folge: Erwünscht ist, daß die Verbindung nicht die Blut-Hirn-Schranke passiert und deshalb nahezu keine zentralen Wirkungen hat. Unerwünscht ist, daß die Bioverfügbarkeit unter 10 % liegt und damit wahrscheinlich stark streut, die Wirkungsstärke also schlecht mit der oralen Dosis korreliert. N-Butyl-Scopolamin wird häufig, aber mit wechselndem Erfolg bei Spasmen, z. B. bei Uretherenspasmen eingesetzt. – N-Methyl-Scopolamin *(Holopon)* ist ähnlich zu beurteilen.

Ipratropiumbromid (*Atrovent*) Diese ebenfalls quarternierte scopolaminähnliche Verbindung wird per inhalationem bei bronchospastischen Zuständen zugeführt. Nach 4 „Hüben" hält die Wirkung etwa 6 h an. Sie ist mäßig stark und kann die Wirkung des klassischen Broncholytika nur unterstützen.

Bradykarde Herzrhythmusstörungen (Sinusbradykardie, bradykarde sinu-atriale und atrio-ventrikuläre Blocke, auch bradykardes Vorhofflimmern) bilden weitere Indikationen. Dosierung: 0,5 mg intravenös, aber wegen der schlechten Bioverfügbarkeit 2–3 × 10 mg/Tag oral.

Vergiftungen mit Atropin **Ätiologie.** Atropinvergiftungen findet man bei Kindern besonders nach dem Genuß von Tollkirschen. Vergiftungen im Erwachsenenalter können nach Genuß von Pilzen (Amanita pantherina) auftreten, die atropinähnliche Substanzen enthalten.

Diagnose.

- Gerötete, trockene, heiße Haut, Durst (durch Hyperthermie), Leukozytose.
- Pupillen weit (Mydriasis), Akkomodationsstörungen.
- Tachykardie.
- Erregung, die in Halluzinationen übergehen kann; bei Scopolamin jedoch Sedation!

Therapie. Die allgemeine Therapie bei Vergiftungen ist wichtiger als die Injektion von „Antidoten"! – Magenspülung mit einer rosa gefärbten (1 : 5000) Lösung von Kaliumpermanganat, zum Schluß große Menge Carbo medicinalis. Forcierte Diurese bei liegendem Blasenkatheter. Keine Medikamente gegen Hyperthermie, nur physikalische Maßnahmen (Eisbeutel). Zimmer abdunkeln wegen fehlender Reaktion der Pupille auf Licht. Bei Erregung Diazepam. Bei bedrohlicher Tachykardie auf suffizientes

Atemminutenvolumen achten (evtl. Sauerstoff), Versuch mit β-Blockern. Der therapeutische Quotient von Atropin ist groß.

Pirenzepin

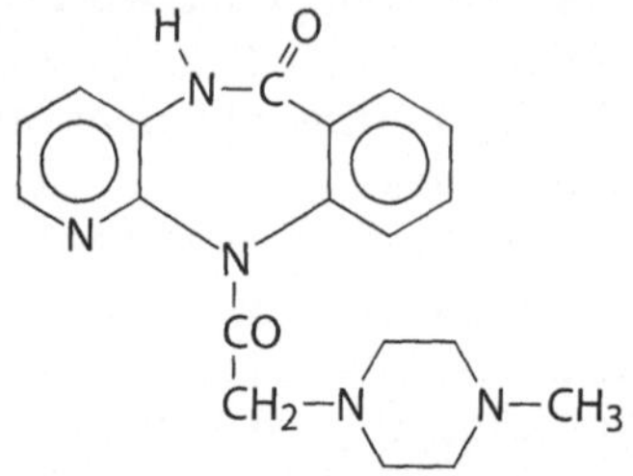

Pirenzepin
(*Gastrozepin*)
Base, pK 8,05
80% ionisiert bei pH 7,4

Die Struktur ist der des trizyklischen Antidepressivums Dibenzepin ähnlich. Pirenzepin ist jedoch erheblich polarer. Hieraus erwachsen pharmakokinetische Eigenschaften, die sich von Dibenzepin wesentlich unterscheiden: Die Bioverfügbarkeit sinkt auf 26 %, die Plasmaproteinbindung auf 10 %, das Verteilungsvolumen auf 0,2 l/kg KG. Entsprechend gering ist die Konzentration im ZNS, so daß zentrale Wirkungen von Pirenzepin allenfalls gering sind (Verstärkung der Alkoholwirkung ist nicht auszuschließen). Pirenzepin wird zu je 50 % glomerulär und über den Darm ausgeschieden. Plasmahalbwertszeit 10–11 h. Dosierung: oral 2×25–50 mg/Tag, intravenös 2×10 mg/Tag.
Alle Indikationen von Pirenzepin in der Gastroenterologie erklären sich aus seiner antagonistischen Wirkung an M1-Rezeptoren, Nebenwirkungen sind Appetitanregung, Akkomodationsschwäche, Mundtrockenheit. Pirenzepin verursacht keine reaktive Hypersekretion, in therapeutischen Dosen keine Tachykardie, sehr selten zentral bedingte Verwirrung.

19.5 Ganglionär wirksame Substanzen

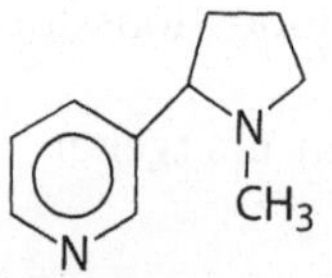

Nicotin
MW 162,23

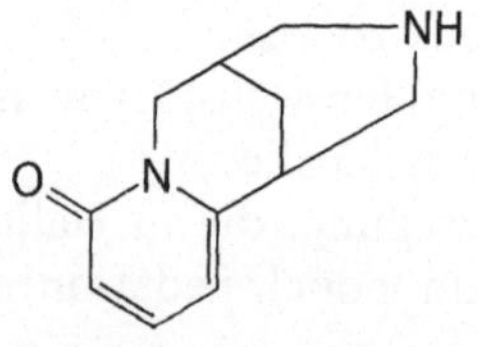

Cytisin
MW 111,1

Nicotin und Cytisin

Vorkommen, Ätiologie der Vergiftung. Nicotinvergiftungen bei „Erstrauchern" sind allgemein bekannt. Nicotinvergiftungen durch unvorsichtigen Umgang mit nicotinhaltigen Insektenbekämpfungsmitteln kommen vor. – Cytisin, das im Goldregen vorkommt, führt in jedem Frühjahr zu vielen Vergiftungen bei Kindern. Die Prognose ist gut, weil nach Genuß größerer Mengen Cytisin bzw. Goldregenblüten (und -schoten) meist Erbrechen eintritt. Die Wirkungen von Nicotin und Cytisin sind sehr ähnlich. Cytisin wirkt bevorzugt auf die sympathischen Ganglien.

Pharmakokinetik

Resorption. Von überall her, beachte für Toxikologie: auch von Haut und Magen.
Verteilung. Durch Plazenta, durch Milch, ins ZNS.
Elimination. 80 % (hauptsächlich in der Leber) oxidiert. Halbwertszeit 30–60 min.
Wirkungen und Vergiftungsbild. Nicotin depolarisiert in niedriger Konzentration cholinoceptive Neurone sowohl in sympathischen als auch in parasympathischen Ganglien, wodurch Zeichen einer sympathischen Erregung und gleichzeitig Zeichen einer parasympathischen Erregung entstehen. In höherer Dosierung verhindert es die Repolarisation und führt dann zu Zeichen sympathischer und parasympathischer Lähmung. Das Vergiftungsbild ist entsprechend vielfältig. Atemfrequenz und Blutdruck steigen zunächst an, kalter Schweiß bricht aus, durch zentrale Wirkung wird Nausea und Erbrechen ausgelöst. Bei suizidaler Vergiftung kommt es nachfolgend zur Umkehr der Hypertonie in eine Hypotonie und der Hyperpnoe in eine Apnoe.

Therapie. Eine Beatmung ist bei Reduktion des Atemminutenvolumens am wichtigsten! Im Anschluß an die Intubation gleich Magenschlauch niederbringen und mit Kaliumpermanganatlösung 1:5000 spülen oder mit Aktivkohle adsorbieren. Kreislauftherapie und Infusion sowie forcierte Diurese erst nach Sicherstellung eines adäquaten Atemminutenvolumens beginnen.

Ganglienblocker sind derzeit pharmakotherapeutisch irrelevant.

19.6 Muskelrelaxantien

Möglichkeiten Der Tonus der quergestreiften Muskulatur läßt sich auf verschiedenen Wegen herabsetzen:

(A) Reduktion des zentralen Antriebes: Baclofen, Benzodiazepine, Memantine, Mephenesin und Tizanidin reduzieren den motorischen Antrieb aus supraspinalen und spinalen Neuronenverbänden.
(B) Unterbrechung der Leitung in peripheren Nerven: Lokalanaesthetika unterbrechen die efferente Leitung in motorischen Axonen, z. B. bei Lumbalanaesthesien.
(C) Hemmung der Transmitterfreisetzung. Magnesiumionen und Botulinumtoxin A heben die Freisetzung von Acetylcholin aus neuromuskulären Synapsen auf.

(D) Hemmung der Depolarisation der Muskelzellen durch Antagonisten an N_m-Rezeptoren (polarisierende Muskelrelaxantien, z. B. Pancuronium).

(E) Hemmung der Repolarisation von Muskelzellen durch länger wirkende Agonisten an N_m-Rezeptoren (depolarisierende Muskelrelaxans Succinylcholin).

(F) Hemmung der elektromechanischen Kopplung an der Muskelzelle durch Dantrolen.

Unter **Muskelrelaxantien im engeren Sinn** versteht man die an der neuromuskulären Synapse wirkenden Stoffe aus den Gruppen (D) und (E). Sie werden in der Allgemeinanaesthesie zur vollständigen und reversiblen Unterbrechung der motorischen Innervation eingesetzt. Sie sollen nicht nur die intentionale Kontraktion der Muskulatur, sondern auch den durch efferente Innervation vermittelten Muskeltonus aufheben.

Depolarisierende Muskelrelaxantien: Succinylbischolin

$$\left[\begin{array}{l}(CH_3)_3N^+\text{–}CH_2CH_2\text{–}OOC \\ \qquad\qquad\qquad\quad\; | \\ \qquad\qquad\qquad\quad CH_2 \\ \qquad\qquad\qquad\quad\; | \\ (CH_3)_3N^+\text{–}CH_2CH_2\text{–}OOC\end{array}\right] 2\,Cl^-$$

Succinylbischolin,
Suxamethonium
(*Succinyl-Asta*)
MW des Kations: 290,41

Chemie. Wie bei den nichtdepolarisierenden Muskelrelaxantien findet man auch hier einen streng symmetrischen Molekülaufbau mit je einem quaternären Stickstoff in jeder Molekülhälfte.

Pharmakodynamik. Nach seiner Bindung an den N_m-Rezeptor führt Suxamethonium (Succinylbischolin) in der ersten Phase seiner Wirkung zu längeren Öffnungszeiten der Kanalrezeptoren und damit zu einer Depolarisation der Muskelzellen (bevorzugte Permeabilitätserhöhung für Na^+). Sie setzt noch unter der Injektion ein, wird schnell komplett und ist nach Injektion von 100 mg beim Erwachsenen etwa 2–3 Minuten brauchbar stark. Die depolarisierten Muskelzellen können sich nicht mehr kontrahieren, weil die spannungsabhängigen Natriumkanäle auf ihren Plasmamembranen im inaktivierten Zustand verharren und deshalb nicht zur Bildung eines Aktionspotentials beitragen können.

Pharmakokinetik. Suxamethonium kann wegen der beiden quaternären Stickstoffatome die Blut-Hirn-Schranke nicht überwinden. Es wird im Plasma durch unspezifische Esterasen (Butyrylcholinesterase) und im synaptischen Spalt durch Acetylcholinesterase hydrolysiert.

Unerwünscht:

- heftige Muskelfaszikulationen. Sie führen zu einem Muskelkater, der der postoperativen Mobilisierung hinderlich ist, und zur starken Erhöhung des Mageninnendruckes.

- schneller Austritt gefährlicher Mengen von Kaliumionen aus den Muskelzellen. Dies führt zu einer vorübergehenden Erhöhung der Plasmakaliumkonzentration um 0,5 mmol/l. Sie kann noch höher ausfallen bei Patienten mit umfangreichen Traumen der Muskulatur, mit großflächigen Verbrennungen, mit Hypovolämie, mit Myopathien oder motorischen Lähmungen (wegen der Mehrbildung von N_m-Rezeptoren), mit Wundstarrkrampf oder mit Niereninsuffizienz. Als Folge wurden gefährliche Erregungsleitungsstörungen bis hin zur Asystolie beschrieben.
- ○ Erhöhung des Augeninnendruckes durch Kontraktion der äußeren Augenmuskeln.
- Dualblock. In der zweiten Phase der Suxamethoniumwirkung kann es zu einer teilweisen Repolarisation kommen. Die Relaxation bleibt dennoch bestehen, weil Succinylcholin nach wie vor die Rezeptoren besetzt hält und deshalb jetzt als kompetitiver Antagonist des Acetylcholin wirkt. Diesen Zustand nennt man Dualblock. Er ist wegen seiner langen Dauer unerwünscht. Bei Kindern und nach hohen Dosen Suxamethonium muß man mit seinem Auftreten rechnen.
- ○ Bradykardie kann auch als direkte Wirkung des Succinylcholin auftreten, besonders bei Kindern.
- ○ Mäßige Histaminfreisetzung.
- Schwach aktive Plasmaesterase. Einige Patienten (Häufigkeit 1:2500) leben mit einer sehr schwach aktiven genetischen Variante der Butyrylcholinesterase. Bei ihnen dauert die Relaxation durch Suxamethonium Stunden, wenn nicht durch Injektion kommerzieller Serum-Cholinesterase der enzymatische Abbau beschleunigt wird.
- Die Kombination von Suxamethonium mit Halothan kann bei genetischer Disposition (Häufigkeit 1:20000 bis 1:50000) eine maligne Hyperthermie auslösen.

Nicht depolarisierende Muskelrelaxantien

Pharmaka, Struktur. Im Handel sind Alkuronium *(Alloferin)*, Atracurium *(Tracrium)*, Pipecuronium *(Arpilon)*, Rocuronium *(Esmeron)*, Pancuronium *(INN)*, Vecuronium *(Norcuron)*. Alle Verbindungen sind wie das abgebildete Pancuronium symmetrisch aufgebaut und enthalten ein (Vecuronium) oder zwei quaternäre Stickstoffatome, die die Pharmakokinetik bestimmen.

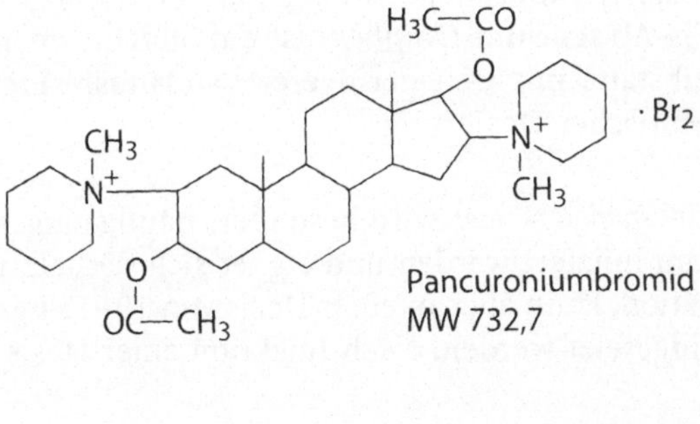

$H_3C{-}CO$ · O · CH_3 · N^+ · $\cdot Br_2$ · N^+ · CH_3 · O · $OC{-}CH_3$

Pancuroniumbromid
MW 732,7

Pharmakokinetik, Dosierung:

Weil alle Verbindungen quaternäre Stickstoffatome enthalten,

- werden sie kaum aus dem Gastrointestinaltrakt resorbiert,
- können sie Zellmembranen und die Bluthirnschranke nicht überwinden,
- haben sie ein kleines Verteilungsvolumen (0,2–0,35 l/kg),
- werden sie kaum in der Leber metabolisiert, sondern überwiegend renal und biliär ausgeschieden,
- haben sie keine Wirkungen auf das ZNS.

Mit neu entwickelten polarisierenden Muskelrelaxantien wird das Ziel verfolgt, Succinylcholin entbehrlich zu machen. Neue Stoffe müssen wie Succinylcholin schnell wirken (um die Zeit bis zur Intubation kurz halten zu können).

Alcuronium. Nach Injektion einer Dosis von 150 μg/kg ist die Relaxation erst nach 3 min ausreichend und dauert 20–30 Minuten, die Plasmahalbwertszeit beträgt jedoch 3 Stunden. Die kurze Wirkung des Alcuronium nach Einmalinjektion kommt durch Abstrom des Muskelrelaxans aus dem Intravasalraum in den tieferen Extrazellulärraum zustande. Nach Auffüllen des Extrazellulärraumes während einer Dauerinfusion hält die Wirkung nach Abschalten der Infusion weit länger, nämlich entsprechend der Halbwertszeit an. Erhaltungsdosis 30 μg/kg. Alcuronium wird zu mehr als 80% renal eliminiert, bei Niereninsuffizienz ist die Halbwertszeit deshalb deutlich erhöht.

Atracuriumbesilat. Nach Injektion einer Dosis von 500–600 μg/kg ist die Relaxation nach 1,5–3 min ausreichend und dauert 20–30 Minuten. Das Verteilungsvolumen ist mit 0,17 l/kg sehr gering, die Plasmahalbwertszeit beträgt 20 min. Die kurze Wirkung des Atracurium nach Einmalinjektion kommt deshalb im wesentlichen durch Abbau des Muskelrelaxans zustande. Der Abbau im Plasma ist ein sogenannter Hoffmann-Abbau, der ohne Mitwirkung von Enzymen erfolgt und von der Leber- und Nierenfunktion unabhängig ist. Als Abbauprodukt entsteht Laudanosin, das renal eliminiert werden muß und eine Plasmahalbwertszeit von 3 Stunden hat. Atracurium ist zur Dauerinfusion geeignet, weil seine Wirkungsdauer wenig von Verteilungsvorgängen abhängt. Cis-Atracurium *(Nimbex)* ist ein Stereoisomeres und Nachfolgesubstanz mit weit geringerer Laudanosin-Freisetzung in therapeutischer Dosierung.

Pancuroniumbromid wird besonders häufig eingesetzt. Es muß langsam injiziert werden und eignet sich deshalb nicht gut zur Intubation, kann aber in einer Dosis von 10–15 μg/kg zum „priming“ eingesetzt werden. Nach Injektion einer Dosis von 80–100 μg/kg dauert die Wirkung 40–50 Minuten. Erhaltungsdosis 20–40 μg/kg. Pancuronium hat 2 Stunden Plasmahalbwertszeit. Es ist zu fast 90 % an Plasmaproteine gebunden, weshalb seine Dosis bei Plasmaproteinmangel reduziert werden sollte. Pancuronium wird zu ungefähr 70 % renal ausgeschieden.

Rocuroniumbromid. Nach Injektion einer Dosis von 600 μg/kg ist die Intubation 1 min später möglich, die Relaxation ist nach 2 min maximal und für die nächsten 30–40 min ausreichend. Rocuronium eignet sich besonders gut zur Intubation ohne Succinylcholin. Erhaltungsdosis 150 μg/kg. Rocuroniumbromid hat 90–120 min Halbwertszeit. Es wird unverändert biliär und nur wenig (30 %) renal ausgeschieden. Es ist zur Dauerinfusion geeignet.

Vecuronium. Nach Injektion einer Dosis von 80 μg/kg ist die Relaxation nach 2–3 Minuten maximal und dauert ungefähr 20 Minuten. Eine Dosis von 5–20 μg/kg dient zum „priming" vor einer Suxamethonium-Injektion. Vecuronium hat 0,5–1,5 Stunden Plasmahalbwertszeit. Seine viel kürzere Wirkungsdauer nach Einmalinjektion ist wie bei Alcuronium durch Verteilung zu erklären. Vecuronium wird unverändert über die Niere und nach hepatischer Biotransformation zu 50 % über die Galle eliminiert. Bei einer Leberinsuffizienz, nicht aber bei einer Niereninsuffizienz ist seine Elimination verzögert.

Wirkungsmechanismus. Die nichtdepolarisierenden Muskelrelaxantien sind kompetitive Antagonisten des Acetylcholins an den beiden α-Untereinheiten des Acetylcholinrezeptors N_m (s. S. 291). Der Antagonismus ist bereits nach Besetzung nur einer der beiden α-Untereinheiten durch ein Muskelrelaxans-Molekül vollständig ausgeprägt. Nichtdepolarisierende Muskelrelaxantien reduzieren die Öffnungshäufigkeit des N_m-Kanalrezeptors und haben keinen Einfluß auf seine Öffnungsdauer oder seine Leitfähigkeit.

Wirkungen

Die erwünschte Wirkung ist bei allen Muskelrelaxantien gleich und besteht in einer Ausschaltung der neuromuskulären Übertragung.

Priming. Die klinisch bewährte Injektion eines nichtdepolarisierenden Muskelrelaxans in einer noch nicht oder schwach relaxierenden Dosis *vor* Injektion des Succinylcholin („priming") läßt sich so erklären: Das von einem Aktionspotential aus der präsynaptischen Terminale einer motorischen Efferenz freigesetzte Acetylcholinpaket erzeugt eine Schwankung des Membranpotentials der innervierten Muskelzelle, das exzitatorische postsynaptische Potential (EPP). Wenn man mit einem nichtdepolarisierenden Muskelrelaxan einen Teil der N_m-Rezeptoren besetzt (klinisch durch Vorausinjektion) und dadurch das EPP um ungefähr 70 % verkleinert, so genügen die verbleibenden 30 % des EPP und die Restfraktion der zugehörigen N_m-Rezeptoren noch immer für die Auslösung der Kontraktion der Muskelzelle. Wird jetzt Suxamethonium injiziert, so öffnet es nur noch die Rezeptoren der Restfraktion. Die mit der Kanalöffnung verbundenen unerwünschten Wirkungen fallen schwächer als bei Öffnung *aller* Kanäle aus.

Unerwünschtes

- Histaminfreisetzung. Diese unangenehme Wirkung des historischen d-Tubocurarin wird noch bei Atracurium, selten bei Alcuronium, Pancuronium und Rocuronium und praktisch nicht bei Vecuronium beobachtet. Auch anaphylaktoide Reaktionen können ausgelöst werden.
- Blutdrucksenkung durch Ganglienblockade. Alcuronium hat eine mäßige, Atracurium und Vecuronium haben eine nur noch geringe ganglienblockierende und blutdrucksenkende Wirkung.
- Tachykardie kann durch Pancuronium erzeugt werden, weil es schwacher Antagonist an Muskarinrezeptoren ist.
- Hautrötung ohne Blutdruckabfall wird durch Atracurium ausgelöst.
- Krampfpotentiale im EEG werden durch den Atracurium-Metaboliten Laudanosin ausgelöst.

Interaktionen

- Wirkungsverstärkung. Benzodiazepine verstärken, weil sie die spinale Inhibition erhöhen. Calciumkanal-Inhibitoren verstärken durch Hemmung des Calciumeinstroms. Aminoglykosidantibiotika und Tetracycline verstärken, weil sie den Calcium-Einstrom in die präsynaptischen Terminalen und damit die Freisetzung von Acetylcholin herabsetzen. Auch Amphotericin B, Polymyxin und Clindamycin verstärken.
  Inhalationsanaesthetika verstärken, weil sie unspezifisch die postsynaptische Membran gegen Depolarisation stabilisieren. Eine Verstärkung durch Azathioprin, Lithium- und Magnesiumionen wurde beobachtet.
- Wirkungsabschwächung. Klinisch eingesetzte „Antidote" sind Neostigmin und Pyridostigmin (s. S. 298); sie wirken durch Erhöhung der Konzentration von Acetylcholin in den synaptischen Spalten. Sehr zu beachten ist, daß sie oft kürzer wirken als die nichtdepolarisierenden Muskelrelaxantien, und daß deshalb im Aufwachraum und während des Krankentransportes auf Zeichen einer „Recurarisierung" geachtet werden muß.

Kontraindikationen

- Die wichtigste Kontraindikation ist die voraussehbare Unmöglichkeit einer Intubation oder Beatmung.

Gefahren

- Auch bei einer klinisch noch nicht auffälligen Myasthenia gravis oder einem Eaton-Lambert-Syndrom kann „priming" bereits zur vollständigen Relaxation (des meist noch wachen Patienten) führen.

- Bei Patienten, die trizyklische Antidepressiva oder Theophyllin einnehmen und mit Pancuronium relaxiert werden, können während einer anschließenden Halothan-Narkose schwere Herzrhythmusstörungen auftreten.
- Schwere Elektrolytstörungen sollen ausgeglichen werden, denn die kardiovaskulären Nebenwirkungen nach Injektion von Muskelrelaxantien sind andernfalls unkalkulierbar.

Anhang: Dantrolen

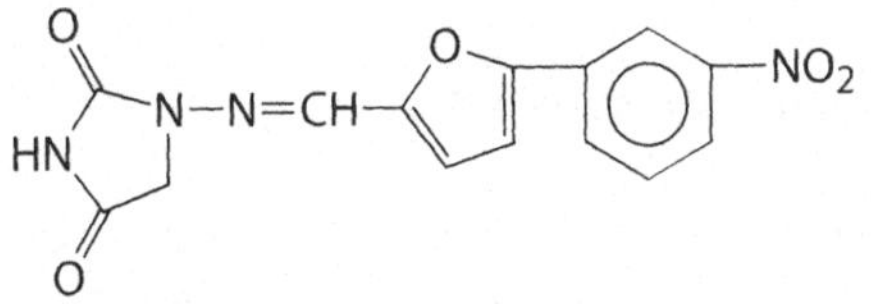

O, HN, N–N=CH, O, NO_2, O

Dantrolen
Dantamacrin
MW 314,26
pK 7,5

Dantrolen ist ein Hydantoin-Derivat, also eine schwache Säure. Eingesetzt zur Injektion wird das Na^+-Salz in wäßriger Lösung, deren pH 9,5 ist und die deshalb präzise intravasal injiziert werden muß.

Pharmakokinetik. Bioverfügbarkeit oral wohl nicht besser als 25 %, Verteilungsvolumen im Bereich von 2 l/kg, Hauptmetabolit ist 5-Hydroxy-Dantrolen, das noch die halbe Wirkungsstärke des Dantrolen hat. Metaboliten und Quellsubstanz werden renal eliminiert. Die Plasmahalbwertszeiten von Dantrolen und 5-Hydroxy-Dantrolen liegen im Bereich von 12–15 h.

Pharmakodynamik. Dantrolen hemmt die Freisetzung von Ca^{2+} aus dem Speicher des sarkoplasmatischen Retikulums der Skelettmuskelzelle.

Anwendung und Dosierung: Zur Prophylaxe der malignen Hyperthermie präoperativ 2–5 mg/kg i.v., zur Therapie der malignen Hyperthermie bis zu 10 mg/kg i.v., danach für drei Tage 4–8 mg/kg oral. Zur Therapie spastischer Zustände 1 bis 4×25 mg/Tag oral.

Unerwünscht: Leberschäden bei 1–2 % der Behandelten mit einer Mortalität von 20 % oder mehr. Gastrointestinale Beschwerden, Benommenheit, Schwindel, Verstärkung der Wirkung von Tranquilizern. Bei Schädigung der Leber, der Lunge oder des Herzens Verordnung vermeiden.

20 Pharmakologie katecholaminerger Synapsen

20.1 Das Katecholaminsystem

Katecholamin-Begriff

Verbindungen, die sich vom Ortho-Dihydroxybenzol ableiten lassen und in der Seitenkette eine Aminogruppe haben, heißen Katecholamine.

HO–(Benzolring)–Seitenkette mit Aminogruppe, OH

Katecholamine

Beachte: Der Begriff Katecholamin ist nur chemisch definiert, keineswegs sagt er etwas über die biologische Wirkung der Katecholamine aus. Viele Katecholamine wirken zwar sympathomimetisch (Definition S. 318), aber weder sind alle Katecholamine Sympathomimetika, noch sind alle Sympathomimetika Katecholamine!

Primäre Botenstoffe

Im Organismus existieren zwei synaptische Transmitter (Noradrenalin und Dopamin) und ein Hormon und Transmitter (Adrenalin) mit Katecholaminstruktur.

Alle drei Substanzen sind nicht sehr rezeptorspezifisch, d. h. sie wirken auf mehr als eine Rezeptorart. Ziel der Forschung war und ist, Pharmaka mit Wirkung möglichst nur auf eine Rezeptorart zu entwickeln.

Biosynthese der primären Botenstoffe

(Benzolring)–CH_2–CH($COOH$)–NH_2

Phenylalanin kann als die Aminosäure angesehen werden, von der die Synthese ausgeht. Aus ihr entsteht in der Leber mit Phenylalanin-Hydroxylase (oder wenig im Neuron mit Tyrosin-Hydroxylase)

HO–(Benzolring)–CH_2–CH($COOH$)–NH_2

Tyrosin

Tyrosin wird aus dem Blut in das adrenerge oder noradrenerge Neuron aufgenommen. Das nunmehr im Zytoplasma befindliche Tyrosin wird durch Tyrosin-Hydroxylase (im Zytoplasma) hydroxyliert.

○ Die Hydroxylierung mit Tyrosin-Hydroxylase ist der geschwindigkeitsbegrenzende Schritt beim Aufbau von Noradrenalin und Adrenalin. Er unterliegt der *Rückwärtshemmung* durch Noradrenalin. Bei erhöhter neuronaler Aktivität steigt die Enzymaktivität durch cAMP-abhängige Phosphorylierung des Enzyms.
Als Hydroxylierungsprodukt entsteht

HO–⟨◯⟩–CH_2–CH–NH_2 Adrenalin
COOH
HO

Dopa, l-Dihydroxyphenylalanin, kann aus dem Blut noch in das ZNS aufgenommen werden, denn Dopa passiert zum Unterschied von den Folgeprodukten (Dopamin, Noradrenalin, Adrenalin) noch gut die Blut-Hirn-Schranke.
Dopa wird mit Dopa-Decarboxylase im Zytoplasma decarboxyliert zu

HO–⟨◯⟩–CH_2–CH_2–NH_2
HO

Dopamin ist Transmitter an Synapsen im ZNS. – Für den nächsten biochemischen Schritt wandert Dopamin in die Granula und wird dort mit Dopamin-β-Hydroxylase hydroxyliert zu

HO–⟨◯⟩–CH–CH_2–NH_2
OH
HO

Noradrenalin wird in den Granula z. T. an ein Protein gebunden: man sieht diesen Komplex aus Noradrenalin, Protein und ATP als Speicher an. Weiteres Noradrenalin befindet sich ungebunden in den Granula. Besonders wichtig ist, daß auch extragranuläres Noradrenalin im Zytoplasma vorhanden ist, weil das in den Granula gebildete Noradrenalin teilweise die Granula wieder verläßt.
Nur im Nebennierenmark wird Noradrenalin mit Phenyläthanolamin-Methyltransferase (im Zytosol) umgewandelt zu

HO–⟨◯⟩–CH–CH_2–NH
OH CH_3
HO
Adrenalin

Adrenalin. Die am Aufbau von Noradrenalin und Adrenalin beteiligten Enzyme sind relativ unspezifisch. Dies erklärt, warum eine pharmakologische Beeinflussung der Synthese durch Enzyminhibitoren oft überraschende Wirkungen und Nebenwirkungen in anderen Systemen (z. B. im Serotoninstoffwechsel) zur Folge hat.

Einteilung der Katecholamin-Rezeptoren

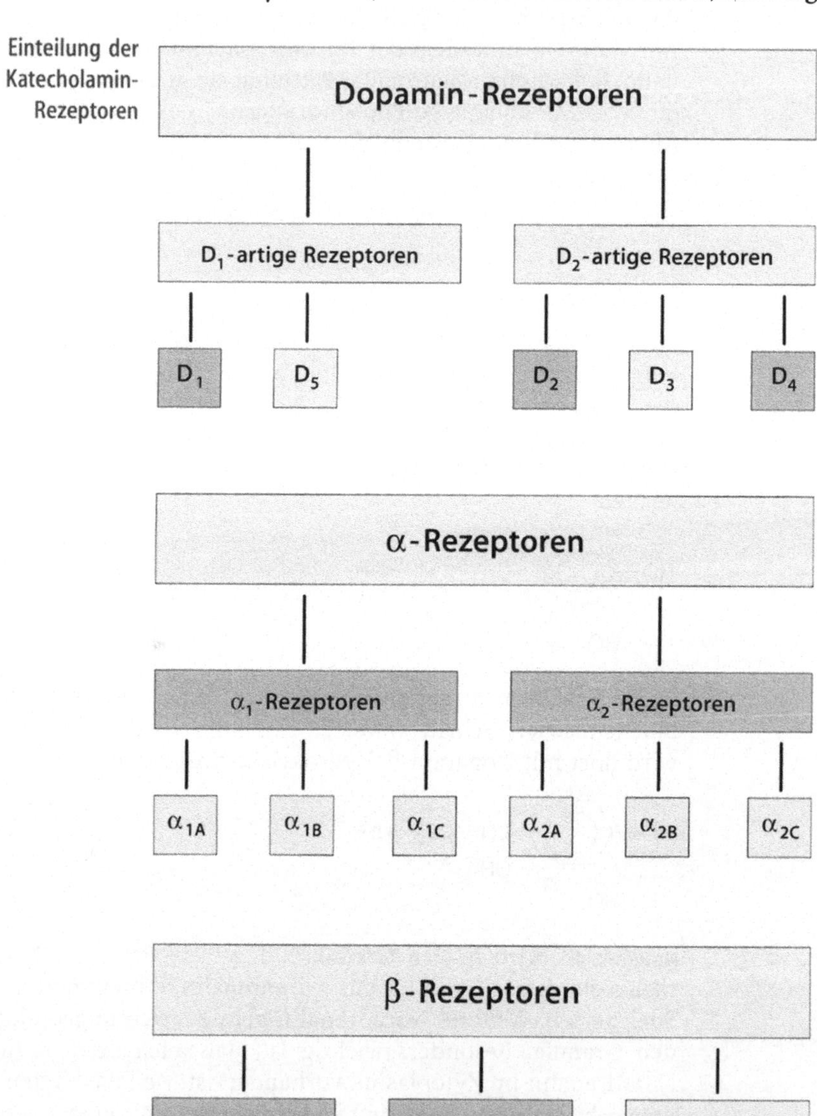

Abb. 20.1 Einteilung der Katecholamin-Rezeptoren. Hauptsächlich die blaugedruckten Rezeptorgruppen und -untergruppen sind pharmakotherapeutisch von Bedeutung

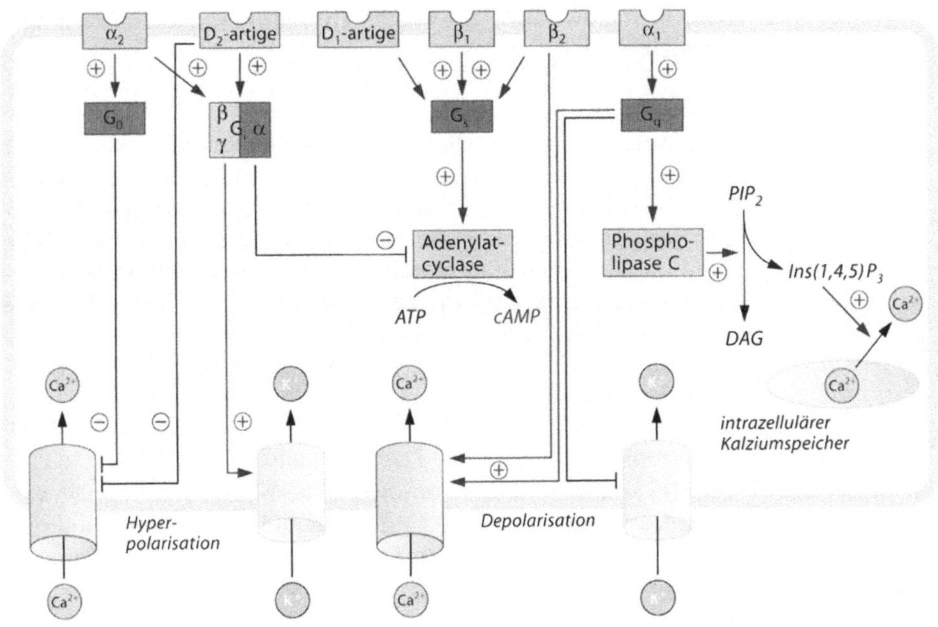

Abb. 20.2 Wege der Signaltransduktion aus Katecholamin-Rezeptoren

Beendigung der Wirkung der Katecholamine

Der wichtigste Mechanismus für die Beendigung der Wirkung der freigesetzten Katecholamine ist die *Rückresorption* aus dem synaptischen Spalt in das präsynaptische Neuron.

Der konkurrierende Prozeß des *biochemischen Abbaus* ist in drei Fällen quantitativ bedeutsam:

- ○ für die Inaktivierung von Noradrenalin, das an der Gefäßmuskulatur freigesetzt wird,
- ○ für die Inaktivierung von Adrenalin (das aus der Nebenniere freigesetzt wird),
- ● für die Inaktivierung der vom Arzt parenteral injizierten Stoffe Dopamin, Noradrenalin und Adrenalin sowie anderer synthetischer Katecholamine.

Metabolismus

- ● Hauptweg für den (extraneuronalen) Abbau: Zuerst Methylierung der meta-ständigen HO-Gruppe am Ring durch COMT = Catechol-O-Methyltransferase (in der Leber und den Gefäßwänden). Die entstehenden Produkte Normetanephrin bzw. Metanephrin sind pharmakologisch kaum wirksam. Sie werden anschließend durch MAO = Monoaminoxidase oxidativ desaminiert. Es entsteht Vanillinmandelsäure.

  Bereits Normetanephrin bzw. Metanephrin können glucuronidiert oder sulfatiert und danach ausgeschieden werden.
- ● Abbau intraneuralen Noradrenalins.

  Intraneuronales Noradrenalin, das nicht in Speichern geschützt liegt, wird zuerst von MAO oxidativ desaminiert. Es entsteht Dihydroxymandelsäure, die später zu Vanillinmandelsäure umgewandelt wird.

Katecholaminrezeptoren

Hochaffine Bindungsstellen für Katecholamine gibt es nicht nur auf innervierten Zellen, sondern auch auf nichtinnervierten glatten Muskelzellen, Leberzellen, Fettzellen, Erythrozyten, Thrombozyten, Leukozyten, Makrophagen, Mastzellen usw. Ob diese Bindungsstellen auch Rezeptoren sind, ist noch nicht in allen Fällen nachgewiesen, weil die zur hochaffinen Bindung gehörende funktionelle Veränderung noch nicht überall gefunden wurde. Man unterscheidet Dopaminrezeptoren, α-Rezeptoren und β-Rezeptoren. Jede dieser drei Gruppen ist nochmals unterteilt.

Postsynaptische Katecholamin-Rezeptoren im ZNS

Lokalisation und Funktion der Rezeptoren, agonistische und antagonistische Pharmaka

Im ZNS kommen Katecholaminrezeptoren postsynaptisch an verschiedenen Stellen vor, die eindeutige Zuordnung einer Funktion gelingt jedoch nicht in allen Fällen. Gut beschreibbare Funktionen haben

- *D2-Rezeptoren im Striatum.* Sie befinden sich auf Neuronen, die die Inhibition der extrapyramidalen Motorik vermitteln. Der Agonist Bromocryptin *(Pravidel)* (S. 351) wird deshalb zur Therapie bei Morbus Parkinson eingesetzt. Antagonisten sind viele Neuroleptika (s. S. 359) die an D2-Rezeptoren binden. Als Antagonisten lösen sie folgerichtig ein parkinsonähnliches Syndrom aus. Clozapin *(Leponex)* ist ein Neuroleptikum mit nur schwach antagonistischer Wirkung an D2-Rezeptoren; es erzeugt deshalb nur schwache Parkinson-Symptome.
- *D2-Rezeptoren im tuberoinfundibulären System.* Der Agonist Bromocryptin reduziert die Laktation, die antagonistischen Neuroleptika erhöhen die Laktation.
- *D2-Rezeptoren in der Chemorezeptor-Triggerzone und in der Area postrema.* Ihre Stimulation löst Erbrechen aus. Apomorphin (veraltet) ist Antagonist und löst Erbrechen aus; Metoclopramid *(Paspertin)*, Domperidin *(Motilium)* und viele Neuroleptika sind Antagonisten und wirken antiemetisch.
- *D2-Rezeptoren im mesolimbischen System und D4-Rezeptoren.* Die älteren Neuroleptika sind alle Antagonisten an dopaminartigen Rezeptoren in dieser Region. Ihre antipsychotische Wirkung wurde lange nur über diesen Antagonismus erklärt. Diese einfache Auffassung ist nicht haltbar. Erstens genügt ein starker D4-Antagonismus für eine neuroleptische Wirkung (Clozapin). Zweitens trägt die Affinität der Neuroleptika zu anderen Rezeptoren (z. B. zu Serotonin-Rezeptoren, s. S. 347) wesentlich zur Wirkung bei.
- *α*-Rezeptoren im unteren Hirnstamm. Diese Neurone hemmen(!) die aus den Rami communicantes albi fließende Sympathikusak-

tivität. Agonisten an diesen Neuronen sind α-Methyl-DOPA (*Presinol*, s. S. 339) und Clonidin (*Catapresan*, s. S. 342) ein zentral wirkendes Antihypertensivum. (Clonidin ist Agonist auch an Imidazolinrezeptoren, s. S. 344)

○ *Supraspinale α_2-Rezeptoren.* Bei Abhängigen sind sie wahrscheinlich im Entzug überaktiv; damit jedenfalls wird die erwünschte Wirkung von Clonidin bei Entzugsbehandlung erklärt.

Postsynaptische Rezeptoren in der Peripherie

Dopamin-Rezeptoren. Bester Agonist für Dopaminrezeptoren ist Dopamin; Noradrenalin wirkt weit schwächer. Die wichtigsten peripheren Dopaminrezeptoren sind

- die D1-Rezeptoren in den Arteriolen der Niere (und des Mesenteriums). Mit einer Dauerinfusion geringer Mengen Dopamin läßt sich die Nierendurchblutung verbessern (s. S. 319).

α-Rezeptoren. In manchen Geweben kommen α_1- und α_2-Rezeptoren nebeneinander vor. Zur Organverteilung s. Tab. 20.1. Für die Wirkungsstärke der physiologischen Agonisten gilt Adrenalin > Noradrenalin > Dopamin.

○ α_1-Antagonist ist Prazosin (*Minipress*, s. S. 315), α_2-Antagonist ist Yohimbin.

β-Rezeptoren. Zur Organverteilung s. Tab. 20.1. Für die Wirkungsstärke der physiologischen Agonisten gilt Adrenalin >> Noradrenalin >> Dopamin.

- β_1-agonistisch wirkt Dobutamin (*Dobutrex*, s. S. 322), β_2-Agonist ist z. B. Salbutamol (*Sultanol*, s. S. 321).
- β_1-Antagonist ist z. B. Metoprolol (*Beloc*, s. S. 334).

Präsynaptische Katecholamin-Rezeptoren

An catecholaminergen Synapsen kommen Katecholamin-Rezeptoren nicht nur auf der postsynaptischen, sondern auch auf der präsynaptischen Membran vor.

○ Präsynaptische D_2-Rezeptoren vermitteln eine Hemmung der Dopaminsynthese durch Hemmung der Tyrosinhydroxylase.

○ Präsynaptische β_2-Rezeptoren fördern die Noradrenalinausschüttung; sie werden durch *geringe* Konzentrationen von synaptisch freigesetztem Noradrenalin erregt.

○ Präsynaptische α_2-Rezeptoren hemmen die Noradrenalinfreisetzung. Sie werden durch *höhere* Konzentrationen von synaptisch freigesetztem Noradrenalin erregt.

Fremdstoffe – ein Teil von ihnen sind Pharmaka – können nicht nur postsynaptisch, sondern auch präsynaptisch Funktionen beeinflussen, die an Katecholamine gekoppelt sind. Oft haben sie *mehrere* präsynaptische Wirkungen. Die folgende Aufzählung vereinfacht deshalb erheblich.

Tabelle 20.1 Übersicht über die Verteilung Katecholamin-Rezeptoren in einigen Organen und Geweben (ohne ZNS)

Organ	Rezeptortyp	Wirkung
Herz		
Sinusknoten	β_1 (β_2)	Tachykardie, Zunahme der Automatie
Vorhöfe	β_1 (β_2)	Zunahme der Kontraktionskraft und der Leitungsgeschwindigkeit
AV-Knoten	β_1	Zunahme der Überleitungsgeschwindigkeit
Purkinje-System	β_1	Zunahme der Leitungsgeschwindigkeit
Ventrikel	β_1, α_1	Zunahme der Kontraktionskraft
Zusammenfassung: Am Herzen kommt es durch β_1-Stimulation zu Tachykardie, positiv-inotroper Wirkung und Zunahme des O_2-Verbrauchs.		
Gefäße		
Muskel, Leber	β_2/α_1	weit/eng
Koronargefäße	β_2/α_1	weit/eng
Mesenterialgefäße	β (α)	weit/eng
Haut	α (β)	eng (weit)
Niere, Milzkapsel	α	eng
Renale Arteriolen		
Mesenteriale Arteriolen	D_1	weit
Juxtaglomerul. Zellen	β_1	Reninfreisetzung gefördert
	α_2	Reninfreisetzung gehemmt
Bronchialmuskulatur	β_2	Relaxation
Uterus	β_2/α_1	Dilatation, Kontraktion, die Reaktionsfähigkeit des Uterus gegen α- und β-sympathomimetische Stoffe hängt stark vom Hormonspiegel ab. In der Schwangerschaft besteht eine gute Empfindlichkeit gegen β_1-Sympathomimetika
Darmmotilität	β_1	Hemmung
Sphinceteren in Magen, Darm, Harnblase	α_1	Kontraktion
M. dilatator pupillae	α_1	Kontraktion, Mydriasis
Skelettmuskulatur	β_2	Glykogenolyse
Fettgewebe	$\beta_{1,\beta 2}$	Lipolyse
Mastzellen	β_2	Hemmung der anaphylaktischen Reaktion durch Hemmung der Freisetzung von Histamin
Thrombozyten	α_2	Aggregation

Hemmung der Wiederaufnahme von Katecholaminen in die präsynaptischen Neuronen. Adrenalin und Noradrenalin haben einen gemeinschaftlichen Einwärtstransporter, Dopamin hat einen eigenen.

- Cocain (s. S. 331) besetzt die Einwärtstransporter für Noradrenalin und Dopamin.
- Imipramin und andere trizyklische Antidepressiva hemmen die Wiederaufnahme von Noradrenalin.

- Amphetamine werden durch die Katecholamin-Transporter präsynaptisch aufgenommen. Sie entfalten *den ersten Teil* ihrer Wirkung durch Verdrängung der physiologischen Katecholamine von den Einwärtstransportern.

Hemmung des intraneuronalen Abbaus

- Moclobemid *(Aurorix)* hemmt die Monoaminoxidase A, die nur in Neuronen vorkommt.

Leerung der präsynaptischen Speicher

- Reserpin.
- Amphetamine entfalten *den zweiten Teil* ihrer Wirkung durch Beschleunigung der Katecholamin-Abgabe aus dem präsynaptischen Raum und Leerung der Vorräte.

Zerstörung von Neuronen Verunreinigungen in designer drugs → Zerstörung dopaminerger Neurone → Morbus Parkinson.

Regulation der Wirkung

Regulation durch Herabsetzung der Transmitterfreisetzung. Sie wird durch die Stimulation präsynaptischer Rezeptoren durch „überfließenden" Transmitter ausgelöst. Bei Noradrenalinsynapsen stimuliert Noradrenalin präsynaptische α_2-Rezeptoren, wodurch wahrscheinlich der zur Transmitterausschüttung notwendige Calciumionen-Einstrom reduziert wird. Bei Dopaminsynapsen stimuliert Dopamin präsynaptische Dopaminrezeptoren und löst dadurch die Herabsetzung der Dopaminsynthese aus.

Regelung durch Herabsetzung der Rezeptorendichte. Sie wurde besonders bei β-Rezeptoren beobachtet und geschieht wahrscheinlich durch eine schnelle „Internalisation" der Rezeptoren, aber auch durch eine Änderung des Gleichgewichtes zwischen Abbau und Resynthese. Die so „versteckten" Rezeptoren kann man wieder hervorlocken, wenn sie nicht zwischenzeitlich abgebaut sind. Die Neusynthese von Rezeptoren läßt sich durch Glukokortikoide (β-Rezeptoren in der Lunge) oder T_3 (β-Rezeptoren am Herzen) fördern.

Regelung durch Abkopplung vom G-Protein.

Regelung durch Herabsetzung der Rezeptoraffinität. Dieser Mechanismus ist hinsichtlich seiner klinischen Bedeutung wenig untersucht. Experimentell wurde gezeigt, daß eine Vermehrung von GTP und eine Erhöhung der Dissoziationsgeschwindigkeit des Rezeptor-Agonist-Komplexes eintritt.

Regulation durch reflektorische Vorgänge. Das am besten bekannte Beispiel ist der Befund, daß nach Gabe von Noradrenalin eine reflektorisch bedingte Bradykardie (und nicht eine durch Noradrenalinstimulation kardialer β-Rezeptoren ausgelöste Tachykardie) beobachtet wird.

Sympathomimetika

Sympathomimetika sind Stoffe, die die Symptomatologie einer Sympathikuserregung ganz oder teilweise nachahmen können.

Chemische Merkmale. Alle hier zu besprechenden Sympathomimetika lassen die Phenyläthylamin-Grundstruktur erkennen – auch dann noch, wenn das Molekül (meist durch Ringschlüsse bedingt) kein direktes Phenyläthylamin-Derivat mehr ist.

$$\text{C}_6\text{H}_5\text{(1–6)}-\overset{\beta}{\text{CH}_2}-\overset{\alpha}{\text{CH}_2}-\text{NH}_2$$

Phenyläthylamin

Die klassischen Sympathomimetika tragen in Ringposition 3 und 4 und im α der Seitenkette eine HO-Gruppe und sind am Stickstoff allenfalls mit einer CH_3-Gruppe substituiert. Diese für die Wirkung optimale Konfiguration macht die Moleküle sehr polar. Das hat pharmakokinetisch nachteilige Folgen:

- Adrenalin, Noradrenalin und Dopamin werden aus dem Gastrointestinaltrakt kaum resorbiert. Adrenalin und Noradrenalin werden außerdem schon in den Mucosazellen durch COMT an der HO-Gruppe in 3 methyliert.
- Adrenalin, Noradrenalin und Dopamin passieren nicht die Blut-Hirn-Schranke. Um bei Morbus Parkinson die Konzentration von Dopamin im ZNS zu erhöhen, muß man einen Umweg über DOPA gehen (s. S. 356).

Förderung der Resorption aus dem Magen-Darm-Trakt

Pharmaka, die wie vorstehend beschrieben substituiert sind (Adrenalin, Noradrenalin, Isoprenalin), werden teilweise bereits in den Mucosazellen des Darmes, danach stark in der Leber durch COMT an der HO-Gruppe in 3 methyliert. Die in das Blut gelangenden Verbindungen sind nicht mehr wirksam. Die Methylierung kann verhindert oder gehemmt werden:

- durch Wegnahme der HO-Gruppe in 3, weil die COMT dann keinen Angriffsort mehr hat.
- durch Wegnahme der HO-Gruppe in 4 oder durch Verschiebung dieser Gruppe nach 5, weil dann die HO-Gruppe in 3 nicht mehr konditioniert ist.

Abbau der Sympathomimetika ist auch möglich durch MAO-Wirkung auf die Aminogruppe in der Seitenkette. Die oxidative Desaminierung durch MAO kann reduziert werden:

- durch Substitution in α (meist mit einer CH_3-Gruppe), weil dies die MAO sterisch hindert.

Aus dem Vergleich der Bedingungen in diesen vorhergegangenen Abschnitten folgt: Die Forderung nach möglichst starker α- oder β-sympathomimetischen Wirkung und die Forderung nach sehr guter Resorption nach oraler Zufuhr laufen konträr! Man sei daher kritisch gegenüber Sympathomimetika, die für orale Medikation angeboten werden und „kreislauftonisierend“ wirken sollen.

Förderung des Verhältnisses zentrale Wirkung: periphere Wirkung

- Keine oder höchstens eine ringständige HO-Gruppe; je weniger HO-Gruppen, desto besser die Lipidlöslichkeit und damit desto besser das Eindringen in das ZNS.
- Eine HO-Gruppe in β.
- Substituent (CH_3-Gruppe) in α; das Kohlenstoffatom α wird dadurch asymmetrisch. Die entstehenden Verbindungen sollen rechtsdrehend sein. Der Substituent hemmt die MAO.

Hemmung der indirekt-sympathomimetischen Wirkung

Indirekte Sympathomimetika (s. S. 327) wirken durch Entleerung von Transmitter aus den präsynaptischen Terminalen. Diese Wirkung ist kaum vorhanden, wenn OH-Gruppen in 3 *und* 4 stehen, die Entfernung der OH-Gruppe in 3 fördert sie etwas, die Entfernung der OH-Gruppe in 4 stark.
Beachte: Indirekt sympathomimetische Wirkung, zentrale Wirkung und Resorption nach oraler Zufuhr beinhalten sehr ähnliche Strukturforderungen.

20.2 Dopamin als Pharmakon

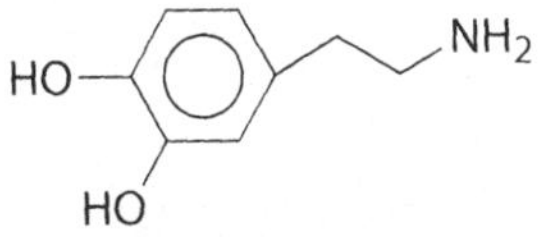

Dopamin MW 153,18

Pharmakokinetik Keine Resorption nach oraler Zufuhr wegen eines extrem hohen „first pass effect“ in Darmepithel und Leber. Keine Permeation der Blut-Hirn-Schranke, deshalb keine zentralen Wirkungen. Plasmahalbwertszeit 2 min, also sehr gut steuerbar. Elimination nach intravenöser Infusion durch COMT und MAO (75 %), und Aufbau zu Noradrenalin (25 %).

Dosierung $<$3–5–12 μg/kg KG und min (d. h. Erwachsene: 50 mg in $>$4–2–1 h).

Pharmakodynamik

- In niedriger Dosierung ($<$3 μg/kg KG und min) Stimulation von Dopaminrezeptoren in den Nierenarteriolen, dadurch Zunahme der Nierendurchblutung: Rinde +36 %, Mark +19 %, Glomerulumfiltrat +14 %).

  Durchblutungszunahme auch im Versorgungsbereich der A. mesenter. sup. und A. coelica, ebenfalls durch Stimulation der dort befindlichen Dopaminrezeptoren. Geringer Blutdruckabfall durch die vorstehenden Gefäßerweiterungen möglich.

- In mittlerer Dosierung (3–6 µg/kg KG und min) $\beta_1$sympathomimetische Wirkung am Herzen: Tachykardie, positiv inotrop und dromotrop.
- In hoher Dosierung (> 12 µg/kg und min) α_1-sympathomimetische Wirkung direkt und durch Freisetzung von Noradrenalin.

Gefahren

- Die α_1-sympathomimetische Wirkung hoher Dosen hat mehrfach zur Gangrän an den Akren geführt.

- **Interaktionen:** Inhibitoren der Monoaminoxidase B (Tranylcypromin, Seleginin) können die Blutdruckerhöhung durch Dopamin sehr verstärken.

Dopexamin Dopexamin *(Dopacard)* stimuliert wie Dopamin D1 Rezeptoren und erweitert dadurch Gefäße in den Nieren; es stimuliert β_2-Rezeptoren stärker als Dopamin und erweitert dadurch andere periphere Gefäßgebiete. Die β_1-agonistische Wirkung und die α-agonistische Wirkung sind schwächer als die von Dopamin. Dopexamin hemmt die neuronale Wiederaufnahme von Noradrenalin. Es hat eine sehr begrenzte Indikation bei besonderen Formen der Herzinsuffizienz.

20.3 β-Sympathomimetika

Chemie

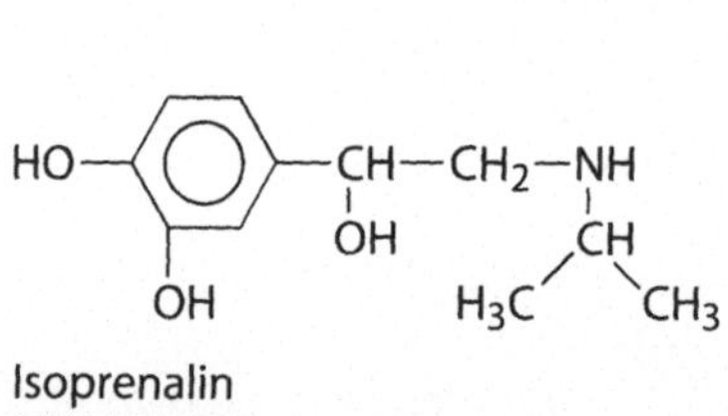

Isoprenalin
MW 211,27

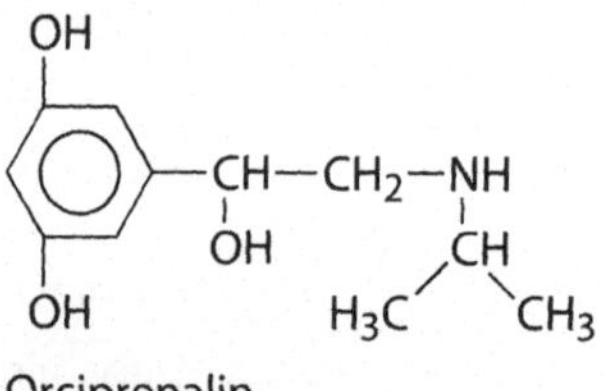

Orciprenalin
MW 211,27

Pharmakokinetik Schlechte Bioverfügbarkeit nach oraler Gabe (Orciprenalin 40 %) durch hohen „first pass effect", der aber bei Orciprenalin weniger ausgeprägt ist als bei Isoprenalin. Die Plasmahalbwertszeit von Orciprenalin beträgt 1,5 h, die Wirkung nach oraler Gabe von 20 mg dauert nicht länger als 4 h.

Indikation Zur Therapie von Überleitungsstörungen (vor einer Schrittmacherimplantation). Wegen der kardialen Wirkungen an β_1-Rezeptoren sind Isoprenalin und Orciprenalin als Bronchospasmolytika durch die β_2-betonten Sympathomimetika ersetzt.

Pharmakodynamik Sie ist bedingt durch das Zusammenwirken von β_1- und β_2-sympathomimetischen Effekten. Zunahme der Herzfrequenz und des Schlagvolumens und Erweiterung der Arteriolen in Haut und Leber wirken auf den arteriellen Druck wie folgt zusammen:

Starke Abnahme des diastolischen Druckes } Abnahme des
Geringe Zunahme des systolischen Druckes } Mitteldruckes.

Der Wirkungsgrad der Herzarbeit wird schlechter. Die kardialen Symptome einer Hypercalcämie und einer Hypokaliämie werden durch Isoprenalin und Orciprenalin verstärkt.

β_2-betonte Sympathomimetika

Der Verwendung von Isoprenalin und Orciprenalin als Broncholytika standen ihre kardialen Wirkungen sehr unerwünscht im Wege, zudem war ihre Pharmakokinetik mangelhaft. Deshalb wurde die Synthese von Sympathomimetika mit überwiegender Wirkung auf β_2-Rezeptoren erfolgreich versucht.

Pharmaka Salbutamol *(Sultanol)*, Terbutalin *(Bricanyl)*, Fenoterol (*Berotec* in der Pulmonologie, *Partusisten* in der Geburtshilfe). Formoterol *(Foradil)* und Salmeterol *(Serevent)* sind Stoffe mit einer 12stündigen Wirkungsdauer.

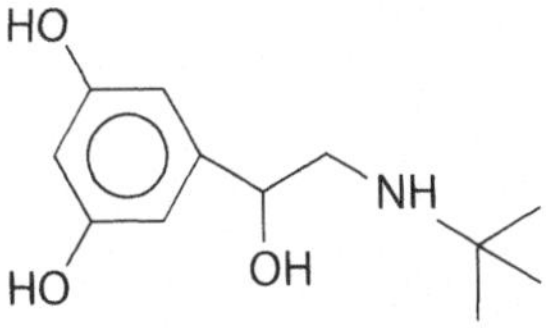

Terbutalin (*Bricanyl*), MW 225,29

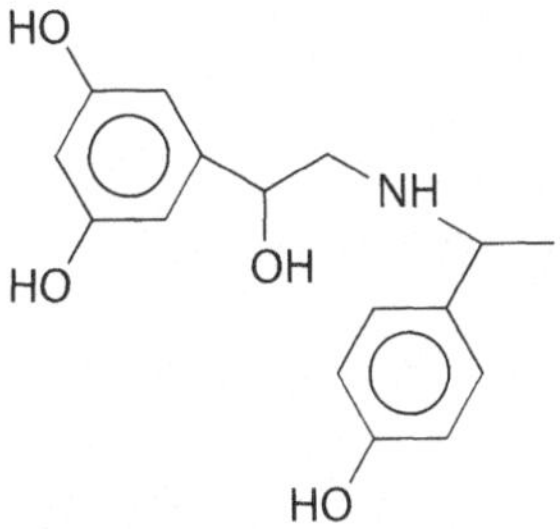

Fenoterol (*Berotec, Partusisten*)
MW 303,36

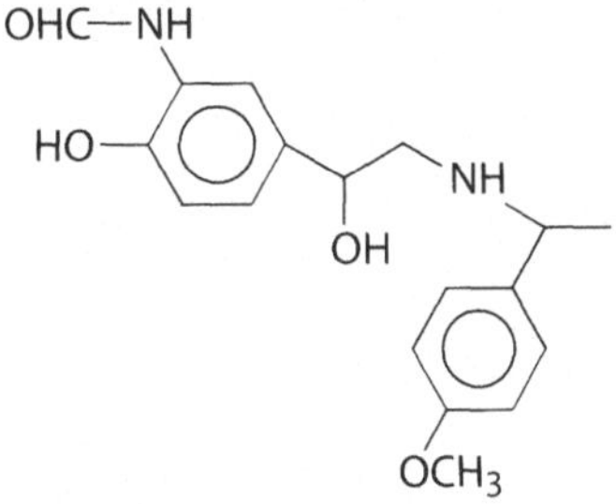

Formoterol (*Foradil*)
MW 344,41

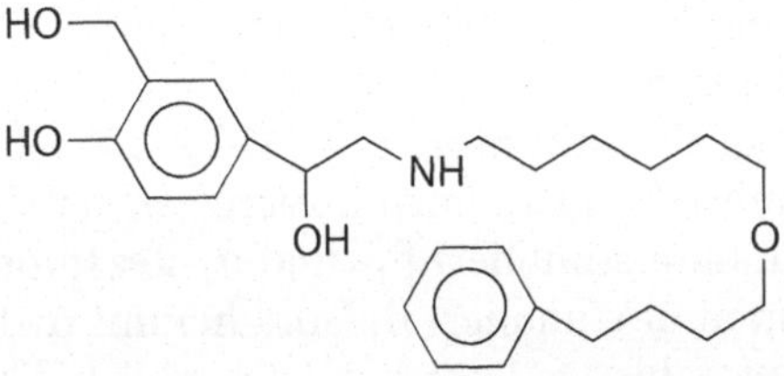

Salmeterol (*Serevent*)
MW 415,57

Pharmakokinetik Die Pharmakokinetik der Verbindungen ist nicht gut untersucht. Wegen der 3- und 5-Position der phenolischen HO-Gruppe werden Terbutalin und Fenoterol von COMT nicht abgebaut, sondern sulfatiert und glucuronidiert. Beide Stoffe wirken kurz. Die Wirkung von Formoterol setzt schnell, die von Salmeterol etwas langsamer ein, beide β_2-Sympathomimetika wirken jedoch sehr lange. Zur Erklärung nimmt man an, daß beide Stoffe wegen ihrer großen lipophilen Substituenten lange in der Membran verharren.

Pharmakodynamik
- Stark relaxierende Wirkung auf die Bronchialmuskulatur. Applikation meist über Dosieraerosol und Spacer.
- Stark relaxierende Wirkung auf die Uterusmuskulatur. Dosierung für Fenoterol *(Partusisten):* oral 5 mg alle 3–6 h, i.v. Infusion 0,5–3 μg/min.

Gefahren
- i.v. Infusion: Bei insulinabhängigem Diabetes gefährlicher Anstieg des Blutzuckers durch Stimulation von β_2-Aktivierung der Glykogenolyse.
- i.v. Infusion: Na^+- und Wasserretention, die zum Lungenödem führen kann, durch β_1-Aktivierung der Reninfreisetzung. Hier wird deutlich, daß β_2-betonte Sympathomimetika noch eine beachtliche β_1-agonistische Wirkungskomponente haben.
- Tachykardie durch β_1-agonistische Wirkungskomponente. Kontraindikation bei tachykarden Rhythmusstörungen.
- Feinschlägiger Tremor (auch bei Aerosoltherapie), der teilweise sehr störend empfunden wird.
- Kontraindikationen bestehen bei Hyperthyreose, Phäochromocytom, Amnioninfektion, Vena cava-Kompressionssyndrom intra partum und bei Psychosen.

β_1-betonte Sympathomimetika: Dobutamin

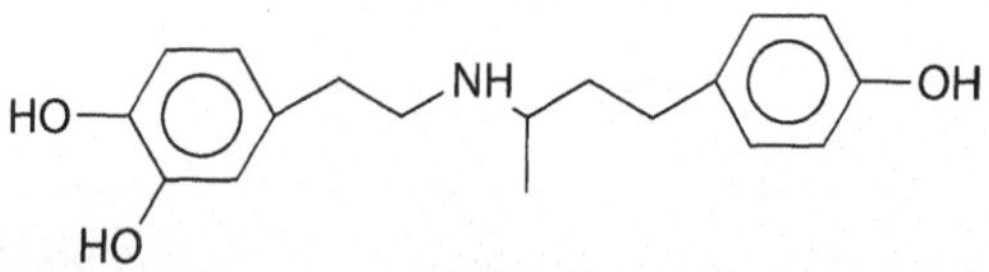

HO, HO, NH, OH

Dobutamin
(Dobutrex)
MW 301,39

Pharmakokinetik
Dobutamin unterliegt einem sehr starken „first pass effect" und kann daher nur intravenös infundiert werden. Es dringt nicht in das ZNS ein. Schneller Metabolismus durch COMT. Plasmahalbwertszeit 2 min.

Dosierung
5–7,5 μg/kg KG und min (Erw. 65 kg z. B.: 25 mg/h = 6,4 μg/kg KG und min). Nicht zu hoch dosieren wegen Tachykardiegefahr!

Pharmakodynamik
(–)-Dobutamin stimuliert β_1- und α_1-Rezeptoren,
(+)-Dobutamin stimuliert β_1- und hemmt α_1-Rezeptoren.
Bei der empfohlenen Dosierung heben sich die α-Wirkungen der Isomeren an den Gefäßen auf, die erwünschte positiv inotrope β_1-Wirkung auf das Herz herrscht vor.

Indikationen
Zur Erhöhung des Schlagvolumens unter klinischen Bedingungen. **Nicht** zur Blutdruckerhöhung bei ausreichender Herzfunktion!

Gefahren Bei Überdosierung starke Blutdruckerhöhung, Tachykardie.

Noradrenalin und Adrenalin

HO–(C₆H₃)(OH)–CH(OH)–CH_2–NH_2

Noradrenalin
(*Arterenol*)
MW 169,18

HO–(C₆H₃)(OH)–CH(OH)–CH_2–NH–CH_3

Adrenalin
(*Suprarenin*)
MW 183,21

Pharmakokinetik Der „first pass effect" ist durch Metabolismus bereits in den Mukosazellen des Darms so groß, daß keine nennenswerte Bioverfügbarkeit mehr besteht. Beide Stoffe werden bei intravenöser Infusion schnell durch COMT abgebaut (Halbwertszeit 1–2 min).

Dosierung Intravenöse Dauerinfusion: Noradrenalin und Adrenalin mit 0,1 µg/kg KG und min (Noradrenalin gelegentlich noch zusätzlich zu Dopamin bei Hypotonie, Adrenalin beim anaphylaktischen Schock ungefähr in diesem Bereich, nachdem akut von Hand intravenös injiziert wurde), Adrenalin intravenös „von Hand" beim anaphylaktischen Schock 0,5 mg in 20 ml isotonischer Lösung sehr langsam nach Wirkung. Als Zusatz zu Lokalanaesthetika nicht mehr als 0,5 mg Gesamtmenge.
Nicht in alkalischen Lösungen (z. B. $NaHCO_3$) infundieren, da dann schnelle Zersetzung der Stoffe eintritt!

Wirkungen **Noradrenalin** stimuliert ganz vornehmlich α-Rezeptoren. Seine geringe stimulierende Wirkung auch auf β-Rezeptoren macht sich besonders an den Koronargefäßen und am Herzen bemerkbar.
Nach Injektion von Noradrenalin kommt es zu einem Anstieg des peripheren Widerstandes und damit zu einem Anstieg des systolischen und diastolischen Druckes. Durch Erregung der Barorezeptoren setzt danach eine Gegenregulation ein. Sie ist so stark, daß die primär vorhandene geringe Erregung der β_1-Rezeptoren im Sinusknoten überwunden wird und eine deutliche Bradykardie (!) besteht. Zusammengefaßt:

- Systolischer Druck steigt } Mitteldruck
- Diastolischer Druck steigt } steigt.
- Herzfrequenz sinkt reflektorisch.

Adrenalin wirkt α-sympathomimetisch und β-sympathomimetisch. Die α-sympathomimetische Wirkung ist stärker, die β-sympathomimetische Wirkung sehr viel stärker als die von Noradrenalin.

Bronchialmuskulatur. Adrenalin wirkt sehr gut broncholytisch durch seine β-sympathomimetische Komponente.

Stoffwechsel. Unter Adrenalin nimmt sowohl die Glykogenolyse als auch die Lipolyse stark zu.

Herz. Entsprechend der β-sympathomimetischen Komponente werden alle kardialen Funktionen der Tabelle 20.1 gefördert.

Gefäßsystem. Die Reaktion des Gefäßsystems ist, da sowohl vornehmlich α-innervierte als auch vornehmlich β-innervierte Gefäßgebiete reagieren, kompliziert und muß in Einzelheiten besprochen werden. Zunächst ist festzustellen: β-Rezeptoren in den Gefäßgebieten sprechen auf geringere Konzentrationen von Adrenalin an als α-Rezeptoren, aber wenn man mit hohen Adrenalindosen alle α- und β-Rezeptoren der Gefäße aktiviert, so ist die durch Aktivierung der α-Rezeptoren bedingte Kontraktion in einzelnen Gefäßgebieten insgesamt stärker als die durch Aktivierung der β-Rezeptoren bedingte Dilatation in anderen Gefäßgebieten, so daß der periphere Gesamtwiderstand ansteigt. Hieraus kann man ableiten:

- Bei Dauerinfusion sehr geringer Adrenalinmengen kann der diastolische Druck abfallen, da die Dilatation durch β-sympathomimetische Wirkung noch stärker ist als die Konstriktion durch α-sympathomimetische Wirkung. Da jedoch gleichzeitig Frequenz und Schlagvolumen des Herzens (gleichfalls durch β-sympathomimetische Wirkung, auf die kardialen Rezeptoren gerichtet) zunehmen, kommt es zu einem Anstieg des systolischen Druckes. Der Mitteldruck als Resultante nimmt zu. Hierin unterscheidet sich Adrenalin von Isoprenalin (s. dort); Ursache für den Unterschied ist die auch bei Infusion kleiner Adrenalindosen bereits schwach wirksame α-sympathomimetische Komponente des Adrenalins.
- Bei Einzelinjektionen einer größeren Adrenalindosis in einem kurzen Zeitraum steigen systolischer, diastolischer (und mittlerer) Druck an, da die vornehmlich α-innervierten Gefäßgebiete sich jetzt alle kontrahieren. Beim Abklingen der Adrenalinwirkung beobachtet man nicht selten, daß der arterielle Mitteldruck zunächst unter das vor Adrenalininjektion bestehende Ausgangsniveau fällt, weil die Schwelle für die Erregung der α-Rezeptoren bereits unterschritten ist, die Wirkung auf die β-Rezeptoren aber noch überschwellig ist.
- Blockiert man die β-Rezeptoren mit einem geeigneten Pharmakon, so beobachtet man nach Adrenalininjektion nur den Blutdruckanstieg, aber nicht mehr den Abfall unter das Ausgangsniveau am Ende der Adrenalinwirkung. – Blockiert man hingegen die α-Rezeptoren, so beobachtet man fast nur den Blutdruckabfall *(Adrenalinumkehr).*
- In den Hautgefäßen überwiegt die α-sympathomimetische Wirkung von Adrenalin. Deshalb ist Adrenalin als vasokonstringie-

render Zusatz zu Lösungen, die Lokalanaesthetika enthalten, geeignet.

- ○ Die Nierengefäße kontrahieren sich unter dem Einfluß von Adrenalin. Diese Kontraktion erfolgt schon bei Infusion geringer Mengen von Adrenalin, weshalb Adrenalin bei bestehender Mangeldurchblutung der Niere vor Noradrenalin insoweit keinen Vorteil hat.
- ○ Die Skelettmuskelgefäße werden unter Einwirkung von Adrenalin weiter; dies gilt jedoch nicht bei intramuskulärer Injektion der üblichen Adrenalin-Ampullenlösung (1 mg/ml). In diesem Fall ist die lokale Konzentration von Adrenalin so über alle Maßen hoch, daß die starke Aktivierung der wenigen α-Rezeptoren zu einer Kontraktion der Gefäße der Umgebung und damit zu einer Resorptionsverzögerung führt.
- ○ Der Druck im kleinen Kreislauf steigt an.
- ○ An den Mesenterialgefäßen überwiegt die β-sympathomimetische Wirkung bei hinreichend kleinen Dosen: Die Gefäße dilatieren.
- ○ Die Durchblutung der Koronargefäße steigt. Dies ist jedoch nicht nur die Folge der Erregung der dort befindlichen β-Rezeptoren. Unter anderem erweitern sich die Koronargefäße unter dem Einfluß saurer Stoffwechselprodukte, die durch den höheren Energiebedarf des Herzens unter der Wirkung von β_1-sympathomimetischen Pharmaka vermehrt anfallen. Auf jeden Fall deckt die Zunahme der Durchblutung der Koronargefäße nicht vollständig den zusätzlich entstehenden Sauerstoffbedarf des Herzens. Im Gegenteil wirkt Adrenalin als „maligner Koronardilatator".
- ● Eine bestehende Hypertonie kann bereits durch Resorption des Adrenalinanteils einer zur Lokalanaesthesie benutzten Lösung bedrohlich verstärkt werden. Besondere Gefahr besteht beim Cor pulmonale.
- ● Bei bestehender Gefäßsklerose kann eine plötzliche Druckerhöhung durch Noradrenalin und Adrenalin zur Ruptur von Gefäßen besonders im ZNS und zu Blutungen mit schweren Folgezuständen (Hemiplegie) führen.
- ● Bei Anaesthesien mit halogenhaltigen Inhalationsanaesthetika, unter der Einwirkung von Chloralhydrat oder bei Vergiftung mit halogenhaltigen Kohlenwasserstoffen ist das Erregungsbildungs- und Leitungssystem des Herzens stark sensibilisiert. Auch die geringe β-sympathomimetische Wirkung des Noradrenalins reicht hier schon aus zur Auslösung einer bedrohlichen Arrhythmie. Deshalb ist (auch) Noradrenalin bei Halothananaesthesien kontraindiziert.
- ○ Während der Schwangerschaft kann Noradrenalin Uteruskontraktionen auslösen.
- ○ Bei Prostatahyperplasie kann Noradrenalin die Beschwerden verstärken.

• Die Injektion von Lösungen, die Noradrenalin oder Adrenalin enthalten, an den Akren (Endarterien-Gebiete!) ist ein Kunstfehler, da der durch Gefäßkonstriktion bedingte Sauerstoffmangel zu Nekrosen führen kann.

• Bei Sauerstoffmangel soll Adrenalin nicht injiziert werden, da es zu einer weiteren Verschlechterung des Verhältnisses von Sauerstoffangebot zu Sauerstoffbedarf führen kann. Das gilt auch für die Energiebilanz bei Hyperthyreose, besonders am Herzen.

○ Symptome einer Hypercalcämie oder einer Hypokaliämie am Herzen können durch die geringe β-sympathomimetische Komponente des Noradrenalins bereits merklich verstärkt werden.

• Die blutdruckerhöhende Wirkung von Adrenalin, Noradrenalin (und Dopamin) ist bei einer bestehenden Azidose erheblich herabgesetzt, die Anwendung dieser Stoffe also nur bei gleichzeitiger Azidosebekämpfung gerechtfertigt.

20.4 α-betonte Sympathomimetika

Imidazolinderivate

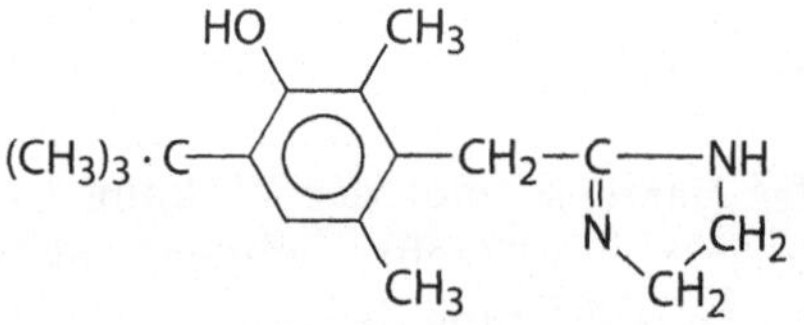

HO, CH_3, $(CH_3)_3 \cdot C$, CH_2-C, NH, N, CH_2, CH_3, CH_2

Oxymetazolin (*Nasivin*), Base, pK 10,5

Naphazolin (*Privin*), Tetryzolin (*Tyzyne*), Xylometazolin (*Otriven*).

Diese Pharmaka sind rein α-sympathomimetisch wirksam. Sie werden zur lokalen Gefäßkonstriktion in Sprays und anderen Arzneizubereitungsformen verwendet, die zur Abschwellung der Schleimhäute, besonders der Schleimhäute in Nase und Rachen, dienen. Resorptive Vergiftungen mit kräftigen systemischen α-sympathomimetischen Effekten können vorkommen. Eine besondere

○ Gefahr ist eine zentrale Wirkung, die besonders bei Säuglingen zu Atemstörungen und komatösen Zuständen führen kann.

○ Bei chronischem Gebrauch besteht durch eine dauernde Minderdurchblutung die Gefahr der Schleimhautschädigung.

○ Kontraindiziert bei Rhinitis sicca.

○ Gefahr bei Engwinkelglaukom.

Norfenefrin, Phenylefrin, Etilefrin

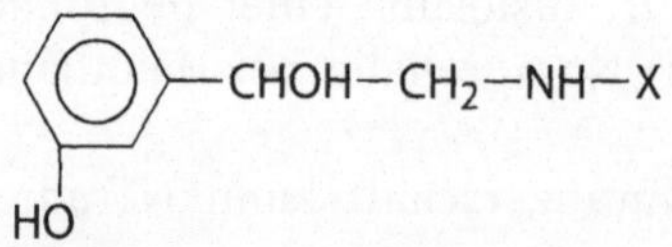

$-CHOH-CH_2-NH-X$

HO

Norfenefrin: X = H; Phenylefrin: X = $-CH_3$;
Etilefrin: X = $-C_2H_5$

Norfenefrin *(Novadral)* und Phenylefrin wirken rein α-sympathomimetisch. Etilefrin *(Effortil)* hat durch die Ethylsubstitution (s. S. 318) eine zusätzliche β-sympathomimetische Komponente. Norfenefrin: Bioverfügbarkeit 20 %, Halbwertszeit 3,5 h; Etilefrin: Bioverfügbarkeit 30 %, Halbwertszeit 2,4 h. Beide Stoffe werden in oralen Zubereitungsformen zur „Blutdruckerhöhung" angeboten. Etilefrin (Verteilungsvolumen 1,6 l/kg) dringt wahrscheinlich schon geringgradig in das ZNS ein.
Phenylefrin dient als Mydriatikum; es verursacht keine Akkomodationslähmung, denn der Ciliarmuskel hat keine α-Rezeptoren.

20.5 Indirekte Sympathomimetika

Definition Indirekte Sympathomimetika sind Pharmaka, die an peripheren Synapsen zwischen Sympathikus und Erfolgsorgan wirken, deren Wirkung sich auf die präsynaptische Terminale (das Terminalretikulum) dieser Synapsen richtet, und die aus dem Terminalretikulum *den physiologischen Transmitter* in den synaptischen Spalt hinein freisetzen.

Wirkungsweise Indirekte Sympathomimetika setzen die sympathischen Überträgerstoffe dadurch frei, daß sie in das sympathische Neuron eindringen und Noradrenalin aus den Speichervesikeln verdrängen. Das freigesetzte Noradrenalin wird z. T. durch MAO abgebaut, z. T. durch die synaptische Membran in den synaptischen Spalt abgegeben. Während bei physiologischer Noradrenalinfreisetzung auf elektrischen Stimulus die Speicherversikel in toto durch Exozytose „ausgestoßen" werden, fließt bei pharmakologischer Freisetzung nur Noradrenalin aus. Deshalb ist die physiologische, nicht aber die pharmakologische Noradrenalinfreisetzung mit einer Freisetzung von Dopamin-β-hydroxylase verbunden.
Die indirekten Sympathomimetika werden nicht nur durch die Zellmembran in das Zytoplasma, sondern auch in die Granula aufgenommen. Einige können durch elektrischen Reiz freigesetzt werden.

- Eine weitere Wirkung der indirekten Sympathomimetika besteht darin, daß sie *die Rückresorption des Transmitters in das Terminalretikulum hemmen.* Indirekte Sympathomimetika treten mit anderen rückresorptionshemmenden Pharmaka (Guanethidin, trizyklische Psychopharmaka) um die Bindungsstelle auf dem Terminalretikulum in Konkurrenz.

Wirkungsbedingungen Voraussetzung für die Wirkung von indirekten Sympathomimetika ist:
Sie müssen in das Neuron eindringen können.

○ Das Neuron muß noch genügend mobile Überträgersubstanz enthalten (1 % des physiologischen Wertes ist etwa der Grenzwert). Hieraus ergibt sich:

- Wenn indirekte Sympathomimetika in kurzen Abständen hintereinander in gleichen Dosen appliziert werden, so nimmt die Wirkung ab. Die Ursache ist, daß der Überträgerstoff nicht schnell genug in die mobile Form übergeführt und so nachgeliefert werden kann, und daß auch die Rückresorption des Überträgerstoffs in die Terminale des präsynaptischen Neurons durch das indirekte Sympathomimetikum behindert ist. Wartet man längere Zeit und wiederholt dann die Applikation des indirekten Sympathomimetikums, so ist die Wirkung eventuell sogar in voller ehemaliger Höhe vorhanden. Der gesamte Vorgang ist ein Beispiel für Tachyphylaxie.
- Wenn die Speicher für den sympathischen Überträgerstoff geleert sind (z. B. durch Reserpin), wirken indirekte Sympathomimetika nicht.
- Wenn das Eindringen der indirekten Sympathomimetika in das sympathische Neuron durch andere Pharmaka verhindert wird (z. B. durch Cocain oder Imipramin), können sie nicht wirken.

Ephedrin

$C_6H_5-CH(OH)-CH(CH_3)-NHCH_3$

Ephedrin
(*Ephetonin*)
Base, pK 9,63
MW 165,24

Pharmakokinetik. Wegen der fehlenden phenolischen OH-Gruppen ist die Bioverfügbarkeit 90 % und die Penetrationsfähigkeit durch die Lipidmembran der präsynaptischen Terminale gut für die nichtionisierte Form (bei pH = 7,4 nur 0,6 % der Gesamtdosis). Die nichtionisierte Form überwindet auch die Blut-Hirn-Schranke und löst danach zentrale Wirkungen aus. Ephedrin ist weder für MAO noch für COMT Substrat, sondern wird zum (noch wirksamen) Norephedrin demethyliert. Ephedrin und Norephedrin werden renal eliminiert; die Eliminationsgeschwindigkeit ist um so langsamer, je höher der Urin-pH über 7 liegt, und beträgt 2,5–4 h, die Wirkungsdauer beträgt 4–6 h.

Dosierung. Einzeldosis 25 mg oral für Erwachsene.

Wirkungen. Indirekt und direkt sympathomimetisch.
- Broncholyse durch Erregung von β-Rezeptoren.
- Gefäßkonstriktion durch Erregung von α-Rezeptoren.
- Zunahme des Atemminutenvolumens durch zentrale Wirkung.

Wegen seiner broncholytischen, schleimhautabschwellenden und atemstimulierenden Wirkungen ist Ephedrin Bestandteil vieler Hustensäfte.

Unerwünschte Wirkungen. Störungen des Nachtschlafs durch zentrale Stimulation, Kopfschmerzen, Tachykardie, Gefahr der psychischen Abhängigkeit.

Tyramin ist ein „reines" indirektes Sympathomimetikum, das zu experimentellen Zwecken und als Mydriatikum benutzt wird.

Amezinium

$$C_6H_5-\overset{\oplus}{N}\text{(pyridazinium)}-NH_2 \quad {}^{\ominus}OSO_3-CH_3$$

Amezinium
(*Regulton*)
MW 313,33

Amezinium ist eine quaternäre Stickstoffverbindung und dringt deshalb kaum in das ZNS ein. Es ist zu 60 % bioverfügbar und hat eine Plasmahalbwertszeit von 9 Stunden. Es wirkt durch zwei Mechanismen: Erstens verdrängt es als indirektes Sympathomimetikum Noradrenalin aus den präsynaptischen Terminalen, zweitens wirkt es in den präsynaptischen Terminalen sympathischer Nervenendigungen als Hemmstoff der MAO. Aus den Wirkungsmechanismen folgt, daß andere Monoaminoxidasehemmer seine Wirkung verstärken und trizyklische Antidepressiva die Wirkung abschwächen. Das Präparat wird in Dosen von 3 × 10 mg oral zur symptomatischen Therapie der Hypotonie empfohlen.

20.6 Zentral erregende Sympathomimetika und ähnliche Stoffe

Definition Zentral erregende Sympathomimetika sind Stoffe mit sympathomimetischer Wirkung (per definitionem in der *Peripherie!*), die zusätzlich Wirkungen im ZNS haben.

Amphetamin und Methamphetamin

$$C_6H_5-CH_2-\underset{CH_3}{\underset{|}{CH}}-NH_2$$

Amphetamin
MW 135,21
pK 9,94

$$C_6H_5-CH_2-\underset{CH_3}{\underset{|}{CH}}-\underset{CH_3}{\underset{|}{NH}}$$

Methamphetamin
MW 149,24
pK 9,99

$$C_6H_5-\underset{OH}{\underset{|}{CH}}-\underset{CH_3}{\underset{|}{CH}}-NH_2$$

D-Norpseudoephedrin

Amphetamin und Methamphetamin sind Rauschmittel. D-Norpseudoephedrin ist noch Bestandteil vieler sogenannter „Appetitzügler". Fenetyllin *(Captagon)*, Amphetaminil *(AN 1)*, wurden früher mit gleicher und werden heute mit anderen Indikationen angeboten, nicht selten dienen sie Sportlern zur „Leistungssteigerung".
Wie bereits erwähnt, führt das Fehlen aromatischer Hydroxylgruppen zu einer guten Resorption nach oraler Zufuhr, das zusätzliche Fehlen der OH-Gruppe in β und die Substitution in α

zur Widerstandsfähigkeit gegen MAO. Peripher wirken die Pharmaka vornehmlich indirekt sympathomimetisch.

Wirkungsweise im ZNS. Die Wirkungsweise im ZNS ist der indirekt sympathomimetischen Wirkung in der Peripherie ähnlich: Amphetamin setzt Dopamin aus präsynaptischen Terminalen frei, es hemmt die Wiederaufnahme von Dopamin in die präsynaptische Terminale und es hemmt die Monoaminoxidase (Enzym-Substrat-Komplex wird gebildet, aber bleibt wegen der sterischen Hinderung in α lange bestehen).

Wirkungen. Amphetamin und Methamphetamin waren bereits in den dreißiger Jahren auf dem Markt, und zwar mit damals unumstrittener Bestimmung:

- Beseitigung von Müdigkeit.
- Beseitigung des Erschöpfungsgefühls nach körperlicher Leistung oder auch zur Prophylaxe körperlicher Erschöpfungszustände.

Die Pharmaka fanden umfangreichen Einsatz während des Zweiten Weltkrieges (Flugzeug- und U-Boot-Besatzungen, Fernfahrer) und bei sportlichen Wettkämpfen, vor allem bei solchen Disziplinen, in denen Dauerleistungen zu erbringen sind (Langläufer, Feldspieler, Radfahrer). Die Dopingkontrolle bei sportlichen Wettkämpfen fahndet heute nach zentral wirksamen Pharmaka aus der Gruppe der Sympathomimetika.
Zum dauernden Gebrauch von Amphetamin und Methamphetamin verleitet vor allem deren

- psychisch aktivierende Wirkung. Eine Stimmungsverbesserung bewirken sie nicht. Psychische Dependenz entwickelt sich häufig, physische Dependenz besteht insoweit nicht, als nach plötzlichem Absetzen der Pharmaka nur ein tiefer und extrem langer Schlaf einsetzt, jedoch lebensgefährdende physische Reaktionen nicht auftreten.
- Die Pharmaka haben eine appetitzügelnde Wirkung. Sie kommt durch die Wirkung der Pharmaka auf Neuronenverbände im Hypothalamus zustande.
  Als in der Nachkriegszeit die Zahl übergewichtiger Personen wieder zunahm, waren die Bemühungen der Industrie darauf gerichtet, Pharmaka zu entwickeln, die nur den Appetit zügeln, aber nicht euphorisierend wirken sollten. Es stellte sich jedoch bald heraus, daß dies problematisch war: Bei psychisch ungebrochener Eßlust wurden die „Appetitzügler" als Stimulantien zusätzlich genossen.
  Gegen Ende der sechziger Jahre wurde bei einigen Appetitzüglern eine gefährliche Nebenwirkung bekannt.
- Eine primär pulmonale Hypertonie wurde bei einigen (nicht mehr im Handel befindlichen) Appetitzüglern gehäuft festge-

stellt. In einem Kommissionsbericht an die Deutsche Gesellschaft für Kreislaufforschung wurde der Verdacht ausgesprochen, daß diese Erkrankung auch nach anderen Appetitzüglern oder Stoffen mit sympathomimetischer Wirkung auftreten könne.

Sonstige Gefahren und Kontraindikationen

Sie ergeben sich aus den Kontraindikationen der α- und β-Sympathomimetika. Zusätzlich ist bedeutsam:

- MAO-Inhibitoren und Appetitzügler dürfen nicht gleichzeitig verabfolgt werden. Der Grund hierfür ist, daß viele Appetitzügler indirekte Sympathomimetika sind, die Noradrenalin auch im ZNS freisetzen. Bereits MAO-Inhibitoren allein haben jedoch eine stark antriebsfördernde Wirkung. Zusätzliche Freisetzung von Noradrenalin würde diese Wirkung erhöhen.

Pharmakokinetik. Amphetamin ist gut bioverfügbar, passiert gut die Blut-Hirn-Schranke und hat ein entsprechend hohes Verteilungsvolumen von 3,5–4,6 l/kg. Nur 20 % sind proteingebunden. Die Plasmahalbwertszeit beträgt 20 min, aber die Wirkung dauert länger an. Bei physiologischem pH des Urins werden nur 14,5 % renal ausgeschieden, aber diese Menge steigt auf 55 %, wenn man den Urin azidifiziert.

Behandlung der akuten Vergiftung. Akute Vergiftungen treten meist als Folge von „Experimenten" bei Drogenabhängigen auf, die sich Amphetamin, Methamphetamin usw. intravenös injizieren.
Man gibt bei schweren Erregungszuständen Haloperidol (nach Diazepam), bei danach noch bestehender Hypertonie infundiert man Glyceroltrinitrat, bei Tachykardie gibt man einen β-Rezeptorenblocker. Man stellt den pH des Urins sauer (Infusion von HCl, zur schnellen Erreichung dieses Ziels auch Injektion von Ascorbinsäure), wenn nicht schon eine Azidose besteht. Ein Blasenkatheter muß wegen der Sphincterkontraktion gelegt werden.

Cocain

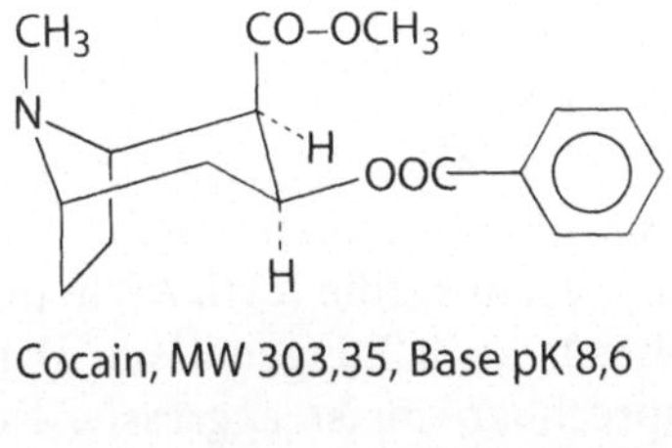

Cocain, MW 303,35, Base pK 8,6

Pharmakokinetik. Die Bioverfügbarkeit hängt von der Applikationsform ab. Nasal beträgt sie 60 %, oral 30–40 %, beim Rauchen 70 %. Verteilungsvolumen 2 l/kg, ungehinderter Übertritt durch die Plazenta und in die Muttermilch. Die Plasmahalbwertszeit von 60–90 min ist stark dosisabhängig. Cocain wird durch die

Butyrylcholinesterase im Plasma an den beiden Esterstrukturen hydrolysiert. Es entsteht Benzylecgonin bzw. Ecgonin-methylester.
Cocain kann bei Ethanolgenuß an der Methylester-Konfiguration zum Ethylester (wahrscheinlich noch wirksamer) umgeestert werden.

Wirkungsmechanismen:

- Cocain besetzt den Katecholamintransporter und verhindert in der Peripherie und im ZNS die Wiederaufnahme von Noradrenalin in die präsynaptischen Terminalen. Es hemmt im ZNS auch die Wiederaufnahme von Dopamin und von Serotonin.
- Cocain besetzt Bindungsstellen an den spannungsabhängigen Na^+-Kanälen auf der zytoplasmatischen Seite und ist dadurch ein sehr gutes Lokalanaesthetikum. Seine oberflächenanaesthetische Wirkung ist unübertroffen.

Wirkungsverlauf. Die Tachykardie und die Hypertonie erreichen ein Maximum nach 10 min, die Euphorie ist anfänglich nach einer Stunde, später nach 15 min maximal. Cocain hebt die Vigilanz und erzeugt ein Gefühl erhöhter sexueller Bereitschaft, der Selbstsicherheit (auch im Straßenverkehr) und des Wohlbefindens. Der Orgasmus wird länger und intensiver erlebt. Höhere Dosen erzeugen Euphorie, auch schon motorische Stereotypien und verstärken die Aggressivität. Hohe Dosen erzeugen peripher einen sehr hohen arteriellen Druck, eine starke Tachykardie, einen Koronarspasmus und Arrhythmien, zentral Wahnideen (die in Kombination mit der Aggressivität zu gefährlichem Verhalten führen kann) und Krämpfe.
Bei Schwangeren führt Cocainabusus zu Plazentarlösungen und zu vorzeitigen Geburten.
Obwohl nach Entzug von Cocain keine wesentlichen physischen Entzugssymptome auftreten, hat der Abhängige ein extrem hohes Verlangen nach einer neuen Dosis („craving“).

Diagnose der Cocainintoxikation:
Beschwerden: Brustschmerzen, Angst, Halluzinationen
Befunde: Mydriasis (kann fehlen, wenn gleichzeitig Heroin wirkt), feuchte Haut, Tachykardie (evtl. Arrhythmie), Hypertonie, nach längerem Abusus auch Lungenödem. Der Patient ist nicht durchgehend ansprechbar, meist aggressiv. Noch während der Untersuchung und stationären Beobachtung können Krämpfe auftreten.
Sicherung der Diagnose: Urin-Screening durch Immunoassay erfaßt die wirkungslosen Metaboliten und sagt *nichts* über die aktuelle Plasmakonzentration des Cocain. Qualitativ eindeutiger und gleichzeitig quantitativer Nachweis durch GC-MS im Plasma:

200–600 ng/ml bis zu mehreren tausend ng/ml. Cocaingebrauch Schwangerer läßt sich aus dem Meconium nachweisen.

Gefahren:

- „Aggressive Explosion“ des (oft halluzinierenden) Vergifteten.
- Koronarinfarkt und tödliche Arrhythmie. Zum Entstehen tragen folgende Vorgänge bei:
  1. Die Hypertonie erhöht den kardialen Energieverbrauch.
  2. Die Tachykardie erhöht den kardialen Energieverbrauch.
  3. Der Koronarspasmus senkt das Energieangebot. Der Koronarspasmus kann so extrem sein, daß bei koronargesunden Jugendlichen Infarkte entstehen.
  4. Die Azidose senkt die Energieverwertung.
  5. Die lokalanaesthetische Wirkung des Cocains verzögert in hohen Konzentrationen die Erregungsleitung.
  6. Rhabdomyolyse

- Glyceroltrinitrat als Spray. Damit senkt man den arteriellen Druck und öffnet die Koronargefäße.
- Verweilkanüle zur Infusion legen. Dadurch zunächst Verapamil *(Isoptin)* 5 mg i.v. Damit senkt man den arteriellen Druck längerfristig, öffnet die Koronarien und reduziert die Tachykardie. (Phentolamin, *Regitin* 5 mg lang i.v. nur dann, wenn der Blutdruck nach Gabe von Nitraten und Verapamil immer noch gefährlich hoch ist.)
- Diazepam *(Valium)* 10 mg i.v. gegen die Angst, Unruhe und vor allem zur Prävention von Krämpfen.
- Haloperidol *(Haldol)* 5 mg i.v. gegen die Halluzinationen, aber erst **nach** Diazepam, denn Haloperidol fördert die Krampfneigung.
- Wadenwickel zur Temperatursenkung.

Digitalis. „Betablocker“, denn damit nimmt man den letzten Rest koronarerweiternder β-Wirkung weg, und die Erregungsleitung reduziert man womöglich über den falschen Mechanismus.

Nachsorge. Es gibt nur die psychosomatische Nachsorge. Es gibt kein Pharmakon, das man analog dem Methadon bei Opiatabhängigen einsetzen kann. Während Heroinabhängige, die sich vermöge ihrer finanziellen Möglichkeiten aus der Asozialität heraushalten können und sich nicht infizieren, häufig das vierte Lebensjahrzehnt erreichen und dann abstinent werden, ist die Wahrscheinlichkeit eines solchen Verlaufs bei Cocain sehr gering. Tod durch Gewalteinwirkung ist häufig.

20.7 β-Rezeptorantagonisten (β-Blocker)

Definition β-Rezeptorantagonisten sind Pharmaka, die die Wirkung von β-Sympathomimetika (auch die β-sympathomimetische Wirkung synaptisch freigesetzten Noradrenalins) durch Blockade peripherer β-Rezeptoren aufheben. Die β-Blocker sind kompetitive Antagonisten.

Pharmakokinetik Die Zahl der β-Blocker ist Legion. Sie werden alle nach oraler Gabe resorbiert. Die Tabelle 20.2 gibt eine Übersicht über pharmakokinetische und pharmakodynamische Eigenschaften. Man erkennt:

Die Bioverfügbarkeit schwankt zwischen 10 und 90 %; Stoffe mit niedriger Bioverfügbarkeit haben einen hohen „first pass effect". Die Metabolite sind jedoch z. T. wirksam (z. B. bei Acebutolol). – Die Verteilungsvolumina liegen z. T. erheblich über 1 l/kg KG und

Tabelle 20.2 Rezeptorantagonisten (β-Blocker)

	pK_a	Bioverfügbarkeit [%]	Halbwertszeit [h]	Verteilungsvolumen [l/kg KG]	Im Urin unverändert [%]	Bemerkungen
Acebutolol *(Prent)*	9,76	20–60	7	1,2	34	partieller β-Agonist
Alprenolol *(Aptin)*	9,63	10	2–3	3,3	1	partieller β-Agonist
Atenolol *(Tenormin)*	9,6	50–60	6	1	40	$\beta_1:\beta_2 = 35:1$
Bisoprolol *(Concor)*		90	10–12	3,2	50	$\beta_1:\beta_2 = 75:1$
Metoprolol *(Beloc, Lopresor)*	9,69	50	3–4	5,6	3	$\beta_1:\beta_2 = 20:1$
Oxprenolol *(Trasicor)*		24–60	1–2	1,2	< 5	partieller β-Agonist
Penbutolol *(Betapressin)*	9,3	100	1–3	0,3	< 20	partieller β-Agonist 90 % Albuminbindung
Pindolol *(Visken)*	8,8	100	4	2,0	40	partieller β-Agonist
Propanolol *(Dociton)*	9,42	30	3–4	3,6	1	93 % Albuminbindung
Sotalol *(Sotalex)*	8,3	100	7,5–15	1,3	75	
Timolol *(Temserin)*	9,0	75	2,7	2,0–2,5	20	

lassen zentrale Wirkungen der Pharmaka vermuten. Der metabolisch eliminierte Anteil ist unterschiedlich groß, bei Pindolol und Sotalol ist er so gering, daß bei schweren Niereninsuffizienz die Dosis reduziert werden sollte.

Pharmakodynamik, „Kardioselektivität"

Wegen der unerwünschten Wirkungen bei β_2-Blockade hat man versucht, β_1-betonte β-Blocker zu synthetisieren: Atenolol *(Tenormin)*, Metoprolol *(Beloc)*, Bisoprolol *(Concor)*. Dies reicht noch nicht aus, um bei chronischen Bronchospastikern die Verstärkung des Bronchospasmus sicher zu vermeiden. Zum Einsatz bei Diabetikern werden sie bevorzugt, weil die β-Zellen ihre Regulierbarkeit um so besser behalten, je weniger ihre β_2-Rezeptoren blockiert sind.

Einige β-Sympathomimetika haben eine schwache agonistische Aktivität. Für manche Patienten, die initial eine β-Blockade mit erheblichen Kreislaufregulationsstörungen beantworten, soll die Verordnung solcher Stoffe vorteilhaft sein.

Die „unspezifisch membranabdichtende chinidinartige" Wirkung der β-Blocker spielt im Bereich klinischer Dosen wohl keine wesentliche Rolle.

Dosierung

Die oralen Dosen differieren stark von Präparat zu Präparat und sind auch bei Präparaten mit hoher Bioverfügbarkeit deutlich höher als die intravenös empfohlenen Dosen. Einige intensivmedizinisch wichtige Dosierungen (intravenös, sehr langsam mit Kurzinfusion): Metoprolol (*Beloc* i.v., *Lopresor* i.v.) 5 mg in 5–10 min, nach 5-10 min Pause 2mal wiederholbar; gleiche Dosierung für Oxprenolol und Propanolol, halbe Dosierung für Pindolol.

Indikationen

- Koronarinsuffizienz mit Angina pectoris: β-Blocker reduzieren die Kontraktionsgeschwindigkeit (gemessen als Druckanstiegsgeschwindigkeit dp/dt) und verbessern dadurch erheblich den Wirkungsgrad der Herzarbeit. Die Durchblutung in mangelperfundierten Herzgebieten wird nicht eingeschränkt. Besonders bedeutsam ist, daß die β-Blocker die reflektorisch bedingte Zunahme der Frequenz und der Inotropie bei Belastung herabsetzen oder ganz ausschalten.
- Nach eingetretenem Koronarinfarkt bei erhaltener muskulärer Suffizienz.
- Tachykarde Rhythmusstörungen: β-Blocker reduzieren die Frequenz im Sinusknoten und in sekundären Schrittmachern durch Hemmung der diastolischen Depolarisation, und sie reduzieren die Leitungsgeschwindigkeit im Erregungsleitungssystem.
- Hypertonie: β-Blocker sind Bestandteil der Basistherapie der Hypertonie, besonders beim jüngeren Hypertoniker. Der Wirkungsmechanismus hierbei ist nicht endgültig geklärt. Die Wirkung setzt nach Beginn der oralen Therapie langsam ein und erreicht ihre volle Stärke erst nach mehreren Tagen. Akut senken β-Blokker in therapeutischen Dosen den arteriellen Druck nahezu nicht

und führen nur zu einer Verengung von Muskelgefäßen (β_2-Blokkade). Der antihypertensive Effekt tritt nach bisheriger Erkenntnis auch bei den β_1-betonten Stoffen auf.

○ Weitwinkelglaukom (Herabsetzung der Kammerwasserproduktion)

Unerwünschte Wirkungen, Gefahren

Nausea, Erbrechen, Diarrhoe zu Therapiebeginn.

- Verstärkung einer bestehenden Herzinsuffizienz. Die negativinotrope Wirkung ist zwar gering, aber so groß, daß eine bestehende Herzinsuffizienz vor Verordnung der β-Blocker beseitigt werden soll. Der Einsatz von β-Blockern bei Herzinsuffizienz ist Spezialisten vorbehalten.
- Verstärkung eines AV-Blockes 1. und 2. Grades.
- Verstärkung eines Bronchospasmus durch β_2-Blockade.
- Verstärkung von peripheren Durchblutungsstörungen durch β_2-Blockade in den Muskelgefäßen.

○ Verstärkung der Wirkung von Insulin und Sulfonylharnstoffderivaten durch Blockade der β_2-Rezeptoren, die in der Muskulatur die Glykogenolyse vermitteln.

- Gefährlicher funktioneller Synergismus mit Verapamil, auch mit Diltiazem: Die sympathetische reflektorische Gegenregulation gegen die blutdrucksenkende Verapamilwirkung wird ausgeschaltet, die Wirkung von Verapamil am AV-Knoten wird verstärkt.
- Müdigkeit und Verstärkung der Ethanolwirkung. Einige fördern sehr eine Depression.
- Rebound-Effekt. Bei plötzlichem Absetzen eines β-Blockers während der antihypertensiven Therapie kann sich ein krisenhaft hypertoner Zustand entwickeln, bei Behandlung wegen einer Angina pectoris können schwere Anfälle, ja ein Infarkt ausgelöst werden.

Gefahr: Atemstillstand.

Therapie bei Vergiftungen

Lebensgefährdend ist das extrem herabgesetzte Herzzeitvolumen. Durch Infusion von Adrenalin, Dopamin, Dopamin oder Kombinationen von ihnen läßt sich zwar der Blutdruck erhöhen, aber der ansteigende Venendruck zeigt meist, daß diese Erhöhung nur durch Schluß der Peripherie, nicht aber durch Erhöhung des HZV bedingt ist. Glucagon ist auch in Dosen jenseits aller Zulassungsgrenzen enttäuschend. In Kombination mit Glucagon (S. 512) und Dopamin (S. 319) kann Enoximon (S. 271) innerhalb von drei Stunden dramatische Besserungen herbeiführen.

20.8 α-Sympatholytika (α-Blocker)

α-Sympatholytika sind Pharmaka, die die Wirkung von α-Rezeptor-Agonisten auf periphere (!) α-Rezeptoren aufheben. An den Gefäßen geschieht dies sowohl auf der arteriellen als auch auf der venösen Seite. Folgen sind:

- Es kann nicht nur zu sehr starker Abnahme des Blutdruckes, sondern auch zu sehr starker Erweiterung des venösen Bettes kommen. Im Stehen „versackt" dann das Blut im venösen Raum: Der orthostatische Kollaps ist die Folge.
- Wenn das Pharmakon nicht nur α_1-Rezeptoren, sondern auch α_2-Rezeptoren blockiert, so schaltet es die regulatorische Hemmung der Noradrenalin-Freisetzung aus präsynaptischen Terminalen aus. Die β-sympathomimetische Wirkung des Noradrenalin bleibt aber erhalten und führt z. B. zu Tachykardie, Angina pectoris und Infarktäquivalenten.

  α-Sympatholytika können α_1-betont sein oder gleichermaßen auf α_1- und α_2-Rezeptoren wirken. α_1-betonte Sympatholytika sind Prazosin *(Minipress)* und die verwandten Stoffe Terazosin *(Heitrin)* und Doxazosin, Indoramin *(Wydora)*, Urapidil *(Ebrantil)* und Ketanserin *(Taseron 20)*. Ein nichtselektiver Antagonist ist Phenoxybenzamin (irreversible Wirkung).
- Einige α-Sympatholytika (Urapidil, Lysergsäurederivate) wirken nicht nur im sympathischen System, sondern auch im Serotonin-System.

  Insgesamt ist die Bedeutung der α-Sympatholytika nicht groß.

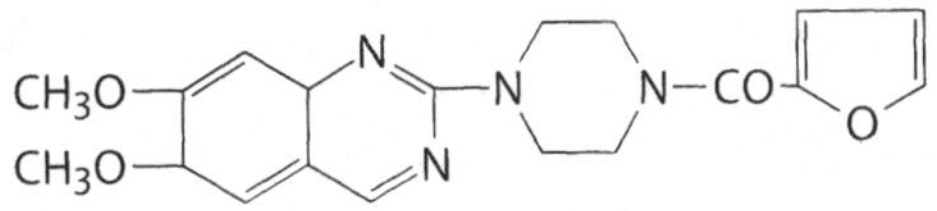

CH_3O CH_3O N N N N–CO O

Prazosin (*Minipress*), MW 388; Base, pK 6,5

Prazosin

Pharmakokinetik. Bioverfügbarkeit 57 %, Verteilungsvolumen 0,6 l/kg KG, Plasmaproteinbindung 95 %, Plasmahalbwertszeit 2,5–4 h, aber Wirkungsdauer 10 h. Prazosin wird hauptsächlich durch Metabolismus in der Leber (O-Dealklierung der CH_3O-Gruppe mit nachfolgender Glucuronidierung) eliminiert. Bei Niereninsuffizienz ist die Halbwertszeit verlängert.

Indikationen. Bei sonst schwer beherrschbarer Hypertonie und Myokardinsuffizienz (mit ausreichendem Füllungsdruck) *zusätzlich* zur Standardtherapie.

Dosierung. Beginn mit 0,5 mg oral am Abend. Die Wirkung tritt innerhalb der nächsten zwei Stunden ein. Langsame Dosissteigerung bei 6 × 5 mg/Tag ist zulässig.

Unerwünscht:

- Schwerer orthostatischer Kollaps nach einer zu hohen Erstdosis.
- Wasser- und Salzretention. Ursachenkette: Reflektorisch erhöhte Sympathikusaktivität → Stimulation von β_1-Rezeptoren auf den juxtaglomerulären Zellen → vermehrte Reninausschüttung → Angiotensin-Aldosteron-System aktiviert.

Terazosin, Doxazosin Beide Verbindungen wirken wie Prazosin als α_1-betonte Sympatholytika, aber länger. Doxazosin braucht nur in einer Tagesdosis eingenommen zu werden.

Urapidil

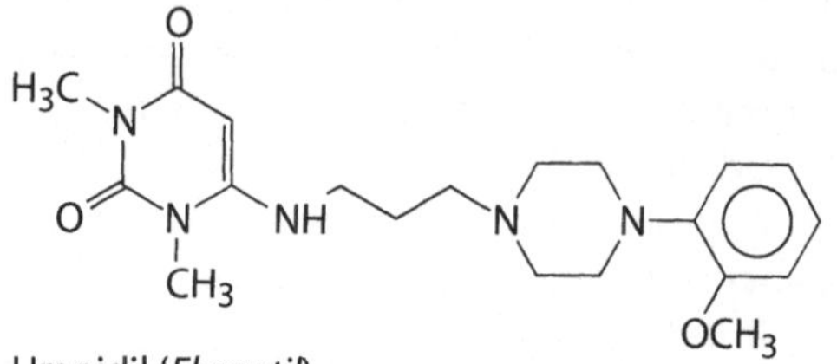

Urapidil (*Ebrantil*)
MW 387,49

Pharmakokinetik. Bioverfügbarkeit 80 %, Plasmahalbwertszeit 3 h (aber längere Wirkungsdauer), Elimination durch hepatischen Metabolismus.

Pharmakodynamik. Urapidil ist weniger α_1-betont als Prazosin, ist aber zusätzlich Agonist an zentralen $5HT_{1A}$-Rezeptoren (s. S. 347). Die durch α_1-Agonismus bedingte Gefäßerweiterung führt nicht zu einer reflektorischen Tachykardie, weil der Reflexbogen durch den $5HT_{1A}$-Agonismus unterbrochen wird.

Indikation. Bei besonderen Formen der Hypertonie. Bei neurochirurgischen Eingriffen, weil Urapidil den intrazerebralen Druck nicht ändert.

Dosierung. Oral 2 × 30 bis 2 × 90 mg/Tag. Infusionen (z. B. Neurochirurgie) initial 2 mg/min, abfallend auf 9 mg/h.

Unerwünscht: Orthostatische Beschwerden.

Phenoxybenzamin Der Stoff wirkt irreversibel α_1- und α_2-sympatholytisch an Arteriolen durch Alkylierung von α-Rezeptoren. Es wirkt 1–2 Tage. Indiziert ist die prä- und intraoperative Anwendung in kleinen Dosen zur Hemmung der Freisetzung von Adrenalin und ähnlicher Stoffe aus der Nebenniere. Phenoxybenzamin wirkt nicht gegen β-sympathomimetische Wirkungen freigesetzten Adrenalins. Präoperative Dosierung einschleichend mit 2 × 5 mg/Tag und auf mehr als 30 mg/Tag steigend. Unerwünscht: Orthostase, reflektorische Tachykardie. Weitere Indikation: Herabsetzung des pathologisch gesteigerten Tonus des Harnblasensphinkters nach Querschnittslähmung.

20.9 Antisympathotonika

Begriffsbildung und Definition

Nachdem die Sympatholytika lange in Gebrauch waren, wurden Stoffe bekannt, die nicht wie die Sympatholytika die Antwort der Effektorzellen auf Sympathomimetika durch Blockade postsynaptischer α- oder β-Rezeptoren reduzieren, sondern die *die Menge des freigesetzten Noradrenalins herabsetzen.* Dies kann auf verschiedenen Wegen geschehen:

- durch Hemmung der Noradrenalin-Freisetzung aus den peripheren präsynaptischen Terminalen,
- durch Entleerung der Noradrenalin-Speicher in den peripheren synaptischen Terminalen und Hemmung ihrer Wiederauffüllung,
- durch Hemmung der Noradrenalin-Synthese,
- durch eine im ZNS ausgelöste Hemmung der Sympathikus-Aktivierung.

In jedem Fall wird die Noradrenalin-Freisetzung und damit der „Tonus" des sympathischen Systems reduziert.

α-Methyl-Dopa (*Presinol*)

HO–(Benzolring, OH)–CH_2–C(COOH)(CH_3)–NH_2

MW 211,22

Pharmakokinetik. Bioverfügbarkeit 50 %, stark schwankend. Verteilungsvolumen 0,6 l/kg KG, Plasmaproteinbindung <20 %, Plasmahalbwertszeit 2 h. Wirkungslatenz: wenigstens 2 h (Methyl-Dopa überwindet die Blut-Hirn-Schranke). Nach intravenöser Gabe werden 90 % unverändert über den Urin ausgeschieden.

Dosierung. 3×250 mg/Tag, bei Kreatininclearance zwischen 50 und 10 ml/min nur 2×250 mg/Tag (oral, nur unter besonderen Umständen intravenös). Wirkungsdauer 12 h.

Wirkungsweise. α-Methyl-Dopa wird im ZNS zu α-Methyl-Noradrenalin metabolisiert; der Metabolit erregt postsynaptische α_2-Rezeptoren im Nucl. tractus solitarii stärker als Noradrenalin. Dies führt zu einer Herabsetzung des Tonus des Sympathikus in der Peripherie und damit zur Blutdrucksenkung. Dieser Mechanismus scheint der für die therapeutische Blutdrucksenkung bestimmende zu sein. Er findet sich ähnlich beim Clonidin (s. S. 342) wieder.

Die Blutdrucksenkung von α-Methyl-Noradrenalin (und Clonidin) wird durch trizyklische Psychopharmaka (Neuroleptika und Thymoleptika) reduziert; man erklärt dies über eine Blockade zentraler Rezeptoren durch die trizyklischen Verbindungen.

Wirkungen

- ○ Vornehmlich die Widerstandsgefäße erweitern sich, wodurch der periphere Widerstand absinkt. Das Herzminutenvolumen ist zu Beginn der Therapie deutlich, später weniger reduziert.
- ○ Vorteilhaft ist: Die Kreislaufreflexe sind noch schwach erhalten, auch die renale Filtrationsrate sinkt kaum ab. Es entwickelt sich keine Hypersensitivität der postsynaptischen Membran gegen extern zugeführte Sympathomimetika (Unterschied zu Guanethidin).

Unerwünschte Wirkungen und Gefahren

- • Autoimmunreaktionen sind nicht selten, besonders beobachtet man nach chronischer Behandlung einen positiven Coombs-Test. Hämolytische Anämien oder Fieber können entstehen; in diesen Fällen muß α-Methyl-Dopa abgesetzt werden.
- • Sedation, ja Depression besonders zu Beginn der Therapie. In Kombination mit Reserpin kann die Depression stark vertieft werden (Suizidversuche!).
- ○ Leichter Parkinsonismus, weil Dopamin im ZNS durch α-Methyl-Dopamin ersetzt wird (s. Antiparkinsonmittel).
- ○ Starke Na^+- und Wasserretention. Bei vorhandener Herzinsuffizienz muß diese Nebenwirkung durch Saluretika unterdrückt werden, die aber ohnehin meist in Kombination mit α-Methyl-Dopa verabfolgt werden.
- ○ Viele zentrale Symptome treten auf. u. a. vermehrte Prolaktinausschüttung mit nachfolgender Laktation, Potenzstörungen usw.

Reserpin

Reserpin ist das Hauptalkaloid aus Rauwolfia serpentina und hat eine komplizierte chemische Struktur. Beim physiologischen pH liegt es überwiegend nichtionisiert vor (pK 6,1), MW 608,69.

Pharmakokinetik. Bioverfügbarkeit 40 %, Plasmaproteinbindung 40 %, Verteilungsvolumen nicht gemessen (wahrscheinlich recht groß), Eliminationshalbwertszeit *über 2 Tage*, Wirkungseintritt auch nach intravenöser Injektion nicht vor einer Stunde. Reserpin wird nahezu vollständig metabolisiert.

Dosierung. Oral 0,1–0,25 mg/Tag. Diese sehr niedrige Dosierung weist auf eine hochaffine Bindung am Wirkort hin.

Wirkungsmechanismen. Die Aufnahme in die Granula sowohl von Dopamin als auch von rückresorbiertem Noradrenalin (als auch von Serotonin) wird gehemmt. Dies hat mehrere Folgen:

- ○ Die de-novo-Synthese von Noradrenalin in den Granula wird reduziert, weil zu wenig Dopamin in die Granula gelangt.
- ○ Die im Zytoplasma vermehrt vorhandenen Pharmaka Dopamin und Noradrenalin werden durch MAO auch vermehrt abgebaut.

- ○ Reserpin ist auch auf andere Speicher wirksam, so auf die Serotoninspeicher.

Periphere Wirkungen. Abnahme der Katecholamine in sympathischen Neuronen und im Nebennierenmark, dadurch:

- ○ Verminderte Ausschüttung der Katecholamine auf elektrischen Reiz, d.h. durch Nervenimpulse: Die Folge ist ein Blutdruckabfall, an dem sowohl eine Abnahme des peripheren Widerstandes als auch eine Abnahme des Herzminutenvolumens beteiligt ist.
- ○ Verminderte Ausschüttung der Katecholamine auf „chemischen" Reiz, d.h. durch indirekte Sympathomimetika, wenn im Verlauf der Therapie der Gehalt der Speicher genügend abgenommen hat.

Zentrale Wirkungen. In den zur Hochdrucktherapie üblichen Dosen wirkt Reserpin sedativ, eventuell depressionsfördernd.

Unerwünschte Wirkungen

- ○ **Durch peripheren Angriff:** „Verstopfte" Nase (Rhinitis vasomotorica), Miosis, Ptosis.

- ○ **Durch peripheren und zentralen Angriff:** Diarrhoe, Sinusbradykardie.

- ○ **Durch zentralen Angriff:** Förderung eines Ulcus ventriculi durch Überwiegen der Vagus-Innervation und Zunahme der HCl-Sekretion. Depression. Parkinsonismus bei höherer, besonders bei antipsychotisch wirksamer Dosierung. Steigerung der Prolaktin-Ausschüttung. Hemmung der TSH-Ausschüttung.

Indikationen

Reserpin ist nur noch Komponente der ferneren Wahl in antihypertensiven Kombinationspräparaten.

Gefahren und Kontraindikationen

- ● Gefahr durch Verstärkung der zentral dämpfenden Wirkung von Hypnotika, Sedativa, Alkohol, Psychopharmaka, Antihistaminika, Morphin und Analgetika usw.
- ● Verstärkung oder Auslösung von Depressionen, wodurch die Suizidgefahr erhöht ist.
- ● Kontraindiziert bei Epilepsie, da antagonistisch gegen Antiepileptika wirkend.
- ● Kontraindiziert bei Elektroschocktherapie, da Apnoedauer bedrohlich verlängert wird.
- ● Kontraindiziert bei Ulcus ventriculi et duodeni.
- ○ Vorsicht bei Bradykardie; bestehende Überleitungsstörungen werden verstärkt.

- Die Kombination von Reserpin mit Monoaminoxidasehemmern (Psychiatrie) ist streng kontraindiziert: Es kommt nach Vorbehandlung mit MAO-Inhibitoren bei Gabe von Reserpin zu einem starken Blutdruckanstieg, weil die aus den Granula entleerten Katecholamine im Zytoplasma nicht mehr durch MAO abgebaut werden, sondern voll wirksam in den Extrazellulärraum gelangen.
- H_2O- und Na^+-Retention.

Guanethidin

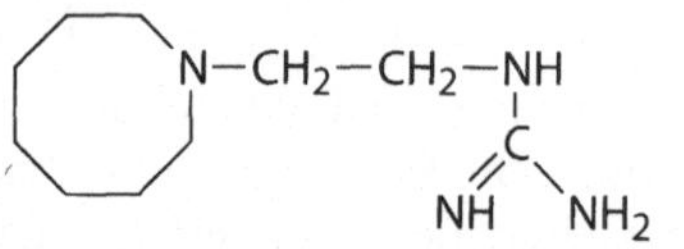

N—CH₂—CH₂—NH (Ring, C=NH, NH₂)

MW 198,31
Base, pK 11,9

Pharmakokinetik. Wegen seines pK ist Guanethidin beim physiologischen pH nahezu vollständig ionisiert. Deshalb überwindet es nahezu nicht die Blut-Hirn-Schranke, hat keine direkten zentralen Wirkungen und wird nicht an Plasmaproteine gebunden.

Wirkungsmechanismen:

A) **Zu Beginn der Therapie:** Die terminale Erregungsausbreitung wird durch Guanethidin gehemmt. Über diesen Mechanismus setzt die Guanethidinwirkung schnell ein, aber bei weiterer regelmäßiger Zufuhr von Guanethidin wird der Mechanismus schnell ineffizient.

B) **Hemmung der Rückresorption** von Noradrenalin aus dem synaptischen Spalt. Guanethidin „besetzt" dabei gleichsam die Rückresorptionsstellen auf dem präsynaptischen Terminalretikulum. Diese Wirkung setzt bereits zu Beginn der Therapie ein.

C) **Entleerung** der granulären und mobilen **Speicher:** Guanethidin wird in das postganglionäre sympathische Neuron aufgenommen und entleert danach die granulären und extragranulären Speicher für Katecholamine nur im Neuron, nicht im Nebennierenmark. Die Wirkung über diesen Mechanismus setzt verzögert ein.

Wirkungen. Starke Abnahme des Herzminutenvolumens, kaum Abnahme des peripheren Widerstandes. Wie bei anderen Antisympathotonika ist der hieraus resultierende Abfall des arteriellen Drucks bei Hypertonikern größer als bei Normotonikern. Guanethidin ist nur noch Komponente der ferneren Wahl in Kombinationspräparaten.

Clonidin
(*Catapresan*)

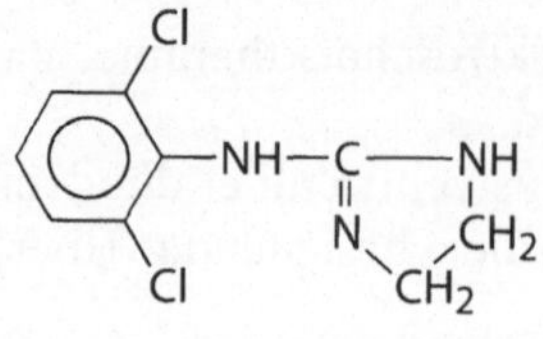

Cl, Cl (Benzolring) —NH—C(=N)—NH, CH₂—CH₂

MW 230,10
Base, pK 8,25

Guanfacin
(*Estulic*)

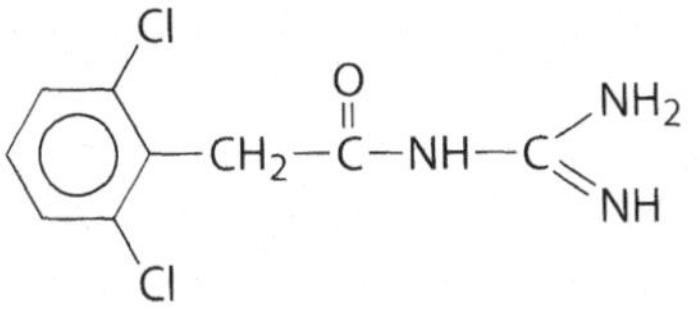

$$\text{2,6-Cl}_2\text{C}_6\text{H}_3\text{-CH}_2\text{-C(=O)-NH-C(=NH)-NH}_2$$

MW 246,10
Base, pK 7,1

Pharmakokinetik von Clonidin. Bioverfügbarkeit 75 %, Verteilungsvolumen 2 l/kg KG, Plasmaproteinbindung 20 %, Halbwertszeit 7–12 h. 65 % werden in der Leber metabolisiert. Die Halbwertszeit ist bei Niereninsuffizienz verlängert.

Pharmakokinetik von Guanfacin. Bioverfügbarkeit 100 %, Verteilungsvolumen 4 l/kg KG, 20 % sind an Plasmaproteine, aber 60 % durch Erythrozyten gebunden. Halbwertszeit 17 h. 30 % der Dosis wird unverändert im Urin ausgeschieden.

Dosierung.
Clonidin: Oral einschleichend mit 2×75 μg/Tag, steigend bis 2×300 μg/Tag. Intravenös 150 μg/10 ml in 10 min, und unbedingt vor der nächsten Injektion 30 min warten (langsamer Wirkungseintritt).
Guanfacin: Oral einschleichend mit 1 mg/Tag, auf 3–4 mg/Tag steigend.

Wirkungsmechanismen. Clonidin und Guanfacin stimulieren postsynaptische

- α_2-Rezeptoren im ZNS, wodurch der zentrale sympathische Antrieb der Peripherie stark abnimmt. Clonidin stimuliert α_2-Rezeptoren 500mal besser als α_1-Rezeptoren.
- Clonidin stimuliert Imidazolin-Rezeptoren (siehe nächstes Kapitel, S. 344) und wirkt auch dadurch blutdrucksenkend.

Wirkungen. Die Wirkungen von Clonidin und Guanfacin sind qualitativ ähnlich, nur quantitativ unterschiedlich.

- Sie senken (hauptsächlich durch Reduktion des Herzminutenvolumens) den arteriellen Druck. Wegen der Stimulation von α_2-Rezeptoren auf juxtaglomerulären Zellen bleibt der Reninanstieg gering, dennoch ist die Kombination mit einem Diuretikum bei der Hochdrucktherapie zu empfehlen. Die Gefahr orthostatischer Störungen ist gering. Die Wirkung von Guanfacin dauert länger an als die von Clonidin.
- Clonidin unterdrückt beim Absetzen von Heroin und Stoffen mit heroinähnlicher Wirkung die Entzugssymptomatik.

Unerwünschte Wirkungen. Sedation, Potenzschwäche, Mundtrockenheit, Parotisschmerz, Obstipation, mäßige Na^+- und Wasserretention.

- Bei plötzlichem Absetzen schwere reaktive Hypertonie zentralen Ursprungs.

Vergiftungen sind besonders bei Kindern mehrfach beschrieben. Symptome: Miosis, Bradykardie, Hypotonie, Hypothermie. Die Therapie erfolgt symptomatisch, Atropin und Dopamininfusionen sind gut wirksam.

20.10 Imidazolrezeptor-Agonisten

Imidazolrezeptoren Imidazolrezeptoren kommen peripher und im ZNS vor. Die gegenwärtig wichtigsten sind die I1-Rezeptoren. Man findet sie im rostralen, ventralen und lateralen Gebiet der Medulla. Ihre Stimulation hat eine starke Abnahme des zentralen sympathischen Antriebes zur Folge.

Moxonidin Moxonidin *(Cynt)* ist besonders durch seinen Imidazol-Anteil dem Clonidin chemisch sehr ähnlich.

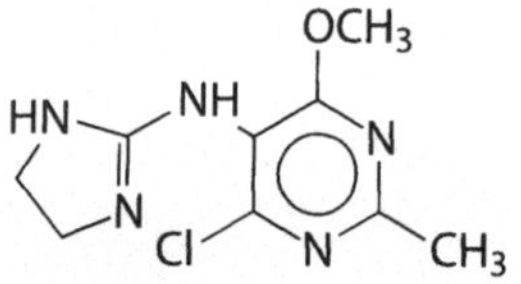

Moxonidin
MW 241,68

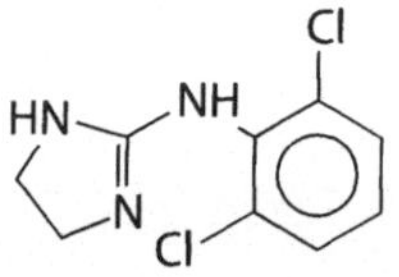

Clonidin MW 230,1
pK 8,2

Pharmakokinetik und Dosierung. Bioverfügbarkeit 88 %, Verteilungsvolumen 1,8 l/kg, Plasmaproteinbindung <8 %, Plasmahalbwertszeit 2–3 h, aber die Einzeldosis von 0,2 mg wirkt 12 h. Renal unverändert werden 60 % eliminiert, die Metabolite sind noch schwach wirksam. Dosierung: Anfangs 1 × 0,2 mg, später auch 2 × 0,2 mg/Tag oral.

Pharmakodynamik und Indikation. Moxonidin ist im ZNS starker Agonist an medullären I1-Rezeptoren und schwächerer Agonist an α_2-Rezeptoren im Nucl. tractus solitarius und Locus coeruleus. Seine blutdrucksenkende Wirkung beruht vornehmlich auf seinem I1-Agonismus. Es besteht der Verdacht, daß auch die blutdrucksenkende Wirkung von Clonidin durch dessen agonistische Wirkung an I1-Rezeptoren stark mitbedingt ist.
Moxonidin senkt den arteriellen Druck ohne Gegenregulation, durch Abnahme des sympathischen Antriebes nimmt die Renin- und Aldosteronkonzentration ab.

Gefahren: Moxonidin ist in Situationen gefährlich, in denen der β-sympathomimetische Antrieb nicht reduziert werden soll:

sick-sinus-Syndrom, SA- und AV-Überleitungsstörungen, Bradykardie < 50/min, schwere Arrhythmien, instabile Angina pectoris. Bei Myokardinsuffizienz NYHA IV, Niereninsuffizienz und schweren Leberfunktionsstörungen ist vom Gebrauch abzuraten.

Unerwünscht sind Mundtrockenheit (15 %) und Müdigkeit (5–6 %).

21 Pharmakologie des Zentralnervensystems

21.1 Das Serotonin-System (5HT-System)

Serotonin (5-Hydroxytryptamin)

In der Darmwand findet man sogenannte enterochromaffine Zellen. Sie können gelegentlich einen Tumor (Karzinoid) bilden. Karzinoid-Träger leiden anfallsweise unter Diarrhoen, Bronchospasmus, Ödemen und starker Erweiterung der Hautgefäße. Histologisch sah man in den enterochromaffinen Zellen Vesikel, wie sie in Nervenendigungen vorkommen, die Katecholamine ausschütten. Dadurch entstand der Verdacht, daß aus den enterochromaffinen Zelltumoren ein Stoff schubweise freigesetzt wird, der die klinischen Symptome auslöst. Dieser Stoff wurde im *Serum* gesucht und gefunden und erhielt den Namen *Sero*tonin. Chemisch ist dies 5-Hydroxytryptamin.

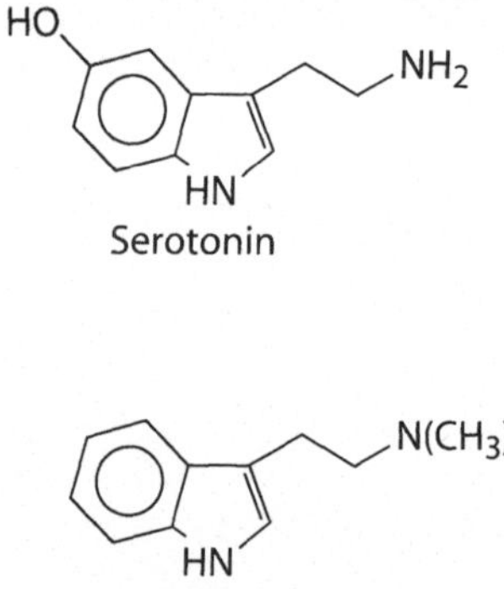

HO, NH_2, HN
Serotonin

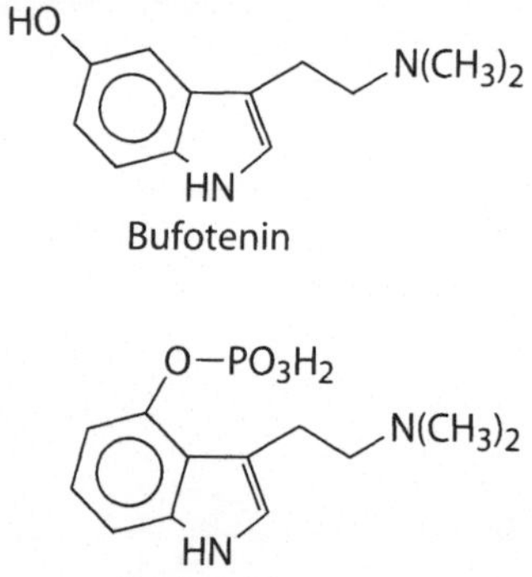

HO, $N(CH_3)_2$, HN
Bufotenin

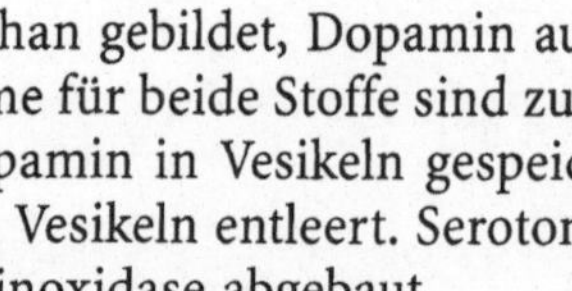

$N(CH_3)_2$, HN
Dimethyltryptamin

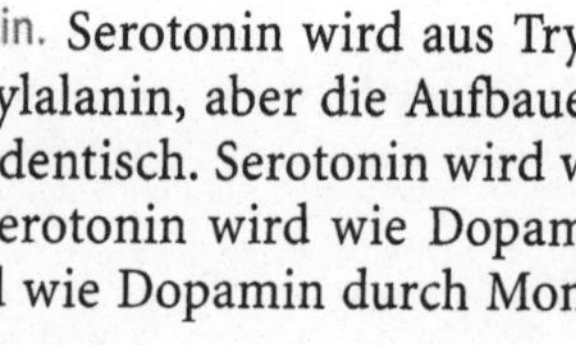

$O{-}PO_3H_2$, $N(CH_3)_2$, HN
Psylocybin

Ähnlichkeiten mit dem Transmitter Dopamin. Serotonin wird aus Tryptophan gebildet, Dopamin aus Phenylalanin, aber die Aufbauenzyme für beide Stoffe sind zum Teil identisch. Serotonin wird wie Dopamin in Vesikeln gespeichert. Serotonin wird wie Dopamin aus Vesikeln entleert. Serotonin wird wie Dopamin durch Monoaminoxidase abgebaut.

Serotonin hat eine hohe Polarität durch eine ringständige HO-Gruppe und eine primäre Aminogruppe in der Seitenkette. Es kann deswegen wie Dopamin die Blut-Hirnschranke nicht passieren. Einige natürlich vorkommender Stoffe (Bufotenin, Dimethyltryptamin, Psylocybin) haben diese polaren Eigenschaften nicht.

Sie passieren die Bluthirnschranke. Alle sind Wirkstoffe in „bewußtseins-erweiternden“ Pflanzenzubereitungen, die Eingeborene der Karibik als Rauschmittel verwenden. Sie wirken also auf das ZNS.

Serotonin ist Transmitter im Zentralnervensystem. Serotonin kommt in präsynaptischen Terminalen von Synapsen im ZNS vor. Dies läßt sich fluoreszenz-histochemisch zeigen. Die Zellkörper der serotonin-bildenden Neurone liegen nahezu alle in einem bestimmten Gebiet, den 9 Raphe-Kernen in der Pons und im oberen Hirnstamm. Von dort führen Axone in mehrere Teile des ZNS und des Rückenmarkes.
Aus den präsynaptischen Terminalen freigesetztes Serotonin wirkt meist hemmend auf die Funktion postsynaptischer Zellen.

Serotonin wird auch in Thrombozyten gespeichert. Seine Freisetzung trägt zur Thrombozytenaggregation bei.

Serotonin ist Vorstufe für Melatonin

H_3C NH CO CH_3 HN

Melatonin

Die Synthese erfolgt in zwei Schritten; beseitigt wird die Polarität der 5-Hydroxygruppe und der primären Aminogruppe. Melatonin wurde und wird zur Regulation des Schlaf-wach-Rhythmus eingesetzt. Diese physiologische Funktion hat auch Serotonin.

Präsynaptisch wirkende Pharmaka im Serotonin-System in der Übersicht

Hemmung der Serotoninsynthese:
Tryptophanhydroxylase: p-Chlorphenylalanin und p-Chloramphetamin hemmen die Tryptophanhydroxylase. Sie wurden als Aphrodisiaca erprobt, aber vom Markt nicht angenommen. MDMA (3,4-Methylendiox-methamphetamin, Ekstasy) hat die Hemmung der Tryptophanhydroxylase als Teilwirkung - wahrscheinlich ist dies Folge einer Rückregulation.

Serotonin-Rezeptoren

Tabelle 21.1 Einteilung der Serotonin-Rezeptoren.

5HT-Rezeptoren								
5-HT_1-artig			$5HT_2$-artig			$5HT_3$	$5HT_4$	usw.
$5HT_{1A}$	$5HT_{1D}$	weitere	$5HT_{2A}$	$5HT_{2C}$	weitere			

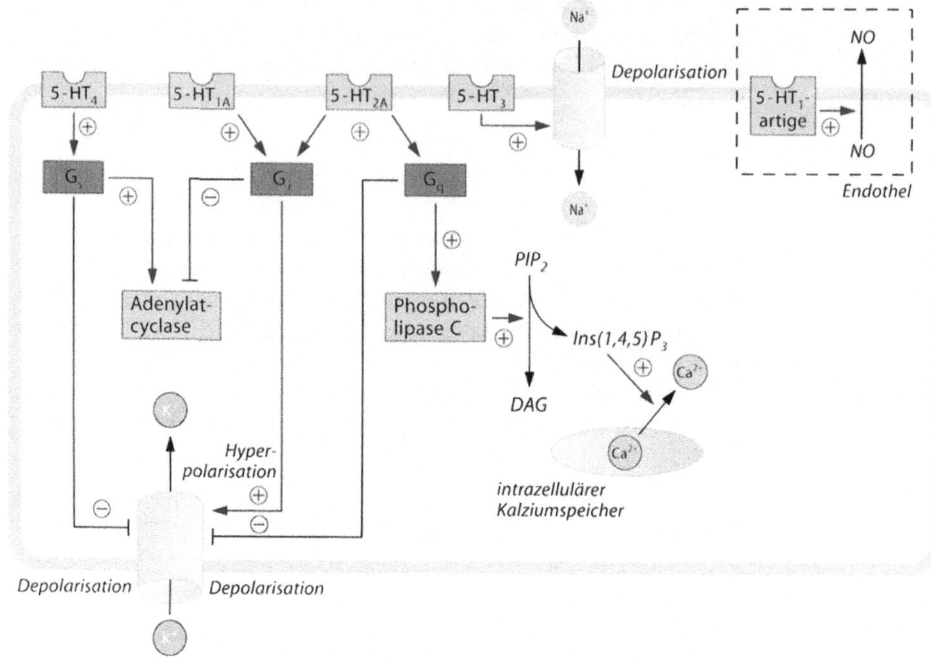

Abb. 21.2 Signaltransduktion aus den 5HT-Rezeptoren

Tabelle 21.2 Lokalisation und Funktion der Rezeptoren.

$5HT_1$-artige	In Arteriolen: Gefäßdilatation (durch freigesetztes NO). In anderen Gefäßen: Vasokonstriktion.
$5HT_{1A}$	Raphe nuclei, auf den Somata von serotoninergen Neuronen, dient der Rückregulation.
$5HT_{1D}$	Basalganglien und Substantia nigra, auf den präsynaptischen Terminalen von serotoninergen Neuronen, dient der Rückregulation.
$5HT2_A$	Präfrontaler Cortex und Claustrum, Thrombozyten: Fördert die Aggregation Gefäße, Darm: Kontraktion
$5HT_{2C}$	Plexus chorioideus; Funktion unbekannt
$5HT_3$	Auf den Terminalen **afferenter** Neurone im Gastrointestinaltrakt, auf Neuronen der Area postrema und des Nucl. tractus solitarius. Stimulation dieser Rezeptoren führt zum heftigen Erbrechen (Zytostatika-Erbrechen).
$5HT_4$	Gastrointestinaltrakt: Drüsen, glatte Muskulatur, Plexus myentericus; ZNS: Hippocampus, Colliculi. Stimulation fördert die Peristaltik und die Sekretion

Decarboxylase: alpha-Methyl-DOPA (*Presinol, Sembrina*) (s. S. 399) hemmt die Decarboxylierung von 5-Hydroxytryptophan zu 5-Hydroxytryptamin.

Hemmung der Serotonin-Wiederaufnahme:

- Eine solche Hemmung wurde nicht-selektiv schon bei den (älteren) trizyklischen Antidepressiva (s. S. 365) beobachtet, ohne daß man aber in der Lage war, diese Wirkung gegen die konkurrierende Hemmwirkung auf die Dopamin-Wiederaufnahme abzugrenzen: Amitriptylin *(Saroten)*, Doxepin *(Aponal)*, Imipramin *(Tofranil)*, Clomipramin *(Anafranil)*.
- Neuere nicht-trizyklische Antidepressiva hemmen selektiv die Wiederaufnahme von Serotonin: Fluvoxamin *(Fevarin)*, Fluoxetin *(Fluctin)*, Paroxetin *(Seroxat)*, Sertralin, Trazodon *(Thromban)*.
- Dexfenfluramin *(Isomeride)* ist ein Appetitzügler, dessen eine Wirkungskomponente die Hemmung der Serotonin-Wiederaufnahme ist.

Hemmung der granulären Speicherfähigkeit mit initial vermehrter Serotonin-Freisetzung:

Reserpin und MDMA („Ekstasy", s. S. 352) haben diese Wirkung.

Hemmung der Freisetzung aus den Vesikeln:

Sie ist möglich durch Stimulation präsynaptischer $5HT_{1D}$-Rezeptoren mit dem Migräne-Mittel Sumatriptan *(Imigran)*.

Pharmaka, die auf Serotoninrezeptoren wirken, in der Übersicht

Stimulation von $5HT_{1A}$-Rezeptoren. $5HT_{1A}$-Rezeptoren kommen prä- und postsynaptisch im ZNS vor. Partielle Agonisten an präsynaptischen Rezeptoren sind die Anxiolytika Buspiron *(Bespar)*, Flesinoxan, Gepiron, Ipsapiron, Tandospiron.
Das Antihypertensivum Urapidil *(Ebrantil)* (s. S. 338) hat eine $5HT_{1A}$-agonistische Komponente.

Stimulation von $5HT_{1D}$-Rezeptoren. Diese Rezeptoren findet man in der Gefäßwand der zerebralen Arterien und der Gefäße der Dura mater. Agonist ist Sumatriptan *(Imigran)*.
Lysergsäurederivate wie Methysergid *(Deseril)* und Ergotamin sind ebenfalls Agonisten an $5HT_{1D}$-Rezeptoren (und Agonisten oder Antagonisten an anderen Rezeptoren).

Antagonismus an $5HT_2$-Rezeptoren. Antagonisten an $5HT_2$-Rezeptoren (und an anderen Rezeptoren) sind Neuroleptika, besonders Risperidon *(Risperdal)* und Clozapin *(Leponex)*, Ketanserin und Ritanserin (recht selektiv), und auch Trazodon *(Thromban)*.

Antagonismus an $5HT_3$-Rezeptoren. Antagonisten an $5HT_3$-Rezeptoren sind die gegen Cytostatica-Erbrechen sehr wirksamen Antiemetika Odansetron *(Zofran)*, Granisetron *(Kevatril)*, Propiseron.

Stimulation von $5HT_4$-Rezeptoren. Cisaprid *(Propulsin)* und Metoclopramid *(Paspertin)* fördern die Peristaltik.

Secalealkaloide Unter den Secalealkaloiden befinden sich α-sympatholytische Stoffe, aber auch Verbindungen mit hoher Affinität zu Dopamin- und zu Serotoninrezeptoren.

Chemie. Die natürlich vorkommenden Mutterkornalkaloide sind Derivate der Lysergsäure. Beim Vergleich der Strukturformel mit der des Serotonins erkennt man in beiden Verbindungen die Struktur des Tryptamins wieder. Die natürlich vorkommenden und therapeutisch bedeutsamen Mutterkornalkaloide sind Säureamide oder Peptide. Halbsynthetische Derivate können an (a) hydriert oder an (b) substituiert sein.

COOH
N−CH_3
a
N
H b

Lysergsäure

	MW	pK
Ergotamintartrat	1313,46	6,4
Ergometrintartrat	800,92	7,3
Dihydroverbindungen		6,9
Methysergidhydrogenmaleinat	469,54	6,6
Bromergocryptinmesilat	750,75	4,9

Natürliches Vorkommen, Vergiftungsbild. Mutterkornalkaloide kommen im Pilz Claviceps purpurea vor. Der Pilz wächst vor allem auf Roggenähren. Im Mittelalter wurde Getreide vermahlen, das Claviceps purpurea in größeren Mengen enthielt. Personen, die aus solchem Mehl zubereitete Speise täglich genossen, erkrankten unter dem Bild des „ignis sacer": An den Akren (Finger- und Zehenspitzen, Nasenspitze) entstand erst ein brennendes Gefühl („Feuer"), anschließend entwickelten sich Nekrosen. Die Ursache war eine durch Mutterkornalkaloide bedingte Dauerkontraktion der Gefäßmuskulatur.

Ergometrin und Methylergometrin (*Methergin*) ○ Direkte erregende Wirkung auf die glatte Muskulatur des Uterus bei schnellem Wirkungseinsatz nach der Injektion; rhythmische Kontraktionen bei genügend niedriger Dosierung. Der gravide Uterus ist empfindlicher als der nichtgravide.

Tabelle 21.3 Pharmakokinetik der Secalealkaloide.

	Bioverfügbar (%)	Verteilungsvolumen (l/kg)	Plasmahalbwertszeit (h)
Ergotamin	5	1,85	2
Dihydroergotamin	0,5	0,3–0,6	2,4
Dihydroergotoxin	10	10–20	13
Bromocryptin	95		44
Methysergid	13	0,9	1 4

- Keine Wirkung auf die glatte Muskulatur der Gefäße.
- Keine α-sympatholytische Wirkung.

Unerwünscht: Nur bei hoher Dosierung tritt Übelkeit, Erbrechen auf.

Dihydroergotoxin, Dihydroergotamin

Ergotoxin ist kein Reinalkaloid, sondern ein Gemisch aus drei Alkaloiden (Ergocristin, Ergokryptin, Ergocornin). Dihydroergotoxin *(Hydergin)* ist ein durch Hydrierung der Komponenten (in Stellung (a) des Lysergsäure-Formelbildes) entstehendes Produkt.

- Nur sehr schwache Wirkung auf den Uterus (etwas deutlicher ante partum).
- Erhöhung des Gefäßtonus auf der venösen Seite (Arteriolen und Kapillaren bleiben unbeeinflußt) durch direkte Wirkung auf die venöse Gefäßmuskulatur.
- Deutliche α-sympatholytische Wirkung in der Peripherie und zusätzlich Reduktion des zentralen Sympathotonus.

Unerwünscht: Übelkeit, Erbrechen, bei intravenöser Anwendung (cave: intraarteriell) auch Angina-pectoris-Schmerzen.

Ergotamin

- Direkt erregende Wirkung auf die Uterusmuskulatur, wobei die Tonuserhöhung auch in niedrigen Dosen vorherrscht. Langsamer Wirkungseinsatz.
- Direkte Erregung der Muskulatur in den Arteriolen, besonders in der Endstrombahn. Hierin liegt die Ursache für die Auslösung des „ignis sacer". Auch die Muskulatur in den Venen kontrahiert sich.
- α-sympatholytische Wirkung an den Gefäßen, die aber durch die direkte Gefäßwirkung überdeckt wird.

Ergotamin wird in Kopfschmerz- und Migränepräparaten als Komponente verwendet. Es wirkt über Serotonin-Rezeptoren durch Verengung der weit dilatierten zerebralen Gefäße.

Unerwünschte Wirkungen

- Übelkeit, Erbrechen sowie Diarrhoe; Auslösung durch zentrale Wirkung.
- Koronare Durchblutungsstörungen werden ausgelöst oder verstärkt.
- Durchblutungsstörungen in den Akren bei Abusus ergotaminhaltiger Präparate (Ergotismus).
- Muskelschmerzen, die ihre Ursache wahrscheinlich auch in einer Gefäßkontraktion haben.
- Ergotamin nicht bei Hypertonie, Glaukom, Koronarinsuffizienz, Gefäßerkrankungen, Angina pectoris, Gravidität, während der Laktation verordnen.

Bromergocryptin (*Pravidel*)

Wirkungsweise. Bromergocryptin ist ein Agonist an Dopaminrezeptoren vom Typ D_2. Dies begründet seine Indikationen als Mittel bei Galaktorrhoe und bei Morbus Parkinson.

Hemmung der Prolaktinsekretion. Hierzu tragen zwei Mechanismen bei. Erstens stimuliert Bromergocryptin dopaminoceptive Neurone im Hypothalamus, die daraufhin einen Prolaktinhemmfaktor in das hypophysäre Pfortadersystem freisetzen. Der Prolaktinhemmfaktor hemmt die Prolaktinsekretion der hierfür zuständigen Zellen im Hypophysenvorderlappen. Zweitens hemmt Bromergocryptin durch Aktivierung von Dopaminrezeptoren auf den prolaktinsezernierenden Hypophysenzellen direkt die Prolaktinsekretion.

Hemmung der Freisetzung von Wachstumshormon.

Morbus Parkinson. Zusätzlich zu l-DOPA, wenn dessen Wirkung nicht mehr befriedigt.

Dosierung. Zur Unterbrechung der Prolaktinsekretion bis zu 3×2,5 mg/Tag. Bei Morbus Parkinson bis zu 6×10 mg/Tag. Zur Vermeidung eines schnellen Anstiegs der Plasmakonzentration und damit zur Vermeidung hypotoner Reaktionen dosiert man stets einschleichend und gibt die Tabletten zu den Mahlzeiten.

Unerwünschte Wirkungen. Übelkeit, Erbrechen, Hypotonie, periphere Durchblutungsstörungen bei sehr hoher Dosierung.

Methysergid (*Deseril*)

Methysergid ist ein Serotoninantagonist, der zur Therapie schwerer Migräne verwendet wird. Nicht verordnen bei Gravidität, Hypertonie, Durchblutungsstörungen und Kollagenosen.

MDMA, Ekstasy, XTC, Adam

3,4-Methylendioxy-metamphetamin

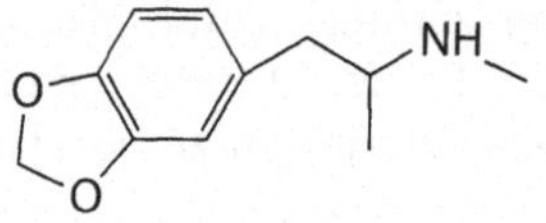

Die chemische Struktur ist von den Katecholaminen abgeleitet und vereinigt die Seitenkette des Metamphetamin mit einem Meskalin-ähnlichen Ring. Die Polarität ist durch das Fehlen freier OH-Gruppen am Ring, das Fehlen der OH-Gruppen in der Seitenkette und die Methylierung des Aminostickstoffs sehr gering.

Toxikokinetik. MDMA wird oral gut resorbiert. Nach 50 mg/74 kg wird nach 2 h ein Plasmaspiegel von 105,6 ng/ml erreicht. Das Verteilungsvolumen wird wegen der Ähnlichkeit zur Struktur des Metamphetamins im Bereich von 2 l/kg vermutet. Die Halbwertszeit beträgt 7,6 h. 72 % werden unverändert renal eliminiert. Die Wirkung setzt nach einer Stunde ein, dauert 2–4 Stunden und klingt langsam ab.

Wirkungen. Initiale Wirkungen sind Schwitzen, Elendsgefühl und Schwindel, danach jedoch entsteht

- ein glückliches Gemeinschaftsgefühl bei 90 %.
- Halluzinationen bei 10 % (agonistische Wirkung auf $5HT_2$-Rezeptoren).

Periphere unerwünschte Wirkungen sind Hautjucken, Steifheit in den Extremitäten, Trismus, trockener Mund, Hyperthermie, weite Pupillen, und eine sehr starke Tachykardie, in der Abklingphase Muskelschmerzen und Zähneklappern. Bei Dauergebrauch tritt Gewichtsabnahme und Tachyphylaxie wie bei Amphetamin ein. Akut vergiftete Personen haben durch Schwitzen (Ekstasy-Technoparties) enorme Mengen Wasser und Na^+ verloren und leiden unter Hypovolämie und Hypernatriämie. Therapie: Physiologische NaCl. Todesfälle mit wahrscheinlich kardialer Ursache sind beschrieben worden.

Wirkungsmechanismus. MDMA wirkt primär auf die 5-HT-Transporter in der präsynaptischen Membran und in den Vesikeln. Das gespeicherte Serotonin fließt aus der präsynaptischen Terminale und stimuliert besonders $5\text{-}HT_2$-Rezeptoren.
90 % der Aufnahmestellen in der Plasmamembran gehen verloren. Die Aktivität der Tryptophanhydroxylase nimmt ab.
An Ratten und Rhesusaffen ist von mehreren Autoren gezeigt worden, daß MDMA destruktiv auf serotoninerge Neurone wirkt. Die Destruktion wird zuerst an den Axonen und Dendriten deutlich, erst später an den Zellkörpern. Sie ist nur zum Teil reversibel. Besonders betroffen sind die von den dorsalen Raphekernen in das Frontalhirn (Neocortex) ziehenden Fasern. Die funktionelle Bedeutung dieser Schädigung ist nicht bekannt. Ihr Mechanismus könnte auf einer Überstimulation der $5HT_2$-Rezeptoren beruhen: Sie führen über eine Kopplung an das Phosphoinositolsystem zu einer Zunahme des intrazellulären Calciums.
K_D-Werte: 5HT-uptake sites $> \alpha_2$-Rez., $5HT_2$-Rez., M1-Rez., H1-Rez.; die Dopaminaufnahme wird direkt wenig beeinflußt, aber Catecholamine werden freigesetzt.

Dexfenfluramin

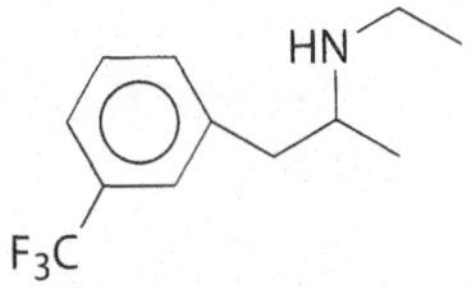

Dexfenfluramin (*Isomeride*)
MW 231,26
Base, pK 9,1

Es sind bisher wenig Daten verfügbar.

Pharmakokinetik. Gute Bioverfügbarkeit, in der Leber Dealkylierung am Stickstoff zum noch wirksamen Nor-Dexfenfluramin, renale Elimination.

Pharmakodynamik. Dexfenfluramin hemmt die Aufnahme von Serotonin in die präsynaptischen Terminalen von Neuronen im

ZNS. Es soll nicht mehr stimulierend im Katecholaminsystem wirken. In Einzelfällen wurde aber doch die von anderen Appetitzüglern her bekannte pulmonale Hypertonie ausgelöst.

Indikation, Dosierung. Appetitzügler zur Unterstützung einer Reduktionsdiät. 1–2 × 15 mg/Tag während einer Mahlzeit für höchstens 3 Monate. Wegen der Gefahr depressiver Verstimmungen nicht plötzlich absetzen.

Unerwünscht: Mundtrockenheit, Übelkeit, Verstopfung, Diarrhoe. Gelegentlich Müdigkeit, Schwächegefühl, Harndrang.

Kontraindikationen: Glaukom, Mammatumoren, alle psychischen Erkrankungen (z. B. Anorexia nervosa, Depression), Neigung zu Substanz-Abusus, Arrhythmien.
Kombination mit MAO-Hemmern, Neuroleptika, Antidepressiva, Antihypertonika, oralen Antidiabetika.

Ondansetron

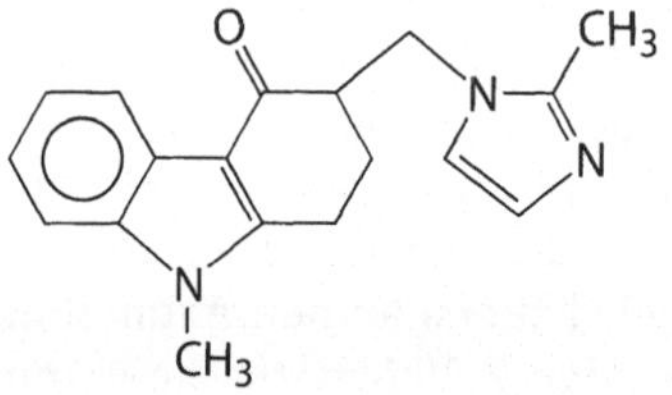

O CH_3 N N N CH_3

Ondansetron, MW 293,37

Pharmakokinetik. Ondansetron *(Zofran)* ist zu 60 % bioverfügbar. Die Spitzenkonzentration wird nach 1–1,5 Std erreicht, Plasmaproteinbindung 70 %, Plasmahalbwertszeit 3 Std, Elimination durch hepatischen Metabolismus.

Pharmakodynamik. Ondansetron ist Antagonist an den $5HT_3$-Kanalrezeptoren sowohl auf den Vagusafferenzen (peripher) als auch auf Neuronen im emetischen Zentrum (zentral).

Indikation. Zur Prophylaxe und Therapie des Erbrechens bei Zytostatika-Therapie oder Strahlentherapie.

Dosierung. Unmittelbar vor Gabe des Zytostatikums 8 mg in 15 min kurzinfundieren. Diese Kurzinfusion kann im Abstand von 2–4 Std wiederholt werden.

Unerwünscht. Häufig Kopfschmerzen, Irritationen an der Injektionsstelle, Reduktion der Motilität des Ileums und Kolons. Selten schwere anaphylaktische Reaktionen.

Granisetron, Tropisetron

Granisetron *(Kevatril)* und Tropisetron *(Navoban)* sind wie Ondansetron zu beurteilen.

Sumatriptan

Sumatriptan
MW 295,40

Pharmakokinetik, Dosierung. Sumatriptan *(Imigran)* ist oral schlecht (14 %) bioverfügbar (Dosis 100 mg oral). Deshalb ist die s.c. Injektion vorzuziehen (6 mg). V_D = 170 L. Sumatripan gelangt nicht in nennenswerten Mengen in das ZNS, sondern nur in die Arteriolenwände im ZNS, wo es wirkt. Es wird schnell metabolisiert und hat eine Plasmahalbwertszeit von nur 1,8 Std und auch eine entsprechend kurze Wirkung. Die Halbwertszeit kann bei häufiger Zufuhr steigen. Dann werden die unerwünschten Wirkungen beachtlich.

Pharmakodynamik. Sumatriptan ist Agonist an präsynaptischen $5HT_{1D}$-Rezeptoren (und schwächer an $5HT_{1B}$-Rezeptoren) in den Wänden von zerebralen Arteriolen und Durагefäßen. Es hemmt die Freisetzung von Serotonin, Substanz P und anderer Neuropeptiden aus den Terminalen, weshalb die Gefäße eng bleiben.

Indikation. Clusterkopfschmerz und Migräne nach Versagen preiswerter Mittel.

Unerwünscht. Reaktion an der Injektionsstelle (40 %), „die Brust wird eng“, Übelkeit, Erbrechen.

Kontraindikationen. Nichtbeachtung hat zu schweren Zwischenfällen geführt! Den Patienten muß man genau aufklären und dies in seiner Akte vermerken.

- Koronare Durchblutungsstörungen (Angina pectoris, Prinzmetal-Angina, Infarkt in der Vorgeschichte usw.). Bei Nichtbeachtung: Transmurale Infarkte.
  Bei allen anderen Herzerkrankungen ist Vorsicht geboten.
- Unzureichend behandelte Hypertonie.
- Alter unter 18 oder über 65 Jahre
- Bekannte Überempfindlichkeit
- ○ Kombination mit 5-HT-Rezeptoragonisten, z. B. mit den Migräne-Therapeutika Ergotamin, Dihydroergotamin, Methysergid,
- Kombination mit den 5-HT-Aufnahmehemmern alter Art (Clomipramin *Anafranil*, aber auch Amitriptylin *(Saroten)*, Doxepin *(Aponal)*, Imipramin *(Tofranil)* und neuer Art: Fluvoxamin *(Fevarin)*, Fluoxetin *(Fluctin)*, Paroxetin *(Seroxat)*, Sertalin.
- Kombination mit MAO-Hemmern (Tranylcypromin in *Parnate* und *Jatrosom*), die auch den 5-HT-Abbau hemmen.
- Kombination mit Lithium.

- Risikofaktoren sind: Tabakrauchen, Ovulationshemmer, Übergewicht, Diabetes mellitus, Hypercholesterin- oder Hyperlipidämie.
- Eigenmächtige Überdosierung durch den Patienten.

21.2 Antiparkinsonmittel

Pathophysiologie

Zum Verständnis der Wirkung der Pharmaka sind folgende pathophysiologische Grundlagen wichtig: Bei Morbus Parkinson findet man eine Degeneration von Neuronen in der Substantia nigra. Der Funktionsausfall der Substantia nigra hat mehrfache Folgen:

Rigor. Die Substantia nigra sendet eine inhibitorische Bahn zum (inneren) Pallidum. Durch Zusammenwirken von Pallidum und Thalamus wird ein wesentlicher Beitrag für die Entstehung des Muskeltonus geleistet. Fällt die Inhibition dieses Systems durch die Substantia nigra aus, so nimmt der Tonus stark zu.

Tremor. Im Thalamus befindet sich ein tremorgenetisches Gebiet, das im wesentlichen dem Nucleus ventralis intermedius entspricht. Die rhythmische Aktivität des Gebietes wird zum Teil in der Formatio reticularis mesencephali et pontis umgeschaltet. In der Formatio reticularis unterliegt diese synaptische Umschaltung einer Inhibition durch eine Bahn aus der Substantia nigra. Fällt die Inhibition weg, wird die Ausbildung eines Tremors gefördert.

Akinese. Von der Substantia nigra verläuft eine inhibitorische Bahn in das Corpus striatum (Putamen und Nucleus caudatus). Die Inhibition richtet sich gegen das Überwiegen eines im Corpus striatum befindlichen cholinergen Systems. Das inhibitorische System selbst ist dopaminerg. Geht nun bei Morbus Parkinson die Funktion des inhibitorischen dopaminergen Systems zurück, so überwiegt das cholinerge System: Man beobachtet Akinese.

L-DOPA (*Larodopa*)

Pharmakokinetik. Die Resorption beträgt 20–30 %, aber die Bioverfügbarkeit ist wegen eines zusätzlichen „first pass effect" noch geringer. Hinzu kommt, daß DOPA schnell zu Dopamin decarboxyliert wird. Dem versucht man durch gleichzeitige Gabe der Decarboxylaseinhibitoren Benserazid (in *Madopar*) oder Carbidopa (in *Nacom*) zu begegnen. Sie verringern sowohl den „first pass effect" als auch die spätere Decarboxylierung, führen also zu einer höheren biologischen Verfügbarkeit und einer längeren Halbwertszeit (von 3 auf 15 h). Weil peripher weniger Dopamin entsteht, nehmen auch dessen unerwünschte periphere Wirkungen ab: Neigung zum Erbrechen durch Wirkung von Dopamin auf Rezeptoren am Boden des vierten Ventrikels dort, wo die Blut-Hirnschranke nicht voll ausgebildet ist, Blutdruckerhöhung. L-DOPA, nicht aber die Decarboxylaseinhibitoren überwinden die Bluthirnschranke. L-DOPA wird im ZNS zu Dopamin, dem fehlenden Neurotransmitter, decarboxyliert.

Vorstellungen zum Wirkungsmechanismus. Ein wesentlicher Teil der Neuronen in der Substantia nigra ist dopaminerg. Dies gilt insbesondere für diejenigen Neuronen, die inhibitorisch im Corpus striatum wirken.
Sind die dopaminergen Neuronen noch nicht vollständig degeneriert, so sind die präsynaptischen Terminalen der dopaminergen Neuronen noch in der Lage, Dopamin aus dem Extrazellulärraum direkt aufzunehmen oder L-DOPA aufzunehmen und zu Dopamin zu decarboxylieren. Dieses Prinzip wird therapeutisch durch Gabe von L-DOPA erfolgreich realisiert. (Die Zufuhr von Dopamin ist sinnlos, da dieser Stoff zum Unterschied von L-DOPA die Bluthirnschranke nicht mehr passiert.) Sind alle dopaminergen Neuronen vollständig degeneriert, so ist auch die Funktionsfähigkeit der präsynaptischen Terminalen ganz aufgehoben und die Gabe von L-DOPA bleibt ohne Erfolg. Die therapeutische Wirkung von L-DOPA beruht nicht nur auf seiner Umwandlung zu Dopamin, sondern auch darauf, daß ein Teil des entstehenden Dopamins weiter zur Synthese zentral wirksamen Noradrenalins beiträgt.

Wirkungsprofil. L-DOPA-Verordnung führt zu einer sehr guten Reduktion der Akinese, zu einer mäßigen bis guten Reduktion des Rigors, aber nur zu einer geringen Reduktion des Tremors.

Unerwünschte Wirkungen. Am häufigsten findet man eine Hypotonie mit orthostatischen Regulationsstörungen. Übelkeit und Erbrechen. Zentral bedingt sind ferner: Zwangsbewegungen, delirante Symptome, erhöhte Somatotropin-Ausschüttung, Libidosteigerung. Weiterhin findet man Tachykardie und Rhythmusstörungen, Erhöhung des Augeninnendruckes, selten Leber- und Knochenmarkschädigungen.

Interaktionen. Die L-DOPA-Wirkung wird durch Vitamin B_6 abgeschwächt, da L-DOPA dann beschleunigt abgebaut wird (nicht in Gegenwart von Decarboxylasehemmern).
Dopa verstärkt die Wirkung der β-Sympathomimetika besonders am Herzen. Wegen uneinheitlicher und unübersichtlicher Interaktionen mit der Wirkung von Psychopharmaka und oralen Antidiabetika ist Vorsicht geboten.

Bromergocryptin
Pergolid
Lisurid

Bromergocryptin *(Pravidel)*, Pergolid *(Parkotil)*, Lisurid *(Dopergin)* und α-Dihydroergocryptin *(Almirid)* sind Lysergsäurederivate. Von ihnen ist Bromergocryptin am meisten gebräuchlich (s. S. 351).

Pharmakokinetik. Bromocryptin ist nur zu 20–30 % bioverfügbar. Die Verteilungsvolumina liegen im Bereich von 0,8 l/kg. Bromocryptrin hat 50 h, Dihydroergotoxin 16 h, Pergolid 40 h Plasmahalbwertszeit. Die Stoffe werden in der Leber abgebaut.

Wirkung. Alle Stoffe sind partielle Agonisten an Dopamin-Rezeptoren. Sie wirken am besten gegen die Akinese, noch gut gegen Rigor, schlecht gegen Tremor.

Unerwünscht: Pleuropulmonale Fibrosen müssen rechtzeitig erkannt werden. Orthostase, Angina pectoris, periphere Durchblutungsstörungen, Alkoholintoleranz, besonders auch psychotische Reaktionen und Halluzinationen.

Amantadin *(Pk-Merz)*

Pharmakokinetik. Bioverfügbarkeit >90 %, Verteilungsvolumen 6 l/kg KG, Halbwertszeit 9–16 h, Elimination zu 90 % unverändert renal. Tagesdosen 200–400 mg.

Pharmakodynamik. Die Eignung dieses als Virostatikum verwendeten Stoffes für die Therapie des Morbus Parkinson wurde zufällig entdeckt. Amantadin ist (unkompetitiver) Inhibitor an NMDA-Rezeptoren auf Neuronen in der Substantia nigra. Amantadin wird meist in Kombination mit L-DOPA eingesetzt, dessen Nebenwirkungen es herabsetzt (z. T. ist dies jedoch Folge der reduzierten Dopa-Dosis in der Kombination). Die Nebenwirkungen der Anticholinergika werden bei Kombination mit Amantadin beachtlich verstärkt. Amantadin ist gut gegen Akinese und Rigor, aber schlecht gegen Tremor wirksam.

Anticholinerge Substanzen

Vorstellungen zum Wirkungsmechanismus. Es wurde bereits erwähnt, daß man im Corpus striatum ein cholinerges System nachweisen kann. Das bei M. Parkinson gestörte Aktivitätsverhältnis zwischen dopaminergem und cholinergem System ließe sich theoretisch auch durch Dämpfung des cholinergen Systems wieder herstellen. In der Tat ist der Einsatz von Anticholinergika erfolgreich, jedoch haben sie ein anderes Wirkungsprofil als L-DOPA und Amantadin.

Wirkungsprofil. Anticholinerge Substanzen reduzieren gut den Rigor, gut bis mäßig den Tremor, fast nicht die Akinese. Methixen *(Tremarit)* ist besonders gegen Tremor wirksam. Anticholinergika sind besonders gut wirksam gegen das „medikamentöse Parkinsonoid" nach Verordnung von Neuroleptika.

Substanzen. Atropin und Scopolamin haben historische Bedeutung. Biperiden (*Akineton*, injizierbar bei Dyskinesien nach Neuroleptika) und Trihexphenidyl (*Artane*) sind Folgepräparate mit geringer peripherer parasympatholytischer Wirkung.

Unerwünschte Wirkungen. Erregung, Verwirrungszustände. Periphere Wirkungen: Siehe Atropin S. 299.

Indikation. Heute nur noch zur unterstützenden Therapie beim echten Morbus Parkinson, aber sehr erfolgreich zur Beseitigung von extrapyramidalmotorischen Vergiftungserscheinungen durch Neuroleptika (z. B. 5 mg Biperiden langsam i.v., Wirkungseintritt schnell).

Selegilin $C_6H_5\text{–}CH_2\text{–}CHCH_3\text{–}NCH_3\text{–}CH_2\text{–}C \equiv CH$

Selegilin
(Movergan)
MW 187,29
pK 6.88

Selegilin ist ein irreversibler Hemmstoff der Monoaminoxidase B, die Dopamin im ZNS abbaut. Dadurch bleibt die Dopaminkonzentration erhöht; Selegilin gestattet eine Dosisreduktion des L-DOPA und dämpft auch die starken Schwankungen (on-off-Phänomen) bei der L-DOPA-Therapie.
Selegilin hat 39 h Plasmahalbwertszeit, aber für die Wirkungsdauer ist die Neusynthese des Enzyms bestimmend. Selegilin wird in der Leber zu l-Amphetamin und Metamphetamin abgebaut. Dadurch sind seine amphetamin-ähnlichen unerwünschten Wirkungen bedingt. Man gibt 5–10 mg/Tag oral als Einzeldosis.

21.3 Neuroleptika

Charakterisierung

- Antipsychotisch wirksam durch Dämpfung der halluzinatorischen, wahnhaften oder zwanghaften Erlebnisproduktion.
- Dämpfung der emotionellen Spannung (der *psychotischen* Angst).
- Dämpfung des Antriebes (Aggression).
- Sedativ im Sinne einer Förderung der Schlafbereitschaft. Je stärker diese sedative Wirkung bei einem Stoff ist, desto geringer ist seine antipsychotische Potenz.

Wirkungsmechanismus Die antipsychotische Wirkung der Neuroleptika korreliert mit ihrer Fähigkeit, an zentralen dopaminergen Synapsen als kompetitive Dopaminantagonisten an D_2-Rezeptoren auf der postsynaptischen Membran zu wirken. Eine Ausnahme bildet Clozapin *(Leponex)*, das an D4-Rezeptoren bindet und dadurch auch ein wesentlich anderes Wirkungsbild hat.

Neuroleptika werden im ZNS und in der Peripherie auch von α_1-Rezeptoren, H1-Histaminrezeptoren, M1-Cholinozeptoren und $5HT_2$-Rezeptoren gebunden. An allen diesen Rezeptoren wirken sie als Antagonisten. Die Intensität der so ausgelösten unerwünschten Wirkungen ist für verschiedene Neuroleptika unterschiedlich stark. Unter praktischen Gesichtspunkten interessiert die Stärke der neuroleptischen Wirkung im Vergleich zur Sedation und zur Wirkung auf das vegetative System. Es hat sich herausgestellt, daß Stoffe mit hoher neuroleptischer Wirkungsstärke in der Regel in therapeutischer Dosis keine wesentlichen sedativen und vegetativen Wirkungen haben. Mit Ausnahme von Clozapin werden deshalb die erst in hoher Dosis neuroleptisch wirksamen Stoffe in der Praxis nicht mehr als Neuroleptika eingesetzt.

○ Schwach wirksame Neuroleptika dienen vielmehr als präoperative Sedativa, Anxiolytika und Antiemetika.

In der Regel stehen die neuroleptische Potenz und die Sedation zueinander im umgekehrten Verhältnis. Tabelle 21.4 gibt unter diesem Aspekt eine Übersicht über die an der Medizinischen Hochschule Hannover 1996 gebrauchten Stoffe.

Indikationen

Hauptindikationen sind produktive Psychosen: paranoid-halluzinatorische und katatone Schizophrenien, manische Phasen. Hierbei ist der Wirkungsverlauf der Neuroleptika mehrphasisch:

1. Woche: Sedation, vegetative Labilität und Blutdruckabfall.
2. Woche: Extrapyramidale Symptome treten auf.
3. Woche: Distanzierung von psychotischen Erlebnissen, Krankheitseinsicht, emotionaler Ausgleich.

Unerwünschte Wirkungen, Gefahren

- Störungen der Motorik, besonders der Feinmotorik, im Sinne eines Parkinsonismus (Tremor, Dyskinesen). Diese Wirkung ist um so schwächer, je stärker die zentral anticholinerge Wirkung der Pharmaka ist. Bei Thioridazin ist sie z. B. gering. Die schwerste Form ist die tardive Dyskinesie, bedingt durch Hochregelung der Dopaminrezeptoren, und schwer reversibel. Bei Kindern treten motorische Störungen schon nach Gabe von Metoclopramid *(Paspertin)* oder Domperidon *(Motilium)* auf.
- Neuroleptische Wirkungsdissoziation: Der nicht gleichzeitige Eintritt der charakteristischen Wirkungen, z. B. Antriebsminderung vor Dämpfung des Angstgefühls, wird als quälend empfunden.
- Turbulenzreaktionen: Steigerung der psychotischen Symptome bei Therapieeinleitung, besonders bei älteren Patienten oder ZNS-Schaden.
- Erhöhung der Krampfbereitschaft bei Epileptikern.
- Endokrine Störungen durch Einfluß auf die Sekretion von Hypophysenhormonen, besonders von gonadotropen Hormonen: Amenorrhoe, Laktation, Abnahme von Libido und Potenz, Hyperphagie.

Tabelle 21.4 Neuroleptika, die an der Medizinischen Hochschule Hannover 1996 in Gebrauch waren.

Trizyklische Neuroleptica	Neuroleptische Tagesdosis	Sedation	vegetative Störungen
Clozapin *(Leponex)*	200–450 mg (Test: 25 mg)	stark	stark: Hypersalivation, Akkomodationsstörungen, Tachykardie, erhebl. Orthostase, Dysphagie
Promethazin *(Atosil)*	Neurolept. Dosis: zu hoch. 25 mg als Sedativum	stark	(stark, aber) in der geringen sedativen Dosis von 25 mg geringe vegetative Wirkungen; Tachycardie.
Thioridazin *(Melleril)*	Neurolept. Dosis: zu hoch. 3×10 mg bei gespannter Angst	stark	(stark, aber) in der geringen anxiolytischen Dosis von 3×10 mg gering. Tachykardie.
Chlorprothixen *(Truxal)*	Neurolept. Dosis: zu hoch. 3×15 mg bei schwerer Unruhe	stark	(stark, aber) in der Dosis von 3×15 mg gering.
Triflupromazin *(Psyquil)*	Neurolept. Dosis: zu hoch. 3×10 mg als Antiemeticum	stark	(stark, aber) in der Dosierung von 3×10 mg gering.
Levomepromazin *(Neurocil)*	Neuroleptisch 75–150 mg, stationär höher	stark	stark. Tachykardie, Orthostase.
Perazin *(Taxilan)*	Bei schwerer Unruhe 50 mg i.v. Neuroleptisch 75–600 mg	stark	mäßig
Flupenthixol *(Fluanxol)*	3×5 mg/Tag und mehr	schwach	schwach
Piperidin-Neuroleptika			
Bromperidol *(Impromen)*	1×10–50 mg bei introvertierter Schizophrenie	schwach	schwach
Haloperidol *(Haldol)*	3×5–10 mg, oral maximal 100 mg/Tag. Notfall: 5mg i. v	schwach	etwas blutdrucksenkend
Benperidol *(Glianimon)*	3×2–20 mg oral, agitierte Schizophrenie	schwach	
Fluspirilen *(Imap)*	Depot-Injektion	schwach	kaum

- Vegetative Störungen wie Mundtrockenheit, Mydriasis, Akkomodationsstörungen, Miktionsstörungen, Obstipation, Schwitzen, Tachykardie, Erregungsleitungsstörungen, Orthostase und Hypotonie vor allem bei aliphatisch substituierten Phenothiazinen.
- Allergische Reaktionen und Hautveränderungen bei Dauerbehandlung in 0,1 % der Fälle.

Interaktionen

- Phenothiazine, auch die wenig sedativ wirksamen, verstärken die Wirkung von Ethanol und Hypnotika.

- Neuroleptika reduzieren die antiepileptische Wirkung der Antiepileptika.
- Gefahr von Krämpfen bei Kindern, die gleichzeitig mit dem Antihelmitikum Piperazin *(Vermicompren)* und einem Phenothiazinderivat behandelt werden.

Dosierung (Tabelle 21.4)

Die Erhaltungsdosen sind je nach Wirkungsstärke der Neuroleptika sehr unterschiedlich. Langzeitpräparate (intramuskulär) werden bei der ambulanten Behandlung angewandt, wenn z. B. wegen Vergeßlichkeit des Patienten mit einer regelmäßigen Tabletteneinnahme nicht zu rechnen ist.

Intoxikationen, relevante Pharmakokinetik

Die marktgängigen Neuroleptika werden alle oral gut resorbiert, deshalb sind Gabe von Aktivkohle und forcierte Diarrhoe (Zusatz von Aktivkohle) wichtige initiale Therapiemaßnahmen. Wegen der hohen Verteilungsvolumina (Beispiel: Thioridazin 18 l/kg KG, Haloperidol 25 l/kg KG) und der zusätzlich hohen Plasmaproteinbindung (Beispiele: Thioridazin $>$96 %, Haloperidol $>$92 %) ist von forcierter Diurese, Hämodialyse und Hämoperfusion keinerlei Nutzen zu erwarten oder erwiesen. Die Prognose ist jedoch gut, wenn der Patient nicht ausgekühlt ist (sehr häufig!), zumal er fast nie erbricht (antiemetische Wirkung der Neuroleptika) und deshalb auch nicht aspiriert. Ausgekühlte Patienten erwärmt man mit 1 °C/h und führt genügend Flüssigkeit und die richtigen Elektrolyte zu (Azidose? Blutzucker? Plasmakalium?). Beatmung ist oft initial indiziert. Wegen der α-antagonistischen Wirkung vieler Neuroleptika braucht man deutlich höhere Infusionsgeschwindigkeiten für Dopamin zur Hebung des Blutdruckes (nur auf Werte, die eine ausreichende Urinproduktion gewährleisten, keine Blutdruckkosmetik treiben!). Nahezu alle Neuroleptika werden fast ausschließlich durch Metabolismus eliminiert, nahezu alle Neuroleptika haben Wirkungshalbwertszeiten und Plasmahalbwertszeiten über 12 h. Deshalb ist Geduld bei der Betreuung von Neuroleptika-Intoxikationen die wichtigste Tugend, nachdem in den ersten 12 h die Vitalfunktionen und der Säure-Basen- und Elektrolythaushalt normalisiert worden sind. Bei Krämpfen injiziert man Diazepam, bei extrapyramidalmotorischen Störungen Biperiden.

Spezielles zu Gruppen von Neuroleptika

Neuroleptika sind entweder trizyklische Verbindungen

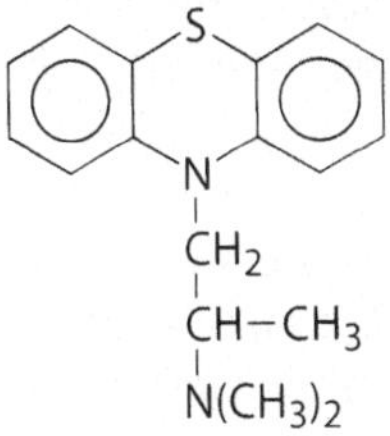

Promethazin

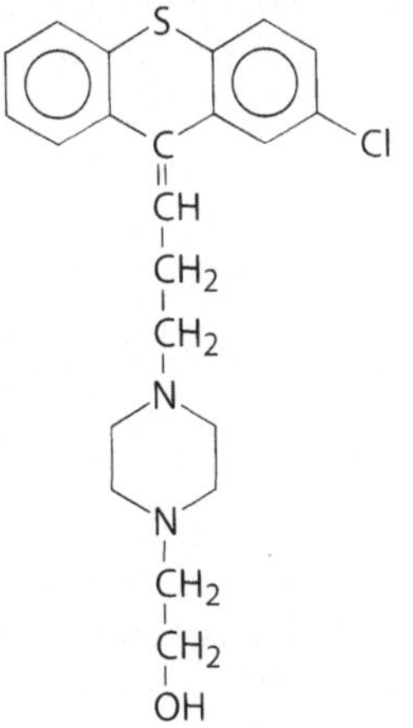

Flupenthixol
MW 434,54

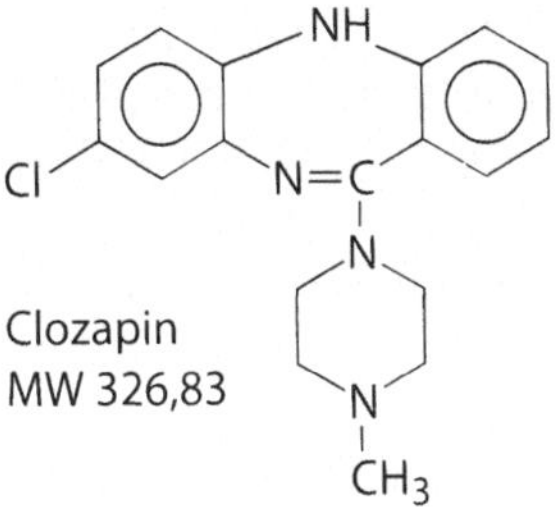

Clozapin
MW 326,83

oder Piperidin-Derivate (Butyrophenone wie Haloperidol oder Diphenyl-butylpiperidine wie Fluspirilen)

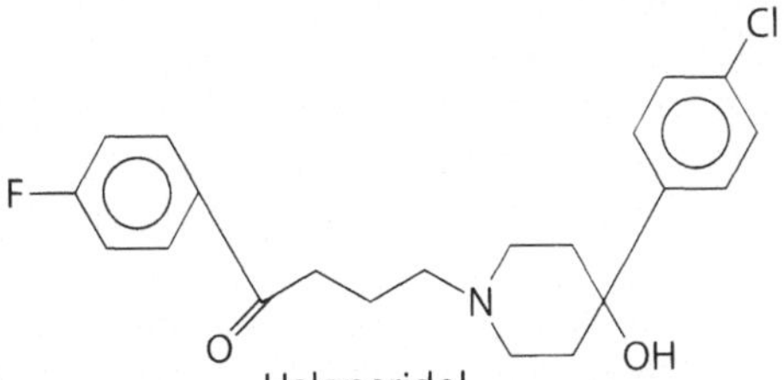

Haloperidol
MW 375,88
pK 8,3

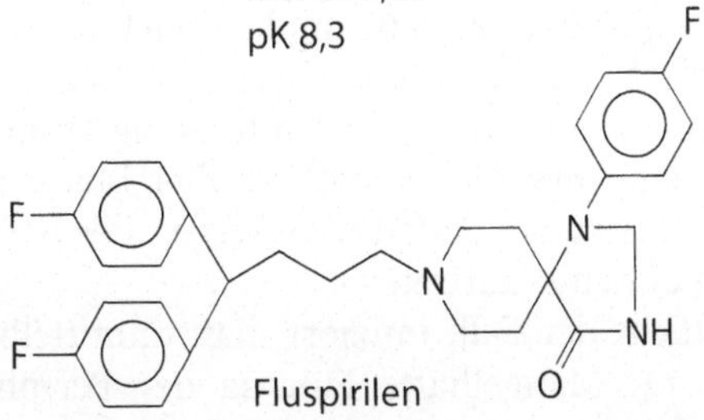

Fluspirilen
MW 475,59

Clozapin

Clozapin (*Leponex*) wirkt anders als die übrigen Neuroleptika vornehmlich auf D4-Rezeptoren. Die extrapyramydalen Bewegungsstörungen und vor allem die Gefahr der tardiven Dyskinesie ist geringer, aber **nicht** beseitigt.

Pharmakokinetik: Verteilungsvolumen 1,6–7,3 l/kg, (Blut-Plasma-Koeffizient 0,87), 75 % werden metabolisiert, Clozapin und Metabolite werden renal ausgeschieden, Plasmahalbwertszeit 9,1–17,4 h.

Unerwünscht: Sedation (21 %, so zu erwarten bei einem schwachen Neuroleptikum), Sialorrhoe 5,7 %, Tachykardie 5 %, Krämpfe 4 %, Constipation, Hyperthermie, Gewichtszunahme. Clozapin hat alle unerwünschten Wirkungen eines schwachen Neuroleptikums.

Sehr gefährlich: Agranulozytose. Veränderungen des Blutbildes werden zwar auch bei anderen Neuroleptika mit geringer Wirkungsstärke beobachtet (0,01–0,1 %), bei Clozapin aber in 2–3 %. Nur wenn der Arzt mit dem Hersteller in Verbindung getreten und dort einen besonderen Revers hinterlegt hat, erfolgt in Deutschland die Auslieferung von *Leponex* an eine besonders zu benennende Apotheke.

Piperidin-Neuroleptika

Die peripheren Wirkungen dieser Neuroleptika sind sehr gering, ihre Wirkung auf die extrapyramidale Motorik leider sehr stark.

Haloperidol

Pharmakokinetik. Bioverfügbarkeit 60 % stark schwankend, Verteilungsvolumen 25 l/kg, Elimination durch hepatischen Metabolismus, Plasmahalbwertszeit 12–36 h, nachts langsamer, Plasmaproteinbindung 92 %.

Droperidol und Neuroleptanalgesie

Droperidol (Dehydrobenzperidol, kurz DHB) ist dem Haloperidoltyp zuzurechnen; es hat eine mäßige α-sympatholytische Wirkung. Seine Halbwertszeit ist mit 2–3 h kurz. Es wird mit Fentanyl oder Alfentanyl kombiniert in der Neuroleptanalgesie eingesetzt.

Dosierung: Unabhängig von Lebensalter oder Applikationsvarianten wird Droperidol: Fentanyl im Gewichtsverhältnis 50 : 1 verabfolgt. Die handelsübliche Kombination *Thalamonal* enthält 2,5 mg Droperidol und 0,05 mg Fentanyl in 1 ml. Zur Prämedikation injiziert man beim Erwachsenen 1–2 ml i. m. Die eigentliche Neuroleptanalgesie leitet man mit 20 mg Droperidol i.v. ein und mißt, ob ein unverhältnismäßig hoher Blutdruckabfall aufgetreten ist (ein geringer Abfall wird wegen der α-sympatholytischen Wirkung ohnehin auftreten).

Ist dies nicht der Fall, injiziert man unmittelbar danach 0,4 mg Fentanyl i.v. Mangelhafte Füllung der Peripherie gleicht man durch Infusionen aus. Beim Abklingen der Analgesie injiziert man nur Fentanyl und nicht Droperidol nach. – Patienten in Neuroleptanalgesie müssen beatmet werden. Bei hämorrhagischem Schock und bei Parkinson-Syndrom ist Droperidol kontraindiziert.

21.4 Antidepressiva

Begriffe **Thymoleptische Wirkung.** Lösung der Depression und dadurch Verbesserung der Stimmung.

Thymeretische Wirkung. Lösung von psychomotorischen Hemmungen und dadurch Steigerung des Antriebs, jedoch nicht Beseitigung von Müdigkeit.

Anxiolytische Wirkung. Beseitigung der Angst (d.h. der ängstlichen psychomotorischen Erregtheit).

Stoffklassen **Trizyklische Antidepressiva.** Sie hemmen die Aufnahme von Dopamin, aber auch von Serotonin in präsynaptische Terminalen des ZNS.

Fluvoxamin und Verwandte. Sie hemmen sehr bevorzugt die Aufnahme von Serotonin in die präsynaptischen Terminalen.

Monoaminoxidase-Hemmer. Sie hemmen den Abbau von Dopamin, Noradrenalin und Serotonin.

Lithiumsalze

Trizyklische Antidepressiva

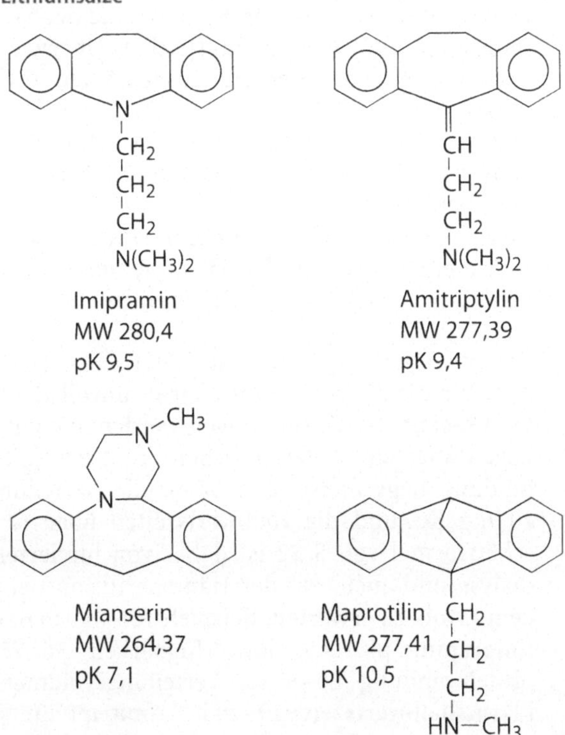

Wirkungsmechanismus. Experimentell im akuten Versuch auftretende Wirkungen trizyklischer Antidepressiva können kaum die therapeutischen Wirkungen erklären, die erst Wochen nach Beginn der Medikation deutlich werden. Man diskutiert deshalb zunehmend solche Vorgänge, die als Regelvorgänge erst nach längerer Zeit zu Veränderungen führen. Hemmung der Wiederaufnahme von Noradrenalin und Serotonin beobachtet man akut nach Gabe einiger Antidepressiva; vermutlich kann die antidepressive Wirkung gebunden an Gegenregulation erscheinen.

Wirkungsverlauf bei trizyklischen Antidepressiva

In der ersten Woche: Sedation.
In der zweiten Woche: Beginn der thymeretischen Wirkung.
In der dritten Woche: Beginn der thymoleptischen Wirkung.

Anwendung. Da die *Antriebssteigerung vor der Stimmungsaufhellung* erfolgt, ist in einer bestimmten Phase der Therapieeinleitung mit *Aktivierung suicidaler Tendenzen* zu rechnen.

Wirkungsprofil. Thymoleptische, thymeretische und anxiolytische Wirkung sind bei den einzelnen Antidepressiva unterschiedlich stark ausgeprägt.

- Die thymoleptische Wirkung überwiegt stark bei Imipramin und Dibenzepin. Bei diesen Stoffen ist die thymeretische und anxiolytische Komponente klein.
- Fehlen der anxiolytischen Komponente beobachtet man bei Desimipramin und Nortriptylin (leichtes Überwiegen der thymoleptischen gegenüber der gut ausgeprägten thymeretischen Wirkung).
- Die anxiolytische Wirkung ist bei Amitriptylin stark (etwa gleich stark wie die thymoleptische Wirkung). Die thymeretische Wirkung fehlt praktisch.
- Zusätzlich haben viele Antidepressiva eine sedative Wirkung, die sich meist zu Beginn der Therapie herausbildet. Sie ist von der anxiolytischen Wirkung schwer zu trennen.

Pharmakokinetik. Die pharmakokinetischen Daten sind insbesondere für die älteren Verbindungen unvollständig. Generell kann man sagen: Die Verbindungen werden alle gut resorbiert, unterliegen aber einem beachtlichen „first pass effect“. Die Proteinbindung liegt meist über 90 %, die Verteilungsvolumina über 10 l/kg KG und die Halbwertszeiten über 12 h. Nach der Abschätzformel von S. 72 ist daher von forcierter Diurese, Hämodialyse und auch von der Hämoperfusion bei den Vergiftungen kein Erfolg zu erwarten. Beispiele für pharmakokinetische Daten: Imipramin pK 9,5, Bioverfügbarkeit 30–75 % (!), Plasmaproteinbindung 80–95 %, Verteilungsvolumen 20–40 l/kg KG, Plasmahalbwertszeit 10–20 h; Amitriptylin pK 9,4, extreme Schwankungen in der Bioverfügbarkeit durch hohen „first pass effect", Proteinbildung 82–96 %, Verteilungsvolumen 8,8 l/kg KG, Plasmahalbwertszeit über 17 h. Die trizyklischen Antidepressiva werden hauptsächlich durch hepatischen Metabolismus eliminiert.

Unerwünschte Wirkungen trizyklischer Antidepressiva

Zentrale unerwünschte Wirkungen trizyklischer Antidepressiva

- ● Schlafstörungen.
- ○ Provokation einer paranoid-halluzinatorischen Phase bei Behandlung einer Schizophrenie in der depressiven Phase.
- ○ Vorübergehend delirante Zustände, die wahrscheinlich eine Folge der anticholinergen Wirkung der Stoffe im ZNS sind.
- ○ Feinschlägiger Tremor, der besonders bei alten Leuten in stärkere Formen eines Parkinsonismus übergehen kann.
- ○ Kopfschmerzen, Schwindel.
- ○ Förderung der Krampfbereitschaft bei Epileptikern (wie bei den Neuroleptika).
- ○ Im Vergleich zu den Neuroleptika besteht eine nur geringe Wirkung auf die Temperaturregulation, andere Hypothalamusfunktionen und die Neurohypophyse.

Periphere unerwünschte Wirkungen trizyklischer Antidepressiva

- ● Parasympatholytisch (besonders auf Rezeptoren vom Muscarintyp). Hierdurch Mundtrockenheit, Miktionsstörungen (Vorsicht bei Prostatahyperplasie!), Obstipation, Mydriasis (Vorsicht bei Glaukom!), Tachykardie.
- ○ Orthostatische Regulationsstörungen (auch durch zentrale Wirkung) besonders bei Atherosklerotikern (ähnlich den Neuroleptika).
- ○ Epigastrische Beschwerden.
- ○ Leberfunktionsstörungen (wie bei den Neuroleptika).
- ○ Allergische Reaktionen, auch im Bild von Agranulozytose und Ikterus.
- ○ Arrhythmien. Notwendige, aber nicht hinreichende Bedingung für das Auftreten einer Arrhythmie ist, daß ein trizyklisches Antidepressivum eine Hemmung der Wiederaufnahme von Katecholaminen auch am Herzen verursacht. Die einzelnen trizyklischen Antidepressiva tun das mit unterschiedlicher Stärke. Arrhythmien bestimmen wesentlich das Bild der akuten Vergiftung. QRS-Verbreiterungen und PQ-Verlängerungen begleiten sie oder gehen ihnen voraus.
- ○ Direkte kardiotoxische Wirkung auf die Arbeitsmuskulatur und das Erregungsleitungssystem des Herzens. Relativ früh läßt sich eine negativ-inotrope Wirkung beobachten. EKG-Kontrolle erforderlich.

Interaktionen. Bei einer Lokalanaesthesie mit Adrenalinzusatz oder bei parenteraler Zufuhr von Katecholaminen aus anderen Gründen ist der unter Dauerbehandlung mit trizyklischen Antidepressiva stehende Patient gefährdet: Eine Beseitigung von Katecholaminen aus dem extrazellulären Raum durch Aufnahme in die präsynaptischen Terminalen noradrenerger Neuronen ist durch die trizyklischen Antidepressiva weitgehend blockiert.

- Wirkungsverstärkung von Pharmaka mit depressiver ZNS-Wirkung (Ethanol, Hypnotika). Alkoholverbot!

Intoxikationen. Suizidale Vergiftungen werden deshalb häufiger gesehen, weil der Suizidversuch in der zweiten Phase der anflutenden Wirkung des Antidepressivums gerade mit dem Antidepressivum unternommen wird. Wegen der anticholinergen Wirkungskomponente besteht kaum Gefahr des Erbrechens und der Aspiration. Die Pupillen sind eng (zentrale Erregung!), Blutdruck und Körpertemperatur meist - nicht immer - erhöht. Gefahr besteht durch Arrhythmien und durch Krämpfe. Wegen der langen Halbwertszeiten muß man sich auf eine mehrtägige Intensivbehandlung einstellen, wobei die Bestimmung der Plasmakonzentration die Abschätzung erleichtert. Tabelle 21.5 gibt die therapeutischen Plasmakonzentrationen und Plasmahalbwertszeiten einiger Antidepressiva wieder.
Magenspülung, forcierte Diarrhoe (+ Aktivkohle), Blasenkatheter (Sphincterspasmus!), zentralvenöser Zugang und bei zu geringem Atemminutenvolumen Beatmung. Bei den trizyklischen Antidepressiva ist forcierte Diurese, Hämodialyse oder Hämoperfusion sinnlos, sondern die Infusion von $NaHCO_3$ zum Ausgleich einer Azidose geboten, weil die Azidose die Arrhythmiegefahr vergrößert. Bei fortbestehender schwerer intraventrikulärer Leitungsstörung (QRS $>0{,}14$ s) kann Elektrotherapie indiziert sein.

Tabelle 21.5 Therapeutische Plasmakonzentrationen und Plasmahalbwertszeiten von Antidepressiva

	Therapeutische Plasmakonzentration [mg/l]	Plasmahalbwertszeit [h]
Amitriptylin	0,05–0,3	mit wirksamen Metaboliten 30
Desipramin	0,01–0,5	12–48
Doxepin	0,01–0,2	8–24
Imipramin	0,05–0,2	6–20
Maprotilin	0,1 –0,3	27–58
Nortriptylin	0,02–0,2	15–90

Serotonin-selektive Antidepressiva: Fluoxetin, Fluvoxamin, Paroxetin

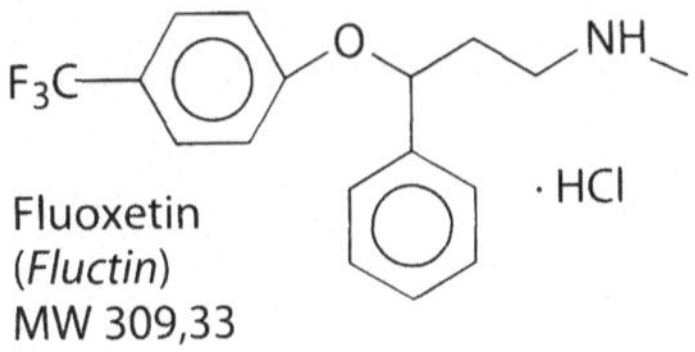

Fluoxetin
(*Fluctin*)
MW 309,33

Trazodon
(*Thromban*)
MW 371,88

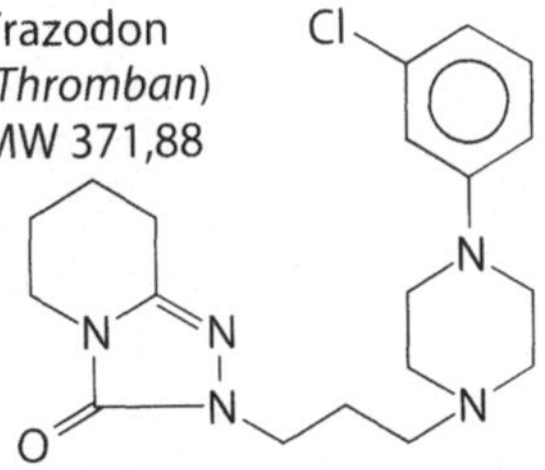

Pharmakokinetik. Die Bioverfügbarkeit ist gut. Fluvoxamin *(Fevarin)* hat ein Verteilungsvolumen von 20 l/kg, 77 % Plasmaproteinbindung und 19 Std Plasmahalbwertszeit. Es wird vollständig in der Leber abgebaut. Fluoxetin *(Fluctin)* hat eine noch längere Halbwertszeit von 2–3 Tagen und sein noch wirksamer Metabolit von 7–9 Tagen.

Wirkungsmechanismus. Diese Stoffe hemmen alle die Wiederaufnahme von Serotonin besser als die Wiederaufnahme von Noradrenalin. Die Bevorzugung der Serotonin-Aufnahmehemmung steigt in der Reihenfolge Trazodon – Fluoxetin – Fluvoxamin – Paroxetin *(Seroxat, Tagonis)*.

Wirkungen. Antidepressiv bei reaktiven, neurotischen und endogenen Depressionen. Die anticholinerge Wirkung vieler trizyklischer Antidepressiva fehlt bei Fluoxetin und Fluvoxamin (nicht bei Paroxetin), desgleichen die Wirkung auf die Erregungsleitung und die Kreislauffunktionen. Dies ist vorteilhaft für ältere Patienten. Der Therapieerfolg wird erst nach 2 Wochen sichtbar.

Unerwünscht: Mundtrockenheit, Geschmacksveränderung, Appetitlosigkeit, Übelkeit und Erbrechen, Diarrhoe oder Verstopfung, Agitation, Benommenheit. Zu Beginn der Therapie steigt die Suizidgefahr – wahrscheinlich geringer als bei den aktivierenden trizyklischen Antidepressiva –, aber dennoch ist die Verordnung eines Benzodiazepins zu empfehlen.

Interaktionen. Sehr gefährliche Verstärkung durch Monoaminoxidase-Hemmer, deshalb 5 Wochen Dosierungsabstand einhalten. Wahrscheinliche Interaktion mit allen Stoffen, die durch Cytochrom P450 2D6 abgebaut werden, also besonders auch mit Antiarrhythmika.

Dosierung: Fluvoxamin *(Fevarin)* täglich 1×50 mg, später 100 mg. Fluoxetin *(Fluctin)* 20 mg bis 60 mg täglich.

MAO-A-hemmende Antidepressiva: Moclobemid

CO NH N O Cl

Moclobemid, MW 268,74

Pharmakokinetik. Bioverfügbarkeit 50–80 %, Verteilungsvolumen 1–1,5 l/kg, Plasmaproteinbindung 50 %, Plasmahalbwertszeit 1–3 h.

Wirkungsmechanismus. Moclobemid *(Aurorix)* hemmt in der empfohlenen Dosierung die Monoaminoxidase A stärker (70–80 %) als die Monoaminoxidase B (20–30 %). Dadurch kommt es zu einem Anstieg von Serotonin, Dopamin und Noradrenalin. Sie sind dadurch Antidepressiva mit besonders stark aktivierender Wirkung. Im Blut können drucksteigernde Amine (Tyramin) mit der MAO B noch gut abgebaut werden.
Das ältere Tranylcypromin, Bestandteil in Kombinationspräparaten, hemmt die MAO-B so stark wie die MAO-A. Unter seiner Wirkung kann es durch Nahrungs-Tyramin zu starker Erhöhung des Blutdrucks kommen.

Indikation, Dosierung: 2×150 mg/Tag p.o. bei sonst therapierefraktären Depressionen.

Gefahren: Nicht kombinieren mit präsynaptisch wirkenden Aufnahmehemmern, 5HT-Agonisten und Dextromethorphan.

Tranylcypromin

Tranylcypromin *(Parnate)* ist ein irreversibler Hemmstoff der Monoaminoxidase A und B mit stark antidepressiver und antriebssteigernder Wirkung. Die Hemmung ist irreversibel. Um der Neusynthese der MAO zu begegnen, genügen 2×10 mg täglich oral. Nach Zufuhr blutdruckerhöhender Stoffe in der Nahrung (Tyramin im Käse, Rotwein, Salzheringen) oder in Arzneizubereitungen (Appetitzügler, Hustensäfte mit Ephedrin, Blutdruckmittel mit Reserpin, α-Methyldopa) steigt der Blutdruck krisenhaft, weil die zugeführten Amine nicht mehr abgebaut werden. Weil außer MAO auch andere Enzyme gehemmt werden, wird die Wirkung von Ethanol, Barbituraten, Analgetika u. a. verstärkt bzw. verlängert. Dosisunabhängig wurden Leberschäden beobachtet. Bioverfügbarkeit 90 %, Plasmahalbwertszeit 2 h, Verteilungsvolumen 3 l/kg.

Lithiumionen

Pharmakokinetik. Die Bioverfügbarkeit liegt bei 85 % (Tabletten). Verteilungsvolumen initial 0,63 l/kg KG, aber nach einigen Tagen wegen der langsamen Passage der Lithiumionen in den Intrazellulärraum eventuell höher (bis 1,4 l/kg KG?); für suizidale Intoxikationen gilt das initiale Verteilungsvolumen. Die Halbwertszeit liegt initial bei 20 h, wird aber mit zunehmender Therapiedauer immer länger und liegt nach einem Jahr bei 2,4 Tagen. – Li^+ wird glomerulär filtriert und zum größeren Teil im proximalen Tubulus, zum kleineren Teil in der Henle-Schleife rückresorbiert.

Pharmakokinetik bei Überdosierung. Li^+ hemmt die Na^+-Rückresorption im distalen Tubulus. Der resultierende Na^+-Verlust führt über eine Hyponatriämie regulatorisch zu einer Verstärkung des Na^+-Rückresorptionsmechanismus im proximalen Tubulus, mit dem aber gleichzeitig mehr Li^+ rückresorbiert wird. Die Li^+-Vergiftung verstärkt sich jetzt selbst. Wir erkennen, daß die Einstellung des Plasma-Na^+ auf den oberen Normbereich zu den Therapiemaßnahmen bei Vergiftung gehören muß.

Pharmakokinetik bei Gabe von Thiazid- und anderen Diuretika. Thiaziddiuretika wirken im distalen Tubulus, machen eine Hyponatriämie und setzen dadurch den bereits bei Li^+-Überdosierung beschriebenen Mechanismus in Gang. Furosemid hat diese Wirkung nicht, weil es die Mehrresorption von Li^+ im proximalen Tubulus durch eine Minderung der Li^+-Resorption in der Henle-Schleife ausgleicht.

Interaktionen. Indomethacin, Diclofenac, Ibuprofen, eventuell auch andere nichtsteroidale Antirheumatika führen zu einer Zunahme der Li^+-Plasmakonzentration durch Reduktion der renalen Elimination.

Pharmakodynamik. (Abb. 21.1) Man hat den starken Verdacht, daß die Wirkung von Lithium mit der Lithium-Hemmung der Inositol*mono*phosphatase in Verbindung steht. Inositolmonophosphatase ist ein Metallenzym, zu dem zwei Mg-Atome gehören. Das eine ist beständig gebunden. Das zweite tritt erst hinzu, wenn das Enzym sein Substrat Inositolmonophoshat gebunden hat. Danach wird das Substrat hydrolysiert, das hinzugetretene Mg-Atom tritt wieder ab, und erst zum Schluß verlassen Phosphat und Inositol das Enzym. Das freiwerdende Inositol wird zum Aufbau von Inositol-Gangliosiden gebraucht.
Lithium nimmt den Platz des abgetretenen Mg ein, bevor sich die Spaltstücke gelöst haben. Daraufhin ist die Ablösung nicht mehr möglich, das Enzym kann neues Substrat nicht mehr binden, Inositol zum Gangliosidaufbau kann nicht mehr gebildet werden. Warum der Eingriff in den Gangliosidaufbau zur therapeutischen Wirkung beiträgt, ist noch nicht bekannt.

Dosierung. Die Dosierung ist von der Nierenfunktion abhängig, Dosierungsschemata haben begrenzten Wert, weil jeder Patient

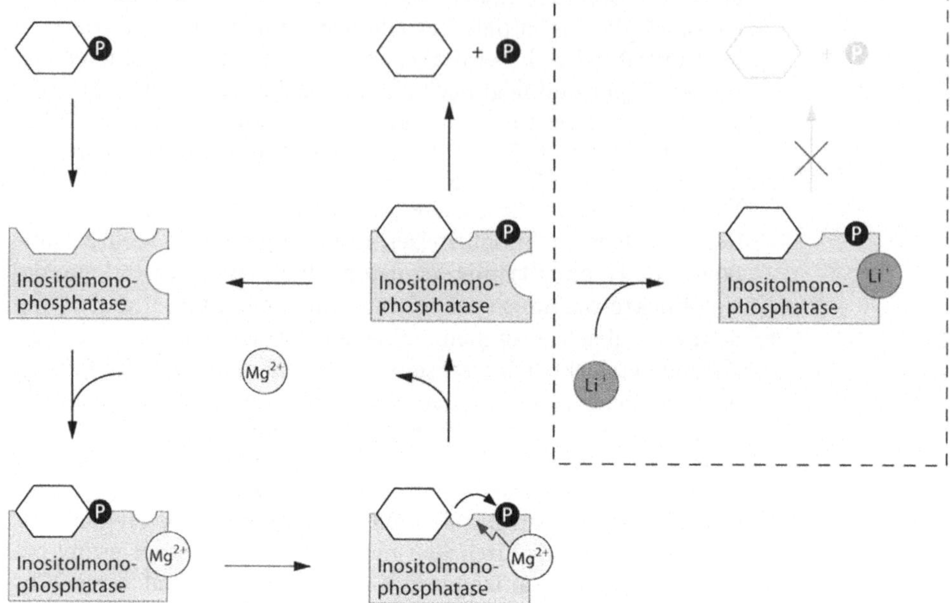

Abb. 21.1 Zum Wirkungsmechanismus von Lithiumionen

individuell eingestellt und sein Li^+-Plasmaspiegel wöchentlich, nach Stabilisierung vierteljährlich gemessen wird. Da Li^+ in verschiedenen Salzen im Handel ist, gibt man die Dosierung in mmol (= mval) an. Man beginnt z. B. mit 2 × 10–20 mmol/Tag und stellt eine Plasmakonzentration von 0,6–0,9 mmol/l, 12 h nach der letzten Li^+-Gabe gemessen, ein. Bei Niereninsuffizienten kann man die Lithiumclearance bestimmen und daraus die Tagesdosis mit der Faustformel bestimmen: 1,8 × Lithiumclearance [ml/min] = Tagesdosis [mmol]. Die Plasmakonzentration soll 1,2 mmol/l nicht übersteigen, denn Li^+ hat eine geringe therapeutische Breite.

Indikation. Zur Prophylaxe und Therapie der manischen Phasen bei manisch-depressiven Erkrankungen. Bei akuten Manien sind Li^+-Salze zu langsam wirksam.

Gefahren:

- ● Kontraindikation in der Schwangerschaft (Herz- und Gefäßmißbildungen in 10 % der Kinder behandelter Mütter), frischer Infarkt, zerebelläre Erkrankungen.
- ○ Gefahr bei Niereninsuffizienz, Unzuverlässigkeit des Patienten, Zweitbehandlung durch einen anderen Arzt mit Diuretika, Anweisung zu salzarmer Diät bei Hypertonus.

Unerwünschte Wirkungen in nichttoxischer Dosierung (< 0,9 mmol Li^+/l Serum)

- Leichter Tremor, durch β-Blocker zu beherrschen.
- Polyurie und Durst durch Bremsung der ADH-Wirkung.
- Benigne Struma durch Bremsung der TSH-Wirkung (verminderte Freisetzung von Thyroxin). Paradoxe thyreotoxische Reaktionen sind selten, dosisabhängig und zwingen zum Absetzen.
- Vorübergehend Nausea
- Abflachung der T-Welle im EKG

Unerwünschte Wirkungen in toxischer Dosierung (> 1,2 mmol Li^+/l Serum)

- Erbrechen
- Diarrhoe
- Konfusionen oder Koordinationsstörungen, auch bereits Benommenheit
- Faszikulationen
- Krämpfe

Vergiftungstherapie. Lithiumionen sind hervorragend dialysefähig. In leichten Fällen genügt bereits Hebung des Plasma-Na^+ in den oberen Normbereich und forcierte Diurese mit Furosemid. Hämodialyse ungefähr ab Li^+ >4 mmol/l.

21.5 Das GABA-System

GABA (γ-Aminobuttersäure) kommt als Transmitter im ZNS vor.

H_3N^+–CH₂–CH₂–CH₂–COO^-

GABA

Präsynaptisch: GABA wird aus Glutamat synthetisiert. Nach seiner Freisetzung wird es aus dem synaptischen Spalt sowohl von Neuronen als auch von Gliazellen aufgenommen. Es wird durch GABA-Transaminase abgebaut.

Vigabatrin *(Sabril)* ist ein irreversibler Hemmstoff der Transaminase. Unter seiner Wirkung nimmt wahrscheinlich die GABA-Konzentration im synaptischen Spalt zu. Vigabatrin ist ein neueres Antiepileptikum.

Rezeptoren. Es gibt zwei Klassen von Rezeptoren:

$GABA_A$-Rezeptoren sind Kanalrezeptoren. Sie sind in ihrem Aufbau den Cholinoceptoren vom N-Typ sehr ähnlich. An ihrer Bildung können bis zu fünf Untereinheiten beteiligt sein. Auch die Unter-

Postsynaptische Rezeptoren

Tabelle 21.6 GABA-Rezeptoren kommen in den Basalganglien, dem Hippocampus, dem Hypothalamus, dem Cerebellum und im Rückenmark in der Substantia gelantinosa des Hinterhorns vor.

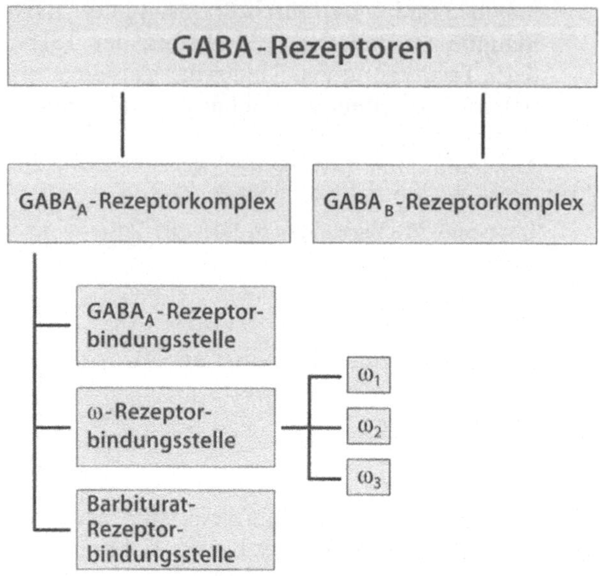

einheiten haben eine hohe Sequenzhomologie mit den Untereinheiten des N_M-Rezeptors. Bekannt sind folgende Untereinheiten: α (6 Typen), β (3 Typen), γ (2 Typen), δ (1 Typ). Nicht jede denkbare Kombination von Untereinheiten kommen als GABA$_A$-Rezeptoren vor, und

- nicht alle vorkommenden GABA$_A$-Rezeptoren binden Benzodiazepine.

Alle Untereinheiten queren die Plasmamembran 4mal (wie die N_M-Untereinheiten). GABA$_A$-Rezeptoren können von der Zytoplasmaseite her mit einer Proteinkinase A phosphoryliert werden. Dadurch wird wahrscheinlich eine Steuerung ausgeübt.
Agonist an GABA$_A$-Rezeptoren ist GABA. Unter seiner Wirkung öffnet sich der GABA$_A$-Kanal für Chloridionen. Das Membranpotential wird dadurch polarisiert und stabilisiert, die depolarisierende Wirkung anderer Vorgänge wird abgeschwächt:

- Stimulation präsynaptischer GABA$_A$-Rezeptoren auf präsynaptischen Terminalen im Rückenmark hemmt die Transmitterausschüttung, weil die Depolarisation der Terminale abgeschwächt wird.
- Stimulation postsynaptischer GABA$_A$-Rezeptoren stabilisiert das Ruhepotential, schwächt postsynaptische exzitatorische Potentialle (EPPs) ab und verhindert so die Bildung von Aktionspotentialen.

ω-Rezeptoren sind Bestandteile des $GABA_A$-Rezeptorkomplexes. Wenn sie durch Agonisten besetzt werden, üben sie auf den $GABA_A$-Kanal ihres Komplexes eine Fernwirkung aus: Der $GABA_A$-Kanal öffnet sich unter der Wirkung von GABA häufiger (die Öffnungszeiten bleiben gleich). Die ω-Agonisten öffnen den Kanal nicht, sondern verstärken nur die Öffnungswirkung von GABA. In Abwesenheit von GABA können sie den Kanal nicht selbständig öffnen. Man nennt eine solche Fernwirkung eine allosterische Modifikation. An ω-Rezeptoren gibt es Agonisten und Antagonisten.

○ Hochaffine Agonisten an ω-Rezeptoren sind die anxiolytischen Benzodiazepine und die Sedativa/Hypnotika Zopiclon *(Ximovan)* und Zolpidem *(Bikalm)*. Antagonist an ω-Rezeptoren ist Flumazenil *(Anexate)*.

Rezeptoren, die Benzodiazepine binden, müssen alle eine γ-Untereinheit und eine bindungsfähige α-Untereinheit enthalten. Da $GABA_A$-Rezeptoren aus den Untereinheiten sehr verschieden kombiniert sein können (s. oben), ist damit zu rechnen, daß es auch mehrere Typen ω-Rezeptoren geben kann. In der Tat gibt es im ZNS die Rezeptoren ω_1 und ω_2 (in der Peripherie noch ω_3).

Barbiturat-Bindungsstellen. Barbiturate werden mit niedriger Affinität an einer Stelle fern von der GABA-Bindungsstelle gebunden und verursachen danach eine allosterische Modifikation, in deren Folge die Chlorid-Kanäle länger offen bleiben.

Pharmakotherapie am GABA-System

Tabelle 21.7 Pharmakologische Beeinflussung am GABA-Rezeptor

Präsynaptisch	
Hemmung der GABA-Wiederaufnahme	Tiagabin (Antiepileptikum, Phase III)
Hemmung des GABA-Abbaus	Vigabatrin (Antiepileptikum)
Postsynaptisch	
Agonist am $GABA_A$-Rezeptor	Progabid (Antiepileptikum, Frankreich)
Agonisten an ω-Rezeptoren	Benzodiazepine (Anxiolytika, Sedativa, Antispastika)
Agonist an ω_1-Rezeptoren	Zolpidem (Anxiolytikum, Sedativum)
Antagonisten an ω-Rezeptoren	Flumazenil (Benzodiazepin-Antagonist)
Agonist an Barbiturat-Bindungsstellen	Barbiturate (Antiepileptika, Injektions-Anaesthetika)
Agonist an $GABA_B$-Rezeptoren	Baclofen (Antispastikum)

GABA$_B$-Rezeptoren sind G_i/G_o-Protein-steuernde Rezeptoren. Agonisten an GABA$_B$-Rezeptoren aktivieren eine Signalkette, die über G_i/G_o und Guanylnucleotide zu einer Zunahme der K^+-Permeabilität und zu einer Abnahme der Ca^{++}-Permeabilität führt. Agonist an GABA$_B$-Rezeptoren ist Baclofen *(Lioresal)*.

21.6 Tranquilizer

Charakterisierung

Tranquilizer erzeugen:

- Gleichmütigkeit bei der Erlebnisperzeption, Entspanntheit bei der Erlebnisverarbeitung, Ausgeglichenheit bei der Reaktion auf ein Erlebnis oder eine Vorstellung (Erinnerung).
- *Ideale* Tranquilizer erzeugen *keine* Herabsetzung des Bewußtseins, keine Minderung logischer Funktionen, des Auffassungsvermögens, der Reaktionsschnelligkeit oder anderer sensomotorischer Funktionen. Einen idealen Tranquilizer gibt es nicht: Besonders reduzieren die handelsüblichen Tranquilizer in höheren Dosen die Reaktionsschnelligkeit im Straßenverkehr und verursachen Konzentrationsstörungen.
- Tranquilizer sind wirkungslos gegen endogene Psychosen.

- Indikationen: *Leitsymptom Angst.* Tranquilizer können zu Beginn der Psychotherapie die Kontaktaufnahme zwischen Patienten und Therapeuten erleichtern.

Benzodiazepine

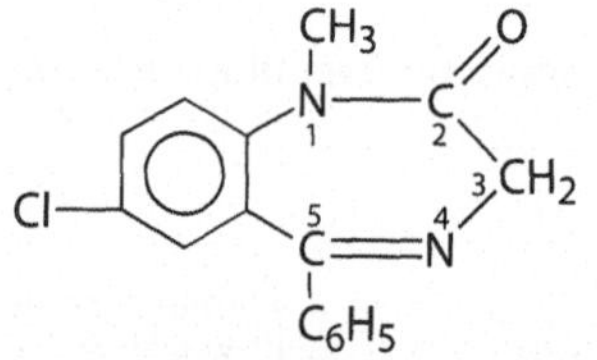

CH_3 N 1 C 2 O CH_2 3 N 4 C 5 C_6H_5 Cl

Diazepam
(Valium)
MW 284,75
Base, pK 3,31

Therapeutisch verwendete Substanzen: Diazepam *(Valium)*, Oxazepam *(Adumbran)*, Bromazepam *(Lexotanil)*, Chlordiazepoxid *(Librium)*, als Antikonvulsivum Clonazepam *Rivotril)*, als „Hypnotikum" Nitrazepam *(Mogadan)*, Flunitrazepam *(Dalmadorm)* und das kurz wirkende Triazolam *(Halcion)* und viele andere. Midazolam *(Dormicum)* intravenös in der Notfallmedizin.

Pharmakokinetik. Die marktgängigen Benzodiazepine haben eine gute Bioverfügbarkeit von >70 %, ein Verteilungsvolumen von 1 l/kg KG oder mehr und eine hohe Plasmaproteinbindung. Die Elimination erfolgt durch Metabolismus oder renale Ausscheidung unveränderter Substanz mit meist langen Halbwertszeiten. In vielen Fällen entstehen Metaboliten, die noch zentral wirksam sind und ebenfalls lange Halbwertszeiten haben. Tabelle 21.8 gibt eine Übersicht.

Tabelle 21.8 Benzodiazepine

	Plasmahalbwertszeit [h]		Angeboten als
	Ausgangsstoff	Wirksamer Metabolit	
Bromazepam *Lexotanil*	21		Tranquilizer
Chlordiazepoxid *Librium*	15	(Nordiazepam) 50–80	Tranquilizer
Clonazepam *Rivotril*	22–32		Antikonvulsivum
Clorazepat *Tranxilium*		(Nordiazepam) 50–80	Tranquilizer
Diazepam *Valium*	30–40	(Nordiazepam) 50–80	Tranquilizer Antikonvulsivum
Flurazepam *Dalmadorm*	2	50–150!	Hypnotikum
Flunitrazepam *Rohypnol*	10–25	20–30	Hypnotikum
Nitrazepam *Mogadan*	15–35		Hypnotikum Antikonvulsivum
Lorazepam *Tavor*	12–18		Tranquilizer
Midazolam *Dormicum*	1–2		Kurzhypnotikum
Oxazepam *Adumbran*	7–14		Tranquilizer Hypnotikum
Triazolam *Halcion*	2–5	3–8	Hypnotikum

Pharmakokinetik von Diazepam. In der Inneren Medizin wird überwiegend Diazepam eingesetzt. Bioverfügbarkeit >90 %, Verteilungsvolumen 1 l/kg KG, Plasmaproteinbildung 97–99 %, Elimination durch Metabolismus mit Halbwertszeiten zwischen 1–4 Tagen, wobei einer der Metabolite (Desmethyldiazepam) noch wirksam ist und die doppelte Halbwertszeit hat.

Dosierung Diazepam. Wegen der extrem schlechten Korrelation zwischen Plasmakonzentration und Dosis liegt die orale Dosis zwischen 2 und 20 mg. Intravenös: 10 mg in 4 min; die Gesamtmenge richtet sich nach der Indikation: zur antikonvulsiven Therapie bei Tetanus müssen evtl. Plasmakonzentrationen um 8 mg/l(!) (Beatmung, tägliche Bestimmung der Plasmakonzentration) eingestellt werden.

Dosierung Midazolam. Zur Sedierung am Unfallort 1–5 mg i.v. Zur Intubation und Narkoseeinleitung 10–15 mg langsam i.v.

Indikationen

Tranquilizer/Anxiolytika. Akute und chronische Angst- und Erregungszustände wurden als Indikation der Benzodiazepine schon erwähnt. Sie werden mit dieser Indikation weitaus am häufigsten verordnet. Die meisten Abhängigkeiten (die z. B. während eines unerwarteten Aufenthaltes im Krankenhaus oder in der Haftanstalt zu schweren Entzugserscheinungen führen) wurden mit dieser Indikation erzeugt. Bei vielen Patienten erweist sich nach stationärer Aufnahme die Gewöhnung als so groß, daß auf die präoperative anxiolytische Wirkung kein Verlaß mehr ist. Deshalb werden sie oft gar nicht mehr eingesetzt, sondern ein schwaches Neuroleptikum (Promethazin) verordnet.

Muskelrelaxation und Anxiolyse. Mit dieser Indikation wird besonders Midazolam in der Notfallmedizin vor der Intubation in einer Dosis von 10–15 mg intravenös (cave intraarteriell!) injiziert. Die zu schnelle Injektion führt besonders bei älteren Leuten zur Hypoventilation und Atemwegsverlegung (die geplante Intubation *muß* deshalb auch erfolgen!), auch zu beunruhigenden Senkungen des Blutdrucks (Volumen infundieren!). Midazolam hat eine Pharmakokinetik, die sich in seinem Wirkungsverlauf deutlich widerspiegelt, aber dadurch immer wieder Verwunderung auslöst: Midazolam hat unmittelbar nach der Injektion eine massive, aber kurze Wirkung, denn es verteilt sich mit einer Halbwertszeit von nur 3 min. Bei Eintreffen in der Notaufnahme ist die Wirkung schon merklich zurückgegangen und tut dies weiter während der Aufnahmemaßnahmen, denn jetzt wird die zweite Halbwertszeit von 16 min bestimmend. Entschließt sich der Arzt bei der nachfolgenden stationären Behandlung zu einer Dauerinfusion von Midazolam (z. B. um besser beatmen zu können), so wird beim späteren Absetzen des Midazolam die dritte Halbwertszeit des Midazolam von 107 min bestimmend sein: Die Atemdepression bildet sich sehr langsam zurück. Beunruhigte Berufsanfänger schicken uns dann mit schöner Regelmäßigkeit eine Blutprobe zur Midazolam-Bestimmung.

Status epilepticus, Krampfzustände anderer Genese. Diazepam wirkt unabhängig von der Genese antikonvulsiv, also auch bei Krämpfen unter Ethanolentzug, unter Cocain-Wirkung (Body-packer-Syndrom), Alkylphosphatvergiftung usw., leider aber auch bei unerkannten Hypoxie-Zuständen. Wenn die intravenöse Injektion nicht möglich ist, kann Diazepam zur antikonvulsiven Therapie rektal *(Diazepam Desitin rectal tube)* appliziert werden.

Tetanus. Durch intravenöse Injektion bzw. Infusion gelingt es, Krämpfe bei Tetanuspatienten zu unterdrücken, bei leichten Fällen sogar ohne wesentliche Einbuße an Atemminutenvolumen. Bei schweren Fällen dürfen die Tagesdosen sehr hoch gewählt werden, die Dosisreduktion muß dann aber über nahezu eine Woche erfolgen.

Kontraindikationen

- Nicht zum Dauergebrauch wegen allgemeiner menschlicher Nöte oder ohne begleitende Psychotherapie, da sich eine Abhängigkeit entwickelt (selten, jedoch wurden Entzugserscheinungen bis hin zu Krämpfen beschrieben).
- Keineswegs bei Alkoholikern oder bei Medikamentenabhängigkeit verordnen (wegen der Gefahr der Wirkungsverstärkung).
- Vorsicht und Aufklärung bei Kraftfahrern (deletäre Wirkung von einem einzigen Glas Bier!), und nicht verordnen bei Berufskraftfahrern, Lokomotiv- und Flugzeugführern und Personen mit einem vergleichbaren Beruf.
- Relativ kontraindiziert bei Myasthenia gravis wegen dämpfender Wirkung auf spinale fördernde Interneuronen (zentrale Muskelrelaxantien).
- Arteriosklerotische Verwirrtheitszustände können zunehmen (paradoxe Reaktion).

Gefahren

- Benzodiazepine zur Injektion sind mit den meisten anderen Pharmaka in der Spritze nicht mischbar (Niederschlag).
- Cave intraarterielle Injektion!
- ○ Cave zusätzliche Einschränkung der Atmung, z. B. bei Bronchospastikern, bei Myasthenia gravis.
- ○ Benzodiazepine passieren die Plazentarschranke.
- ○ Starke Appetitzunahme.
- ○ Der REM-Schlaf bleibt unbeeinflußt, aber der Phasenablauf des NREM-Schlafs (orthodoxen Schlafs) wird gestört.

Akute Intoxikationen

Die therapeutische Breite ist zwar groß, aber bei vorbestehender Einschränkung des Atemminutenvolumens (COL) oder bei gleichzeitig bestehender Ethanolintoxikation kann die Ateminsuffizienz zum Tode führen. Bei rechtzeitiger stationärer Aufnahme genügen Magenspülung, Aktivkohle, Infusionstherapie und Beatmung. Forcierte Diurese, Hämodialyse oder Hämoperfusion haben keinen Nutzen.

21.7 Zolpidem, Zopiclon und Flumazenil

Zolpidem

Pharmakokinetik, Dosierung. Zolpidem *(Bikalm)* ist zu 70 % bioverfügbar. Verteilungsvolumen 0,54 l/kg, Plasmaproteinbindung 92 %, Plasmahalbwertszeit 1,5–2,4 h, Elimination hauptsächlich durch Metabolismus (deutlich verzögert bei Leberfunktionsstörungen), Ausscheidung der inaktiven Metaboliten über Urin und Stuhl. Dosierung: 5–10 mg oral vor dem Schlafengehen.

Pharmakodynamik. Zolpidem ist Agonist an ω_1-Rezeptoren. Dadurch ist es als Hypnotikum brauchbar, aber *nicht als Antikonvulsivum* oder *Antispastikum.*
Der Benzodiazepinantagonist Flumazenil *(Anexate)* ist Antagonist auch gegen die Wirkung von Zolpidem.

Indikation. Zolpidem ist als Hypnotikum, nicht als Tranquilizer oder Anxiolytikum zugelassen.

Unerwünscht: Die Sedation kann so stark ausfallen, daß eine bestehende Ateminsuffizienz eine Kontraindikation ist und eine erhebliche Gefahr besteht, daß alte Patienten nachts nach dem Aufstehen stürzen.

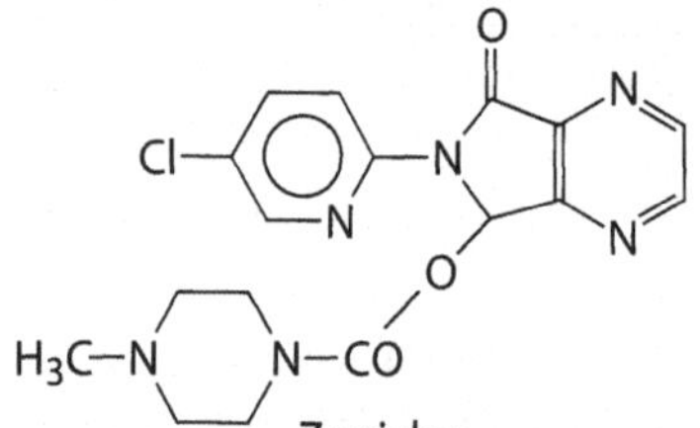

Zopiclon
MW 388,82

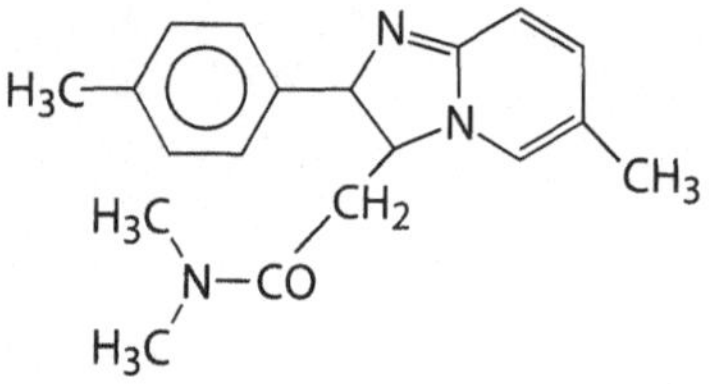

Zolpidem
MW 307,40

Zopiclon

Zopiclon *(Ximovan)* ist dem Zolpidem chemisch nicht unähnlich. Es hat aber ein erheblich höheres Verteilungsvolumen und eine weit höhere Plasmahalbwertszeit von 8 h. Eine entsprechend lange sedativ-hypnotische Wirkung ist nicht immer vorteilhaft.
Auch Zopiclon wird an ω-Rezeptoren gebunden, und Flumazenil kann dort als Antagonist wirken, die Einzelheiten der Rezeptorbindung sind aber nicht geklärt.
Die zugelassene Indikation und die hauptsächlichen unerwünschten Wirkungen entsprechen denen des Zolpidem.

Flumazenil

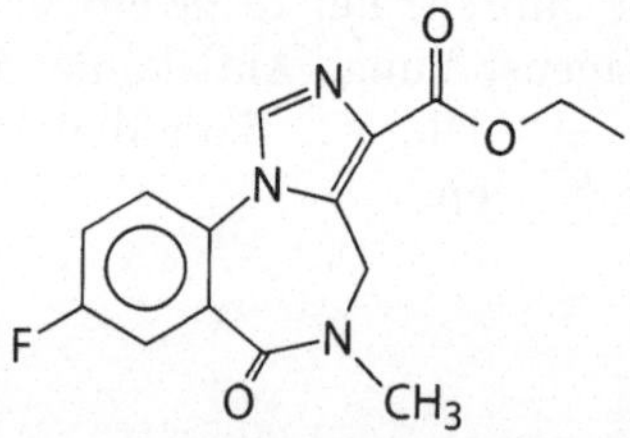

Flumazenil
MW 303,29

Pharmakodynamik, Indikationen. Flumazenil *(Anexate)* ist Antagonist der Benzodiazepine, des Zolpidem und des Zopiclon an ω-Rezeptoren. Flumazenil ist **kein Alkohol-Antagonist**, weil es bei Menschen gegen einen Rausch erwiesen nicht wirkt. Ungeachtet seiner sehr guten antagonistischen Wirkung in der Klinik ist der klinische Nutzen begrenzt. Zwar kann die Injektion von Flumazenil hohen diagnostischen Wert haben, wenn ein Immunassay auf

Benzodiazepine nicht zur Verfügung steht, aber diese Möglichkeit fehlt in einem klinischen Labor in der Regel nicht. Ein „Erwecken" des Patienten kann auch nützlich sein, um ihn nach zusätzlich eingenommenen Stoffen zu befragen, aber seine Antwort wird in der Regel Schnelltests auf Paracetamol, Opiate und Alkohol nicht entbehrlich machen. Für die fortdauernde antagonistische Behandlung einer Benzodiazepinvergiftung ist die Halbwertszeit des Flumazenil zu kurz: Wir kennen einen Patienten, der sich nach Injektion von Flumazenil aus der Aufnahmestation „selbst entlassen" hatte, kurze Zeit später aber von der Polizei an der Straßenbahnhaltestelle hilflos aufgefunden und der nahen Aufnahmestation „rückerstattet" wurde.

Gefahren

- Flumazenil injiziert man nicht, wenn der Verdacht auf eine Mischintoxikation Benzodiazepine/trizyklische Antidepressiva besteht (Kombinationspräparat *Limbatril*), denn die Benzodiazepinwirkung schützt vor der konvulsiven Wirkung hoher Konzentrationen trizyklischer Antidepressiva.
- Flumazenil injiziert man nicht bei Patienten mit Schädel-Hirn-Trauma, die unter Benzodiazepinwirkung stehen, denn nach der Injektion von Flumazenil würde der Hirndruck steigen.

Pharmakokinetik. Flumazenil wird i.v. injiziert (nur 16 % bioverfügbar). Plasmahalbwertszeit 0,8–1,6 h.

Dosierung: 0,2 mg i.v., Dosen können im Abstand von 1 min bis zu einer Gesamtmenge von 1 mg wiederholt werden.

21.8 $5HT_{1A}$-stimulierende Anxiolytika: Buspiron

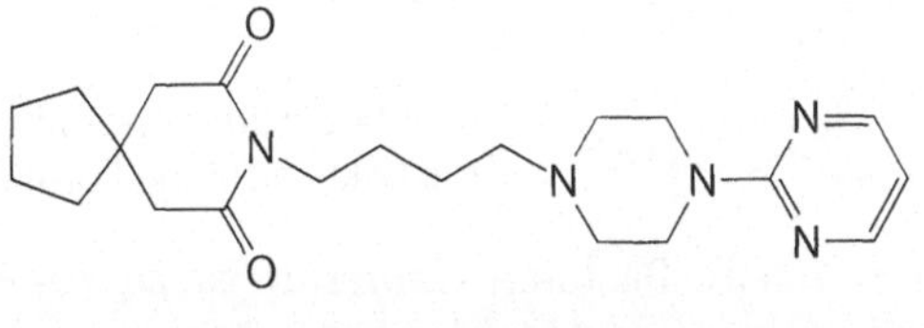

Buspiron
MW 385,51

Pharmakokinetik. Bioverfügbarkeit 60 %, Verteilungsvolumen 5 l/kg, Plasmaproteinbindung 95 %, Plasmahalbwertszeit 2–3 h.

Wirkungsmechanismus. Buspiron *(Bespar)* und verwandte Stoffe sind (partielle) Agonisten an $5HT_{1A}$-Rezeptoren auf präsynaptischen Terminalen in den Raphekernen. Sie setzen die Entladungsfrequenz dort befindlicher postsynaptischer Neurone herab.

Wirkung. Buspiron ist besser als Anxiolytikum denn als Tranquilizer zu bezeichnen, denn anders als Benzodiazepine verursacht es keine Sedation.
Buspiron hat keine krampfhemmende oder muskelrelaxierende Wirkung und verstärkt kaum die Ethanolwirkung. Nach dem Absetzen beobachtet man keine Entzugssymptome.
Nachteile: Die Wirkung setzt langsamer als bei Benzodiazepinen ein, nicht immer ist Buspiron wirksam, und nach erfolgloser Vorbehandlung mit Benzodiazepinen ist es enttäuschend.

Indikation, Dosierung: Angst, innere Unruhe. 3×5 mg/Tag.

Unerwünscht: Benommenheit, Kopfschmerz, Übelkeit. Die innere Unruhe kann auch zunehmen. Nicht verordnen bei Engwinkelglaukom, Myasthenie, schweren Störungen der Leber- oder Nierenfunktion.

21.9 Myotonolytika

Ein dauerhaft stark erhöhter Muskeltonus kann z. B. in der Folge einer Querschnittslähmung oder einer multiplen Sklerose auftreten. Aber auch viele leichte Formen sind behandlungsbedürftig. Die verfügbaren Pharmaka wirken in unterschiedlichen Transmittersystemen, die bei älteren Stoffen nicht immer gut bekannt sind.

Tetrazepam: tonolytischer Agonist an $GABA_A$-Rezeptoren

Temazepam *(Musapam)* ist ein Benzodiazepinderivat mit hervorgehoben myotonolytischer Wirkung. Es hat nahezu alle unerwünschten Wirkungen anderer Benzodiazepine. Dosis: 1×50 mg/Tag. Von einer Dauertherapie ist abzuraten.

Baclofen: tonolytischer Agonist an $GABA_B$-Rezeptoren

Baclofen *(Lioresal)* ist der GABA recht ähnlich:

Cl

H_3N^+ H COO$^-$

Baclofen, MW 213,67

Die Verbindung hat ein chirales Zentrum. Nur die linksdrehende Form wirkt.

Pharmakokinetik. Baclofen *(Lioresal)* ist zu 70–80 % bioverfügbar. Es soll zwar zu den Mahlzeiten eingenommen werden, ist dann aber schlechter verfügbar. Verteilungsvolumen 0,9 l/kg, Plasmaproteinbindung 30 %. Baclofen wird zu 90 % unverändert glomerulär filtriert und mit dem Urin ausgeschieden. Die Plasmahalbwertszeiten schwanken deshalb stark, sind länger bei alten Leuten und liegen im Bereich von 1–6 h.
Die Infusion in den Liquor mit einer kleinen Pumpe durch einen Katheter ist eine spezielle Applikationsform des Baclofen. Aus

dem Liquorraum diffundiert Baclofen nur sehr langsam in den allgemeinen Kreislauf.

Dosierungen. Oral mit 3×10 mg beginnen, bei Bedarf Dosis alle drei Tage 3×5 mg erhöhen bis maximal 75 mg. Intrathekal: Beginne mit 25 µg/Tag, ende mit maximal 1000 µg/Tag, siehe spezielle Anweisung.

Pharmakodynamik. Baclofen ist Agonist an $GABA_B$-Rezeptoren. Bei den präsynaptisch liegenden Rezeptoren im Rückenmark führt das zu einer Abnahme des Ca^{2+}-Einwärtsstromes →exzitatorischer Transmitter (Glutamat) wird nur wenig freigesetzt →an Motoneuronen wird kein Aktionspotential mehr ausgelöst →die Kontraktion der Skelettmuskulatur nimmt ab.
Bei postsynaptisch liegenden Rezeptoren führt dies zur Erhöhung der K^+-Permeabilität und damit zu einer Stabilisierung des Membranpotentials →exzitatorischer Transmitter erzeugt nur noch ein kleines EPSP →ein Aktionspotential wird nicht mehr ausgelöst.

Indikationen. Spastische Zustände aller Art bis hin zum Wundstarrkrampf.

Unerwünscht: Erhebliche Wirkungsverlängerung bei Niereninsuffizienz. Auslösung von Krämpfen bei latenter oder manifester Epilepsie, und generell ist bei neurologischen und psychiatrischen Erkrankungen mit unerwarteten Reaktionen zu rechnen. Intrathekale Therapie: Schwere Entzugssymptome (Hypermotorik, Halluzinationen, Desorientierung) nach zu schneller Dosisreduktion.

Memantine: Antagonist an NMDA-Rezeptoren

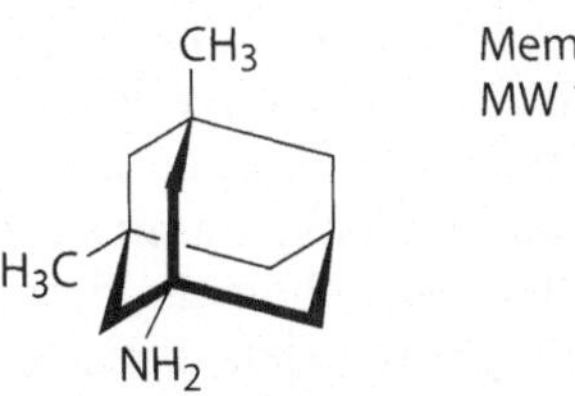

Memantin
MW 179,31

Glutamat-Rezeptoren. Glutamat ist exzitatorischer Transmitter im ZNS. Glutamat wirkt sowohl auf Kanalrezeptoren als auch auf sogenannte metabotrope Rezeptoren, die an G-Proteine gekoppelt sind. Der NMDA-Rezeptor hat seinen Namen nach einem Stoff, der spezifisch nur auf diese Untergruppe wirkt: N-Methyl$_D$-Aspartat. Er ist in Ruhe durch ein Mg^{2+} verschlossen. Bei Depolarisation der Zelle (durch einen anderen Vorgang) löst sich das Mg^{2+} und der Kanal wird leitfähig für Na^+, K^+ und Ca^{2+}.

Tabelle 21.9 Glutamat-Rezeptoren

Glutamat-Rezeptoren			
Kanal-Rezeptoren			Auf G-Proteine wirkende Rez.
NMDA-Rez.	Kainat-Rez.	AMPA-Rez.	

Pharmakodynamik und Indikationen von Memantin. Memantin ist Antagonist am NMDA-Rezeptor. Es besetzt den Kanal, *nachdem* sich das Mg^{2+} gelöst hat, und hält ihn offen. Das Membranpotential wird dadurch stabilisiert, die Erregbarkeit des Neurons nimmt ab. Dieser Mechanismus erklärt die (ehemalige) Indikation des Memantin bei zentral bedingter Spastik. Memantin wird zur Zeit bei „Hirnleistungsstörungen" beworben.

Pharmakokinetik. Memantin wird zum größeren Teil nicht metabolisiert und renal mit einer Halbwertszeit von 4–9 Std ausgeschieden.

Weitere Stoffe Carisoprodol *(Sanoma)*, Chlormezanon *(Murelax)*.

21.10 Hypnotika

H1-Antihistaminika Als Monosubstanzen und in Kombinationen sind Diphenhydramin (s. S. 224) und Doxylamin unter vielen Bezeichnungen in Apotheken frei verkäuflich. Die hypnotische Wirkung ist nicht groß. Suizidversuche können zu schweren Herzirregularitäten führen oder ein anticholinerges Syndrom auslösen.

Diphenhydramin (s. S. 224) Base mit pK von 8,3; Bioverfügbarkeit 50 %, Verteilungsvolumen 4–7 l/kg KG, Plasmaproteinbindung 98 %, Halbwertszeit 4–6 h. Angesichts des hohen Verteilungsvolumens und der hohen Plasmaproteinbindung kann die Elimination resorbierten Diphenhydramins nicht wesentlich beschleunigt werden. Bei sehr hohen Plasmakonzentrationen (5–10 mg/l) wird die Prognose problematisch. Dies gilt auch für Doxylamin (HWZ 10 h).

Die beiden Antihistaminika sind auch gut antiemetisch wirksam und verhindern bei suizidaler Mischintoxikation das Erbrechen und damit die Aspiration bei bewußtlosen Patienten. Unerwünscht sind ihre atropinähnliche Wirkung und bei Diphenhydramin eine Photosensibilisierung bei Diphenhydramin.

Barbiturate haben als Hypnotika keine Bedeutung mehr. Die Barbiturate Methohexital und Thiopental dienen zur Injektionsanaesthesie, Phenobarbital ist Antiepileptikum.

Benzodiazepine Unter den Benzodiazepinen (s. S. 376) werden zur Zeit Brotizolam, Flurazepam, Flunitrazepam, Lormetazepam, Nitrazepam, Temazepam und Triazolam, oft von mehreren Herstellern unter verschiedenen Namen, als Hypnotika angeboten. Bei Suizidversuchen gefährden sie das Leben der Suizidanten weit geringer als viele Altsubstanzen, deren Namen wir hoffentlich für immer vergessen dürfen. Benzodiazepine sind dann gefährlich, wenn sie in Kombination mit Ethanol genommen werden oder wenn der Patient schon vor der Einnahme ateminsuffizient war.

Chloralhydrat CCl_3-$CH(OH)_2$ wird nahezu vollständig resorbiert. Sein wirksamer Metabolit Trichloräthanol hat ein Verteilungsvolumen von 0,6 l/kg KG und ist zu 70 % an Plasmaproteine gebunden. Plasmakonzentrationen von 50 mg/l sind toxisch, von 100 mg/l gefährlich. Bei hohen Plasmakonzentrationen ist die Plasmahalbwertszeit auf 35 h verlängert, kann aber durch Hämodialyse auf 6 h verkürzt werden. Hämodialyse ist die Therapie der Wahl bei schweren Intoxikationen. Wegen des schlechten Geschmacks wird Chloralhydrat entweder oral in Gelatinekapseln oder (bei Kindern) rektal als Einlauf appliziert. Der Einlauf erfolgt zur Vermeidung einer Schleimhautreizung mit Mucilago salep. Die Toleranzentwicklung ist bei Abusus erheblich. Chloralhydrat ist nicht mehr empfehlenswert.

Clomethiazol

N, S, CH_3, CH_2-CH_2Cl

Clomethiazol (*Distraneurin*)
Base pK 3,2
MW 161,65

Pharmakokinetik. Bioverfügbarkeit 25–42 % (starker „first pass effect"), Verteilungsvolumen 5,4 l/kg KG, Plasmaproteinbindung 63 %, Plasmahalbwertszeit 3,6–5 h, mittlere totale Clearance bei intravenöser Infusion 49 ml/min und kg KG. Die Elimination erfolgt überwiegend durch Hydroxylierung.

Dosierung. Die orale Dosierung ergibt wegen des „first pass effect" interindividuell stark schwankende Plasmakonzentrationen (die Bioverfügbarkeit aus Kapseln ist besser als aus Tabletten). Beginn mit 4 Kapseln (= 4 × 192 mg Base), danach z. B. 2 × 192 mg im Abstand von 6–8 h (hohe Dosis!). Bei Alkoholdelir und anderen Erregungszuständen 100 ml der 0,8 %igen Infusionslösung initial in 10 min (Hypotonie, Atemdepression!), danach 30–60 ml in 60 min über Tage.

Zopiclon, Zolpidem siehe S. 379–380

21.11 Antiepileptika

Antiepileptika gehören unterschiedlichen Stoffgruppen an. Bei den Antiepileptika gibt es eine Entwicklung zu Stoffen mit weniger unerwünschten Wirkungen. Pharmakokinetische Aspekte sind bei Antiepileptika besonders bedeutsam. Eine Übersicht gibt Tabelle 21.10.

Benzodiazepine Clonazepam *(Rivotril)*, Diazepam *(Valium)* und Nitrazepam *(Mogadan)* haben sich besonders bewährt. Die Benzodiazepine wirken schnell bei vielen Formen der Epilepsie, leider geht die Wirkungsstärke schon während der ersten 6 Therapiemonate stark zurück. Diazepam ist ein universales Mittel zur Suppression von Krämpfen (leider auch von hypoxischen Krämpfen!). Im Status epilepticus injiziert man 2–4 mg über eine gut fixierte Verweilkanüle in 50–10 min. Schnellere Injektion führt zur Atemdepression, ist jedoch sonst ungefährlich. Unerwünschte Wirkungen s. S. 379.

Carbamazepin

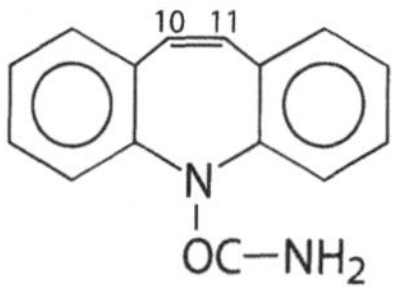

10 11

N

OC—NH_2

Carbamazepin (*Tegretal*)
MW 236,28

Pharmakokinetik. Bioverfügbarkeit 70 %, wegen schlechter Wasserlöslichkeit langsame Resorption, Verteilungsvolumen 0,8–1,4 l/kg KG, Plasmaproteinbindung 65–95 %, Halbwertszeit 8–19 h. Elimination allein durch hepatischen Metabolismus, wobei hauptsächlich das noch wirksame 10,11-Epoxid entsteht. Carbamazepin induziert stark Cytochrom P450 und kann dadurch seine eigene Abbaugeschwindigkeit verdoppeln. Vor der Einführung steht Oxcarbazin, aus dem kein Epoxid mehr gebildet wird.

Pharmakodynamik. Carbamazepin verlängert die Inaktivzeit von Na^+-Kanälen, setzt dadurch die Erregbarkeit der Neurone herab und ist insoweit dem Phenytoin ähnlich. Ob dies der einzige oder auch nur wichtigste Mechanismus ist, darf angesichts der Strukturähnlichkeit des Carbamazepin zu den trizyklischen Antidepressiva und des im Vergleich zu Phenytoin erheblich breiteren Indikationsspektrums bezweifelt werden.

Indikationen. Carbamazepin hat mehrere wichtige Indikationen:

- Antiepileptikum der ersten Wahl bei Grand-mal-Epilepsien vom diffusen und Schlaftyp. Aber auch bei anderen Epilepsieformen ist ein Versuch zu empfehlen. Im Vergleich zu Phenytoin wird Carbamazepin bedeutend besser vertragen und angenommen.
- Antidepressivum. Man beachte in diesem Zusammenhang, daß die Struktur des Carbamazepin sehr ähnlich der Struktur tri-

Tabelle 21.10 Übersicht: Antiepileptika

Antiepileptikum	Indikationen	Tagesdosis [mg]	Verteilt auf Einzeldosen	Plasmahalbwertszeit [h]	Plasmakonzentration, therapeutischer Bereich [µg/ml]	[µmol/l]
Clonazepam	Status epilepticus; Petit-mal-Epilepsie	Säugling 0,25–1,0 Kleinkind 0,5–3,0 Schulkind 0,5–6,0 Erwachsener 1–8–20	1–2	22–32	0,02–0,08	0,063–0,253
Carbamazepin	Grand mal, diffus und Aufwachtyp; psychomotorische Anfälle; „Alkohol-Epilepsien“	Säugling 100–200 Kleinkind 200–400 Schulkind 400–600 Erwachsener 800–1200–1800	2–3	8–12–19	4–6–12	17–25–51
Diazepam	Status epilepticus (ähnlich Clonazepam)	Erwachsener 6–30	1	24–48	> 0,6	>2,1
Ethosuximid	Pyknoleptisches Petit mal, Absencen	600–1200	1–2	24–72	40–60–100	285–425–709
Felbamat	Lennox-Gastaut-Syndrom	Schulkind 7,5 mg/kg bis auf 45 mg/kg, Erwachs. 1,2 g–3,6 g	2–3	15–23	20–80	84–336
Gabapentin	Zusatzmittel bei partiellen Anfällen	0,6 g–1,8 g	3	5–7	2–3	11,6–17,5
Lamotrigin	Sekundär generalisierte Epilepsien; Fokalepilepsien; Lennox-Gastaut-Syndrom	Schulkind 5–15 mg/kg Erwachs. 0,2 g–0,4 g	2	29	2–4(–10)	7,5–15(–39)

Tabelle 21.10 (Fortsetzung)

Antiepileptikum	Indikationen	Tagesdosis [mg]	Verteilt auf Einzeldosen	Plasmahalbwertszeit [h]	Plasmakonzentration, therapeutischer Bereich [µg/ml]	[µmol/l]
Phenobarbital	Grand mal, diffuser und Aufwachtyp; Pyknolepsie; therapieresistenter Status epilepticus	Säugling bis 75 Kleinkind 100–125 Schulkind 150 Erwachs. 200–300	1	36–72	20–30–40	86–130–172
Phenytoin	Grand mal, diffuser und Schlaftyp; Fokalepilepsien; Status epilepticus bei Erwachsenen	Kleinkind: 10 mg/kg Schulkind 100–300 Erwachs. 200–600	1	14–18–36	5–10–20	20–40–80
Primidon	Grand mal, alle Formen; Myoklonisches Petit mal	Säugling, Kleinkind, Schulkind 20 mg/kg, Erwachs. 0,5–1,5 g	2–3	5–10	5–8–15	23–37–69
Valproinat	Petit mal mit Absencen, Generalisierte Epilepsien mit myoklonischen Anfällen	Kleinkinder und Schulkinder 30–120 mg/kg, Erwachs. 1–2 g	3–4	7–10–15	40–80–140	120–360–843
Vigabatrin	Zusatzmittel bei einfachen und komplexen partiellen Anfällen (Erwachsene und Kinder); West-Syndrom und Lennox-Gastaut-Syndrom (Kinder)	Kinder 50–200 mg/kg Erwachs. 2–4 g	1–2	7	10–100	77–774

zyklischer Antidepressiva ist. Aus dieser Indikationsgruppe rekrutieren sich die meisten Carbamazepin-Vergiftungen in suizidaler Absicht.

- Sehr gut als Mittel zur *stationären (!)* Behandlung des Alkoholdelirs auf seiner ersten Stufe, wenn die Infusionsdosierung des Clomethiazol wegen der Flüssigkeitsansammlung in der Lunge nicht mehr erhöht werden kann.
- Als Hilfsmittel in der Schmerztherapie bei Tumorerkrankungen, besonders bei neuropathischen Schmerzen.
- Trigeminusneuralgie, Glossopharyngeusneuralgie.
- Diabetische Neuropathie.
- Zweite Wahl nach Lithium zur Prophylaxe manischer Schübe.

Unerwünscht: Häufig sind Somnolenz/Sedierung, Ataxie, Kopfschmerz, bei älteren Patienten agitierte Verwirrtheit. Wasserretention und Agranulozytose kommen vor. *Interaktionen* gibt es durch die Enzyminduktion mit anderen, ebenfalls durch Cytochrom P450 metabolisierten Antiepileptika.

Gefahren: Nicht verordnen bei myeloischer Dysfunktion oder Porphyrie, bei AV-Block, Allergie, renaler oder hepatischer Insuffizienz.

Vergiftungen: Nur bei hohen Konzentrationen (messen!) und massiver Symptomatik empfiehlt sich die Kohle-Hämoperfusion.

Ethosuximid

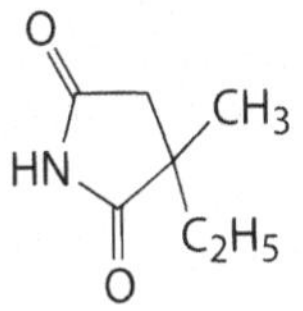

O, HN, CH_3, C_2H_5, O

Ethosuximid (*Petnidan*, Suxinutin)
Säure, pK_a 9,3
MW 141,17

Pharmakokinetik. Bioverfügbarkeit 100 %, Verteilungsvolumen 0,9 l/kg KG, nahezu keine Plasmaproteinbindung, Halbwertszeit 30–60 h, 80 % werden hepatisch metabolisiert. Ein Teil der Metaboliten ist noch wirksam.

Unerwünschte Wirkungen. In der Hauptsache gastrointestinale Störungen aller Art, weniger häufig Ataxie und Benommenheit. Selten allergische Manifestationen.

Felbamat

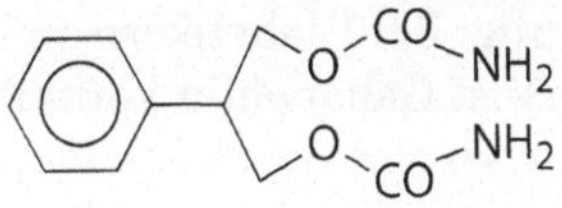

O, CO, NH_2, O, CO, NH_2

MW 238,24

Pharmakokinetik. Felbamat *(Taloxa)* ist chemisch dem Carisoprodol (Myotonolytikum) und dem Alt-Tranquilizer Meprobamat ähnlich. Die Bioverfügbarkeit ist nicht verläßlich bekannt. Verteilungsvolumen 0,74–0,85 l/kg. Die Plasmahalbwertszeit ist dosisabhängig und liegt zwischen 15 und 23 h (bis 59 h). Cytochrom P450 wird induziert. Felbamat und seine Metabolite werden renal eliminiert.

Pharmakodynamik. Der Wirkungsmechanismus ist nicht sicher bekannt.

Indikation und Dosierung. s. Tabelle 21.10. Felbamat ist bei Lennox-Gastaut-Syndrom die Ultima ratio und muß nach drei Monaten abgesetzt werden, wenn eine bedeutende Besserung nicht eingetreten ist.

Gefahr. Die Hepatotoxizität und die Gefahr einer aplastischen Anämie machen eine sehr strenge Indikationsstellung und Kontrollen im Abstand von zwei Wochen notwendig. Die aplastische Anämie kann auch noch nach Absetzen des Felbamat manifest werden. Mit mehr als 5 % Häufigkeit treten Schwindel, Übelkeit, Erbrechen und Anorexie auf. Das Reaktionsvermögen ist reduziert.

Gabapentin

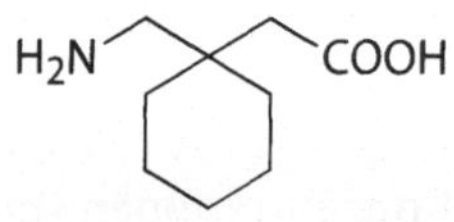

H_2N COOH

Gabapentin, MW 171,24

Pharmakokinetik. Gabapentin *(Neurontin)* ist zu 60 % bioverfügbar. Verteilungsvolumen 0,7 l/kg. Das Pharmakon wird nicht metabolisiert. Es wird durch die Nieren mit einer Halbwertszeit von 5–7 h ausgeschieden.

Pharmakodynamik. Die chemische Verwandtschaft zu GABA gibt bis heute nicht den Schlüssel für eine Erklärung des Wirkungsmechanismus; man vermutet vage eine Besetzung des L-Aminosäure-Carriers.

Indikation und Dosierung. s. Tabelle 21.10. Gabapentin darf nur Erwachsenen und nicht zur Monotherapie verordnet werden.

Unerwünschte Gefahren: Verkehrsgefährdende Müdigkeit, Schwindel und Ataxie sind häufig. Bei Diabetikern steigt der Blutzuckerspiegel; bei Pankreatitis ist Gabapentin kontraindiziert.

Lamotrigin

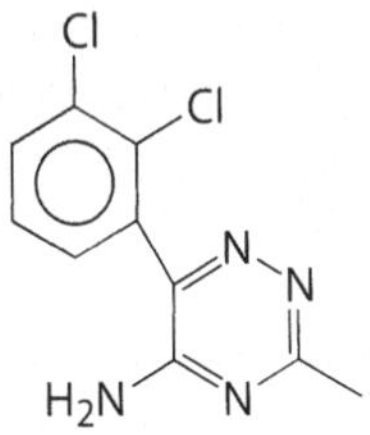

Cl, Cl, N, N, H_2N, N

Lamotrigin, MW 129,16

Pharmakokinetik. Bioverfügbarkeit 98 %, Verteilungsvolumen 0,9–1,3 l/kg, 55 % Plasmaproteinbindung, Glucuronidierung in der Leber. Die Glucuronidierung und damit die renale Elimination wird durch Carbamazepin, Phenytoin und Phenobarbital beschleunigt, durch Valproat verzögert. Entsprechend variabel ist die Plasmahalbwertszeit (14–45 h).

Pharmakodynamik. Lamotrigin *(Lamictal)* reduziert den Natriumeinwärtsstrom in präsynaptische Terminalen exzitatorischer Neurone. Dadurch nimmt die Freisetzung des exzitatorischen Transmitters Glutamat ab.

Indikationen und Dosierung: s. Tabelle 21.10. Lamotrigin ist gegenwärtig nur zur Zusatzbehandlung zugelassen.

Unerwünscht: Exantheme (10 %). Schwindel und Ataxie, Benommenheit und Somnolenz kommen vor. Bis 18 mg/ml Plasma besteht keine Lebensgefahr.

Phenobarbital

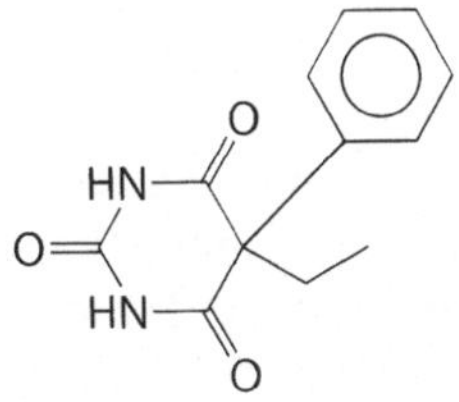

O, HN, O, HN, O

Phenobarbital
Säure, pK_a 7,41
MW 232,23

Pharmakokinetik. Phenobarbital *(Lepinal)* ist zu >80 % bioverfügbar. Verteilungsvolumen 0,8–0,9 l/kg, Plasmaproteinbindung 40–60 %. Phenobarbital wird durch Cytochrom P450 in der Leber (zu 60–85 %) oxidiert und verursacht eine deutliche Enzyminduktion. Halbwertszeit 37–86 h. Phenobarbital ist eine Säure mit einen pK_a von 7,41. Bei Vergiftungsfällen (heute sehr selten) kann seine Elimination dadurch beschleunigt werden, daß man durch Infusion von Natriumbicarbonat den Harn-pH alkalisch stellt. Phenobarbital liegt im alkalischen Urin überwiegend ionisiert vor, wird deshalb weniger tubulär rückresorbiert und vermehrt mit dem Urin ausgeschieden.

Pharmakodynamik. Phenobarbital bindet sich an den $GABA_A$-Rezeptorkomplex und *verlängert* die Offen-Zeit des Chloridkanals. Das Ruhepotential wird dadurch stabilisiert. Phenobarbital reduziert aber auch den durchschnittlichen Na^+-Einwärtsstrom.

Dosierung und Indikation siehe Tabelle 21.10.

Unerwünscht sind Müdigkeit, Verlangsamung, cerebelläre Ataxie, Verstärkung der epilepsie-bedingten Wesensveränderungen, Exantheme und eine sich schleichend entwickelnde Osteopathie. Die starke Enzyminduktion wirkt sich auf viele andere Pharmaka aus. Phenobarbital gehört nicht mehr zu den Antiepileptika erster Wahl.

Phenytoin

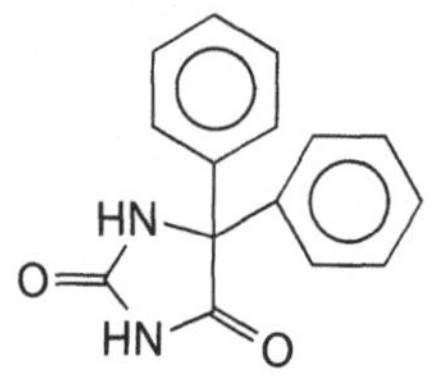

HN
O
HN
O

Phenytoin (chem: Diphenylhydantoin)
(*Epanutin, Phenhydan, Zentropil*)
Säure, pK_a 8,3, MW 252,28

Pharmakokinetik. Phenytoin *(Phenhydan)* ist zu 90 % bioverfügbar. Verteilungsvolumen 0,6–0,8 l/kg. Die Passage durch die Blut-Hirnschranke erfolgt wie bei Phenobarbital nur sehr langsam, auch nach intravenöser Injektion ist deshalb erst nach 15 min mit einer deutlichen Wirkung zu rechnen. Phenytoin wird durch Cytochrom P450 an einer oder beiden Phenylgruppen hydroxyliert und danach glucuronidiert. Unverändertes Phenytoin wird in der Niere nahezu vollständig rückresorbiert (pK_a!), nur die (unwirksamen) Metaboliten werden ausgeschieden. Die metabolische Kapazität der Leber für Phenytoin ist aber begrenzt, weshalb die Elimination schon im oberen therapeutischen Bereich stark nichtlinear wird: Eine kleine Dosiserhöhung kann dann zu einem erheblichen Anstieg der Plasmakonzentration führen. Phenytoin induziert Cytochrom P450 und beschleunigt damit seinen eigenen Abbau. Wegen dieser und anderer Unsicherheitsfaktoren empfiehlt sich bei Phenytoin die Messung der Plasmakonzentrationen in regelmäßigen Abständen.

Interaktionen. Phenytoin beschleunigt den Metabolismus von Phenobarbital, Primidon, von Vitamin D (Osteopathie!), von Cortisol (Hirsutismus), von Estrogenen (Pearl-Index verschlechtert!). Der Metabolismus von Phenytoin wird reduziert durch Sultiam (sehr stark!), Disulfiram (sehr stark!), INH, Phenylbutazon, durch Chloramphenicol, Cycloserin. Interaktionen mit Phenobarbital s. unter Phenobarbital.

Unerwünschte Wirkungen. (Kaum Sedation!) Gingivahyperplasie und Hypertrichose sehr häufig, bei jungen Mädchen evtl. Ursache für Weigerung zur Fortführung der Therapie. Ferner Keratose, selten Hirsutismus. In höheren Dosen cerebelläre Ataxie, Diplopie, Konfusionen, Depressionen, andere Formen psychischer Beeinträchtigung. In 15–25 % Osteopathie. Relativ häufig allergische Reaktionen, Polyneuropathie. Megaloblastenanämie durch Folsäuremangel.

Primidon

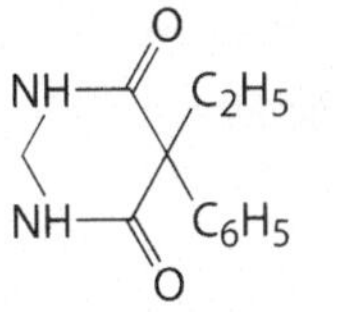

Primidon (*Mylepsinum, Liskantin*)
MW 218,26
pK_a 13

Pharmakokinetik. Bioverfügbarkeit 70 %, Verteilungsvolumen 6 l/kg KG, Plasmaproteinbindung nur 20 %, 20 % Metabolismus zu Phenobarbital, 20 % unverändert ausgeschieden.

Unerwünschte Wirkungen. Schläfrigkeit, rauschartige Zustände zu Therapiebeginn, cerebelläre Ataxie, Osteopathie, Megaloblastenanämie durch Folsäuremangel. Bei Dauertherapie im Vorschulalter evtl. schwere Wesensveränderungen, unruhiges Verhalten, Konzentrationsschwäche.

Valproinat

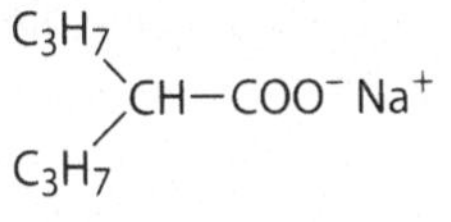

$$(C_3H_7)_2CH{-}COO^- \, Na^+$$

Na-Salz der Valproinsäure
(*Ergenyl*) pK_a 4,8
MW der Valproinsäure 144,22

Pharmakokinetik. Bioverfügbarkeit 100 %. Das Verteilungsvolumen ist mit 0,15 l/kg KG klein, Plasmaproteinbindung 90 %, Halbwertszeit sehr variabel, 9 h. Elimination nahezu vollständig durch hepatischen Metabolismus.

Unerwünschte Wirkungen. Gastrointestinale Beschwerden und Müdigkeit sind häufig. Thrombozytopenie und Hemmung der Thrombozytenaggregation können die Blutungsneigung verstärken. Bei Funktionsstörungen der Leber und des Pankreas (besonders auch bei alkoholisch bedingten) soll Valproinat wegen der Gefahr des akuten Leberversagens nicht verordnet werden. Haarausfall, Gewichtszunahme.

Vigabatrin

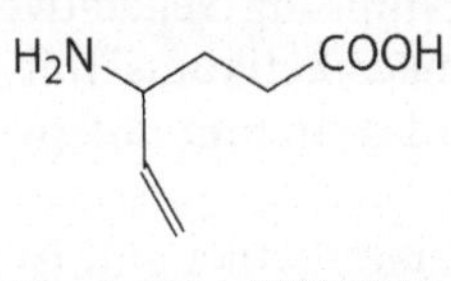

Vigabatrin, MW 129,16

Pharmakokinetik. Bioverfügbarkeit 70–75 %, Verteilungsvolumen 0,8 l/kg, renale Elimination der intakten Verbindung mit einer Plasmahalbwertszeit von 5–7 h. Die Wirkung dauert aber länger, denn der Einsatz der inaktivierten GABA-Transaminase durch Neusynthese dauert 5 Tage.

Wirkungsmechanismus. Vigabatrin *(Sabril)* wird zunächst von der GABA-Transaminase (hauptsächlich in den Gliazellen) wie GABA angenommen und aktiviert, danach bildet es eine covalente Bindung mit dem Enzym, wodurch die GABA-Transaminase inaktiviert ist →GABA wird nicht mehr abgebaut →seine Konzentration im synaptischen Spalt nimmt zu.

Indikationen und Dosierung. s. Tabelle 21.10.

Unerwünscht: In der ersten Zeit Kopfschmerzen (14,4 %), Müdigkeit (>10 %), Ataxie, Benommenheit, Gemütsschwankungen, Übelkeit. Psychotische Symptome bei immerhin 3–6 %. Eine Depression kann vertieft werden, die Patienten nehmen zu.

21.12 Anaesthetika

Definition und Abgrenzung *Anaesthetika sind Stoffe, die zu reversiblen Veränderungen vornehmlich im ZNS führen, wobei das Bewußtsein ausgeschaltet wird und allein durch äußere Reize nicht geweckt werden kann.*
Nicht zur Definition gehören die Begriffe Analgesie, Muskeltonus, vegetative und motorische Reflexe sowie Atmung, dies aus folgenden Gründen:
Analgesie kann, aber muß nicht durch ein Anaesthetikum herbeigeführt werden. Beispiel: Die Analgesie ist gut bei Ketaminanaesthesie, aber schlecht bei Barbituratanaesthesie. – Der Muskeltonus ist nur in tiefen Stadien der Anaesthesie reduziert und auch dann oft nur ungenügend (Beispiel: Schlechte Muskelrelaxation bei Halothananaesthesie). Das gleiche gilt für vegetative und motorische Reflexe. – Eine ausreichende Spontanatmung ist für eine richtig geführte Anaesthesie keineswegs charakteristisch: So wäre das Atemminutenvolumen bei Spontanatmung unter einer Halothananaesthesie zu klein.
Ausreichende Analgesie, ausreichende Reduktion des Muskeltonus und ausreichende Dämpfung vegetativer Reflexe werden durch Kombination des Anaesthetikums mit geeigneten Adjuvantien erreicht, ausreichendes Atemminutenvolumen durch Beatmung.

Wirkungsmechanismus Eine Theorie, die für alle Anaesthetika gilt, ist unbekannt. Es ist auch zweifelhaft, ob ein gemeinsamer Wirkungsmechanismus existiert.

Bisher ist bekannt: Allgemeinanaesthetika wirken in therapeutischen Konzentrationen nicht wesentlich auf spannungsabhängige Kanäle, sondern an der Synapse auf rezeptorgesteuerte Kanäle. Am empfindlichsten sind die rezeptorgesteuerten Kanäle auf den postsynaptischen Membranen. So werden z. B. N_N-Rezeptoren blockiert, GABA-Rezeptoren werden allosterisch so modifiziert, daß der Transmitter GABA an ihnen einen größeren Chloridstrom erzeugt (Polarisation des Neurons). Präsynaptische Rezeptoren sind nur wenig unempfindlicher und werden im therapeutischen Konzentrationsbereich noch modifiziert; vor allem nimmt der Calcium-Einwärtsstrom ab, der für die Transmitterfreisetzung notwendig ist.

Injektionsanaesthetika

Barbiturate Substanzen, pharmakokinetische Parameter und Dosierung s. Tabelle 21.12.

- Sichere intravenöse Injektion der Barbiturate, deren Konzentration in (frischer) Lösung nicht höher als 2,5 % sein soll! Die Lösungen wirken stark reizend auf die Gefäßwand und führen bei intraarterieller Injektion zu ausgedehnten Nekrosen.

Tabelle 21.11 Pharmakokinetische Parameter der Injektionsanaesthetika

	pK	V_D [l/kg KG]	Proteinbindung [%]	Terminale (!) Halbwertszeit (min)	Dosis
Barbiturate					
Methohexital 5-(1-Methylpentinyl)-5-allyl-1-methyl-barbitursäure *Brevimytal*	8,30	1,13	ungefähr wie Thiopental	97	Einleitung 1–2 mg/kg KG
Thiopental 5-(1-Methylbutyl)-5-äthyl-thiobarbiturs. Na^+ *Trapanal*	7,60	1,6	72–86	370	Einleitung 3–6 mg/kg KG
Nichtbarbiturate					
Etomidat *Hypnomidate*	4,24	4,5	75	170	Einleitung 0,3 mg/kg KG Erhaltung 10–20 µg/kg^{-1} min^{-1}
Ketamin *Ketanest*	7,50	2,9	wenig	210	i.v. 1–2 mg/kg KG i. m. 4–6 mg/kg KG
Propofol *(Disoprivan)*	Emulsion	3–9	98	55	2,0–2,5 mg/kg KG

Pharmakokinetik. Nach intravenöser Injektion von Thiopental steigt die Thiopentalkonzentration im ZNS aus zwei Gründen schnell an: Das ZNS ist (im Vergleich zur Muskulatur) sehr gut durchblutet, und die Lipidlöslichkeit des Thiopentals ist beim pH des Blutes sehr hoch. Die Anaesthesie setzt noch unter der Injektion ein. Die Anaesthesie geht aber auch schnell wieder zurück. Die kurze Wirkung einer intravenös injizierten Einzeldosis beruht weder bei Thiopental noch bei Methohexital und Hexobarbital auf der Elimination, denn die Elimination hat schon für Methohexital eine Halbwertszeit von 97 min und ist für Hexobarbital und Thiopental noch weit länger. Die kurze Wirkung der Barbiturate bei Einmalinjektion ist vielmehr Folge der sog. Rückverteilung. Die schlechter durchblutete Muskulatur bindet zwar langsam Thiopental, aber wegen des vergleichsweise hohen Bindungskoeffizienten und der großen Muskelmasse werden so große Mengen gebunden, daß der Blutspiegel endlich unter einen Wert fällt, der zur Aufrechterhaltung einer vom Blut in das ZNS gerichteten Thiopentaldiffusion notwendig wäre: Die Diffusionsrichtung kehrt sich jetzt um, eine sog. Rückverteilung von Thiopental aus dem ZNS in das Blut und die anderen Organe erfolgt. Die Rückverteilung ist bei Thiopental der entscheidende Faktor für die Rückbildung der Anaesthesie, nicht der vergleichsweise langsame Abbau (10–15 %/h). Eine Rückverteilung findet auch durch Aufnahme von Thiopental in das schlecht durchblutete Fettgewebe statt, jedoch verläuft dieser Vorgang viel langsamer als die Aufnahme in die Muskulatur und ist daher für den Rückgang der Anaesthesie unerheblich. Aus dem Vorstehenden folgt, daß eine Nachinjektion der gleichen Menge Thiopental bei einem erwachsenen Patienten eine Anaesthesie erheblich längerer Dauer auslösen wird.
Die Barbiturate werden vollständig durch hepatischen Metabolismus eliminiert. Aus Thiopental kann hierbei ein hypnotisch wirksamer Metabolit entstehen.

Pharmakodynamik. Der Bewußtseinsverlust tritt unter der Injektion schon nach 10 s ein und dauert 3–7 min. Er ist bei Methohexital am kürzesten.

- ○ Barbiturate erzeugen keine Analgesie.
- ○ Barbiturate erzeugen keine ausreichende Muskelrelaxation.
- ○ Barbiturate reduzieren das Atemzugvolumen, die Frequenz kann leicht zunehmen.
- ● Vegetative Reflexe: Die sympathischen Reflexe sind mäßig herabgesetzt. Deshalb nimmt der Blutdruck unter der Injektion nur wenig ab, wenn der Patient normovolämisch ist, aber er fällt stark bei Hypovolämie. Die Vagusreflexe sind voll erhalten und gefährden den Patienten, der nicht parasympatholytisch prämediziert wurde (Laryngospasmus, reflektorischer Herzstillstand).

Etomidat

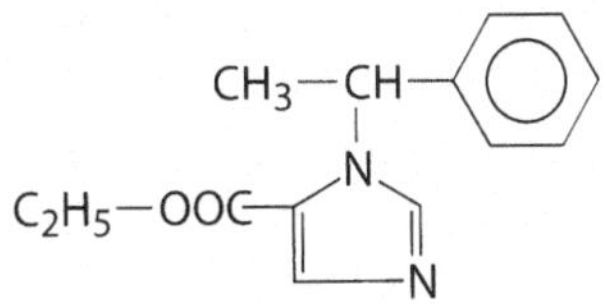

CH_3-CH-(Phenyl), N-substituted imidazole with C_2H_5-OOC-

Etomidat (*Hypnomidate*)
MW 244,30

Dosierung und pharmakokinetische Daten s. Tabelle 21.11.

Pharmakokinetik. Strenge intravenöse Injektion! Die Dauer der Bewußtseinsverluste ist bei den Barbituraten im wesentlichen durch Rückverteilung bestimmt und dauert 3–5 min. Etomidat wird vollständig hepatisch hydrolysiert und N-dealkyliert.

Pharmakodynamik

- Keine Analgesie.
- Keine ausreichende Muskelrelaxation, sondern spontane Kontraktionen einzelner Muskelgruppen (zentral bedingt, durch Prämedikation mit Benzodiazepin oder starkem Analgetikum unterdrückbar).

Nur leichte Reduktion des Atemminutenvolumens (unbedeutend). Leichte Reduktion des peripheren Widerstandes (unbedeutend). Etomidat senkt den intraokularen und intrakraniellen Druck.

Unerwünscht: Hemmung der 11- und 17α-Hydroxylierung von Steroiden, deshalb Abfall des Plasma-Cortisol.

Ketamin

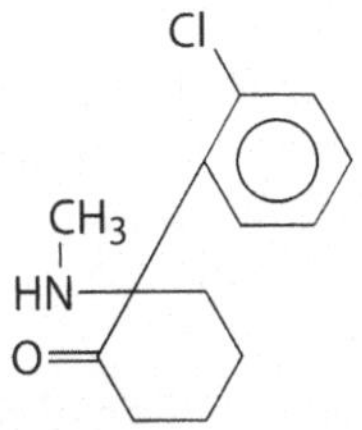

Cl, CH_3, HN, O

Ketamin (*Ketanest*)
MW 237,74
Base, pK_a 7,4

Dosierung und pharmakokinetische Daten s. Tabelle 21.11.

Pharmakokinetik. Der Wirkungseinsatz ist langsamer als bei den Barbituraten und bei Etomidat. Die Dauer der Bewußtseinstrübung wird wesentlich durch das Rückverteilungsphänomen bestimmt und dauert 5–20 min. Ketamin wird vollständig durch hepatischen Metabolismus eliminiert.

Pharmakodynamik. Ketamin erzeugt einen eigentümlichen Zustand, der auch als „dissoziative Anaesthesie“ bezeichnet wurde. Während der Wirkung hat der Patient die Augen teilweise weit geöffnet. Sowohl während der Ketaminwirkung als auch in der Aufwachphase kann der Patient unter teilweise sehr unangenehmen Träumen oder Halluzinationen leiden. Sie sind zwar durch Prämedikation mit Diazepam zu unterdrücken, gelten aber als eine besonders unangenehme unerwünschte Wirkung von Ketamin.

- Sehr gute Analgesie, die die Bewußtseinstrübung überdauert
- Schlechte Muskelrelaxation (Minikontraktionen)
- Salivation, Husten, Laryngospasmen
- Apnoische Phase (Ausdruck einer medikamentösen Katalepsie?)
- Anstieg von Herzfrequenz und Blutdruck, weil die Rückresorption der Katecholamine aus dem synaptischen Spalt behindert ist. Eine Herzinsuffizienz ist daher Kontraindikation, auch ein hoher Liquordruck.
- Wegen der erregenden Wirkung auf viele Hirnstrukturen: Ketamin ist kontraindiziert bei Krampfleiden.

Propofol

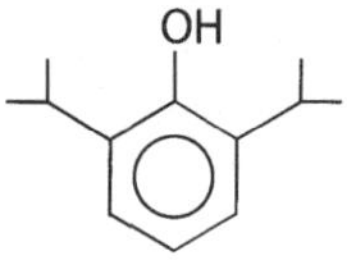

OH

Propofol (*Disoprivan*)
MW 178,27

Pharmakokinetik. Propofol ist eine ölige Substanz, die durch Emulgatoren in eine i.v. injizierbare Form gebracht wird. Die drei Halbwertszeiten spiegeln deutlich die auch hier wesentlichen Vorgänge Verteilung, Rückverteilung und Elimination wieder: HWZ_1 = 2–8 min, HWZ_2 = 30–60 min, HWZ_3 = 5–7 h. Für die kurze anaesthetische Wirkung des Propofols ist die Rückverteilung und nicht die Elimination maßgebend. Das Verteilungsvolumen ist sehr variabel (Höchstwerte 10 l/kg). Propofol wird zu 99 % in der Leber in p-Stellung zur Hydroxylgruppe oxidiert, danach mit Schwefelsäure oder Glucuronsäure konjugiert und mit dem Urin ausgeschieden. Der Urin kann grün verfärbt sein, aber dies ist ohne toxikologische Bedeutung.

Dosierung. Präzise i.v. 2,0–2,5 mg/kg bei Einmalinjektion (zur Intubation). Die Injektion der Gesamtdosis in drei Teilen mit Abständen von 10 s wurde empfohlen. Aufrechterhaltung der Anaesthesie: 0,1–0,2 mg/kg und min. Sedierung: 1–4 mg/kg und Stunde.

Wirkungen. Bei Einmalinjektion setzt die Wirkung sehr schnell ein und dauert ungefähr 5 min. Der Blutdruck wird durch Erweiterung der Peripherie kurzzeitig erheblich reduziert (EKG-Monitor ist wünschenswert), die Atmung kann etwa 30 s sistieren, Husten und Spontanbewegungen können auftreten. Propofol hat keine analgetischen oder muskelrelaxierenden Wirkungen.
Die Senkung des intrakraniellen und intraokularen Druckes sind erwünschte Wirkungen.

Inhalationsanaesthetika

Pharmakokinetik

Relevante Kompartimente. Nach Applikationen eines Inhalationsanaesthetikums wird das Pharmakon zunächst über die Alveolarwand vom Blut aufgenommen. Aus dem Plasma diffundiert es weiter in nachgeschaltete Kompartimente: ZNS, parenchymatöse Organe, Fettgewebe usw. Zur Vereinfachung des Verständnisses wird nachfolgend der Pharmakonaustausch zwischen dem Atemgas und dem Plasma einerseits sowie zwischen dem Plasma und dem ZNS andererseits berücksichtigt, aber vernachlässigt werden alle Austauschvorgänge zwischen dem Blut und anderen Organen und Geweben. Dann verbleiben drei Kompartimente für die Betrachtung: angebotenes Atemgas, Plasma, ZNS. Es wird ferner vorausgesetzt: Die Konzentration des Anaesthetikums im Atemgas ist konstant vom Beginn bis zum Ende der Applikation; vorher oder nachher enthalte das angebotene Atemgas kein Anaesthetikum.

Gleichgewicht und Koeffizienten. Wenn das Anaesthetikum „plötzlich" mit konstanter Konzentration im Atemgas angeboten wird, so nimmt die Konzentration in Blut und ZNS zunächst schnell zu. Mit zunehmender Dauer des konstanten Anaesthetikum-Angebotes nehmen die Austauschvorgänge zwischen den drei Kompartimenten Atemgas, Blut und ZNS immer mehr ab und hören endlich auf: Zwischen den Konzentrationen des Anaesthetikums in den drei Kompartimenten haben sich Gleichgewichte eingestellt. Diese Gleichgewichte sind dadurch charakterisiert, daß die Konzentrationen des Anaesthetikums in den drei Kompartimenten in einem bestimmten Zahlenverhältnis zueinander stehen. Als Konzentrationsverhältnis kann man aufschreiben:

$$\frac{\text{Konzentration im Blut}}{\text{Konzentration im Atemgas}} = \text{Löslichkeitskoeffizient,}$$

$$\frac{\text{Konzentration im ZNS}}{\text{Konzentration im Blut}} = \text{Verteilungskoeffizient.}$$

Schnelligkeit des An- und Abflutens in Abhängigkeit vom Löslichkeits- und Verteilungskoeffizienten. Für einen möglichst schnellen Eintritt der Anaesthesie ist es wünschenswert, daß das Anaesthetikum auf seinem Weg vom Atemgas in das ZNS im Blut keinen bedeutenden Zwischenspeicher vorfindet, der Löslichkeitskoeffizient also klein ist.

Vergleichskriterien

An- und Abflutgeschwindigkeit. Der Koeffizient Blut/Gas spielt die Hauptrolle für die Schnelligkeit des An- und Abflutens der Wirkung. Sie ist am schnellsten bei Stickoxydul, aber nur mit dem zweitschnellsten Desfluran kann man auch eine gute Anaesthesie erreichen. Sie ist am langsamsten bei Halothan. Über die Lang-

Tabelle 21.12 Pharmakokinetisch relevante Werte der Inhalationsanaesthetika.

Anaesthetikum	Minimale alveolare anaesthetische Konzentration (MAC), %	Koeffizienten			Prozent Metabolismus
		Blut/Gas	ZNS/Blut	Fett/Blut	
Stickoxidul	nicht erreichbar	0,47	1,1		< 0,01
Halothan	0,75	2,3	2,9		20
Isofluran	1,2	1,4	2,6		0,2
Enfluran	1,6	1,9	1,4		2,4
Sevofluran	2,0	0.69	1,17	48	3,0
Desfluran	6,0	0.42	1,3	27	0,02

samkeit darf man sich aber keine falschen Vorstellungen machen: Die Narkose mit Halothan kann man in einer Minute auf den gewünschten Wert vertiefen. Dennoch ist ein schnelles An- und Abfluten vorteilhaft, denn dadurch werden die „Durchgangsstadien“ kurz; in den Durchgangsstadien drohen Erregungszustände, beim Aufwachen auch Zungenrückfall und Erbrechen.

Lokale Reizwirkung. Von den halogenierten Stoffen riecht nur Halothan für Kinder angenehm. Die lokal reizende Wirkung des Desfluran führt zu Husten, Laryngospasmus und reflektorischem Atemstillstand, was ein leider erheblicher Nachteil ist.

Wirkung auf Herz und Kreislauf:
Die halogenierten Stoffe fördern alle die Arrhythmiebereitschaft, und dies besonders, wenn unter der Anaesthesie die Konzentration der Katecholamine im Blut ansteigt (entweder durch stimulierte Freisetzung aus den Nebennieren oder durch eine unausweichliche Infusion). Die Förderung der Arrhythmiebereitschaft ist aber sehr unterschiedlich groß: Bei Halothan ist sie recht groß, bei Enfluran deutlich geringer, bei Isofluran, Sevofluran und Desfluran nochmals geringer.
Die Herzfrequenz nimmt unter Isofluran, Enfluran und Desfluran zu, unter Sevofluran bleibt sie unverändert, unter Halothan nimmt sie ab. Die Unterschiede sind gering.
Der koronare Fluß nimmt unter Halothan und Enfluran ab, unter Sevofluran bleibt er unverändert, unter Isofluran nimmt er zu, aber diese Zunahme muß kein Vorteil sein: ein koronarer Raubeffekt dieser Wirkung wird diskutiert.
Das Herzzeitvolumen und die Kontraktilität nehmen unter Halothan und Enfluran ab, unter Isofluran und Sevofluran ändern sie sich kaum.

Metabolismus. Der beachtliche Metabolismus des Halothan kann zu zwei Formen der Leberschädigung führen (s. S. 401), von denen die eine tödlich verlaufen kann. Das Ausmaß des Metabolismus hat deshalb für die Beurteilung eines neuen Inhalationsanaesthetikums erstrangige Bedeutung gewonnen. Die Beliebtheit des Isofluran hat hier einen wesentlichen Grund. Enfluran und auch das neuere Sevofluran haben einen mehr als zehnfach höheren Metabolismus (s. Tabelle 21.12). Die klinische Erfahrung mit Sevofluran erlaubt gegenwärtig noch nicht, das Ausmaß des damit verbundenen Risikos zu quantifizieren. Den weitaus geringsten Metabolismus hat Desfluran.

Abschließende Vergleiche. Vor allem die Wirkungen des Halothan auf die Leberfunktion haben dazu beigetragen, daß sein Gebrauch stark zurückgegangen ist. Zu seinen Gunsten spricht, daß es jetzt sehr preiswert ist, daß Kinder seinen Geruch am besten akzeptieren, und daß viele Anaesthesisten im Umgang mit Halothan maximal erfahren sind.

Isofluran gewinnt unter den Inhalationsanaesthetika mehr und mehr eine führende Position. Viel weniger als Enfluran ändert es die elektrische Erregbarkeit des ZNS, und es ändert besonders wenig die globale oder regionale Hirndurchblutung und den Liquordruck. Wie Halothan ist es mit Sonderindikation zur Behandlung des schweren Status asthmaticus geeignet, erhöht die Arrhythmiebereitschaft des Herzens aber viel weniger als Halothan, wenn beim Asthma Beta-Sympathomimetika gegeben werden. Nur bei koronaren Durchblutungsstörungen besteht Zurückhaltung, oft zugunsten des Enfluran; es ist zu vermuten, daß Sevofluran diesen Platz einnehmen könnte.

Sevofluran kann unter der Voraussetzung, daß sein nicht unwesentlicher Metabolismus im klinischen Einsatz keine Schädigung verursachen wird, ein starker Konkurrent des Isofluran werden.

Desfluran wird in den USA in der dort verbreiteten ambulanten Chirurgie sehr geschätzt, weil es sehr schnell abflutet. Hinzu kommt als Positivum sein extrem geringer Metabolismus. Seine lokale Reizwirkung wird seine Verwendung in der stationären Chirurgie jedoch nicht fördern.

Stickoxydul (*Lachgas*)

Chem.: N_2O. In grauen Stahlflaschen unter Druck flüssig, daher Druckabfall erst bei fast leerer Flasche. Es kann durch Abspaltung von Sauerstoff einen bestehenden Brand unterhalten. Bei Einsatz mit modernen nichtbrennbaren Inhalationsanaesthetika zusammen im System ist es jedoch ungefährlich.

Pharmakokinetik, Anaesthesiestadien. Sehr schneller Einsatz der Wirkung wegen geringer Blutlöslichkeit (Blut wirkt nicht als Zwischenspeicher), beim plötzlichen Absetzen kann umgekehrt N_2O so schnell aus dem Blut durch die Alveolarwände in die Alveolenräume einströmen, daß der Sauerstoff der inhalierten Zimmerluft beachtlich verdünnt wird: sog. Diffusionshypoxie beim Patienten.

Deshalb soll man nach Absetzen von Stickoxydul noch etwa 1–5 min mit reinem Sauerstoff beatmen.
Die Löslichkeit im ZNS ist schlecht, daher ist nur ein tiefes Stadium I mit Konzentrationen unter 80 % im Atemgas erreichbar. In der Regel wird $N_2O:O_2$ als Gemisch im Verhältnis 1 : 1 appliziert.

Vorteile. Gute Analgesie, nicht brennbar, keine unerwünschte Wirkungen. Verwendung als Zusatzanaesthetikum zur Verbesserung der Analgesie und Verstärkung der Anaesthesie.

Nachteile. Toleranzstadium nicht erreichbar. Praktisch keine Muskelrelaxation. Die Reaktion von N_2O mit Vitamin B_{12} führt nach kontinuierlicher Exposition über mehr als 6 Stunden zu einer klinisch relevanten Veränderung des Blutbildes.

Isofluran
(Forene)

```
   F  H     F
   |  |     |
F—C—C—O—C—H
   |  |     |
   F  Cl    F
```

Isofluran
MW 184

Pharmakokinetik. Isofluran flutet langsamer als Stickoxid, aber schneller als Enfluran und Halothan an und ab. Es wird zu 99,8 % abgeatmet, zu 0,2 % in der Leber zu Trifluoressigsäure, Kohlendioxid, Chloridionen und Fluoridionen metabolisiert. Leberschäden sind noch nicht bekannt geworden, die Fluoridbelastung der Nieren ist minimal.

Pharmakodynamik. In anaesthetischen Konzentrationen von 2 % ist die Atemdepression wie bei den anderen halogenierten Anaesthetika so groß, daß der Patient beatmet werden muß. Isofluran reduziert den Bedarf an Muskelrelaxantien weniger als Enfluran, aber stärker als Halothan.

Halothan
(Fluothan)

Von den diskutierten halogenierten Inhalationsanaesthetika ist Halothan am längsten in Gebrauch. Seine pharmakokinetischen und pharmakodynamischen Eigenschaften studiert man am besten im Vergleich zu den Nachfolgeprodukten in Tabelle 21.12. Sein Hauptnachteil ist eine aus seinem Metabolismus herrührende Gefahr. Die Hauptmenge des metabolisierten Halothan (20 % der Gesamtmenge) wird zu Trifluoressigsäure, Chlorid und Bromid oxidiert. Eine geringe Menge wird aber von Cytochrom P450 reduziert.

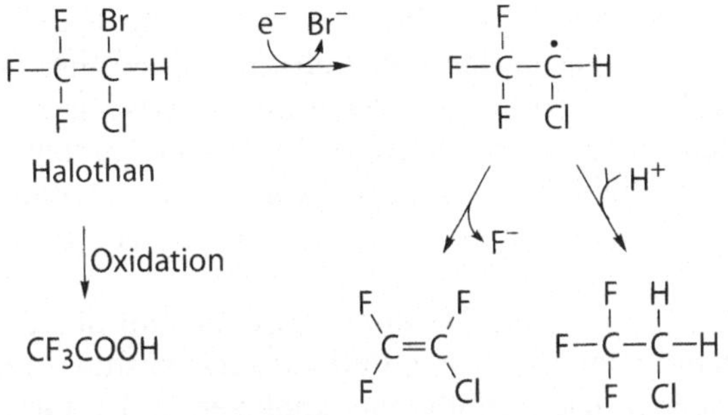

Halothan

Oxidation

CF_3COOH

e^- Br^- F^- H^+

Das in der Leberzelle entstehende Carbanion ist hochreaktiv und kann in eine Vielzahl von Reaktionen eingehen, unter anderem kann es mit Cytochrom P450 selbst reagieren (Selbstmord-Inhibitor). Diese oder eine andere Reaktion löst mit einer Häufigkeit von 1 : 7000 oder geringer ein Krankheitsbild aus, das als **„Halothan-Hepatitis"** bezeichnet wurde und in der Mehrzahl der Erkrankungen zum Tode führt. Risikofaktoren sind weibliches Geschlecht, Übergewicht, Alter über 40 Jahre, mehrfach in kurzem Abstand wiederholte Halothan-Anaesthesie, und eine (nachweisbare) genetische Disposition.

Sevofluran

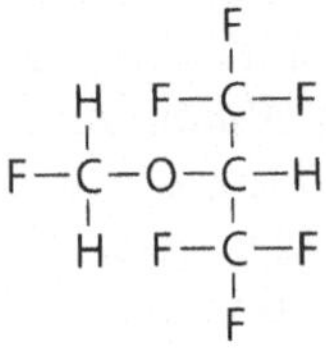

Sevofluran
MW 200,06

Pharmakokinetik. Sevofluran *(Sevofluran)* hat eine etwas schnellere An- und Abflutung als Isofluran, aber einen mehr als zehnfach höheren Metabolismus. Bei der Oxidation durch Monoxigenasen entstehen u. a. Fluoridionen, Formaldehyd und CF_3-CH(OH)-CF_3. Der Alkohol kann wahrscheinlich über den Aldehyd zur Säure oxidiert werden; das Glucuronid wird über die Nieren ausgeschieden. Die Zukunft muß zeigen, ob aus der Bildung dieser Metaboliten Gefahren erwachsen.

Pharmakodynamik. Sevofluran flutet schneller als Isofluran an und ab, und es verursacht keine Zunahme der Koronarperfusion. Im übrigen ist es dem Isofluran recht ähnlich. Blutdrucksenkung und Atemdepression erzeugt Sevofluran wie alle halogenierten Inhalationsanaesthetika. Es löst häufig Husten aus, wenn auch weniger als Desfluran. Häufig sind auch Übelkeit und Erbrechen.

Desfluran

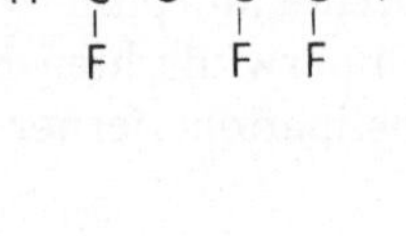

Desfluran
MW 168,04

Pharmakokinetik. Desfluran hat die schnellste Abflutung und den weitaus geringsten Metabolismus unter allen heute klinisch gebräuchlichen halogenierten Inhalationsanaesthetika. Die Patienten sind 5–10 min nach der Extubation gut ansprechbar. Das sind seine beiden wesentlichen Vorteile. Die Anflutung nimmt unerwartet viel Zeit in Anspruch und dauert bis zu fünf Minuten.

Pharmakodynamik. Desfluran „brennt" auf den Schleimhäuten und kann dadurch Husten und Laryngospasmus erzeugen. Man kann es erst nach Intubation applizieren. Desfluran erhöht (wahrscheinlich durch Katecholamin-Freisetzung) die Herzfrequenz, ändert aber die Koronarperfusion und das HZV nicht. Es senkt dosisabhängig den Blutdruck und erhöht den Liquordruck. Patienten in Desfluran-Anaesthesie müssen beatmet werden.
Leber- und Nierenschäden wurden nicht beobachtet.

21.13 Das Opioid-System

Bezeichnungen

Historisch zuerst wurde der Begriff **Opiate** geprägt. Darunter verstand (und versteht) man Morphin und alle anderen im Opium vorkommenden Verbindungen mit einer morphin-ähnlichen Wirkung, ferner halbsynthetische Abkömmlinge wie Dihydrocodein und vollsynthetische Verbindungen wie Methadon, die eine morphinartige Wirkung haben. Man hielt alle diese Stoffe für körperfremd. Historisch später fand man körpereigene (endogen gebildete) Peptide mit einer morphinartigen Wirkung und nannte sie **Endorphine**. Als Oberbegriff wurde der Ausdruck **Opioide** geprägt. Unter Opioiden wollen wir alle Stoffe verstehen, die auf Opioid-Rezeptoren wirken. Es gibt also Opioid-Agonisten und Opioid-Antagonisten. Die zugehörigen Rezeptoren heißen Opioid-Rezeptoren.

Opioid-Rezeptoren

Tabelle 21.13 Einteilung der Opioid Rezeptoren.

Opioid-Rezeptoren					
μ-Rezeptoren		κ-Rezeptoren		δ-Rezeptoren	
μ_1	μ_2	κ_1	κ_3	δ_1	δ_2

Die Diskussion zur Existenz der Untergruppen μ_1, μ_2 usw. ist nicht abgeschlossen. Sie wäre für die Lehre uninteressant, gäbe es nicht folgende Vorstellung: μ_1-Rezeptoren vermitteln durch supraspinalen Angriff die erwünschte Morphin-Wirkung Analgesie, μ_2-Rezeptoren vermitteln die unerwünschten Morphin-Wirkungen Atemdepression und Obstipation, ferner Analgesie durch spinalen Angriff, aber diese spinale Analgesie ist nur nach intrathekaler Applikation von Morphin stark. Diese Vorstellung führt in die Versuchung, ein Opioid als vornehmlich analgetisch und „verschwindend" atemdepressiv oder obstipierend auszugeben. Die sehr kritische Bewertung solcher Aussagen sei nachdrücklich empfohlen.

Signaltransduktion aus den Opioidrezeptoren. Alle Opioidrezeptoren:
- sind unverzweigte Proteine in der Plasmamembran, die sie siebenmal queren,
- sind an G-Proteine gekoppelt und hemmen die Adenylatzyklase,
- erhöhen die Leitfähigkeit von Kaliumkanälen,
- senken den Calcium-Einwärtsstrom.

○ Insgesamt führen diese Aktivitäten zu einer Stabilisierung des Membranpotentials und damit zur Erschwerung der Transmitterfreisetzung aus Neuronen in den schmerzvermittelnden Neuronenketten.

Lokalisation der Rezeptoren. Opioidrezeptoren können sowohl prä- als auch postsynaptisch lokalisiert sein. μ-Rezeptoren wurden gefunden in schmerzbezogenen Kerngebieten (Limbisches System, Cuneatum, Raphe-Kerne, Nucleus gracilis, Locus coeruleus, Thalamus (besonders wichtig), Nucleus reticularis gigantocellularis, zentrales Höhlengrau, ferner in respirationsbezogenen Kerngebieten (Nucl. ambiguus, Nucl. tractus solitarii) und in der Area postrema.
κ-*Rezeptoren* kommen im Hypothalamus vor, δ-Rezeptoren in der dorsalen grauen spinalen Substanz.

Agonisten, Antagonisten

„Partielle" Agonisten. Agonisten an Opiatrezeptoren können eine unterschiedlich hohe intrinsic activity haben. Buprenorphin ist zum Beispiel ein Agonist, der sich mit sehr hoher Affinität an μ-Rezeptoren bindet, aber von den (Buprenorphin & μ-Rezeptor)-Komplexen wird nur eine Wirkungsstärke erzeugt, die auch bei höchsten Dosen und Besetzung aller μ-Rezeptoren die Wirkungsstärke hoher Morphindosen nicht erreicht (sogenannter ceiling effect bei Buprenorphin).

Gemischte Agonisten/Antagonisten. Opioide können Agonisten an einer Klasse und Antagonisten an einer anderen Klasse von Opiatrezeptoren sein. Solche Opioide nennt man gemischte Agonisten/Antagonisten. Beispiele: Buprenorphin ist Agonist an μ-Rezeptoren, aber Antagonist an κ_1-Rezeptoren. Nalorphin (weniger gebräuchlich) ist Antagonist an μ-Rezeptoren, aber Agonist an κ-Rezeptoren.

Tabelle 21.14 Opioid-Rezeptoren und zugehörige Wirkungen.

Rezeptor-Typ	μ	κ	δ
Analgesie			
supraspinal	μ_1	κ_3	δ_2
spinal	μ_2	κ_1	δ_1
Stimmung	Euphorie	Dysphorie	
Atmung	μ_2 Depression	Depression	
Sedation	ja		ja
Pupille	Miosis		
Dependenz erzeugend	ja		ja
Erbrechen	ja		

Physiologische Liganden

Physiologische Liganden an Opioid-Rezeptoren sind Peptide (5-31 Aminosäuren) aus den Familien der **Enkephaline, Endorphine und Dynorphine.**

Gemeinsamkeiten und Unterschiede:

- Alle haben den N-Terminus Tyr-Gly-Gly-Phe-Leu oder Tyr-Gly-Gly-Phe-Met.
- Alle wirken als Agonisten.
- Sie unterscheiden sich durch den Ort ihres Vorkommens im ZNS (und der Peripherie).
- Sie unterscheiden sich durch die Verteilung ihrer Wirkungsstärken auf die Opioidrezeptoren der verschiedenen Klassen (s. Tabelle 21.15).

Es gibt eine beachtliche Evidenz für die Aussage, daß auch Morphin zu den physiologischen Liganden gehört.

Morphin

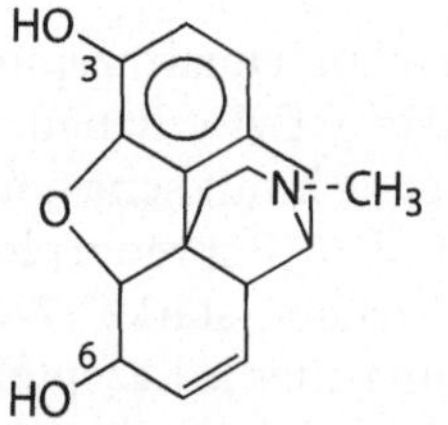

HO 3 O N-CH3 6 HO

Morphin
MW 285,35
Base, pK 8,05

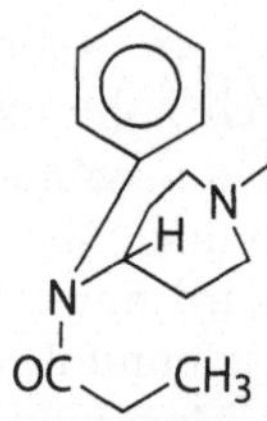

N H N OC CH3

Fentanyl
MW 336,46

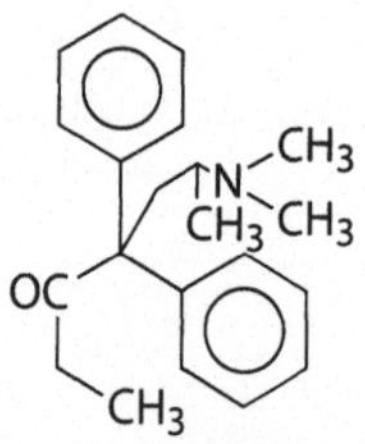

N CH3 CH3 CH3 OC CH3

Methadon
MW 309,45

Pharmakokinetik (s. Tabelle 21.16). Obwohl die Bioverfügbarkeit mit 20–30 % gering ist, wird Morphin zur Therapie von Tumorschmerzen oral verabreicht. Dabei nimmt die Bioverfügbarkeit im Laufe der Zeit zu. Zum größten Teil wird Morphin in der 3- oder 6-Position glukuronidiert; die Glukuronide unterliegen

Tabelle 21.15 Wirkungsstärke von Liganden an Opioidrezeptoren auf μ-, κ- und δ-Rezeptoren. + steht für eine agonistische, – für eine antagonistische Wirkung.

Ligand	an μ-Rezeptoren	an δ-Rezeptoren	an κ-Rezeptoren
Dynorphin A	++		+++
β-Endorphin	+++	+++	
Leu-Enkephalin	++	+++	
Met-Enkephalin			
Buprenorphin	+		--
Codein	+		
Fentanyl	+++		
Levomethadon	+++		
Morphin	+++		+
Nalorphin	---	+	+++
Naloxon, Naltrexon	---	–	--
Pentazocin	+-		++
Pethidin	++		

einem enterohepatischen Kreislauf. Das 3-Glukuronid ist unwirksam. Für die therapeutische Wirkung besonders wichtig ist jedoch vielleicht

- *Morphin-6-glukuronid*. Dieser Metabolit wirkt nach Injektion in den Liquor 100mal stärker analgetisch als Morphin. Weil noch dazu nach regelmäßiger, längerer Morphin-Zufuhr das 6-Glukuronid im Plasma höher konzentriert ist als Morphin, gewinnt die Auffassung Boden, daß bei solchen Dosierungsbedingungen das 6-Glukuronid mehr als Morphin an der analgetischen Wirkung beteiligt sei. Angesichts der schlechten Liquorgängigkeit von Glukuroniden ist diese Auffassung nicht unwidersprochen.

Zentrale Wirkungen:

Sehr gute Analgesie, wobei der Schmerz sowohl objektiv weniger empfunden als auch subjektiv weniger bewertet wird.

Leichte Sedation in therapeutischen Dosen, aber noch keine hypnotischen Wirkungen.

Euphorie bei der Mehrzahl der Patienten, in einigen Fällen aber auch Dysphorie. Zusätzlich allgemeine psychische Verlangsamung.

Übelkeit und Erbrechen durch Wirkung auf die chemorezeptive Triggerzone in der Area postrema. Diese Wirkung setzt sich oft nicht durch, weil gleichzeitig das höhergelegene Brechzentrum in seiner Funktion gehemmt wird. Die Herausbildung der emetischen Wirkung durch chemische Abwandlung ist möglich (Apomorphin).

Atemdepression hauptsächlich durch Reduktion der Empfindlichkeit des Atemzentrums gegen CO_2. Nach Gabe von Morphin kann bei Patienten, deren Atemrhythmus ohnehin bereits nicht nur durch CO_2-Überschuß, sondern auch durch O_2-Mangel mitbestimmt ist, die Steuerung endgültig auf O_2-Mangel „umschalten". Läßt man jetzt den Patienten in einer Sauerstoffatmosphäre atmen, so nimmt das Atemminutenvolumen so stark ab, daß eine CO_2-Vergiftung eintritt.
Die starke Atemdepression führt dazu, daß man manche Patienten zum Durchatmen auffordern muß, wenn sie unter Einwirkung eines starken Analgetikums stehen (Fentanyl bei Neuroleptanalgesie).
Todesursache bei Vergiftung mit morphinartig wirkenden Analgetika ist die Atemlähmung.

Antitussive Wirkung. Sie ist bedingt durch Hemmung des Hustenzentrums.

Bradykardie durch Zunahme des zentralen Vagotonus.

Miosis durch Erregung von Neuronen im Kerngebiet des N. oculomotorius.

Wirkung auf die Sekretion im Gastrointestinaltrakt:
Morphin setzt im Magen die Sekretion von HCl herab und reduziert die Gallensekretion, die Pankreassekretion und die intestinale Sekretion.

Wirkungen auf die glatte Muskulatur des Gastrointestinaltraktes:
Im **Magen, Dünndarm und Dickdarm** nehmen die Motilität bzw. die propulsiven Kontraktionen ab, aber der Tonus nimmt stark zu. Hieraus folgt für die Praxis:

- Tumorpatienten im schlechten Allgemeinzustand sind unter der Dauerwirkung von Morphin durch einen gastroösophagealen Reflux gefährdet.
- Die Plazierung einer Duodenalsonde ist durch die Tonuserhöhung im Pylorusbereich stark behindert.
- Tumorpatienten unter einer Dauertherapie mit Opioiden benötigen Laxantien, denn die obstipierende Wirkung der Opioide unterliegt *nicht* der Gewöhnung.
- Bei maschineller Beatmung kann die Gegenatmung des Patienten auf längere Dauer nicht mit Opioiden (Fentanyl-Infusionen) ausgeschaltet werden, weil bei der dafür notwendigen Dosierung die Darmmotilität ganz aufhört.

Galle: Tonuserhöhung des Sphinkter Oddi. Deshalb ist bei Gallenkoliken und Pankreatitis eine Analgesie mit Morphin nicht zu empfehlen: Zwar nehmen die Schmerzen ab, aber der Druck in den Gallengängen kann (durch Einklemmung eines Steins) steigen. Pentazocin soll durch einen geringeren μ-Anteil seiner Wirkung weniger spasmogen wirken. Der Zusatz von Atropin hebt nur einen Teil der spasmogenen Morphinwirkung auf. Analoges gilt für die atropinähnliche Wirkungskomponente des Pethidin.

Wirkungen auf die glatte Muskulatur des Urogenitaltraktes:
Morphin erhöht den Tonus des Urethers und die Kontraktionsamplitude in seinem unteren Drittel. In der Blase erhöht es vor allem den Tonus des Sphinkter vesicae.

○ Bei Prostatahyperplasie kann es nach Injektion von Morphin zu einer Überfüllung der Harnblase kommen.

Histaminfreisetzung. Morphin setzt Histamin aus Mastzellen frei. Ursache ist nicht eine allergische Reaktion vom Typ I, sondern eine direkte Wirkung des Morphins auf Mastzellen. Man spricht von einer anaphylaktoiden Reaktion. Zu den Symptomen gehören eine Zunahme des Atemwiderstandes und ein leichter Blutdruckabfall.

Dosierung. Bei akutem Schmerzgeschehen 10, 20 oder 30 mg i.m., s.c. oder als Suppositorium. Die i.v. Infusion von 0,5–1 mg/kg in 10 min ist zulässig, kann aber anaphylaktoide Reaktionen auslösen. Zur Dauertherapie bei Tumorpatienten werden Retardkapseln eingesetzt; die niedrigsten Dosen liegen bei 10 mg, die höchsten bei 200 mg pro Kapsel, die Dosierung wird so gewählt, daß der Patient keine Schmerzen mehr hat. Nach Zufuhr der nichtretardierten Arzneiformen wirkt Morphin nur etwa 4 Stunden. Retard-Tabletten (10, 30, 60, 100 mg) wirken 8–12, Morphinlang-Retard-Kapseln 24 Stunden. Retardiertes Morphin wird vor allem in der Tumor-Analgesie eingesetzt.
Die Betäubungsmittel-Verordnung regelt für Morphin und alle zugelassenen Opioide u. a. die höchst zulässigen Dosen und unterliegt Veränderungen. Den aktuellen Stand erfragt man am schnellsten bei einer Apotheke. Gegenwärtig (1996) ist im besonderen Verfahren z. B. bei Tumorpatienten die Verordnung von Morphin in so hohen Dosen möglich, wie sie der Patient zur Schmerzfreiheit benötigt.

Besonderheiten anderer Opioide

Buprenorphin *(Temgesic)* ist ein μ-Rezeptorantagonist mit einer so hohen Affinität zu μ-Rezeptoren, daß er durch klinische Dosen des Opioidantagonisten Naloxon *nicht* von den μ-Rezeptoren verdrängt werden kann. Analgetische Potenz: 0,23 mg entsprechen 10 mg Morphin. An κ_1-Rezeptoren ist Buprenorphin Antagonist. Es erhöht den Tonus des Sphinkter Oddi nicht und verursacht kaum Obstipation – das ist besonders bei Verwendung im WHO-Stufenschema zur Tumorschmerz-Bekämpfung ein wichtiger Vorteil. Dosierung: Die Bioverfügbarkeit nach oraler Gabe ist un-

Tabelle 21.16 Pharmakokinetische Parameter von Opioiden.

	% bioverfügbar	% Plasmaproteinbindung	Verteilungsvolumen [l/kg KG]	Plasmahalbwertszeit(en)
Alfentanyl *(Rapifen)*	i.v.	92	0,39	1,13 und 83 min
Buprenorphin *(Temgesic)*	55	96	2–2,6	140–180 min
Codein	50–70	7	2,2–2,5	3–4 h
Dextropropoxyphen *(Develin retard)*	30	80	2,3	16 h (29 h für Nor-D.)
Dihydrocodein *(Paracodin, Remedacen)*	12–34		1,1–1,3	4,5 h
Fentanyl	i.v.	85	3–4	0,5 und 3,7 h
Methadon *(Polamidon)*	41–90	88	2,1–5,6	24–48 h
Morphin	20–30	35	3,2	2,5–3 h
Pentazocin *(Fortral)*	18 ± 7	65	5,5 ± 2	3,4 h
Pethidin *(Dolantin)*	50	58	3,2	3,2 h
Sufentanil	i.v.	92,5	1,2–5,2	3,4 und 60–80 min, 10 h
Tilidin (im *Valoron N*)		60 (Nor-T. 25)	3,6 Tilidin 2,3 Nor-T.	3,5 h für Nor-T.
Tramadol *(Tramal)*	68	4	3–4	5–6 h

erträglich niedrig, wenn Buprenorphin verschluckt wird, beträgt aber noch 55 % bei sublingualer Anwendung. Die Wirkung dauert 6–8 Stunden. Bei der Tumor-Analgesie gibt man deshalb 3–4mal täglich 0,2–1,2 mg. Oberhalb einer oralen Tagesdosis von 4,5 mg steigt die Wirkung nicht mehr wesentlich (ceiling effect). Das nötigt bei der Tumorbehandlung zum Umsetzen auf Morphin oder Levomethadon. Buprenorphin kann für die Akut-Analgesie auch i.m. und i.v. injiziert werden.

Codein. Die antitussive Wirkungsstärke des Codein ist wenig geringer als die des Morphin, die analgetische und euphorisierende aber viel geringer, weshalb Codein vornehmlich als Antitussivum, daneben auch als schwaches Analgetikum in analgetischen Kombinationen verordnet wird. Einzeldosis: Codeinphosphat 0,5 mg/kg für Kinder, 30 mg für Erwachsene. Toxisch: 0,5 mg/l

Plasma. 10 % des Codein werden zu Morphin demethyliert; das so gebildete Morphin soll die Analgesie nach Codein in der Hauptsache bewirken. Codein wirkt 4 Stunden.

Dextropropoxyphen *(Develin retard)* wirkt vorwiegend als μ-Rezeptoragonist analgetisch wenig schwächer, aber mit 8–12 Stunden deutlich länger als Codein.

Dihydrocodein (z. B. in *Paracodin, Remedacen)* hat eine 1,3fach höhere analgetische, vor allem aber eine stärker euphorisierende Wirkung als Codein. Es kann auf einem gewöhnlichen Rezept verordnet werden und hat in einigen deutschen Großstädten große Bedeutung als Heroin-Ersatzdroge. Drogenabhängige führen sich Einzeldosen bis zu 1 g zu. Die Zahl der Drogentodesfälle durch Dihydrocodein hatte schon 1992 drastisch zugenommen. Die antitussiv wirksame orale Einzeldosis beträgt 30 mg. Als Analgetikum im Tumor-Analgesie-Schema wird retardiertes Dihydrocodein bis maximal 3 × 180 mg oral zugeführt. Die Einzeldosis wirkt dabei 8–12 Stunden.

- Fentanyl, Sufentanil, Alfentanil. Alle drei Verbindungen sind chemisch nahe miteinander verwandt und haben nach *einmaliger* Injektion eine besonders kurze Wirkungshalbwertszeit. Fentanyl wirkt am längsten (30–60 min), Sufentanil halb so lang und Alfentanil noch kürzer. Die kurzen Wirkungszeiten sind *nicht* Folge einer schnellen Elimination, sondern Folge einer schnellen Rückverteilung aus dem ZNS in tiefe Kompartimente. Dies wird – für viele überraschend – deutlich nach Beendigung einer Fentanyl-Dauerinfusion. Die am Ende der Infusion bestehende Atemdepression hält viele Stunden an, weil nicht mehr die Rückverteilung aus dem ZNS, sondern die Elimination durch hepatische Biotransformation den Wirkungsabfall bestimmt. – Vorteilhaft bei Fentanyl ist ferner die Wirkung nur auf μ-Rezeptoren, vor allem aber auch die sehr geringen Dosen, mit denen eine Analgesie erreichbar ist. Dadurch eignet sich Fentanyl auch sehr gut für die *Infusion in den Liquor* durch einen intrathekal liegenden Katheter; die Fremdstoffbelastung der Neurone und Gliazellen bleibt gering.
- Die hohe Potency und die gute Lipidlöslichkeit waren maßgebend für die Entwicklung einer *transdermalen Applikationsform.* Sie ist hilfreich, wenn Tumorpatienten wegen starker Brechneigung (nach Strahlentherapie oder unter Cytostatica wie Cisplatin) oral mit retardiertem Morphin nicht behandelt werden können. Nach Entfernung des Pflasters dauern die Analgesie, aber auch die Atemdepression bis zu 22 Stunden an. Rigidität der Muskulatur kann nach hohen Dosen auftreten. Eine besondere Indikation haben die Verbindungen für die Neuroleptanalgesie.

- Levomethadon *(Polamidon)* wird wegen seiner guten Bioverfügbarkeit und seiner langen Wirkungsdauer für die Behandlung sowohl von Heroin-Abhängigen als auch von Tumorpatienten eingesetzt. Die von Methadon erzeugte Euphorie entspricht der nach Morphinzufuhr, ist aber geringer als die Heroin-Euphorie. Die Bioverfügbarkeit kann bei längerdauernder Zufuhr zunehmen, die Plasmahalbwertszeit ist mit 24–48 h sehr lang; deshalb besteht bei der Verordnung vom Methadon eine *erhebliche Kumulationsgefahr*, die bei Niereninsuffizienz noch zunimmt. Anfängliche Dosierung bei Tumorpatienten: 3–4×2,5–10 mg.

- ○ Pethidin *(Dolantin)* (angelsächsischer Raum: Meperidin) hat eine kurze (3 h) Wirkungsdauer und wird zur Akut-Analgesie bei Gallen- und Nierenkoliken unter der Vorstellung eingesetzt, daß seine atropinartige Wirkungskomponente die spasmogene Opioidwirkung abschwächt. Es wirkt wenig antitussiv und erzeugt kaum eine Miosis. Einzeldosis: Erwachsene 500–100 mg i.m. oder i.v. (s.c. sehr schmerzhaft), Kinder 1 mg/kg KG (strenge Indikation!). Toxisch: >5 mg/l Plasma. Pethidin soll nicht über längere Zeit verordnet werden, denn sein Metabolit Nor-Pethidin neigt zur *Kumulation* und kann Krämpfe auslösen.

Pentazocin *(Fortral)* wirkt analgetisch durch Agonismus an κ_1-Rezeptoren. An μ-Rezeptoren wirkt es entweder als schwacher partieller Agonist oder als schwacher Antagonist. Hieraus erklärt sich sein Vorteil: Pentazocin verursacht im Vergleich zu Morphin eine geringere spastische Kontraktion der glatten Muskulatur des Darmes (hat aber gleiche Wirkung am Sphinkter Oddi) und besonders in höheren Dosen eine geringere Atemdepression. – Bei der Therapie des Koronarinfarktes ist es nicht zu empfehlen, denn es erhöht den Druck im kleinen Kreislauf. Es kann dysphorische Reaktionen auslösen. Nach Injektion der Einzeldosis von 30 mg wirkt es ca. 3 h analgetisch. Toxisch: >2 mg/l Plasma.

Tilidin *(in Valoron N)* ist ein schwach wirksames Analgetikum, das in Kombination mit Naloxon angeboten wird; Naloxon verhindert nach praktischer Erfahrung den Abusus des Tilidin, begrenzt aber auch den nutzbaren Dosisbereich. Nach einer Einzeldosis von 50–100 mg wirkt es schnell und für 1–2 Stunden analgetisch. Die Wirkung auf die Atmung und die glatte Muskulatur des Magen-Darm-Traktes ist gering.

Tramadol *(Tramal)* wirkt auf alle Opiatrezeptoren; es hat 1/10 der analgetischen Wirkungsstärke des Morphin und ist ein Akut-Analgetikum. Die Einzeldosis von 100 mg erzeugt eine Analgesie von 3 h Dauer. Die Wirkungsdauer nimmt bei wiederholter Gabe zu, weil die Bioverfügbarkeit zunimmt. Die Atemdepression und

Wirkung auf die Darmmotilität ist gering, aber der Blutdruck fällt deutlich. Wegen kanzerogener Wirkung im Tierversuch soll Tramadol Schwangeren möglichst nicht verordnet werden.

Heroin (3,6-Diacetylmorphin) ist in Deutschland als Arzneimittel nicht zugelassen. Die Veresterung der beiden OH-Gruppen des Morphin erhöht die Lipidlöslichkeit stark, weshalb Heroin nach intravenöser Injektion die Bluthirnschranke sehr schnell überwindet. Die Esterbindungen werden aber auch schnell hydrolysiert, weshalb die Heroinwirkung kurz ist. Im Urin wird freies und glukuronidiertes Morphin ausgeschieden.

Antagonisten im endorphinergen System

Naloxon *(Narcanti)* ist wegen einer hohen präsystemischen Elimination nur zu 20% bioverfügbar und wird deshalb und wegen der schneller eintretenden Wirkung i.v., auch i.m. injiziert. Die Dosis beträgt 0,4–2 mg (mit maximal zweimaliger Wiederholung im Abstand von 3 min bei i.v. Injektion). Verteilungsvolumen 3,3 l/kg KG. Wegen der Halbwertszeit von 1,5 h muß eventuell im Abstand von 1–2 h nachdosiert werden, da die Opioidagonisten meist längere Halbwertszeiten haben. Die Injektion von Naloxon kann zu schweren Entzugserscheinungen führen.

Naltrexon *(Nemexin)* ist wie Naloxon Rezeptorantagonist an allen Opioidrezeptoren, kann aber oral gegeben werden (3×50 mg/Tag), denn es ist zu 50–60% bioverfügbar und wirkt lange (Plasmahalbwertszeit < 14 h). Verteilungsvolumen 14,2 l/kg, Elimination durch Metabolismus.

Opioid-Vergiftung

Überdosierungen werden bei Abusus von Heroin, Levomethadon und anderen Opiatagonisten beobachtet. Kinder, die eine Flasche codeinhaltigen süßen Hustensaft ausgetrunken haben (mehr als 2 mg/kg KG sind gefährlich), zeigen vergleichbare Symptome.

Notarzt vor Ort. Beatmen mit Handbeatmungsgerät (wichtigste Maßnahme!), nur bei ausreichender Beleuchtung versuchen Verweilkanüle anzulegen, den Krankentransport rufen und sich hierin keinesfalls umstimmen lassen. Kein Transport durch Laien! Beginne die Behandlung mit der kleinsten Dosis Naloxon, ohne die Beatmung (durch einen Helfer) zu unterbrechen. Die Beatmung ist wichtiger als Naloxon.

Transport. Beatmen, Verweilkanüle durch Infusion aufhalten, kein Naloxon bei Hubschraubertransport wegen Gefahr von Entzugserscheinungen mit motorischer Unruhe.

Klinik. Bei oraler Codeinvergiftung Aktivkohle (kein Erbrechen auslösen, weil Reflexe abgeschwächt!), danach mit einem osmotischen Laxans abführen. Allgemein: Beatmen, Kontrolle der arteriellen Blutgase, bei Verdacht auf schwere Hypoxie vor der Einlieferung: EEG (auch zur Abwehr von späteren Anschuldigungen). Auffüllen des Kreislaufs; Körpertemperatur, Blutzucker und Elektrolyte auf Sollwert bringen. Abnahme von Blut und Gewinnung von Urin zur Analytik. Thorax-Röntgenaufnahme bei Aspirationsverdacht.

Ziel der Naloxongabe ist nicht die Wiederherstellung des Bewußtseins, sondern die Herstellung einer ausreichenden Spontanatmung.

Entzugssyndrom bei Erwachsenen

Nach abrupter Beendigung einer chronischen Opiatzufuhr oder nach Injektion eines Opioidantagonisten entwickelt sich ein Entzugssyndrom mit psychischen, aber auch mit physischen Symptomen. Das Entzugssyndrom ist erwiesen ungeeignet als Erziehungsmittel. Seine Symptome werden von Abhängigen oft imitiert, um etwas zur „Überbrückung" zu erhalten. Jedes Entzugssyndrom erfordert jedoch Behandlung!

Therapie. Stationär unter Kontrolle Erfahrener. Versuch zunächst mit Diazepam i.v., aber bei der häufig gleichzeitig bestehenden Abhängigkeit von Diazepam danach:

Entzugstherapie mit Clonidin (S. 343). Man weiß, daß Clonidin auch bei Opiatentzug über eine Stimulation von α-Rezeptoren im ZNS wirkt. Folgendes Schema wurde empfohlen: Tag 1 je 6 μg Clonidin/kg KG um 8 Uhr und 20 Uhr; wenn diese hohe Dosis vertragen wird, vom 2.–7. Tag 7 μg/kg KG um 8 Uhr, 3 μg/kg KG um 16 Uhr, 7 μg/kg KG um 23 Uhr. Danach Reduktion der Dosierung über 2 Tage (bei abruptem Absetzen Gefahr einer reaktiven Hypertension.

Tabelle 21.17 Verlauf des Entzugssyndroms bei Erwachsenen.

Symptom	Zeit nach Beendigung der Heroinzufuhr
Zunehmend motorisch unruhig	8 h
Gähnen ohne Müdigkeit	12–14 h
Schwitzen, Tränenfluß, Schnupfen	14–16 h
Pupillenerweiterung, Gänsehaut	24 h
Schwere Zuckungen der Skelettmuskulatur, schwere Krämpfe der glatten Muskulatur, Erbrechen, Diarrhoe, Ejaculation	36 h
Anstieg von Blutzucker, Blutdruck, Atemfrequenz	48–72 h
Maximum des Syndroms	60–72 h
Rückgang der Symptome	Tag 3–10

Entzugssyndrom bei Neugeborenen Es wird bei Neugeborenen heroinabhängiger Mütter beobachtet. Der mehrtägige Aufenthalt der Schwangeren auf Station schließt die Fortdauer des Heroinabusus nicht aus, so daß der Arzt durch Entzugssymptome nicht gewarnt wird. Bei der körperlichen Untersuchung muß er deshalb auf Einstichstellen, in der Anamnese z. B. auf Hepatitis achten. Entzugssymptome beim Neugeborenen sind: heftiges Saugen an der Faust, Tremor, Niesen, schrilles Schreien, Überregbarkeit. Die Letalität beträgt ohne Behandlung 90 %, mit Behandlung 3 %. Der Opiat-Schnellnachweis im mütterlichen Urin kann die Diagnose sichern.

Cannabinoide Cannabinoide sind Syntheseprodukte der weiblichen Form der indischen Hanfpflanze. Das harzige Sekret heißt Haschisch, aus den Blütenständen und Blättern wird Marihuana hergestellt. Hauptwirkstoff in beiden Rohdrogen ist Δ^9-Tetrahydrocannabinol (Δ^9-THC).

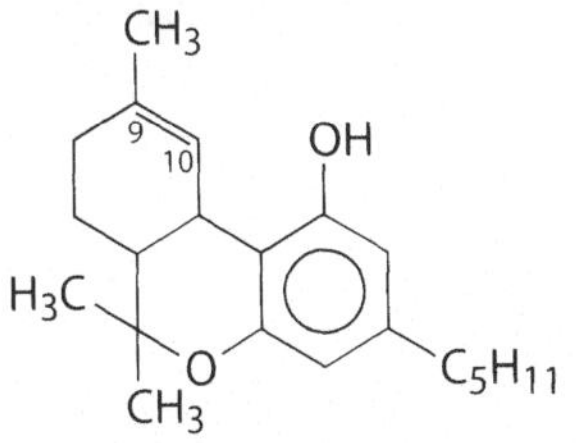

Tetrahydrocannabinol
MW 314,45

Toxikokinetik. Δ^9-THC ist sehr gut lipidlöslich. Es wird gut (24 %) resorbiert nach Inhalation, aber auch aus dem Gastrointestinaltrakt (beim body packer: Platzen von Kondomen, die mit Haschischöl gefüllt sind). Das Verteilungsvolumen beträgt 7 l/kg, die Elimination erfolgt durch Oxidation mit einer stark variablen finalen Halbwertszeit von 4 bis 12 Tagen (langsame Abgabe aus dem tiefen Lipidkompartiment). Durch Passivrauchen erzeugte Metabolit-Konzentrationen im Urin liegen unter 20 und überschreiten auch in Extremfällen nie 50 ng Δ^9-THC-Äquivalent/ml.

Wirkungen. Die Wirkung wird über Rezeptoren vermittelt, die an inhibitorische G-Proteine gekoppelt sind. Sie beginnt 15 min nach dem Rauchen, erreicht ihr Maximum nach 1 h und ist nach 12 h abgeklungen. Es besteht

- Euphorie, Entspannungsgefühl, ferner
- Fehleinschätzung der eigenen Leistung und Abnahme der Kontrolle und Kritikfähigkeit (typisch erkennbar beim Führen eines Kfz). Hierzu trägt auch bei die
- Veränderung (Dehnung) des Raum- und Zeitbewußtseins, die
- Abnahme des Problembewußtseins und die
- Verlangsamung komplexer Denkvorgänge.

- Bei schweren Vergiftungen (body packer) fällt der Blutdruck auf lebensgefährlich niedrige Werte. Laparatomie zur Entfernung der Transportballons ist geboten. Nach Beendigung der regelmäßigen Zufuhr entsteht ein vergleichsweise leichtes Entzugssyndrom.

22 Antiinfektiöse Chemotherapie

Strukturierung

Antiinfektiöse Chemotherapeutika wirken erstens auf den infizierenden Erreger und zweitens auf den Wirtsorganismus. Die Wirkungen auf den Wirtsorganismus und der Wirkungsmechanismus an den Erregern sind *zeitunabhängig*: Auch 50 Jahre nach Einführung eines Chemotherapeutikums sind sie unverändert. Hingegen nimmt die Brauchbarkeit der Chemotherapeutika für die Therapie und Prophylaxe bestimmter Infektionskrankheiten *zeitabhängig* zum Teil dramatisch ab, die Dosierung nimmt oft zu, auch die empfohlenen Behandlungszeiten ändern sich. Eine wesentliche Ursache hierfür ist die Resistenzentwicklung. Dadurch verlieren z. B. Tetracycline ihre früher große Bedeutung für die Therapie pulmonaler Infektionen zunehmend, gegen Penicillin G sind heute sehr viele Staphylokokkenstämme resistent, bei E. coli-Infektionen der Harnwege wirkt Amoxicillin nicht mehr zuverlässig, bei Malaria-Infektionen wird eine alarmierende Zunahme der Chloroquin-Resistenz beobachtet. Auch zukünftig wird die klinische Brauchbarkeit der Chemotherapeutika verfallen.

Aus diesen Überlegungen heraus stellen wir die gegenwärtig tatsächlich bestehende therapeutische Wirksamkeit der Chemotherapeutika als zeitvariante Aussagen in tabellarischer Form *vor* ihre zeitinvarianten Wirkungsmechanismen, pharmakokinetischen Eigenschaften und Wirkungen auf den Wirt.

Eine Besprechung oder auch nur Erwähnung aller Chemotherapeutika zerstört beim Leser zuverlässig die Übersicht. Die Darstellung stützt sich deshalb wesentlich auf die Arzneimittelliste der Medizinischen Hochschule Hannover und berücksichtigt darüber hinaus in einer besonderen Tabelle oral zuführbare Substanzen, weil die meisten von ihnen weit mehr Bedeutung für die ambulante als für die stationäre Behandlung haben. Sehr preiswerten Chemotherapeutika wurde eine bestimmte Indikation dann *nicht* mehr zugeordnet, wenn die Versagerquote zu hoch geworden ist.

Indikationen zur Chemoprophylaxe

Eine Indikation für antiinfektiöse Chemoprophylaxe besteht nur in wenigen Situationen. Beispiele sind: Prophylaxe der

- Endocarditis bei Extraktion granulomatöser Zähne, und vor therapeutischen und diagnostischen invasiven Eingriffen an Risikopatienten, mit Propicillin,

- Infektion im Kopfbereich bei Zugang über seröse Höhlen, mit Ceftriaxon,
- Sekundärinfektion nach Viruspneumonie bei Älteren, mit Oral-Cephalosporinen, Doxycyclin,
- Infektion bei Kolon- und Gallenwegschirurgie, mit Cefuroxim + Metronidazol,
- Infektion bei gynäkologischen Operationen, mit Cefuroxim + Metronidazol,
- Lues oder Gonorrhoe nach dem Coitus, mit Penicillin G,
- Sekundärinfektion nach Verbrennungen, z. B. mit Framycetin,
- Infektion bei Fremdkörperimplantation, mit Cefazolin,
- Malaria.

Chemotherapie: Die klinische Diagnose bestimmt die Wahl der Pharmaka

Bei Infektionskrankheiten wird das initiale Behandlungsschema so gut wie immer nach der klinischen Diagnose gewählt. Je präziser die Diagnose, desto erfolgversprechender kann die Wahl erfolgen. In einigen, aber bei weitem nicht in allen Fällen ist mit der klinischen Diagnose auch bereits der Erreger mit hoher Wahrscheinlichkeit bekannt. Der Wechsel von der initialen auf eine andere Kombination kann und muß erfolgen, wenn die Initialtherapie versagt, wenn sie nicht vertragen wird (z. B. wegen einer Allergie) oder wenn der nachlaufende mikrobiologische Befund dies erfordert.

Zwei wichtige Unterschiede zwischen der ambulanten und der stationären Behandlung bestimmen die Auswahl des Chemotherapeutikums:

- Die ambulante Therapie erfordert in der Regel die *orale* Gabe des Antibiotikums, und die Compliance der Patienten sinkt dramatisch mit der notwendigen Zahl der Tagesdosen. „Einmal täglich" hat die beste Compliance. Langwirkende Oral-Chemotherapeutika sind aber in der Regel teuer.
- Resistente Stämme findet man im stationären Bereich häufiger als im ambulanten. Einige preiswerte Chemotherapeutika (Cotrimazol, Amoxicillin, Cefaclor) sind deshalb für die ambulante Therapie nach wie vor gut geeignet.

Chemotherapie: Die mikrobiologische Diagnose bestimmt die Wahl der Pharmaka

Nach Eingang des mikrobiologischen Befundes kann ein Wechsel des Behandlungsschemas aus mehreren Gründen erforderlich sein:

- Die bislang eingesetzten Pharmaka wirken zu breit. Dadurch werden ohne Not auch „nützliche" Erreger reduziert (z. B. E. coli im Darm) oder Erreger, die andernfalls Nahrungskonkurrenten der pathogenen Mikroorganismen wären.
- Die bislang eingesetzten Pharmaka wirken zu schmal. Dadurch verlieren pathogene Erreger ihre Nahrungskonkurrenten: Es kommt zum Infektionswechsel.
- Die bisher eingesetzten Pharmaka wirken zu schwach. Die Resistenzentwicklung wird gefördert.

Tabelle 22.1 Primär lokalisierte Infektionen.

Lokalisation, Diagnose	Erreger (vermutet oder nachgewiesen)	Chemotherapeutika
Haut, lokale Therapie. Bei einigen Pilzinfektionen müssen Chemotherapeutika unterstützend auch systemisch gegeben werden. Hierfür geeignet sind Itraconazol, Terbinafin und Griseofulvin.		
Dermatomykosen	Candida, Dermatophyten (Trichophyton- und Mikrosporonarten), Schimmelpilze, Erythrasma	Breitband-Antimycotika: Ciclopiroxolamin, Clotrimazol und andere Azole, Naftifin und andere Allylamine
	Nur Dermatophyten	Tolnaftat
	Nur Candida	Nystatin, Natamycin
Pyodermien, Akne	Staphylokokken	lokal Tetracycline, Erythromycin, Clindamycin, Fusidinsäure
Erysipel	Streptokokken	Penicillin systemisch
Infektionsgefährdete oder infizierte Decubitalulcera, Ulcera cruris, Verbrennungen	Pseudomonas und andere gramnegative Erreger	lokal Framycetin, Gentamycin
Herpes oder Varicella zoster an Haut und Schleimhäuten	Herpes-Viren, Varicella zoster	lokal Tromantadin, lokal und oral Aciclovir, oral Famciclovir
Augen, lokale Therapie. Bei mehreren Infektionen müssen Chemotherapeutika auch systemisch gegeben oder lokal injiziert werden.		
Ulcus corneae, schnelle Progredienz	mehrere Erreger, akut nicht zu differenzieren	Blinde Initialtherapie: lokal Polymyxin B + Gramicidin + Neomycin
Bakterielle Konjunktivitis	mehrere Erreger	lokal Oxytetracyclin + Polymyxin B
	mehrere Erreger, aber NICHT Strepto-, Pneumokokken, Chlamydien	lokal Gentamycin, Kanamycin, bei Allergie Chloramphenicol
	Chlamydien	lokal Doxycyclin, Erythromycin, Ofloxazin
	Neisseria gonorrhoea	lokal Penicillin, bei Allergie Gentamycin, Kanamycin, Chloramphenicol
	Pilze	lokal Pimaricin
	Staphylokokken	lokal Gentamycin, Kanamycin, Fusidinsäure
Herpes	Herpes-Viren	Aciclovir
Cytomegalie (HIV-Patienten, Transplantat-Empfänger	Cytomegalie-Viren (Retina)	i.v. Ganciclovir
	Streptokokken, Enterokokken	lokal Erythromycin

Tabelle 22.1 (Fortsetzung)

Lokalisation, Diagnose	Erreger (vermutet oder nachgewiesen)	Chemotherapeutika
Ohren		
Otitis media	Pneumokok., A-Streptokok., Haemophilus influenzae, Moraxella catharalis, Staphylokok., Anaerobier	Ampicillin/Clavulansäure, Cefuroxim-Axetil und Cephalosporine der 2. Generation), Cefixim und Cephalosporine der 3. Generation,
	Mycoplasmen-Otitis →	← Erythromycin (und andere Makrolide)
Nase	(meist Viren)	
Eitrige Rhinitis	Pneumokokken, seltener Haemophilus influenzae oder A-Streptokokken	Propicillin, Cefaclor
Pharynx	(meist Viren)	
Eitrige Pharyngitis	Streptokokken →	← Propicillin, Erythromycin (und andere Makrolide)
	Neisseria gonorrhoea →	← Penicillin G, oder Cefuroxim
Larynx	(meist Viren)	
Eitrige Laryngitis	Haemophilus influenzae	Cefuroxim
Tonsillen		
Tonsillitis	A-Streptokokken	14 Tage Propicillin oder Clarithromycin
Gingiva nektrotisier. Gingivitis	Anaerobier und andere	Propicillin + Metronidazol
Mundboden, Abszesse	verschiedene Erreger	Chirurgie! 1. Clindamycin 2. Imipenem
Kiefer, Osteomyelitis		Clindamycin, lokal Gentamycin
Soor	Hefepilze	Breitband-Antimycotica (siehe unter „Haut“), Nystatin
Bronchialbaum und Lungen		
Akute unkomplizierte Bronchitis	Viren	keine Chemotherapie
Akute Bronchitis, sekundär infiziert; primäre oder sekundäre Bronchopneumonien	Pneumokokken, Haemophilus influenzae, Moraxella catarrhalis, Legionella, Chlamydien, Mycoplasmen, Bordatella pertussis	Empirische Sofort-Therapie: 1. Ery-, Clari-, Roxythromycin 2. Doxycyclin (nur Erwachsene, 30 % Resistenz) Klinik: Cefuroxim + Roxithromycin, Reserve: Ime-, Meropenem
	Pneumokokken, resistent	Ceftriaxon + Vancomycin
	Bacteroides	Ampicillin + Sulbactam, Clindamycin, Metronidazol

Tabelle 22.1 (Fortsetzung)

Lokalisation, Diagnose	Erreger (vermutet oder nachgewiesen)	Chemotherapeutika
	Cytomegalie-Viren	Ganciclovir, Foscarnet
	Pilze	Amphotericin B
	Pneumocystis carinii	Cotrimoxazol (auch Pentamidin)
	Pseudomonas	Empirisch sofort: Piperazillin + Tobramycin; Alternative Ceftazidim + Tobramycin. Resistenzbestimmung
	Respiratory Syncytical Viren	Ribavirin
	Staphylococ. aureus	Empirisch sofort: Flucloxacillin; Resistenzbestimmung
	Varicellen	Aciclovir
Chronische Bronchitis, akuter Schub	verschiedene Erreger	Amoxicillin/Clavulansäure, Cefuroxim-Axetil, Ery-, Clari-Roxithromycin; ambulant auch (noch) Doxycyclin, Cotrimoxazol
Herz Endocarditis	Strepto-, Enterokokken →	Blind: Gentamycin + Ampicillin
	Verdacht Staphylokokken →	← + Flucloxacillin, oder Vacomycin + Rifampicin
Gastrointestinaltrakt		
Gallenwege	E. coli, Entero-, Streptokokken	1. Mezlocillin, 2. Ceftriaxon 3. Ciprofloxazin (Resistenzen!)
Helminthosen, lokalisiert	Rinder-, Schweine-, Fisch-, Zwergbandwurm,	Praziquantel, wirkt auch gegen extraenterale Helminthosen, Niclosamid
	Echinokokken (Hunde- und Fuchsbandwurm)	Albendazol (wirkt auch gegen extraenterale Formen)
	Trichinose	Albendazol, Mebendazol
	Askariden	Pyrantel-embonat, Mebendazol
	Oxyuren	Pyrantel-embonat, Pyrviniumpamoat, Mebendazol
Vom Darm ausgehende Infektionen mit Generalisierung	E. coli	1. Cotrimoxazol, 2. Cipro-, Ofloxazin
	Camphylobacter	Ciprofloxazin, Erythromycin und andere Makrolide, Clindamycin
	Pilze	oral Nystatin, oral Natamycin
	Shigellen	1. Ciprofloxazin, 2. Cotrimoxazol, 3. Amoxicillin/Clavulansäure
	Salmonellen	Ciprofloxazin, Kinder: Ceftriaxon; auch Trimethoprim, Ampicillin
	Vibrio cholerae	Cotrimoxazol, Ciprofloxazin, Tetracycline

Tabelle 22.1 (Fortsetzung)

Lokalisation, Diagnose	Erreger (vermutet oder nachgewiesen)	Chemotherapeutika
Harnwege		
Zystitis	80–60 % E. coli; ferner Enterokokken, Proteus, Klebsiella, Enterobacter, Pseudomonas	1. Cotrimoxazol, 2. Ofloxazin und andere Gyrasehemmer. Bei Schwangeren: Amoxillin, orale Cephalosporine
Genitalien		
Prostatitis, bakteriell	verschiedene Erreger	Ofloxazin (gut gewebegängig)
Trichomonadeninfektion	Trichomonaden	Metronidazol, Tinidazol
Chlamydieninfektion	Chlamydien	1. Doxycyclin, 2. Erythromycin und andere Makrolide
Pilzinfektionen	meist Candida	lokal Clotrimazol, Nystatin
Gonorrhoe	Neisseria gonorrhoea	lactamasefeste Cephalosp.: Cefuroxim, Ceftriaxon
Ulcus molle	Haemophilus ducrey	Ceftriaxon, Ciprofloxazin
Granuloma inguinale	Calymmatobacterium granulomatosis	Doxycyclin
Lues	Treponema pallidum	Penicillin G, Ceftriaxon, bei Allergie: Doxycyclin
Knochen, Osteomyelitis	Erreger- und Resistenzbestimmung zwingend	Gentamycin und Tobramycin, Clindamycin, Teicoplanin
Meningitis, bakteriell, nicht Tbc	Meningo-, Pneumokokken, Haemophilus influenzae, Borrelien	1. Ceftriaxon 2. Ceftriaxon + Vancomycin 3. Chloramphenicol, Meropenem
	Staphylokokken	1. Ceftriaxon + Flucloxacillin, 2. Vancomycin + Rifampicin
	Herpes-Viren	Aciclovir

Tabelle 22.2 Infektionen mit wechselnder Lokalisation.

Aktinomykose	Actinomyces israeli	1. Penicillin G, 2. Doxycyclin, 3. Erythromycin
Tuberkulose	Mycobacterium tuberculosis	1. INH + Rifampicin + Pyrazinamid + Ethambutol (oder Streptomycin) 2. Rifampicin + Ethambutol + Streptomycin Weitere Mittel bei resistenten Erregern: Rifabutin statt Rifampicin; Amikacin, Ciprofloxazin, Prothionamid
	Mycobacterium avis (bei HIV-Patienten)	Ethambutol + Clarithromycin + Rifabutin; Ciprofloxazin
Lepra	Mycobacterium leprae	Dapson + Rifampicin

Tabelle 22.3 Generalisierte und intoxikations-erzeugende Infektionen.

Cytomegalie	Cytomegalie-Viren	i.v. Gancyclovir, i.v. Foscarnet
Diphtherie	Corynebacterium diphtheriae	Penicillin G (Allergie: Erythromycin)
Gasbrand	Clostridium perfringens	Penicillin G
HIV-Infektionen	HIV-Viren	Didanosin, Lamivudin, Saquinavir, Stavudin, Zalcitabin, Zidovudin
Influenza A	Influenza-Viren	Amantadin zur Prophylaxe
Mykosen, generalisierte	Pilze	Amphotericin B, Itraconazol, Terbinafin
Leptospirose	Leptospiren	Doxycyclin
Listeriose	Listerien	Ceftriaxon + Ampicillin Gentamycin + Ampicillin Gentamycin + Doxycyclin
Milzbrand	Bacillus anthracis	Penicillin G, Doxycyclin
Rickettsiosen	Rickettsia prowazecki (USA-Reisende)	1. Doxycyclin, 2. Chloramphenicol
Scharlach	A-Streptokokken	Penicillin G (Allergie: Clarithromycin)
Sepsis	unbekannter Erreger, Urosepsis, cholangitische Sepsis	Ceftriaxon + Gentamycin
	Bacteroides und Anaerobier	Metronidazol
	Pneumokokken	1. Penicillin G, 2. Ciprofloxazin, 3. Vancomycin
	Pseudomonas aeruginosa	Piperazillin + Tobramycin, Ceftazidim + Tobramycin, Imi-, Meropenem, Ciprofloxazin
	Staphylokokken, Resistenz noch unbekannt	1. Cefazolin + Clindamycin, 2. Vancomycin + Rifampicin Reserve: Teicoplanin, Imipenem
	Streptokokken	Gentamycin + 1. Penicillin G, oder + 2. Cefazolin, oder + 3. Vancomycin
Typhus	Salmonella typhi	Ceftriaxon, Ciprofloxazin, Cotrimoxazol, Ampicillin
Wundstarrkrampf	Clostridium tetani	Penicillin

Bei der Umstellung ist darüber hinaus zu bedenken:

- Die Resorption oral zugeführter Chemotherapeutika darf durch Störungen gastrointestinaler Funktionen nicht gestört sein.
- Die Chemotherapeutika müssen ihren Wirkort in ausreichender Konzentration erreichen. Beispiele:
  Zur Therapie von Gallenwegsinfektionen eignen sich nur (wenige) Cephalosporine, die mit der Galle ausgeschieden werden.

Tabelle 22.4 Chemotherapeutika der engeren Wahl nach Erregerbestimmung.

Erreger	Chemotherapeutika
Acinobacter baumanii	+++ Imipenem, ++ Ampicillin/Sulbactam
Actinomyces	+++ Penicillin G, ++ Doxycyclin, Erythromycin
Ascaris lumbricorum (Spulwurm)	Pyrantel, Mebendazol
Anaerobier	Penicillin G, Metronidazol, Clindamycin, Imipenem
Bacteroides sp.	+++ Imipenem, Ampicillin/Sulbactam, Clindamycin, Metronidazol
Bordatella pertussis	+++ Erythromycin und andere Makrolide, bei Erwachsenen auch Doxycyclin
Borrelia burgdorferi (Lime disease)	Doxycyclin, Amoxycylin, Ceftriaxon, Cephalosporine 3. Generation
Brucella sp.	Doxycyclin
Camphylobacter	Erythromycin und andere Makrolide
Chlamydia	+++ Erythromycin, Tetracyclin
Citrobacter	Gentamycin
Clostridien	Penicillin G
Corynebact. diphth.	Penicillin G, Erythromycin
Diplococ. pneumoniae	(Penicillin G), Cefuroxim, Makrolide, Imipenem
Entamoeba histolytica (Fernreisende)	Metronidazol, Tinidazol
Enterobacter cloacae	+++ Ceftriaxon, Imipenem, Ciprofloxazin, ++ Tobramycin
Enterococci	+++ Ampicillin, Ampicillin/Sulbactam, Mezlocillin, Piperacillin, ++ Imipenem, Vancomycin
Escherichia coli	+++ Mezlocillin, Piperazillin, Ceftriaxon, Imipenem, Gentamycin und Tobramycin, Ciprofloxazin
Haemophilus influenzae	+++ Mezlocillin, Piperazillin, Ampicillin/Sulbactam, Cefuroxim, Ceftriaxon, Imipenem, Ciprofloxazin
Klebsiella pneumoniae	+++ wie E. coli
Legionella	+++ Erythromycin
Leptospiren	Doxycyclin
Listerien	Ampicillin, Ceftriaxon, Gentamycin, Doxycyclin
Malaria-Plasmodien	Chloroquin, Chinin, Mefloquin, Halofantrin; Primoquin, Doxycyclin; Makrolide?
Moraxella catarrhalis	Cefaclor
Mykoplasma sp.	+++ Erythromycin, Tetracyclin
Neisseria	1. Ceftriaxon, Cefixim, 2. Spectinomycin (steigende Resistenz gegen Penicillin G und Gyrasehemmer)
Oxyuren	Pyrvinium, Mebendazol

Tabelle 22.4 (Fortsetzung)

Erreger	Chemotherapeutika
Proteus mirabilis Proteus, andere	Ampicillin, Amoxicillin Cephalosporine 3. Generation, Gentamycin, Tobramycin
Pseudomonas	Piperazillin, Ceftazidim, Cefoperazon, Cefsulodin, Aztreonam; Tobramycin; Ciprofloxazin
Rickettsien	Doxycyclin
Salmonellen	Ceftriaxon, Ciprofloxazin, Cotrimoxazol, Ampicillin
Shigellen	1. Ciprofloxazin, 2. Cotrimoxazol, 3. Ampicillin, Doxycyclin
Staphyloccus aureus	+++ Oxazolin + Gentamycin, Cefazolin, ++ Ampicillin/ Sulbactam, Cefuroxim, Ceftriaxon, Imipenem, Gentamycin, Vancomycin, Clindamycin, Erythromycin
Staphylokokken, koagulase-negativ	++ Vancomycin, + kurzzeitig Ciprofloxazin
Streptokokken	++++ Penicillin G, +++ viele Cephalosporine, ++ Clindamycin, Erythromycin, Vancomycin
Treponema pallidum	Penicillin G, Ceftriaxon, bei Allergie: Doxycyclin
Zestoden (Bandwürmer)	Niclosamid, Praziquantel

Die meisten β-Lactamantibiotika überwinden die Bluthirnschranke nur schlecht und müssen deshalb zur Therapie von Meningitiden in hohen Dosen gegeben werden; nur mit wenigen Chemotherapeutika lassen sich ausreichende Konzentrationen im Knochengewebe herstellen; Doxycyclin erreicht in den ableitenden Harnwegen keine wirksamen Konzentrationen.

- Einige Chemotherapeutika (Makrolide, Rifampicin) induzieren stark Cytochrom P450-Enzyme und führen dadurch zu einem beschleunigten Abbau anderer Pharmaka, z. B. von Steroidhormonen der oralen Kontrazeptiva oder von Antikoagulantien.
- Patienten in schlechtem Allgemeinzustand werden durch unerwünschte Wirkungen einiger Antibiotika stark gefährdet. Beispiele: Bei zu schneller i.v. Injektion von Vancomycin fällt der Blutdruck bedrohlich ab; Kombinationen aus Vancomycin und Aminoglycosidantibiotika können das Hörvermögen und die Nierenfunktion irreversibel schädigen.
- Nicht selten nimmt eine Penicillinallergie die wirksamsten Antibiotika aus dem Angebot; gelegentlich besteht gleichzeitig eine Allergie gegen Cephalosporine.

Oral verabreichbare Antibiotika

Für die ambulante Behandlung eignen sich vornehmlich oral verabreichbare Antibiotika, und unter ihnen besonders solche, die nur einmal täglich eingenommen werden brauchen. Für sie ist die Compliance am besten. Wohl nirgends ist die Compliance

Tabelle 22.5

Oral-Penicilline	indiziert	nicht indiziert
Penicillin V: alle 6 h Propicillin: alle 8 h	viele grampositive Erreger	gramnegative Erreger
Amoxicillin: alle 8–6 h Amoxicillin + Clavulansäure: alle 8 h	Streptokokken, Enterokokken, Listeria monocytogenes	Viele Stämme von E. coli, Pneumokokken, Haemophilus influenzae, Proteus mirabilis, Enterobacter sind resistent durch Penicillinase-Bildung, doch werden sensibel unter Amoxicillin/ Clavulansäure
Flucloxacillin	(nur bei Staphylokokken-Infektionen). Wegen der Schwere der Infektion nicht zur ambulanten Therapie zu empfehlen.	
Oral Cephalosporine		penicillinresistente Streptokokken, methicillinresistente Staphylokokken, Listeria monocytogenes, Legionella
„Erste Generation“: Wirksam gegen grampositive Erreger, auch gegen viele Staphylokokken		
Cefadroxil: alle 12 h Cefazolin, Cefalexin: alle 6 h	+++ Staph. aureus, Streptokok. ++ E. coli, Klebsiella, Proteus mirabilis, Moraxella	Enterokokken, Enterobacter, andere gramnegative
„Zweite Generation“: Wirksam weniger gegen grampositive, aber auch besser gegen einige gramnegative Erreger		
Loracarbef: alle 12 h Cefaclor: alle 8 h	+++ Haemophilus influenzae, Streptokokken, ++ E. coli, Klebsiella, Proteus mirabilis, Moraxella	
„Dritte Generation“: Wirksam auf gramnegative Erreger, aber noch nicht sehr penicillinnase-fest		
Cefpodoxim: alle 12 h Cefixim alle 24 h	+++ Enterobacter, Streptokokken, Haemophilus influenzae, E. coli, Klebsiella, Serratia, Proteus (Neisseria gonorrhoea)	
Tetracycline		
Doxycyclin alle 24 h	Breites Spektrum, aber sehr viele resistente Stämme. Noch zu empfehlen bei Haemophilus, Pneumokokken, Aktinomyces, Borrelien, Brucellen, Camphylobacter, Chlamydia, Legionellen, Mycoplasmen	

Tabelle 22.5 (Fortsetzung)

Makrolide	indiziert	nicht indiziert
Erythromycin alle 6 h, Clarithromycin alle 12 h, Roxithromycin alle 12 h, Azithromycin alle 24 h	Bordatella pertussis, Borrelien, Camphylobacter, Clostridien, Corynebacterium, Haemophilus, Legionella, Listerien, Mycobacterium avium, Mycoplasmen, Neisseria, Streptokokken,	nicht wirksam gegen aerobe gramnegative Bakterien
Gyrasehemmer		
Ciprofloxazin, Ofloxazin, Norfloxazin: alle 12 h; Fleroxazin und Lomefloxazin: alle 24 h	Staphylo-, Streptokokken, E. coli, Camphylo-, Enterobacter, Salmonella, Shigella, Neisseria, Chlamydia, Legionella, Mycobacteria sp., Mycoplasma, Pseudomonas,	nicht gegen Anaerobier; schnelle Resistenzentwicklung
Clindamycin: alle 6 h	Wegen der beachtlichen unerwünschten Wirkungen und der kurzen Dosierungsintervalle für ambulante Therapie nicht zu empfehlen. Wirksam gegen B. fragilis und Anaerobier	
Metronidazol: alle 12-8 h	Anaerobier	
Cotrimoxazol: alle 12 h	Grampositive und gramnegative Erreger, aber viele Resistenzen	Resistent: Bacteroides, Enterokokken, Pseudomonas

wichtiger als bei der antiinfektiösen Chemotherapie. Nur mit einem kooperativen Patienten lassen sich die Grundregeln der Chemotherapie realisieren:

- *sofort, regelmäßig, häufig genug, lange genug, hoch genug.*

Alphabetischer Wegweiser zu den erwähnten Chemotherapeutika

Imipenem S. 437, INH S. 455, Itraconazol S. 467, Kanamycin S. 439, Lamivudin S. 475, Loracarbef S. 436, Makrolidantibiotika S. 446, Mebendazol S. 470, Meropenem S. 437, Metronidazol S. 459, Mezlocillin S. 435, Naftifin S. 467, Natamycin S. 468, Neomycin S. 441, Niclosamid S. 470, Nystatin S. 468, Ofloxazin S. 452, Oxytetracyclin S. 444, Penicillin G S. 433, Pimaricin S. 468, Piperazillin S. 465, Polymyxin B S. 439, Praziquantel S. 470, Propicillin S. 434, Pyrantel S. 471, Pyrazinamid S. 458, Pyrvinium S. 471, Ribavirin S. 473, Rifabutin S. 457, Rifampicin S. 456, Roxithromycin S. 447, Saquinavir S. 475, Stavudin S. 475, Teicoplanin S. 438, Terbinafin S. 467, Tobramycin S. 440, Tetracyclin S. 444, Trimethoprim S. 450, Vancomycin S. 438, Zalcitabin S. 475, Zidovudin S. 475.

Bakteriostatische oder bakterizide Wirkung

Bakteriostatische Wirkung. Erreger mit Ruhestoffwechsel bleiben unbeeinflußt; die Vermehrung der Erreger wird jedoch durch die Wirkung des Chemotherapeutikums reduziert. Beispiel: Sulfonamide, Tetracycline.

Bakterizide Wirkung. *Primäre Bakterizidie.* Sowohl Erreger mit Ruhestoffwechsel als auch Erreger mit Teilungsstoffwechsel werden abgetötet. Beispiele: Aminoglykoside, Polymyxin B.
Sekundäre Bakterizidie. Nur Erreger im Teilungsstoffwechsel werden abgetötet. Beispiel: Penicilline, Cephalosporine.

Herxheimer-Reaktion

Unter der Einwirkung von Chemotherapeutika werden aus den (abgetöteten) Erregern toxische Zerfallsprodukte frei. Sie können zu schweren Allgemeinsymptomen führen. Die Reaktion des Organismus auf die toxischen Zerfallsprodukte nennt man Herxheimer-Reaktion. Das bekannteste Beispiel ist die Herxheimer-Reaktion nach initialer Gabe hoher Dosen von Chloramphenicol bei Typhus abdominalis.

Regeln zur Kombinationstherapie

- Der Sinn der Kombinationstherapie besteht in der Verbesserung der Wirksamkeit und/oder der therapeutischen Breite.
- Die Kombination von Partnern mit gleichgerichteter Toxizität vermeiden (Beispiel: Gentamycin + Polymyxin gefährlich wegen gleichgerichteter Toxizität auf den N. statoacusticus).
- Bakterizide und bakteriostatische Stoffe soll man nicht kombinieren, besonders dann nicht, wenn die bakterizide Wirkung an die Existenz eines Teilungsstoffwechsels bei den Erregern gebunden ist. Beispiel: Penicilline + Sulfonamide = falsch, da Sulfonamide bakteriostatisch und Penicilline bakterizid nur bei proliferierenden Keimen wirken.
- Keine Kombination von Chemotherapeutika bei Verdacht auf Kreuzresistenz des Erregers bezüglich der Kombinationspartner.
- Inkompatibilitäten vermeiden. Beispiel: Aminoglykoside und Cephalosporine in einer Infusionslösung reagieren miteinander.

- Resorption und Diffusion zum Ort der Wirkung sollen für die Kombinationspartner ähnlich sein. Beispiel: Bei Kombinationstherapie einer Meningitis müssen alle Partner liquorgängig sein, andernfalls müssen nicht liquorgängige Kombinationspartner intrathekal appliziert werden.

22.1 β-Lactam-Antibiotika: Penicilline, Cephalosporine

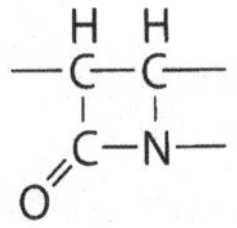

β-Lactamring

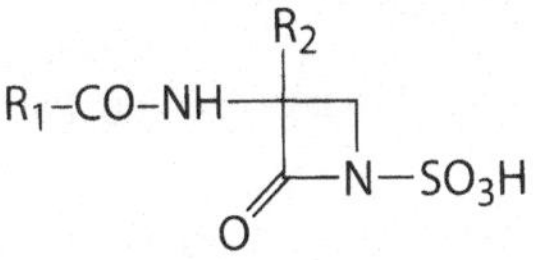

Monobactame
z.B. Aztreonam

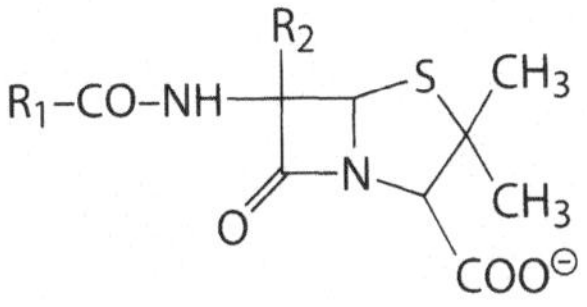

Penicilline (Penicillin G, Propicillin, Ampicillin, Amoxicillin, Mezlocillin, Flucloxacillin, Piperacillin)

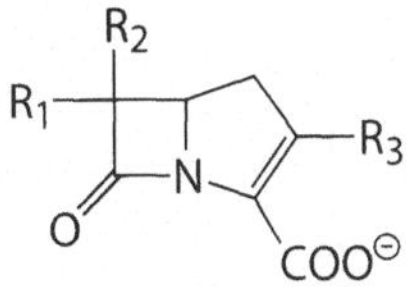

Carbapeneme
Imipenem,
Meropenem

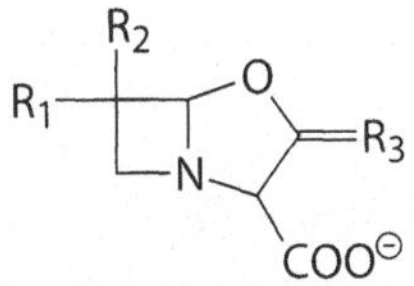

Clavame
z.B. Clavulansäure
(Kombinations-Partner zu anderen β-Lactam-Antibiotika, hemmt β-Lactamasen, wirkt selbst nicht antibiotisch)

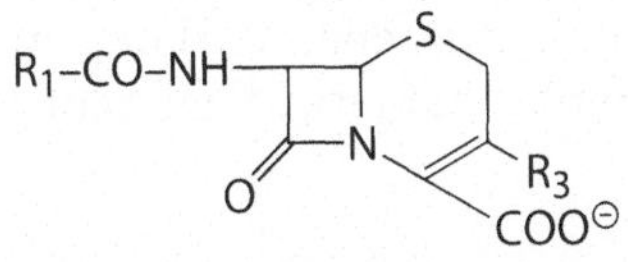

Cephalosporine
(Cefazolin, Cefaclor, Cefixim, Cefadroxil, Cefuroxim, Ceftazidim, Ceftriaxon)

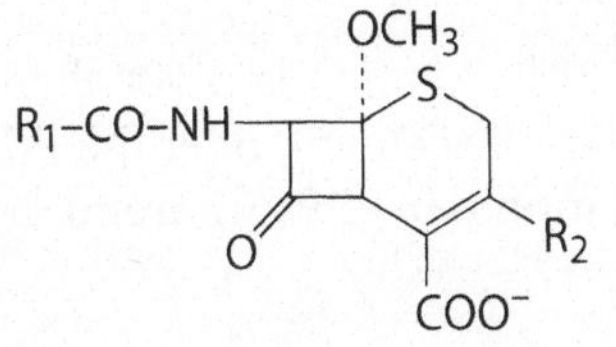

Cephamycine
(Cefoxitin)

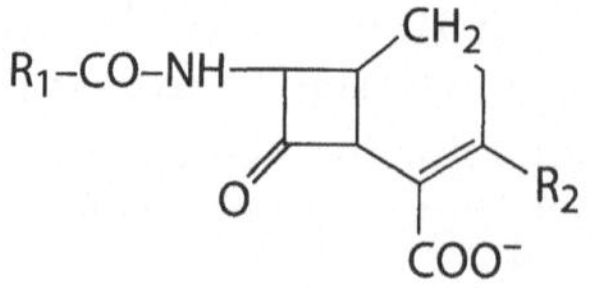

Carbacepheme
(Loracarbef)

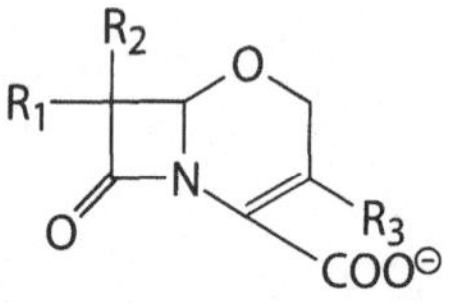

Oxacepheme
z.B. Latamoxef

Wirkungsmechanismus. Wirksamer Bestandteil aller β-Lactamantibiotika ist nur der β-Lactamring, weshalb auch bereits ein Monobactam wie Aztreonam *(Azactam)* wirksam ist. Der β-Lactamring reagiert mit der HO-Gruppe von Serinen in ausgewählten Proteinen wie folgt:

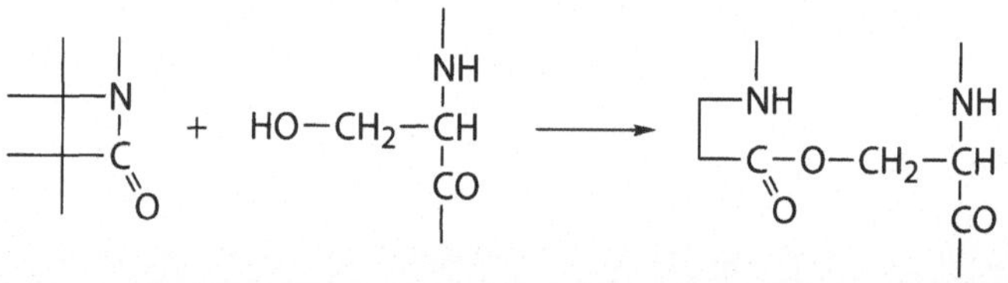

Bei den ausgewählten Proteinen handelt es sich um Transpeptidasen und Carboxypeptidasen, die allesamt nur in Bakterien und nicht beim Menschen vorkommen. Deshalb werden β-Lactamantibiotika vom Menschen in sehr hohen Dosen vertragen, ohne daß schwerwiegende unerwünschte Wirkungen auftreten, und dieser Umstand ist für die Entwicklung immer neuer β-Lactamantibiotika verantwortlich. Die Transpeptidasen und Carboxypeptidasen werden mit PBPs (*P*enicillin-*b*indende Proteine, nicht sehr genau) abgekürzt. PBPs dienen der Synthese der Bakterienwand. Verschiedene Bakterienspecies haben auch verschiedene PBPs, weshalb die eine Species gegen ein bestimmtes β-Lactamantibiotikum durch besonders gute Bindung auch besonders empfindlich sein kann. Aus dem Wirkungsmechanismus folgt, daß β-Lactamantibiotika bakterizid nur auf wachsende Keime wirken.

Resistenz. Die Resistenz kann drei Ursachen haben:

- Fehlende PBP-Bindung. PBPs können von vornherein fehlen (natürliche oder auch primäre Resistenz), oder die PBP-Bindungsfähigkeit kann durch Mutation der PBPs während der Therapie verloren gehen.

- Undurchlässige Außenmembran. Diese Ursache kann es naturgemäß nur bei gramnegativen Bakterien geben.

- β-Lactamasen. Das genetische Material für sie kann entweder im Chromosom des Erregers oder in übertragbaren Plasmiden kodiert sein. β-Lactamasen sind durch β-Lactamantibiotika induzierbar. Bei gramnegativen Erregern befinden sie sich zwischen der Bakterienaußenwand und der Bakterienzellmembran und bilden eine extrem wirksame Abwehrschicht. Sie sind nicht nur fähig, den β-Lactamring der Antibiotika zu hydrolisieren, bevor das Antibiotikum mit dem PBP reagiert hat, sondern können auch noch die Esterbindung zwischen dem Antibiotikum und dem PBP-Serin hydrolysieren.

Chemische Modifikationen: Die chemischen Modifikationen der β-Lactam-Antibiotika sind auf folgende Ziele gerichtet:

Enteral resorbierbare Verbindungen. Der „Naturstoff" Penicillin G wird im sauren Magensaft hydrolysiert. Für die Ambulanz, vor allem aber für die Pädiatrie ist wünschenswert, diesen Nachteil auszuschalten.

Bessere Gewebs- und Hohlraumverteilung. Die schlechte Penetrationsfähigkeit von Penicillin G in den Liquor ist zum Beispiel verbesserungswürdig.

Langsamere Elimination. Die Plasmahalbwertszeit von Penicillin G liegt bei nur 30–40 Minuten.

Erweiterung des Wirkungsspektrums auf häufig gefundene Keime. Penicillin G wirkt nicht auf gramnegative Bakterien.

Sonderprodukte für Problemkeime. Solche Verbindungen werden bei Infektionen mit Pseudomonas, Proteus, Staphylokokken, Citrobacter oder anderen Erregern benötigt, wie sie in der Intensivmedizin oder nach Immunsuppression (Tumortherapie, Transplantation) gefunden werden.

Unerwünschte Wirkungen: Allergische Reaktionen (anaphylaktischer Schock). Körpereigenes Protein wird dadurch zum Antigen, daß es mit Penicillin-Spaltprodukten reagiert; meist entstehen diese durch Öffnung des Lactamringes (besonders bei externer Anwendung), aber bei Penicillinen auch durch Öffnung des Thiazolidinringes. Auf dem verfremdeten Eiweiß bilden die Penicilloylreste die antigene Determinante. – Wirkstoffe auf Hautpilzen können die Funktion von Penicillin bei der Anregung der Antikörperbildung übernehmen, d. h. nach Pilzinfektionen kann Allergie gegen Penicillin vorhanden sein.

Sensibilisierungsrate. Sie ist am geringsten bei oraler Zufuhr von Penicillinen, größer bei Injektion und besonders hoch bei Hautkontakt von Penicillinen.

Zentrale Erregungserscheinungen und Krämpfe. Sie werden beobachtet nach Injektion höchster Dosen oder bei Applikationsformen, nach denen ein hoher Gehalt von Penicillin im ZNS zu erwarten ist. Im Tierversuch wirkt Penicillin gegen GABA im ZNS antagonistisch. Bei Patienten mit Krampfleiden oder Niereninsuffizienz ist Vorsicht geboten, wenn hohe Dosen gegeben werden sollen.

Gerinnungsstörungen. Hauptursache ist eine Abnahme von Gerinnungsfaktoren (Prothrombin). Vitamin K wirkt gut.

- Störung der physiologischen Bakterienflora im Darm. Sie tritt ein, wenn β-Lactamantibiotika entweder unzureichend resorbiert werden (Ampicillin) oder mit hohem Anteil biliär ausgeschieden werden (Cefoperazon, Ceftriaxon). In diesem Zusammenhang muß man auf die Entstehung einer pseudomembranösen Colitis besonders achten. Über Flatulenz nach Einnahme von Oral-β-Lactamen klagen Patienten häufig.

Interaktionen. β-Lactamantibiotika, die den Substituenten

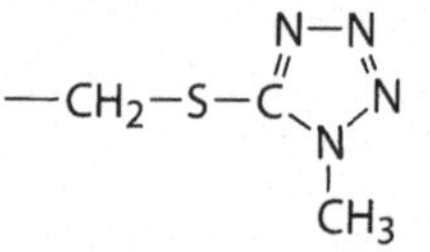

$$-CH_2-S-C\text{(Tetrazol-Ring: N=N, N, N-}CH_3\text{)}$$

tragen (Cefamandol, Cefotetan, Cefmenoxim, Cefmetazol, Cefoperazon, Latamoxef), hemmen den Abbau von Ethanol auf der Acetaldehyd-Stufe und lösen ein „Antabus-Syndrom" (s. S. 546) aus.

- β-Lactamantibiotika dürfen mit Aminoglykosiden nicht im Perfusor gemischt werden (chemische Inaktivierung der Aminoglykoside).
- β-Lactamantibiotika soll man nicht gleichzeitig mit einem am gleichen Ziel-Erreger bakteriostatisch wirksamen Chemotherapeuticum (Sulfonamide, Tetracycline, *alle* Makrolide, Chloramphenicol) anwenden, weil dann die β-Lactame nicht mehr wirken können.
- Die gleichzeitige Gabe des β-Lactamaseinhibitors Sulbactam *(Combactam)* schützt Mezlocillin *(Baypen)*, Piperazillin *(Pipril)*, vor allem aber Ampicillin (Festkombination *Unacid*) vor plasmidkodierten β-Lactamasen, nicht aber vor den chromosomal kodierten, die bei Pseudomonas und anderen gramnegativen Erregern vorkommen. Das gilt auch für den zweiten Inhibitor Clavulansäure (Festkombination Amoxicillin/Clavulansäure, *Aug-*

mentan). Beide Stoffe sind Suicid-Inhibitoren: Sie besetzen die β-Lactamasen irreversibel. Eine wesentliche antibiotische Eigenwirkung haben sie nicht.
Cilastin schützt Imipenem vor dem Abbau durch Diphydropeptidasen (Festkombination *Zienam*).

Penicillin G **Chemie.**

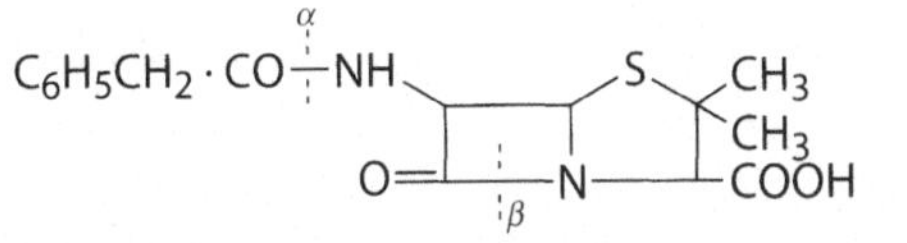

$C_6H_5CH_2 \cdot CO$–NH (α) … S, CH_3, CH_3, O=, N (β), COOH

Benzylpenicillin
MW der Säure 334,4
pK_a: 2,76

10 Millionen Einheiten enthalten 387 mg = 16,8 mmol Na^+ und 5,9 g Penicillin G

Pharmakokinetik. Bioverfügbarkeit oral ungenügend (15–30 %), weil Penicillin G säurelabil ist. Wegen der beachtlichen Polarität liegt das **Verteilungsvolumen** bei nur 0,3–0,5 l/kg; die Gewebegängigkeit von Penicillin G ist danach nicht überragend, in den Intrazellulärraum kommt es so gut wie nicht, und nur durch entzündete Meningen gelangt es in klinisch zuverlässigem Umfang in den Liquor. Die Plasmaproteinbindung liegt bei 50 %. Die Elimination erfolgt überwiegend durch die Niere: 80 % wird tubulär sezerniert (Säuresekretionssystem!), der Rest glomerulär filtriert, in die Galle sezerniert (Konzentration höher als im Plasma), und in der Leber metabolisiert. Halbwertszeit 30–60 min, bei Säuglingen wegen Unreife des tubulären Sekretionssystems auf 3 h verlängert, im Greisenalter verlängert wegen Abnahme der Creatininclearance. Bei Niereninsuffizienz nimmt die Elimination über den hepatischen Weg zu, so daß die Halbwertszeit sehr variabel verlängert ist.

Dosierung. 1 Mio. Einheiten = 1 Mega-I. E. = 0,6 g.
Erwachsene: 4 × 1 Mega-I. E./Tag bis 4 × 10 Mega-I. E./Tag.
Kinder: täglich 4 × 10000–25000 I. E./kg KG.
Niereninsuffizienz: Nur bei Anurie Reduktion auf (maximal) 2 × 5 Mega-I. E./Tag.
Dialyse: Nach der Dialyse eine extra Einzeldosis injizieren.
Prinzip der Depotpräparate: Eine schwerlösliche Penicillinverbindung wird intramuskulär injiziert; aus dem Depot wird Penicillin langsam über längere Zeit resorbiert. Wir bevorzugen Clemizol-Penicillin *(Megacillin)*. Bei Präparaten, die Procain-Penicillin enthalten, ist auf zwei zusätzliche Gefahren zu achten: Erstens ist die Procaintoxizität bei Säuglingen höher als bei Erwachsenen. Zweitens kann beim Patienten eine Allergie gegen Procain bestehen. – Nach Gabe von Depotpenicillinen ist Urticaria die häufigste allergische Reaktion.

Wirkungsspektrum. Infektionen mit Streptokokken, Staphylokokken (wenn sie nicht Penicillinase bilden), Pneumokokken, Gonokokken, Meningokokken, Clostridien, Spirochäten, Leptospiren, bei Milzbrand, Rotlauf, Diphtherie. Bei Gonokokken, aber auch bei anderen gibt es beachtliche Resistenzen. Nicht brauchbar bei Infektionen mit gramnegativen Stäbchen.

Oralpenicilline **Propicillin** *(Baycillin)*, **Penicillin** V, Azidocillin

Bioverfügbarkeit von Propicillin 60 %, Metabolismus stärker als bei Penicillin G (50 %)

Tagesdosen. Säuglinge 0,45 Mega-I. E., Schulkinder 0,9 Mega-I. E., Erwachsene 1,5 Mega-I. E. Die Plasmakonzentration verläuft gleichmäßiger als nach Injektion von Penicillin G, ist aber dann zu niedrig, wenn der Patient unzuverlässig einnimmt oder ein Malabsorptionszustand besteht. Wirklich hohe Plasmakonzentrationen sind nicht erreichbar.

Spektrum. Wie Penicillin G.

Penicillinasen. Nicht resistent.

Resistenz. Vollständige Kreuzresistenz mit Penicillin G.

Allergie. Oralpenicilline haben die geringste antigene Potenz im Vergleich zu anderen Applikationsformen.

Penicilline mit erweitertem Spektrum **Ampicillin** *(Binotal)*, **Amoxicillin** *(Clamoxyl)*.

Bioverfügbarkeit. Ampicillin 30–40 %, Amoxicillin 75–90 %. Ampicillin wegen geringer Bioverfügbarkeit nicht per os geben.

Dosierung. Orale Tagesdosen von Amoxicillin bei Erwachsenen 3–8 g, bei Kindern 100–200 mg/kg KG, intravenös für Ampicillin gleiche Dosierung.

Penicillinasen. Nicht resistent, aber durch Inhibitoren Sulbactam oder Clavulansäure (S. 432) sehr zu verbessern.

Spektrum, Resistenz. Für Ampicillin und Amoxicillin identisch, daher vollständige Kreuzresistenz. Zusätzlich zum Penicillin-G-Spektrum: Enterokokken, Haemophilus, Listerien. 50 % der E. coli sind ausreichend sensibel, auch Salmonellen und Shigellen. Grampositive Keime sind auf Penicillin G empfindlicher!

Staphylokokken-Penicilline **Dicloxacillin** *(Dichlorstaphenor)*, **Flucloxacillin** *(Staphylex)*.

Bioverfügbarkeit am besten (> 70 %) bei Dicloxacillin.

Parenteral verursacht Flucloxacillin die geringsten Reizerscheinungen.
Die Plasmaproteinbindung liegt über 50 %, das Penetrationsvermögen in der Liquor ist auch bei entzündeten Meningen schlecht.

Tagesdosen. Erwachsene oral (nüchtern) 3 g, Kleinkinder 1,5 g. Parenteral bei lebensbedrohlichen Infektionen Säuglinge bis 4 g, Kleinkinder bis 6 g, Erwachsene bis 10 g.

Penicillinasen, Spektrum. Resistent gegen viele, aber nicht alle Penicillinasen der Staphylokokken und nur bei Staphylokokkeninfektionen indiziert (bei anderen Infektionen schlechter wirksam als Penicillin G).

Auf „Gramnegative" wirksame Penicilline

Mezlocillin *(Baypen)*, **Azlocillin** *(Securopen)*, **Piperacillin** *(Pipril)*. Diese Verbindungen werden alle parenteral appliziert und sind der Klinik vorbehalten. Sie werden bei schweren Infektionen mit gramnegativen Keimen infundiert.

Dosierung. Erwachsene 3 × 4 g (Piperazillin) bzw. 3 × 5 g (Mezlocillin, Azlocillin) in drei 60-min-Kurzinfusionen täglich, Kinder 3 × 0,1 g/kg KG entsprechend.

Penicillinase. Häufig nicht resistent. Die Kombination mit Sulbactam hemmt nur die plasmidkodierten, nicht aber die bei Pseudomonas und anderen vorkommenden chromosomalen β-Lactamasen.

Spektrum. Bei E. coli, Klebsiellen, Enterobacter, Proteus, Serratia hat Mezlocillin die zuverlässigste Wirkung (mehr als 60 % der Stämme). Azlocillin und Piperazillin wirken gegen Pseudomonas.

Cephalosporine

Chemie.

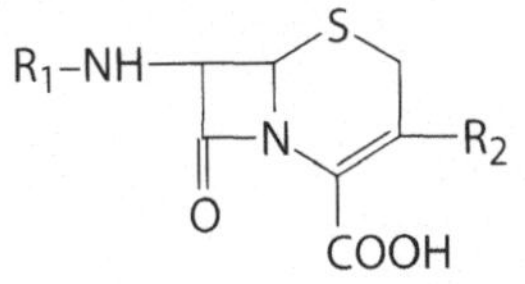

R_1–NH, S, N, R_2, O, COOH

Wirksames Spektrum. Cephalosporine der ersten Generation wirken gegen grampositive Bakterien, grampositive Kokken (Ausnahme Staphylokokken, Enterokokken), viele Anaerobier (nicht B. fragilis-Gruppe).
Cephalosporine der zweiten Generation wirken auch gegen Moraxella catarrhalis, Haemophilus influenzae, E. coli, Klebsiella und Proteus mirabilis. Die Wirkung gegen grampositive Erreger ist weniger stark.

Tabelle 22.6 Dosierung und Pharmakokinetik ausgewählter Cephalosporine.

Generation, Name INN, Name Präparat	Applikation, Resorption bei oraler Gabe	Dosierung	Plasmaproteinbindung	Elimination
1. Generation Cefadroxil *Bidocef*	**oral** *alle 12 h, 90 % resorbiert*	Ki. 2×25 mg/kg Erw. 2×1 g	20 %	renal 90 %
1. Generation Cefazolin *Gramaxin*	(i.m.) i.v.	Ki. 50 mg/kg Erw. 2–12 g	80 %	renal 90 %
2. Generation Cefuroxim-Axetil *Zinnat*	**oral** *alle 12 h; nur 50 % resorbiert*	Ki. <5 J 2×10 mg/kg Ki. 5–12 J 2×250 mg Erw. 2×500 mg	40 %	renal 40 %
2. Generation Cefaclor *Panoral*	**oral** *alle 8 h; Resorption 70 %*	Ki. <6 J 3×10 mg/kg Ki. 6–10 J 3×250 mg >10 J 3×500 mg	25 %	renal 60 %, Metabolismus
2. Generation Loracarbef *Lorafem*	**oral** *alle 12 h 90 % resorbiert*	Ki. <12 J 2×15 mg/kg Erw. 2×400 mg	25 %	renal 90 %
3. Generation Cefpodoxim *Orelox*	**oral** *alle 12 h nur 50 % resorbiert*	Ki. 4 Wo–3 Mo 2×20 mg, 3 Mo–2 J 2×40 mg, 2–6 J 2×60 mg, 6–12 J 2×80 mg Erw. 2×200 mg	40 %	renal 30 % **Galle** 10–20 %
3. Generation Cefixim *Cephoral*	**oral** *alle 24–12 h, nur 40 % resorbiert*	Ki. <12 J 2×4 mg/kg Erw. 2×200 mg	60 %	renal 20 % **Galle** 10 %
3. Generation Ceftriaxon *Rocephin*	i.v. Infusion; enthält 3,6 mval Na^+/g Ceftriaxon	Ki. 2 Wo–12 J 1×20–80 mg/kg Erw. 1×2–4 g/Tag	95	renal 60 % **Galle** 40 % 8 h Plasmahalbwertszeit!
3. Generation Ceftazidim *Fortum*	i.v.	Erw. 3×2 g, Ki. 2×15–50 mg/kg	10	renal 85 %
NUR Pseudomonas Cefsulodin *Pseudocef*	*i.v.*	Ki. 2×10 bis 3×10 mg/kg Erw. 3×1 g bis 3×2 g	30 %	renal 90 %

Cephalosporine der dritten Generation wirken zusätzlich auf indolpositive Proteus, Bacteroides, Serratia, Pseudomonas aeruginosa (Enterobacter).
Cephalosporine der vierten Generation haben eine erhöhte Stabilität gegen β-Lactamasen.

NICHT wirksam sind alle Cephalosporine gegen Acinetobacter, Camphylobacter, Enterokokken, Legionellen, Listerien, penicillinresistente Pneumokokken und koagulase-negative Staphylokokken.

Pharmakokinetik. Ausdrücklich sei darauf hingewiesen, daß ein „altes", preiswertes und wirksames orales Cephalosporin wie Cefadroxil *(Bidocef)* weit besser resorbiert wird und deshalb weit weniger unerwünscht im Gastrointestinaltrakt wirkt als die neueren Oral-Cephalosporine mit weiterem Spektrum. Hinzu kommt, daß nach der Resorption eine hohe Plasmaproteinbindung eine vergleichsweise höhere Dosierung verlangt.

Wenn sich die pathogenen Keime nicht so sehr im Blut als vielmehr im Gewebe befinden, kommt es auf die Gewebegängigkeit der Cephalosporine entscheidend an. Unter den intensivmedizinisch wichtigen Verbindungen findet man sie bei Ceftazidim, Imipenem und Meropenem. Die Liquorgängigkeit der Cephalosporine ist wie die der Penicilline nicht gut, steigt aber bei entzündeten Meningen.

Die meisten Cephalosporine werden wie die Penicilline vornehmlich über die Niere ausgeschieden. Nimmt man hierauf bei niereninsuffizienten Intensivpatienten keine Rücksicht, so können sich Plasmakonzentrationen aufbauen, die zu Krämpfen führen. – Einige Cephalosporine werden in hoher Konzentration in die Galle ausgeschieden. Das erhöht die Tendenz zur Vernichtung der bakteriellen Darmflora und zur Diarrhoe und ist nur bei Gallengangsinfektionen von Vorteil.

Andere β-Lactam-Antibiotika: Carbapeneme

Imipenem, Meropenem. Die Carbapeneme sind den Penicillinen chemisch ähnlicher als den Cephalosporinen. Sie sind gegen die meisten Penicillinasen (plasmid- und chromosomal codierte) resistent, haben ein über die Penicilline und Cephalosporine hinausragendes Spektrum und sind gegenwärtig die wirkungsmächtigsten β-Lactam-Antibiotika. Zu den wichtigsten NICHT empfindlichen Keimen zählen Enterococcus faecalis und viele, aber nicht alle koagulasebildenden Staphylokokkenstämme.

Imipenem und Meropenem müssen intravenös infundiert werden. Imipenem wird zu 25 %, Meropenem nur zu 2 % an Plasmaproteine gebunden. Beide Verbindungen sind sehr gut gewebegängig, erreichen therapeutische Konzentration im Liquor jedoch nur, wenn die Meningen entzündet sind.

Weil Imipenem durch eine Dipeptidase im Bürstensaum der Nierentubuli schnell hydrolysiert wird, wird es in Kombination mit dem Hemmstoff Cilastin injiziert *(Zienam)*. Meropenem *(Meronem)* ist gegen das Enzym beständiger, Cilastin muß nicht gegeben werden. Imipenem aus Imipenem/Cilastin und Meropenem werden zu mehr als 70 % renal eliminiert und kumulieren bei Niereninsuffizienz.

Unter den bei β-Lactam-Antibiotika üblichen unerwünschten Wirkungen ist bei Imipemen die Senkung der Krampfschwelle ausgeprägt. Myoklonen werden besonders bei zu hoher Dosierung, bei zu schneller Infusion oder bei Kombination mit Ganciclovir beobachtet. Bei Meropenem wurden solche Symptome bisher nicht beobachtet.

Klinische Indikationen. Die Carbapeneme sind Antibiotika für Intensivpatienten. Sie stehen in Konkurrenz zur Kombination Ceftriaxon + Gentamycin bzw. Piperazillin + Tobramycin bei der Therapie der nosokomialen Atemwegsinfektionen und der Sepsis.

Dosierung. Imepenem in Imepenem/Cilastin 3 × 500 mg bis 3 × 1 g täglich, langsam (1 g in 60 min) infundieren, Meropenem in gleichen Dosen als Kurzinfusion (5 min).

Andere β-Lactam-Antibiotika: Monobactame

Aztreonam *(Azactam)* wirkt gegen gramnegative Aerobierinfektionen der Knochen, Gelenke und Weichteilgewebe, der Atem- und Harnwege, in den großen Körperhöhlen und bei Meningitis (Haemophilus influenzae, Neisseria meningititis). Bei Pseudomonasinfektionen kann es anstelle von Piperazillin oder Cefuroxim *versucht* werden, wenn gegen diese β-Lactame eine Allergie besteht.

Dosierung. Intravenös 3 × 0,5-1-2 g.

22.2 Vancomycin, Teicoplanin

Vancomycin (*INN*, MW 1449) und das chemisch und therapeutisch verwandte Teicoplanin *(Targocid)* sind große Glykopeptide.

Pharmakokinetik. Beide Stoffe werden nach oraler Gabe nicht resorbiert. Nach i.v. Injektion hat Vancomycin 0,4–1,0 l/kg Verteilungsvolumen mit einer entsprechend guten Gewebeverteilung und ist zu 55 % an Plasmaproteine gebunden. Beide Stoffe gehen schlecht in den Liquor über. Sie werden zu 80 % glomerulär filtriert. Vancomycin hat 6 h Plasmahalbwertszeit, Teicoplanin wird langsamer ausgeschieden (terminale Halbwertszeit 70 h).

Wirkungsmechanismus. Wie die β-Lactam-Antibiotika wirken beide Stoffe auf die Zellmembran der Erreger. Bei der Zellwandsynthese entstehen Präkursoren mit einer von einem Lys abzweigenden Seitenkette $(Ala)_5$. Über diese Seitenketten werden die Präkursoren miteinander verknüpft. Vancomycin und Teicoplanin besetzen die Seitenkette und verhindern damit die Verknüpfung.

Indikationen. Sie wirken bakterizid auf proliferierende grampositive Kokken und Clostridien. In Kombination mit Gentamycin oder Tobramycin wirken sie gegen flucloxacillinresistente Staphylokokken und gegen Enterokokken (Resistenzentwicklung) – hauptsächlich hierin liegt ihr Wert. Gramnegative Bazillen sind resistent.

Dosierung. Bei pseudomembranöser Kolitis Vancomycin oral 4 × 250 mg/Tag (Mittel der Wahl). Bei Infektion mit hochresistenten Staphylokokken und Enterokokken Vancomycin 4 × 500 mg/Tag als Infusion (500 mg in 60 min), Teicoplanin 2 × 400 mg/Tag initial, dann 100 mg/Tag. Bei Niereninsuffizienz müssen diese Dosen reduziert werden: die Plasmakonzentration soll 40 mg/l für Vancomycin und 25 mg/l für Teicoplanin nicht übersteigen.

Unerwünschte Wirkungen. Sie sind schwerwiegend und ausschlaggebend für die Zurückhaltung beim Einsatz dieser Stoffe: Anaphylaktoide Reaktionen (Atemnot, Blutdruckabfall, Jucken), interstitielle Nephritis, Reduktion des Hörvermögens und Schwindel. Aminoglykoside, die oft mit Vancomycin kombiniert werden müssen, verstärken diese Symptome. Die Infusion in eine zu kleine Vene in zu hoher Konzentration führt zur Thrombophlebitis.

Polymyxin B Polymyxin B wirkt auf gramnegative Erreger relativ unspezifisch wie ein kationisches Tensid. Die lokale Anwendung (Ophthalmologie) ist üblich. Wegen der schweren unerwünschten Wirkungen sieht man heute von der systemischen Anwendung ab.

22.3 Aminoglykosid-Antibiotika und Clindamycin

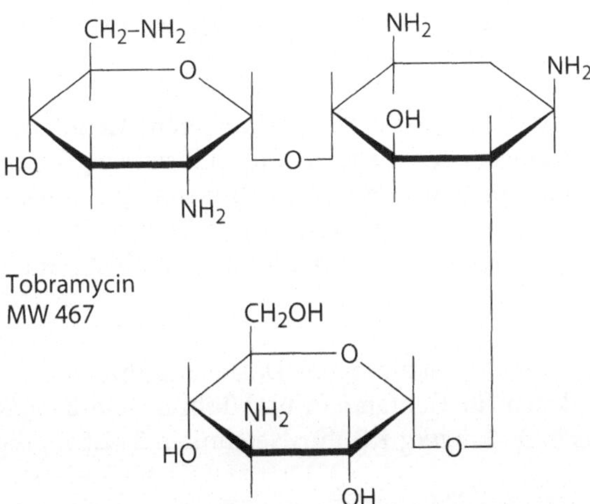

Substanzen • Gentamicin, Tobramycin, Amikacin, Netelmicin parenteral bei schweren gramnegativen Infektionen. Kanamycin als Lokalantibiotikum in der Ophthalmologie.

- Streptomycin zur Therapie der Tuberkulose.
- Neomycin und Paromomycin zur lokalen Therapie.

Pharmakokinetik

Resorption. Minimal wegen der hohen Polarität, aber groß genug, um bei Niereninsuffizienz bedrohliche nephro- und ototoxische Symptome nach oraler Zufuhr von Neomycin entstehen zu lassen.

Verteilung. Wegen der hohen Polarität beträgt das Verteilungsvolumen nur 0,25 l/kg KG (Größenordnung; beim Säugling höher) und die Plasmaproteinbindungen liegen unter 20 %, meist unter 10 %. In die meisten Zellen des Wirtsorganismus dringen Aminoglykoside nicht ein. Für Bakterienzellen besteht ein sauerstoffabhängiger aktiver Transportmechanismus für Aminoglykoside; ist er nicht operativ (z. B. bei strengen Anaerobiern), so wirken Aminoglykoside auch nicht. – Im Nabelschnurblut und in der Muttermilch sind bis zu 50 % der mütterlichen Plasmakonzentrationen meßbar. Der Übertritt in den Liquor ist schlecht und stark streuend. Anreicherung in der Niere!

Elimination. Aminoglykoside werden nahezu vollständig und unverändert glomerulär filtriert. Die Plasmahalbwertszeiten liegen in der Größenordnung von 2–3 h und sind sehr von der Kreatininclearance abhängig.

Therapeutische Plasmakonzentrationen. Gentamicin, Tobramycin: Maximum 12 mg/l nach Infusion einer Einzeldosis über 60 min, vor der Folgedosis nicht höher als 5 (Gentam.) bzw. 2 (Tobram.) mg/l. Netelmicin: Maximum 16 mg/l, vor Folgedosis 4 mg/l. Amikacin: Maximum 35 mg/l. Überwachung (drug monitoring) empfehlenswert.

Dosierung

Erwachsene (nicht bei Schwangeren) Gentamicin *(Refobacin)*, Tobramycin *(Gernebcin)*: Einzeldosis 1 mg/kg KG im Abstand von 8 h, am besten durch i.v. Infusion (30 min). Amikacin *(Biklin)*: 3–5 mg/kg KG Einzeldosis 8stündlich, Netelmicin *(Certomycin)* 1,5–2 mg/kg KG Einzeldosis, 8stündlich. Maximale Gesamtdosis 20 g.

Kinder. Bei 8stündigem Dosierungsintervall betragen die Einzeldosen für Gentamicin und Tobramycin 2 mg/kg KG, für Amikacin 3–5 mg/kg KG, für Netelmicin 2–2,5 mg/kg KG.

Niereninsuffiziente Patienten. Zur Vermeidung von Dosierungsspitzen (höhere Gefahr unerwünschter Wirkungen) wird empfohlen, nicht die Dosierungsintervalle zu verlängern, sondern die Einzeldosen zu reduzieren. Die erste Einzeldosis aller Aminoglykoside

Tabelle 22.7 Dosierung der Aminoglykoside bei Niereninsuffizienz.

Serumkreatinin [mg %]		Kreatininclearance [ml/min 1,73 m^2]	Reduzierte Einzeldosis in % der initialen (vollen) Einzeldosis
1,3	100	70	100
1,4–1,6	107–122	69–55	65
1,7–2,0	122–153	54–50	50
2,1–3,0	153–229	39–30	35
3,1–4,0	229–305	29–20	25
4,1–6,0	305–458	19–30	15
6,1–8,0	458–610	12–10	10

bleibt bei Niereninsuffizienz unverändert, die Folge-Einzeldosen werden für alle Aminoglykoside nach Tabelle 22.7 reduziert.

Einmal-Dosierung. Die zahlreichen und gravierenden unerwünschten Wirkungen der Aminoglykosid-Antibiotika waren Anlaß, nach neuen Dosierungsschemata zu suchen. Ausgangspunkt war die Beobachtung, daß die Aminoglykoside weit länger wirkten als nach ihrer Plasmahalbwertszeit zu vermuten war (postantibiotischer Effekt). Gentamycin ist in Deutschland zugelassen zur täglichen intravenösen Einmalinfusion (360 mg in 60 min) und zur intrathekalen Einmalinjektion bei gramnegativen Meningitiden (Kinder 1–2 mg, Erwachsene 5 mg). Weitere Erfahrungen sind abzuwarten.

Hämodialyse. Nach einer 4stündigen Hämodialyse injiziert man die halbe, nach einer 8stündigen Dialyse die volle initiale Einzeldosis.

Neomycin *(Bykomycin)*. Zur Reduktion der Bakterienzahl im Darm 2–8 g/Tag.

Wirkungsmechanismus

Aminoglykosidantibiotika werden von der 30-S-Untereinheit der Ribosomen gebunden und führen danach zu unterschiedlichen Veränderungen. Erstens verhindern sie die Bildung eines brauchbaren Initiationskomplexes für die Proteinsynthese. Zweitens entstehen unvollständige Peptide. Drittens ermöglichen sie Fehlablesungen der eingefädelten mRNA und damit die Synthese falscher Proteine. Die Falschproteine werden wie die richtigen Proteine in die Membran eingebaut und erleichtern weiteren Aminoglykosidmolekülen das Eindringen in die Erregerzelle. Aminoglykosidantibiotika wirken **bakterizid** schon auf ruhende Erreger.

Spektrum

Voraussetzungen für jede Wirkung der Aminoglykoside ist, daß sie ungeachtet ihrer hohen Polarität in die Bakterienzelle eindringen. Dies geschieht auf dem Weg eines aktiven Transportes, der

Sauerstoff benötigt. Deshalb wirken Aminoglykoside nicht auf Anaerobier und schlecht unter anaeroben Bedingungen. Die erhebliche Wirkungsverstärkung der Aminoglykosidantibiotika durch β-Lactam-Antibiotika wird mit einer Verbesserung der Membranpassage von Aminoglykosidantibiotika durch β-Lactam-Antibiotika erklärt.

Aminoglykoside wirken hauptsächlich auf gramnegative Aerobier, wie E. coli, Klebsiellen, Enterobacter, Serratia, Proteus, Pseudomonas, auch auf Brucellen und Mycoplasmen, schlecht auf Enterokokken und Streptokokken.

Streptomycin wirkt auf Mycobacterium tuberculosis.

Neomycin und *Paromomycin* werden oral zur Desinfektion des Darmes eingesetzt, wenn z. B. eine Belastung der Leber mit Stoffwechselprodukten der Darmbakterien verhindert werden soll. Paromomycin auch bei Amoebiasis.

Resistenz

Der quantitativ wichtigste Mechanismus ist die Inaktivierung der Aminoglykosidantibiotika an unterschiedlichen Stellen durch Enzyme, die plasmidcodiert sind und infektiös übertragen werden. Es gibt die drei Gruppen der acetylierenden, posphorylierenden und adenylierenden Enzyme. Die einzelnen Aminoglykosidantibiotika sind gegen verschiedene Enzyme aus diesen Gruppen auch unterschiedlich empfindlich, weshalb es keine vollständige Kreuzresistenz zwischen den Aminoglykosiden gibt: Amikacin kann zum Beispiel gut wirksam sein, wenn gegen Gentamicin Resistenz besteht. Eine Resistenzbestimmung ist bei Therapie mit Aminoglykosidantibiotika deshalb besonders wichtig und unerläßlich. – Eine weitere Resistenzentwicklung kann dadurch imponieren, daß die Erregermembran für Aminoglykoside immer weniger durchlässig wird. Nur für Streptomycin ist ein dritter Resistenzmechanismus bekannt, bei dem durch eine Einschrittmutation die Bindung von Streptomycin an das Ribosom aufgehoben wird.

Unerwünschte Wirkungen

- Ototoxizität. Aminoglykoside reichern sich in der Perilymphe bei Dauertherapie langsam an, erreichen aber hohe Konzentrationen. Die Anreicherung wird begünstigt durch die Erzeugung von „Spitzenkonzentrationen“ mit zu hohen Einzeldosen der Aminoglykoside und durch Überschreitung der Gesamtdosis von 20 g. Die Schäden beeinträchtigen die Funktion sowohl des N. vestibularis als auch das N. cochlearis und sind bei den einzelnen Aminoglykosiden unterschiedlich häufig. N. vestibularis: Streptomycin (bis 75 %), Gentamicin (2 %), andere Aminoglykosidantibiotika im 2 %-Bereich, Netelmicin nach bisheriger Erkenntnis deutlich weniger. N. cochlearis: Amikacin 13,9 %, Gentamicin 8,3 %, Tobramycin 6,1 %, Netelmicin 2,4 %. Die Schädigung ist u. a. auf die Haarzellen gerichtet, deren Funktion in leichten Fällen reversibel beeinträchtigt wird, die aber bei schwerer Schädigung zerstört werden. Das Hörvermögen für hohe Töne fällt zuerst aus.

- Nephroxizität. Akkumulation von Aminoglykosiden im renalen Kortex mit zunächst reversibler, später irreversibler Schädigung der Tubuli. Inzidenz bei Gentamicin 14 %, Tobramycin 12,9 %, Amikacin 9,4 %, Netelmicin 8,7 %. Die Gefahr steigt erheblich bei gleichzeitiger Gabe von starken Diuretika (Furosemid, Etacrynsäure), Amphotericin B, Polymyxin.
- Neuromuskuläre Blockade. Aminoglykosidantibiotika wirken vornehmlich durch präsynaptische Blockade von Calciumkanälen neuromuskulär blockierend. Klinisch drohen Gefahren bei gleichzeitiger Störung des Ionenhaushaltes, bei Narkose, Gabe von Muskelrelaxantien, Tranquilizern oder anderen Psychopharmaka mit dämpfender Wirkung auf die Spinalmotorik, ferner bei bestehender Myasthenia gravis. Zur Soforttherapie bei Zwischenfällen injiziert man Calciumionen (als Calciumgluconat, präsynaptisch wirksam).
- ○ Allergische Erscheinungen. Deshalb sind unter der Therapie Blutbildkontrollen notwendig.

Clindamycin

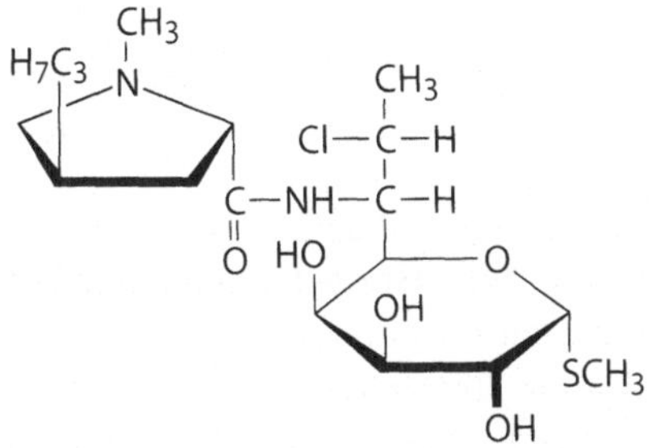

Clindamycin (*Sobelin*)
MW 424,98

Pharmakokinetik. Bioverfügbarkeit 75–90 %, Verteilungsvolumen 0,6–0,7 l/kg, Plasmaproteinbindung 60–90 %, Gewebeverteilung (besonders Knochen und Knorpel) gut, Liquorübergang ungenügend, Metabolismus zu teilweise wirksamen Metaboliten, Elimination von Quellsubstanz und Metaboliten renal, Plasmahalbwertszeit 3 h.

Wirkungsmechanismus. Bindung an die 50 S-Untereinheiten der Ribosomen und danach Verhinderung der Elongation der Proteinkette. *Bakteriostatische* Wirkung. Resistenz selten.

Spektrum. Reserveantibiotikum der Klinik besonders für Infektionen mit Staphylococcus aureus und Bacteroides fragilis, auch mit Streptokokken, Mycoplasmen, Corynebakterien und Cl. perfringens. Alle gramnegativen aeroben Bazillen sind resistent.

Dosierung. 4 Kurzinfusionen (10 min) zu je 300 mg täglich für Erwachsene, zu je 4 mg/kg für Kinder.

Unerwünschte Wirkungen. Pseudomembranöse Enterokolitis (Therapie: Vancomycin), Blutdruckabfall bei zu schneller Infusion, multiforme gastrointestinale Symptome und hämatologische Veränderungen, Hemmung der neuromuskulären Synapsenfunktion.

22.4 Tetracycline: Doxycyclin

Oxytetracyclin und Minocyclin sind Bestandteile in lokal anzuwendenden Arzneizubereitungen. Systemisch wird überwiegend Doxycyclin verordnet.

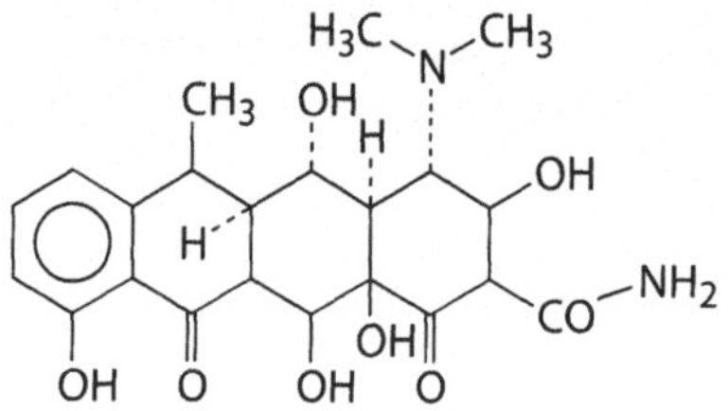

Doxycyclin, MW 444,43

Doxycyclin bildet Chelate mit mehrwertigen Metallionen. Deshalb soll es nicht gleichzeitig mit Antazida oder oralen Eisenpräparaten eingenommen werden.

Pharmakokinetik Bioverfügbarkeit > 90 %, Plasmaproteinbindung 95 %; wegen der ausgeprägten Lipophilie ist die Gewebsverteilung und die Passage durch die Meningen gut, und Doxycyclin dringt leicht in die intrazelluläre Räume menschlicher Zellen ein. Dadurch wirkt es (wie die Makrolide) gut auch auf intrazellulär liegende Erreger. Doxycyclin wird mit einer Halbwertszeit von 15 h metabolisiert und überwiegend biliär in inaktiver Form ausgeschieden.

Dosierung Erwachsene initial 200 mg p.o., danach 100 mg im Abstand von (12 oder) 24 h p.o. Kinder, älter als 8 Jahre, 2 mg/kg KG in einer Tagesdosis p.o. Die intravenöse Arzneizubereitung enhält Mg^{++}-Ionen!

Wirkungsmechanismus Bakteriostase Bindung an 30-S-Untereinheiten der Ribosomen und dadurch Verhinderung der Anlagerung von Aminoacyl-tRNA. Folge: Verminderung der Proteinsynthese. Dieser Mechanismus ist auch an Zellen des Wirtsorganismus aktiv, aber Mikroorganismen sind etwa 100fach empfindlicher (hauptsächlich durch stärkere Anreicherung). In klinisch nutzbaren Konzentrationen in vivo wirkt Doxycyclin bakteriostatisch.

Wirkungsspektrum Sogenanntes Breitspektrum, aber viele resistente Stämme. Wirksam auch gegen L-Formen. Empfehlenswert bei Bacteroides, Borellien, Brucellen, Corynebakterien, Haemophilus influenzae. Leptospiren, Lymphogranuloma ing., Malleus, Ornithosen, Rikkettsien, Vibrionen und bei Mischinfektionen des Darmes und der Lunge, wenn mit Penicillinen oder Makroliden kein befriedigendes Ergebnis erreicht wird.

Resistenz *Hauptmechanismus* der Resistenzentwicklung ist eine Abnahme der Permeabilität der Erregerzellmembran für Tetracycline. *Hauptursache* für die Resistenzentwicklung ist die infektiöse Übertragung von Resistenzfaktoren. Vollständige Kreuzresistenz der Tetracycline untereinander besteht. Die Resistenz gegen Tetracycline hat weltweit stark zugenommen.

Interaktionen Zur Chelatbildung siehe oben! Durch Enzymbesetzung oder Enzyminduktion interagieren Tetracycline mit Antikoagulantien, Sulfonylharnstoffen, Antiepileptika.

Unerwünschte Wirkungen, Kontraindikationen

- ● Intestinale Störungen und Reizerscheinungen an anderen Schleimhäuten (Mundhöhle, Anus, Vulva) entstehen durch direkte Tetracyclinwirkung, können durch Superinfektion verstärkt werden und treten von allen unerwünschten Wirkungen am häufigsten auf.
- ● Chelatbildung mit Calcium und dadurch Einlagerung in Knochen und Zähne besonders während des Wachstums. Daher sollten Tetracycline Schwangeren und Kindern bis zum Alter von 8 Jahren nicht verordnet werden. Bei Säuglingen verursachen Tetracycline außerdem eine intrakranielle Drucksteigerung.
- ● Bei bestehender Leberfunktionsstörung ist Vorsicht geboten; der Prothrombinspiegel kann nach Gabe von Tetracyclin merklich absinken.
- ○ Nach Minocyclin wurden vestibuläre Störungen beobachtet.
- ○ Photodermatosen beobachtet man besonders nach Demethylchlortetracyclin, aber auch nach Doxycyclin. Deshalb sind Sonnenbäder zu verbieten.
- ○ Durch Hemmung der Proteinsynthese auch im Wirtsorganismus haben Tetracycline eine katabole Wirkung, deshalb Vorsicht bei Niereninsuffizienz.
- ○ Allergie tritt selten auf (Blutbildkontrolle!), verlangt aber sofortiges Absetzen der Tetracycline.
- ○ Tetracycline mit Mg^{2+} in der Arzneizubereitung sind bei Myasthenie kontraindiziert.

22.5 Makrolid-Antibiotika

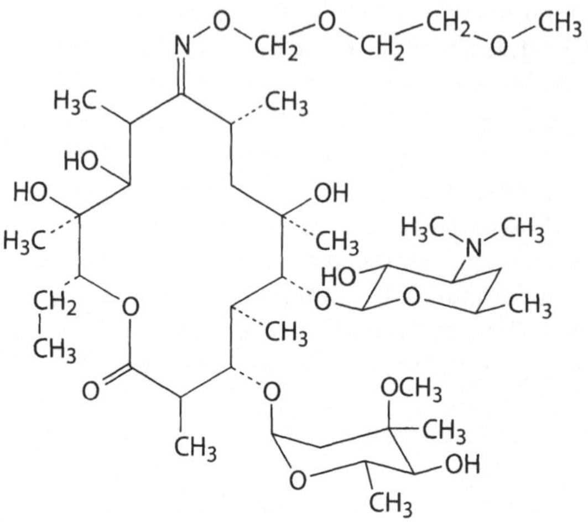

Roxithromycin
MW 837,06

Makrolide führen gegenwärtig die Liste der ambulant verordneten Antibiotika an. Das historisch erste Makrolid war Erythromycin. Die Nachfolger Clarithromycin, Roxithromycin und Azithromycin haben das gleiche Wirkungsspektrum, aber für bestimmte Anwendungen günstigere pharmakokinetische Eigenschaften.

Zur intravenösen Infusion (30 min) wird nur Erythromycin angeboten; seine oralen Arzneiformen enthalten Erythromycin-Ester zur Verbesserung der Bioverfügbarkeit, die aber dennoch nicht gut ist. Der Forderung nach 3–4 Tagesdosen wird die Klinik, aber selten die Kindeseltern nachkommen. Für zwei Tagesdosen (Clarithro-, Roxithromycin) ist eine bessere Compliance zu erwarten.

Makrolide erreichen hohe Gewebekonzentrationen, aber passieren schlecht die Blut-Hirnschranke. Auch im *intrazellulären* Raum der Wirtszellen erreichen sie hohe Konzentrationen.

Makrolide werden in der Leber extensiv durch Cytochrom P450 3A1 metabolisiert. Dadurch verzögern sie in unterschiedlichem Ausmaß die Elimination (s. unten, unerwünschte Wirkungen). Der first pass effect ist beachtlich, die Quellsubstanzen und ihre Metaboliten werden vornehmlich biliär ausgeschieden. Bei Clarithromycin ist vorteilhaft, daß sein Hydroxy-Metabolit antibiotisch aktiv ist und ähnliche pharmakokinetische Daten hat.

Wirkungsmechanismus

Makrolide gehen eine reversible Bindung mit der 50S-Untereinheit bakterieller Ribosomen ein. Dadurch wird die Weitergabe der Peptidyl-t-RNA von der Akzeptor- an die Donorstelle unterbrochen, die Peptidsynthese hört auf. Resistente Erreger haben Ribosomen, die Makrolide nicht binden. Aus dem Mechanismus folgt: Makrolide wirken *bakteriostatisch.*

Pharmakokinetik **Tabelle 22.8** Pharmakokinetik und Dosierung von Makrolid-Antibiotika.

	Erythromycin *INN*	Clarithromycin *Klacid*	Roxithromycin *Rulid*	Azithromycin *Zithromax*
Bioverfügbar	<50 %	Clarithro. plus aktiver Metabolit: 90 %	75 %	40 %
Verteilung: V_D	0,6–0,8 l/kg	3,5–4 l/kg	0,6 l/kg	23–31 l/kg
Bindung an Plasmaprot.	60–90 %	40–70 %	95 %	50 %
Renale Exkretion	5 %	40–50 % (mit aktivem Metaboliten)	7,4 %	6,5 %
Plasma-HWZ	1,6 h	2–4 h	8,4–15,5 h	10–40 h
Dosierung	intravenös: Erw. 3×500 mg i.v.*) oral, während der Mahlzeit Ki. 3–4×30 mg;	nur oral; Ki. 2×5 mg/kg Erw. 2×250–500 mg	nur oral; Ki. 2,5–5 mg/kg Erw. 2×150–300 mg vor der Mahlzeit	nur oral; Ki. 2,5–5 mg/kg Erw. 1–2×500 mg

*) Zur Infusion mit Glukose (nicht mit Salzlösungen) verdünnen und nicht mit anderen Stoffen mischen. Die Injektion i.m. ist schmerzhaft.

Spektrum Wirksam an aeroben grampositiven Bazillen und Kokken, aber nur gegen wenige Staphylokokken- und gegen immer weniger Streptokokkenstämme, ferner gegen Borrelien, Bordatella pertussis, Camphylobacter, Chlamydien, Legionellen, Listerien, Moraxella catarrh., Mycoplasmen, Treponemen. Die Wirkung gegen Neisserien und Haemophilus ist bei den einzelnen Makroliden unterschiedlich stark.

NICHT wirksam sind Makrolide gegen aerobe gramnegative Bazillen (E. coli, Proteus, Pseudomonas usw) und Enterokokken.

Makrolide werden hauptsächlich bei Infektionen der Luftwege verordnet, auch bei Allergie gegen β-Lactame. Andere Indikationen s. Tabelle 22.5.

Unerwünschte Wirkungen

- Durch Hemmung des Cytochrom P450 verstärken Erythromycin, weniger Clinda- und Roxithromycin (und gar nicht Azithromycin) die Wirkung u. a. von Carbamazepin, Ciclosporin A, Methylprednisolon, Midazolam, Mutterkornalkaloiden und Theophyllin(!).
  Gastrointestinale Beschwerden von Flatulenz bis zur pseudomembranösen Kolitis (durch Störung der Darmflora), Diarrhoe, Bauch- und Kopfschmerzen, Nausea.

- Erythromycin hat eine chinidinähnliche Wirkung, die unter der Infusion hoher Dosen deutlich wird. Bei gleichzeitiger Wirkung von Terfenadin oder anderer Antihistaminika kann die QT-Verlängerung in einen Block übergehen.

22.6 Chloramphenicol, Thiamphenicol

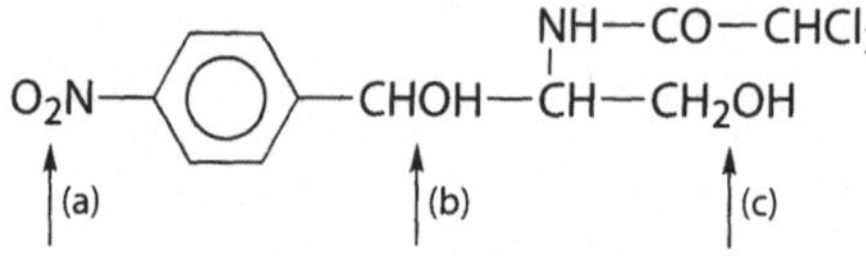

$$O_2N-C_6H_4-CHOH-CH(NH-CO-CHCl_2)-CH_2OH$$

(a) (b) (c)

Chloramphenicol, MW 323,14

Reduktion durch Darmbakterien in (a), Acetylierung durch Resistenzenzyme in (b) und (c), Glucuronidierung in der Leber in (c).

Pharmakokinetik Resorption nach oraler Gabe rasch und zu 90 %.

Verteilung. Gegen intrazellulär liegende Erreger gut wirksam. Passiert gut auch die nichtentzündeten Meningen (Indikation!), die Plazentarschranke (Kontraindikation!). Verteilungsvolumen 0,57 l/kg KG, Plasmaproteinbindung 60–80 %.

Metabolismus. Chloramphenicol belegt das oxidierende Enzymsystem in der Leber. Die Glukuronidierung erfolgt schnell an der schon vorhandenen endständigen OH-Gruppe der Seitenkette. Aus diesen Mechanismen folgt:

- Chloramphenicol behindert die Oxidation anderer Arzneistoffe in der Leber; dies ist wichtig bei gleichzeitiger Behandlung mit Dicumarolderivaten, oralen Antidiabetika (Tolbutamid), Diphenylhydantoin.
- Die Kumulationsneigung von Chloramphenicol nimmt bei Glukuronidierungsschwäche der Leber stark zu. Nichtbeachtung dieses Umstandes führt bei Neugeborenen (Glukuronidierung noch unreif) zum prognostisch sehr ungünstigen **Gray-Syndrom:** aufgetriebenes Abdomen, Erbrechen, Zyanose, Kollaps. - Vorsicht auch bei Leberinsuffizienz im Erwachsenenalter.

Ausscheidung freien und glukuronidierten Chloramphenicols: durch die Niere. Plasmahalbwertszeit 2–3 h, bei Neugeborenen und Leberinsuffizienz 10 h.

Dosierung Erwachsene 3 × 250 mg–3 × 500 mg täglich p.o., Kinder bis ins Säuglingsalter nur bei unabweisbarer Indikation 50–100 mg/Tag. Plasmakonzentrationsbereich: Nicht höher als 25 mg/l (2 Stunden nach oraler Gabe), nicht tiefer als 5 mg/l vor der nächsten Gabe.

Wirkungsmechanismus Am wichtigsten ist die Bindung von Chloramphenicol an 50-S-Untereinheiten des bakteriellen Ribosoms mit nachfolgender Blockade der Anknüpfung einer neuen Aminosäure an die angefangene Peptidkette: die unfertige Peptidkette wird vom Ribosom abgeworfen.

Wirkung meist *bakteriostatisch*.

Resistenz Infektöse Resistenzübertragung durch Phagen, die acetylierende Enzyme codieren.

Wirkungsspektrum Ungeachtet seines breiten Wirkungsspektrums hat Chloramphenicol wegen seiner unerwünschten Wirkungen scharf begrenzte Indikationen. Es ist - wenn andere Chemotherapeutika nicht eingesetzt werden können - indiziert bei Typhus abdominalis, bakterieller Meningitis, Anaerobierinfektionen, Rickettsiosen und Brucellosen.

Unerwünschte Wirkungen, Kontraindikationen

- Knochenmarksaplasie: (allergisch) irreversibel und tödlich, nahezu dosisunabhängig. Häufigkeitsschätzungen 1:20000. Diese Nebenwirkung begründet die gegenwärtig große Strenge bei der Indikationsstellung für Chloramphenicol.
- Dosisabhängige Unterdrückung der Erythropoese. Deshalb ist Chloramphenicol bei schon vorhandenen Schädigungen der Erythropoese, bei Schädigung der Bildung anderer Blutzellen und bei Mangel an Glukose-6-phosphatdehydrogenase kontraindiziert. Regelmäßige Blutbildkontrollen und Hämatokrit unter der Therapie sind notwendig.
- Allergische Reaktionen unterschiedlicher Symptomatik kommen vor.
- Vorsicht bei Leberinsuffizienz.
- Größte Vorsicht bei Neugeborenen (nur in extremen Ausnahmefällen!) 25 mg/kg täglich, i.v.
- Vorsicht bei Niereninsuffizienz.
- Einschleichender Beginn der Therapie bei Typhus abdominalis, da andernfalls eine Herxheimer-Reaktion zu befürchten ist.
- ○ Chloramphenicol soll nicht prophylaktisch, intermittierend oder über längere Zeit verordnet werden.

Thiamphenicol (*Urfamicina*) Thiamphenicol trägt eine CH_3-SO_2-Gruppe anstelle der O_2N-Gruppe des Chloramphenicol und ist dem Chloramphenicol nahe verwandt. Es hat den Vorteil, daß es keine irreversible Agranulocytosen auslöst. Es schädigt häufiger als Chloramphenicol (reversibel) die Erythropoese. Es wird wenig metabolisiert und überwiegend renal eliminiert.

22.7 Sulfonamide, Trimethoprim

Sulfonamide Sulfonamide sind Derivate des Sulfanilamids

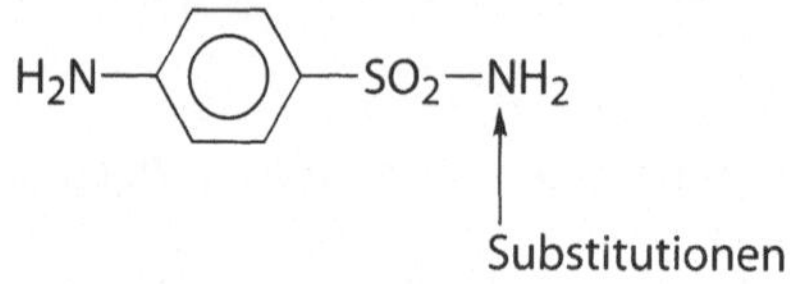

Sulfanilamid

Von Bedeutung sind heute nur noch Sulfasalazin (Therapie von Kolitiden, besonders Colitis ulcerosa), Sulfamethoxazol als Kombinationspartner von Trimethoprim in Cotrimoxazol (s. S. 451) und verschiedene Sulfonamide zur Lokaltherapie in der Augenheilkunde. Sulfasalazin wird nahezu nicht resorbiert, sondern im Kolon durch Enzyme der Darmbakterien gespalten in Sulfapyridin und 5-Aminosalicylsäure. Die Pharmakokinetik von Sulfamethoxazol ist der Pharmakokinetik des Kombinationspartners angepaßt.

Wirkungsmechanismus. Sulfonamide sind der p-Aminobenzoesäure $H_2N\text{-}C_6H_4\text{-}COOH$ sterisch ähnlich und verdrängen sie deshalb kompetitiv bei Folsäuresynthese des wachsenden Mikroorganismus: Die Säureamidbindung zwischen der Carboxylgruppe der p-Aminobenzoesäure und der Aminogruppe der Glutaminsäure kann nicht mehr hergestellt, also keine Folsäure mehr gebildet werden. Aus diesem Wirkungsmechanismus folgt:

- Empfindlich sind nur Erreger, die selbst Folsäure synthetisieren müssen. Kann ein Erreger die in seiner Umgebung befindliche Folsäure direkt für seinen Stoffwechsel nutzbar machen, so ist er bei ausreichendem Folsäureangebot gegen Sulfonamide wenig oder gar nicht empfindlich. Auch die Zellen des Säugetierorganismus können Folsäure direkt aufnehmen und im Intermediärstoffwechsel einsetzen; deshalb sind sie gegen Sulfonamide wenig empfindlich.
- Die Wirkung ist an wachsende Erreger gebunden und somit rein bakteriostatisch.

Trimethoprim

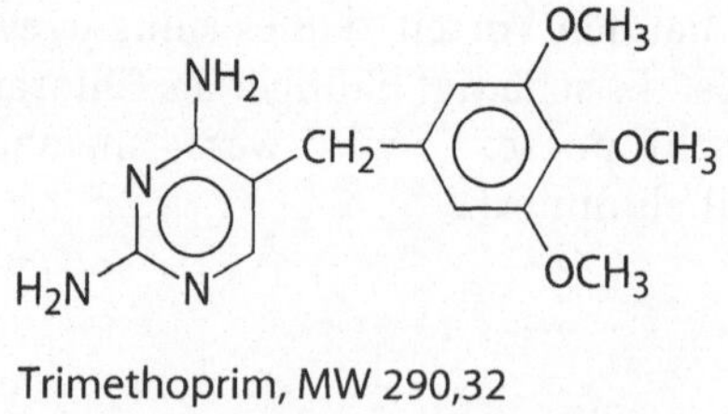

Trimethoprim, MW 290,32

Wirkungsmechanismus. Pyrimidin-Abkömmling, der durch Kompetition um Dihydrofolsäurereduktase die Bildung von Tetrahydrofolsäure im Erreger verhindert. Hieraus folgt: Empfindlich ist auch der Wirtsorganismus, wenn auch sehr viel weniger. Störungen der Hämatopoese wurden beobachtet, deshalb

- soll das Blutbild regelmäßig kontrolliert werden, und
- bei Schwangerschaft soll Trimethoprim nicht verordnet werden.
- ○ Die Kombination mit einem Sulfonamid vergleichbarer Halbwertszeit sollte überadditiv wirken, wenn der Erreger sowohl gegen das Sulfonamid (häufig nicht erfüllt) als auch gegen Trimethoprim empfindlich ist. Pharmakokinetisch geeignet ist Sulfamethoxazol, die Festkombination heißt mit Freibezeichnung Cotrimoxazol.
- ○ Hohe Dosen von Ca-Tetrahydrofolat heben beim Menschen die Störungen der Hämatopoese auf, die antibakterielle Wirkung aber nur bei denjenigen Erregern, die Tetrahydrofolsäure nicht selbst synthetisieren müssen (Enterobakterien).

Cotrimoxazol

Cotrimoxazol (*Bactrim, Eusaprim* usw.) ist eine Kombination, die 1 Teil Trimethoprim und 5 Teile Sulfamethoxazol enthalten muß. Beide Komponenten werden vollständig resorbiert.

Pharmakokinetik. Die Plasmakonzentrationen verhalten sich jedoch wie 20 Sulfam.: 1 Trimet., weil Sulfam. ein Verteilungsvolumen von nur 0,15–0,36 l/kg KG, Trimethoprim aber ein solches von 1,2 l/kg KG hat. Die Plasmaproteinbindung beider Stoffe liegt bei 60 %. Ihre Plasmahalbwertszeiten sind nicht sehr verschieden (wichtig!) und liegen bei 11 h. Bei Niereninsuffizienz steigen sie jedoch ungleichmäßig an (Sulfameth. 20–50 h, Trimethop. 24 h).

Dosierung bezogen auf Trimethoprim: Oral Erwachsene akut 2 × 160 mg täglich, Dauertherapie 2 × 80 mg täglich, Kinder 2 ×60 mg, 40 mg oder 20 mg je nach Alter. Intravenös die gleichen Dosen mit Langinfusion (wenigstens 1 h pro Dosis) für höchstens 5 Tage. Die Kombination wird besonders bei pulmonalen und urologischen Infektionen eingesetzt, wo die Resistenzfälle zahlenmäßig gering sind.

Indikationen der Kombination. Cotrimoxazol ist weniger eine Kombination für die stationäre Therapie (weil die Zahl resistenter Stämme dort beträchtlich ist), aber ein sehr bewährtes Mittel für die ambulante Therapie häufig vorkommender Infektionen, mit einer geringen Häufigkeit unerwünschter Wirkungen und einer sehr langsamen Resistenzentwicklung. Indikationen: Harnwegsinfektionen (auch rezidivierende, aber nicht bei den seltenen Pseudomonas-Infektionen), Infektionen der Luftwege und akute Schübe bei chronischer Emphysembronchitis, Otitis media auch bei Kindern, Enteritiden durch Salmonellen und Shigellen, bakterielle Prostata-Infektionen. Nicht wirksam insbesondere bei Tonsillitis/Pharyngitis im Kindesalter wegen der Resistenz β-hämolysierender Streptokokken.

Unerwünschte Wirkungen. Nur Trimethoprim: Makrozytäre hyperchrome Anämie, Leukopenie, Thrombozytopenie; nach vielfacher Verordnung in der Schwangerschaft sind entgegen aller Erwartung bisher fetotoxische Wirkungen nicht beobachtet worden. Allergische Reaktionen können auch vom Sulfonamid-Anteil ausgehen.

22.8 Gyrase-Hemmer (Fluochinolone)

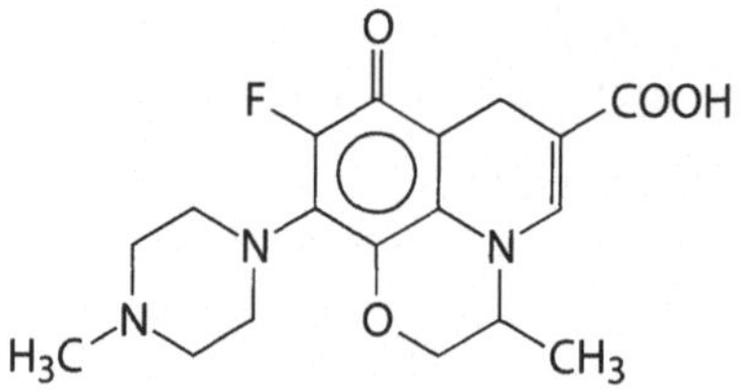

Ofloxazin
MW 361,38

Neun weitere Verbindungen sind auf dem Markt. Die meisten Erfahrungen bestehen für Ofloxazin und Ciprofloxazin. An diesen beiden Verbindungen läßt sich auch alles Wesentliche der Gyrasehemmer zeigen.

Pharmakokinetik

Erwünscht sind eine hohe Bioverfügbarkeit (bei Ciprofloxazin unwesentlich geringer als bei Ofloxazin), eine hohe Konzentration in der Gewebeflüssigkeit (bei Ciprofloxazin höher als bei Ofloxazin), und eine lange Plasmahalbwertszeit (bei Ofloxazin länger als bei Ciprofloxazin). Ciprofloxazin wird zum Teil metabolisiert und konkurriert dabei mit Theophyllin um das gleiche Cytochrom P450: Bei einem Patienten mit chronischer Emphysembronchitis, der täglich Theophyllin einnimmt, steigt nach Ansetzen von Ciprofloxazin unerwünscht die Theophyllinkonzentration. Hingegen muß die Dosierung von Ciprofloxazin bei Niereninsuffizienz kaum verändert werden (Gyrasehemmer sind organische Säuren und werden deshalb auch stark tubulär ausgeschieden). Ofloxazin wird nur noch wenig metabolisiert, hat keinen Einfluß auf die Theophyllinkonzentration mehr, aber die Biotransformation von Glibenclamid und Antikoagulantien wird noch merklich verzögert. Erst das neuere Fleroxazin *(Quinodis)*, das kaum metabolisiert wird, hat keinen Einfluß mehr auf die Biotransformation.

Wirkungsmechanismus

Die DNA-Gyrase ist ein nur in Bakterien (Prokaryonten) vorkommendes Enzym, das das richtige (d.h. nicht exzessive) „Aufwik-

Tabelle 22.9 Pharmakokinetik von Ofloxazin und Ciprofloxazin.

	Ofloxazin *(Tarivid)*	Ciprofloxazin *(Ciprobay)*
Bioverfügbarkeit %	85–100	77–85
Verteilungsvolumen l/kg	1,3–1,7	2,9
Plasmaproteinbindung %	25	20
Plasmahalbwertszeit	6–7/spät 30	2,9–3,4/spät 10
Metabolisch ausgeschiedene Fraktion des Bioverfügbaren	5	20
Anstieg der Theophyllinkonzentration	kaum	deutlich
Renal ausgeschiedene Fraktion (bioaktiv) des Bioverfügbaren	77–95	50
Dosisreduktion bei Niereninsuffizienz	ja	kaum
Dosierung: nicht für Personen <18 Jahre! nicht für Schwangere	p.o. oder i.v. 2×200–400 mg/Tag	oral 2×150–500 mg/Tag i.v. Infus. 2×100–400 mg/Tag

keln" der Erreger-DNA-Doppelhelix ermöglicht. Dieser Vorgang ist Voraussetzung sowohl für eine erfolgreiche Vermehrung (DNA-Replikation) als auch für die Informationsübertragung von der DNA zur mRNA. Gyrase-Hemmer reagieren mit der A-Untereinheit der bakteriellen Gyrase und verhindern dadurch das richtige Aufwickeln. Sie wirken *bakterizid*. Mit der analog funktionierenden Topoisomerase von Eukaryonten reagieren Gyrasehemmer erst in weit höheren Konzentrationen.

Spektrum, Resistenz

Streptokokken, Staphylokokken (auch einige methicillin-resistente Stämme), sehr gut gegen gramnegative Bakterien (Camphylobacter, E. coli, Enterobacter, Proteus, Shigellen, Salmonellen) und gegen Haemophilus, gut gegen einige Pseudomonas-Stämme, Kokken (Enterokokken, Neisseria), und befriedigend gegen intrazellulär liegende Erreger (Brucella, Chlamydia, Legionella, Mycoplasma, ja sogar noch Mycobacteria). Leider ist die Wirkung bei Pneumokokken mangelhaft, und bei Anaerobiern fehlt sie ganz.

Resistenz entwickelt sich durch Einschritt-Mutation an der A-Untereinheit der Gyrase, die daraufhin Fluochinolone nicht mehr bindet.

Indikationen

Gyrasehemmer sind auf ihren Haupteinsatzgebieten so wirksam wie Cotrimoxazol (Harnwegsinfektionen, Prostatitis), oder wie Doxycyclin, Makrolide (Chlamydieninfektionen). Ihre unerwünschten Wirkungen sind aber schwerwiegender. Wegen der Pneumokokkenlücke sind sie bei Pneumonien Mittel zweiter Wahl. Entsprechend ihrer sehr guten Wirkung auf enterale Keime sind sie Mittel erster Wahl bei Typhus abdominalis oder anderen schweren Darminfektionen. Bei schweren gramnegativen septischen Infektionen oder Staphylokokkeninfektionen kann die Resistenzbestimmung eine gute Empfindlichkeit aufweisen.

Unerwünschte Wirkungen

Sie werden bei 5 % der behandelten Patienten beobachtet.

- 1 % der Behandelten hat zentralnervöse Nebenwirkungen: Erregungszustände, Schlafstörungen, Halluzinationen, Grand-mal-Anfälle, Ohrenklingen, Sehstörungen. Ältere Patienten sind vielleicht mehr betroffen. Epilepsie bildet eine Kontraindikation, alle anderen Funktionsstörungen des ZNS verdienen Aufmerksamkeit.
  Ursache ist wahrscheinlich eine antagonistische Wirkung der Gyrasehemmer an GABA-Rezeptoren.
- Kutane allergische Reaktionen, die auch schwer verlaufen können. Auch andere allergische Reaktionen (Bronchospasmus, Blutdruckabfall, Blutbildveränderungen wurden vereinzelt beobachtet.
- Gastrointestinale Störungen bis zur pseudomembranösen Kolitis.
- ○ Störungen der Nierenfunktion.

Gyrasehemmer dürfen nicht gleichzeitig mit Antazida gegeben werden (Adsorption). Sie verzögern den Abbau mehrerer Pharmaka (s. oben).

22.9 Antituberkulotika

Allgemeines

Vor Jahren wurden nach Einführung des Rifampicin die Tuberkulose-Kliniken geschlossen; als Massenproblem schien die Tuberkulose überwunden. Mit der Ausbreitung der HIV-Infektionen ist das Problem zurückgekehrt: Erstens verlieren bakteriostatisch wirkende Mittel bei HIV-Patienten sehr an Wirkungsstärke, zweitens entwickeln sich bei HIV-Patienten Infektionen mit anderen Mykobakterien (z. B. Mycobacterium avium), gegen die die klassischen Antibuberkulotika nicht wie gewohnt wirken, drittens haben sich – vielleicht durch insuffiziente Behandlung von HIV-Patienten – resistente Stämme entwickelt.

Mehr denn je ist medikamentöse Tuberkulose-Therapie heute Kombinationstherapie. Bei vielen Patienten, besonders bei solchen mit schlechter Schulbildung, ist aber die Bereitschaft gering, während mehrerer Monate regelmäßig drei oder vier Medikamente einzunehmen, die noch dazu subjektiv unangenehme Wirkungen haben. Die Vernachlässigung des strengen Regimes führt aber fast mit Sicherheit zur Entwicklung resistenter Stämme. Aus

dieser Erfahrung heraus hat man sich in den USA dazu entschlossen, von der Bona-fide-Voraussetzung des zuverlässigen Patienten abzugehen. Sozialarbeiter überwachen die Einnahme der Mittel.
Mittel erster Wahl sind heute Isonikotinsäurehydrazid (INH), Rifampicin, Pyrazinamid, Ethambutol, Streptomycin, Mittel zweiter Wahl oder für Sondersituationen sind Prothionamid, Amikacin, Rifabutin und Ciprofloxazin.

Isonikotinsäurehydrazid (INH)

$$\mathrm{NC_5H_4{-}C({=}O){-}NH{-}NH_2}$$

Isoniacid (*Isozid*)
MW 137,15
Base, pK 3,85

Pharmakokinetik. Bioverfügbarkeit 90 %, Verteilungsvolumen 0,6 l/kg KG, Plasmaproteinbildung 10 %. Elimination durch hepatische Acetylierung.

- Die Geschwindigkeit der Acetylierung ist genetisch determiniert. Sie beträgt bei Schnellacetyliere 0,5–1,6 h, bei Langsamacetylierern 2–4 h.

Wirkungsmechanismus. Hydrolyse in der Zelle zu Isonikotinsäure, die an Stelle von Nikotinsäure zum Aufbau von NAD^+ verwendet wird. Das entstehende falsche Produkt kann Wasserstoff nicht mehr übertragen. Auch andere Mechanismen werden diskutiert. *Bactericid* auf proliferierende Keime wirksam.

Spektrum. Nur bei Tuberkulose wirksam. Primärresistenz ist selten, die Sekundärresistenzentwicklung entsteht für ein Antituberkulotikum beachtlich schnell.

Prophylaxe. Erwachsene 300 mg täglich, Kinder 10 mg/kg KG, jedoch nicht mehr als 300 mg täglich.

Therapie. In der Kombination täglich 1 × 5–10 mg/kg p.o.

Unerwünschte Wirkungen

- Im ZNS. INH reagiert mit Pyridoxalphosphat, wodurch letzteres als Coenzym für die Glutaminsäuredecarboxylase ausfällt. Deshalb sinkt der Gehalt an γ-Aminobuttersäure, eines inhibitorischen Transmitters im ZNS. Klinische Erscheinungen: Psychosen, Provokation von Krämpfen bei Anfallsleiden. Bestehende Psychosen sind relative Kontraindikation.
- Die Alkoholverträglichkeit wird erheblich herabgesetzt.
- Im peripheren Nervensystem entsteht eine Polyneuritis; Ursache ist auch hier der Mangel an Pyridoxalphosphat, denn Gabe von Pyridoxin hilft, ohne daß darunter die chemotherapeutische Wirkung leidet. Bestehende Neuritis ist eine Kontraindikation.

- Störungen der Leberfunktion (Transaminasenanstieg), meist nur 2 Wochen. Akute Hepatitis ist eine Kontraindikation.

Vergiftungen. Therapeutische Plasmakonzentrationen liegen zwischen 10 und 5 mg/l, bei Suicidversuchen werden bis 100 mg/l gemessen. Symptome: Krämpfe. Therapie: Diazepam als Antikonvulsivum, danach Magenspülung, Vitamin B_6 (bis 5 g). INH ist gut dialysierbar, die pharmakokinetischen Daten sind hierfür günstig. Es scheint zweifelhaft, ob die forcierte Diurese wirklich leistungsfähiger ist.

Rifampicin

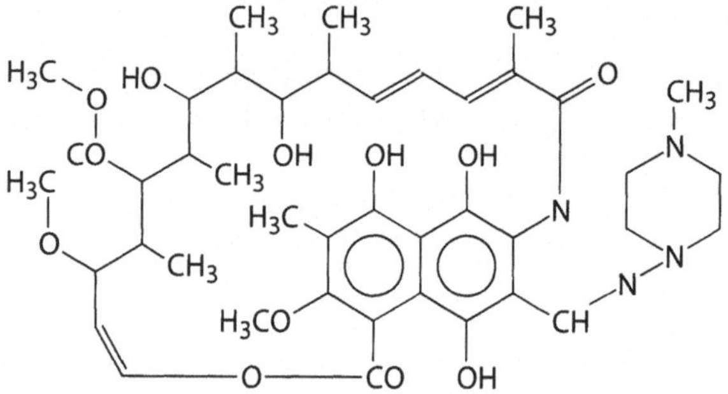

Rifampicin
MW 822,96

Rifampicin ist ein makrocyclisches Antibiotikum (MW 822,97).

Pharmakokinetik. Bioverfügbarkeit über 90 %, Verteilungsvolumen 1 l/kg KG, Plasmaproteinbindung über 60 %. Rifampicin ist auch auf phagozytierte Erreger wirksam. Im Liquor werden 50 % der Plasmakonzentrationen gemessen.
Elimination überwiegend durch hepatischen Metabolismus (Desacetylierung). Von den klinisch gebräuchlichen Substanzen ist Rifampicin gegenwärtig einer der stärksten Enzyminduktoren. Rifampicin und sein Desacetylierungsprodukt werden durch die Leber in die Galle ausgeschieden. Rifampicin unterliegt dabei einem enterohepatischen Kreislauf, das Desacetylderivat nicht. Die Bilirubinausscheidung kann unter Rifampicin reduziert sein. Erst bei höheren Konzentrationen im Plasma erfolgt die Ausscheidung auch über die Niere. Plasmahalbwertszeit 2–5 h.

Dosisbereich. Erwachsene 600 mg und Kinder 10–20 mg/kg KG täglich.

Spektrum. Mycobacterium tuberculosis. Weit höhere Konzentrationen (und Dosen) werden gebraucht zur Wirkung auf Staphylococcus aureus, koagulasenegative Staphylokokken, Pseudomonas und andere Mycobakterien. Schnelle Resistenzbildung vom Einschritt-Typ.

Wirkungsmechanismus. Reaktion mit DNA-abhängiger RNA-Polymerase, dadurch Hemmung der Bildung von mRNA. Bakterizid auf proliferierende Erreger wirksam.

Unerwünschte Wirkungen und Kontraindikationen:

- Leberfunktionsstörungen, die häufiger auftreten, wenn gleichzeitig andere leberbelastende Pharmaka gegeben werden oder Alkoholismus besteht. Ikterus und Gallengangsverschluß sind Kontraindikationen. Die Leberenzyme sind unter der Therapie stets verändert.
- Gastrointestinale Beschwerden.
- Nicht in der Schwangerschaft geben (wegen des Wirkungsmechanismus! Keine eindeutige Schädigung aus der Praxis bekannt).
- ○ Bei Allergie (Thrombozytopenie, Nephritis) absetzen.
- Durch Enzyminduktion wird der Metabolismus von oralen Kontrazeptiva, Herzglykosiden, Antikoagulantien vom Dicumaroltyp, evtl. auch von Antiepileptika beschleunigt.

Rifabutin

Rifabutin *(Mycobutin)* ist dem Rifampicin chemisch sehr ähnlich. Seine Hauptindikation liegt bei der Prophylaxe (2 × 150 mg/Tag) und Therapie (2 × 150 mg plus Clarithromycin) einer Infektion mit Mycobacterium avium bei HIV-Patienten, ferner an Stelle von Rifampicin (bei Rifampicin-Resistenz, Versuch) zur Behandlung der Tuberkulose. Rifabutin induziert Cytochrom P450 wie Rifampicin und hat die gleichen unerwünschten Wirkungen. Der Urin und die Tränenflüssigkeit (und Kontaktlinsen!) färben sich gelb.

Ethambutol

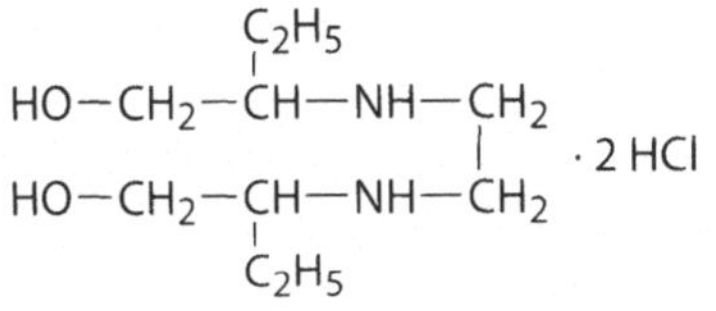

$$\begin{array}{l} \quad\quad\quad\quad\quad C_2H_5 \\ \quad\quad\quad\quad\quad\; | \\ HO-CH_2-CH-NH-CH_2 \\ \quad\quad\quad\quad\quad\quad\quad\quad\quad\quad\; | \quad \cdot 2\,HCl \\ HO-CH_2-CH-NH-CH_2 \\ \quad\quad\quad\quad\quad\; | \\ \quad\quad\quad\quad\quad C_2H_5 \end{array}$$

Ethambutol (*Myambutol*)
MW 277,25 (Dihydrochlorid)
Base, pK 6,6 und 9,5

Pharmakokinetik. Bioverfügbarkeit 80 %, Verteilungsvolumen 0,8 l/kg KG, Plasmahalbwertszeit 6–8 h, Elimination zu 50 % unverändert renal. Schlechte Passage durch nur wenig entzündete Meningen.

Dosis. 15–25 mg/kg KG täglich.

Wirkung. Bakteriostatisch durch Wirkung auf die RNA-Synthese.

Unerwünschte Wirkungen, Kontraindikationen:

- Schädigung der Fasern des N. opticus (Häufigkeit: 1,5 %), die bei rechtzeitigem Absetzen von Ethambutol (regelmäßige Visuskontrolle!) reversibel sind. Störungen des (Rot)-Grün-Sehens, Gesichtsfeldeinschränkungen, Visusverschlechterung. Nicht verordnen bei bestehenden Optikusschäden und bei Patienten, bei denen eine Visuskontrolle nicht exakt möglich ist (Säuglinge, Debile).

- Bei Allergie absetzen.
- Hyperurikämie.

Pyrazinamid

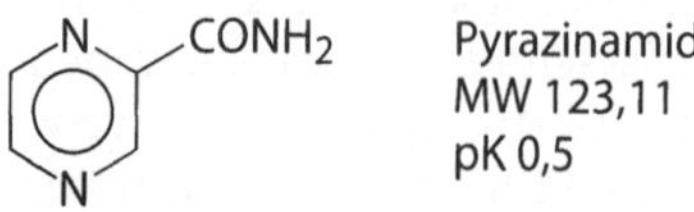

Pyrazinamid *(Pyrafat)* ist gut bioverfügbar, gut gewebegängig und gut liquorgängig. Es wird zum Teil zu Pyrazincarbonsäure metabolisiert, das noch 50 % der tuberkulostatischen Wirkung besitzt. Pyrazinamid und Pyrazincarbonsäure werden renal eliminiert. Der Metabolit hemmt dabei stark die Elimination von Harnsäure.

Verwendung. In der Kurzzeit- und Initialtherapie in Kombination mit Rifampicin, INH und Ethambutol.

Dosis. Personen > 10 Jahre: 3 × 500 mg/Tag.

Unerwünschte Wirkungen. Anämie, Porphyrie, Thrombozytopenie, Abfall von Gerinnungsfaktoren, Transaminasenanstieg, Hyperuricämie, Dekompensation bei bisher gut eingestelltem Diabetes, Photosensibilisierung, Herabsetzung des Reaktionsvermögens im Straßenverkehr (Verstärkung durch Ethanol).

22.10 Pharmaka gegen Protozoen: Pentamidin, Metronidazol, Malariamittel

Pentamidin

Pentamidin
MW 340,43

Die beiden Diamidinreste -C(NH)(NH_2) reagieren stark basisch; das Handelspräparat *Pentacarinat* wird als wasserlösliches Diisethionat-salz zur i.v. Injektion und zur Inhalation angeboten.

Pharmakokinetik. Die Pharmakokinetik ist außergewöhnlich: Nach i.v. Injektion kommt es zu einer starken Anreicherung im Gewebe (vor allem in Leber, Niere, Milz, Nebennieren) mit der sehr langsamen Verteilungshalbwertszeit von 6 h. Nach Inhalation enthält die Lunge hohe Konzentrationen. Die Ausscheidung erfolgt extrem langsam mit ungefähr 2 Wochen Plasmahalbwertszeit.

Indikation, Wirkung. Pentamidin wirkt gegen die Erreger der Pneumocystis carinii, die bei HIV-Patienten eine Pneumonie auslösen können. Es wirkt auch gegen tropische Protozoen (Babesien, Leishmanien, Trypanosoma gambiense). Es ist nicht bekannt, welche der beobachteten biochemischen Wirkungen für die klinische Wirkung maßgebend ist.

Dosierung. Bei Pneumocystis-carinii-Pneumonie: Per inhalationem zur Prophylaxe 4 Tage je 200 mg, danach 200 mg alle 2 Wochen, zur Therapie 21 Tage 300–600 mg. Per infusionem zur Therapie 2–3 Wochen 4 mg/kg.

Unerwünschtes. Bei Inhalation: Bitterer Geschmack, Speichelfluß, retrosternales Brennen, Bluthusten, Bronchospasmus, Übelkeit und Erbrechen, Exantheme. Bei Infusion: Drastischer Blutdruckabfall, Kollaps, Arrhythmie, lebensbedrohliche Hyper- oder Hypoglykämie, bei Stichkanalkontamination oder nach Infusion in eine zu dünne Vene heftige Lokalreaktion. Während der Therapie wandern die Leberfunktionsparameter aus dem Normbereich, Leukozyten, Erythrozyten und Thrombozyten fallen ab.

Metronidazol

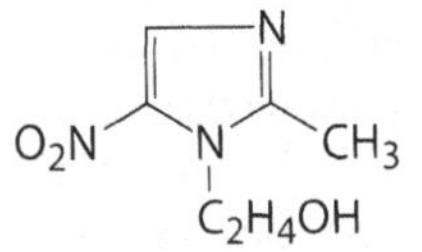

N
O_2N N CH_3
C_2H_4OH

Metronidazol (*Clont, Flagyl*)
MW 171
Base, pK ~7,0

Pharmakokinetik. Bioverfügbarkeit 90 %, Verteilungsvolumen 0,8 l/kg KG, Plasmaproteinbindung 10 %, Plasmahalbwertszeit 8,7 h, 70 % werden renal eliminiert. Gute Penetration in die Gewebe.

Wirkungsweise. Metronidazol hemmt bei Anaerobiern die Nucleinsäuresynthese und ist *bakterizid*. Die Wirkungsweise bei Protozoen ist ungenügend bekannt.

Spektrum. Anaerobierinfektionen, ferner Infektionen mit Amöben, Lamblien, Leishmanien und Trichomonaden.

Dosierung. *Intravenös:* Erwachsene Einzeldosis 500 mg in 20 min infundieren, Kinder 7,5 mg/kg KG. Wiederholung 8stündlich.
Oral bei Amöbenruhr, Einzeldosis 0,75 g (Kinder 10 mg/kg KG) 8stündlich für 10 Tage, bei Trichomoniasis 1/3 dieser Dosis. Einnahme jeweils nach der Mahlzeit.

Niereninsuffizienz: Wegen der guten Dialysierbarkeit gibt man eine Einzeldosis zusätzlich nach Ende der Hämodialyse.

Unerwünschte Wirkungen. Gastrointestinale und neurologische, Metallgeschmack. Im Tierversuch Hinweise auf Teratogenität, aber ungeachtet vielfacher Anwendung in der Schwangerschaft beim Menschen (Trichomonadeninfektionen) kein Hinweis auf Fetotoxizität. Nicht verordnen bei Funktionsstörungen des ZNS, bei Tendenz zur MetHb-Bildung, bei Verdacht auf Ethanolgenuß (Antabus-Effekt!).

Protozoen: Malariamittel

Allgemeines

Wegen der schnellen Veränderung der Resistenzsituation in verschiedenen Gebieten der Welt muß die aktuelle, gebietsbezogene Empfehlung zur Malariaprophylaxe jeweils vor Antritt einer Reise z. B. beim Gesundheitsamt erfragt werden. Der Reisende darf sich nicht auf die medikamentöse Prophylaxe verlassen, sondern muß sich zusätzlich vor Mückenstichen schützen. Wenn der Arzt Medikamente zur Malariaprophylaxe verordnet, ist er zur besonders gründlichen und dem Patienten verständlichen Aufklärung über denkbare unerwünschte Wirkungen verpflichtet (Landgericht Stuttgart 2. 3. 92 – 18 O 427/91).

Derzeit werden jährlich ca. 1000 Malariaerkrankungen nach Deutschland importiert. Mehrere Umstände lassen erwarten, daß diese Zahl rapide zunehmen wird. Bei plötzlich einsetzendem hohen Fieber nach Rückkehr von einer Auslandsreise muß der Arzt diagnostisch zuerst und innerhalb der nächsten Stunden eine Malaria ausschließen, weil eine Malaria tropica sehr schnell zum Tode führen kann. Diagnose und Therapie im Akutfall wurden an leicht zugänglicher Stelle genau beschrieben (Fleischer et al.: Dtsch Ärzteblatt 1995 (Bd. 92) Heft 4 vom 27. Januar). Die Schnelldiagnose (keine Labor-Akrobatik, sondern Lichtmikroskop, Blutausstrich oder „Dicker Tropfen") läßt den Unerfahrenen über die Art des Erregers im Unklaren und sagt nichts über die Resistenz. Die Konsultation einer erfahrenen Tropenmedizinischen Abteilung ist sehr ratsam. Gelingt dies nicht, so beginnt man die Therapie bei bereits schwerer Erkrankung unter Annahme des schlimmsten Falls, nämlich einer umfassenden Resistenz der Plasmodien, mit Chinin. Dosierung s. unten.

Die Kombination Pyrimethamin + Sulfadoxin *(Fansidar)* ist in Deutschland wegen schwerer unerwünschter Wirkungen (Lyell-Syndrom) nicht mehr zugelassen, Pyrimethamin allein hat nur die Zulassung für Toxoplasmose. Auch Primaquin ist nicht zugelassen.

Erregerkreislauf und Wirkungsweisen der Pharmaka

1. Die weibliche Anophelesmücke nimmt beim ersten Stich vom Menschen Gametozyten auf. Die Gametozyten entwickeln sich in der Mücke über Zwischenformen zu Sporozoiten. Die Mücke überträgt beim zweiten Stich Sporozoiten auf den Menschen.

- *Gegen die beim Menschen noch extrazellulären Sporozoiten wirken Primaquin und Pyrimethamin.*

2. Die Sporozoiten dringen in die Leberzellen ein und entwickeln sich dort zu Gewebs-Schizonten.

- *Gegen die Gewebsschizonten in Leberzellen wirken Proguanil und Primaquin.*

3. Die reifen Gewebsschizonten brechen auf und entleeren Gewebs-Merozoiten in das Blut. Diese dringen in Erythrozyten ein und entwickeln sich zu Blutschizonten.

- *Gegen die Blutschizonten in Erythrozyten wirken Chinin, Chloroquin, Halofantrin, Mefloquin.*

4. Die reifen Blutschizonten brechen auf und entleeren Blut-Merozoiten, die wieder in Erythrozyten eindringen. Eine Fraktion entwickelt sich zu Blutschizonten (Kreislauf im Menschen). Eine zweite Fraktion entwickelt sich zu Gametozyten (Kreislauf über die Mücke). Einige Pharmaka wirken gegen Gametozyten, wodurch der Kreislauf durch die Mücke unterbrochen wird. Klinisch relevant ist das nicht.

Chemie und Pharmakokinetik

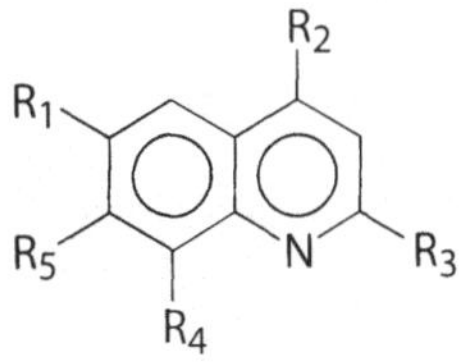

R_1, R_2, R_3, R_4, R_5 (Chinolin-Grundgerüst, N)

Chinin R_1 $-OCCH_3$, R_2 $-CHOH-$ (Chinuclidin, N, $-CH=CH_2$) MW 324,41

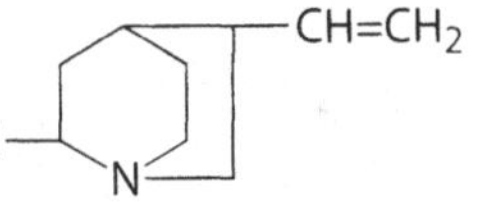

Mefloquin R_4 $-CF_3$, R_2 $-CHOH-$ (Piperidin, NH) MW 378,32
R_3 $-CF_3$

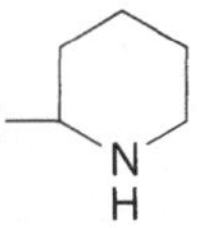

Chloroquin R_5 $-Cl$ R_2 $-NH-CHCH_3-(CH_2)_3-N(C_2H_5)_2$ MW 319,89

Primaquin R_1 $-OCCH_3$ R_4 $-NH-CHCH_3-(CH_2)_3-NH_2$ MW 259,34

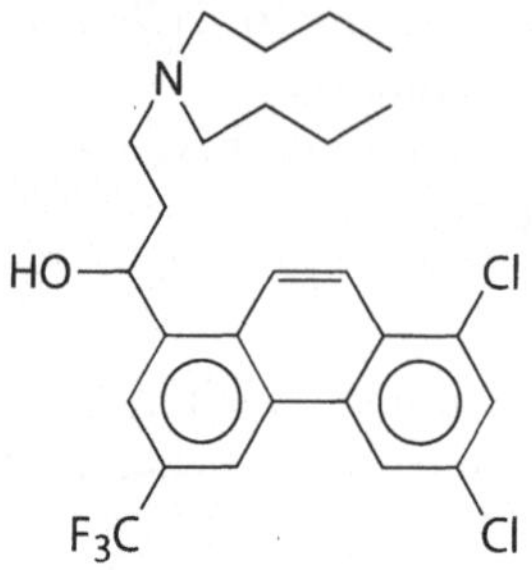

Halofantrin
MW 500,43

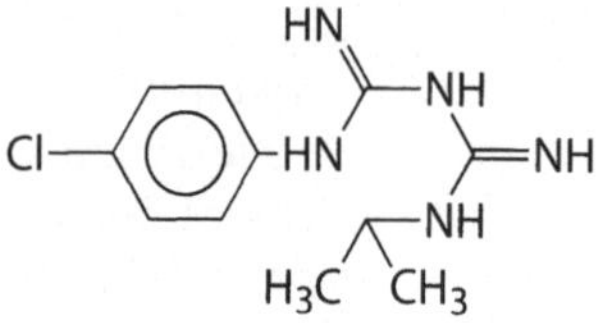

Proguanil
MW 253,75

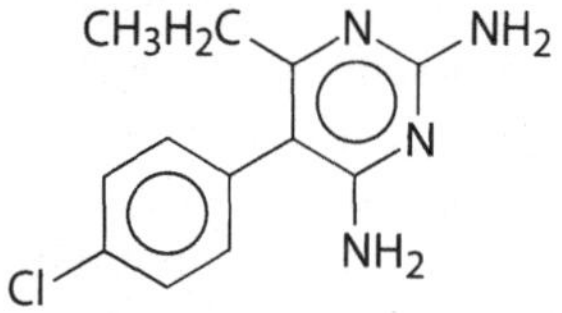

Pyrimethamin
MW 248,71

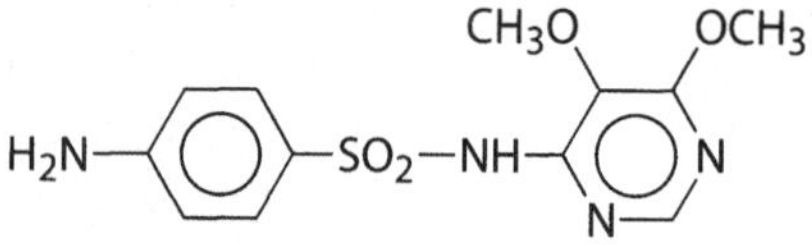

Sulfadoxin
MW 310,34

Tabelle 22.10 Pharmakokinetik von Malariamitteln.

	Bioverfügbar in Prozent	Plasma-protein-bindung in %	Verteil.-Vol. in l/kg	Halbwertszeit im Plasma
Chinin	>95	70	1,3–1,5	11–18 h
Chloroquin	78–89	50	204	12/30 d
Halofantrin	sehr variabel			10–90 h
Mefloquin	85	98	13–24	14–20 d
Primaquin	<95		3,0–3,5	4–7 h
Proguanil	?	75		20 h
Pyrimethamin	100		2,8	3–4 d

Chinin Chinin *(INN)* wirkt gegen intraerythrozytäre Schizonten. Es ist bei gleicher Wirkungsstärke toxischer als Chloroquin und andere auf Blutschizonten wirkende Mittel, aber bei Chloroquin-Resistenz (die immer häufiger wird) ist es das verbleibende Mittel der Wahl. Das basische Chinin reichert sich in den sauren Verdauungsvakuolen der Blutschizonten an. In den Vakuolen bleibt bei Verdauung der Erythrozytenbestandteile auch Häm zurück, das auf die Plasmodien toxisch wirkt, aber durch ein Enzym zu nichttoxischem „Malariapigment" konvertiert wird. Chinin setzt das Enzym außer Funktion; die Blutschizonten sterben ab.

Indikationen. Ohne Konkurrenz in der Therapie der (chloroquinresistenten) schnell progredienten Malaria tropica.

Dosierungen. Zur Therapie (der Malaria tropica) bei Kindern und Erwachsenen: Chininum dihydrochloricum 10 mg/kg (maximal 600 mg) adäquat mit isotonischer Sazlösung verdünnt über 2 Stunden intravenös infundieren. Anschließend Infusion auf 1,2 mg pro kg und Stunde zurücknehmen, bis auf eine orale Therapie (10 mg/kg alle 8 Stunden) umgestellt werden kann. Man überwacht während der Infusion den Blutzucker (Hypoglykämie ausgleichen), den Blutdruck und das EKG (bei starker QRS-Verbreiterung Dosisstrom reduzieren).

Pharmakokinetik s. Tabelle 22.10. 80 % werden in der Leber metabolisiert, 20 % werden unverändert renal ausgeschieden. Die renale Elimination ist bei saurem pH des Urins erhöht.

Interaktionen. Hat der Patient Malaria-Prophylaxe mit Mefloquin betrieben, ist die Chinintoxizität stark erhöht. Die Digitaliswirkung nimmt zu.

Unerwünschtes. Hypoglykämie, Hypotonie, QRS-Verbreiterung und QT-Verlängerung, Tinnitus und vielerlei neurologische Symptome, intravasale Hämolyse (allergisch oder durch Glukose-6-phosphatdehydrogenase-Schwäche).

Chloroquin

Chloroquin *(INN)* wirkt wie Chinin gegen intraerythrozytäre Schizonten, hat den gleichen Wirkungsmechanismus, ist weit weniger toxisch, aber leider ist Plasmodium falciparum in vielen Gegenden bereits resistent. Plasmadium vivax ist meist, Plasmodium ovale und Plasmodium malariae sind nicht resistent.

Indikationen, Dosierungen. Prophylaxe bei Infektionsgefahr mit Pl. malariae oder mit nichtresistenten Pl. falciparum: Erwachsene oral je 500 mg Chloroquinphosphat (Kinder 8,5 mg/kg) an 2 Tagen in der Woche vor der Reise und wöchentlich 500 mg/Woche (Kinder 8,5 mg) für 4 Wochen nach der Reise. Therapie bei allen Formen: oral 16,7 mg/kg Chloroquinphosphat als Ladungsdosis, danach im Abstand von 6 Stunden die halbe Dosis bis zu einer Gesamtdosis von etwa 50 mg/kg.

Unerwünschtes. Wie bei Chinin, aber milder. Kontraindiziert bei Psoriasis und Porphyrie. In der Schwangerschaft erlaubt.

Halofantrin

Halofantrin *(Halfan)* wirkt (wie Chinin?) gegen intraerythrozytäre Schizonten aller Plasmodien, auch noch gegen die meisten multiresistenten Pl. falciparum.

Indikation, Dosierungen. Nur zur Therapie (nicht zur Prophylaxe) der Malaria. Die außerordentlich schwankende Bioverfügbarkeit zieht leider eine beachtliche Erfolgsunsicherheit nach sich. Mit Halofantrin-HCl führt man Eintages-Behandlungen mit 3 Dosen zu 500 mg im Abstand von 6 Stunden durch. Personen unter 40 kg erhalten 3 × 15 mg/kg.

Unerwünscht. Ungeachtet der von Chinidin verschiedenen Struktur sehr ähnliche unerwünschte Wirkungen und Interaktionen. Die Wirkungen auf die Erregungsleitung (Q-T-Zeit) sind jedoch besonders ausgeprägt und treten schon in therapeutischer Dosierung auf.

Mefloquin Mefloquin *(Lariam)* wirkt wie Chinidin gegen intraerythrozytäre Schizonten, auch die Anreicherung in den Vakuolen der Plasmodien ist ähnlich, aber der genaue Wirkungsmechanismus ist nicht bekannt.

Indikationen, Dosierungen. Zur Prophylaxe der Malaria tropica: 6 Wochen vor Reisebeginn jede Woche am gleichen Tag 250 mg Mefloquin-HCl, Personen unter 45 kg 5 mg/kg. Zur Therapie: Erwachsene im Abstand von 6 Stunden 750 mg, 500 mg, 250 mg (Gesamtdosis 1500 mg), Kinder entsprechend einer Gesamtdosis von 25 mg/kg.

Unerwünscht. Kopfschmerzen, vorübergehend Hör- und Sehstörungen, Verwirrtheit (z. T. sehr schwer). Nicht im ersten Trimenon der Schwangerschaft.

Primaquin Primaquin wirkt gegen die Gewebeschizonten von Pl. vivax und Pl. ovale. Sein Wirkungsmechanismus ist unbekannt.

Indikation. Primaquin *(INN)* wird nach Verlassen des Malariagebiets eingesetzt, oft zusammen mit Chloroquin, um sowohl die Gewebe- als auch die Blutschizonten zu beseitigen.

Dosierung. Bei Verdacht auf Glukose-6-phosphatdehdrogenaseschwäche (mediterrane Bevölkerung) bewahrt eine Untersuchung vor Therapiebeginn den Patienten vor einer hämolytischen Anämie. Erwachsene erhalten für 14 Tage Einzeldosen von 26,3 mg Primaquinphosphat, Kinder 0,53 mg/kg.

Proguanil Proguanil *(Paludrin)* ist Prodrug; es wird nach seiner Resorption zum wirksamen Cycloguanil umgewandelt.

Cycloguanil hemmt in Gewebe- und Blutschizonten das für Plasmodien typische bifunktionelle Enzym Dehydrofolatreduktase-Thymidilatsynthetase. Die Wirkung setzt langsam ein. Paludrin eignet sich deshalb für die Prophylaxe.

Indikation und Dosierung. In Kombination mit Chloroquin zur Prophylaxe gegen Infektionen mit Pl. vivax oder Pl. falciparum (anstelle von Mefloquin). Erwachsene: Eine Woche vor Reiseantritt beginnen und 4 Wochen nach Reiseabschluß enden mit täglich einer Dosis von 200 mg Proguanil-HCl, Kinder entsprechend weniger. Proguanil ist relativ untoxisch. Magenbeschwerden und

Haarausfall kommen vor. In der Schwangerschaft erlaubt. Bei Nierenversagen Dosis reduzieren.

Pyrimethamin Pyrimethamin wurde aus der Verbindungsreihe des Proguanil entwickelt. Es ist wirksamer als Proguanil und wurde in Kombination mit einem Sulfonamid zur Malariaprophylaxe eingesetzt. Wegen vereinzelter, aber schwerer Zwischenfälle (Lyell-Syndrom) ist es in Deutschland nicht mehr zugelassen.

Doxycyclin Doxycyclin wirkt auf Gewebeschizonten. Es wird in Dosen von 2 × 100 mg/Tag und nicht länger als eine Woche zur Prophylaxe der Malaria tropica eingenommen und ist mit dieser Dosierung bei Kurzreisenden beliebt.

22.11 Antimykotika

Allgemeines Die Therapiemöglichkeiten haben sich durch Einführung der (chemisch verwandten) Imidazol- und Triazolderivate sowie der Allylamine bedeutend gebessert. Stoffe aus diesen Verbindungsklassen lassen sich aber nicht mehr geschlossen entweder den systemisch anwendbaren oder den lokal anzuwendenden Antimykotika zuordnen. Deshalb stellen wir die chemischen Strukturen zuerst vor, besprechen für alle Stoffe die Indikationen, für die systemisch anwendbaren Stoffe zusätzlich die Pharmakokinetik, Dosierungen und unerwünschten Wirkungen.

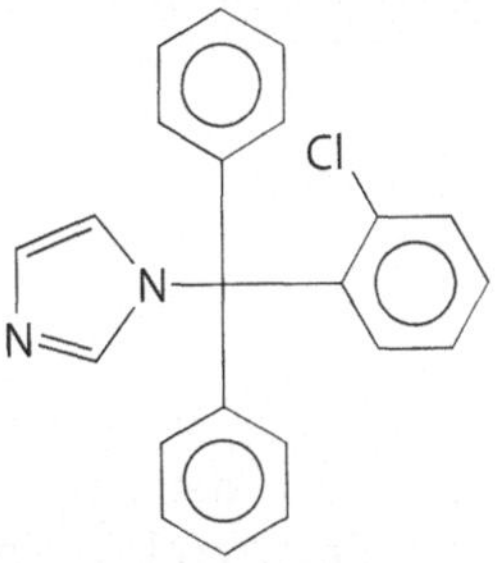

Cl N N

Clotrimazol
(Imidazolderivat)
MW 344,84

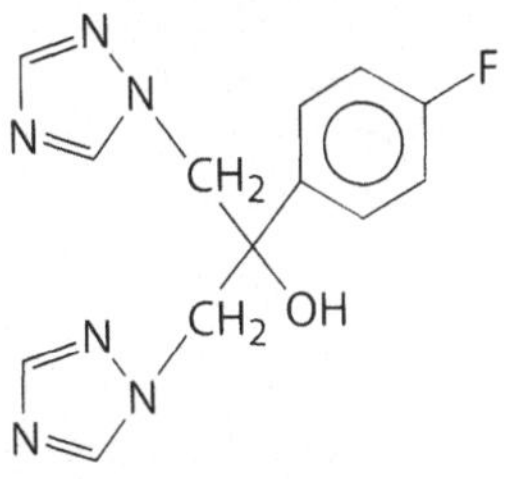

N N N CH_2 F OH CH_2 N N N

Fluconazol
(Triazolderivat)
MW 306,27

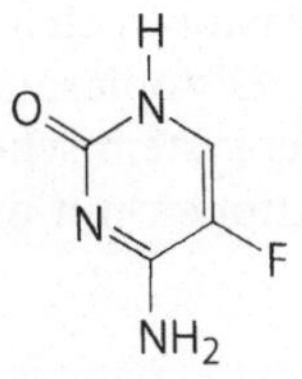

H O N N F NH_2

Flucytosin
MW 129,09

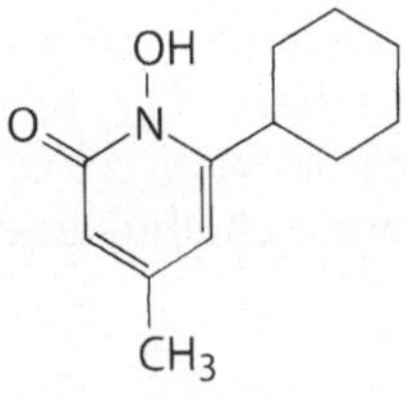

OH O N CH_3

Ciclopirox
MW 207,28

Allylamin

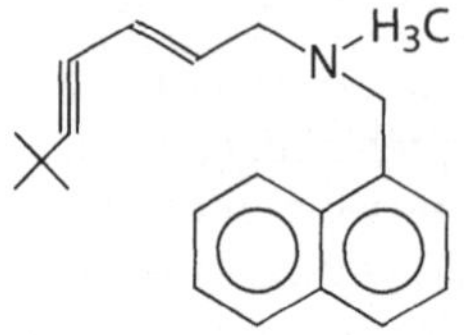

Terbinafin
MW 291,44

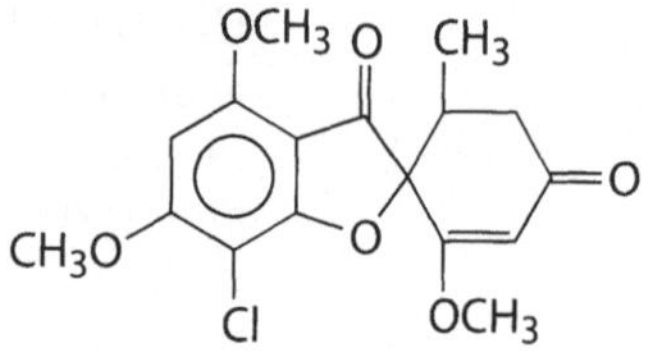

Griseofulvin
MW 355,77

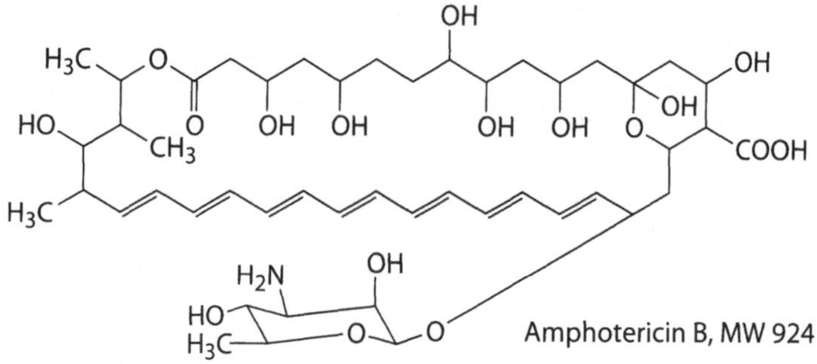

Amphotericin B, MW 924

Dem Amphotericin in der Struktur ähnlich sind Nystatin und Natamycin.

Imidazol- und Triazolderivate Aus diesen miteinander verwandten Verbindungsklassen werden sehr viele Verbindungen angeboten. Flucon-, Itracon-, Micon- und Ketokonazol sind zur systemischen Therapie geeignet, Bifon-, Clotrim-, Crocon-, Econ-, Fenticon-, Isokon-, Ketokon-, Omocon-, Oxycon-, Thioconazol zur Lokaltherapie. Das hohe Angebot läßt eine gute Wirkung und geringe unerwünschte Wirkungen vermuten.

Wirkungsmechanismus. Er ist für Imidazol- und Triazolderivate gleich: Hemmung der Sterol-14-α-demethylase der Pilze, dadurch entsteht ein Defizit von Ergosterol (wichtiger Baustein der Pilzmembran) und ein Überschuß an 14-α-Methylsterol, das in die Zellmembran gelangt und dort die Funktion membrangebundener Enzyme reduziert.

Spektrum, Indikationen. Sehr breit: Blastomyceten, viele Arten Candida, Coccidien, Cryptokokken, Histoplasmen, Sporotrichien und Dermatophyten. Azole sind bei systemischen und oberflächlichen (Haut, Schleimhäute) Infektionen mit diesen Pilzen indiziert. Für die systemische Therapie besprechen wir beispielhaft Fluconazol.

Fluconazol **Pharmakokinetik.** Fluconazol *(Diflucan)* kann p.o. und i.v. gegeben werden. Bioverfügbarkeit $> 95\,\%$, Plasmaproteinbindung $12\,\%$, gute Verteilung in die Körperflüssigkeiten (Liquor, Speichel) und Organe, Plasmahalbwertszeit 25–30 h. Obwohl 90 % unverändert renal eliminiert werden und deshalb bei Niereninsuffizienz die Dosisabstände um das Zwei- bis Dreifache verlängert werden, reicht der geringe Metabolismus doch, um die Biotransformation von Ciclosporin, Phenytoin, Theophyllin oder Zidovudin zu verzögern.

Dosierung. Erwachsene 400 mg initial (p.o. oder mit 15-min-Infusion i.v.) als Tages-Einmaldosis, danach 200–400 mg täglich. Nur bei zwingender Indikation ohne Alternative bei Kindern: 3–6 mg/kg bei systemischer Infektion.

Unerwünscht. Am wichtigsten sind Übelkeit und Erbrechen, weil sie den Übergang von der oralen zur intravenösen Gabe nötig machen können.

Itraconazol

Itraconazol *(Sempera)* wirkt auf einige Pilzarten stärker als Fluconazol und ist u. a. zur Behandlung der Histoplasmose bei HIV-Patienten wertvoll.

Allylaminderivate zur lokalen Therapie

Amorolfin *(Loceryl)*, Naftifin *(Exoderil)* und Terbinafin *(Lamisil)* (Formel S. 466) sind neue, sehr wirksame Antimykotika zur lokalen Behandlung von Mykosen. Die Verbindungen hemmen die Squalen-2,3-Epoxidase der Pilze und damit die Synthese von Ergosterol für die Pilzmembran.

Ciclopiroxol

Ciclopiroxol *(Batrafen)* wird auf der Haut und als Vaginalcreme angewandt. Es wirkt nicht nur gegen Hefen, sondern gegen viele andere Dermatophyten. Der Wirkungsmechanismus ist nicht genau bekannt.

Flucytosin

Flucytosin *(Ancotil)* wird systemisch gegen Candida und Aspergillus eingesetzt, wegen der erheblichen Resistenz aber stets in Kombination mit einem anderen Stoff.

Wirkungsmechanismus. Transport mit Cytosinpermease (fehlt bei vielen Species) in die Zelle, dort Umwandlung zu 5-Fluorouracil (nicht in den Wirtszellen), das den Stoffwechsel der Pilze ähnlich schädigt, wie für das Zytostaticum 5-Fluoruracil beschrieben (s. S. 480).

Pharmakokinetik. Bioverfügbarkeit 84 %, Verteilungsvolumen 0,8 l/kg, Plasmaproteinbindung 5 %, gute Gewebsverteilung und Liquorgängigkeit, Elimination: unverändert, renal (glomerulär), mit einer Plasmahalbwertszeit von 3–6 h, bei Niereninsuffizienz erheblich verlängert. Toxisch: > 100 mg/l Plasma.

Dosis. Wegen der erheblichen Resistenz in der Regel nur zur Unterstützung einer Therapie mit Amphotericin B. Oral 4 × 50 bis 4 × 100 mg pro kg und Tag, intravenös gleiche Dosierung (250 ml der Lösung 100 mg/ml in 25 min). Keine Mischung mit anderen Stoffen in der Infusion. Cytarabin hebt die Wirkung auf.

Unerwünschte Wirkungen. Gastrointestinale Beschwerden, hämatologische Veränderungen.

Griseofulvin (*Fulcin*) Pharmakokinetik. *Resorption* aus dem Magen-Darm-Trakt stark schwankend, gefördert durch fettreiche Mahlzeiten und Verteilung der Tagesdosis auf mehrere Einzeldosen.
Verteilung. Einlagerung in die keratogenen Zonen der Haut; die infizierten Zellschichten werden abgestoßen, die mit Griseofulvin beladenen neuen Zellen sind gegen Infektion geschützt. Wegen der langen Dauer des physiologischen Ersatzprozesses muß die Behandlung bis zu 6 Monaten ohne Unterbrechung erfolgen.
Metabolismus. Demethylierung in der Leber. Induktion des Cytochrom P-450-Systems. Halbwertszeit 9–24 h.

Wirkungsmechanismus. Störung der RNA-Synthese und Störung der Zellwandsynthese bei Pilzen. Wirkungstyp *fungistatisch*. Primäre Resistenz selten, sekundäre Resistenz unbekannt.

Spektrum. Fadenpilzerkrankungen (Epidermophytie, Trichophytie, Mikrosporie).

Dosierung. Tagesdosis Erwachsene 500 mg, Kinder 10 mg/kg KG, auf zwei Einzeldosen verteilt.

Unerwünschte Wirkungen, Kontraindikationen. Neurologische (am häufigsten): Kopfschmerzen, Übelkeit, erhöhte Alkoholempfindlichkeit, psychische Veränderungen, Neuritiden, Sehstörungen. Leberschäden, deshalb nicht bei vorgeschädigter Leber.
Steigerung der Porphyrinsynthese, deshalb nicht bei Porphyrie.
Allergien.
Nicht während der Gravidität (Tierversuch: Mutationen).

Nystatin, Natamycin Nystatin und Natamycin haben eine dem Amphotericin ähnliche Struktur (S. 466). Die drei Stoffe binden sich an das Ergosterol in der Pilz-Zellmembran und bilden Poren, durch die Zellbestandteile austreten. Nystatin *(INN)* und Natamycin *(Pimafucin)* werden nur lokal eingesetzt und wirken gegen Hefepilze im Mund (Soor), Gastrointestinaltrakt, Anal- und Genitalbereich, auf der Haut (Intertrigo, Windeldermatitis), an den Nägeln, und an den Bindehäuten (Natamycin).

Amphotericin B Spektrum. Generalisierte Pilzinfektionen mit Aspergillen, Blastomyceten, Candida-Arten, Coccidien, Cryptococcus neoformans, Histoplasma capsulatum, jedoch nur nach Versagen anderer Mittel, da die Nebenwirkungen sehr schwer sind.

Pharmakokinetik. Bioverfügbarkeit nur 3 %, Verteilungsvolumen 0,5–1 l/kg KG, Plasmaproteinbindung 90 %, Gewebsverteilung $^2/_3$

Plasmakonzentration. Bei Niereninsuffizienz steigt die Plasmahalbwertszeit von 20 auf 40 h. Tiefes Kompartiment mit einer Halbwertszeit von 15 Tagen.

Dosierung. Erwachsene und Kinder i.v. mit 0,25 mg/kg KG täglich beginnen, bis 1 mg/kg KG täglich steigern. 10–40 mg in 500 ml 5 % Glucose lösen und sehr langsam (12 h) infundieren. Einsatz nur nach Versagen anderer Mittel!

Unerwünschte Wirkungen

- Nephrotoxizität ist die Hauptgefahr; die Nierenschäden können irreversibel werden. Gabe von Mannit wird empfohlen.

22.12 Anthelmintika

Wir beschränken die Besprechung auf die in Deutschland zur Therapie von Wurmerkrankungen zugelassenen Stoffe. Auf S. 421 sind die für die einzelnen Wurmarten am besten geeigneten Stoffe angegeben.

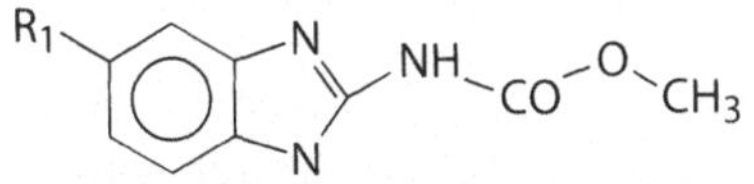

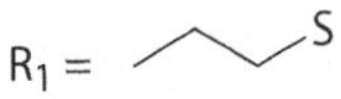

Albendazol
MW 265,33

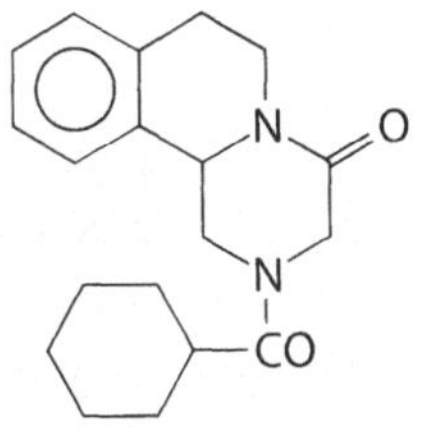

Praziquantel, MW 312,41

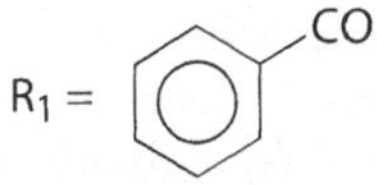

Mebendazol
MW 295,30

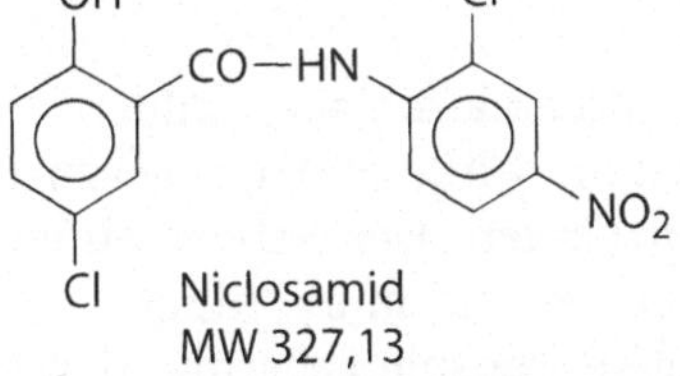

Niclosamid
MW 327,13

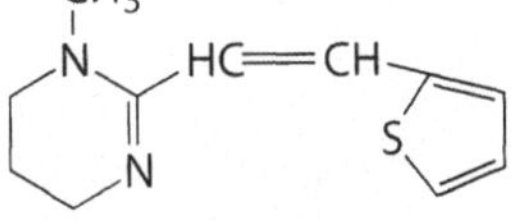

Pyrantel, MW 206,32

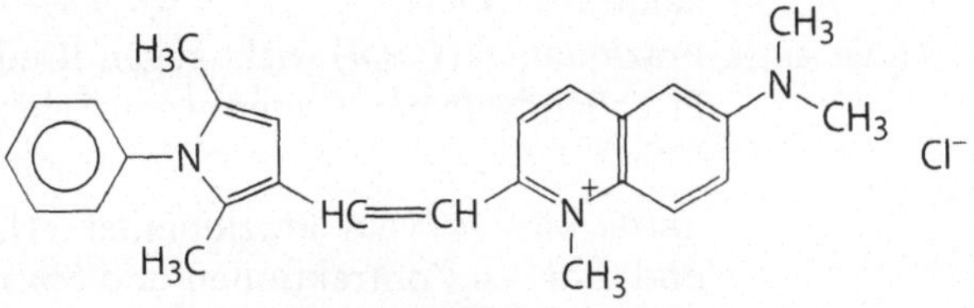

Pyrviniumchlorid, MW 417,99

Albendazol Albendazol *(Eskazole)* wird zur Beseitigung von Echinokokken (nach Infektion mit Hunde- oder Fuchsbandwurm), ferner zur Therapie der Trichinose eingesetzt. Es wirkt auch gegen Askariden und Hakenwürmer.

Wirkungsmechanismus. Albendazol hemmt die Glukoseaufnahme der Würmer.

Pharmakokinetik. Albendazol wird besonders gut resorbiert, wenn es mit einer fettreichen Mahlzeit eingenommen wird. Es wird schnell zu Albendazolsulfoxid oxidiert, aber dieser Metabolit ist sehr gut wirksam. Er hat 70 % Plasmaproteinbindung, ist sehr gut gewebegängig und erreicht auch in den Echinokokken-Zysten eine therapeutisch ausreichende Konzentration. Er wird mit 8 h Plasmahalbwertszeit renal eliminiert.

Dosierung. 2 × 400 mg (2 × 7,5 mg/kg) pro Tag für 4 Wochen, dann 2 Wochen Pause (ein Zyklus); insgesamt 3 Zyklen bei Echinokokken, ein Zyklus bei Hakenwürmern, 1 Woche bei Trichinose.

Unerwünschtes. Kopfschmerz, Schwindel, Leibschmerz, Durchfall, Fieber, Nasenbluten. Die Leberfunktion muß überwacht werden. Albendazol war teratogen im Tierversuch und soll deshalb in der Schwangerschaft nicht gegeben werden.

Mebendazol Mebendazol *(Vermox)* wird deutlich weniger resorbiert als Albendazol und wird deshalb gegen Würmer im Gastrointestinaltrakt verordnet.

Indikationen, Dosierungen. Bei Oxyuriasis 3 × 100 mg p.o. im Abstand von 2 Wochen. Askariden, Hakenwürmer und Peitschenwürmer: 2 × 100 mg täglich für 3 Tage. Bandwürmer und Zwergfadenwürmer: 2 × 200 mg täglich für 3 Tage.

Unerwünschtes. Wie Albendazol, aber milder.

Niclosamid Niclosamid *(Yomesan)* wirkt sehr gut gegen Bandwürmer, aber nicht gegen deren Larven. Der Patient nimmt eine Einzeldosis von 2 g, die er gut kauen muß. Kinder erhalten weniger. Es hemmt die oxidative Phosphorylierung der Würmer und wird kaum resorbiert.

Praziquantel Praziquantel *(Cesol)* wirkt gegen Rinder-, Schweine-, Zwerg- und Fischbandwürmer, ferner gegen Schistosomen.

Wirkungsmechanismus. Praziquantel erhöht den Calciumeinstrom und führt zu Kontraktionen und Spasmen der Wurmmuskulatur. Die Würmer werden als „passive Objekte“ entleert.

Pharmakokinetik. Praziquantel wird gut resorbiert, aber unterliegt einem hohen First-pass-Metabolismus. Es konkurriert mit vielen Pharmaka um Cytochrom P450 und hat eine Plasmahalbwertszeit von 1–2 Stunden.

Dosierung. Bei Bandwurminfektionen 2 × 10–20 mg/kg Tagesdosis im Abstand von 10 Tagen. Die unerwünschten Wirkungen sind nicht dramatisch.

Pyrantel

Pyrantel-pamoat *(Helmex)* ist sehr gut gegen Ascariden, gut gegen Oxyuren und befriedigend gegen Hakenwürmer wirksam. Man gibt eine Einzeldosis von 11 mg/kg bei allen drei Infektionen, dieselbe Dosis nach 2 Wochen nochmals, weil inzwischen die Würmer aus den nicht empfindlichen Eiern geschlüpft sind. Pyrantel wird nicht wesentlich resorbiert. Es depolarisiert die neuromuskuläre Synapsen der Würmer und versetzt sie so in Dauerkontraktion.

Pyrvinium

Pyrvinium-Pamoat *(Molevac)* wird gegen Oxyuren p.o. gegeben. Es wird sehr schlecht resorbiert und hat deshalb kaum unerwünschte Wirkungen. Man gibt 10 mg/kg als Einmaldosis.

22.13 Virustatika

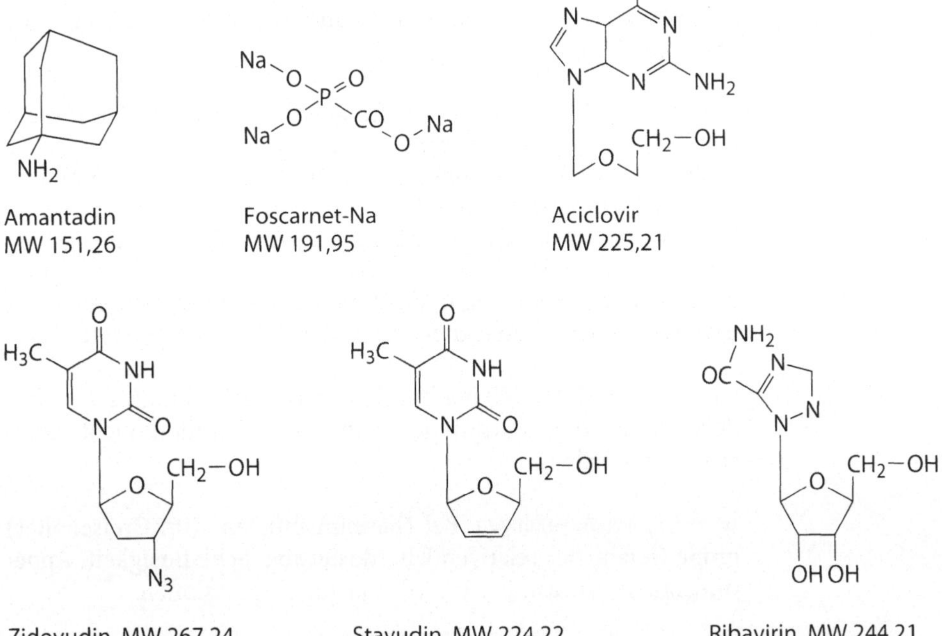

Amantadin MW 151,26

Foscarnet-Na MW 191,95

Aciclovir MW 225,21

Zidovudin, MW 267,24

Stavudin, MW 224,22

Ribavirin, MW 244,21

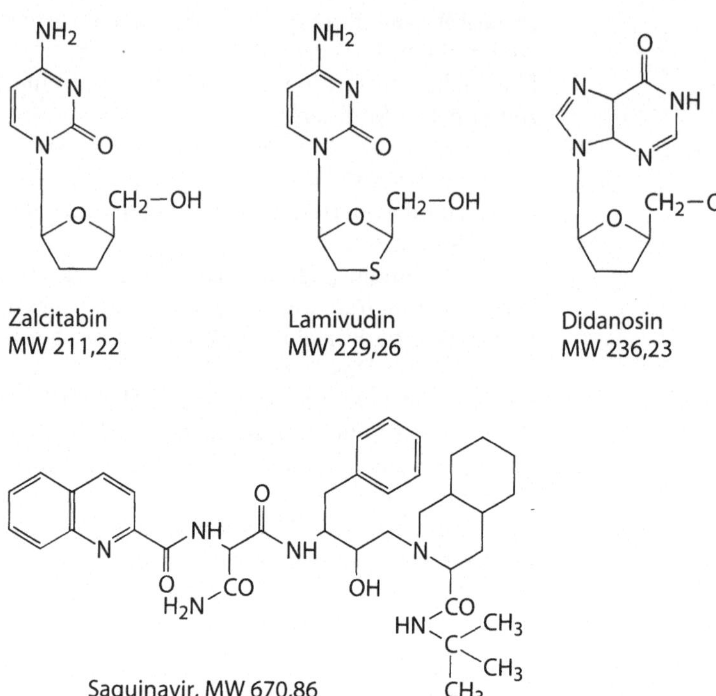

Amantadin Pharmakokinetik. Bioverfügbarkeit 90 %, Verteilungsvolumen 6 l/kg, Halbwertszeit 9–16 h, kein Metabolismus, 90 % Ausscheidung über die Nieren.

Indikation, Wirkungsmechanismus. Amantadin *(Grippin-Merz)* dient zur Prophylaxe und während der ersten zwei Erkrankungstage auch zur Therapie der Influenza A. Die Aufnahme der umhüllten Viren in die Endosomen ist noch möglich, aber Amantadin hemmt danach das Protein M_2 in der Virushülle bei Ausbildung eines Ionenkanals. Dadurch wird die Translokation des Viruskerns aus dem Endosom in das Cytoplasma unmöglich. Auch der Export von Virusbestandteilen aus der Zelle wird gestört.

Dosierung. Oral 2 × 100 mg bei Erwachsenen, 4–8 mg/kg bei Kindern. Spitzenkonzentrationen von 0,6 mg/l sollen nicht überschritten werden.

Gefahren, Nebenwirkungen. Bei Niereninsuffizienz (im Greisenalter) große Gefahr der relativen Überdosierung. Schlaflosigkeit, Appetitlosigkeit, Unrast, bei Überdosierung Depressionen.

Aciclovir Pharmakokinetik. Bioverfügbarkeit nur 20–30 %, Verteilungsvolumen 0,7 l/kg (Körperwasser), Plasmaproteinbindung 9–24 %, Plasmahalbwertszeit 2–3 h, 15 % werden metabolisiert, der Rest wird unverändert durch glomeruläre Filtration und tubuläre Sekretion eliminiert.

Indikation, Wirkungsmechanismus. Aciclovir *(Zovirax)* wirkt gegen Herpesviren 1 und 2, Varicella zoster und Epstein-Barr-Viren. Dies sind alles DNA-Viren der Herpes-Gruppe. Aciclovir penetriert bevorzugt in Herpes-infizierte Zellen. Durch eine nur bei den Viren vorkommende Thymidilatkinase wird Acyclovir zum erstenmal phosphoryliert – körpereigene Zellen phosphorylieren 200fach weniger. Die Phosphorylierung zum Di- und Triphosphat besorgen hingegen körpereigene Enzyme. Aciclovir-Triphosphat wird (nochmals bevorzugt) von der virus-eigenen DNA-Polymerase angenommen und hemmt sie stark. Der verbleibende geringe Nucleosideinbau führt zum Einbau von Aciclovir in den DNA-Strang und damit zu dessen Abbruch, weil eine 3'-Position an einem „richtigen" Monosaccharid nicht zur Verfügung steht. Resistenz beruht auf mutierten Enzymen mit geringerer Affinität zu Aciclovir.

Dosis. Die i.v. Injektion von Aciclovir ist bewährt, die Applikation in Salben ist bewährt in der Ophthalmologie. Intravenös täglich 3 × 5 mg/kg als einstündige Infusion, 5 Tage. Plasmakonzentrationen danach 10 mg/l. Oral 6 × 200 mg täglich.

Gefahren, Nebenwirkungen. Venenwandreizung bei unexakter Infusion, nach zu schneller Infusion Blutdruckabfall, vorübergehende Einschränkung der Nierenfunktion, Kopfschmerzen, Übelkeit.

Ganciclovir

Ganciclovir *(Cymeven)* unterscheidet sich von Aciclovir nur durch Austausch der Funktion $-CH_2-CH_2-OH$ gegen $-CH_2-CH = (CH_2OH)_2$. Sein Wirkungsmechanismus und seine Pharmakokinetik entsprechen dem Aciclovir.

Indikation, Dosierung. Ganciclovir wird gegen Cytomegaloviren in einer Dosis von täglich 2 × 5 mg/kg für 2–3 Wochen lang infundiert.

Unerwünschtes. Vor allem bei HIV-Patienten wird die Unverträglichkeit mit vielen Pharmaka deutlich. Außerdem erzeugt Ganciclovir Leuko- und Thrombozytopenie, begünstigt dadurch bakterielle Infektionen; die Kreislaufregulation und viele ZNS-Funktionen werden gestört.

Ribavirin

Wirkungsmechanismus. Auch Ribavirin wird in der Zelle dreimal phosphoryliert. Das Monophosphat und das Triphosphat hemmen Enzyme, die am Aufbau der DNA (GTP-Synthese), an der Transkription und am 5'-capping der mRNA teilnehmen.

Indikation, Applikation. Ribavirin *(Virazole)* wirkt auf sehr viele Viren, ist aber in Deutschland nur für die Aerosoltherapie von schweren pulmonalen Infektionen mit RSV-Viren zugelassen.

Unerwünscht. Eine nicht unbeträchtliche Menge wird pulmonal resorbiert. Kopfschmerzen und Irritationen der Bronchien und der Haut kommen vor.

Foscarnet

Wirkungsmechanismus. Foscarnet hemmt die DNA-Polymerase der Herpesviren ca. 100mal stärker als die DNA-Polymerase der Menschen, es hemmt auch die reverse Transkriptase der HIV-Viren.

Indikationen. Foscarnet *(Foscavir)* wird gegen aciclovir- oder ganciclovir-resistente Herpesviren und gegen Cytomegaloviren (Haut- und Augeninfektionen besonders bei HIV-Patienten), auch gegen HIV-Viren eingesetzt.

Pharmakokinetik. Nur zur i.v. Infusion; Elimination der unveränderten Substanz überwiegend renal.

Dosierung. Wegen der hauptsächlich renalen Elimination muß die Dosierung schon bei geringgradiger Niereninsuffizienz herabgesetzt werden. Es werden 2–3 Wochen lang täglich 3 × 60 mg in NaCl-Lösung infundiert.

Unerwünschtes. Foscarnet wirkt nephrotoxisch und erzeugt eine Hypocalcämie, Kopfschmerzen, Tremor, auch Krämpfe.

Hemmstoffe der reversen Transkriptase von HIV-Viren: Didanosin, Lamivudin, Stavudin, Zalcitabin und Zidovudin

Wirkungsmechanismen. Die Stoffe Didanosin, Lamivudin, Stavudin, Zalcitabin und Zidovudin gelangen durch passive Diffusion in das Zellinnere. Dort werden sie dreimal hintereinander phosphoryliert. Die Triphosphate werden von der reversen Transkriptase anstelle der physiologischen Triphosphate angenommen (Tabelle 22.11).

Indikation. Alle Stoffe werden zur Therapie einer Infektion mit HIV-Viren eingesetzt. Zidovudin ist außerdem zugelassen für die Prävention der materno-fetalen Transmission der HIV-Viren. Die Therapie wird in der Regel als Kombinationstherapie geführt. Sie wird mit zwei Nucleosidanaloga begonnen.

Pharmakokinetik. Die Bioverfügbarkeit nach oraler Gabe ist für alle Verbindungen ausreichend, bei Didanosin ist sie mit 35–45 % am geringsten. Einnahme mit der Nahrung kann die Bioverfügbarkeit deutlich herabsetzen. Die Plasmaproteinbindung beträgt 25 % für Zidovudin und ist für die anderen Verbindungen ganz

Tabelle 22.11 Zum Wirkungsmechanismus der Transkriptasehemmer.

Pharmakon	daraus gebildeter wirksamer Metabolit	verdrängtes physiologisches Triphosphat
Didanosin (ddl, *Videx*)	ddATP = 2',3'-Dideoxyadenosin-triphosphat	dATP = Deoxyadenosin-triphosphat
Lamivudin (3TC, *Epivir*)		dCTP = Deoxycytidin-triphosphat
Stavudin (d4T, *Zerit*)	Stavudin-5'-triphosphat	dTTP = Deoxythymidin-triphosphat
Zalcitabin (ddC, *HIVD*)	ddCTP = Dideoxycytidin-triphosphat	dCTP = Deoxycytidin-triphosphat
Zidovudin (AZT, *Retrovir*)	Zidovudin-triphosphat	TTP = Thymidin-triphosphat

zu vernachlässigen. Die Plasmahalbwertszeiten sind mit 1–3 Stunden kurz, aber die intrazellulären Halbwertszeiten sind meist länger als 3 h.

Unerwünscht. Unerwünschte Wirkungen der Transkriptasehemmer können durch das Grundleiden akzentuiert auftreten. Sie sind „klassisch" für Zidovudin bekannt: Zu Beginn der Therapie treten vorübergehend starke Kopfschmerzen, Myalgien, Schlaflosigkeit und Erbrechen auf. Schwere Granulozytopenie und Anämie werden bei etwa einem Drittel der deutlich Erkrankten beobachtet; sie sind dosisbegrenzend.
Die **Dosierung** der Transkriptasehemmer und ihre Kombination untereinander sind noch erheblichem Wechsel unterworfen.

Saquinavir

Wirkungsmechanismus. Saquinavir *(Invirase)* hemmt eine Protease des HIV-Virus, die aus dem großen Gag-Pol-Präkursor mehrere essentielle Einzelproteine abspaltet. Die unter Wirkung von Saquinavir gebildeten Viruspartikel sind nicht mehr infektiös.

Pharmakokinetik, Dosierung. Die Bioverfügbarkeit ist mit ungefähr 5 % ausnehmend schlecht – dennoch wird Saquinavir oral in Dosen von 3 × 600 mg/Tag p.o. gegeben, am wirksamsten in Kombination mit Zidovudin und Zalcitabin. Die unerwünschten Wirkungen des Saquinavir sind in der Kombinationstherapie nicht maßgebend.

23 Tumorhemmstoffe

Allgemeines Tumorhemmstoffe und gegen Bakterien, Viren und andere Mikroorganismen wirksame Antibiotika haben gemeinsam, daß sie die Beseitigung von „Fremdzellen", die die physiologische Funktion des Wirtsorganismus beeinträchtigen, aus eben diesem Organismus fördern können. Bei Bakterien gelingt dies besonders gut dann, wenn das Antibiotikum in einen Teil des Bakterienstoffwechsels eingreift, der in analoger Form beim Menschen nicht existiert. Idealbeispiel ist Penicillin: Es greift in den biochemischen Prozeß der Zellwandsynthese ein, und dieser Prozeß spielt für keine Zelle des menschlichen Organismus eine Rolle. Bis heute ist es nicht gelungen, Pharmaka zu finden, die in vergleichbarer Weise selektiv in den Tumorstoffwechsel eingreifen. Theoretisch müßten Tumorzellen, die eine falsche genetische Information tragen, dadurch zu zerstören sein, daß man die *Qualität* der falschen genetischen Information ausnutzt. Dies ist bis heute nicht gelungen. Die bisher verfügbaren Tumorhemmstoffe nutzen die abweichende *Quantität* des Tumorstoffwechsels aus. Hieraus folgt:

- Tumoren mit niedriger Proliferationsrate (Bronchialkarzinom) sind wenig empfindlich gegen Chemotherapeutika.
- Physiologisch schnell teilende Zellen des Organismus werden durch Tumorhemmstoffe erheblich geschädigt. Auf einzelne Gewebe angewandt bedeutet dies:
- Stomatitis und Gastroenteritis sind unerwünschte Wirkungen vieler Tumorhemmstoffe. Sie treten auf, weil die Neubildung des auskleidenden Epithels stark verzögert ist.
- Haarausfall ist eine unerwünschte Wirkung vieler Tumorhemmstoffe.
- Anämie, Leukopenie und Thrombopenie sind Begleiterscheinungen bei der Therapie mit sehr unterschiedlichen Tumorhemmstoffen.
- Tumorhemmstoffe sind immunsuppressiv, da sie die Proliferation immunkompetenter Zellen reduzieren. Mit der immunsuppressiven Wirkung der Tumorhemmstoffe ergibt sich ein weiterer Unterschied zu den gegen Bakterien wirksamen Antibiotika: Bakteriostatische Antibiotika wirken, indem sie die Vermehrung von Fremdzellen verhindern, der Organismus kann also mit seiner eigenen Abwehr die bereits vorhandenen Fremdzellen beseitigen.

Bakteriostatische Antibiotika verschaffen der Immunabwehr des Organismus ein Übergewicht, vor allem beeinträchtigen sie die Immunabwehr nicht. *Tumorhemmstoffe reduzieren hingegen häufig die körpereigene Abwehr.*

- Zytostatika wirken embryotoxisch und fetotoxisch.
- Zytostatika unterdrücken die Spermiogenese.

Tumortherapie ist stets Kombinationstherapie. Hierfür sind mehrere Gründe maßgebend:

- Da die Tumorhemmstoffe nur von der unterschiedlichen Quantität im Stoffwechsel von Tumorzellen und Nichttumorzellen Gebrauch machen, ist ihre therapeutische Breite gering. Die Höhe ihrer Dosierung ist durch die unerwünschten Wirkungen begrenzt, die aber bei den einzelnen Pharmaka verschieden sind. Bei der Kombinationstherapie addieren sich die erwünschten Wirkungen zu einer „großen" Gesamtwirkung.
- Der Wirkungsmechanismus der Tumorhemmstoffe ist unterschiedlich, wodurch mit einer Kombinationstherapie eine überadditive Wirkung erreichbar sein kann.
- Mit der Kombinationstherapie gelingt die Synchronisation des Tumorwachstums (in vielen Fällen, z. B. mit Vinca-Alkaloiden). Bestimmte Zytostatika werden dann nur in derjenigen Phase des Zellzyklus eingesetzt, in der sie hauptsächlich wirken; dadurch wird der Organismus zu anderen Zeiten nicht mit ihren unerwünschten Wirkungen belastet.
- Durch Kombination von Pharmaka, die in verschiedenen Phasen des Zellzyklus wirken, verhindert man die Resistenzentwicklung von Tumorzellen während einer Phase des Zellzyklus, in der ein bestimmtes Einzelpharmakon nicht wirkt.

Die Dosierungen hängen von der Art des zu behandelnden Tumors und damit von der Art des Schemas für die Kombinationstherapie ab. Dies gilt nicht nur für die Größe der Einzeldosen, sondern auch für ihre zeitliche Folge und für die maximale Gesamtdosis. Um hierüber keinen falschen Eindruck aufkommen zu lassen, sind für die Tumorhemmstoffe in den nachfolgenden Darstellungen keine Dosisbereiche mitgeteilt. Für sehr viele Zytostatika gilt aber, daß die Dauer der Verabreichung wichtiger ist als die Höhe der Einzeldosis. Grund hierfür ist unter anderem, daß viele Zytostatika nicht durch passive Diffusion, sondern durch kapazitätslimitierte Vorgänge in die Zellen gelangen. Wenn solche Vorgänge bei einer bestimmten Plasmakonzentration gesättigt sind, ist die weitere Dosiserhöhung kaum noch hilfreich.

Arbeitsschutz **Beim Umgang mit Zytostatika sind strenge Sicherheitsvorschriften unbedingt einzuhalten.** Sie laufen alle darauf hinaus, das Pflegepersonal vor der Exposition gegen Zytostatika zu schützen. Gefahrenquellen sind u. a.: Kontamination der Hände beim Dispensieren von Tabletten, besonders auch beim Teilen von Tabletten („Kinderdosen“), beim Öffnen von Ampullen (cave Schnittverletzungen!) und beim Aufziehen von Lösungen. Wenn Zytostatika auf Möbel oder Fußböden gelangen (durch herunterfallende Tabletten, besonders aber durch Ampullenlösungen, die in die Umgebung oder auf Tupfer gelangen, wenn Luftblasen aus der Spritze entfernt werden), trocknen sie ein, der Staub wird eingeatmet. Handkontamination und Verstäubung ist auch zu befürchten beim Umgang mit der Bettwäsche und mit Urin, Faeces und Erbrochenem. Die Einzelheiten müssen unbedingt in den Arbeitsschutzvorschriften und der einschlägigen Fachliteratur nachgelesen und der Sicherheitsstandard auf dem jeweils neuesten Erkenntnis- und Technikstand gehalten werden.

23.1 Antimetabolite

Antimetaboliten sind Stoffe, die physiologischen Metaboliten chemisch ähnlich sind, deshalb „irrtümlich“ in den Stoffwechsel eingeführt werden, danach jedoch zu „falschen“ Stoffwechselzwischenprodukten führen, die nutzlos oder gar schädlich sind. Der physiologische Stoffwechsel wird durch Antimetaboliten folglich reduziert.

Methotrexat

Wirkungsmechanismus. Kompetitive Verdrängung der Dihydrofolsäure von der Dihydrofolatreduktase und Hemmung des Enzyms. Dadurch fehlt Tetrahydrofolsäure für die Thymidylatsynthese aus 5'-Desoxyuridylat und für die Purinnucleotidsynthese. Aus dem Wirkungsmechanismus läßt sich ableiten: Folinsäure wirkt antagonistisch gegen Methotrexat. Methotrexat wirkt besonders in der S-Phase.

Indikationen. Akute lymphatische Leukämie im Kindesalter, Chorionkarzinom, auch Osteosarkom und Non-Hodgkin-Lymphom.

Pharmakokinetik. Bioverfügbarkeit dosisabhängig, vollständig bis zu einer Dosis von 30 mg/m^2 KO, deshalb i.v. Infusion bevorzugt. Verteilungsvolumen 0,5–1 l/kg KG, Plasmaproteinbindung 50 %, terminale Plasmahalbwertszeit $\geqq$ 10 h. Methotrexat wird sehr lange im tiefen Kompartiment (intrazellulärer Raum) retiniert. Dorthin gelangt es mit Hilfe eines Transportmechanismus in der Plasmamembran. Wegen der ungenügenden Diffusion bleibt seine Konzentration im Liquor gering. Methotrexat wird zu 80 % unverändert renal (glomerulär und tubulär) eliminiert.
Die Konzentration in der Galle ist hoch, es besteht ein enterohepatischer Kreislauf.

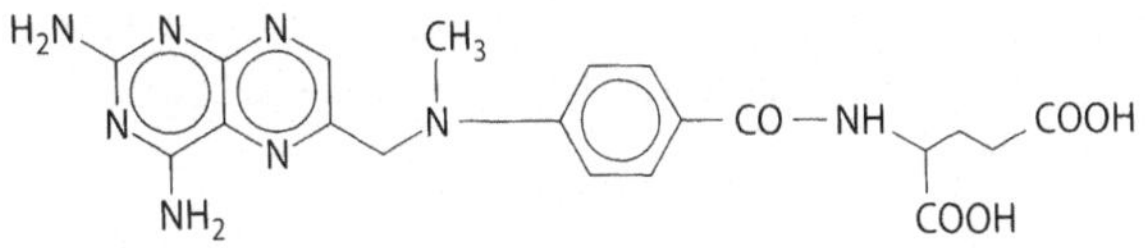

Methotrexat MW 454,46

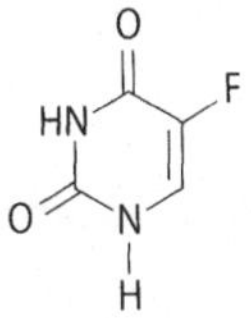

5-Fluorouracil
MW 130,08

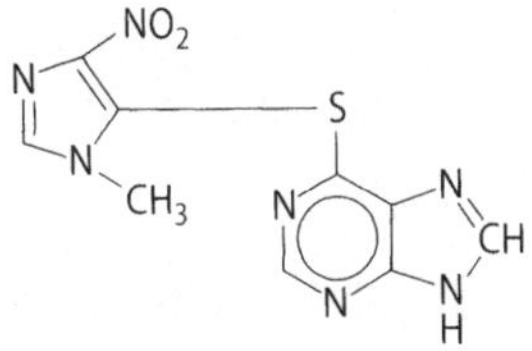

Azathioprin
MW 277,27

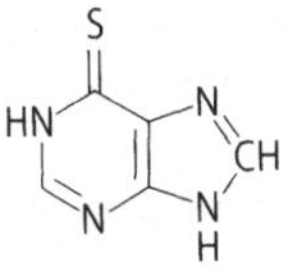

6-Mercaptopurin
MW 152,19
Base, pKa 7,6

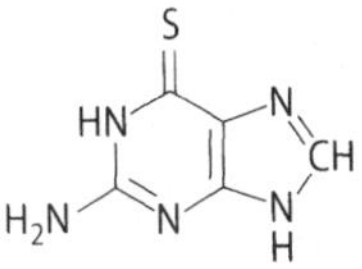

Thioguanin
MW 167,21

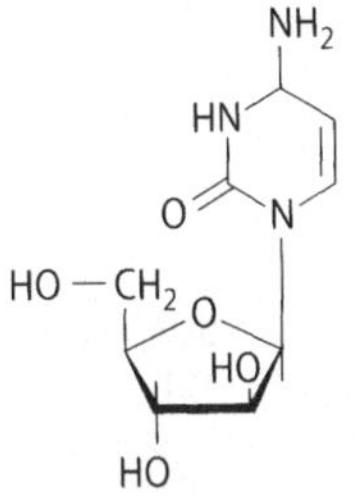

Cytarabin
MW 243,22

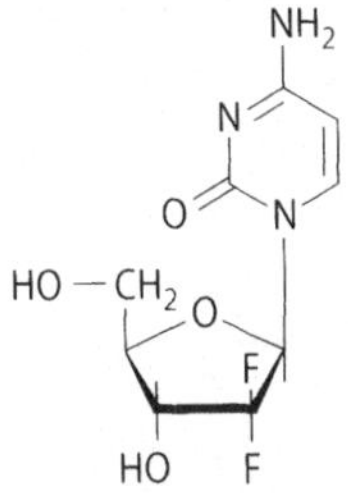

Gemcitabin
MW 263,20

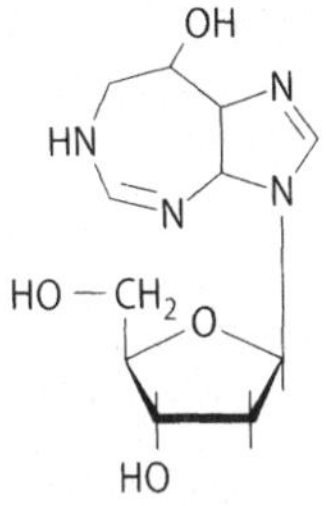

Pentostatin
MW 268,27

Abb. 23.1 Antimetabolite. Die drei Verbindungsklassen der Antimetabolite sind entsprechend in drei Zeilen angeordnet

Drug-Monitoring: < 10 μmol/l nach Tag 1, < 0,5–1,0 μmol/l nach Tag 2, < 0,05 μmol/l nach Tag 3 und allen Folgetagen.

Unerwünschte Wirkungen. (Vergleiche Alkylantien!) **Stark!** Knochenmarksdepressionen, Depression des lymphatischen Systems mit Schwächung der Immunabwehr, ulcerative Gastroenteritis, Haarausfall. Die Verordnung ist unvereinbar mit bestehender Frühschwangerschaft. Bei Langzeitbehandlung treten zusätzliche Nebenwirkungen auf: Zirrhotische Leberveränderungen, interstitielle Pneumonitis, Schädigung der Nierentubuli. Den Nierenschäden soll man durch Erhöhung des Urinvolumens und Alkalisierung des Harnes (bessere Löslichkeit von Methotrexat) vorbeugen. Plasmakonzentrationen über 9×10^{-7} mol/l sind zu vermeiden.

Interaktionen. Alle sauren Pharmaka stehen im Verdacht, die tubuläre Sekretion von Methotrexat zu behindern. Für sehr hohe Dosen von β-Lactamantibiotika, für übliche Dosen von Salicylaten und für einige saure nichtsteroidale Antirheumatika (Ketoprofen, Voltaren) ist dies belegt.

5-Fluorouracil

Wirkungsmechanismus. Ein Teil des infundierten 5-Fluorouracil wird zu 5-Fluorodeoxyuridinmonophosphat umgewandelt. Diese Verbindung verdrängt das physiologische 5'-Deoxyuridinmonophosphat vom Enzym Thymidylat-Synthetase. Folglich entsteht ein Thymidylat-Mangel.

Indikationen. Karzinome im Gastrointestinaltrakt (Kolon), Mammakarzinome.

Pharmakokinetik. Wegen der schwankenden Bioverfügbarkeit wird 5-FU i.v. injiziert oder infundiert. Verteilungsvolumen 0,4 l/kg, die Liquorgängigkeit ist gut, in die Zellen dringt 5-FU durch Diffusion ein. Elimination überwiegend durch Metabolismus (nur 20 % werden renal eliminiert). Plasma-Halbwertszeiten: 20 min (Verteilungsphase) und 14–19 h.

Unerwünschtes. Knochenmarksdepression, Depression des lymphatischen Systems, ulcerative Gastroenteritis, Haarausfall.

6-Mercaptopurin

Wirkungsmechanismus. 6-Mercaptopurin *(Purinethol)* wird intrazellulär zum korrespondierenden Nucleotid 6-Thioinositolsäure aufgebaut. Diese Verbindung wirkt mehrfach: a) durch Rückwärtshemmung auf die Synthese der Purinbasen, b) durch Vorwärtshemmung auf die Synthese von Purin-Nucleosiden: Statt Guanosin entsteht das falsche Thioguanosin. 6-Mercaptopurin wirkt in der S-Phase.

Indikationen. 6-Mercaptopurin *(Purinethol)* ist indiziert bei Leukämien im Kindesalter, bei chronischer myeloischer Leukämie.

Pharmakokinetik. Der „first pass effect" ist groß, die Bioverfügbarkeit gering und schwankend. Elimination überwiegend durch Metabolismus, an dem die Xanthinoxidase als Schlüsselenzym mitwirkt. Wenn man gleichzeitig Allopurinol gibt, muß die Dosis von 6-Mercaptopurin reduziert werden.

Unerwünschtes. Knochenmarksdepression, Erbrechen, Gastroenteritis, Leberschäden.

Azathioprin

Azathioprin *(Imurek)* ist zu 88 % bioverfügbar. Der größte Teil wird im Blut schnell in 6-Mercaptopurin umgewandelt. Auch die Dosis von Azathioprin muß bei gleichzeitiger Gabe von Allopurinol auf 1/4 der regulären Dosis zurückgenommen werden.

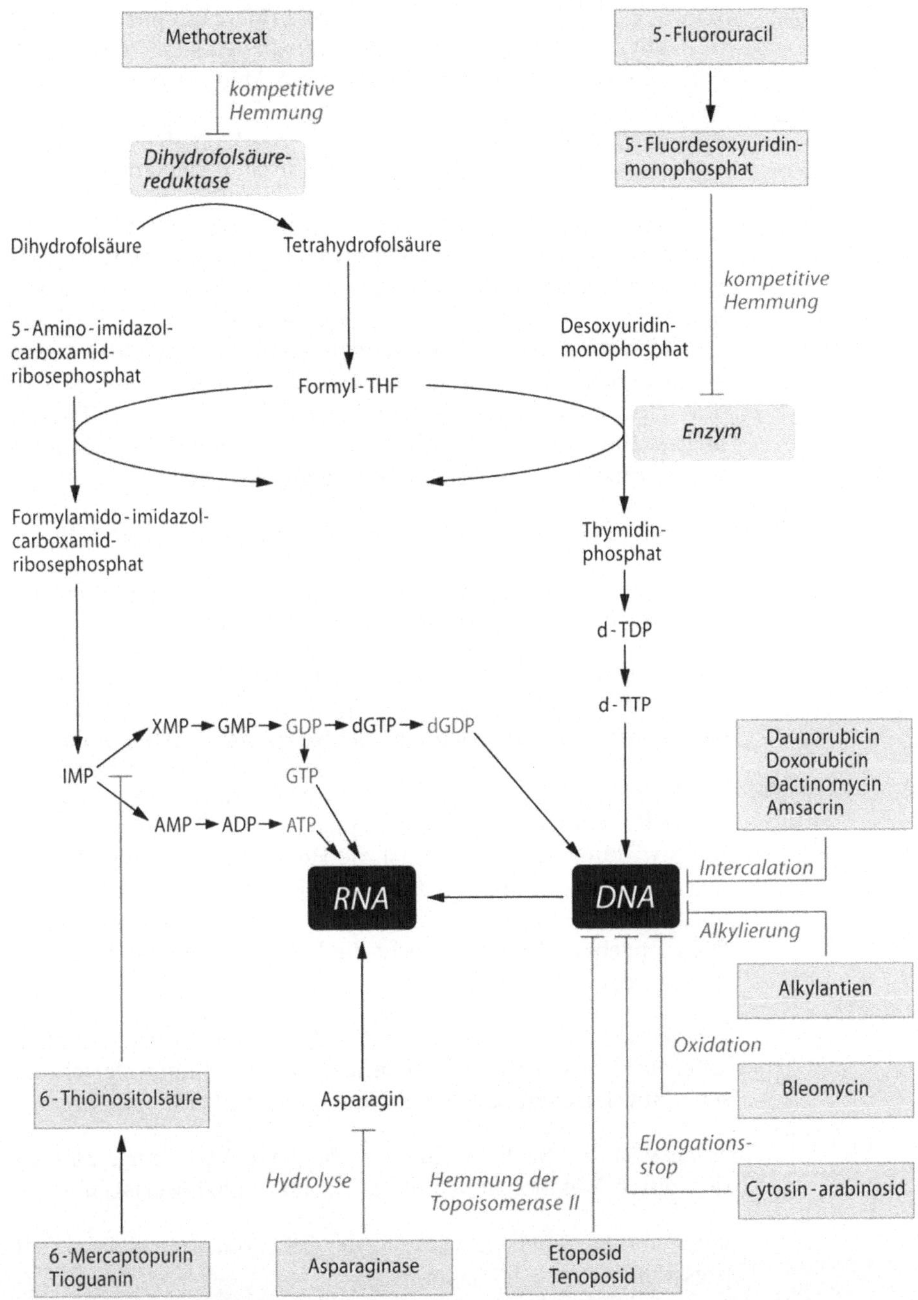

Abb. 23.2 Angriffspunkte verschiedener Zytostatika.

Tioguanin Wirkungsmechanismus. Ähnlich dem des 6-Mercaptopurin: Anstelle des physiologischen Nucleosids Inosin entsteht das falsche 6-Thioinosin und aus ihm das falsche 6-Thioguanosin.

Indikationen des *Thioguanin Wellcome:* Akute Leukämien, Remissionserzeugung bei chronischen myeloischen Leukämien.

Gemcitabin Wirkungsmechanismus. Gemcitabin wird intrazellulär durch Deoxycytidinkinase zum Di- und Triphosphat phosphoryliert. Diphosphat und Triphosphat wirken zusammen. Das Diphosphat hemmt die Ribonucleosidreduktase, weshalb aus den Ribonucleosiden die Desoxyribonucleoside nicht mehr gebildet werden können. Besonders der nun einsetzende Mangel an Desoxycytidin-Triphosphat begünstigt den Einbau des Gemcitabin-Triphosphates. Nach Addition noch eines einzigen physiologischen Deoxyribosids wird die DNA-Synthese abgebrochen.

Indikation: Pankreaskarzinom (auch bei Resistenz gegen 5-FU).

Dosierung. 1000 mg Gemzitabin *(Gemzar)* werden einmal wöchentlich intravenös über 30 min kurzinfundiert.

Unerwünschtes. Bisher wurden die meisten allgemeinen unerwünschten Wirkungen der Nucleotid- bzw. Nucleosidcytostatica beobachtet, ohne daß sich ein „Schwergewicht" gebildet hätte.

Cytarabin Wirkungsmechanismus. Cytarabin wird (wie Gemcitabin) in den Tumorzellen zum Di- und Triphosphat (ara-CTP) phosphoryliert. Hauptwirkung von ara-CTP ist die Hemmung der DNA-Polymerase durch Verdrängung des physiologischen Deoxycytidintriphosphat (dCTP). Zusatzwirkung: araCTP wird fälschlich in die DNA eingebaut. Dadurch bricht die DNA-Synthese ab. Hauptwirkung in der S-Phase.

Indikation. Cytarabin *(Alexan)* ist indiziert bei akuten lymphatischen und myeloischen Leukämien, Blastenschüben der chronischen myeloischen Leukämie, Non-Hodgkin-Lymphomen.

Pharmakokinetik. Nach i.v. Infusion schnelle Verteilung, Elimination durch Metabolismus mit ca. 2 h Plasmahalbwertszeit.

Unerwünschtes. Übelkeit während der Infusion, Knochenmarksdepression.

Hydroxyharnstoff $H_2N\text{-}CO\text{-}NH\text{-}OH$

Wirkungsmechanismus. Hydroxyharnstoff (= Hydroxycarbamid, *Litalir*) hemmt direkt die Ribonucleotid-Reduktase und damit an mehreren Stellen der Abb. 23.2 die Bildung der Desoxyribonucleotide.

Die Wirkung erfolgt in der S-Phase, die Zellen bleiben deshalb in der besonders strahlenempfindlichen G1-Phase stehen.

Pharmakokinetik. Hydroxyharnstoff ist gut bioverfügbar, passiert gut die Bluthirnschranke und wird mit einer Plasmahalbwertszeit von 2 h zu 80 % renal unverändert eliminiert.

Unerwünschtes. Megaloblastäre Anämien durch Störung der Eisenverwertung und Knochenmarksdepression stehen im Vordergrund. Stomatitis, Übelkeit, Durchfall kommen vor. Neurologische Störungen sind selten.

Pentostatin

Pentostatin *(Nipent)* wirkt im Abbauweg der Purinbasen. Es hemmt die Desaminierung von Adenosin (aus RNA) und Desoxyadenosin (aus DNA) durch Hemmung des reduzierenden Enzyms Adenosin-Deaminase. Adenosin und Deoxyadenosin akkumulieren daraufhin und hemmen rückwärts: Sie hemmen die Ribonucleotid-Reduktase.
Pentostatin muß intravenös infundiert werden. Es hat eine singuläre Indikation zur Therapie der Haarzell-Leukämie.

23.2 Elektrophile Zytostatika

Zu den elektrophilen Zytostatika zählen alle direkt oder nach metabolischer Aktivierung elektrophil wirkenden Stoffe. Sie können grundsätzlich mit all denjenigen Atomen der Purin- und Pyrimidinbasen reagieren, die ein nicht in kovalenter Bindung engagiertes „einsames" Elektronenpaar haben (nucleophile Atome). Bevorzugt sind die ringständigen = N- (besonders N_7 in Guanin) und die seitenständigen = O. Dazu gehören z. B. auch alle Atome, die Elektronen für die Wasserstoffbrückenbildung in der Helix zur Verfügung stellen. Die Reaktion mit nucleophilen Atomen kann zu einer kovalenten Bindung oder zu einer Wasserstoffbrückenbildung führen.
Die elektrophilen Zytostatika kann man in Gruppen einteilen:

1. Alkylantien. Sie übertragen einen Alkylrest auf ein nukleophiles Atom. Zu ihnen gehören z. B. die Phosphamide (Cyclophosphamid, Ifosfamid, Trofosphamid), Melphalan, Chlorambucil, Thiotepa, Busulfan und Tresulfan, BCNU und CCNU, Dacarbazin und Procarbazin,
2. Cisplatin und Carboplatin.

23.3 Alkylierende elektrophile Zytostatika

Stickstoff-Lost-verbindungen

Zu ihnen gehören Cyclophosphamid, Ifosfamid, Trofosfamid, Chlorambucil und Melphalan. Sie werden mit einem Transportmechanismus in die Zellen aufgenommen; bei Resistenz funktioniert er nicht mehr. Alle Verbindungen enthalten ein-, zwei- oder dreimal die Gruppierung = N - CH_2 - CH_2 - Cl, die metabolisch über mehrere Schritte zum elektrophilen Kation aktiviert wird. Abb. 23.3 zeigt dies verkürzt am Beispiel des Cyclophosphamid.

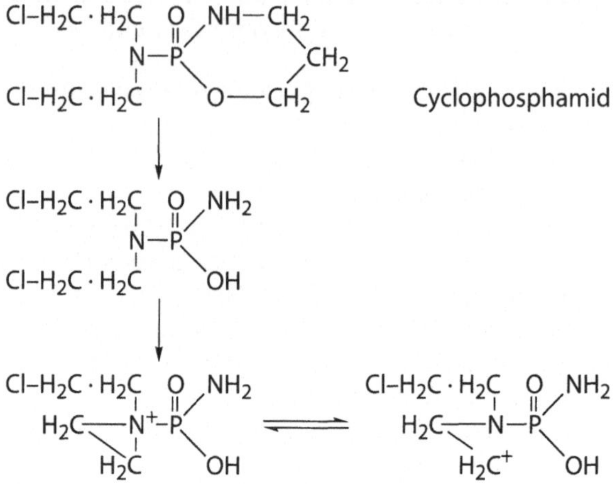

Cyclophosphamid

Abb. 23.3 Aktivierung von Cyclophosphamid

Nach Reaktion des elektrophilen Kations mit einer Base in der DNA ist die Basenpaarung an dieser Stelle und die Ablesung der DNA erschwert oder unmöglich. Auch die zweite Gruppe - CH_2 - CH_2 - Cl kann zum elektrophilen Kation aktiviert werden und mit einer Base des gegenüberliegenden Stranges reagieren. In diesem Fall hat das bifunktionell reagierende Zytostatikum die Trennung der DNA-Stränge bei der Zellteilung unmöglich gemacht.

Cyclophosphamid *(Endoxan)*

Pharmakokinetik. Bioverfügbarkeit 75–100 %, Verteilungsvolumen 0,6 l/kg. Cyclophosphamid wird durch Cytochrom P450 2B-Enzyme oxidiert und danach über mehrere Schritte zum elektrophilen Kation aktiviert (Abb. 23.3). Es induziert das Cytochrom. Cyclophosphamid wird mit 5–9 h Plasmahalbwertszeit eliminiert. – Auf einem Seitenweg entsteht der ungesättigte reaktionsfreudige Aldeyhd Acrolein CH_2 = CH-CHO. Es wird renal ausgeschieden und erzeugt eine Zystitis, die sich durch gleichzeitige Gabe des mit der Aldehydgruppe -CHO reagierenden HS-Gruppendonors MESNA *(Uromitexan)* reduzieren läßt.

Indikationen. Cyclophosphamid kann p.o. oder i.v. gegeben werden und wirkt in Kombination mit anderen Stoffen gegen sehr viele Tumoren. Seine starke Wirkung auch im lymphatischen System hat zur Anwendung bei immunhämolytischen Anämien, Myasthenia gravis, chronischer Polyarthritis und anderen Autoimmunerkrankungen geführt.

Unerwünschtes. Knochenmarkdepression, Haarausfall, hämorrhagische Zystitis. Die unerwünschte kardiodepressive Wirkung von Doxorubicin auf das Herz wird verstärkt.

Ifosfamid *(Holoxan)*
Ifosfamid ist schlecht bioverfügbar und wird intravenös bei Hodentumoren, Sarkomen, auch bei anderen Tumoren gegeben. Sein von Cyclophosphamid etwas verschiedenes Wirkungsspektrum wird mit dem Umstand in Zusammenhang gebracht, daß es nicht von Cytochrom P450 2B, sondern von Cytochrom P450 3A und damit wahrscheinlich an anderen Stellen des Körpers aktiviert wird. Es hat 15 h Plasmahalbwertszeit. Die unerwünschten Wirkungen sind denen des Cyclophosphamid ähnlich.

Trofosfamid *(Ixoten)* hat das Spektrum von Cyclophosphamid, ist aber weniger immunsuppressiv. Es kann p.o. zur Erhaltungstherapie gegeben werden.

Chlorambucil *(Leukeran)*
Chlorambucil ist zu 70 % bioverfügbar, hat 0,3 l/kg Verteilungsvolumen und wird mit einer Halbwertszeit von 3–4 h metabolisiert. Es wird oral zur Dauertherapie bei chronischen Leukämien, Morbus Hodgkin und Non-Hodgkin-Lymphomen und anderen Hämoblastosen gegeben.

Melphalan *(Alkeran)*
Melphalan ist variabel (60–100 %) bioverfügbar, hat 0,5 l/kg Verteilungsvolumen und wird mit 1,5–3 h Plasmahalbwertszeit eliminiert. Seine Hauptindikation hat es bei multiplem Myelom.

Thiotepa

Thiotepa *(INN)* enthält bereits die Ethyleniminstruktur, die aus der Gruppe = N - CH_2 - CH_2 - Cl der Lost-Verbindungen erst gebildet werden muß. Die Verbindung wird vornehmlich zur lokalen Therapie in der Harnblase (Blasenpapillome, oberflächliche Karzinome) oder in serösen Höhlen (Pleuraepitheliome) eingesetzt. Sie besitzt die unerwünschten Wirkungen der Alkylantien in hohem Maße.

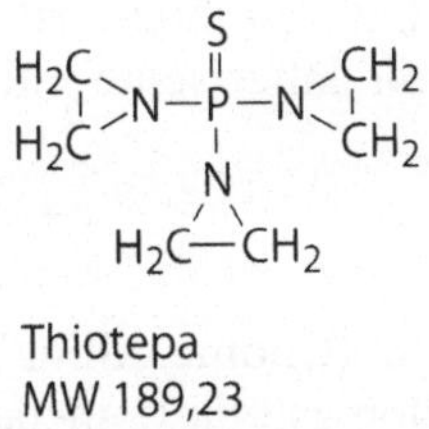

Thiotepa
MW 189,23

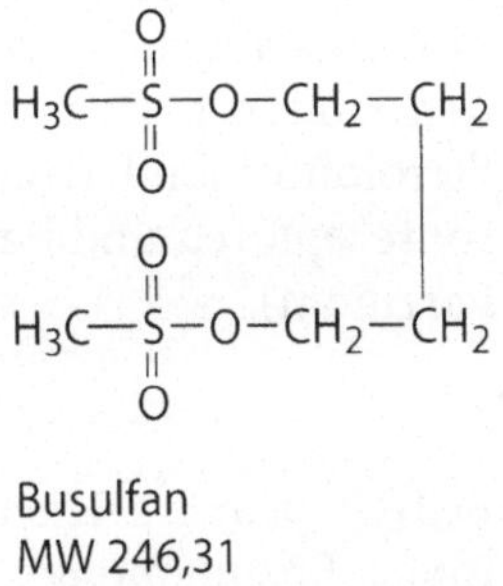

Busulfan
MW 246,31

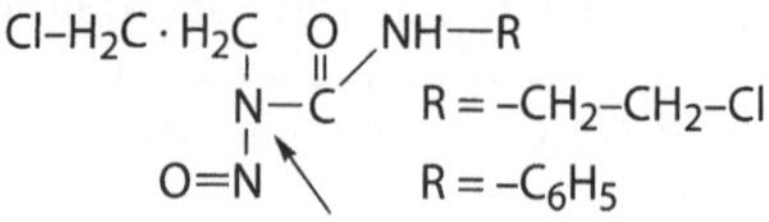

$R = -CH_2-CH_2-Cl$ BCNU, MW 214,04

$R = -C_6H_5$ CCNU, MW 233,69

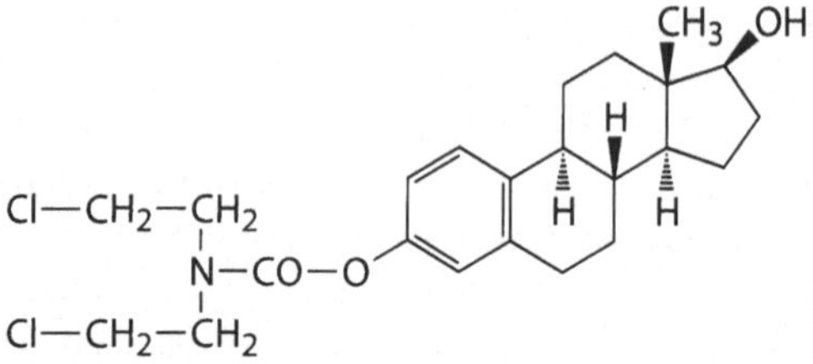

Estramustin
MW 444,41

Busulfan Busulfan *(Myleran)* wird im Stoffwechsel (teilweise) zu einer Verbindung aktiviert, die zwei kationische elektrophile = S^+-(Sulfonium-Ionen) enthält. Die Verbindung kann zwei Guanine in der DNA miteinander kovalent verknüpfen. Sie ist gut bioverfügbar, wirkt ganz überwiegend im Knochenmark, und wird deshalb bei chronischer myeloischer Leukämie eingesetzt.

Alkylierende Nitrosoharnstoffe Zu dieser Gruppe gehören Carmustin (BCNU, *Carmubris*), Lomustin (CCNU, *Cecenu*), und Nimustin (ACNU, *INN*). Alle Verbindungen enthalten die Gruppe $Cl-CH_2-CH_2-N = NO$. Erstramustin *(Estracyt)* rechnet man der Gruppe zu, obwohl ihm die Gruppe = NO fehlt, es also keine Nitrosoverbindung ist. Gemeinsam ist allen Verbindungen dieser Gruppe jedoch die Metabolisierung unter Abspaltung des elektrophilen alkylierenden Cations $Cl-CH_2-CH_2^+$. Die Nitrosoverbindungen werden außerdem an der mit dem Pfeil bezeichneten Stelle unter Bildung des carbamylierenden Isocyanates O = C-N-R gespalten; das Isocyanat carbamyliert die seitenständigen H_2N-Gruppen der Lysine in Proteinen. Die Alkylierung (vornehmlich der N7 der Purinbasen) geschieht in der G1-Phase.

Pharmakokinetik. Die Nitrosoharnstoffe sind gut fettlöslich und dadurch gut bioverfügbar, aber nur Lomustin und Estramustin werden p.o. gegeben, Carmustin und Nimustin werden infundiert. Das Verteilungsvolumen ist hoch (BCNU 3,25 l/kg), und einige Stoffe gelangen in therapeutisch brauchbarer Konzentration in den Liquor. Estramustin hat unverkennbar den Charakter eines Steroidhormonderivates. Es hat eine hohe Affinität zu Testosteronrezeptoren und bezieht von daher seine Indikation (Prostatakarzinom).

Indikationen.

BCNU: primäre Hirntumoren (Gliome, Glioblastome, Astrozytome, Ependymome, Medulloblastome); metastatische Hirntumoren; multiples Myelom, maligne Lymphome, Morbus Hodg-

kin, Lymphosarkome; in Kombination bei gastrointestinalen Tumoren. CCNU und ACNU: Ähnlich BCNU, zusätzlich auch bei Bronchialkarzinom.
Estramustin: Prostatakarzinom.

Unerwünscht. Pneumonitis, Lungenfibrosen, bei Estramustin Hypophosphatämie.

Dacarbazin
Mw 182,19
pK 4,4

Procarbazin MW 221,30; pK 6,8

Cisplatin MW 300,05

Carboplatin MW 371,25

Dacarbazin, Procarbazin Beiden Verbindungen gemeinsam ist die Hydrazingruppe -HN-NH-. Der Wirkungsmechanismus ist unvollkommen bekannt. Es gibt Hinweise auf eine metabolische Aktivierung zum stark alkylierenden Diazomethan.
Dacarbazin *(D. T. I. C.)* wird i.v. infundiert und ist indiziert bei malignem Melanom, Sarkomen, Morbus Hodgkin.
Procarbazin *(Natulan)* wird p.o. gegeben und ist indiziert bei Morbus Hodgkin und Non-Hodgkin-Lymphomen.

Besonderheiten. Unter Wirkung der Carbazine besteht Alkoholunverträglichkeit; Antidepressiva können hypertensive Krisen auslösen. Pulmonale Veränderungen, allergische Reaktionen. Häufig gastrointestinale Beschwerden.

23.4 Elektrophile Platinkomplexe

Cisplatin
MW 300,1
pK 6,3

Carboplatin
MW 371,25

Cisplatin Pharmakokinetik. Zufuhr nur durch intravenöse Infusion. Verteilungsvolumen 0,5–11,0 l/kg KG, Plasmaproteinbindung 1 h nach Infusion 50 %, später zunehmend auf 97 %. Terminale Plasmahalbwertszeit 4,5 Tage. In 48 h werden 26–50 % des zugeführten Platins durch die Nieren ausgeschieden. Anreicherung in Niere und Leber.

Niereninsuffizienz. Cisplatin ist bei einer Kreatininclearance unter 60 ml/min kontraindiziert. Der Dialyseverlust liegt meist unter 10 % und erfordert keine Nachdosierung.

Pharmakodynamik. Cisplatin gelangt in den Intrazellulärraum und wird dort durch Hydrolyse der Cl^--Ionen in eine reaktive bifunktionelle Verbindung verwandelt, die mit den N7 zweier benachbarter Guanosin desselben DNA-Stranges reagiert und wie die bifunktionellen Alkylantien Querverknüpfungen (Cross-links) in der DNA herstellt. Die Änderung ist klein genug, um vom DNA-Reparatursystem nicht erkannt zu werden, hemmt aber völlig die DNA-Replikation. Cisplatin wirkt in allen Zyklusphasen.

Spezielle unerwünschte Wirkungen. Neben den allgemeinen unerwünschten Wirkungen der Tumorhemmstoffe hat Cisplatin ototoxische und nephrotoxische Eigenschaften und soll deshalb nicht mit Aminoglykosidantibiotika kombiniert werden. Die nephrotoxischen Wirkungen lassen sich durch Aufrechterhaltung einer kräftigen Mannitdiurese erheblich mildern. Schweres Erbrechen!

Indikation und Applikation. Cisplatin ist wesentlicher Bestandteil in der Kombinationstherapie von Hodentumoren. Es wirkt auch bei Karzinomen des Ovars, des Endometriums, der Blase, des Oesophagus, beim Bronchialkarzinom und bei Karzinomen im Kopf- und Halsbereich. Die Tagesdosis wird über einen Zeitraum von 6–8 h infundiert. Plasmakonzentrationen 1–3 mg/l.

Carboplatin Carboplatin *(Carboplat)* erzeugt deutlich weniger Nausea und ist weniger nephro-, oto- und neurotoxisch als Cisplatin. Es hat den gleichen Wirkungsmechanismus und wird ungefähr mit den gleichen Indikationen bei Patienten eingesetzt, die z. B. wegen einer Vorschädigung der Nieren Cisplatin nicht vertragen. Dosisbegrenzend ist die Myelosuppression. Carboplatin wird nicht an Plasmaproteine gebunden und wird auch deshalb renal viel schneller als Cisplatin, nämlich mit nur 2–6 Stunden Plasmahalbwertszeit ausgeschieden.

23.5 Oxidierende Zytostatika

Bleomycin Die Bleomycine sind große, stark substituierte Glycopeptide, die Kupfer komplex gebunden haben. Sie werden aus Kulturüberständen von *Streptomyces verticillus* gewonnen.

Wirkungsmechanismus. Die Bleomycine binden sich an die DNA (Intercalation an Guanin-Cytosin-Basenpaaren) und übertragen danach ein Elektron eines nahen Fe^{2+} auf molekularen Sauerstoff. Dadurch entstehen Fe^{3+} und aktive Sauerstoffspezies. Die Sauerstoffradikale oxidieren die Ribose an den Basen zu den Aldehyden. Daraufhin wird die glycosische Bindung gelöst, ein Strangbruch ist entstanden. Bleomycin wirkt in der S-Phase, die Zellen sterben in der Phase G2.

Indikationen. Hoden-, Ovarial-, Harnwegs- und Oesophaguskarzinome, Hals- und Kopftumoren, auch bei Morbus Hodgkin und Non-Hodgkin-Tumoren.

Pharmakokinetik. Bleomycine werden i.v. infundiert oder lokal (z. B. Harnblase) appliziert. Sie werden nicht an Plasmaproteine gebunden und haben 0,3 l/kg Verteilungsvolumen. 60 % werden unverändert glomerulär filtriert, weshalb bei Niereninsuffizienz die Dosierung unbedingt zurückgenommen werden muß. Bleomycine haben ca. 3 h Plasmahalbwertszeit.

Unerwünschtes. Stomatitis, Haarausfall, Hyperpyrexie (sehr geringe Myelotoxizität). Bei 5–10 % der Behandelten entsteht eine gefährliche pulmonale Fibrose.

23.6 Interkalierende Zytostatika

Wirkungsmechanismen. Interkalierende Zytostatika drängen sich zwischen die beiden DNA-Stränge. Daran kann der elektrophile Charakter einer Region des Zytostatikums Anteil haben, aber anders als bei bivalenten Alkylantien oder Platinkomplexen entsteht keine kovalente Bildung. Folge der Interkalation ist ein lokales Aufspulen (uncoiling) der DNA. Dadurch stören interkalierende Zytostatika die Replikation der DNA, besonders stark aber die RNA-Polymerase bei der Transkription der DNA-Information in die mRNA. Interkalierende Zytostatika können weitere Wirkungen auf die DNA haben, und zwar durch Erzeugung freier Radikale oder durch Störung der Topoisomerase II, wodurch Einzelstrangbrüche entstehen.

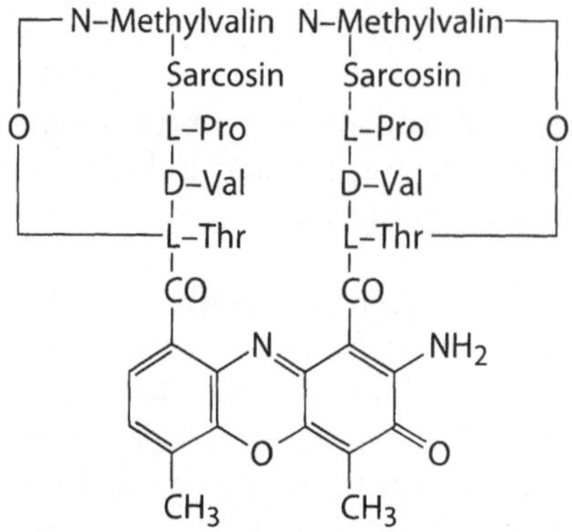

Dactinomycin
MW 1255,47

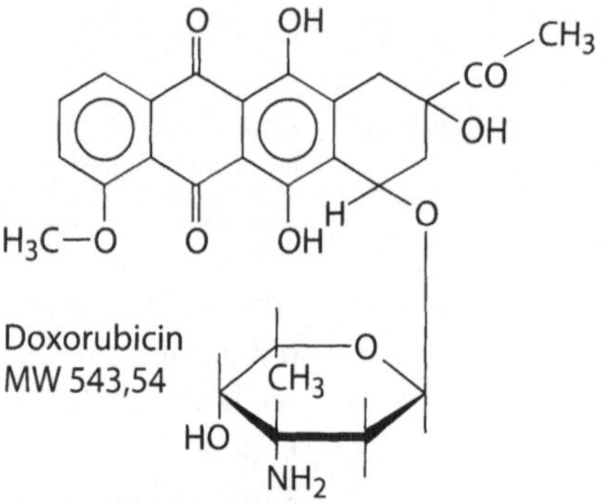

Doxorubicin
MW 543,54

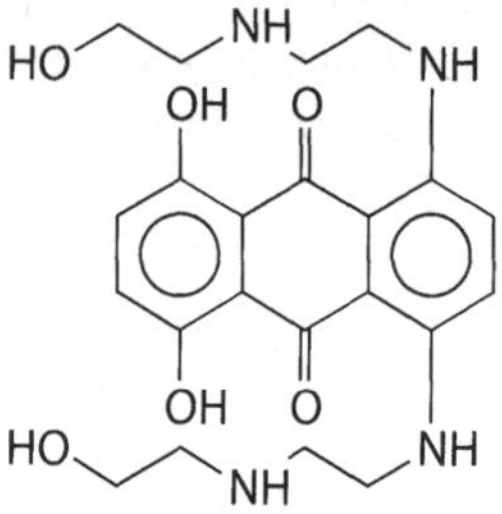

Mitoxantron
MW 444,09

Dactinomycin Pharmakokinetik. Dactinomycin *(Lysovac-Cosmegen)* ist p.o. ungenügend bioverfügbar und wird i.v. infundiert oder injiziert. Es ist so stark lokal reizend, daß bei i.v. Injektion die Außenseite der Kanüle nicht benetzt sein darf. Es ist nicht liquorgängig und wird großenteils unverändert im Urin (20 %) und in der Galle (50 %) mit 36 h Plasmahalbwertszeit ausgeschieden.

Indikationen. Sehr gut bei Wilms-Tumor und Rhabdomyosarkom; eingesetzt auch bei anderen Sarkomen (Ewing-, Karposi-, Weichteil-), Chorionkarzinom.

Unerwünscht. Erbrechen, Entzündung der Epithelauskleidung an vielen Stellen des Gastrointestinaltraktes von der Mundhöhle bis zum Anus, Haarausfall.

Rubicine, Mitoxantron Aclarubicin *(Aclaplastin)*, Daunorubicin *(Daunoblastin)*, Doxorubicin *(Adriblastin)*, Epirubicin *(Farmorubicin)* und Idarubicin *(Zavedos)* sind wie Tetracycline Derivate des Anthracyclins (auch Tetracycline können interkalieren). Sie sind sich chemisch sehr ähnlich, unterscheiden sich aber in ihrer Pharmakokinetik und Indikation deutlich. Für die Interkalation besonders wichtig sind die ersten drei der vier Ringe, wie man an Mitoxantron *(Novantron)* erkennt. Die Verbindungen wirken in Phase S, die Zellen sterben in Phase G2.

Pharmakokinetik. Alle Verbindungen werden i.v. gegeben. Wegen der starken lokalen Reizwirkung gilt für die Infektion das bei Dactinomycin Gesagte. Sie sind stark an Plasmaproteine gebunden, überwinden nicht die Meningen und werden mit Halbwertszeiten von ungefähr 30 h biotransformiert. Bei Leberfunktionsstörungen und Anstieg des Plasmabilirubins auf 30–50 mol/l wurde eine Dosisreduktion um 50 % empfohlen.

Indikationen

Aclarubicin und Idarubicin: Akute myeloische Leukämien.
Daunorubicin: Akute myeloische und lymphatische Leukämien.
Doxorubicin: Ovarial-Endometrium-, Prostata-, Blasen-, Leber-, Magen-, Mamma-, Schilddrüsen-, kleinzellige Bronchialkarzinome, akute myeloische und lymphatische Leukämie, Sarkome (osteogene, Ewing-, Rhabdomyo-, Wilms-Tumor).
Epirubicin: Ähnlich Doxorubicin, aber mit weniger unerwünschten Wirkungen.
Mitoxantron: Akute myeloische und lymphatische Leukämien (Erwachsene) einschließlich Blastenschübe, Mamma- und Leberzellkarzinom.

Unerwünschtes. Gefürchtet sind die gefährlichen entzündlichen Reaktionen des Pericards und Myocards mit schwerer Herzinsuffizienz und Rhythmusstörungen (ausgeprägt bei Doxorubicin, geringer bei Mitoxantron). Übelkeit und Erbrechen, später Stomatitis und schwere Suppression aller Knochenmarksfunktionen. Die Strahlenempfindlichkeit auch des gesunden Gewebes steigt erheblich.

Amsacrin

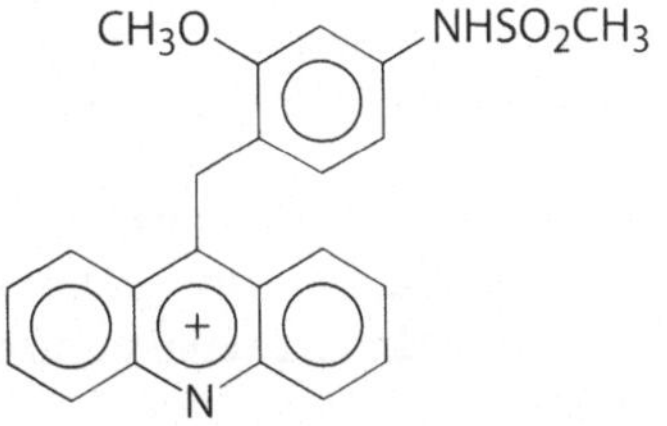

CH_3O $NHSO_2CH_3$ N

Amsacrin
(*Amsidyl*)
MW 393,46

Pharmakokinetik. Amsacrin wird nur intravenös gegeben. Verteilungsvolumen 1,7 l/kg, Plasmaproteinbindung 97 %, Anreicherung im Tumorgewebe und in der Leber, die Halbwertszeit von 2,5–7,4 h steigt bei Dauertherapie. Elimination hauptsächlich durch die Galle, aber bei Nieren- (oder Leber-)insuffizienz muß die Dosis gesenkt werden.

Indikationen. Akute myeloische und lymphatische Leukämie (Erwachsene).

Unerwünschte Wirkungen. Die Panzytopenie ist dosisbegrenzend. Außerdem gastrointestinale Beschwerden und Alopezie. 7 % der Behandelten bekamen Grand-mal-Anfälle. Die Kardiotoxizität hat gelegentlich zum Tod geführt. Amsacrin ist mit NaCl nicht mischbar.

23.7 Topoisomerase II-inaktivierende Zytostatika

Podophyllin-Derivate

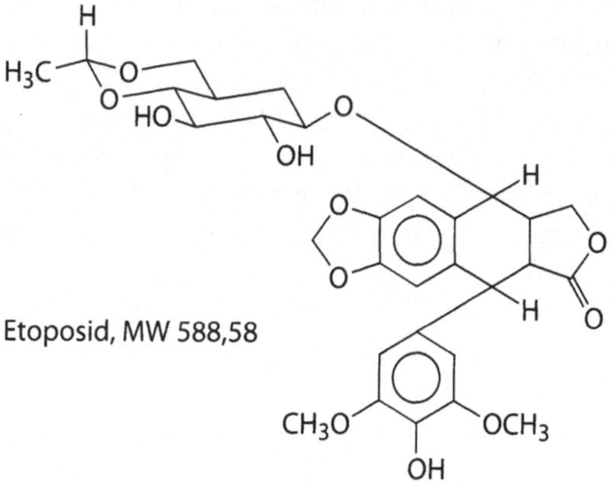

Etoposid, MW 588,58

Wirkungsmechanismus. Die Glycoside reagieren mit der Topoisomerase II, dies führt zu Einzel- und Doppelstrangbrüchen. Hauptsächlich in den Phasen S/G2 wirksam.

Indikationen. Etoposid: Hoden-, Ovarial-, Chorion- und Bronchialkarzinom, akute myeloische Leukämie, Morbus Hodgkin und Non-Hodgkin-Lymphom, Karposi-Sarkom. Teniposid: Hirntumoren, maligne Lymphome, akute lymphatische Leukämie bei Kindern.

Pharmakokinetik. Etoposid ist zu 50 % bioverfügbar, Teniposid wird intravenös gegeben. Etoposid hat eine Plasmahalbwertszeit von 12 h und wird zu 30 % unverändert renal eliminiert, Teniposid hat 10–40 h Halbwertszeit.

Unerwünschte Wirkungen. Die Leukopenie ist dosis-limitierend. Gastrointestinale Beschwerden in 15 %, häufig Alopecie. Gefahr schwerer Neuropathien bei Kombination mit Vinca-Alkaloiden.

23.8 Zytostatika, die die Genexpression herabsetzen

In die Gruppe gehören die Glukokortikoide, die Aromatasehemmer Aminoglutethimid und Formestan, GnRH-Derivate, Estrogene und Androgene, das Antiestrogen Tamoxifen und das Antiandrogen Flutamid, endlich einige Interleukine.

Glukokortikoide sind ausführlich besprochen auf S. 151. Sie hemmen generell die Zellproliferation.

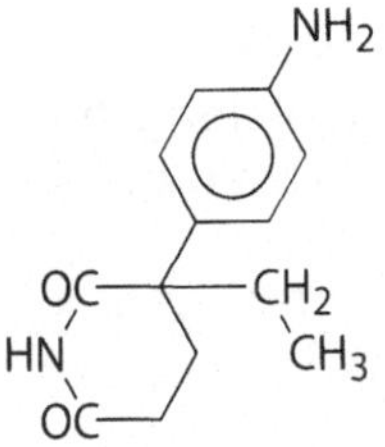

Aminoglutethimid
MW 232,27

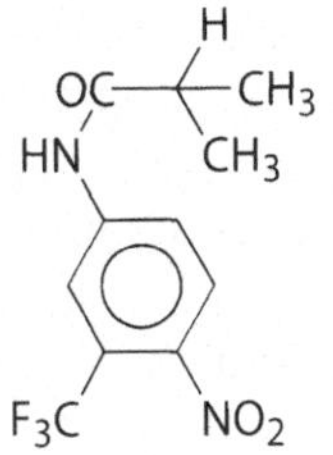

Flutamid
MW 276,22

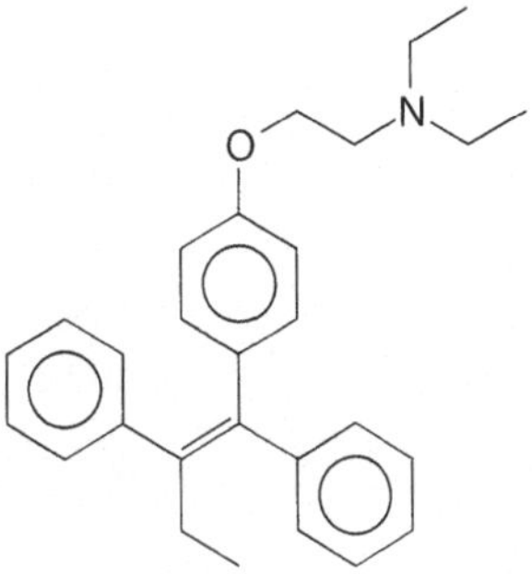

Tamoxifen
MW 371,53

HOOC–Pro–His–Trp–Ser–Tyr–Gly–Leu–Arg–Pro–NH_2
GnRH, MW 1182,33

HOOC–Pro–His–Trp–Ser–Tyr–(D-)Ser(O–C(CH_3)$_3$)–Leu–Arg–Pro–NH–NH–CO–NH_2

Goserelin, MW 1269,43

Aminoglutethimid Wirkungsmechanismus. D-Aminoglutethimid *(Orimeten)* hemmt erstens die Umwandlung von Cholesterol zu Pregnenolon und damit die Produktion aller Steroidhormone; diese Wirkung würde zwar durch kompensatorische Mehrproduktion tropher Hormone (ACTH) zum großen Teil aufgehoben, aber dem beugt man durch Gabe von Hydrocortison vor. Aminoglutethimid hemmt zweitens die Aromatase (ein Cytochrom P450-Enzym); dieses Enzym oxidiert entweder Androstendion oder Testosteron unter Aromatisierung des Steroidringes A zu den entsprechenden Estrogenen Estron bzw. Estradiol. Die so bedingte Reduktion des estrogenen Antriebs führt zur Wachstumsabnahme estrogen-abhängiger Tumoren.

Indikationen. Metastasierendes Mammakarzinom. Tamoxifen ist in vielen Fällen wirksamer.

Pharmakokinetik. Bioverfügbarkeit 100 %, Elimination durch Biotransformation, Plasmahalbwertszeit anfänglich 13 h, später nach Enzyminduktion 7 h.

Unerwünscht sind Müdigkeit, Benommenheit und Ataxie (das verwandte Glutethimid war ehemals ein Hypnotikum).

Formestan Formestan *(Lentaron)* ist eine dem Androstendion (Vorstufe zur Estrogensynthese) sehr ähnliche Hydroxy-Verbindung: 4-Hydroxyandrost-4-en-3,17-dion.

Wirkungsmechanismus. Formestan ist ein wirksamerer Aromataseinhibitor als Aminoglutethimid.

Indikation. Metastasierendes Mammakarzinom.

Pharmakokinetik. Wegen des hohen Erstpassage-Effektes wird Formestan i.m. injiziert. Es wird zu 85 % an Plasmaproteine gebunden, wird ohne Enzyminduktion in der Leber abgebaut und mit mehreren Tagen Halbwertszeit eliminiert.

Tamoxifen Die Struktur des Tamoxifen ist der des Cyren B (Estrogen, aus dem Handel) recht ähnlich.

Wirkungsmechanismus. Tamoxifen ist ein Antiestrogen: Es bindet sich wie ein Estrogen an Estrogen-Rezeptoren, aber diese Bindung führt zu einer Konformationsänderung des Rezeptors, die die Rezeptor-Bindungsfähigkeit an die DNA stark reduziert. Durch den Rückgang der Estrogenstimulation nimmt die Produktion der Wachstumsfaktoren TGF-α, TGF-β, EFG und IGF-1 ab; die Zellen verharren in Phase G1. – Tamoxifen hemmt auch die Proteinkinase C.

Indikationen. Tamoxifen *(Novaldex)* ist Zytostatikum erster Wahl bei der Chemotherapie estrogenabhängiger Mammakarzinome.

Pharmakokinetik. Tamoxifen ist gut bioverfügbar und wird p.o. gegeben. Es wird mit 7 Tagen Halbwertszeit metabolisiert.

Unerwünscht. Hitzewallungen, Nausea und Erbrechen, vaginale Blutungen, Stimmungslabilität. Jährliche Untersuchungen auf Zeichen eines Endometriumkarzinoms sind erforderlich.

Flutamid Wirkungsmechanismus. Flutamid wird zur aktiven Verbindung 2-Hydroxyflutamid oxidiert. 2-Hydroxyflutamid ist ein Antiandrogen. Es bindet sich an Androgen-Rezeptoren und verdrängt dabei die Androgene, aber seine Bindung führt zu einer Konformationsänderung des Rezeptors, die die Rezeptor-Bindungsfähigkeit an die DNA stark reduziert. Kompensatorisch steigen LH und FSH und damit der Testosteronspiegel; deshalb führt man eine Kombinationstherapie mit dem LHRH-Antagonisten Goserelin (s. S. 495) durch.

Indikation. Bei Prostatakarzinom (in Kombination mit Goserelin).

Pharmakokinetik. Der 2-Hydroxymetabolit wird mit einer dosisabhängigen Halbwertszeit von 4–22 h eliminiert.

Unerwünschtes. Kaum beeinflußt werden Libido und Potenz, aber eine Gynäkomastie kann sich entwickeln. Sie kann durch Gabe des LHRH-Antagonisten Goserelin (s. S. 178) gering gehalten werden.

Goserelin

Goserelin *(Zoladex)* führt nach kurzer, starker Stimulation zu einer nahezu vollständigen Reduktion der Freisetzung von LH und FSH mit nachfolgendem starken Abfall der Androgen- und Estrogensynthese.

Interferone

Interferon α *(cellferon)* i.m., Interferon α-2a *(Roferon)* s.c. oder i.m., und Interferon α-2b *(Intron A)* s.c. oder i.m. haben eine spezielle Indikation bei Haarzell-Leukämie. Sie haben eine direkte antiproliferative Wirkung auf Tumorzellen. Interferon II *(Proleukin)* hat eine indirekte Wirkung: Es aktiviert und expandiert T-Lymphocyten, die gegen Tumorzellen als Killer-Zellen wirken. Die Therapieversuche mit Interleukinen lassen eine Richtung erkennen, in die sich die Forschung zu neuen Zytostatika in Zukunft bewegen wird.

23.9 Zytostatika mit Wirkung auf die Teilungsspindel

Diese „späte" Wirkung auf Tumorzellen kommt zwei Verbindungsklassen zu:

1. Vinca-Alkaloide und ihre halbsynthetischen Derivate: Vinblastin, Vincristin, Vindesin, Vinorelbin
2. Taxol-Derivate: Docetaxel, Paclitaxel

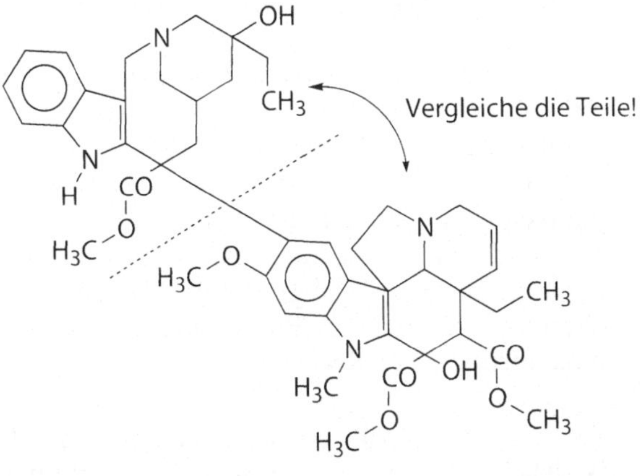

Vergleiche die Teile!

Vinblastin
MW 811,00

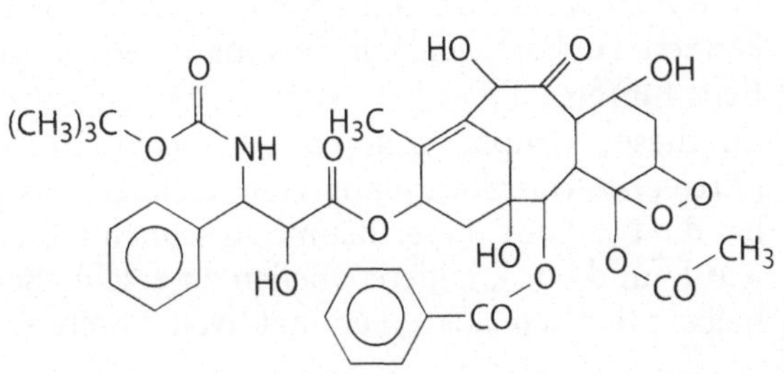

Docetaxel
MW 807,90

Vinca-Alkaloide Zu dieser Gruppe gehören Vinblastin *(Velbe)*, Vincristin *(INN)*, Vindesin *(Eldisine)* und das halbsynthetische Vinorelbin *(Navelbine)*. Die Moleküle bestehen aus zwei einander sehr ähnlichen Teilen.

Wirkungsmechanismus. Vinca-Alkaloide binden sich an das Tubulin der Teilungsspindel und führen zum Zerfall der Tubulin-Polymere in Tubulin-Monomere. Die Zellen werden in der M-Phase festgehalten. Zwar ist das Tubulin in neuronalen Axonen weniger empfindlich als das Tubulin in Teilungsspindeln von Tumorzellen, aber in entsprechender Dosierung wird es auch depolymerisiert, wodurch der axonale Transport und damit die Versorgung der Nerventerminalen gehemmt wird. Der Abstand der Empfindlichkeiten ist bei Vincristin besonders gering und bei Vinorelbin so groß, daß mit neurologischen Nebenwirkungen nicht mehr zu rechnen ist.

Indikationen

Vinblastin: Hodenkarzinome, Lymphome und solide Tumoren.
Vincristin: Leukämien bei Kindern, Lymphome und solide Tumoren.
Vindesin: Akute lymphatische Leukämie, Blastenschub bei chronischer myeloischer Leukämie, maligne Lymphome und Melanome.
Vinorelbin: Fortgeschrittene, nicht kleinzellige Bronchialkarzinome und anthracyclinresistente Mammakarzinome.

Pharmakokinetik. Nur bei Vinorelbin wäre die Bioverfügbarkeit mit 30 % ausreichend für die orale Gabe, aber wie die anderen Vinca-Alkaloide ist auch Vinorelbin in Deutschland nur zur i.v. Infusion zugelassen. Alle Vinca-Alkaloide wirken lokal stark reizend (cave paravenöse Injektion). Ihre Verteilungen, Eliminationsmechanismen und Halbwertszeiten sind ähnlich. Beispiel Vinorelbin: Verteilungsvolumen 75 l/kg, 13,5 % Plasmaproteinbindung, Anreicherung in der Lunge, Elimination durch hepatischen Metabolismus, terminale Halbwertszeit > 40 Stunden.

Unerwünschtes. Neutropenien sind stark und häufig, Haarausfall ist häufig. Depolymerisation in den Tubuli peripherer Nerven führen zu Parästhesien. Depolymerisation im autonomen System können zu hartnäckigen Obstipationen, ja zum paralytischen Ileus führen.

Taxol-Derivate Zu dieser Gruppe gehören Paclitaxel *(Taxol)* und Docetaxel *(Taxotere)*. Die Gewinnung von Paclitaxel aus pazifischen Eiben hat die Bestände dieser Bäume so schnell reduziert, daß versucht wurde und wird, andere Quellen zu erschließen. Docetaxel wird halbsynthetisch aus einer inaktiven Vorstufe in Taxus baccata hergestellt und hat eine höhere „potency“ als Paclitaxel, aber die gleichen erwünschten und unerwünschten Wirkungen und Indikationen.

Wirkungsmechanismus. Tubulin-Polymere wachsen an ihrem einen „jungen“ Ende und werden am anderen „alten“ Ende durch Depolymerisation verkürzt. Taxole stabilisieren die bestehenden tubulären Strukturen: nach Bindung an die β-Untereinheit der Tubulinmonomere verhindern sie die Depolymerisation am „alten“ Ende.

Indikationen. Fortgeschrittenes oder metastasierendes Mammakarzinom nach Versagen der Anthracyclin-Therapie, Ovarialkarzinom nach Versagen der Platinkomplex-Therapie.

Pharmakokinetik. Taxole werden i.v. infundiert. Ihr Verteilungsvolumen liegt bei 2 l/kg. Sie werden mit den Cytochromenzymen der Gruppen Cytochrom P450 3A und Cytochrom P450 2C metabolisiert. Die Kapazität dieser Enzymsysteme ist nicht groß, deshalb ist die (mittlere) Halbwertszeit stark dosisabhängig, und Interaktionen bei Gabe anderer Pharmaka, die Cytochrom P450 3A belasten, sind zu erwarten.

Unerwünscht. Häufig Neutropenie, Anämie, Haarausfall, Fieber, allergische Reaktionen (mit Hypotonie, Bronchospasmus, Juckreiz, Hautrötung). Die Infektionsgefahr ist erhöht.

Anhang: Asparaginase

Wirkungsmechanismus. Asparagin ist Präkursorsubstanz für die Bildung von mRNA und von vielen Proteinen. Normale Zellen können Asparagin synthetisieren, manche Tumorzellen haben jedoch diese Fähigkeit verloren und müssen Asparagin aus dem Extrazellulärraum aufnehmen. Senkt man den Asparaginspiegel im Serum durch Asparaginase tief, so versiegt der Nachschub für die Tumorzellen. Aus diesem Wirkungsmechanismus wird klar: Resistenz kann sich relativ schnell dadurch entwickeln, daß die Tumorzellen sich auf ihre Fähigkeit, Asparagin selbst zu synthetisieren „zurückbesinnen“. Andererseits ist offensichtlich, daß die Wirkung von Asparaginase mit hoher Selektivität gegen Tumorzellen gerichtet ist. Dennoch erfolgt die Resistenzentwicklung so schnell, daß die klinische Bedeutung von Asparaginase heute gering ist.

24 Toxikologie

24.1 Akute Vergiftungen

Zahlen zu akuten Vergiftungen

Im Kindesalter:

75 % = aller Anfragen in Vergiftungszentralen beziehen sich auf Kinder, die meisten auf akzidentelle Ingestionen, von denen mehr als vier Fünftel im Alter von 0,5–4 Jahre erfolgen. Weniger als ein Fünftel muß behandelt werden.

Häufige Vergiftungen bei Kindern (alle kindlichen Vergiftungen = 100 %)

34 % der Kinder-Anfragen betrafen sogenannte Publikumsmittel, davon 7 % Tenside.

32 % der Kinder-Anfragen betrafen die Einnahme von Medikamenten.

15 % betrafen Pflanzen.

Gefährliche Publikumsmittel bei Kindern (alle Publikumsmittel = 100 %)

2,9 % Geschirrspülmaschinenreiniger (Metasilikat-Basis, Laugenverätzungen)

2,6 % Lampenöle, Duftöle (Gefahr: Aspirationspneumonie)

2,5 % Benzin, Nitroverdünner, Terpentinersatz (Gefahr: Aspirationspneumonie)

1,4 % Nagellackentferner

0,6 % Knopfzellen

Einzelfälle: Essigessenz, Kalklöser, Rohrreiniger, Kühlerfrostschutzmitttel, halogenierte Lösemittel.

Gefährliche Arzneimittel bei Kindern:

Zentral wirkende Mittel (alle Arznei- und Rauschmittel)

Herzwirksame Mittel (Digitalis, Antiarrhythmika usw.)

Blutdrucksenkende Mittel (einige)

Paracetamol und andere Analgetika, Antipyretika und Antirheumatika

Antidiabetika und Schilddrüsen-Medikamente

Tuberkulostatika, Eisenpräparate.

Gefährliche Pflanzen bei Kindern:
Sehr giftig sind Bilsenkraut, Engelstrompete, Tollkirsche und Stechapfel (atropinähnliche Vergiftung bei allen), blauer Eisenhut (Akonitin depolarisiert erregungsleitende Zellen), Herbstzeitlose (Colchicin erzeugt schwere Gastroenteritis), Rizinus-Samen (Ricin tötet Zellen in kleinster Konzentration), Schierling (Coniin: lokal reizend, aufsteigende Lähmung), Wasserschierling (im Wurzelstock Cicutoxin: Brennen im Mund, Krampfanfälle), und - stark lokal reizend - Bärenklau, Giftsumach, Seidelbast.
Gefährlich sind Goldregen und Färberginster (Cytisin hat eine nikotinartige Wirkung), Eibe (Taxin erzeugt Erbrechen, Durchfall, Tachycardie, AV-Block), Oleander, Fingerhut, Maiglöckchen und Pfaffenhütchen in größerer Menge (alle enthalten Digitalisglycoside), rohe Gartenbohnen (Phasin erzeugt bei einigen Kindern sehr starkes Erbrechen, Konvulsionen und Schock), Bittersüß und Nachtschatten in größerer Menge (atropinähnliche Vergiftung mit Erbrechen und Diarrhoe), Rotbeerige Zaunrübe (Erbrechen, Diarrhoe), schwarzer Nießwurz (Veratrin) und Rhododendron (Grayanatoxin) (beide wirken wie Akonitin, aber schwächer), Sadebaum (schwere lokale Reizung, blutiges Erbrechen) Zypressen-Wolfsmilch (schwere lokale Reizung, blutiges Erbrechen, Konvulsionen).

Erwachsenenalter:
54–63 % der Vergiftungen sind suizidal, 22–34 % sind akzidentell, 3 % sind gewerblich bedingt.
Über 90 % aller Vergiftungs-Suicidversuche werden mit Medikamenten versucht. Benzodiazepine, Antidepressiva und Sedativa vom Typ der H1-Histaminantagonisten führen in der Häufigkeit.
Die Zahl der Todesfälle liegt bei 3000/Jahr.

Prophylaxe von Vergiftungen im Kindesalter

Die Warnung der Eltern vor leichtsinniger Aufbewahrung von Gefahrstoffen soll jährlich wiederholt werden.
Informationsinstrumente zur Aufklärung der Bevölkerung sind das ärztliche Gespräch bei Vorsorgeuntersuchungen, das Gespräch in der Apotheke, das Fernsehen, die allgemeine Presse, Wochenend-Anzeigeblätter, Hobby-Zeitschriften, Familien-, Frauen- und Seniorenzeitschriften.

Informationsinhalte können sein:

- Die beste Prophylaxe ist die **Aufsicht**, die nicht durch Telefonieren, Besuche, Einkaufsabwesenheiten oder „Selbstverwirklichung" in allen Versionen unterbrochen wird. Der Schutz und später die Erziehung des Kindes sind keine „Repression", Fürsorge schafft kindliches Vertrauen. Großeltern sind dabei nicht immer altmodisch, sondern haben die Erziehung durch ihre Kinder bereits erfolgreich hinter sich und betrachten deshalb pädagogische Modeströmungen meist mit unaufgeregtem Realismus.

- Kleinkinder erforschen im Krabbelalter die Welt sehr schnell durch „kosten“. Sie werden von ihrer „Forschung“ auch durch entsetzlichen Geschmack (reines Kochsalz, Stinkstoffe in Gartenchemikalien) *nicht* abgeschreckt. Sie öffnen mit großer Findigkeit Verschlußkappen.
- Vor Kinderhänden sichern muß man

in der Küche	Salz, Essig, Gewürze, Geschirrspülmittel,
im Wohnzimmer	Alkohol, Tabak und Lampenöle,
in der Garage	Autopolitur, Benzin, Öl und Gartenchemikalien,
im Bad und	
im Schlafzimmer	Kosmetika und Arzneimittel

  durch Wegschließen, aber auch schon
  durch Aufbewahrung oberhalb der Greif-Höhe und Seh-Höhe von Kleinkindern.
- Arzneimittel nicht als Süßigkeiten deklarieren (um so den Widerstand des Kindes gegen das Einnehmen zu umgehen).
- Giftige Pflanzen nicht in der Wohnung, im Garten oder an Spielplätzen ziehen. Die richtige Bezeichnung einer Pflanze findet der nächste Gärtner durch Augenschein – die Vergiftungszentrale vielleicht durch Interview.
- „Leere“ Gefäße vernichten!
- Getränkeflaschen niemals zwischen Flaschen mit gefährlichem Inhalt stellen! Kinder haben immer Durst und greifen „mitten hinein“.
- Niemals Getränkeflaschen mit Essig oder Chemikalien füllen!

Vergiftungsprophylaxe bei Erwachsenen

Prophylaxe akzidenteller Vergiftungen

- Aufbewahrung aller Stoffe im beschrifteten Originalgefäß.
- Nichts im Dunkeln essen oder trinken.
- Nur Pilze zu essen, die man sicher kennt.
- Nie Verdorbenes zu essen oder zu trinken.

Prophylaxe suizidaler Vergiftungen

- Vorsicht mit der Pressearbeit! Die Nennung von Stoffen in guter Absicht führt nahezu regelmäßig zu Suizidversuchen mit ihnen in den zwei folgenden Wochen.
  Ursachen für suizidale Vergiftungen waren in einer Studie: Vermeintlicher oder tatsächlicher Liebesentzug 39 %, exogene und endogene Depressionen 19 %, Schizophrenien 8 %, somatische Erkrankungen 6 %, Berufsprobleme 5 %, Abhängigkeit 4 %.
- Man achte deshalb auf
  - Suizid-Ankündigungen. Die meisten sind ernst gemeint.
  - Zeichen von Depressionen oder Schizophrenie,
  - Verlust der eigenen Wertordnung durch einschneidende Ereignisse, Nihilismus
  - auftretende Entfremdungs-Situationen

- Fremdstoff-Abhängigkeit
- Impotenz, Klimakterium
- Folgen falscher medizinischer Aufklärung
- Angst vor Leiden mit Todesfolge.

In den vorstehend stichwortartig benannten Situationen ist aktive Intervention geboten. Sie ist nicht etwa gleichbedeutend mit der Verordnung von Psychopharmaka: Ein großer Anteil schwerer Suizidversuche entfällt auf Vergiftungen mit Antidepressiva.

- ○ Der Arzt vermeide die kritikarme Verschreibung von Digitalisglykosiden, Antiarrhythmika, trizyklischen Psychopharmaka, Hypnotika und anderer „gefährlicher" Arzneimittel bei suizidalen Tendenzen.

Fragen des Notarztes an den Anrufer

Personalien: Telefonnummer? Name? Adresse? Alter des Patienten? Ohne diese Personalien kann der Krankentransport nicht dirigiert und die Laienhelfer nicht telefonisch rückgerufen werden.

Zustand des Patienten: Bewußtsein? Symptome? Atmung?

Mittel: Welches Mittel? Wie appliziert? Wann? Wieviel?

Laienhilfe: Was haben Sie schon gemacht?
Danach soll der Arzt sofort entscheiden, ob Laienhilfe nötig ist.

Laienhilfe

Allgemein

- ○ Kein Laientransport (erhöhte Unfallgefahr, Aspirationsgefahr, Schleudertrauma bei Bewußtseinstrübung).
- ○ Stabile Seitenlagerung ist der beste Aspirationsschutz.
- ○ Zahnprothesen und Sehhilfen entfernen.

Orale Giftaufnahme

- ○ Verbiete die Aufnahme von Flüssigkeiten, wenn die Situation nur im mindesten gefährlich ist.
- ○ Milch oder Alkohol beschleunigen die Resorption.
- ○ Salzlösung („zum Erbrechen") erzeugt tödliche Hypernatriämie.
- ○ „Einflößen" in Rückenlage führt zu Erbrechen und Aspiration.
- ○ Nach Verätzungen kann der reflektorische Kehldeckelschluß beeinträchtigt sein, und
- ○ durch reflektorischen Spinkterkrampf kann die Flüssigkeit im verätzten Oesophagus verharren. Der sogenannte Verdünnungseffekt kommt allemal zu spät.
- ○ Verbiete die Auslösung von Erbrechen. Die Gefahr der Verletzung und Aspiration ist größer als der Nutzen.
- ● Gebiete stabile Seitenlagerung, denn dann ist bei spontanem Erbrechen die Aspirationsgefahr gering. Wurde schon erbrochen, soll die Mundhöhle gesäubert werden, um der Aspiration vorzubeugen.

- Mund-zu-Mund-Beatmung mit Verstand. Gefahren: Selbstvergiftung, Lungenüberblähung bei Kindern.

Gift-Inhalation

- Patienten an die frische Luft bringen, nicht nur die Fenster öffnen. Kleider öffnen, Patienten lagern und gegebenenfalls beatmen (Vorsicht vor Selbstvergiftung des Laienhelfers!)
- Zur Prophylaxe eines Lungenödems soll der Patient absolute Ruhe im Liegen bewahren und nicht trinken.

Verätzungen an Kornea und Konjunctiva:

- Augen (und Kopfhaar, wenn benetzt) mit fließendem Wasser 10 min spülen. Der Laie kann in der Regel nicht ektropionieren. Jede „Neutralisation“ ist streng verboten. Der Patient muß eilig dem Facharzt vorgestellt werden.

Verätzungen der Haut:

- Kleider entfernen, aber Resorptionsfläche nicht vergrößern. Waschen mit Wasser oder Polyethylenglycol. Nicht bürsten.

Notarzt-Hilfe

Allgemein

- Informationszentrum anrufen. Bei der Zahl der heute auf dem Markt befindlichen Pharmaka, Haushaltsmittel, Gartenchemikalien usw. ist dies die zuverlässigste Art der Information. Ein Verzeichnis der Giftinformationszentren nach dem neuesten Stand ist bei der Ärztekammer erhältlich. Die „Rote Liste“ enthält ebenfalls ein solches Verzeichnis.
  Wenn Kinder Pflanzenteile gegessen haben, muß die Pflanzenart identifiziert werden. Hierbei kann ein Gärtner, Blumenhändler, aber auch ein Apotheker hilfreich sein.
- Besuch umgehend (Cave justitia)!
  Rechtslage der behandelnden Ärzte: In jüngster Zeit werden zunehmend Patienten im bewußtlosen Zustand gefunden, die ein „Patiententestament“ hinterlassen haben. Aus diesem Schriftstück geht hervor, daß sie einen Suizidversuch unternommen haben, und daß sie jedem Arzt bei Androhung schwerer Rechtsfolgen die Behandlung verbieten. Der Arzt ist an eine solche Weisung nicht gebunden; er zieht im Gegenteil ein Ermittlungsverfahren auf sich, wenn er ihr Folge leistet. Der Dritte Strafsenat des Bundesgerichtshofes hat in seinem Grundsatzurteil vom 4. Juli 1974 hierzu unmißverständliche und restriktive Ausführungen gemacht.

Merke

Entscheidend für die ärztliche Hilfe ist die Frage:
Woran stirbt der Patient, wenn ihm nicht geholfen wird?
Deshalb: Die symptomatische Therapie ist primär, die „spezifische“ Therapie ist meist sekundär.

Zur symptomatischen Therapie gehört:

- Wiederherstellung der Atmung. Am besten ist bis zur Intubation die Beatmung mit dem Atembeutel.
- Wiederherstellung eines Minimalkreislaufs. Gefahr besteht, wenn der Puls über 100/min steigt und der systolische Druck unter 100 mm Hg sinkt.
  Maßnahmen: Beine hoch, Infusion eines Plasma-Expanders (oder von Ringer-Laktat). Besonders bei neurogenem Schock (Schlafmittelvergiftung) kann der Arzt Dopamin der Infusion zusetzen (s. S. 319, 512). Kein Dopamin bei Chlorkohlenwasserstoffvergiftungen wegen der Arrhythmiegefahr.
- Reanimation bei Herzstillstand. Externe Herzmassage im Wechsel mit künstlicher externer Beatmung (1 × Atmung, 5 Thoraxkompressionen durch den Helfer). (In der Regel mißlingt die intrakardiale Adrenalininjektion, und ihr Nutzen ist sehr fraglich.)
- Vorläufige körperliche Untersuchung nach Sicherung der Vitalfunktionen, vor allem auch auf verborgene Verletzungen, Mißhandlungszeichen, Einstichstellen.
- Einweisung unerbittlich (Unterlassungen haben gravierende Rechtsfolgen gehabt). Wichtige Ausnahme: Kinder, bei denen wirklich nur eine harmlose Ingestion vorliegt (Kontrazeptiva, Lippenstift), brauchen keine Therapie oder Einweisung.
- Vorbereitung zum Liegendtransport. Vor Beginn des Transportes legt man bei bewußtlosen Patienten einen stabilen venösen Zugang an. Bei eingeschränkter Atmung wird intubiert und beatmet. Der Transport erfolgt stets im Liegen (im Sitzen bestünde die Gefahr der Aspiration und des Kollapses). Die primäre Einweisung erfolgt auf dem kürzesten Transportweg in das nächste, nicht in das größte Hospital. Direkt zum Augenarzt werden Patienten mit Augenverletzungen transportiert.
- *Niemals* darf man bei bewußtlosen oder bewußtseinsgetrübten Patienten Erbrechen auslösen (auch nicht beim Säubern der Mundhöhle oder beim Intubieren), etwas einzuflößen versuchen oder etwas „trinken lassen", denn der Schluckreflex ist gestört und die Gefahr der Aspiration deshalb erhöht. Den Magen darf man nur unter Aspirationsschutz spülen.

Ingestionsvergiftung

- Selten Erbrechen auslösen, denn nach dem Notarztgesetz soll die Transportzeit zum Hospital 15 min nicht übersteigen. Wenn die Giftentfernung aus dem Gastrointestinaltrakt indiziert ist, muß sie gründlich und unter optimalen Bedingungen erfolgen. Eine ordentliche Beleuchtung, fachgerechte Lagerung, laufendes Absauggerät bei Aspirationsgefahr, geschultes Hilfspersonal und die Abwesenheit aufgeregter Angehöriger reduzieren das Risiko der Magenspülung erheblich.

- Alkylphosphat-Vergiftung (E 605, Folidolöl, Metasystox). Nur bei frischer Vergiftung Magenspülung. Vor dem Transport 10–50 mg Atropin i.v. und danach Obidoxim (*Toxogonin*), Absaugen, jede Hypoxie vermeiden, nach Möglichkeit Sauerstoff-Atmung.
- Benzin- und Lösemittelvergiftungen: Kein Erbrechen auslösen, denn der Patient kann noch vor Eintreten des Erbrechens bewußtlos werden, und die Aspiration ist gefährlich (besonders bei Benzin). Das weitere Vorgehen richtet sich nach der Gefährlichkeit des Lösemittels. Halogenierte Lösemittel müssen schnell entfernt werden. Dies geschieht am besten mit einer Magensonde, durch die man die Lösemittel abzieht. Anschließend kann man durch die Magensonde Paraffinöl geben, um das verbliebene Lösemittel zu binden. Die Gabe von Paraffinöl hat nur dann einen Nutzen, wenn schnell abgeführt werden kann. Paraffinöl soll der Patient wegen der Aspirationsgefahr nicht trinken. Von der forcierten Beatmung haben wir wenig, andere mehr Nutzen gesehen.
- Cocain, Amphetaminderivate. Schwere Erregungszustände mit Halluzinationen lassen sich mit Diazepam (10 mg i.v.), gefolgt von Haloperidol (5 mg i.v.) dämpfen. Diazepam muß vor Haloperidol injiziert werden, weil Haloperidol die durch Cocain gesenkte Krampfschwelle weiter senkt. Den stark erhöhten Blutdruck senkt man initial mit Glyceroltrinitrat-Spray, nachfolgend mit Verapamil, aber *nicht* mit Betablockern (s. S. 333).
- Zyanide. Die Behandlung der Zyanidvergiftung ist durchaus nicht aussichtslos. Die rechtzeitige intravenöse Injektion von 4-Dimethylaminophenol-HCl (*4-DMAP*) war mehrfach erfolgreich. Die Ampulle enthält 250 mg, von denen man 3–4 mg/kg und im Anschluß Natriumthiosulfat 100 mg/kg intravenös injiziert. Ganz wichtig ist nach eigener zweifacher negativer Erfahrung die Beschriftung des Patienten möglichst auf seinem Infusionsarm: „DMAP injiziert [Uhrzeit]". Zweimal konnte eine schwere Methämoglobinämie nach Doppelinjektion von 4-DMAP nur durch Nachinjektion des Antidotes Toluidinblau zurückgeführt werden.
- Digitalisvergiftung. Hier ist bei frischen Vergiftungen die Instillation einer Kohlesuspension über eine Sonde notwendig (der Patient wird sie wahrscheinlich nicht trinken). Einweisung auf eine Intensivstation. Eine Hämoperfusion ist nur bei Digitoxin, aber nicht bei Digoxin sinnvoll. Die Therapie mit Digitalis-Antikörpern hat sich bewährt, ist aber sehr teuer, nicht immer nötig und soll nur stationär erfolgen.
- Diphenhydramin, Doxylamin, trizyklische Antidepressiva. Bei Krampfneigung versucht man zunächst Diazepam (10 mg i.v.). Die Injektion von 2 mg Physostigmin (*Anticholium*) ist gegen die Krämpfe zwar wirksamer, und randalierende Patienten (anticholinerges Syndrom) werden ruhig, aber die weit gefährlichere Bedrohung durch Störung des Herzrhythmus wird so gut wie

nicht reduziert, und die Dosierung des Physostigmin verlangt Fingerspitzengefühl.

- Duftlampenöle und vergleichbare Petroleumerzeugnisse. Die Hauptgefahr ist die Aspiration, die resorptive Vergiftung ist allenfalls leicht. Der Magen wird deshalb nicht entleert. Der Aspiration beim Spontanerbrechen (durch Reizung der Magenwand ausgelöst) beugt man vor (Lagerung, Absaugbereitschaft).
- Methanol, Ethanol, Ethylendiglycol, andere Glycole müssen vor dem Transport noch nicht, danach aber unbedingt behandelt werden.
- Opioide (Heroin, Dihydrocodein, Polamidon). Heroinvergiftungen kommen selten bis zur Behandlung: Wenn die Dosis zu groß ist, stirbt der Patient schnell, ist die Dosis geringer, bildet sich die Bewußtlosigkeit schnell zurück. Anders ist die Situation nach Zufuhr länger wirksamer Opiate (Methadon, Dihydrocodein). Der Antagonist Naloxon (*Narcanti*) darf hier, aber muß nicht eingesetzt werden. Mit Entzugserscheinungen ist bei lange Abhängigen kaum zu rechnen. Dosierung: Erwachsene 0,4 mg i.v., Kinder 0,01 mg/kg i.v.
- Paraquatvergiftung. Nachdem Paraquat in Herbiciden nicht mehr verkauft werden darf, sind Vergiftungen zum Glück sehr selten geworden. Sie haben eine sehr schlechte Prognose. Hier ist eine Magenspülung *vor* dem Transport notwendig, wenn es sich um eine frische Vergiftung handelt. Nach der letzten Spülung gibt man Aktivkohle. Die Einweisung zur Hämoperfusion ist eilig.
- Säuren, Phenolen und Laugen führen zu Verätzungen. Nach Säuren- oder Phenolaufnahme ist die Empfehlung „Milch" oder „Eiereiweiß" überholt. Kein $NaHCO_3$ (Gefahr der Gas- und Hitzeentwicklung), kein Magnesiumoxid (danach sieht man bei der Oesophagoskopie nur noch weiße Fleckchen). Kein Erbrechen auslösen, denn es besteht Aspirationsgefahr durch Störung der Schluckreflexe. Wegen der Verletzungsgefahr keine Magenspülung. Weitere Versorgung nur in der Klinik.
- Waschaktive Stoffe setzen nach Aspiration das Surfactant außer Funktion. Entschäumer (*Sab Simplex*) trinken lassen. Dosis: Erwachsene 5 Teelöffel, Kinder 1–2 Teelöffel. *Kein* Erbrechen auslösen! Beachte: Entkalker können Ameisensäure, und Mittel für Geschirrspülmaschinen können ätzende Stoffe enthalten.

Gasvergiftung

- Lungenödem-erzeugende Gase. Hierzu gehört nicht nur das hoffentlich historische Phosgen, sondern die Vergiftungen mit nitrosen Gasen, Epichlorhydrin und Cadmiumrauch. Inhalation eines Glukokortikoids (z.B. *Auxilloson*, 5×5 Hübe im Abstand von jeweils 4 min zur Prophylaxe des toxischen Lungenödems. Sofortige stationäre Einweisung auch dann, wenn sich der Patient bereits wieder wohlfühlt: Das Lungenödem kommt eventuell mit einer Latenzzeit von 8–12 Stunden!

- Kohlenmonoxid und Schwefelwasserstoff. Beatmung mit reinem Sauerstoff. Einweisung in ein Hospital mit Intensivstation. Die Hirnödemprophylaxe darf man dort nicht vergessen.

Vorbereitung der Klinik-Einweisung

- Man weist ein, wenn man sich der Harmlosigkeit nicht wirklich sicher ist.
- Zahnprothesen, Seh- und Hörhilfen sichern. (Es wurden Regreßprozesse geführt.)
- Asservate mitgeben: Tablettenschachteln (auch die aus dem Abfalleimer), Trinkgefäß, Spritzenbesteck.
- Anamnese: Gibt es einen Aggressor, der für Gewalteinwirkung in Frage kommt? Abschiedsbriefe und Patiententestamente unbedingt mitgeben (cave justitia!). Besteht eine psychiatrische Erkrankung, Alkoholismus oder eine andere Abhängigkeit, eine Allergie, eine schwerwiegende somatische Erkrankung, ein Tumorleiden?
- Der Einweisungsschein sollte außerdem enthalten: Alle Antworten auf die „Fragen des Notarztes an den Anrufer" (s. o.), alle Informationen über Ereignisse und die bereits getroffenen therapeutischen Maßnahmen (Injektionen, Intubationsversuche, Zahnlockerungen, Herz- und Atemstillstände, Reanimationen, Krämpfe usw., die Adresse des Hausarztes, und Erkenntnisse zum Hergang der Vergiftung.
  Eine gute Übergabe spart sehr viel Zeit!

Krankentransport

In einem fahrenden Krankenwagen sind keine diffizilen ärztlichen Maßnahmen möglich. Deshalb muß die Infusion *vor* dem Transport angelegt und der Patient, wenn nötig, *vor* dem Transport intubiert werden. Die Auslösung von medikamentösem Erbrechen vor dem Transport kann den Transport unmöglich machen.

Aufnahme in die Klinik

Nach Eintreffen des Patienten im Notaufnahmeraum:

- Sicherstellung der Atmung.
- Sicherstellung der Kreislauffunktion.
- Sicherung der Diagnose: Wenn bei einem bewußtlosen Patienten nur der Verdacht einer Vergiftung besteht, muß eine intrakranielle Blutung und ein diabetisches Koma ausgeschlossen werden. Eine Abdomenübersichtsaufnahme schafft Klarheit über das Vorliegen besonderer Vergiftungen (body packer).
- Primäre Giftentfernung. Die Giftentfernung durch Magenspülung ist um so weniger ergiebig, je weniger Substanz der Patient eingenommen hat und je länger die Einnahme zurückliegt. Bei einer frischen Paracetamolvergiftung kann die Magenspülung ergiebig sein, bei einer älteren Digitalisvergiftung ist sie es nicht. Hier ist von der Absorption durch Anwendung einer Kohlesuspension

mehr zu erwarten. Magenspülung: Auf die Injektionen von Atropin (zum Schutz gegen vagale Reflexe) kann der Erfahrene (!) verzichten. Man führt beim Erwachsenen einen Gummischlauch von etwa 1,8 cm Durchmesser (weicher Gummi), beim Kind einen entsprechend dünneren Schlauch (1 cm Innendurchmesser) unter Sicht (Intubationsspatel) und Absaugbereitschaft in den Oesophagus ein und bringt ihn in richtiger Länge ohne Perforation nieder. Richtige Lage prüfen, dann den vorhandenen Mageninhalt mit 50–100 ml-Spritze abzusaugen versuchen (Magensaft für die toxikologische Analytik!). Einzelvolumen beim Erwachsenen 150–200 ml, bei Kleinkindern 50 ml. Bei größeren Spülvolumina oder Rechtsseitenlage würde der Mageninhalt in den Darm befördert werden. So lange spülen (bis zu 30mal), bis die Spülflüssigkeit klar bleibt. Große Spülvolumina Wasser entfernen große Mengen Elektrolyte. Wenigstens bei Kindern spült man deshalb mit isotonischer Kochsalzlösung.

- Medikamentöse Auslösung von Erbrechen bei Kleinkindern: Sirupus Ipecacuanhae 15–20 ml + reichlich Tee. Das Erbrechen kann 2–3 Stunden dauern und muß wegen Aspirationsgefahr vom Arzt beaufsichtigt werden. Löst die erste Dosis kein Erbrechen innerhalb von 30 min aus, wird die gleiche Dosis noch einmal gegeben. Bleibt auch dieses ohne Erfolg, Magenspülung (Sirupus Ipecac. muß wieder heraus!).
- Adsorption. Magenspülung und Erbrechen entfernen aus dem Magen nicht alles und aus dem Duodenum nur wenig toxisches Material. Deshalb wird nach der Magenentleerung ein Adsorbens (und ein Laxans) verabfolgt.
  Adsorbens: Aktivkohle (50 Kompretten entsprechen 12,5 g, aufgeschwemmt in 200 ml Laxans). Durch *wiederholte* Gabe von Aktivkohle kann man den enterohepatischen Kreislauf von einigen Arzneimitteln unterbrechen. Für Carbamazepin ist das neuerdings wichtig geworden.
  Bei Lösemittelvergiftungen ist Kohle ohne Nutzen und nicht zugelassen, bei Alkylphosphatvergiftungen ist sie kontraindiziert.
  Laxans: Karion F, oder Natriumsulfat 17,8 g Na_2SO_4 oder 63,7 g $MgSO_4 \times 7\ H_2O$ auf 1 Liter Wasser.
- Anlage eines Blasenkatheters: Wenn der Patient bewußtlos ist oder keinen Harn lassen kann (Cocainvergiftung).
- Einleitung einer forcierten Diurese. Die forcierte Diurese wird meist von zuviel quantitativer Hoffnung begleitet. Bei überwiegend renal eliminierten Substanzen ist eine forcierte Diurese sinnvoll. Wenig effektiv ist die forcierte Diurese bei Substanzen, die primär durch die Leber zu unwirksamen polareren Metaboliten abgebaut werden, die dann renal eliminiert werden. Man gibt Furosemid im Perfusor mit 4 mg/min, 250 mg in 50 ml und infundiert ausreichend Flüssigkeit: Der zentralvenöser Druck soll mindestens + 5 cm Wasser betragen.

Einleitung einer forcierten alkalischen Diurese z. B. bei Phenobarbitalvergiftung: Wenn der pK_a des Barbiturats zwischen 7 und 8 liegt, dann führt man nicht nur Ringer-Lösung, sondern auch $NaHCO_3$-Lösung nach. Dosierung: Entweder 250 ml isotonische $NaHCO_3$ (1,4 %)/h, oder 50 ml 1 mol/l (= 8,4 %) $NaHCO_3$ über den Perfusor/h. Urin-pH mit pH-Papier kontrollieren. Der pH soll bei 8 liegen.

- Hämodialyse und Hämoperfusion. Der Nutzen des externen Reinigungselementes ist um so kleiner, je größer das Verteilungsvolumen eines Stoffes und je größer das Körpergewicht eines Patienten ist. Die praktische Erfahrung und die Rechnung lehren, daß oberhalb eines Verteilungsvolumens von 5 l/kg der Nutzen einer Hämodialyse oder Hämoperfusion zunehmend fraglich wird. Bewährte Indikationen für Hämodialyse oder Hämoperfusion sind Intoxikationen durch kleine Kationen, wie **Lithium-, Natrium-, Kalium-, Thallium- und Bariumionen**, durch kleine Anionen wie **Laktat, Salicylat, Chlorphenoxyessigsäuren** (Herbizide), und Alkohole wie **Methanol, Ethanol, Ethylendiglycol, Chloralhydrat**. Sonstige: **Einige Barbiturate, hydrophile Organophosphate, Digitoxin**, Paracetamol (durch Therapie mit N-Acetylcystein überholt).
  Bei den Alkoholen lohnt sich wegen der oft noch im Magen befindlichen Menge die Magenspülung. Die erwiesen besten Therapie bei Vergiftung mit Methanol und Ethylendiglycol ist die Hämodialyse. Vom Auffinden des Vergifteten bis zum Beginn der Hämodialyse vergehen aber oft zwei Stunden. Deshalb bringt man dem mit Methanol oder Ethylendiglycol Vergifteten Ethanol bei (oral oder durch Infusion). Dosis: 0,6 g/kg initial, danach 0,1 g/kg und Stunde, Plasmakonzentration nicht über 1 g/l. Ethanol hemmt den Metabolismus anderer Alkohole und damit die Entstehung toxischer Metabolite.
- Thoraxröntgenbild: Zur Kontrolle des zentralen Katheters. Pneumothorax? Aspiration? Lage des Intubations-Tubus? Rippenserienfrakturen?
- Entscheidung über die Verlegung auf eine Station des eigenen Hauses oder auf eine spezielle Therapieeinheit. Wenn dem eigenen Haus eine Intensivpflegeeinheit angegliedert ist, können viele Intoxikationen behandelt werden. Hierzu gehören u. a. die einfachen Intoxikationen mit Ethanol, Schlafmitteln, Benzodiazepinen, trizyklischen Psychopharmaka und Opioiden.
  An spezielle Therapieeinheiten sollte man u. a. Vergiftungen mit folgenden Substanzen abgeben: Methanol, Ethylendiglycol, Chloralhydrat, Bromide, Paraquat, alle Metalle (Thallium, Quecksilber, Arsen etc.), toxische Gase (Chlor, nitrose Gase usw.), Knollenblätterpilze, Cyanide, CO, toxische Lösemittel.
  Alle Patienten mit Traumen müssen zuerst chirurgisch versorgt werden. Nicht verletzte spontan atmende Patienten, die nur we-

nig bewußtseinsgetrübt sind, können *unter Monitorüberwachung (Gefahr der schnellen Eintrübung)* auf der Aufnahmestation bleiben. Patienten, die Gase mit Reizwirkung in den tiefen Lungenabschnitten eingeatmet haben, müssen eindringlich auf die ihnen drohende Gefahr hingewiesen und auf eine Station zur Beobachtung verlegt werden; die unbeobachtete „Selbstentlassung" hatte mehrfach schwerwiegende Folgen. Bewußtlose Patienten und Patienten mit gefährlichen Vergiftungen ohne Bewußtseinstrübung (Methanol, Ethylendiglycol, Lösemittel, Knollenblätterpilze, schwächer wirksame Alkylphosphate, Digitalisglykoside, Calciumantagonisten, Betablocker, Paracetamol, Verätzungen, Metalle und andere gefährliche Stoffe) gehören auf die Intensivstation. Dort können auch die Methoden der sekundären Giftentfernung eingesetzt werden.
Auch schwere und nicht mehr „frische" Schlafmittelvergiftungen mit Azidose, Mikrokoagulopathie, Nierenversagen oder Pneumonien erfordern besondere therapeutische Maßnahmen.

- Bereitstellung von Material zur Analyse: 50 ml Urin, Magenspülflüssigkeit und 5 ml heparinisiertes Blut in Glasgefäßen, alle Asservate, verlorene Tabletten.

Entlassung aus der Klinik

- Patienten nach einem erfolglosen Suizidversuch brauchen die Zuwendung ihrer Umgebung und eine Nachbetreuung. Zur Nachbetreuung sollten sich die Angehörigen, die Nachbarn, vor allem aber auch die Kirche und die Verbände engagieren. Suizid ist keine „Sünde", und der Patient ist zur Beichte weder aufgelegt noch fähig.
- Wenn ein Patient eine Vergiftung im Zuge einer beruflichen Tätigkeit erlitten hat, so muß man jeden Arzt vor einem voreiligen Urteil als Sachverständiger warnen. Sehr genaue medizinische und psychologische Kenntnisse, ein umfassendes langes Literaturstudium, und körperliche Untersuchungen durch unabhängige Ärzte sind vor einer Urteilsbegründung unverzichtbar.

Antidote. Prästationär Antidote (s. Tabelle 24.1) sind prästationär indiziert, wenn die Ziel-Intoxikation mit hoher Wahrscheinlichkeit bekannt ist und sofort gehandelt werden muß. Vergiftungen mit Cyaniden (Antidote: 4-DMAP, gefolgt von Natriumthiosulfat), Organphosphaten (Antidote: Atropin, gefolgt von Obidoxim), Opioiden (Antidot: Naloxon), und Reizgasen (Soforttherapie: *Auxilloson*) gehören hierzu. Bei Langzeit-Opiatabhängigen ist mit schweren Entzugserscheinungen nach Injektion von Naloxon erfahrungsgemäß kaum zu rechnen. Flumazenil sollte man schon im Hinblick auf seinen Preis nur injizieren, wenn die Indikation sicher ist, der Patient nicht intubiert werden kann und die Spontanatmung verbessert werden muß. – Nicht nur in Zoologischen Gärten, sondern auch von Privatpersonen werden zum Teil außerordentlich gefährliche Giftschlangen gehalten. Lizenzierte

Tabelle 24.1 Übersicht über die Antidota bei akuten Vergiftungen.

Wirkstoff	Indikation	Bemerkungen
N-Acetylcystein	Intoxikation mit Paracetamol, Acrylnitril u. ä.	Weil Nebenwirkungen selten sind, sollte die Indikation im Zweifelsfall großzügig gestellt werden
Atropinsulfat	Vergiftung mit Alkylphosphaten, Carbamaten	Die Atropindosis sollte erhöht werden, bis Perstaltik-Geräusche gerade auskultiert werden können
Biperiden	durch Psychopharmaka ausgelöste extrapyramidale Symptomatik	
Calciumantagonisten	Hypertonie unter Cocain, Amphetamin	
Carbo medicinalis	hochwirksames Adsorbens für viele Stoffe	Dosierung 1 g/kg KG, in Wasser aufgeschwemmt, anschließend ein osmotisches Laxans geben
Colestyramin	Ingestion von Digitoxin	
Deferoxamin	Eisenvergiftung	Die Bindungskapazität ist zu klein
Dexamethason	Prophylaxe eines toxischen Lungenödems nach Reizgas-Inhalation	
Diazepam	Chloroquin-Vergiftung	Der Mechanismus der kardioprotektiven Wirkung des Diazepam bei der Chloroquin-Überdosierung ist nicht bekannt
Digitalisantitoxin	Lebensbedrohliche Digitalisvergiftung, nach Versagen anderer Maßnahmen	
Dimercaptopropansulfonat (DMPS)	Akute und chronische Vergiftungen durch Quecksilber, Arsen, Kobalt, Kupfer, Gold, Chrom, Antimon, Blei, Silber	
Dimethylaminophenol	Vergiftungen mit Cyaniden	
Ethanol	Vergiftungen mit Methanol oder Ethylendiglykol	
Ethylendiamintetraacetat (selten)	Vergiftungen mit Blei, Brom, Eisen, Kobalt, Kupfer, Mangan, Nickel, Plutonium, Quecksilber, Thorium, Zink	
Flumazenil	Vergiftungen mit Benzodiazepinen	Langsam dosieren; bei schneller Dosierung können extreme Angstzustände und Agitationen ausgelöst werden.

Tabelle 24.1 (Fortsetzung)

Wirkstoff	Indikation	Bemerkungen
Glyceroltrinitrat	Hypertonie und Coronarspasmus unter Cocain, Amphetamin	
Haloperidol	Akute halluzinatorische Erregung durch Cocain, Amphetamin	
Naloxon	Vergiftungen mit Opiaten	
Natriumthiosulfat	Vergiftungen mit Cyaniden	
Obidoxim	Vergiftungen mit Parathion und anderen Organophosphaten	
D-Penicillamin (selten)	Vergiftungen mit Kupfer, Blei, Zink, Gold, Quecksilber	
Penicillin G	Amanitin-Vergiftung	Dosis 0,5–1 Mio. E/kg KG/ 24 Std.
Physostigmin	Vergiftungen mit Atropin, Antihistaminika, trizyklischen Antidepressiva	Kontraindikationen beachten!
Polysiloxan (*Sab Simplex*)	Entschäumer	
Prednisolon	Toxisches Lungenödem	
Silibinin	Amanitin-Vergiftung	
Toluidinblau	Methämoglobinämie	

Halter von Giftschlangen halten in der Regel das zugehörige Antiserum vorrätig; man soll es sofort injizieren, muß aber bereit sein, einer anaphylaktischen Reaktion zu begegnen.

Stationär. Bei kurzen Transportzeiten sollten Antidote erst bei Beginn der stationären Behandlung eingesetzt werden: Anti-Digitalis-Fab-Fragmente, Ethanol (bei Methanolvergiftung), Metall-Antidote (Thallium-Antidot, DMPS, DTPA), Silibinin (bei Knollenblätterpilz-Vergiftung). Viele Antidote haben eine kürzere Wirkungsdauer als die toxischen Stoffe, gegen die sie wirken. Die Gefahr, daß ein Patient nach Abklingen der Antidot-Wirkung gegen ärztlichen Rat oder gar unbemerkt das Hospital verläßt, ist groß. Das Recht hierzu hat er. In zwei uns bekannten Fällen wurden Patienten, die sich aus der Aufnahmestation heimlich selbst entlassen hatten, von der nahen Straßenbahnhaltestelle in die Aufnahmestation zurückgebracht: Bei ihnen war die Wirkung von Flumazenil, nicht aber die der Benzodiazepin-Agonisten abgeklungen.
Von der exzessiven chirurgischen Intervention bei Schlangenbissen raten erfahrene australische Kollegen dringend ab. Serum gegen Toxine europäischer Giftschlangen wird in Deutschland in

Depots nahe den Vorkommensgebieten der Schlangen (Kreuzottern) vorrätig gehalten. Man sollte es bei Patienten ohne Symptome nicht injizieren. Die Toxikologische Abteilung der II. Medizinischen Klinik München führt über Seren gegen Toxine außereuropäischer Giftschlangen eine Liste der Bestände in den europäischen Depots.

Dosierungen

Acetylcystein *(Fluimucil)* 150 mg/kg in 30 min und 50 mg/kg in 4 Std.
Atropin 5 mg bis 50 mg (Ampulle 100 mg/10 ml)
Biperiden *(Akineton)* 2,5 mg im oder i.v. aus 5 mg/1 ml
Deferoxamin 15 mg pro kg KG und Stunde in 5 % Glucose, <8 h
Diazepam *(Valium)* 10 mg i.v.
DMAP *(4-DMAP)* 3–4 mg/kg aus Ampulle 250 mg/5 ml
DMPS 250 mg i.v.
Dopamin 10 µg/kg und min oder 50 mg in 4-2-1 Std.
Ethanol 7–10 ml/Std. (Alkoholkonzentrat 95 % Braun, verdünnen auf 5–10 %), Kinder 0,6 g/kg initial, danach 0,1 g/kg und Stunde, Konzentration nicht über 1 g/l
Flumazenil *(Anexate)* 0,2 mg i.v. aus Ampulle mit 0,5 mg/5 ml
Glucagon initial 0,1–0,2 mg/kg, danach 0,03–0,06 mg/kg pro Stunde infundieren
Glyceroltrinitrat-Spray
Naloxon *(Narcanti)* 0,1 mg langsam i.v., wiederholen. Kinder 0,01 mg i.v. wiederholen
Natriumthiosulfat 100 mg/kg oder 5 g i.v.
Obidoxim *(Toxogonin)* 250 mg i.v., Kinder 4–8 mg/kg
Physostigmin *(Anticholium)* 2 mg i.v. (5 ml darf verdünnt werden)
Silibinin *(Legalon)* 350 mg trocken, i.v. Infusion 5 mg/kg in 2 Stunden, 4× täglich
Verapamil *(Isoptin)* 5 mg/2 ml, in mehr als 2 min i.v.

24.2 Chemische Kanzerogenese

Pathomechanismen der Kanzerogenese

Regulation des Zellwachstums

Das Wachstum und die Vermehrung von Zellen wird durch Basensequenzen gesteuert, die den Strukturgenen vorgeschaltet sind. Wir wollen diese Genabschnitte **Regulatoren** nennen. Zum Unterschied von den Strukturgenen werden sie nicht in die mRNA transkribiert. Regulatoren werden über mehrstufige Signalketten angesprochen, die z. B. an einem Rezeptor beginnen können. Hemmende Regulatoren heißen **Repressoren**; zu den fördernden Regulatoren gehören die Promotoren und Enhancer, die wir hier als **Aktivatoren** zusammenfassen. *Aus Gründen der Begriffs-Eindeutigkeit werden wir das Wort Promotor nachfolgend* *nur als toxikologischen Begriff und niemals als molekularbiologischen Begriff benutzen.* Wir werden ferner die Gesamtheit aus Signalkette zum Repressor plus Repressor als **Repressorstrecke** bezeichnen; den Begriff **Aktivatorstrecke** werden wir analog benutzen.

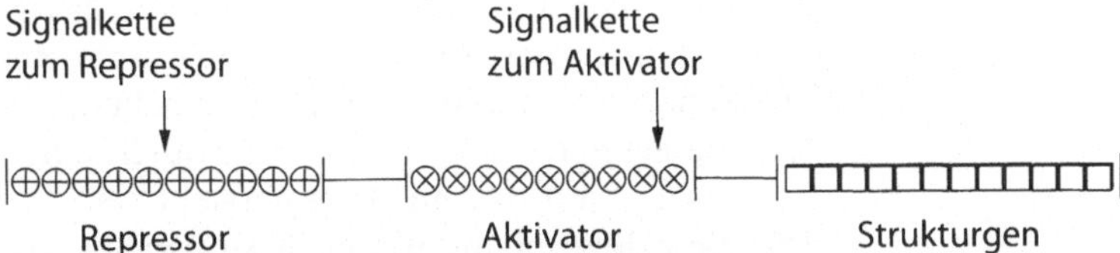

Von den Steuersubstanzen am Anfang der Signalketten vermutet man spontan, daß sie nicht von den gesteuerten Zellen, sondern von anderen Zellen gebildet werden. Ein solcher Stoff könnte zum Beispiel ein Steroidhormon sein, das von den Gonaden produziert wird, aber an anderen Zellen wirkt. Aber unsere spontane Vermutung ist zu einseitig. Deshalb bemerken wir schon hier, daß auch gleichartige Zellen ihr Wachstum gegenseitig aktivieren können. Dazu machen wir folgendes Experiment: Zur gleichen Zeit säen wir in einer runden Kulturflasche nur wenige, in einer zweiten Kulturflasche viele NG 108-15 Neurohybridomazellen an, und drehen danach die beiden Flaschen um ihre Längsachsen. Alle Zellen sind nach zwei Stunden an der Flaschenwand mit gleichem mittleren Abstand voneinander festgewachsen. In der dicht besäten Flasche kriechen die Zellen in den nächsten Stunden aufeinander zu, bilden „Zellinseln", nehmen miteinander Kontakt auf und wachsen danach sehr schnell innerhalb der nächsten 24 Stunden zu kleinen, mit bloßem Auge erkennbaren Zellhaufen. Die Flaschenwand zwischen den Zellhaufen ist nahezu zellfrei. Die Zellen in der anderen Flasche tun sich sehr schwer mit ihrer Vermehrung. Wegen des großen Abstandes voneinander finden sie kaum oder gar nicht zueinander, und auch nach drei Tagen haben sie sich noch nicht erkennbar vermehrt.

Tumorentstehung. Wenn die Zellvermehrung soweit aus der Kontrolle gerät,
- daß sie nicht mehr unter den Bedarf geregelt werden kann, (zum Beispiel für den Ersatz verbrauchter Epithelzellen des Magen-Darm-Traktes), oder
- daß zuviel gebildete Zellen nicht mehr vernichtet werden können (z. B. von Vorgängen, die zur Apoptosis führen),

dann werden Tumoren gebildet.

Tumorzellen müssen nicht *völlig* außer Kontrolle sein. Beispiel: Hemmung des Wachstums eines Prostatakarzinoms durch Estrogene. Offensichtlich haben Zellen mehrere Steuerungsmöglichkeiten.

Wir wollen jetzt annehmen, eine Base oder eine Deoxyribose irgendwo in der DNA werde durch ein Ereignis (ionisierende Strahlung, reaktive chemische Substanz) beschädigt. Solange sich die Zelle in Ruhe befindet, ihre DNA also an der beschädigten Zelle nicht transkribiert wird, bleibt dies meist ohne Folgen. Wird sie jedoch transkribiert, so wird das DNA-Reparaturenzymsystem in der Regel einen Reparaturversuch unternehmen. Die Reparatur kann drei Ergebnisse haben:

(A) Sie gelingt, die alte Base wird durch eine neue, gleichartige ersetzt. Auf diesem Wege entsteht kein Tumor.
(B) Sie gelingt nicht, und nach Strangabbruch oder aus anderen Gründen wird der Zelltod (Apoptose) eingeleitet. Auch auf diesem Weg entsteht kein Tumor.
(C) Die Reparatur endet in einem Fehler, der weder zum Zelltod noch zur nochmaligen Korrektur führt, sondern der bei der Zellteilung weitergegeben wird. Dies *kann* zur Entstehung eines Tumors beitragen. Hierfür gibt es folgende Möglichkeiten:

Fehlerhafte Genreparatur

Fehler in Strukturgenen für nicht-steuernde Genprodukte:

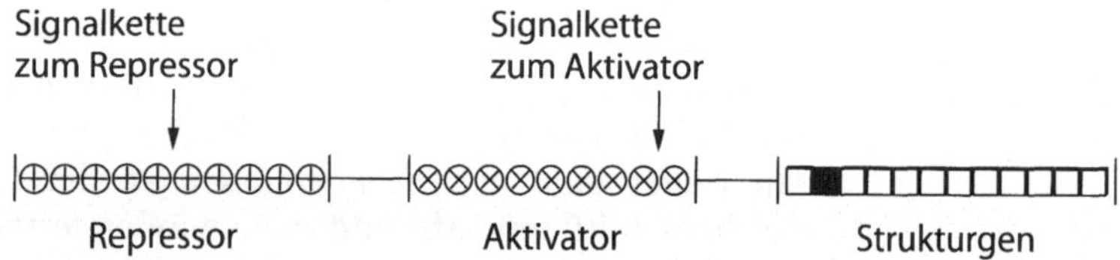

Wir betrachten ein Strukturgen, dessen Genprodukt *keine* Steuerungsfunktion hat. Eine Mutation in einem solchen Gen **muß nicht** zu einer Beschleunigung der Transkription führen. Nur die Bildung eines veränderten Genproduktes, etwa eines Enzyms (Alkoholdehydrogenase, Glucose-6-phoshatdehydrogenase, N-Acetyltransferase) mit geänderter Aktivität kann die Folge sein. Solche Mutationen können für das Individuum und seine Nachkommen sehr unangenehm sein, aber kanzerogen sind sie nicht.

Eine Mutation in einem Strukturgen **kann aber** die Tumorentstehung begünstigen. Mechanismen hierfür sind:

- Das Strukturgen codiert für ein Enzym des DNA-Reparaturmechanismus, und nach Mutation dieses Strukturgens wird ein inkompetentes Reparaturenzym gebildet.
- Das Strukturgen wird durch die Mutation dem Einfluß eines starken Repressors entzogen. Im ungünstigen Fall, wenn nämlich die Aktivatoren von Natur aus („konstitutiv“) dauernd aktiv sind, wird das Strukturgen jetzt beständig maximal abgelesen.

Daueraktivierung in der Aktivatorstrecke:

Eine Daueraktivierung der Aktivatorstrecke fördert die Tumorentstehung durch Erhöhung der Transkription. Hierfür gibt es mehrere Möglichkeiten:

- Mutation im Aktivator. Findet eine bestimmte Mutation am Ende der Signalkette, nämlich im Aktivator statt, dann bleibt er ständig *ein*geschaltet; die zu ihm führende Signalkette kann ihn nicht mehr regulierend abschalten. Folge ist eine dauernd vermehrte Transkription des Strukturgens. Dies begünstigt die Tumorentstehung.

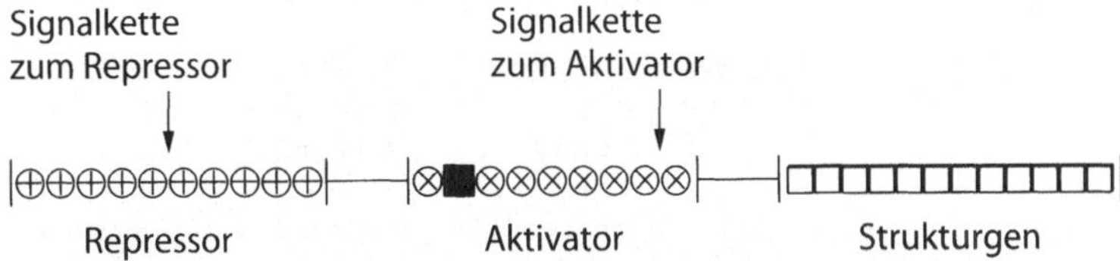

- Das Gen für ein Protein der Signalkette zum Aktivator gerät nach Virusinfektion unter den daueraktivierenden Einfluß eines Virusaktivators.
- Das Gen für ein Protein der Signalkette zum Aktivator gerät durch Gentranslokation unter den Einfluß eines anderen physiologischen, aber häufiger oder dauernd angeschalteten Aktivators und wird konstitutiv transkribiert. Gentranslokationen sind nach Doppelstrangbrüchen häufig.
- Das Gen für ein Protein der Signalkette zum Aktivator wird durch eine Punktmutation dauernd angeschaltet.

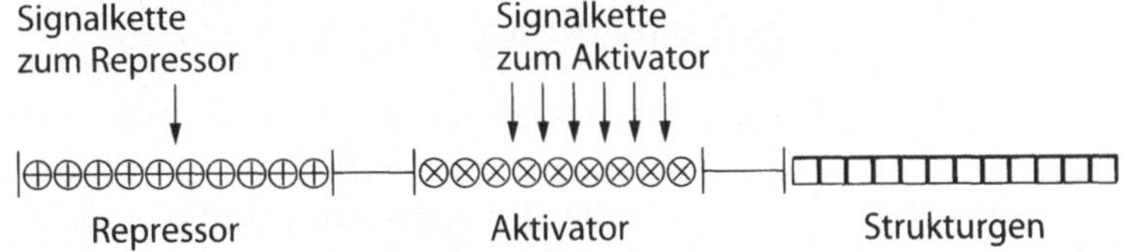

Dieser Mechanismus wird bei der Tumorentstehung häufig beobachtet. Nur einige der Proteine in der Signalkette zum Aktivator werden aus Genen transkribiert, die durch Mutation daueraktiviert werden können. Solche Gene heißen in der physiologischen, regelbaren Form **Proto-Onkogene**, nach Mutation zur daueraktiven Form heißen sie **Onkogene**.

Onkogene können durch aufwärts liegende Signalkettenelemente nicht mehr abgeschaltet werden. Die Folgen ihrer Daueraktivität lassen sich aber abschwächen, wenn im abwärtsliegenden Signalkettenstück Regulationsreserve mobilisiert werden kann, oder wenn eine kompensatorische Gegenregulation durch „cross talk" zu anderen Signalketten möglich ist. Dann ist die Zelle zwar durch *eine* Mutation „initiiert" (s. unten), aber diese Initiation reicht noch nicht zur Tumorauslösung. Die Tendenz zur Tumorbildung steigt jedoch stark an und kann die Auslöseschwelle dann überschreiten,

- wenn auf dem abwärts liegenden Stück der gleichen Signalkette zusätzlich weitere Protoonkogene zu Onkogenen mutiert werden,

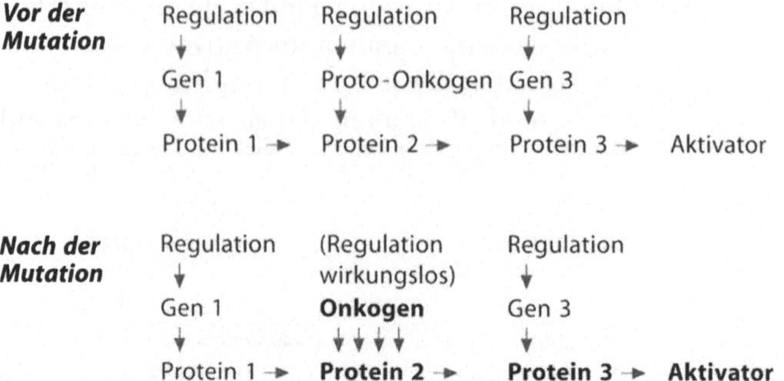

Abb. 24.1 Mutation eines Proto-Onkogens zum Onkogen und die Folgen. Vereinfachend ist eine Signalkette angenommen, die nur drei Glieder umfaßt, von denen nur an einem Glied eine Mutation zum Onkogen möglich ist. Erstens nimmt das Onkogen seine Regulation nicht mehr an, zweitens läßt es maximal sein Protein transkribieren.

- wenn auf einer anderen aktivierenden Signalkette zusätzlich eine irreversible Daueraktivierung eintritt,
- wenn zusätzlich andere aktivierende Signalketten durch Fremdsubstanzen (z. B. TCDD, S. 524) reversibel und stark angetrieben werden,
- oder wenn zusätzlich reprimierende Signalketten dauernd abgeschaltet werden.

Dauernd desaktivierende Mutation in der Repressorstrecke:

- *Desaktivierende Mutation des Repressors.* Nach einer bestimmten Mutation bleibt der Repressor ständig **aus**geschaltet. Die zu ihm führende Signalkette wirkt nicht mehr reprimierend.

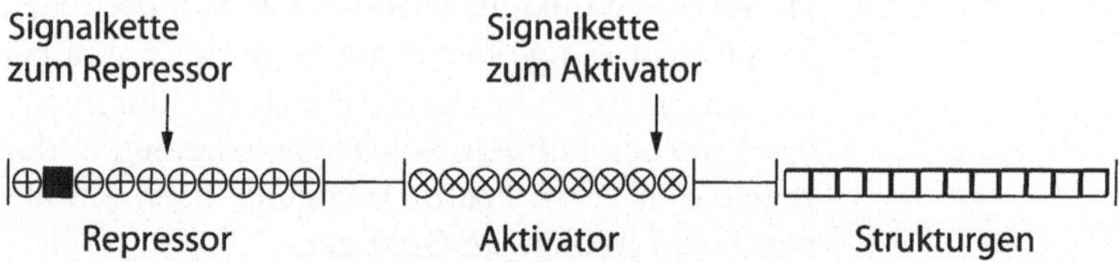

- *Desaktivierende Mutation des Gens für ein Protein der Signalkette zum Repressor.*

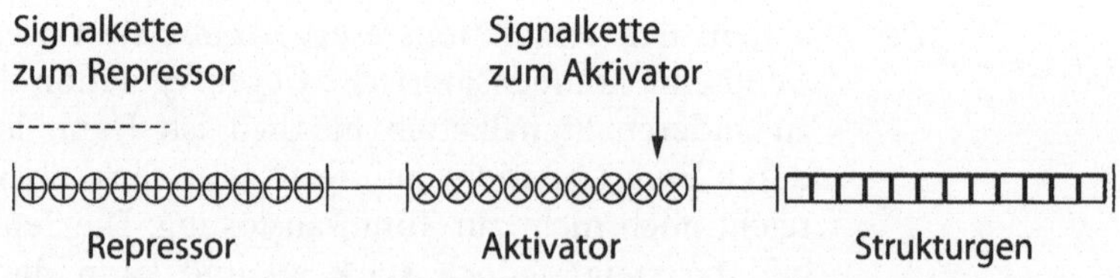

Das wohl wichtigste Beispiel hierfür ist die Hemmungsabnahme durch Mutation des **Tumorsuppressor-Gens** p53. Zwei miteinander verbundene, vom p53-Genprodukt ausgehende wichtige Funktionsstränge zeigt Abb. 24.2.

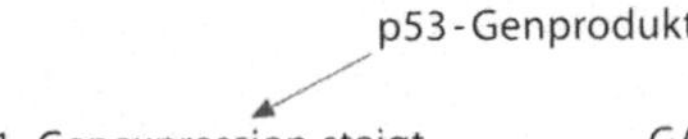

p53-Genprodukt

p21-Genexpression steigt	GADD45-Genexpression steigt
↓	↓
p21-Genprodukt hemmt Proteinkinasen	Bindung des GADD45-cyclinabhängigen Produktes an PCNA-Produkt
↓	↓
Stop des Zellzyklus	Zunahme der Excision repair

Abb. 24.2 p53-Genprodukt, Stop des Zellzyklus und Excision repair

Das p53-Gen ist sehr mutationsempfindlich. Es hat viele Genorte, an denen eine Mutation zur Beendigung seiner Funktion führt. Bei mehr als der Hälfte aller menschlichen Tumoren wurden p53-Mutationen gefunden. Nach seiner Mutation bildet das Gen ein Genprodukt (Protein), das seiner Aufgabe nicht mehr nachkommen kann. Die Mutation kann Folge der Einwirkung einer chemischen Verbindung sein.

- *Ein Glied der Signalkette zum Repressor wird durch ein Produkt einer aktivierenden Signalkette an seiner Funktion gehindert.* Diese Behinderung ist physiologisch angelegt, sie fällt aber übermäßig stark aus, wenn die aktivierende Signalkette durch ein Onkogen angetrieben wird.

Zusammenfassende Übersicht: Chemische Mutagenese und Wachstumsverstärkung

Reaktionsfähige Stoffe können die Wachstumstendenz von Zellen in Richtung einer Tumorbildung durch folgende Mutationen verstärken:

Strukturgene:
Desaktivierung von Strukturgenen für Reparaturenzyme
Desensibilisierung für einen Repressor
Aktivatoren: Dauer-Anschaltung, Verlust der Abschaltbarkeit
Gene der Signalkette zum Aktivator: Wandlung von Proto-Onkogenen zu Onkogenen.
Repressoren: Dauer-Abschaltung, Verlust der Anschaltbarkeit
Gene der Signalkette zum Repressor: Abschaltung (p53), Verlust des Excision-repair-Mechanismus.
Alle aktivierenden Gene: Gentranslokation mit Unterstellung unter einen daueraktiven neuen Aktivator.

Initiation, komplette und inkomplette Kanzerogene

Eine fehlerhafte DNA-Reparatur, die nicht beseitigt wird, kann, wie wir gesehen haben, zu lebensfähigen Mutanten führen, und diese lebensfähigen Mutanten können die Regelfähigkeit der Zelle in Richtung auf ein vermehrtes Wachstum verstellen. Die Zelle ist **initiiert**. Die Initiation ist irreversibel. Sie kann auch durch kleinste Konzentrationen eines Fremdstoffes ausgelöst werden, hat also *keine Schwellendosis* und ist insofern nicht dosisabhängig.

Nur in Ausnahmefällen wird eine einzige solche Mutation sofort zur Tumorbildung führen. In der Regel sind für den endgültigen Ausbruch der Zelle aus der wachstumsbegrenzenden Regelung mehrere (Richtzahl: 4) solcher aktivierenden Mutationen nötig. Eine Verbindung, die eine zur Tumorentstehung genügende Anzahl von Mutationen erzeugen kann, heißt **„komplettes Kanzerogen"**.

Man kann sich vorstellen, daß eine Verbindung zwar mehrere, aber zur Tumorauslösung nicht genügend viel Mutationen erzeugt. Sie wäre nur ein **Initiator**, aber noch kein komplettes Kanzerogen.

Promotion

Wir stellen uns eine Zelle vor, die zwar initiiert wurde, deren bisher akkumulierte aktivierenden Mutationen zur Auslösung des Tumorwachstums aber noch nicht reichen. Jetzt treiben wir bei diesen Zellen zusätzlich eine ganz normale, nicht mutierte, wachstumsaktivierende Signalkette mit einem Stoff an. Die initiierten Zellen vermehren sich jetzt wie Tumorzellen. Der Stoff hat die initiierten Zellen zur Tumorbildung promoviert. Wir nennen ihn **Promotor**.

Promotoren wirken nicht irreversibel, und anders als die Initiation wird die Promotion nicht in der DNA fixiert. Die „reine" Promotion dauert nur so lange, wie der Promotor wirkt, und geht zurück, wenn man den Promotor absetzt, wobei sich oft die gebildeten Tumorzellen zu morphologisch „normalen" Zellen differenzieren. Promotoren wirken erst von einer Schwellenkonzentration an.

Progression

Nicht selten aber geht nach Beendigung der Stimulation mit einem Promotor die Tumorbildung nicht zurück, sondern dauert an (Progression). Zum Verständnis erinnern wir uns an unser Experiment. Wenn die Dichte der NG 108-15 genügend hoch war, konnten sie sich gegenseitig helfen: Die Tumorprogression wurde autonom und trug sich selbst.

Wo ist die DNA chemisch angreifbar?

- An den ringständigen Stickstoffatomen, den seitenständigen Sauerstoffatomen und Aminogruppen der Basen oder allgemeiner: an nukleophilen Atomen der Basen durch elektrophile Kanzerogene.
- An den Riboseresten durch Oxidation. Sie führt zu Strangbrüchen.

Proximale und ultimale Kanzerogene

Ultimale Kanzerogene (ultimate carcinogens) reagieren direkt mit der DNA, proximale Kanzerogene müssen erst metabolisch zu reaktionsfähigen ultimalen Kanzerogenen aktiviert werden.

Organotropie

Arbeitsmedizinische Erfahrung hat gelehrt, daß die Exposition gegen bestimmte Chemikalien die Entstehung von Tumoren in bestimmten Organen oder Geweben zur Folge hat. Beispiele: Die Aufnahme von Anilin führt zu Tumoren in der Harnblase, die Aufnahme von Vinylchlorid zu Angiosarkomen in der Leber.

Ursachen für die Organotropie können sein:

- Ein Kanzerogen wird in bestimmte Zellen bevorzugt aufgenommen.
- Extrazellulär kann das ultimale Kanzerogen nur unter bestimmten Bedingungen (z. B. pH) gebildet werden, und diese Bedingungen existieren nur an bestimmten Orten (z. B. in der Harnblase).

- Intrazellulär kann ein proximales Kanzerogen nur in bestimmten Zellen zum ultimalen Kanzerogen metabolisiert werden, weil nur diese Zellen das hierfür notwendige Enzymsystem vollständig und seine Komponenten in genügender Menge exprimieren.
- Nur in bestimmten Zellen mißlingt die rechtzeitige Desaktivierung ultimaler Kanzerogene (z. B. mit Glutathion), bevor sie die DNA erreichen.
- Ein Gen, dessen Expression von einer Mutation betroffen ist, wird nur in bestimmten Zellen exprimiert. In den anderen Zellen ist seine Repression zu stark, als daß sie überwunden werden könnte.
- Das Kanzerogen ist unvollständig; damit es einen Tumor erzeugen kann, bedarf es der Hilfe einer physiologischen Substanz als Promotor. Rezeptoren für diese Substanz gibt es aber nur auf Zellen einer bestimmten Art.

Einzelne Kanzerogene

Freie Radikale Dies sind Stoffe, die ein einsames Elektron tragen. Freie Sauerstoffradikale sind eine wichtige Untergruppe. Sie entstehen bei Oxidation mit Cytochrom P450 in einer Nebenreaktion:

O_2 + NADPH → NADPHoxidase → $\mathbf{{}^\bullet O_2^-}$ + $NADP^+$ + H^+

Angenommen, wir hätten zwei $^\bullet O_2^-$ zur Verfügung. Sie gehen in drei Reaktionen ein:

[1] $^\bullet O_2^- + Fe^{+++} \rightarrow O_2 + Fe^{++}$

Diese Reaktion regeneriert Fe^{++} für die Reaktion 3.
Fe^{++} oder Cu^+ kann auch auf anderen Wegen im Kern für Reaktion 3 bereitgestellt werden.

[2] $^\bullet O_2^- + 2\,H^+ \rightarrow H_2O_2$

Diese Reaktion erzeugt H_2O_2 für Reaktion 3.

[3] $H_2O_2 + Fe^{++} \rightarrow \mathbf{{}^\bullet OH} + OH^- + Fe^{3+}$

$^\bullet OH$ ist sehr elektrophil und kann sehr gut die Basen der DNA angreifen.

Aliphatische Epoxide Vinylchlorid ist Zwischenprodukt bei der Herstellung von PVC. Es hat bei exponierten Arbeitern Angiosarkome ausgelöst. Die Oxidation von Vinylchlorid zum Epoxid erfolgt mit Cytochrom P450 2E1.

Polyzyklische Aromaten Vorkommen. Benzo(a)pyren, Benz(a)anthracen, 3-Methylcholanthren und andere als Gemisch bei unvollständiger Verbrennung organischer Substanzen (Pyrolyse). Sie befinden sich besonders in Industrie-Teeren und im **Tabak-Teer**. Sie entstehen auch beim unsachgemäßen Grillen.

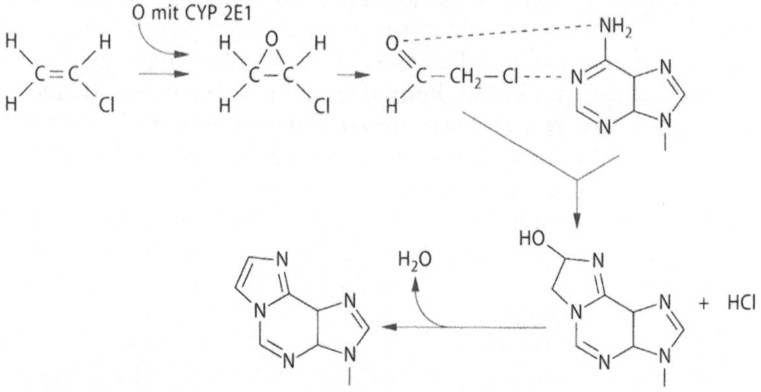

Abb. 24.3 Aktivierung von Vinylchlorid und Reaktion seines ultimaten Kanzerogens Chloracetaldehyd mit Adenin

Resorption. Polyzyklische Aromaten sind gut lipidlöslich und werden gut resorbiert. Beim Menschen erzeugen sie Tumoren aber vornehmlich lokal, d. h. auf der Haut oder in der Lunge.

Aktivierung. Polyzyklische Aromaten können mehrfach zum Epoxid oxidiert werden. Das Schicksal der Epoxide ist von ihrer Position abhängig. Abb. 24.4 zeigt die Aktivierung von Benzpyren. Dessen 7,8-Epoxid, das zuerst gebildet wird, ist der Epoxidhydratase und der Glutathiontransferase gut zugänglich und kann deshalb sowohl zum 7,8-Diol hydrolysiert als auch mit Glutathion gekoppelt werden. Aus dem 7,8-Diol wird ein 9-10-Epoxid gebildet. Es

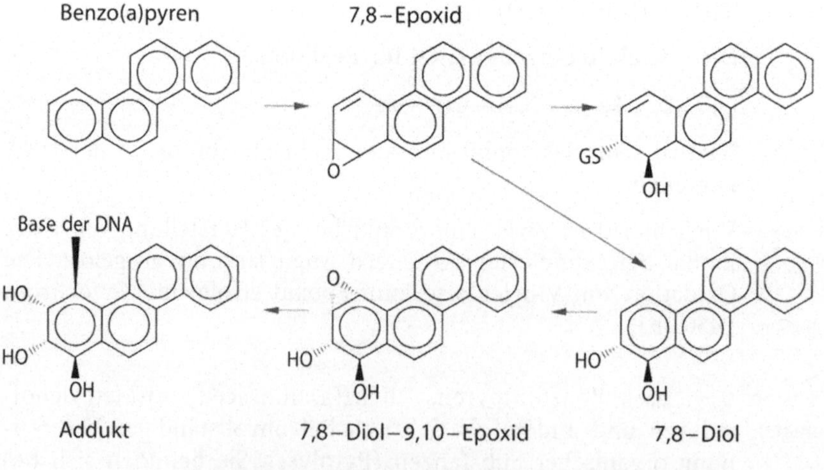

Abb. 24.4 Benzo(*a*)pyren: Aktivierung, Desaktivierung und Adduktbildung. Ein Addukt zur seitenständigen H_2N-Gruppe des Guanin macht die Hauptmenge der Addukte aus

liegt in einer sogenannten bay-Region; Enzyme sind sterisch an ihrem Zugriff gehindert. Das 9,10-Epoxid ist deshalb ein Kanzerogen.

Aflatoxine Aflatoxine werden durch den Pilz *Aspergillus flavus* gebildet. Sie entstehen in verschimmelndem Getreide, Mais, Bohnen und Erdnüssen. Die Aflatoxine sind pentazyklische Kohlenwasserstoffe, ein Ring ist aromatisch. Sie werden in einem Schritt zu reaktiven Epoxiden metabolisiert. Akut erzeugen sie ein hepatitisähnliches Vergiftungsbild. Bei chronischer Zufuhr erzeugen sie Leberzellkarzinome und Sarkome in den Gallengängen.

Aromatische Amine **Vorkommen.** Anilin, β-Naphthylamin, 4-Aminobiphenyl und andere Arylamine sind Zwischenprodukte in der Chemischen Industrie (Anilinarbeiter). Benzidin ist (im Ausland?) histologisches Reagenz auf Peroxidase. Heterozyklische Arylamine entstehen bei der Pyrolyse von Protein („verbranntes" Bratfleisch).

Toxikokinetik. Arylamine werden zuerst acetyliert, danach zu Hydroxylaminen oxidiert. Diese Hydroxylamine sind zwar kanzerogen, werden aber sehr schnell weiter metabolisiert, wofür mehrere enzymatische Wege zur Verfügung stehen. Die weitere metabolische Aktivierung auf diesen Wegen führt zu Verbindungen, die in den Harn ausgeschieden werden, aber nicht mehr kanzerogen sind. Erst im sauren Milieu des Harns werden sie hydrolysiert, wobei die reaktiven Hydroxylamine erneut entstehen. Dies erklärt die Organotropie bei den Arylaminen.

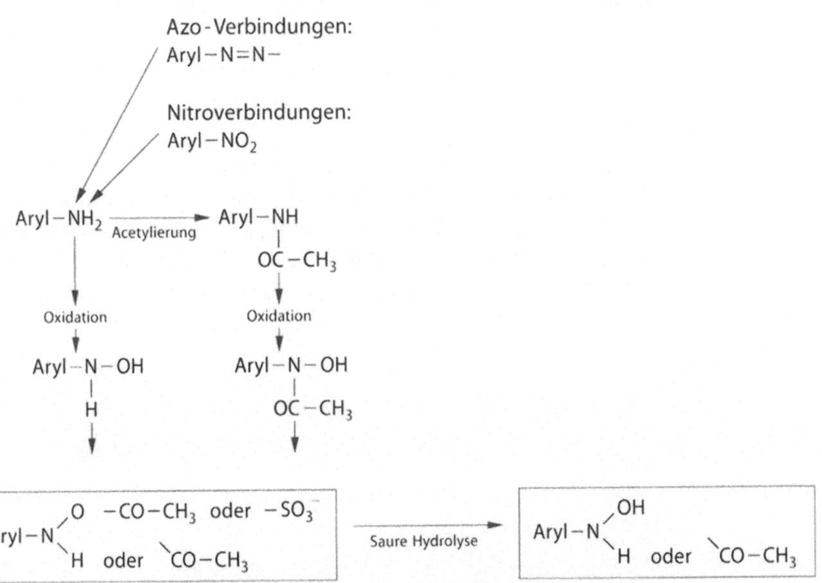

Abb. 24.5 Aktivierung aromatischer Amine

Nitrosamine Nitrosamine haben die allgemeine Formel (R_1, R_2) = N –NO. In geringer Menge kommen sie in der Nahrung vor. Sie können im Magen entstehen, wenn Nitrit (Pökelsalz) vorhanden ist. Auch im Tabakrauch sind sie vorhanden. Im Stoffwechsel werden sie bis zum Methyl-Kation CH_3^+ metabolisiert. Das Methylkation ist stark elektrophil und methyliert Basen in der DNA (und andere Zellbestandteile).

Kanzerogene Metalle *Arsen* als Oxid oder Säure erzeugt Tumoren der Haut (Chemiearbeiter), der Lunge (Kupferhütten) und der Leber (Trinkwasser). *Chromatstaub* erzeugt Bronchialkarzinome, auch Karzinome im Gastrointestinaltrakt. *Nickelverbindungen* erzeugen nach Staubeinatmung Karzinome im oberen Respirationstrakt und Bronchialkarzinome.

Die kanzerogenen Metalle sind komplette Kanzerogene und nicht nur Promotoren: Mutationen wurden nachgewiesen. Die genauen Mechanismen der Kanzerogenese bei Metallen sind aber ungenügend bekannt.

Zytostatika Zytostatika, besonders Alkylantien, können auch Tumoren erzeugen. Das ist sofort erkennbar, wenn man bemerkt, daß Alkylantien nach ihrem Wirkungsmechanismus vollständige Kanzerogene sein müssen.

24.3 Dioxine, Dibenzofurane, PCBs

Allgemeines Struktur-Gemeinsamkeiten. Die Verbindungen auf S. 523 haben ersichtlich eine ähnliche Struktur. Alle enthalten zwei halogensubstituierte aromatische Ringe. 2,3,7,8-**T**etra**c**hlor-**d**ibenzo-**d**ioxin (**TCDD**) gehört in die Gruppe der **Dioxine.**

2,3,4,7,8-PeCDF gehört zu den **Dibenzofuranen.**

2,3,6,7-TCbiphenylen und 3,3',4,4'-TCbiphenyl gehören zur Gruppe der polychlorierten Biphenyle (**PCBs**).

Bei den Stoffen der ersten drei Gruppen sind die aromatischen Ringe gegeneinander verwindungssteif und koplanar angeordnet – das bedingt ihren großen Widerstand gegen die Biotransformation im Organismus. Die eigentlichen PCBs der vierten Gruppe können zumindest vorübergehend diese Konfiguration annehmen.

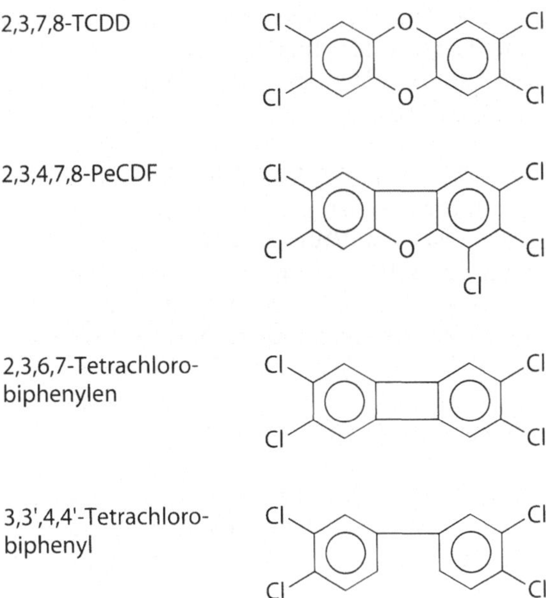

Vorkommen. Dioxine, speziell TCDD, und Dibenzofurane gab es in geringer Menge schon vor dem industriellen Zeitalter in der Umwelt, wie Untersuchungen an Pflanzen im Britischen Museum gezeigt haben. Als Quellen werden Waldbrände und die Metallurgie diskutiert. Zu Beginn des zweiten Drittels unseres Jahrhunderts ist der Gehalt sprunghaft gestiegen; derzeit ist er leicht rückläufig. Dioxine entstehen unbeabsichtigt bei Verbrennungsprozessen, bei denen organische Materie mit Chlor reagieren kann. Sie sind entstanden als Nebenprodukt bei der Herstellung von Herbiziden aus der Gruppe der halogenierten Phenoxyalkansäuren (2,4-D, 2,4,5-T, Wirkstoffe in agent orange).
Polychlorierte Biphenyle waren bis 1989 beliebte Kühl- und Isoliermittel in Großtransformatoren und -kondensatoren, Hydrauliköle, Schneidöle usw. Sie wurden absichtlich hergestellt.

Toxin-Equivalente. Sowohl hinsichtlich ihres Wirkungsmechanismus als auch hinsichtlich ihrer Wirkungen weisen Dioxine und Dibenzofurane (und PCBs) soviel qualitative Gemeinsamkeiten auf, daß man für die angewandte Toxikologie den Begriff der Toxinequivalente geschaffen hat. Man geht von der Verbindung mit der größten molaren Wirkungsstärke aus - das ist TCDD - und setzt deren Wirkungsstärke = 1. Die Wirkungsstärke einer anderen Verbindung gibt man als Bruchteil der TCDD-Wirkungsstärke an. - Die Äquivalenzfaktoren sind nur für die häufiger anzutreffenden der sehr vielen Dioxine und Dibenzofurane gemessen.

Messung. Dioxine, Dibenzofurane und PCBs werden beim Mensch und Tier aus dem Blutfett (auch Fett der Muttermilch) von Spezial-Laboratorien mit Gaschromatographie-Massenspektrometrie gemessen.

TCDD: Tetrachlordibenzo-p-dioxin

Eigenschaften. TCDD löst sich sehr schlecht in Wasser, aber sehr gut in organischen Lösemitteln und Körperfett: Verteilungskoeffizient n-Octanol/Wasser = $10^{6.2}$:1. Dampfdruck bei Raumtemperatur $2{,}3 \times 10^{-6}$ millibar. Bodensedimente (auch Hochofenschlacke) absorbieren TCDD mit großer Stärke.
TCDD ist bei Temperaturen oberhalb 1200 °C nahezu vollständig oxidierbar. Der UV-Anteil des Sonnenlichtes zerstört adsorbiertes TCDD mit einer Halbwertszeit von einigen Tagen. Gegen Chemikalien ist TCDD extrem resistent. Der menschliche Organismus ist so gut wie nicht in der Lage, TCDD metabolisch zu verändern. Seit 1989 kennt man Pseudomonasbakterien, die das Ringsystem von TCDD spalten können. Versuche, mit ihnen eine Reinigungstechnologie zu entwickeln, sind im Gang.

Resorption. TCDD wird hauptsächlich durch die Nahrung aufgenommen. Ein Erwachsener resorbiert 90 %. Säuglinge resorbieren aus der Muttermilch weniger. Bei überwiegender Fischnahrung ist der Gehalt an TCDD-Congeneren besonders hoch.

Tägliche Standard-Aufnahme. Gegenwärtig werden von einer erwachsenen Person in Deutschland täglich wenigstens 1,2 picogram TCDD, im Mittel 2–3 picogram pro kg Körpergewicht (84 picogram) mit der Nahrung aufgenommen. Die WHO hat für TCDD einen ADI (Acceptable Daily Intake) von 10 picogram kg^{-1} Tag^{-1}, lebenslang, ausgewiesen. Es muß ausdrücklich darauf hingewiesen werden, daß sich die Auffassungen der Gremien verschiedener Nationen, ja die Auffassungen von Gremien einer Nation zur Frage, was in der Luft, im Boden, in der täglichen Nahrungsmenge und im Organismus tolerierbar sei, zum Teil um mehrere Zehnerpotenzen voneinander unterscheiden.

Verteilung. Fett : Leber = 10 : 1. Als mittlere Konzentration im Körperfett wurden 7 ng TCDD/kg gemessen. Bei Annahme eines Körpergewichtes von 70 kg und eines Fettanteils von 15 % kann man daraus berechnen: Äquivalent-Gehalt des Körpers 73,5 ng.

Elimination. Erfolgt durch Oxidation + Exkretion. Der Widerstand von TCDD gegen biologische Oxidation ist extrem, seine Rückresorption aus dem Gastrointestinaltrakt und den Nierentubuli ist nahezu vollständig. Die von verschiedenen Gruppen gemessenen Körperhalbwertszeiten liegen zwischen 5,6 und 7,1 Jahren. Das bedeutet nicht nur eine sehr langsame Elimination, sondern

Tabelle 24.2 Mittlere akut tödliche Dosis für verschiedene Säuger-Spezies (nach Poigner und Schlatter, Chemosphere 12: 453–462, 1983).

Meerschweinchen	0,6	(bis 2)
Ratten	25,0	(bis 60)
Küken	25,0	(bis 50)
Rhesus-Affen	70,0	
Kaninchen	115,0	
Mäuse	114,0	
Beagle-Hunde	200,0	
Goldhamster	1157,0	(bis 5051)

auch, daß ein Gleichgewicht bei täglich der gleichen Menge TCDD mit der Nahrung erst nach 35–40 Jahren erreicht ist.

Die akute TCDD-Vergiftung. Im Tierversuch ist die Todesursache bei akuter Dioxinvergiftung eine Hypoglykämie. Hierzu trägt bei, daß die Tiere die Nahrungsaufnahme einstellen, ihre Glycogenspeicher verbrauchen und die Gluconeogenese eingestellt ist. Ursache für die Unterbrechung der Neogenese: Das Enzym Phosphoenolpyruvat-Carboxykinase wird nicht mehr exprimiert.
Die akute Toxizität ist so extrem von der Tierspezies abhängig, wie dies sonst von kaum einem Gebiet der Toxikologie bekannt ist (Tabelle 24.2).

Der Ah-Rezeptor

1. TCDD löst sich in der Zellmembran und bindet sich an der Innenseite der Membran stereospezifisch mit hoher Affinität ($K_D = 10^{-9}$ molar) an cytosolische Rezeptoren (MW 89000 Da, ca. 10^5/Zelle), der beim Menschen auf dem Chromosom 2 kodiert wird. Die Rezeptoren heißen Ah-Rezeptoren, weil sie auch viele andere **A**romatic **h**ydrocarbons binden und von ihnen aktiviert werden. Ein Ah-Rezeptor hat drei funktionelle Domänen. Obwohl der vom Ah-Rezeptor ausgehende Aktivierungsmechanismus oberflächlich Ähnlichkeit mit dem Steroidhormon-Aktivierungsmechanismus hat, sind die Rezeptoren unterschiedlich aufgebaut: Der Ah-Rezeptor ist ein Helix-Loop-Helix-Protein, Steroid-Rezeptoren sind Zinkfinger-Proteine.
Mehrere genetische Loci auf Chromosom 2 bestimmen die Bindungsstärke und die Konformationsänderung des Rezeptors (receptor-deficient und nuclear-transfer-deficient cells). Bei Mäusen, die nur einen schwach bindenden Rezeptor haben, bleiben auch die TCDD-Wirkungen schwach. Menschen der bisher untersuchten Rassen haben Rezeptoren mit geringerer Bindungsstärke und gleichen insoweit unempfindlichen Mäusen. Die Eigenschaft „starke Bindung" wird bei Mäusen dominant vererbt.
Mit dieser Eigenschaft segregieren die folgenden Wirkungen: Enzyminduktion von Cytochrom P450 IA1, von Glutathion-S-Transferase, von Ornithin-Decarboxylase, Abnahme von Estrogenrezeptoren und von EGF-Rezeptoren (durch vermehrte Phosphory-

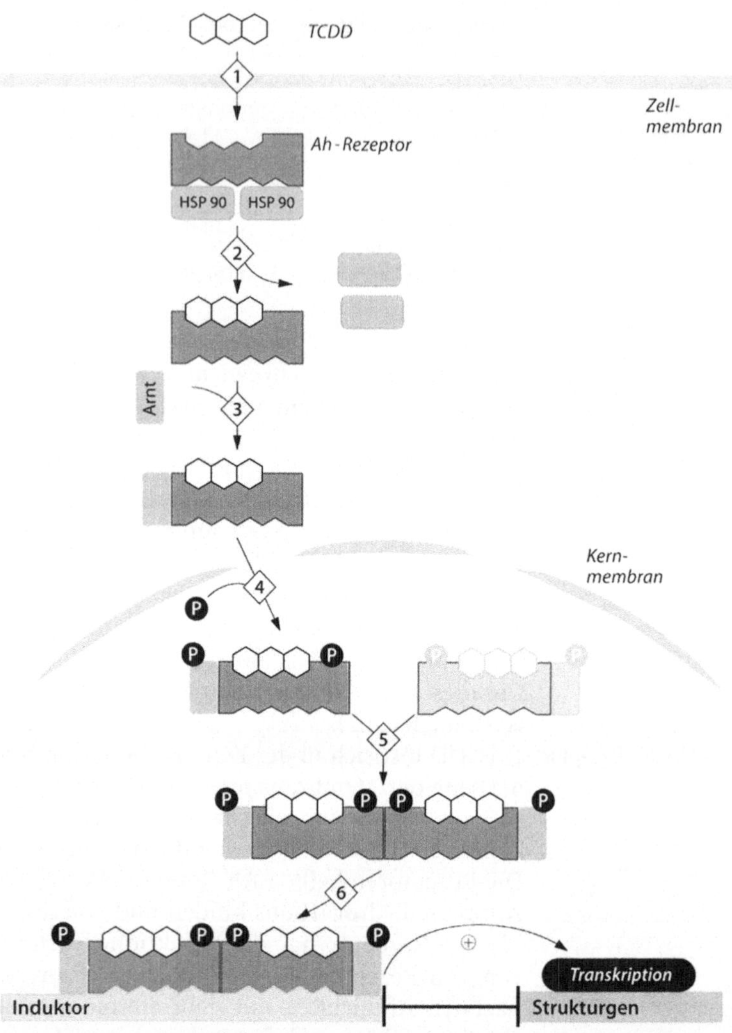

Abb. 24.6 Promotorwirkung von TCDD

lierung mit Proteinkinase C), Bildung von Plasminogenaktivator-Inhibitor, Bildung von Interleukin 1 β, Thymusinvolution, Induktion von T-Supressorzellen mit nachfolgender Abnahme der zytolytischen T-Lymphozyten und der B-Zellaktivität, Hepatoporphyrie, Gaumenspaltenbildung, Tumorentstehung.

Der Rezeptor macht nach Bindung des Liganden ⟨1⟩ mehrere Veränderungen durch:

- ⟨2⟩ Er entläßt zwei Einheiten des heat shock protein Hsp 90
- Er ändert seine Konformation
- ⟨3⟩ Er verbindet sich mit dem Protein ARNT (Ah receptor nuclear translocator, MW 86 kDa) und ⟨4⟩ wandert durch die

Kernmembran. Auch ARNT ist ein Helix-Loop-Helix-Protein. ARNT tritt auch in erheblicher Konzentration im nukleären Raum auf.

- ④ Das Heterodimer wird durch Proteinkinase C phosphoryliert.
- Das Heterodimer dimerisiert ⑤ und bindet sich an den Dioxin-empfindlichen Enhancer ⑥.
- Promotoren werden freigelegt, die Proteinsynthese steigt.

Der TCDD-empfindliche Enhancer. Der Komplex TCDD/Ah-Receptor/ARNT bindet an Ah-Motive auf der DNA (von Ratten):

	Enhancer für
–1097 5'-CCCAGCTAGCGTGACAGCACTG-3' 3'-GGGTCGAT**CGCACT**GTCGTGAC-5' ←	Cytochrom P450
–1022 → 5'-GGCTCTTC**TCACGC**AACTCCGG-3' 3'-CCGCAAAGAGTGCGTTGAGGCC-5'	Cytochrom P450
–905 5'-CG**TCAGGC**ATGTTGCGTGCAT-3' 3'-GCAGTCCGTACAACGCAAGTA-5'	Glutathion-S-Transferase

Die Motive sind im Unterschied zu den Motiven für die Steroidhormone nicht palindromisch. Wie die Steroidhormon-Motive, so sind aber auch die Motive für den Ah-Rezeptorkomplex Enhancer. Sie stehen viel weiter als ein Promotor stromaufwärts vom 5'-Ende (z. B. von –1146 bis –1152 aufwärts des Interleukin-1β-Strukturgens), und sie steuern mit der typisch hohen Schnelligkeit eines Enhancers die mRNA-Expression der abwärts liegenden Strukturgene. Dazu benötigen sie immer den Promotor. Vor dem Strukturgen von Cytochrom P450 IA1 und Cytochrom P450 IA2 sind sie auf dem Chromosom 17 vierfach angelegt, allgemein beim Menschen wenigstens zweifach angelegt. Man nimmt zur Erklärung der hohen Steuergeschwindigkeit an, daß die Besetzung des Motivs zu einer Konformationsänderung der DNA führt, in deren Auswirkung die stromabwärts liegende Promotor-DNA für Transkriptionsfaktoren besser erreichbar wird. Mit Sicherheit ist das Strukturgen für Cytochrom P450 IA1 (auch beim Menschen) unter der Kontrolle des Motivs. Die bei der Ah-Rezeptorbindung aufgeführten co-segregierenden Veränderungen werden also mit einiger Wahrscheinlichkeit über das gleiche Motiv gesteuert (Hypothese!), wobei nicht vollständig geklärt ist, auf welchen Chromosomen das Motiv vorkommt und welche anderen Gene es noch kontrolliert. Bisher sind wenigstens 26 solcher Gene bekannt.

TCDD als Tumorpromotor. Die bisher bekannten Gene lassen sich in zwei Gruppen teilen:

1. Gene für Wachstums- und Differenzierungsfaktoren: Estrogenrezeptor, EGF, Plasminogen activator inhibitor, Interleukin 1β, TGF α und β_2, Proto-Onkogene c-fos und c-jun.

2. Gene für biotransformierende Enzyme. Cytochrome P450 1A1 und 1A2, Glutathion-S-transferase Ya, UDP-glucuronyltransferase UGT1*6, NAD(P)H: chinon oxidoreductase NQO_1, Aldehyddehydrogenase ALDH3c.

TCDD verursacht noch weitere Veränderungen, von denen aber noch nicht bekannt ist, ob für sie der beschriebene Enhancermechanismus eine Rolle spielt. Zu diesen Veränderungen gehören z. B. Zerstörung unreifer Thymozyten durch die calciumabhängige Aktivierung einer Endonuklease, die Aktivitätshemmung polymorphkerniger Neutrophiler und beim Menschen die verminderte Expression der Phosphoenolpyruvat-Carboxykinase.

Es gibt keine Hinweise, daß TCDD von sich aus durch Veränderungen der DNA oder in anderer Weise direkt Tumoren erzeugt, also ein Tumorinduktor ist. Die bei Versuchstieren auslösbaren Tumoren sind Folge der Wirkung von TCDD als Tumorpromotor: TCDD begünstigt die Entstehung von Tumoren.

Epidemiologisches

Die epidemiologischen Studien kann man in zwei Abteilungen ordnen: Zur ersten Abteilung gehören Untersuchungen von Personen, die längere Zeit als Arbeiter TCDD-haltige Stäube an der Quelle inhaliert haben. Nach bisheriger Erfahrung muß man davon ausgehen, daß ihre Belastung bis in die Mitte der fünfziger Jahre, teilweise noch länger, extrem hoch war und täglich neu erfolgte. Der zweiten Abteilung gehören alle anderen belasteten Personen an, u. a. die Seveso-Population, die Quail-Run-Population und die Marsberg-Gruppe.

In allen Untersuchungen wurde mit steigenden Blutfettkonzentrationen das vermehrte Auftreten einer **Chlorakne** beobachtet. Ein exakter Grenzwert läßt sich nicht angeben, aber unterhalb einer Konzentration von 400 picogram/g Blutfett wird sie kaum beobachtet. In der Regel korreliert sie nicht mit der Entstehung von Hautkarzinomen, nur bei den Soldaten des Entlaubungskommandos Vietnam (den sogenannten „Ranch Hands") gab es hierauf einen Hinweis.

Abteilung 1: Arbeiter in der Chemischen Industrie

In der Studie der Berufsgenossenschaft der Chemischen Industrie Deutschland hatten mehr Exponierte als Nichtexponierte eine verlangsame motorische Nervenleitgeschwindigkeit, abgeschwächte Muskeleigenreflexe und veränderte evozierte kortikale Potentiale. Psychopathologische Symptome oder psychische Auffälligkeiten traten nicht vermehrt auf, eine vermehrte psychosomatische Reizbarkeit bestand.

Bei der Untersuchung der Laborwerte wurde in mehreren Studien eine leichte Erhöhung der Blutsenkungsgeschwindigkeit in der ersten Stunde gefunden. In der Studie der Berufsgenossenschaft waren die Leukozyten, HDL- und LDL-Cholesterin leicht erhöht, α_2-Globulin, β-Globulin und der Blutzucker bei mehreren Exponierten grenzwertig, alle anderen Laborwerte unauffällig. Mocarelli hat bei den Kindern von Seveso eine schwache Induktion der Gamma-GT und der Alanin-aminotransferase gefunden. Sie war bei Jungen ausgeprägter als bei Mädchen und verschwand nach einiger Zeit.
Die arbeitsmedizinischen Veröffentlichungen wurden sowohl vom National Institut Health (Johnson 1992) als auch vom National Institute of Occupational Health und Safety (Fingerhut et al. 1991) einer eingehenden Analyse unterzogen. In dieser Analyse war die von Manz et al. (1991) veröffentlichte Untersuchung der Chemiearbeiter bei Boehringer/Hamburg noch nicht einbezogen. Johnson findet zwar keine **Be**weise, aber **Hin**weise auf einen Zusammenhang von TCDD-Exposition und Tumorentstehung. Fingerhut et al. bedienten sich der statistischen Methode der Metaanalyse und untersuchten damit Einzelveröffentlichungen zu insgesamt 5000 Chemiearbeitern. Auf der Basis von drei Exzeßtodesfällen berechnen sie eine standard mortality ratio for all cancers von 1.21 – **1.45** – 1.76 (95 % Sicherheitsintervall); deshalb halten sie einen Zusammenhang von TCDD-Exposition und Tumorentstehung für wahrscheinlich. Manz et al. haben eine Gruppe von 1583 Chemiearbeitern (399 Frauen, 1184 Männer) untersucht und mit Arbeitern einer Gasanstalt und mit der westdeutschen Bevölkerung verglichen. Die standard mortality ratio war mit wenigstens 95 % Sicherheit größer als 1 für Boehringer-Arbeiter, die vor 1954 exponiert waren und die mehr als 20 Jahre nahe der Quelle gearbeitet hatten; in einem Kilogramm des dort geernteten Staubes befanden sich 60 mg TCDD! Leider konnte die TCDD-Konzentration im Blut- oder Körperfett mit der Exposition nicht korreliert werden.

Abteilung 2: Andere Massenexpositionen, Unfälle

Im Mobile Home Park, Quail Run, Missouri, wurden die Straßen zur Staub-Bekämpfung mit einem stark dioxin-haltigen Öl besprüht. Die Bewohner waren 11 Jahre exponiert. Erste Hinweise auf eine Suppression des Immunsystems konnten bei der Nachuntersuchung nicht mehr verifiziert werden. Wolfe et al. (1990) untersuchten bei Vietnam-Entlaubungssoldaten 8 immunologische Parameter (HLA-DR, T4/T8, CD 2,4,8,14,20,25) und fanden keine Unterschiede. Angesichts der erheblichen immunologischen Wirkungen von TCDD im Tierversuch waren die sehr schwachen klinischen Befunde überraschend.
Am 10. Juli 1976 geriet in einer Fabrik nahe der lombardischen Stadt Seveso eine chemische Reaktion außer Kontrolle. Ungefähr

1,3 kg TCDD wurden in südöstlicher Richtung genau auf die 25 km entfernte Großstadt Milano zugetrieben. Vier Tage später starben in der Zone A Weidetiere (Menschen sind durch akute Vergiftung in Seveso nicht verstorben). 16 Tage später wurde mit der Evakuierung von 733 Menschen aus der 110 ha großen Zone A begonnen.

Die Seveso-Population ist die umfangreichste Population aus der zweiten Gruppe. Sie wird wahrscheinlich 70–100 Jahre überwacht werden. Die Menschen in Seveso haben in den ersten Tagen sehr große Mengen TCDD aufgenommen, der Boden ist noch heute hoch mit TCDD belastet. Menschen aus unbelasteten Gebieten der Lombardei haben im Mittel 20 picogram TCDD/g Blutfett (20 ppt), Menschen aus der Seveso-Gegend haben bis zu 20000 ppt. Folgende überraschende Befunde wurden bisher erhoben.

Zwischen dem 1. Januar 1977 und dem 31. Dezember 1982 sind bei 15291 Neugeborenen des Sevesogebietes Mißbildungen **nicht** vermehr aufgetreten.

Bei 30 Interruptiones wurden weder makroskopisch noch histologisch Zeichen von Fehlbildungen oder Chromosomenschäden gefunden.

Zwischen 1976 und 1986 sind von den 1- bis 19jährigen im Sevesogebiet (61268 Mädchen, 64771 Jungen) nicht mehr Jugendliche verstorben als in der unbelasteten Vergleichsgruppe aus der Lombardei.

Zwischen dem 1. 1. 1977 und dem 31. 12. 1986 wurden bei den 37195 20–74jährigen des Sevesogebietes folgende signifikanten Abweichungen von den Erwartungen gefunden:

- Bei Frauen in Zone B (1721 Familien) nahm die Inzidenz biliärer Karzinome zu (gefunden 10, erwartet 4,4, Confidenz *1,8*–13,6).
- Bei Frauen nimmt die Häufigkeit östrogenabhängiger Tumoren ab (gefunden 10, erwartet 16).

Bei Männern nahm die Häufigkeit des Lymphoretikulosarkoms zu (gefunden 3, erwartet <1, Confidenz 1,7–19,0)

Es müssen drei kritische Vorbehalte gemacht werden:

- Erstens sind seit dem Unglück 1976 erst 20 Jahre vergangen; hier mahnt die lange Latenzzeit z. B. des asbest-bedingten Pleuramesothelioms vor zu frühem Optimismus. Die sehr sorgfältige, 34 Jahre Beobachtungszeit umfassende Studie von Zober et al. (1990) an Arbeitern der BASF, die hohen Konzentrationen von TCDD ausgesetzt waren, berechtigt aber zu der Hoffnung, daß dramatische Spätfolgen nicht in größerer Zahl eintreten werden.
- Zweitens könnte die Empfindlichkeit von Menschen gegen TCDD genetisch bedingt unterschiedlich sein, so wie dies von verschiedenen Mäusestämmen her bekannt ist.
- Drittens bleibt die TCDD-Kontamination eines Areals nicht ohne Folgen für andere Tiere und für Pflanzen.

24.4 Vergiftungen durch Insektizide und Herbizide

Insektizide mit toxikologischer Bedeutung sind organische Phosphorsäureester (s.S. 294), Carbaminsäureester (s.S. 298) und chlorierte zyklische Kohlenwasserstoffe.

Insektizide: Chlorierte zyklische Kohlenwasserstoffe

Hexachlorcyclohexan
MW 290,86

Aldrin
MW 364,94

(Wird die Konfiguration $-\underset{H}{C}{=}\underset{H}{C}-$ im Molekül durch die Konfiguration $-\underset{H}{C}\overset{O}{\frown}\underset{H}{C}-$ ersetzt, so hat man die Formel von Dieldrin.)

Toxikokinetik. Anreicherung in der Nahrungskette.
Resorption. Sie erfolgt sowohl aus dem Magen-Darm-Trakt als auch über die Lunge (nach Inhalation) und die Haut.
Verteilung. Wegen der großen Affinität zu Lipiden besteht bei allen Stoffen der Gruppe eine Anreicherungstendenz im Körperfett und in lipidhaltigen Organen (Gehirn, Leber, Herz, Gonaden). Diese Anreicherung hat in einigen Ländern inzwischen so bedrohliche Ausmaße schon bei Neugeborenen erreicht (die Stoffe passieren die Plazentarschranke), daß der Gesetzgeber prophylaktisch aktiv werden mußte. Wegen der Lipophilie ist auch die Plasmaproteinbindung hoch.
Elimination. Sie erfolgt außerordentlich langsam. Die Stoffe werden teilweise in der Leber oxidiert.

Wirkungen

- Nervensystem: Bei akuter Vergiftung Parästhesien, Tremor (sichtbar an Augenlidern, Kopf und Extremitäten), Ataxie, Sprachstörungen. Tod nach Krämpfen und zentraler Atemlähmung. Ob die an peripheren Neuronen gefundenen Störungen der Ionenpermeabilitäten nach Einwirkung von DDT einen Hinweis auch auf den Wirkungsmechanismus im ZNS geben, steht darin.
- Leber: Im Tierversuch fettige Degeneration und Zellnekrosen.

Therapie der akuten Vergiftung. Die tödliche Dosis liegt bei 10–30 g. Die Therapie ist rein symptomatisch, gegen Krämpfe Diazepam.

○ Keine Katecholamine, denn als chlorierte Kohlenwasserstoffe labilisieren die Verbindungen das Herz ähnlich wie Halothan.

Herbizide: Bispyridiniumverbindungen

$$\left[H_3C-\overset{+}{N}C_5H_4-C_5H_4\overset{+}{N}-CH_3\right]\ 2\,Cl^-$$

Paraquat
MW des Kations 186,26

Paraquat (in *Gramoxon, Gramixel, Duanti, Terraklene, Reglone*) ist eine der am meisten gefürchteten Substanzen der klinischen Toxikologie. Es ist derzeit aus dem Handel, wird aber nach EG-Recht wiederkehren.

Pharmakokinetik. Paraquat wird wegen seiner Polarität nur zu 5–15 % resorbiert. Über einen unbekannten Mechanismus reichert es sich stark in der Lunge an, und zwar in den Alveolarzellen Typ II ($K_n = 10^{-5}$ M). Über die Eliminationsgeschwindigkeit läßt sich wenig sagen, da die wenigsten Patienten eine Paraquatvergiftung überleben und Paraquat zudem die Nieren schädigt. Elimination nur über die Niere.

Toxische Wirkung. Paraquat führt zur Zerstörung der Alveolarzellen Typ II. Man diskutiert als Mechanismus eine Hemmung der Superoxiddismutase mit nachfolgender Lipidperoxidation in der Zellmembran. In der Folge kommt es zur „Hepatisierung" der Lunge mit förmlichem Zusammenbruch der Alveolen. Zusätzlich entwickelt sich häufig ein Nierenversagen.

Prognose. Folgende Grenzkonzentrationen von Paraquat im Plasma wurden für das Überleben der Vergifteten angegeben:

2,0	0,6	0,3	0,16	0,1 mg Paraquat/l Plasma
4	6	10	16	24 h nach Paraquataufnahme.

Für den Erwachsenen ist eine Dosis von 30 mg/kg KG (das entspricht 10 ml handelsübliche Lösung) tödlich.

Therapie. Wegen Fehlens jeglicher spezifischer Therapie und der erfahrungsgemäß sehr schnell schlechter werdenden Prognose muß bei einem Vergifteten bereits vom Notarzt Erbrechen ausgelöst oder der Magen anderweitig geleert werden. Nach Überführung in ein Krankenhaus mit Hämoperfusionsmöglichkeit wird eine massive forcierte Diarrhoe eingeleitet und die Adsorption noch vorhandenen Paraquats mit *Bentonit* oder Aktivkohle versucht (Bentonit hat der Notarzt in der Regel nicht zur Verfügung). 10 ml heparinisiertes Blut oder EDTA-Blut und 50 ml Urin werden zur Analyse gegeben, und schon während der Analyse wird die Hämoperfusion vorbereitet. Bei stark positivem qualitativem Test im Urin beginnt man bereits mit der Hämoperfusion. Der Patient erhält täglich 1000 mg Prednisolon. Die Verätzungen im Mund und Oesophagus verlangen Pflege.

Jede Paraquatvergiftung erfordert ungeachtet des anfänglich noch guten subjektiven Befindens des Patienten maximalen ärztlichen, pflegerischen und analytischen Aufwand und Einsatz in einer sehr leistungsfähigen Intensivstation.

Deiquat ist eine andere Bispyridiniumverbindung, die in toxischen Dosen keine pulmonalen Veränderungen, sondern „nur" eine Niereninsuffizienz erzeugt.

Chlorierte Phenoxycarbonsäuren

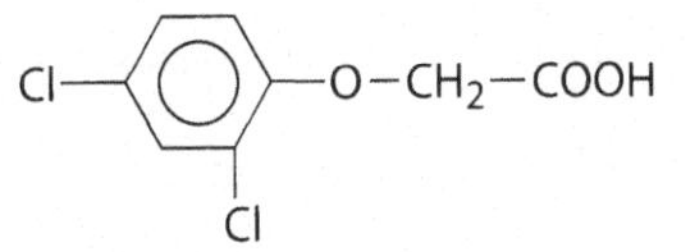

Cl–C_6H_3(Cl)–O–CH_2–COOH

2,4-Dichlorphenoxyessigsäure (2,4-D)
Säure, pK_a 3,5, MW 221,05

2,4,5-Trichlorphenoxyessigsäure (2,4,5-T, agent orange) enthält in Position 5 ein zusätzliches Cl.

Die gut wasserlöslichen Verbindungen (Säuren!) werden nach oraler Aufnahme auch gut resorbiert, renal eliminiert und dabei tubulär zum Teil rückresorbiert. Nach Dauereinwirkung auf die Haut kann eine schwere Kontaktdermatitis entstehen. Teratogene und kanzerogene Wirkungen in Tierversuchen lassen sich nicht auf Menschen übertragen, wenn man „sauberes" 2,4-D untersucht. Bei Menschen gibt es einen Anhalt für das vermehrte Auftreten von Hypospadie und Epispadie. Beim Menschen wirkt die orale Zufuhr von 3–4 g tödlich, wenn keine Therapie erfolgt. Durst und Erbrechen, danach Bewußtlosigkeit und Atemlähmung treten auf. In der Erholungsphase besteht eine erhebliche Muskelschwäche. Die Therapie ist rein symptomatisch. Durch forcierte alkalische Diurese kann die tubuläre Rückresorption der Verbindungen herabgesetzt und dadurch ihre Elimination beschleunigt werden.

24.5 Vergiftungen mit Gasen und Dämpfen

Gas-Analytik

Die preisgünstigste und am wenigsten aufwendige Analytik vor Ort führt man mit Prüfröhrchen aus. Bei Massenintoxikationen wird der Bevölkerung geraten, sich entweder in die oberen oder unteren Stockwerke zu begeben. Das richtet sich nach dem spezifischen Gewicht der Gase im Vergleich zu Luft (Tabelle 24.3).

Einteilung

Reizgase mit sofortiger Wirkung. Sie wirken in den oberen und mittleren Luftwegen. Sie verursachen sofort Husten und Bronchospasmus.
Zu ihnen gehören: Fluorgas, Chlorgas, Bromdampf, Chlordioxid (alle niedrig konzentriert), Aldehyde wie Acrolein (Cellulose-Brand) und Formaldehyd, Säuredämpfe wie Salzsäure und schweflige Säure (Schwefeldioxid), Ammoniak (entsteht z. B. bei

Tabelle 24.3 Dichte toxischer Gase im Vergleich zu Luft. Das spezifische Gewicht der idealen Gase dient als Vergleichsgröße. Es ist leicht zu berechnen:
normiertes spez. Gasgewicht = Molekulargewicht/22,4 l
(22,4 l ist das normierte Molvolumen idealer Gase). Die mit X markierten Gase sind leichter als Luft.

Acrolein	2,50		Kohlendioxid	1,97
Acrylnitril	2,37		Luft	1,29
Ammoniak	0,76	X	Monochlormethan	2,25
Blausäure	1,21	X	Nitromethan	2,73
Bleitetraethyl	14,44		Phosgen	4,42
Benzin von	3,22		Phosphorwasserstoff	1,52
bis	6,26		Salzsäure	1,63
Brom (Br_2)	7,14		Schwefeldioxid	2,86
Chlor (Cl_2)	3,17		Schwefelwasserstoff	1,52
Chlordioxid	3,01		Stickstoffdioxid	2,05
Diazomethan	1,88		Trinitrotoluol	10,14
Dimethylsulfat	5,63			
Fluorwasserstoff	0,89	X		
Kohlenmonoxid	1,25	X		

Wolle-, Seide–, Dünger-, Harz-Brand) und Isothiocyanate (Polyurethan-Brand), besonders auch Methylisocyanat.

Gase und Dämpfe mit verzögerter pulmonaler Wirkung. Sie wirken in den tiefen Luftwegen (Alveolen). Viele verursachen *keinen Husten.* Sie verursachen verzögert (12 h) ein Lungenödem.
Zu ihnen gehören: Nitrose Gase (Brände von alten Filmen, Mineral-Stickstoffdünger, dicken Trockenmist-Schichten, Aminoplasten, Naturfasern), Phosgen (in Brandgasen), Benzindampf (S. 549), Fluorwasserstoff, Ozon, hyperbarer Sauerstoff, Diazo-, Nitro-, Monochlor-, Monobrom-Methan, Dimethylsulfat.

Gase mit systemtoxischer Wirkung. Sie wirken extrapulmonal. Sie verursachen keinen Husten, sie sind meist geruchlos. Sie wirken sofort.
Zu ihnen gehören: Kohlenmonoxid (entsteht bei Schwelbränden), Kohlendioxid (in Brunnenschächten), Blausäure, Cyanide, Nitrile, Schwefelwasserstoff, Phosphorwasserstoff (Raum-Entwesung), Trinitrotoluol-Dampf.

Gase mit sofortiger lokaler Reizwirkung

Chlorgas

Freisetzung. Chlorgas wird direkt aus Behältern und Leitungen freigesetzt, und dies nicht selten. Kleinere Mengen entstehen aus Bleich- und Reinigungsmitteln (Reiniger für Naßflächen, z. B. Schwimmbäder), die Natriumhypochlorit enthalten, wenn sie mit Salzsäure (ebenfalls zur Reinigung eingesetzt) in Berührung kommen.

Akute Symptome. Niedrige Konzentrationen reizen die Atemwege, steigende Konzentrationen erzeugen in den Atemwegen eine Sekretion, die blutig werden kann. Nach hohen Konzentrationen (Gas erreicht die Alveolen) entsteht ein Lungenödem. **Restsymptome:** Bronchitis (Erfahrung aus dem Ersten Weltkrieg).
Es besteht folgende Dosis-Wirkungsbeziehung:

690 ml Chlor/Kubikmeter =	2000 mg Gas/m³ Atemgas →	schneller Tod
50 ml	150 mg	Tod nach 30–60 min
20 ml	60 mg	Lebensgefahr
0,5 mg/m³	1,5 mg/m³	MAK

Therapie. Wie bei Gasen mit verzögerter Wirkung, s. unten.
Ähnlich: Brom-Dampf, Chlordioxid.

Säuredämpfe

Entstehung. Mit der Entstehung von HCl-Dampf muß man immer rechnen, wenn halogenhaltige Kunststoffe brennen. Schwefeldioxid entweicht aus Behältern und Leitungen.

Symptome und Therapie. Ähnlich Chlorgas.

Gase und Dämpfe mit verzögerter pulmonaler Wirkung

Nitrose Gase

Freisetzung. Sie können in Silage-Anlagen, auch in Chemie-Räumen bei vielen Reaktionen entstehen, wirken dann aber meist nur auf die Personen, die sich im Raum aufhalten. Sie entstehen auch bei der Munitions„vernichtung" durch Verschießen oder Sprengen, bei der Explosion von Munitionsvorräten, bei Bränden in Filmarchiven (Nitrozellulose), bei Bränden stickstoffhaltiger Naturfasern (Wolle, Seide) und Naturfaserprodukten, bei Bränden von Düngernitrat, und beim Verdampfen von Salpetersäure in Brandherden. Besonders gefährdet sind Feuerwehrleute.

Wirkungsweise, Klinik. Stickstoffdioxid ist sehr gut fettlöslich, verursacht aber Hustenreiz nur in Extremkonzentrationen. 0,2–0,5 mg/l Atemgas werden arglos lange eingeatmet. Die Verbindung erreicht die Alveolen, wird zu 80–90 % resorbiert, dringt tief in das Gewebe ein, bildet dort unter Wasseraufnahme Salpetersäure und salpetrige Säure und reagiert mit ungesättigten Fettsäuren in den Zellmembranen. 8–12–24 Stunden später entsteht ein sehr schweres Lungenödem mit blutigem Auswurf.

Arbeitshygiene. MAK von Stickstoffdioxid 9 mg/m³ = 5 ml/m³

Phosgen

Freisetzung. Phosgen wurde als Kampfgas eingesetzt. Es ist Zwischenprodukt in der chemischen Industrie. Es kann beim Brand chlorhaltiger organischer Lösungsmittel entstehen (Chloroform, Tetrachlorkohlenstoff, Trichlormethan).

Wirkungsweise, Klinik. Phosgen reizt nicht und wird deshalb arglos lange eingeatmet. Es gelangt bis in die Alveolen und diffundiert über das alveoläre Epithel in das Gewebe. Dort reagiert es direkt mit Gewebebestandteilen und Enzymen und setzt unter Aufnahme von Wasser Salzsäure frei. Das sehr schwere Lungenödem entsteht mit einer Verzögerung von 8–12 Stunden. MAK 0,7 mg/m^3.

Epichlorhydrin

$Cl{-}CH_2{-}CH{-}CH_2$ (Epoxid, O verbrückt CH und CH_2)

Epichlorhydrin wurde in den letzten Jahren mehrfach bei Havarien freigesetzt. Es hat zwar eine Reizwirkung, die aber nicht vor Inhalation „bewahrt". Die Epoxidkonfiguration macht den Stoff sehr reaktionsfähig. Nach längerer Inhalation muß mit dem Auftreten von Lungenödemen gerechnet werden. Weil im Zell- und Tierversuch Kanzerogenität festgestellt wurde, hat Epichlorhydrin keinen MAK-Wert, sondern eine technische Richtkonzentration von 12 mg/m^3.

Dimethylsulfat und Dichlorhydrin

wirken wie nitrose Gase und Phosgen in den tiefen Atemwegen.

Therapie des toxischen Lungenödems

Die Behandlung wird **sofort** prophylaktisch und nicht erst nach Auftreten des Lungenödems begonnen: Strenge Bettruhe (Hospital), keine Flüssigkeit, Negativbilanzierung mit Furosemid, reichliche Inhalation von Glukokortikoiden, Prednisolon parenteral in hohen Dosen, Codein zur Unterdrückung des Hustenreizes. Bei Atemnot und objektiven Zeichen einer Hypoxie: Anreicherung des Atemgases mit Sauerstoff (die reine Sauerstoffatmung kann nachteilig sein). PEEP-Beatmung so spät wie möglich, aber so früh wie nötig.

Systemisch wirkende Gase

Kohlenmonoxid

Eigenschaften, Vorkommen. CO ist farb-, geruch- und geschmacklos, etwas leichter als Luft. CO ist brennbar, im Luftgemisch explosiv. CO entsteht bei allen unvollständigen Verbrennungsvorgängen, zum Beispiel in Hausöfen, bei Bränden unter Sauerstoffmangel (betroffen: Feuerwehr), in Hochöfen, in Abgasen von Verbrennungsmotoren (betroffen: KFZ-Mechaniker), beim Tabakrauchen.

Nachweis. Mit Dräger-Prüfröhrchen, die aber gegen viele andere Stoffe querempfindlich sind. Besonders störend sind Olefine (z. B. bei Prüfungen in KFZ-Werkstätten). Deshalb werden für den juristischen Beweis andere Verfahren (z. B. Infrarotmessung in der Gasphase etc.) eingesetzt.

Toxikokinetik. CO verdrängt O_2 aus der koordinativen Bindung an das Fe^{2+} des Hämoglobin. Die Assoziation erfolgt 10mal langsamer als die von O_2; die Dissoziation erfolgt 2400mal langsamer als die von O_2. Folglich ist die Affinität des CO zum Hb 300mal stärker als die des O_2. Das aber heißt: 50 % des Hb sind durch CO

Tabelle 24.4 Symptome der CO-Vergiftung in Abhängigkeit vom CO-Gehalt der Atemluft

CO-Gehalt der Atemluft	Symptome
5–10 %	Leichte Sehstörungen
10–20 %	Kopfschmerz, Mattigkeit, Herzklopfen
20–30 %	Schwindel, Bewußtseinstrübung, Muskelschwäche
30–40 %	Haut rosa, flache Atmung, Bewußtlosigkeit
>70 %	tödlich in wenigen Minuten

besetzt, wenn sich in der Atemluft die Konzentrationen von CO zu O_2 wie 1/300 verhalten → (20 % O_2) ÷ 300 = → 0,066 % CO blockieren 50 % des Hb!
Beim nichtarbeitenden Menschen beträgt die Sättigungs-Halbwertszeit ungefähr 2 Std, Sättigung ist nach 10 Std erreicht.

Wirkungen. Die Schäden durch CO-Vergiftung gelten als reine Sauerstoff-Mangelschäden. Eine davon unabhängige toxische Wirkung des CO wurde und wird diskutiert, ist aber nicht nachgewiesen.

Hilfe:
Laienhelfer: CO-Gasmaskenfilter (Kennfarbe schwarz) oder Atem anhalten, Verunglückten aus dem Gasraum tragen. Mit reinem Sauerstoff beatmen, dann ist die Halbwertszeit der CO-Abatmung (Elimination) 30–40 min, sonst 250 min. Notarzt rufen.
Krankenhaus: Sauerstoffbeatmung, Prophylaxe des hypoxischen Hirnödems. Vor der Entlassung führt man eine sehr genaue Diagnostik durch, um Restschäden zu dokumentieren. Das ist für die Auseinandersetzung über die Entschädigung und Berentung von höchster Wichtigkeit. Man beobachtet als Spätfolgen Beeinträchtigung des Geruchs und Geschmacks, des Seh- und Hörvermögens, Lähmungen der Skeletomotorik und der Darm- und Blasenmotorik, zentral bedingte Hypotonie, psychotische Äquivalente, hypoxische Schädigungen der Leber, der Niere und des Herzens.

Arbeitshygiene. Physiologisch 0,5 % CO-Hb; obere Norm: 1 % CO-Hb.
Biologische Arbeitsstoff-Toleranz: 5 % CO-Hb, wird beim Rauchen erreicht und bis zu 15 % CO-Hb überschritten.
Maximale Arbeitsplatzkonzentration ist 30 ppm (30 ml/m^3). Schwangere, Kinder und Schwerarbeiter sind erhöht gefährdet. Berufskrankheiten-Ziffer 1201.

Schwefelwasserstoff

Eigenschaften, Vorkommen. H_2S ist schwerer als Luft, brennbar, im Luftgemisch explosiv. H_2 riecht intensiv (Schwelle 0,025 ppm), aber nur kurz.

H_2S entsteht bei Fäulnisprozessen (aus Gülle, Schafdung, Konzentrationen bis 40 % in rohem Erdgas), als Prozeßgas in der chemischen Industrie, bei der Zelluloseproduktion, durch Säurewirkung auf Sulfid-Mineralien, aus großen Hautflächen bei Verwendung von Sulfiden zur Enthaarung.

Nachweis. Dräger-Prüfröhrchen für verschiedene Bereiche, mit und ohne Miterfassung von Mercaptanen.

Toxikokinetik. H_2S wird extrem schnell über die Lungen resorbiert, dringt extrem schnell in die Zellen ein (schnelle Verteilung) und wird durch Oxidation zu Sulfat eliminiert.

Biologische Wirkungen. H_2S reduziert entweder bestehende Disulfid-Brücken oder bildet mit freien SH-Gruppen von Thiol-Enzymen Disulfidbrücken. Es reduziert auch Metalle in Metallenzymen. In der Endkonsequenz und im klinischen Bild entsteht das Bild eines Sauerstoff-Mangels. Es ist jedoch nicht geklärt, welche der vielen biochemischen H_2-Wirkungen für das klinische Bild verantwortlich ist.

Klinische Wirkungen
Akut, geringe Konzentrationen: Anstieg des Atem-Minutenvolumens, Schwäche, Krämpfe.
Akut, hohe Konzentrationen: Blitzartig Bewußtseinsverlust und Atemstillstand.
Chronisch, Minimalkonzentrationen: Keratitis punctata; Rhinitis, Bronchitis, Alveolitis bis zum Lungenödem.

Hilfe:
Laienhelfer: Auf jeden Fall Gasmaskenfilter B „Anorganische Gase und Dämpfe" (Kennfarbe grau) oder Atem anhalten. Verunglückten aus dem Gasraum tragen und danach mit reinem Sauerstoff beatmen. Notarzt rufen.
Notarzt: Mit Sauerstoff beatmen, DMAP injizieren. DMAP ist für Schwefelwasserstoffvergiftungen zugelassen, seine Wirkung ist nicht gut erwiesen. (Kein Natriumthiosulfat geben!). Bei Augenkontakt: Augen spülen.
Intensivstation: Mit Sauerstoff beatmen, Prophylaxe von Hirn- und Lungenödem, allgemeine Intensivpflege, und nicht vergessen: Vor der Entlassung ausführliche Diagnostik der verbliebenen Schäden für die juristischen Folgeschritte.

Arbeitshygiene. Maximale Arbeitsplatzkonzentration ist 10 ppm (10 ml/m^3). Berufskrankheiten-Ziffer 1202.

Zyanid-Vergiftung

Eigenschaften, Vorkommen. HCN ist eine schwache Säure (pK_a 9,2), leichter als Luft. HCN riecht nach bitteren Mandeln. *Dieser Ge-*

ruch wird – genetisch bedingt – von einigen Menschen nicht wahrgenommen.
HCN und Zyanide werden eingesetzt als HCN beim Entwesen von Großräumen (Schiffe, Speicherhallen), als KCN, NaCN oder $Zn(CN)_2$ in der Metallhärterei. Cyanid kann freigesetzt werden aus Nitrilen (Acrylnitril, Acetonitril), bei Pyrolyse von Aminoplasten, aus Hartspiritus (Hexamethylentetramin).

Toxikokinetik. Im Magen wird aus Zyaniden durch die Magensalzsäure HCN freigesetzt. Die Resorption des bei ph 7,4 nur zu 1,6 % ionisierten HCN erfolgt extrem schnell über die Lunge und aus dem Magen. Hautresorption ist möglich. – Die Verteilung erfolgt extrem schnell in die Zellen hinein. Die Elimination erfolgt in der Leber durch das Enzym Rhodanese: $CN^- + S \rightarrow CNS^-$. Limitierend ist die Bereitstellung von Schwefel.

Wirkungsmechanismus. CN^- hat zum Fe^{3+} der Cytochromoxidase-Fe^{3+} („Atmungsferment") eine hohe Komplexaffinität (K_D = 8×10^{-8} molar) und inaktiviert das Atmungsferment. Dadurch wird der aerobe Energietransport unterbrochen, der Sauerstoff des Hämoglobin kann nicht mehr genutzt werden.

Symptome. Anstieg des Atemminutenvolumens, arterielle Blutfärbung in der Haut (weil O_2 am Hb bleibt). Erbrechen, Krämpfe, Atemlähmung.

Hilfe
Laienhelfer: Gasmaskenfilter B „Anorganische Gase und Dämpfe" (Kennfarbe grau) oder Atem anhalten. Verunglückten aus dem Gasraum tragen und mit Sauerstoff beatmen, aber nicht in Rückenlage (Gefahr: Aspiration des Erbrochenen). Notarzt rufen.
Notarzt: 3 mg/kg p-Dimethylaminophenol *(4-DMAP)* i.v. zur Bildung von Fe^{3+}-Hb. Fe^{3+}-Hb hat eine höhere Affinität zu CN^- als Fe^{3+}-Cytochromoxidase. In Deutschland in geeigneter Arzneiform nicht erhältlich, aber gut und schnell als Zyanid-Antidot wirksam ist Hydroxocobalamin. Nicht gleichzeitig, sondern nachfolgend injiziert man 20 ml 10 %iges Natriumthiosulfat i.v. zur Bereitstellung von Schwefel.
Klinik: Allgemeine Intensivpflege, Beatmung, Hirnödemprophylaxe. Vor der Entlassung genaue Diagnostik und Dokumentation der Restschädigung.

Arbeitshygiene. Maximale Arbeitsplatzkonzentration 5 mg (Gas oder Staub)/m^3.

24.6 Vergiftung mit Ethanol

Resorption C_2H_5OH MW 46,06 Spez. Gew. 0,79 g/ml. Bereits im Magen werden etwa 20 % der aufgenommenen Menge resorbiert, wobei die Resorption vom Füllungszustand des Magens abhängt und bei vollem Magen verzögert ist. 80 % werden im oberen Dünndarm mit einer stark variablen Halbwertszeit von 30 min resorbiert. Die Resorption ist unabhängig vom Füllungszustand des Duodenums. Sie ist vollständig und je nach Dosis und Magenfüllungszustand in 1–2 h abgeschlossen.

Verteilung Verteilungsvolumen. Der Verteilungsquotient Wasser: Körperfett beträgt für Ethanol 30:1; deshalb entspricht die Ethanolverteilung nahezu der Wasserverteilung. Das Verteilungsvolumen beträgt für Männer 0,68 l/kg KG, für Frauen und adipöse Personen kann es bis 0,55 l/kg KG abfallen.

- Die Verteilungsgeschwindigkeit bzw. die Einstellung des Verteilungsgleichgewichtes ist eine Funktion der Durchblutung des Gewebes. Organe mit starker Durchblutung (Gehirn, Leber, Niere) erreichen die Gleichgewichtskonzentration mit dem Blut schnell.
- Alkohol passiert die Plazentarschranke.

Elimination Eliminationsgeschwindigkeit. Die Elimination erfolgt im praktisch interessierenden Konzentrationsbereich linear mit einer konstanten Geschwindigkeit. Pro Stunde eliminiert der Mann 0,1 g Ethanol/kg KG und die Frau 0,085 g/kg KG.

Die Linearität des Ethanolabbaus ist die Folge des Umstandes, daß die Abbaukapazität der Enzymsysteme nicht hoch und das Substrat Ethanol im Überschuß vorhanden ist. Erst bei sehr geringen Ethanolkonzentrationen wird der Ethanolabbau nichtlinear.

Wegen des linearen Verlaufs des Ethanolabbaus ist eine Zurückrechnung des Alkoholblutspiegels auf einen Zeitpunkt vor der Blutentnahme möglich.

Eliminationswege

- 90 % des resorbierten Ethanols werden im Zytoplasma der Leberzelle oxidiert.

  Erster Schritt:

$$C_2H_5OH + NAD^+ \xrightarrow{\text{Alkohol-Dehydrogenase}} CH_3\text{–}CHO + NADH + H^+.$$

Die Reaktion kann genetisch bedingt besonders schnell ablaufen. Limitierend in dieser Reaktion ist die Menge des verfügbaren NAD^+ (aus Mitochondrien). Die Redaktion wird auch die ADH-Reaktion genannt (nach dem vermittelnden Enzym Alkoholdehydrogenase). Wird die ADH gehemmt (etwa durch Pyrazol), so sinkt der Alkoholabbau.

Zweiter Schritt:

$$CH_3\text{-}CHO+H_2O+NAD^+ \xrightarrow{\text{Aldehyddehydrogenase}} CH_3\text{-}COOH+NADH+H^+.$$

Die Aldehyddehydrogenase kann durch Disulfiram (s. unten) blockiert werden. – Genetisch bedingt kann die Reaktion besonders langsam ablaufen.
Das entstehende Acetat wird in den Citratcyclus eingebracht.
Merke für die spätere Betrachtung der metabolischen Folgen dieser Reaktionen: Der Kofaktor NAD^+ wird verbraucht, dafür entstehen große Mengen $NADH+H^+$. Durch Verbrauch von ATP entstehen 2 AMP.

- 5 % des resorbierten Ethanols werden in den Mikrosomen mit dem sog. MEOS (microsome ethanol oxidizing system) oxidiert.
- 5 % werden unmetabolisiert eliminiert, davon 3 % renal und 2 % pulmonal.
- Die Eliminationsgeschwindigkeit ändert sich bei chronischen Alkoholikern nicht so stark, daß sie wesentlich zur Erklärung der Gewöhnung herangezogen werden könnte.

Zeitlicher Verlauf der Konzentrationen

Bei schneller Anflutung macht sich zunächst bemerkbar, daß die Gleichgewichtseinstellung in den Geweben von ihrer Durchblutung abhängt. Da das Gehirn gut durchblutet ist, kommt es dort zu einer „Wirkungsüberhöhung". Zum Absinken des Ethanolblutspiegels in der Initialphase trägt neben der Elimination des Alkohols auch noch seine Verteilung in die weniger gut durchbluteten Gewebe bei. Nach Einstellung des Verteilungsgleichgewichts erfolgt die Abnahme des Alkoholblutspiegels linear im Verlauf der Zeit mit einer für das Individuum konstanten Geschwindigkeit.

Energiegewinn

Aus 1 g Ethanol werden 7,1 kcal gewonnen. Wegen der Erzeugung einer Laktatazidose und eines NADH-Überschusses wird Ethanol heute nicht mehr in der parenteralen Ernährung verwendet.

Wirkungen bei akuter Intoxikation

Zentralnervensystem

Sowohl inhibitorische als auch excitatorische Neuronenverbände werden in ihrer Funktion beeinträchtigt. In der Regel sind die inhibitorischen Mechanismen empfindlicher, so daß die „Funktionssteigerungen" durch Disinhibition zunächst im Vordergrund stehen.

Bei Blutspiegeln bis 0,5‰

- Euphorie, Redseligkeit, Selbstwertgefühl steigt, Selbstkritik sinkt.
- Verlust von Hemmungen, Freisetzung von Aggressionen.
- Steigerung der Reflexe.
- Hemmung der Ausschüttung von antidiuretischem Hormon, dadurch vermehrte Diurese.

Bei Blutspiegeln von 0,5‰ bis 2‰ sind die Beeinträchtigungen auch exzitatorischer Mechanismen deutlich:

- ○ Abschwächung der Reflexe.
- ○ Abnahme der Reaktionsgeschwindigkeit.
- ○ Störungen der Muskelkoordination.
- ○ Störungen des Raum- und Gleichgewichtssinns, besonders bei fehlender Korrekturmöglichkeit über die optische Wahrnehmung.
- ○ Abnahme der Flacker-Verschmelzungsfrequenz.

Bei Konzentrationen über 2‰ im Blut besteht ein schwerer Rausch.

Bei Konzentrationen über 4‰ besteht ein narkoseähnlicher Zustand und die Gefahr der Atemlähmung.

Gefäßsystem

Durch Depression des Vasomotorenzentrums im ZNS kommt es zu einer Dilatation der Hautgefäße.

- ○ Die Gefahr der Auskühlung Betrunkener ist groß, da die Wärmeabgabe über die erweiterten Hautgefäße vermehrt erfolgt.

Es kommt nicht zu einer verbesserten Gehirndurchblutung.

Leber und Stoffwechsel

Die Wirkungen von Alkohol auf die Leber bei einmaliger akuter Intoxikation kommen durch das Zusammenspiel mehrerer Ursachen zustande.

Drei Ursachen sind wichtig:

- ● Verbrauch von Kofaktoren (NAD^+, $NADP^+$). Dies ist die wichtigste Ursache.
- ○ Ausschüttung von Adrenalin bei Erregungszuständen während des Rausches.
- ○ Entstehung von C_2-Bruchstücken (Aldehyd, Acetat) aus Ethanol. Dies hat folgende

Konsequenzen:

- ○ *Azidose* durch vermehrte Reduktion von Pyruvat zu Lactat und von Acetoacetat zu Hydroxybutyrat; die Zunahme beider Reaktionen ist die Folge des erhöhten Verhältnisses von ($NADH+H^+$): NAD^+. Die alkoholische *Hyperlaktazidämie* ist auch die Ursache für die Kontraindikation einer Biguanid-Verordnung bei Alkoholismus.
- ○ *Hyperurikämie* als Folge der Hyperlaktazidämie. Daher Alkoholverbot bei Gichtpatienten!
- ○ *Erhöhte Triglyzeridsynthese* aus folgendem Grund: Hemmung der Glykolyse bei der Reaktion.

$$\text{Glycerinaldehyd-3-phosphat} + NAD^+ \xrightarrow{\text{Glycerinaldehyd-Dehydrogenase}} \text{1,3-Diphosphoglycerat} + (NADH+H^+).$$

Das vermehrt anfallende Glycerinaldehyd-3-phosphat wird zur vermehrten Synthese von Glycerin verwandt. Dadurch wird die vermehrte Synthese von Triglyzeriden möglich. *Fettleber* bei chronischem Alkoholismus ist die Folge.

- Hemmung der oxidativen Desaminierung von Aminosäuren und der Glukoneogenese.
- Hemmung der Proteinsynthese.
- Hemmung der β-Oxidation der Fettsäuren, im Gegenteil Steigerung der Fettsäuresynthese und der Triglyzeridsynthese in der Leber und Steigerung der Lipolyse in den Fettzellen.

Magen-Darm-Kanal

10%iger Alkohol steigert die Produktion von Magensäure, nur wenig die von Pepsin. Konzentrationen über 20 Prozent verhindern(!) die Magensäuresekretion zunehmend. Schon 40%iger Alkohol führt zur entzündlichen Reaktion der Schleimhaut.

Im Darm kommt es zu einer Hemmung des Aminosäuretransportes, wahrscheinlich durch eine Hemmung der Na^+-K^+-ATPase.

Wechselwirkungen bei akuter Intoxikation

Unter der Voraussetzung, daß Alkohol und andere Pharmaka gleichzeitig genommen werden, kommt es zu einer erheblichen Verstärkung der zentral-dämpfenden Wirkung bei Pharmaka wie Morphin, Hypnotika, Tranquilizern. Unverträglichkeit besteht auch mit Guanethidin, oralen Antidiabetika, INH und Hg^{2+}. Das „Antabus-Syndrom" beobachtet man nach Disulfiram, Kalkstickstoff-Inhalation, Schwefelkohlenstoff-Inhalation, nach Genuß einiger Pilzarten (Faltentintling) und nach Applikation einiger Cephalosporine, von Metronidazol, Chlorpropamid, Tolbutamid, nach Inhalation von Tetraethylblei.

Therapie der akuten Intoxikation

Die berauschende und die tödliche Ethanoldosis liegen nahe beisammen. Der Tod kann nach schneller Zufuhr von 230 g Ethanol (entspricht 700 ml 40% Spirituosen) eintreten. Blutethanolkonzentrationen von mehr als 5‰ sind lebensgefährlich. Gewohnheitstrinker vertragen höhere Dosen.

Randalierende oder krampfende Vergiftete: Man injiziert Diazepam, muß aber wegen der Wirkungsverstärkung auf das Atemzentrum unbedingt den Patienten beaufsichtigen.

Nur bei randalierenden Vergifteten: 10 mg Apomorphin i. m. oder s. c. +10 mg Norfenefrin *(Novodral)* i. m.

Bei Bewußtlosigkeit: Differentialdiagnose auf intrakranielle Blutungen usw. nicht vergessen. Zur allgemeinen Therapie des bewußtlosen Vergifteten gehören Magenspülung (ohne Aktivkohle-Applikation), Katheterisierung der Blase, Blutzuckerbestimmung und gegebenenfalls Glukoseinfusion, Ausgleich der metabolischen Azidose durch Infusion von $NaHCO_3$-Lösung, Beatmung bei respiratorischer Insuffizienz. Stoffwechselstörungen des Patienten (z. B. ein entgleister Diabetes) können die schnelle Entfernung von Ethanol aus dem Organismus notwendig machen. In diesen Fällen und bei Konzentrationen ≥ 5‰ ist die Hämodialyse indiziert und sehr gut wirksam.

- Kein Clomethiazol *(Distraneurin)* bei akuter Intoxikation!

Wirkungen bei chronischer Intoxikation

Toleranzentwicklung, die im wesentlichen eine Toleranzentwicklung des ZNS ist.

- ○ Entwicklung *physischer Dependenz.*
  Die Entzugssymptome sind u. a.: morgendlicher Brechreiz, Tremor, schwere Verstimmung und neurotische Angst, Steigerung bis zu schweren deliranten Zuständen (Alkohol-Halluzinationen, Delirium tremens).
- ○ *Gewichtsabnahme* durch unregelmäßige und zu geringe Nahrungsaufnahme, verschlechterter Resorption (besonders von Aminosäuren) und gestörten Stoffwechsel.
- ○ Zeichen von *Avitaminosen*, besonders auch von B-Avitaminosen.
- ○ Schwere *psychische Störungen*, die sowohl Ursache als auch Folge des Alkoholabusus sein können.
- ○ Schwere Störungen des *Sozialverhaltens.*

Zentrales und peripheres Nervensystem

Biochemisch steht der Mangel an phosphoryliertem Thiamin im Vordergrund. Die Leber phosphoryliert nur noch einen Teil des Thiamins zum brauchbaren Kofaktor. Der Kofaktor wird jedoch im Hexosemonophosphatshunt für die Transketolase gebraucht. Die Funktion des Shunts ist Voraussetzung für die Lipidsynthese; man nimmt an, daß auch die Myelinsynthese von der Funktion des Shunts abhängt. Bei ethanolbedingter Einschränkung kommt es sowohl im zentralen wie auch im peripheren Nervensystem zu Demyelinisierungen. Bereits vor Eintritt der irreversiblen, morphologisch faßbaren Veränderungen beobachtet man eine große Vielfalt neurologischer Erscheinungen. An ihnen ist eventuell eine andere biochemische Veränderung beteiligt, die gleichfalls durch Mangel an phosphoryliertem Thiamin bedingt ist: Wegen Abnahme der Aktivität der Pyruvatdecarboxylase sind die Pyruvat- und Laktatkonzentrationen im ZNS erhöht.

Klinisch: Durchschlafstörungen, Reizbarkeit, gastrointestinale Beschwerden, Appetitlosigkeit, Durst, Nachlassen vitaler Energien, psychische Einengung. Alkoholische Polyneuropathie mit Neuralgien, Paraesthesien, taktilen Hyperaesthesien, Hyperalgesien und gestörter Tiefensensibilität. Gangunsicherheit, Reflexverminderung. Die Störungen treten symmetrisch und bevorzugt an den Extremitäten auf.

Im fortgeschrittenen Stadium entwickeln sich morphologisch faßbare Störungen im ZNS: *Pseudoencephalitis haemorrhagica superior Wernicke:* Umschriebene Wucherungen der Gefäße. Blutungen, Gliaproliferation und Parenchymuntergang in der grauen Substanz rund um die Ventrikel des Hirnstamms und Diencephalons, wobei die Corpora mamillaria fast immer und der Oberwurm des Cerebellums (Purkinje-Zellen) häufig befallen sind. Funktionelle Folgen sind große Gedächtnislücken (Korsakow-Erkrankung), Nystagmus, Konzentrations-, Orientierungs- und Bewußtseinsstörungen, Ataxie, Nystagmus und Blickparesen. Die Zufuhr von Thiamin (bei gleichzeitiger Glukoseinfusion) und der Ethanolentzug sind indiziert.

- *Alkoholpsychosen.*

Leber. Die bereits bei der akuten Vergiftung beschriebenen Stoffwechselveränderungen führen zur Fettleber, die reversibel ist. Daneben entwickelt sich jedoch eine Hepatitis, die mit Zelldegeneration (Mallory-Körperchen) und diffuser Fibrose einhergeht. Eine Regeneration ist nach Abstinenz möglich, aber nicht sicher. Bei 10–30 % der Alkoholiker entwickelt sich eine Zirrhose.

Alkoholische dilatative Kardiomyopathie, Begünstigung einer Hypertonie und einer Apoplexie.

- **Fetales Alkoholsyndrom.** Ethanol ist der bei weitem wichtigste fetotoxische Stoff. Während man bei vielen Arzneimitteln hinsichtlich der Teratogenität oder Fetotoxizität auf Mutmaßungen und Kasuistiken angewiesen ist, steht die schädliche Wirkung des Ethanols außerhalb jeden Zweifels. Das sog. fetale Alkoholsyndrom tritt bei 5 (oder mehr) von 1000 lebend geborenen Kindern auf. Es ist durch Mikrocephalie und schwere Wachstumsstörungen des Gesichtsschädels und der Gesichtsweichteile gekennzeichnet. Die geistige Leistungsfähigkeit dieser Alkoholopfer bleibt zeitlebens gering.

Therapie bei chronischem Alkoholismus

Alkoholabhängigkeit ist keineswegs immer leicht zu diagnostizieren. Ein Einzelsymptom kann nie zur Diagnose führen. Typische Verhaltensformen sind: Die Hände halten irgend etwas fest (Tisch, Stuhllehne, Taschen, Kragen), damit das Zittern unterdrückt wird, im Gespräch wird das Thema Alkohol vermieden oder bagatellisiert, der Kopf ist während des Sprechens oft abgewendet, um den Alkoholgeruch des Atems nicht deutlich werden zu lassen, Familienverhältnisse werden übertrieben rosig geschildert, über mangelnde Anerkennung am Arbeitsplatz wird geklagt. Der Alkoholabhängige ißt wenig, Obst verträgt er schlecht. Die Kleidung kann übertrieben korrekt sein, starke Duftmittel dienen der Kaschierung des Alkoholgeruchs.

Das diagnostische Vorgehen im Gespräch ist von entscheidender Bedeutung und kann hier nicht näher erörtert werden. Der Schwerpunkt der Therapie liegt unter gar keinen Umständen in

der Verordnung von Medikamenten, sondern in einer mit dem Willen und nicht gegen den Willen des Patienten eingeleiteten und von Fachleuten durchzuführenden Psychotherapie, gekoppelt mit einer Entzugsbehandlung (stationär) und einer nachsorgenden ambulanten Psychotherapie und Sozialtherapie.
Ausdrücklich zu warnen ist vor einer unkritischen Verordnung von **Disulfiram** *(Antabus)*. Die heimliche Zufuhr von Disulfiram ohne Wissen des Patienten (etwa dadurch, daß die Ehefrau das Medikament dem Essen zusetzt) ist eine kriminelle Maßnahme, die das Leben des Patienten außerordentlich gefährdet. Disulfiram darf nur unter ärztlicher Aufsicht mit Wissen und Zustimmung des Patienten eingesetzt werden.

$$(C_2H_5)_2{=}N{-}\underset{\underset{S}{\|}}{C}{-}S{-}S{-}\underset{\underset{S}{\|}}{C}{-}N{=}(C_2H_5)_2$$

Disulfiram, MW 296,54

Disulfiram blockiert die Aldehyddehydrogenase, so daß Acetaldehyd sich im Gewebe anreichert, wenn Alkohol genossen wurde. Die Folgesymptome der Aldehyd-Anreicherung sind: Hautrötung, Schweißausbruch, Übelkeit, Erbrechen, Blutdruckabfall, Kollaps. Diese gravierenden Symptome sollen dem Alkoholabhängigen den Alkoholgenuß verleiden. Todesfälle durch Kombination von Disulfiram mit größeren Mengen Ethanol sind bekannt. Zudem zeigt Disulfiram mit vielen Medikamenten Interaktionen, so mit Antikoagulantien vom Dicumaroltyp und mit Phenytoin. Sie beruhen wohl z. T. darauf, daß Disulfiram auch das mikrosomale Oxidationssystem hemmt.
Disulfiram ist kontraindiziert bei Schäden der Herz- oder Kreislauffunktionen, bei Epilepsie, Diabetes und Thyreotoxikose, bei schweren Funktionsstörungen von Leber und Niere. Es verursacht Polyneuropathien.

Therapie des Entzugdelirs

Ein Entzugsdelir ist ein Ereignis, das man häufig auf Intensivstationen beobachten kann, wenn der Patient von der Alkoholzufuhr abgeschnitten ist. Die Symptome können 3, aber auch noch 14 Tage nach Ende der Alkoholzufuhr auftreten.

Symptome. Motorische Unruhe besonders in den oberen Extremitäten („Nesteln") und in der Facialismuskulatur („Kauen"). Der Patient ist zeitlich und örtlich nicht mehr voll orientiert und leidet unter Halluzinationen vornehmlich optischer Art. Schwere Flüssigkeits- und Elektrolytverluste (Hypokaliämie), Hyperthermie, Hypotension mit Tachykardie gefährden den Patienten. Das Alkoholdelir ist ein lebensbedrohlicher Zustand.

Therapie. Clomethiazol *(Distraneurin)*, in der auf S. 385 angegebenen Dosierung: zusätzlich Diazepam (s. S. 377) oder Haloperidol (s. S. 361), wenn bei dieser Dosierung die Bronchialsekretion zu groß wird oder die Dosierung nicht ausreicht. Strenge Überwachung des Flüssigkeits- und Elektrolythaushaltes mit sorgfältiger Nachführung von Wasser, Elektrolyten, Glukose. Thiamin (*Betabion*) täglich 4×200 mg oral oder 100 mg langsam i.v. Enterale Ernährung über eine Magensonde. EKG: Alkoholische Kardiomyopathie? Röntgen (Thorax): Pneumonie? Lungenödem? – Die Überwachung ist mehrere Tage nötig; wegen der gleichzeitig bestehenden Grundkrankheit, die zur Einweisung geführt hat, ist die Behandlung auf einer Intensiveinheit in der Regel unumgänglich. Acamprosat *(Campral)* ist ein neues Entwöhnungsmittel mit ungeklärtem Wirkungsmechanismus.

24.7 Ethylendiglykol und Methanol

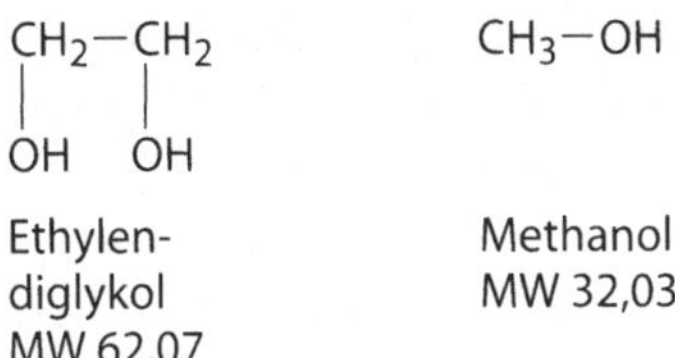

Ethylendiglykol MW 62,07

Methanol MW 32,03

Vergiftungsquellen: Ethylendiglykol schmeckt süß und ist Bestandteil von Kühlerfrostschutzmitteln. Solche Mittel werden von Kindern getrunken. Methanol ist Lösungsmittel für Beizen, Lacke, Polituren usw.

Pharmakokinetik: Resorption und Verteilung beider Stoffe: nahezu identisch mit Ethanol. Metabolismus: qualitativ identisch mit Ethanol, aber erheblich langsamerer Umsatz durch die Alkoholdehydrogenase.

Ursachen und Symptome der Vergiftung: Methanol und Ethylendiglykol werden wie Ethanol zu den entsprechenden Aldehyden bzw. Säuren oxidiert. Diese Folgeprodukte können jedoch entweder gar nicht weiterverwertet werden (Glyoxylsäure HCO-COOH und Oxalsäure HOOC-COOH aus Ethylendiglykol), oder die Weiterverwertung ist viel zu langsam (Ameisensäure aus Methanol). Die Folge ist eine schwere metabolische Azidose (pH unter 7,0). Zusätzlich können nach einer Methanolvergiftung eine Erblindung und nach einer Ethylendiglykolvergiftung eine tubuläre Nekrose und eine Hypocalcämie auftreten.

Tödliche Dosen: Sie liegen für Ethylendiglykol bei 1,4 ml/kg KG, für Methanol etwa im gleichen Bereich.

Therapie: Magenspülung bei frischer Intoxikation, danach Gabe von Ethanol. Wir bevorzugen die intravenöse Injektion, um möglichst schnell eine Ethanolplasmakonzentration von 0,1 %–0,12 % herzustellen. Man infundiert initial 0,5 g Ethanol/kg KG in 50 %iger Lösung innerhalb 30 min i.v., danach erhält man die Konzentration mit einer Infusion von 0,25 g/kg KG und Stunde aufrecht. Die Plasmakonzentrationen von Methanol bzw. Ethylenglykol

werden gaschromatographisch bestimmt, wobei man gleichzeitig die Höhe der durch Infusion eingestellten Ethanolplasmakonzentration mitbestimmt. Wenn die Konzentrationen von Methanol oder Ethylenglykol über 0,05 % liegen, ist der Patient dialysepflichtig. Sowohl Methanol als auch Ethylenglykol werden gut durch Dialyse entfernt. Meist genügt eine einzige 6stündige Dialyse. Der Erfolg wird analytisch kontrolliert. Danach hält man die Ethanolplasmakonzentration so lange bei 0,1 %, bis die Plasmakonzentrationen von Methanol oder Ethylenglykol auf Werte unter 0,02 % abgefallen sind.
Durch Herstellung einer hohen Ethanolkonzentration im Plasma wird erreicht, daß Methanol und Ethylenglykol vom metabolisierenden System verdrängt werden. Sie werden in unveränderter Form langsam renal ausgeschieden. Die metabolische Azidose wird entweder durch Dialyse oder in leichteren Fällen durch Infusion von $NaHCO_3$-Lösung ausgeglichen.
Arbeitshygiene: MAK für Ethylenglykol 26 mg/m^3, für Methanol 260 mg/m^3.

24.8 Lösemittel

Mengenmäßig wichtige Lösemittel:

Methanol 10 %, Isopropanol 7 %, n-Butanol 7 %, Isobutanol 10 %, Aceton 17 %, Ethylmethylketon 6 %, Ethylacetat 12 %, Butylacetat 16 %, Dichlormethan 7 %, 1,1,1-Trichlormethan 7 %, Trichlorethen 5 %, Tetrachlorethen 5 %, Xylole 37 %, Ethylbenzol 27 %, Toluol 26 %.

Besonders gefährliche Lösemittel:

Monochlormethan, Trichlormethan, Tetrachlormethan, Trichlorethan, Tetrachlorethan, 2-Hexanon, Schwefelkohlenstoff, Benzol.

Kanzerogene:

Benzol, 1,2-Dibrom-methan, Vinylchlorid, 1,3-Dichlorpropen, Monochlordimethylether, Bis(chlormethyl-)ether, Epichlorhydrin, Dichloracetylen, Trichlorethen.

Resorption. Lösemittel werden nicht nur durch die Lunge (Hauptweg), sondern auch durch die Haut resorbiert.

Verteilung. Das Verteilungsvolumen entspricht weitgehend dem Öl/Wasser-Verteilungskoeffizienten.

Elimination. Lösemittel werden abgeatmet und/oder metabolisiert, aber nicht wesentlich über die Nieren ausgeschieden. Die Lösemittel selbst oder ihre Metabolite können in der Lage sein, kovalent an körpereigene Substanzen zu binden. Dadurch können sie als Immunogene, Kanzerogene oder Mutagene wirken oder den Zelltod herbeiführen.

Klinische Wirkungen: Bei allen: Abnahme der Aufmerksamkeit und Konzentration, Zunahme der Reaktionszeit und Ablenkbarkeit, Benommenheit bis zur Bewußlosigkeit und bis zum Tod.
Wirkungsverstärkung von zentral dämpfenden Arzneimitteln.
Bei vielen: Haut- und Schleimhautreizungen, Leberschädigungen, Schädigung peripherer Nerven.
Bei einigen: Euphorie (Schnüffelsucht!), Nierenschädigungen, immunogene, kanzerogene, mutagene Wirkung.
Halogenierte Lösemittel, Benzol: Förderung von Herzrhythmusstörungen.

Beachte genau die Berufsgenossenschaftlichen Grundsätze für arbeitsmedizinische Vorsorgeuntersuchungen – und zwar sowohl hinsichtlich der zeitlichen Abstände als auch hinsichtlich der durchzuführenden Untersuchungen.

Benzin

Benzin ist toxikologisch ein Gemisch von Kohlenwasserstoffen. Vergiftungen sind nahezu immer Folgen einer Inhalation.

Wirkungen, Klinik: 30 Minuten nach Expositionsbeginn wird Atemnot empfunden, weil Benzin die Lungenkapillaren schädigt und die Funktion des „pulmonary surfactant" aufhebt. Die Glomerula der Niere sind oft geschädigt. Die Leber wird kaum beeinflußt. Die Prognose ist auch bei Intensivtherapie mit Überdruckbeatmung ungünstig.

Hexan, Hexanon, Hexandion

Vorkommen. Hexan ist Bestandteil von Benzin. 2-Hexanon war Lösemittel für Klebstoffe und wurde als Schnüffelstoff benutzt → Programmierung des sicheren Todes!

Toxikokinetik. 15 % des Angebotes werden über die Lungen resorbiert. Die Konzentration ist im Gehirn am höchsten. 50-60 % werden abgeatmet. Rest: Cytochrom-P450 vermittelt die Oxidationen in 2 und 5 vom Hexan bis zum 2,5-Hexandion. Halbwertszeit 2 Stunden.

Wirkungen, Klinik. 2,5-Hexandion hemmt die Glutaraldehyd-3-phosphatdehydrogenase, die Kettenglied in der Energiebereitstellung für den Proteintransport in Nervenaxonen ist. Zuerst schwellen die Nervenaxone sehr stark. Danach degeneriert die Markscheide erst auf den sensorischen, dann auf den motorischen Nerven der Extremitäten, beginnend jeweils an den Fingern und Zehen. Bei früher Beendigung der Exposition sind diese Erscheinungen reversibel. – Symptome sind zuerst aufsteigendes Kribbeln und Taubheitsgefühl, dann aufsteigende Bewegungseinschränkung. Die Symptome beginnen 6 Monate nach Expositionsbeginn. ZNS-Symptome (Spastik, Farbsehstörungen) können bestehen bleiben, periphere Symptome gehen teilweise zurück. Das autonome Nervensystem bleibt funktionsfähig.

Arbeitshygiene. Hexan MAK 200 ppm; 2-Hexanon MAK 5 ppm, BAT 9,5 mg/l Urin.

Dichlormethan (Methylenchlorid) CCl_2H_2. Dieses Lösemittel ist wenig toxisch. Bei Oxidation durch Cytochrom P450 entsteht Kohlenmonoxid (in beachtlicher Menge!) und Salzsäure.

$$CCl_2H_2 + O \rightarrow CO + 2HCl$$

Arbeitshygiene. MAK 100 ppm, BAT 54 % CO-Hb und 1 mg Dichlormethan/l Blut. BK 13 02

Trichlormethan (Chloroform) $CHCl_3$. Dieses Lösemittel wurde früher als Inhalations-Anaesthetikum verwendet. Es ist hauptsächlich deshalb verlassen, weil es die Arrhythmie-Bereitschaft des Herzens zu sehr erhöht. Leberschäden und Nierenschäden kamen vor. Sie werden als Folge der Reaktion von Metaboliten mit Gewebsproteinen angesehen.

Arbeitshygiene. MAK 10 ppm, BK 13 02

Tetrachlormethan - (Tetrachlorkohlenstoff) CCl_4. Wegen seiner hohen Lebertoxizität wird Tetrachlormethan als Lösungsmittel gemieden. Gefährlich ist auch die Bildung von Phosgen und Chlorgas aus CCl_4 bei Bränden: $2\ CCl_4 + O_2 \rightarrow 2\ COCl_2 + 2\ Cl_2$

Toxikokinetik. CCl_4 wird aus den Lungen, aber auch aus dem Magen-Darm-Trakt und von der Haut gut resorbiert. 50–80 % werden abgeatmet. Bei der Oxidation mit Cytochrom P450 entstehen Phosgen, Trichlormethyl $^{\cdot}CCl_3$, und $^{\cdot}Cl$.

Akute Vergiftung. Die Metabolite reagieren mit Proteinen in den Leber- und Nierenzellen. Speziell das $^{\cdot}CCl_3$ entzieht den Lipiden Protonen und komplettiert sich damit zu $HCCl_3$. Zurück bleiben Fettsäure-Radikale mit Dien-Konjugation, die leicht zu Peroxiden oxidierbar sind. Die Peroxide zerfallen. Damit löst sich die tragende Lipidstruktur des endoplasmatischen Retikulums, auch der Mitochondrien, auf. Nach einer Latenzzeit von 10–15 Tagen kommt es zu schwersten, auch tödlichen Funktionsverlusten mehrerer Organe (fettige Degeneration und zentrolobuläre Nekrose in der Leber, Degeneration der Zellen in den proximalen Nierentubuli und in den Henle'schen Schleifen führt erst zu Oligurie, dann zur Polyurie mit erheblichen K^+- und Cl^--Verlusten). Auch das Kleinhirn ist betroffen. Die Prognose ist sehr schlecht.

Chronische Vergiftungen sind selten, verlaufen leicht, und lassen sich durch Vorsorgeuntersuchungen frühzeitig erkennen.

Arbeitshygiene. MAK 10 ppm. BAT 70 µg/l Blut. Vermeiden! Deklarationspflicht besteht auch für kleine Mengen. Schwangere, Leberkranke, Alkoholiker, Nierenkranke, Allergiker, neurologische und psychiatrische Patienten dürfen nicht mit CCl_4 arbeiten. Vorsorgeuntersuchungen sind zwingend vorgeschrieben. Im Urin wird dabei nach Trichlorethanol und Trichloressigsäure gesucht.

Di-, Tri-, Tetrachlorethan sind sehr lebertoxisch.

Trichlorethen (Tri) Aus Trichlorethen entsteht bei Fabrik-Bränden Phosgen und Kohlenmonoxid:

$$CCl_2 = CClH + O_2 \rightarrow COCl_2 + CO + HCl$$

Toxikokinetik. Tri wird schnell durch die Lungen resorbiert. Der größte Teil wird in der Leber mit Cytochrom P450 zum Epoxid metabolisiert, das sich spontan zu Trichloracetaldehyd umlagert. Trichloracetaldehyd nimmt Wasser auf und wird zum bekannten Sedativum Chloralhydrat CCl_3-$CH(OH)_2$.

Klinische Wirkungen. Erhöhung der Arrhythmie-Bereitschaft, Kontakt-Dermatitis oder andere akut verlaufende Hauterkrankungen. Zusammen mit Ethanol erweitert es sehr stark die Hautgefäße. Bei Schnüfflern kommen Schädigungen der Leber und der Nieren hinzu.

Arbeitshygiene. Cancerogen, führt zu Nierentumoren. BK 1302.

Tetrachlorethen (Per) $CCl_2 = CCl_2$. Per ist dem Tri toxikologisch ähnlich. Es wird aber nur wenig metabolisiert (3 %). Wegen seiner langen Halbwertszeit kann es bei Arbeitern in Reinigungen kumulieren.

Arbeitshygiene. MAK 50 ppm; BAT 1 mg/l Blut.

Schwefelkohlenstoff CS_2 ist Lösemittel in der Kunstfaserproduktion und in der Gummiverarbeitung.

Toxikokinetik. Resorption durch die Lungen. Elimination zu 80–90 % durch Metabolismus.

Biochemische Wirkungen. CS_2 reagiert direkt mit sehr vielen Nucleophilen im Organismus, so mit Pyridoxal (Vit. B_6), Monoaminoxidase, Dopamindecarboxylase usw. Es wirkt auch als Chelat-Reagenz gegen Kupfer und Zink im Organismus.

Klinische Wirkungen. In der Leber: Zentrilobuläre hepatische Nekrose. Im Nervensystem: Bleibende axonale Degeneration. Sie hat schwere neurologische und psychiatrische Störungen zur Folge. – Die Neigung zur koronaren Herzerkrankung nimmt zu.

Arbeitshygiene. MAK 10 ppm; BAT 8 mg Metabolit/l Urin. BK 13 05

Benzol Benzol hat als Antiklopfmittel das Tetraethylblei in Kraftstoffen ersetzt.

Toxikokinetik. Resorption durch Einatmung (50–60 % des Angebotes), aus dem Gastrointestinaltrakt (Suizide), wenig durch die Haut. Verteilung: Hohe Fettlöslichkeit! Im Knochenmark sind die Konzentrationen am höchsten. Elimination: 10–50 % werden abgeatmet, der Rest wird zu Phenol oder zum Epoxid oxidiert. Das Epoxid hydrolysiert (Endprodukte sind Glucuronide) oder reagiert mit Glutathion (Endprodukt Phenylmercaptursäure). Halbwertszeit 90 Stunden.

Akute Wirkungen: Allgemeine Lösemittel-Wirkungen auf das ZNS, Förderung von Herzrhythmusstörungen.

Chronische Wirkungen:
Normochrome Anämie. Abnahme nicht nur der Erythrozyten, sondern auch der Thrombozyten und Leukozyten über eine Pancytopenie bis zur aplastischen Anämie. Entsprechend findet man die RNA-Synthese reduziert. Das Knochenmark ist gleichzeitig hyperplastisch. Der Zustand ist reversibel.
Leukämie. Sie wird wahrscheinlich durch Reaktion des Epoxids mit Basen der DNA verursacht.

Arbeitshygiene. Wegen der Kanzerogenität gibt es keine MAK. TRK: 10 ppm. Auf Benzol soll, wo immer möglich, verzichtet werden. Regelmäßige ärztliche Kontrolluntersuchungen der Beschäftigten sind zwingend vorgeschrieben. Die Phenolausscheidung im Urin soll 50 mg/l nicht übersteigen. BK 1303.

Toluol Toluol ist u. a. Lösemittel für Farben. Seine Lipidlöslichkeit ist höher als die des Benzols. Es wird mit Cytochrom P450 zu Benzylalkohol oder o-Kresol oxidiert; Benzylalkohol wird mit Alkohol- und Aldehyddehydrogenase bis zur Benzoesäure oxidiert, die mit Glucuronsäure oder Glycin konjugiert wird. o-Kresol wird mit Schwefelsäure oder Glucuronsäure konjugiert.
Toluol hat die bekannten zentralnervösen Wirkungen der Lösemittel. Bei Schnüffelsüchtigen können die Störungen der Kleinhirnfunktion irreversibel werden. Auch kann durch Schädigung der Nierentubuli eine renale tubuläre Azidose entstehen. Toluol ist nicht kanzerogen und erzeugt keine Anämie. MAK 100 ppm.

Xylol Ähnlich Toluol. Xylol wird kaum geschnüffelt, weil es in höherer Konzentration die Schleimhäute reizt. MAK 100 ppm.

24.9 Vergiftungen durch Schwermetalle

Schwermetallvergiftungen sind heute umwelttoxikologisch bedeutsamer als gewerbetoxikologisch. Im Jahr 1993 haben die Berufsgenossenschaften 22 Chrom-, 12 Blei-, 8 Arsen-, 5 Quecksilber-, 3 Cadmium-, 2 Mangan- und eine Berylliumvergiftung anerkannt.

Metall-Antidote

Die Entfernung toxisch wirkender Metalle aus dem Organismus wird mit Chelatbildnern versucht. Die Metall-Antidote binden die Metalle entweder kovalent oder in einem Koordinationskomplex. Die Verbindungen werden entweder schnell ausgeschieden, oder – wenn sie noch im Darm entstehen – sie werden nicht mehr resorbiert. In der Regel reagieren die Antidote nicht nur mit einem Metall. Dies hat zwei Folgen:

- Metallantidote eignen sich zur Beschleunigung der Elimination mehrerer toxischer Metalle.
- Metallantidote beschleunigen auch die Elimination physiologisch wichtiger Metalle.

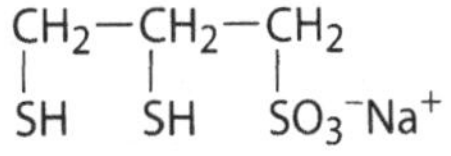

$CH_2-CH_2-CH_2$ (SH, SH, $SO_3^-Na^+$)

DMPS-Na
MW 210,27

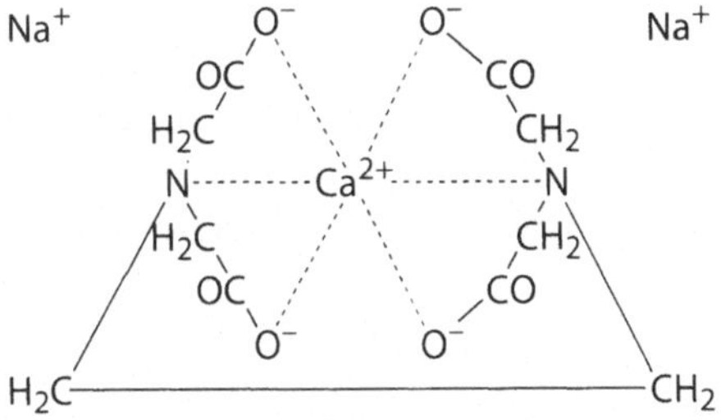

Na^+ O^- O^- Na^+ OC CO H_2C CH_2 N Ca^{2+} N H_2C CH_2 OC CO O^- O^- H_2C CH_2

$CaNa_2$-EDTA, MW 374,28

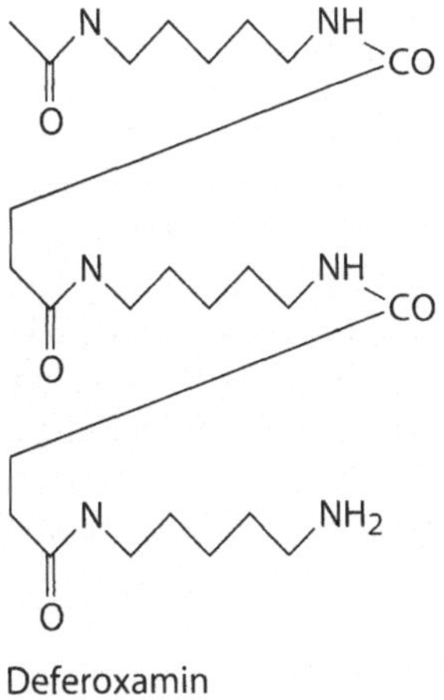

N NH CO O N NH CO O N NH_2 O

Deferoxamin
MW 560,71

3 Na^+ CO CO CH_2 O^- O^- CH_2 H_2C N N CH_2 CH_2 Ca^{2+} CH_2 O^- O^- CO CO O^- CH_2 N CH_2 CO H_2C

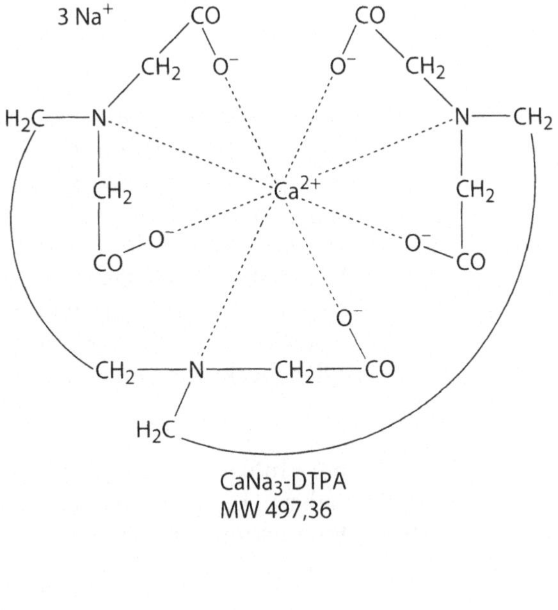

$CaNa_3$-DTPA
MW 497,36

Tabelle 24.5 Metall-Antidote und ihre in Deutschland zugelassenen Indikationen.

	Eisen(III)-hexacyano-ferrat(II)	DMPS	Penicill-amin	EDTA	DTPA	Desferoxamin
Antimon		+				
Arsen		+				
Blei		++	+	+++	++	
Cadmium				(++)		
Caesium	++					
Chrom		+		+	+	
Eisen				+	++	++
Kobalt		+	+	++		
Kupfer		+	++	++		
Mangan				+	+	
Nickel				++		
Plutonium				+	+	
Quecksilber		+++	+	+		
Thallium	+++					
Uran				+	+	
Vanadium				+		
Zink			+	+	++	

In Deutschland nicht zugelassen, aber im Ausland im Gebrauch sind:

- DMSA (2,3-Dimercaptobernsteinsäure, *USA: Succimer*) wird besonders zur Therapie von Bleivergiftungen im Kindesalter eingesetzt. Vorteile vor NaCa-EDTA: orale Gabe möglich, Ausscheidung von Calcium und Zink geringer.
- Dithiocarbamat wird bei Vergiftungen mit Nickelcarbonyl eingesetzt.

Dimercapto-propansulfonat (*Dimaval*) DMPS

$$\underset{\text{SH}}{\underset{|}{CH_2}}-\underset{\text{SH}}{\underset{|}{CH}}-CH_2SO_3^-Na^+SH$$

MW der freien Säure 188,29
pK-Werte der HS-Gruppen 8,93 und 11,94

Die Verbindung ist durch die Sulfonatgruppe sehr polar, also sehr gut wasserlöslich und deshalb intravenös injizierbar. Erwachsenen injiziert man 100 mg intravenös oder intramuskulär im Abstand von 4–6 Stunden. Wegen der Gefahr erheblicher Blutdrucksenkungen empfiehlt sich die Kurzinfusion. Oral: 3 × 100 mg/Tag. Die Halbwertszeit liegt im Bereich von 20–40 min. Verteilungsvolumen ist der Extrazellulärraum. Die Elimination erfolgt durch den Urin. Die Verbindung begünstigt nicht den Übertritt von Alkylquecksilberionen in das ZNS.

$Ca\text{-}Na_2\text{-}EDTA$ (*Calciumedetat*) als Antidot

Pharmakokinetik. Bioverfügbarkeit ungenügend, daher nur intravenöse Infusion. Verteilungsvolumen = Extrazellulärraum. Nahezu keine Plasmaproteinbindung. Plasmahalbwertszeit 1 h. Elimination der Substanz und ihrer Metallkomplexe renal.

Dosierung. Man löst 400 mg $CaNa_2$-EDTA in 200 ml 5 %iger Glukoselösung und infundiert 10–15 mg/kg KG in 1 h (Einzeldosis). Diese Infusion wiederholt man 5mal im 8stündigen, danach im 12stündigen Abstand. Nach 5 Tagen wird das Infusionsschema für 1 Woche unterbrochen, weil sonst die Verluste von Spurenmetallen zu groß werden.

Indikation. s. Tabelle 24.5
Bei der Therapie der Bleivergiftung kann deren Symptomatik vorübergehend zunehmen.

Wirkungsweise. Das im Molekül gebundene Calcium wird gegen andere im Organismus befindliche Metalle ausgetauscht.
Von den zugelassenen Indikationen ist der Einsatz bei Cadmiumvergiftung sehr problematisch: Die Cadmium-Komplexe zerfallen beim sauren pH des normalen Urins, Cadmium wird danach tubulär rückresorbiert und kann schwere Tubulusschäden verursachen. Die Indikation für Cadmium ist nur vertretbar, wenn ein hoher Urinfluß erzeugt und der Urin so alkalisch wie möglich gestellt wird.

Unerwünschte Wirkungen

- Zellnekrose besonders im proximalen Tubulus bei zu hoher Dosierung. Niereninsuffizienz bildet eine Kontraindikation.
- Thrombophlebitis an der Infusionsstelle.
- Verzögerte Fieberreaktion mit Kopfschmerzen, Gliederschmerzen usw.
- Zinkmangelerscheinungen.

DTPA

DTPA, Calcium-trinatrium-pentetat *(Ditripentat-Heyl)* unterscheidet sich nur graduell von Calcium-dinatrium-edetat. Dies gilt auch für seine unerwünschten Wirkungen.

Penicillamin

Penicillamin *(Metalcaptase)* hat seine Hauptindikation in der Rheumatherapie und wurde auf S. 217 vorgestellt. Es wird besonders bei Kupferüberladungen (auch Morbus Wilson) als Metallantidot eingesetzt.

Tabelle 24.6 Symptome der Bleivergiftung.

60 µg/l Blut	Erste psychologische Feinsymptome bei Kindern
70 µg/l Blut	Blutdruckanstieg
100 µg/l Blut	Störung der Hämoglobinsynthese beim Kind
150 µg/l Blut	Beeinträchtigung der Intelligenz bei Kindern
400 µg/l Blut	Störung des Immunsystems und hormoneller Gleichgewichte
500 µg/l Blut	Störungen der peripheren Nervenfunktion (Fallhand)
1000 µg/l Blut	Anämie, Störungen der Hirnfunktion
1500 µg/l Blut	Bleikoliken

Eisen(III)-hexacyanoferrat (II) *Antidotum Thallii Heyl, Radiogardase)* ist wasserunlöslich, wird nicht resorbiert, und kann daher nur Thallium oder Caesium binden, das sich noch im Gastrointestinaltrakt befindet oder in ihn ausgeschieden wird. Ist die Magenentleerung gestört, muß das Mittel mit der Duodenalsonde appliziert und, wenn nötig, die Darmperistaltik gefördert werden. Man gibt 3 g Anfangsdosis, danach 0,5 g im Abstand von 2 h.

Deferoxamin *(Desferal)*. s. S. 120, 512.

Blei

Quellen und Gefährdung:

- Bleidampf-Einatmung: Überall, wo Blei auf Temperaturen über 550° erhitzt wird (Verhüttung, Schmelzen, Löten, Verbleien; Schweißen von Metall, das mit Mennige gestrichen ist).
- Staub-Einatmung von Blei und Bleiverbindungen (Sägen, Fräsen, Schleifen; Abbürsten von Bleifarben, z. B. Mennige).
- Freisetzung von Blei aus alten Wasserleitungen und (selten) aus ausländischen „Keramik-Mitbringseln“.
- Rüstungsaltlasten: Blei aus Bleiazid und Bleitricinat, Geschoßblei.

Nach scharfer Einschränkung des Bleibenzin-Verbrauchs ist in Deutschland der langsame Bodenblei-Anstieg gestoppt. Die Blutwerte der Kinder liegen aber noch immer kurz unterhalb der Symptomenschwelle. Vor Herausnahme von Bleitetraethyl aus dem Benzin wurde die Blei-Konzentration bei der deutschen Bevölkerung gemessen und im nach Umweltsurvey des Umwelt-Bundesamtes veröffentlicht:

- Median der Bleibelastung der Bevölkerung in Deutschland: 69 μg/l Blut.

Arbeitshygiene:

300 μg Blei/l Blut, 6 mg delta-ALA/l Urin = BAT Frauen <45 J
700 μg Blei/l Blut, 15 mg delta-ALA/l Urin = BAT Männer
MAK 100 $\mu g/m^3$ (Kurzzeit-Überlastung vermeiden),
Berufskrankheiten-Nr. 11 01.

Prävention:

- Beim Aufarbeiten von Altmetall und beim Entfernen von Farben an Blei denken.
- Arbeitsräume entstauben und belüften.
- Essen, trinken, rauchen außerhalb der Arbeitsräume, ohne Arbeitskleidung, mit gereinigten Händen.

Überwachung:

- Einmal jährlich Belehrung der Mitarbeiter.
- Wenigstens einmal jährlich Urinuntersuchung bei den Mitarbeitern.
- Untersuchung der Arbeitsraum-Luft.

Toxikokinetik:

Resorption. Lunge 50–80 % des Angebotes, Darm 8–10 % bei Erwachsenen, 50 % bei Kindern. Enterohepatischer Kreislauf im oberen Dünndarm, Bleisulfid findet man im Dickdarm.

Verteilung. 95 % sind an die roten Blutkörperchen gebunden. Von dort aus wird Blei als Bleiphosphat im Knochen abgelagert. Geringe Bleimengen kommen in das ZNS und haben dort starke Wirkungen.

Elimination. Über die Nieren und den Darm. Halbwertszeit im Blut 20–40 Tage, im Knochen 20 Jahre.

Wirkungsmechanismen: Die Delta-Aminolävulinsäure kann nicht in den Syntheseweg für das Hämoglobin eingeführt werden, weil die Delta-ALA-Dehydratase durch Blei gehemmt wird. Dadurch steigt die Ausscheidung von Delta-Aminolävulinsäure (normal 0,2 µg/ml) im Urin.
Hemmung der Decarboxylierung von Koproporphyrin III zu Protoporphyrin IX, wodurch die Ausscheidung von Koproporphyrin III im Harn auf über 80 µg/Tag ansteigt.
Hemmung des Eisen-Einbaus in Protoporphyrin IX, Anstieg der Plasmaeisenkonzentration.
Die für die neurologischen Symptome verantwortlichen Mechanismen sind ungenügend bekannt.

- Morphologisch: Im Blut Anämie mit mehr als 1‰ basophil punktierten Erythrozyten. Im Knochenmark gesteigerte Erythropoese mit basophilen Erythroblasten.

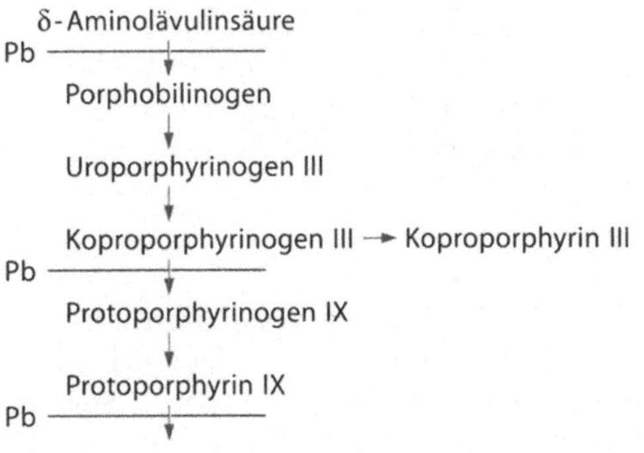

Abb. 24.7 Angriffspunkte von Blei bei Vergiftungen

Nervensystem. s. Tab. 24.6 auf S. 555

- Peripher: Schädigung motorischer Nerven, besonders des N. radialis, wodurch eine schmerzlose Radialsparese entsteht.

- Zentral bei Erwachsenen: Encephalopathia saturnina mit folgenden Symptomen: Müdigkeit und Schwäche, aber Schlaflosigkeit; später Tremor, Delirium, Krämpfe. Teilursache ist die Kontraktion der glatten Muskulatur der Arteriolen und Kapillaren durch direkte Bleiwirkung. Im Liquor kann der Bleigehalt erhöht sein. Es besteht *Alkoholintoleranz!*
- Zentral bei Kindern: Nach uncharakteristischen Prodromalsymptomen unvermittelt schwere Krämpfe. Letalität 25 %!

Haut und Schleimhäute

- Gelb-graue Blässe wegen spastischer Kontraktion der Kapillaren und Arteriolen (auch in der Netzhaut!) und der gleichzeitig vorhandenen Blei-Anämie: Bleikolorit.
- „Bleisaum" am Zahnfleisch. Der dunkle Saum entsteht durch Ablagerung von Bleisulfid, das durch Reaktion von Blei mit H_2S (von den Mundbakterien geliefert) entsteht. Er fehlt oft bei rigoroser Mundhygiene.
- Magen- und Duodenalulzera durch Gefäßspasmen und Hyperazidität.

Darm

- „Bleikoliken", die meist schon früh auftreten und von hartnäckigen Obstipationen begleitet werden. Sie entstehen durch direkte Wirkung von Blei auf die glatte Muskulatur.

Niere

- Bleischrumpfniere bzw. Bleinephritis als Folge der chronischen Verengung der Kapillaren und Arteriolen in der Niere.

Skelettsystem

- Bei Kindern toxische Schädigung der Wachstumszone in der Epiphyse mit Ausbildung von „Bleilinien".

Eine Vielzahl anderer, nur selten beobachteter Symptome hat ihre Ursache meist in der Verengung der Arteriolen und Kapillaren durch Wirkung von Blei auf die glatte Muskulatur.

Therapie

Symptomatisch

Papaverin 3 × 0,1 g täglich zur Relaxation der kontrahierten glatten Muskulatur. Wegen der Nebenwirkungen des Papaverins lohnt auch ein Versuch mit anderen Spasmolytika, die an der glatten Muskulatur direkt wirken.
Sedativa.
Vitamin B_{12} 30 ng wiederholt und *Folsäure* 15 mg/Tag bringen zusammen die Porphyrinurie zum Abklingen.

Kausal durch Beschleunigung der Elimination

Prinzip. Senkung des wirksamen Blutspiegels durch Überführung des Bleis in eine Komplexverbindung, die gleichzeitig gut eliminiert wird. s. Tabelle 24.5

Quecksilber

Quellen:

Geologische Quellen. Vulkanausbrüche, Verwitterung → Luftbelastung, dann Wasserbelastung. Zyklus-Volumen 30 000 (neu: 55 000–180 000) Tonnen/Jahr.

Aus fossilen Brennstoffen → Luftbelastung. 10 000 Tonnen/Jahr. Aus Erdgas wird metallisches Quecksilber abgeschieden.

Aus Industrieproduktion 10 000 Tonnen/Jahr. *Chloralkali-Elektrolyse* und andere Prozesse, in denen Quecksilber als Elektrode oder Katalysator eingesetzt wird, sind hauptverantwortlich für die Wasserbelastung. *Batterie-Produktion, Farbenherstellung, Elektrotechnik, Apparatebau* sind weitere Quellen. Die Amalgamproduktion verbraucht nur etwa 90 Tonnen/Jahr. Die Goldwäscherei, vor allem die der privaten Goldwäscher, verseucht riesige Gebiete.
Die industriell bedingte hohe Quecksilberkonzentration in Elbaalen übersteigt den zulässigen Wert von 1 mg/kg und hat die einst blühende Elbaal-Fischerei zum Erliegen gebracht.

Massenvergiftungen

Minamata 1953–1960: 7000 Vergiftungsfälle durch industrielle Verseuchung des Minamata-Flusses, viele Todesfälle. Dasselbe geschah noch einmal in Nijgata 1964: 500 Vergiftungsfälle. Irak 1972: Der Verzehr von Hg-gebeiztem Saatgetreide führte zu 6530 Vergiftungsfällen, davon 459 Todesfälle. Eine unbekannte Zahl von Vergifteten und Toten durch Hg-Vergiftung gab es in Pakistan (1969), Guatemala (1963–1965), Ghana (1967), am Amazonas 1994 durch Goldwäscherei (die Fische sind hochbelastet, Vergiftungsmechanismus wie in Minamata).

Deutschland: Nicht aus der Nahrung stammende Belastungen der Menschen außerhalb von Betrieben mit Quecksilber. Durch Tabakrauchen, Brandgase fossiler Brennstoffe, Rüstungsaltlasten, *alte* Amalgamfüllungen, unsachgemäßen Umgang mit Batterien.

Deutschland: Belastungen in Betrieben oder in ehemaligen (!) Betriebsräumen.

Großindustrie: Chloralkali-Elektrolyse, Katalysator bei organischen Synthesen, Entschwefelung, Edelmetall-Gewinnung.
Kleinindustrie: Produktionsräume für Spiegel (Altbau in Fürth 1994), Manometer, Schaltrelais, UV-Lampen und Höhensonnen,

imprägniertes Holz ($HgCl_2$), Schwarz-weiß-Photos (Verstärker mit $HgCl_2$), Hüte (Tierhaar-Beizen), Porzellanvergoldung.
Endverbraucher: physikalische, elektrotechnische, chemische, physiologische und pharmakologische Labors. Ehemalige zahnärztliche Behandlungsräume.

Bakterielle Methylierung. Zur Methylierung von Hg^{2+} zum Methylquecksilberkation CH_3Hg^+ sind nur methanbildende Bakterien in der Lage. CH_3Hg^+ erzeugt eine ganz andere Vergiftung als Hg^{2+} und hat eine völlig andere Pharmakokinetik. Die recht energiereiche Bindung Hg-C (15-19 kcal/mol) bilden die Bakterien mit einem Corrinoid-Enzym (ähnlich Vitamin B_{12}).

$$CH_3\text{–}Co^{3+} + Hg^{2+} \rightarrow CH_3^-\text{–}Co\text{–}Hg^+$$
$$CH_3^-\text{–}Co\text{–}Hg^+ + H_2O + Hg^{2+} \rightarrow H_2O \ldots Co\text{-}Hg^+ + \mathbf{CH_3Hg^+}$$

Von den nachfolgenden Lebewesen (Plankton, Mollusken, Crustaceen, Fische, Mensch) ist keines in der Lage, CH_3Hg^+ zu bilden oder zu demethylieren.
Im offenen Seewasser befinden sich bereits 10 ng CH_3Hg^+/l. Thunfische sind die quecksilberreichsten Seefische, die es gibt. Für ihren Hg-Gehalt gelten Ausnahmebestimmungen, weil andernfalls Thunfische nicht vermarktet werden dürften.

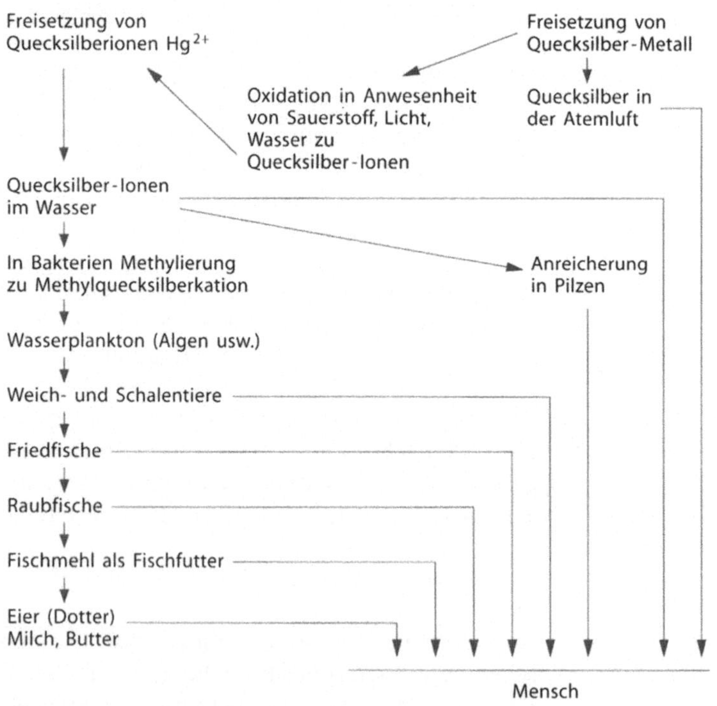

Abb. 24.8 Ökokinetik von Quecksilber

Juristisch relevante Werte. Quecksilber-Konzentration bei der deutschen Bevölkerung nach Umweltsurvey des Umwelt-Bundesamtes:

Median 0,1 µg/l Blut, 0,25 µg/l Urin

Wohn-Welt, Hg-Gefährdungskategorien:
<3 µg/l Blut: Kategorie I, keine Gefährdung.
3–10 µg/l Blut: Kategorie II, erhöht, Gefährdung nicht erkennbar;
>10 µg/l Blut: Kategorie III, Gesundheitsgefährdung auf längere Sicht nicht auszuschließen, Belastungsreduktion erforderlich

3 µg/l Blut heißt Prüfwert für Erwachsene.
5 µg/l Urin heißt Prüfwert für Kinder von 2–7 Jahre.
10 µg/l Blut heißt Interventionswert für Erwachsene.
20 µg/l Urin heißt Interventionswert für Kinder 2–7 Jahre.

Arbeits-Welt, Hg-Grenzwerte:
50 µg/l Blut und 200 µg/l Harn für metallisches + anorganisches Quecksilber sind die BAT-Werte (Biologische Arbeitsstoff-Toleranz)
100 µg/m^3 = MAK-Wert (Maximale Arbeitsplatz-Konzentration) (Kurzzeit-Überlastung vermeiden),
Berufskrankheiten-Nr. 11 02, bei Hauterkrankungen auch 5101.

Prävention: Um- oder Neubau der Produktionsräume (glatte und für die Reinigung zugängliche Tisch- und Fußbodenflächen), Belüftung (Zwangsbelüftung).
Essen, Trinken, Rauchen ist nur außerhalb der Produktionsräume ohne Arbeitskleidung mit gereinigten Händen gestattet.

Überwachung: Einmal jährlich Belehrung der Mitarbeiter. Wenigstens einmal jährlich Urinuntersuchung bei den Mitarbeitern; Untersuchung der Arbeitsraum-Luft.

Metallisches Quecksilber.

Toxikokinetik. Über die Lunge werden 80 % des Angebotes, gastrointestinal werden nur 0,01 % resorbiert. Die Resorption durch die Haut ist arbeitsmedizinisch nicht unerheblich.
Verteilung: Metallisches Hg ist hervorragend lipidlöslich. In den Erythrozyten ist die Hg-Konzentration zweimal so hoch wie im Plasma. 50 % (bis 90 %) des Hg werden in der Niere abgelagert (als Hg^{2+}?). 1 % der resorbierten Menge werden in das ZNS verteilt. Intrazellulär kann das Hg zu Hg^{2+} oxidiert werden. Hg^{2+} gelangt nur schwer wieder aus der Zelle heraus.
Elimination: Ein Teil wird abgeatmet, aber wichtiger ist die Oxidation mit Katalase zu Hg^{2+}, das anschließend über Darm und Nieren ausgeschieden wird (s. unten).

Wirkungen. Metallisches Hg hat in den hier vorkommenden Konzentrationen keine Wirkung. Die Symptome werden durch Hg^{2+} hervorgerufen.

Toxikokinetik. 10–20 % des Angebotes werden gastrointestinal resorbiert. Nur 0,1 % befinden sich im ZNS, aber eine sehr hohe Konzentration wird in der Niere gebildet.
Elimination: Hg^{2+} wird über den Darm 10–20mal besser als über den Urin ausgeschieden. Die Urinausscheidung läßt sich mit DMPS beschleunigen (s. Tabelle 24.5). Die Halbwertszeit des Hg^{2+} liegt bei 40 Tagen, aber die des Hg^{2+} im ZNS liegt in der Größenordnung von Jahren.

Wirkungsmechanismen:
(A) Hg^{2+} reagieren mit freien Thiolgruppen, vor allem auch mit prosthetischen Thiolgruppen in Thiol-Enzymen.
(B) Hg^{2+} reagieren mit Purin- und Pyrimidinbasen der DNA (besonders mit Thymidin).

Akute Quecksilber-Vergiftung

Symptome: Metallgeschmack, erhöhter Speichelfluß, Übelkeit, Erbrechen; Leibschmerzen, Durchfälle, vermehrte Urinbildung; Hustenreiz (später selten Lungenentzündung); erst Eiweiß, später Blut im Urin.

Sofort-Therapie: Aus der Dampfatmosphäre entfernen, verseuchte Kleidung ausziehen, Liegendtransport in ein Krankenhaus der Maximalversorgung.

Chronische Vergiftung mit Quecksilberdampf und Hg^{2+}-Ionen

Symptome:
Bei leichter Vergiftung: Metallgeschmack, Metallsaum am Zahnfleisch, vermehrter Speichelfluß, Mundschleimhautentzündung, Durchfall, „Blutarmut“, Alkohol- und Nikotinunverträglichkeit. Stirnkopfschmerz wie bei „Kieferhöhlenentzündung“.
Bei mittlerer Vergiftung: Schwindelanfälle, Schreckhaftigkeit, Reizbarkeit (Wutanfälle), Abnahme der Lern-, Konzentrations- und Merkfähigkeit. Lockerung der Zähne.
Bei schwerer Vergiftung: Zittern beim gezielten Greifen (Tremor mercurialis), die Sprache ist nicht mehr flüssig, Delirien.

Therapie: Komplexbildung mit **Dim**ercapto**p**ropan**s**ulfonat = DMPS = *Dimaval*, s. S. 554

Chronische Vergiftung mit organischen Quecksilberverbindungen

Toxikokinetik. Dimethylquecksilber wird durch Haut und Lungen, Methylquecksilber-Kationen werden mit 95 % des Angebotes über den Darm aufgenommen. Wegen der Aufnahme von Dimethylquecksilber über die Atemwege wurde ein MAK-Wert festgesetzt. Diese organischen Quecksilberverbindungen sind im Gehirn höher, aber nicht viel höher konzentriert als im Blut. Sie werden nicht in der Niere angereichert.
Die Hälfte der im Körper vorhandenen Menge wird in 70 Tagen ausgeschieden. Die Verweildauer im Gehirn scheint aber länger

zu sein. Die Hauptausscheidung erfolgt auch für diese organischen Quecksilberverbindungen über den Darm. Die Urinausscheidung läßt sich mit Dimercaptopropansulfosäure beschleunigen.

Symptome:
Leichte Vergiftung: Einschränkung des Gesichtsfeldes („Flintenlauf-Sehloch“), Abnahme der Hautempfindlichkeit und des Tiefenempfindens. Der Finger-Nase-Versuch wird fehlerhaft. Um den Mund, in den Finger- und Zehenspitzen entsteht ein Taubheitsgefühl. Geschmacksverlust. Hörverlust für alle Töne.
Mittlere Vergiftung: Zittern, Bewegungen werden stoßartig, ungeordnet, taumelnd. Sprachstörungen. Finger-Nase-Versuch sehr falsch. Schwere Störungen des Gefühlslebens.
Schwere Vergiftung: Auch bei geöffneten Augen kann der Patient nicht mehr stehen, später nicht mehr sitzen. Er ist taub. Die Regulation von Blutdruck und Herzschlag versagt.

Cadmium

Cadmium wird technisch zum Plattieren von Stahl, als Stabilisator in der Kunststoffindustrie, als Pigment und in Ni-Cd-Batterien verwendet. Ein Teil der Emission stammt aus fossilen Brennstoffen. 90 % der Emission (8000 t) jährlich werden durch die Menschen emittiert. Phosphatdünger kann reich an Cd sein.

Zahlen: Luftgehalte: normal Land 2–5, Stadt bis 15 ng/m^3, MAK 50 μg/m^3. Trinkwasser zulässig 6 μg/l, Boden (trocken) normal bis 0,2 mg/kg, erlaubt bis 3 mg/kg, im trockenen Klärschlamm bis 20 mg/kg. Die Nahrungsmittel werden durch die Lebensmitteluntersuchungsämter nach Tabelle überwacht. Nieren, Leber (besonders von älteren Schlachttieren) und Pilze enthalten besonders hohe Cd-Mengen. Mensch: Blut Nichtraucher 0,5 μg/l, Raucher 1 mg/l, BAT-Wert 15 μg/l; Harn 0,1–3,8 μg/l, BAT-Wert 15 μg/l. Cd-Gesamtgehalt im Körper eines 50jährigen Rauchers 30 mg, eines Nichtrauchers 15 mg.

Toxikokinetik. Resorption gastrointestinal 6 %, pulmonal 10–40 % je nach Partikelgröße. Die Körpergesamtmenge befindet sich zur Hälfte in Leber und Niere. Die Eliminationshalbwertszeit daraus wird auf länger als 10 Jahre geschätzt.

Wirkungen. Akute Vergiftungen durch Einatmen von Dämpfen bei der Arbeit verursachen Fieber, toxisches Lungenödem und fibrosierende Bronchiolitis. Chronische Vergiftungen führen zu Nierenschäden mit vermehrter Ausscheidung des durch Kochen nicht fällbaren α_2-Makroglobulins (bestimmbar), Schädigung der Spermatogonien, nicht immer zum gelben Cd-Saum an den Zähnen, und zum Kadmiumschnupfen (Degeneration des Riechepithels und des Schleimhautepithels im HNO-Bereich). Cd ist kanzerogen. Zur Problematik der Therapie mit Chelatbildnern siehe S. 555.

Thallium-verbindungen

Thalliumsulfat ist Bestandteil von handelsüblichen Rattengiften. Nicht selten wird es für Suizide und Morde eingesetzt.

Toxikokinetik

Die Resorption nach oraler Zufuhr ist gut (>90%). *Verteilungsvolumen* 4,23 l/kg KG; dieser hohe Wert ist dadurch mitbedingt, daß Thallium von vielen Zellen ähnlich wie Kalium gehandhabt und im intrazellulären Raum angereichert wird. Dies gilt besonders für Herz (Thallium-Szintigraphie), Leber und Nieren, Muskulatur und Haarfollikel. Die Plasmaproteinbindung ist gering.
Unverdächtige Vollblutkonzentrationen sind 0,15–0,30 µg/l. *Die Elimination* nach akuter Intoxikation erfolgt nach schneller Verteilung mit einer Plasmahalbwertszeit von 2,15 Tagen. Thallium wird renal ausgeschieden und auch durch den Darm abgegeben, aber im Wege eines enteroenteralen Kreislaufs teilweise rückresorbiert.

Wirkungen

Auf den Magen-Darm-Kanal. Tenesmen, hartnäckige Obstipation.

Kardiovaskuläres System. Transitorische Hypertonie, EKG-Veränderungen und Extrasystolen, histologisch „toxische Myokarditis".

Zentrales und peripheres Nervensystem. Thalliumencephalitis, zentral bedingte motorische Störungen, psychische Störungen (Benommenheit, Euphorie, Delirien), bei chronischer Vergiftung schwere Reduktion intellektueller Fähigkeiten. Neuritis nervi optici, sensorische und motorische Polyneuritis.

Hautanhangsgebilde. Bildung von Pigmentzonen in den Haarwurzeln durch Tl-Einlagerung schon am 4. Tag nach Tl-Zufuhr; Haarausfall 14 Tage nach Tl-Zufuhr. Noch später Lunulastreifen an den Nägeln. Anhydrose.

Reihenfolge der Symptome. Nach Ingestion einer größeren Menge eines Thalliumsalzes (1 g Tl ist für den Erwachsenen tödlich) treten die Symptome etwa in folgender Reihenfolge auf: Am Tag nach der Ingestion Übelkeit, Erbrechen, Leibschmerzen; danach Polyneuritis, die auch schon am ersten Tag beginnen kann. Sehstörungen beginnen nach etwa 1 Woche. Zur gleichen Zeit können die ersten Zeichen der ZNS-Wirkung vorhanden sein. Nach 2 Wochen folgt Haarausfall; die toxischen Wirkungen auf das ZNS sind jetzt sehr deutlich und werden evtl. noch stärker. Die weiße Querstreifung der Nägel wird erkennbar. Wenn nicht der Tod im Koma folgt, bildet sich die Intoxikation sehr langsam (Monate!) zurück, wobei die neurologischen Erscheinungen und schwere Pyodermien Hauptprobleme bei der Pflege sind.

Therapie. Im Frühstadium der akuten Thalliumintoxikation forcierte Diarrhoe mit Gabe von initial 3 g, danach von 0,5 g **Eisen-(III)-hexacynoferrat(II)** *(Antidotum Thallii Heyl)* im Abstand von 2 h; bei mangelhafter Magenentleerung muß das Mittel durch die Duodenalsonde appliziert werden. Die kombinierte Hämodialyse und Hämoperfusion ist hilfreich, wenn sie früh begonnen und während der ersten Vergiftungswoche möglichst häufig durchgeführt wird. Die Bestimmung der Konzentration von Thallium im Plasma und Urin ist für die Führung der Therapie unerläßlich. Man beendet die Dialysetherapie, wenn die Thalliumkonzentrationen im Urin auf 500 µg/l abgefallen sind. Zusätzlich zur Dialyse wird eine forcierte Diurese durchgeführt und die Plasmakaliumkonzentration an der oberen Grenze gehalten. Eisen-(III)-Hexacyanoferrat (II) führt Thalliumionen im Darm in eine sehr schwer lösliche und kaum resorbierbare Verbindung über. Die Reaktion wird durch Na^+ behindert, weshalb man keine hypertonen Na_2SO_4-Lösungen, sondern besser Sorbit zur forcierten Diarrhoe verwendet.

Arsen

Vorkommen. Arsenvergiftungen sind heute Folge von beruflicher Exposition im Bergbau und in der chemischen Industrie. Meist erfolgt die Exposition gegen Arsentrioxid. Auf diese Verbindung beziehen sich die Ausführungen im Folgenden.

Toxikokinetik. Arsentrioxid wird als Staub eingeatmet, zum Teil auch verschluckt, und wird aus der Lunge und dem Gastrointestinaltrakt gut resorbiert. Es wird in der Haut angereichert und befindet sich in erhöhter Konzentration in Haaren und Nägeln.

Symptome und Diagnose. Leitsymptome sind eine Hyperkeratose, die als Präkanzerose anzusehen ist (Arsen ist kanzerogen), eine dunkle Verfärbung der Haut (Arsenmelanose und Haarausfall) und eine Polyneuropathie. Hinzu kommen Schnupfen, Salivation, unspezifische ZNS-Symptome und gelegentlich Diarrhoe. Die Diagnose kann durch Konzentrationsbestimmung in den Haaren (normal 2 µg As/g Haar) gestellt werden.

Therapie mit DMPS (s. S. 554)

Chromate

Chronische Chromatvergiftungen sind Folge beruflicher Exposition (BK-Nr. 1103). Chromate werden wirksam, wenn sie an Verletzungen der Haut gelangen oder durch Inhalation mit den Schleimhäuten in Berührung kommen. Auf der Haut breiten sich Ulcerationen mit sehr schlechter Heilungstendenz aus, auf den Schleimhäuten kommt es zu Entzündungen und Nekrosen. Chromate wirken kanzerogen.

Zur Dekorporation sind DMPS, EDTA und DPTA zugelassen, aber schnelle und dramatische Wirkungen darf man bei der starken Gewebefixierung der Chromate nicht erwarten.

Aluminium Chronische Aluminiumvergiftungen sind in den letzten Jahren vermehrt bei Dialysepatienten nach mehrjähriger Dialyse aufgetreten, weil die Dialysegeräte zu viel Aluminium abgegeben haben. Auch eine Mehrresorption von Aluminium aus der Nahrung oder aus Al-haltigen Adsorbentien kommt in Frage. Erhöhtes Parathormon (z. B. bei Niereninsuffizienz) fördert die Aluminium-Resorption. Erstes Symptom ist eine Sprachstörung, danach entwickeln sich eine Demenz und ein Myoclonus. Histologisch sieht man eine Degeneration der Neurotubuli mit einem Niedergang des axonalen Transportes.

Therapie. Wenn die Diagnose rechtzeitig gestellt wird, kann Deferoxamin zur Eliminationsbeschleunigung von Aluminium wesentlich beitragen. Nach initial höheren Dosen wurde eine Dauertherapie mit 4 Dosen zu 250 mg pro Woche über mehrere Monate durchgeführt.

24.10 Säuren und Basen

Tabelle 24.7 Vergleich der Wirkungen von Säuren und Basen.

	Säuren	Basen
Allgemeines:	Säuren führen zu einer Koagulation von Eiweiß. Die koagulierte Proteinschicht schützt das darunter liegende Gewebe, so daß die Gewebsdestruktion oberflächlich bleibt. Die Heilung erfolgt in der Regel im Vergleich zu Laugenverätzungen schnell.	Laugen führen zu einer Verflüssigung des Eiweißes, die entstehenden Zerstörungen dringen immer mehr in die Tiefe ein. Eine Neutralisationstherapie ist wegen der immer länger werdenden Diffusionsstrecke langwierig und nicht immer erfolgreich. Die entstehende Nekrose heißt Kolliquationsnekrose. Die Heilung erfolgt entsprechend sehr langsam.
Haut:	Nach Abstoßung der Nekrosen Bildung von Narben mit hoher Tendenz zur Keloidbildung.	Bei geringen Konzentrationen: Erosionen und Ekzeme; bei höheren Konzentrationen: Ulcera ohne Schorfbildung (Kolliquationsnekrose).
Kornea:	Verätzung, aber in der Regel keine Perforation.	Zerstörung der und Permeation durch die Kornea, danach Zerstörung tiefer liegender Strukturen.
Zähne:	Bereits bei Dampfeinwirkung (Säuredämpfe) werden die Zähne stumpf. Sehr störend bei Substitutionstherapie mit HCl bei Hypoazidität.	
Oesophagus:	Schleimhautverätzung mit Schorfbildung, Perforationsgefahr geringer als bei Laugenverätzungen.	Glasige Schwellung der Schleimhaut, danach langsame Kolliquation der einzelnen Schichten, Durchbruch in das Mediastinum. Die Prognose ist sehr schlecht, die zeitige chirurgische Behandlung bei drohender Perforation oft unvermeidlich.

Tabelle 24.7 (Fortsetzung)

	Säuren	Basen
Bronchien:	Bei Inhalation starke Reizung, Krämpfe der Bronchialmuskulatur, Schleimhautschädigung.	
Systemisch:	Durch Resorption Azidose.	Alkalose kommt nur sehr selten vor.
Gemeinsames: Säuren- und Laugenverätzungen heilen unter Hinterlassung starker Narben; wegen der Strikturen muß später oft operativ vorgegangen werden.		

Therapie Entgiftung durch Verdünnung! Dies ist das gemeinsame Prinzip für Säuren- und Laugenvergiftungen oder -verätzungen.
Allein und ausschließlich Verdünnungsprinzip am Auge! Neutralisationstherapie nie am Auge! Hohe Dosen Glukokortikoide, Schockbehandlung, Antibiotika. Oesophagoskopie.

Prognose schlecht.

24.11 Schlangengifte

Chemische Bestandteile *Nichtenzymatische Polypeptide* wie Crotamin, Viperotoxin. Diese Bestandteile sind schnell wirksam, oft Neurotoxine.
Enzyme wie z. B. Hyaluronidase, Phospholipase.

Wirkungen Es können an dieser Stelle nur allgemeine Wirkungsprinzipien genannt werden, da die Vergiftungserscheinungen schon dann verschieden sein können, wenn das Gift von Schlagen verschiedener Subspecies stammt.

Starke lokale Reaktion durch Freisetzung von Histamin und Serotonin.

Die Blutgerinnung kann unterschiedlich beeinflußt sein. Entweder wird die Fibrinbildung durch eine thrombinähnliche Toxinkomponente gefördert: In diesem Fall ist der Therapieversuch mit Heparin nicht zu empfehlen. Oder man beobachtet eine Koagulationshemmung. Der Eingriff des Toxins in den Gerinnungsvorgang kann dabei wenigstens an fünf verschiedenen Stellen erfolgen. Der Einsatz von Heparin zur Verhinderung einer Verbrauchskoagulopathie kann hier sinnvoll sein, jedoch bereitet die Entscheidung selbst Experten auf dem Gebiet der Blutgerinnung große Schwierigkeiten.

Eine **Hämolyse** kann auftreten. Bei der sog. „direkten“ Hämolyse wirkt ein basisches oberflächenaktives Polypeptid auf die Erythrozytenmembran und ermöglicht die Wirkung von Phospholipase A. Bei der „indirekten Hämolyse“ entsteht durch die Phospholipase aus dem Lecithin des Serums Lysolecithin. Lysolecithin wirkt auf die Erythrozytenmembran und lagert dort die Oberflächenproteine so um, daß die Phospholipase A jetzt auch einen Angriffspunkt an der Erythrozytenmembran findet.

Nervensystem. Im Vordergrund steht die neuromuskuläre Blokkade. Sie kann entweder die Folge einer postsynaptischen Toxinwirkung (ähnlich der Curare-Wirkung, Beispiel: Cobra-Neurotoxin) oder einer präsynaptischen Toxinwirkung (Hemmung der Transmitterfreisetzung, Beispiel: β-Bungarotoxin) sein.

Therapie In Deutschland werden die Mehrzahl giftiger Schlangenbisse durch Kreuzottern verursacht. Spezifische Antidote sind in Form tierischer Antiseren erhältlich. Mit ihrer Verwendung ist man heute zurückhaltend, besonders wenn der Patient in einer Gegend wohnt, in der er noch mit weiteren Bissen zu rechnen hat. In diesem Fall kann bereits bei der zweiten Verwendung des Antiserums ein anaphylaktischer Schock mehr schaden als das Antiserum Nutzen bringt. Deshalb gilt als *Differentialindikation:* Antiserum wird gegeben bei Kindern, bei Patienten mit Herz-Kreislauf-Erkrankungen, bei Nierenkranken, bei Bissen in gut durchblutete Gewebe. Die Bißstelle stellt man ruhig (Schiene) und legt einen venösen Zugang (nicht an der gebissenen Extremität), über den man Schockprophylaxe und -therapie betreibt. Gerinnungsstatus in kurzen Abständen!

Bisse ausländischer Giftschlangen. Zoologische Gärten haben die notwendigen Antiseren, private Schlangenbesitzer (die manchmal das Artenschutzgesetz umgehen) haben sie nicht immer. Eine Übersicht über die Antiserendepots in Europa und Ratschläge erhält man in München, Krankenhaus Rechts der Isar. Die Schlange muß einwandfrei identifiziert werden. (Schreiben Sie Namen und Telefon-Nr. Ihres regionalen Experten hier auf den Rand!)

Therapie *Venöse Unterbindung* zentral von der Bißstelle. Der Puls muß fühlbar bleiben. Alle 15 min kurzzeitig freigeben. In der Zwischenzeit wird bereits der Transport eingeleitet bzw. ein Antiserum besorgt.

Incision zur Eröffnung oberflächlicher Venen und Lymphgefäße, Aussaugen. Nutzen fraglich.

Immobilisation der gebissenen Extremität.

Schockbekämpfung.

Tetanusprophylaxe und Infektionsprophylaxe.

24.12 Pilzgifte

Bei weitem die größte praktische Bedeutung hat die **Knollenblätterpilz**vergiftung. Ihre Prognose ist sehr schlecht, während die Prognose bei Vergiftung mit anderen Pilzen sehr viel besser ist.

Vergiftung durch Knollenblätterpilze

Grüne und weiße Knollenblätterpilze enthalten die Toxine α-**Amanitin** und **Phalloidin** in etwa gleichem Mengenverhältnis, α-Amanitin bestimmt die Vergiftung.

α-Amanitin. Es handelt sich um ein Cyclopeptid sehr ungewöhnlicher Struktur. Durch Knochen wird es nicht zerstört. In aller Regel haben Knollenblätterpilzvergiftungen eine Latenzzeit von etwa einem Tag (Wirkungseintritt des Amanitins). Wurde jedoch eine große Menge der Knollenblätterpilze gegessen, so kann die Latenzzeit kürzer sein.
α-Amanitin hemmt die DNA-abhängige RNA-Polymerase. Dadurch kommt es zu einem starken Abfall der Proteinsynthese. Die Wirkung ist nicht sehr organspezifisch: Neben Veränderungen in der Leber kommt es auch zu degenerativen Veränderungen in der Niere und Nebenniere sowie in der Skelett- und Herzmuskulatur.

Klinischer Verlauf der Vergiftung. Nach einer Latenzzeit von etwa 12–48 Std bilden sich zuerst heraus die
gastrointestinale Phase. Schwere choleraähnliche Durchfälle, Erbrechen, Wasserverlust und Störungen des Mineralienhaushaltes, besonders des Kaliumhaushaltes.
Der gastrointestinalen Phase schließt sich an die
hepato-renale Phase. Ikterus, Albuminurie, die Durchfälle werden blutig. Die Leberfunktionsproben sich hochgradig pathologisch. Das Blutgerinnungssystem ist gestört. Die Hypoglykämie kann zu Krämpfen führen. Es besteht sowohl ein entero-hepatischer Kreislauf als auch eine starke tubuläre Rückresorption (tubuläre Anreicherung).

Diagnose der Vergiftung

- Wann wurde die Pilzmahlzeit eingenommen?
- Wieviel andere Personen haben daran teilgenommen?
- Was haben diese Personen für Beschwerden?
- Pilze identifizieren. Die Identifikation der Pilze kann erfolgen: durch Befragen der Patienten (bei Ausländern Dolmetscher! Bildertafeln!); durch Wielands Test: Man zerdrückt einen rohen Pilz auf dem unbedruckten Rand einer Tageszeitung, trocknet den Fleck (Föhn erlaubt), beträufelt mit konzentrierter HCl $\geq$ 8 molar und sieht nach 10 min einen blauen Fleck, wenn der Test positiv ist; durch mikroskopische Untersuchung roher oder gekochter Pilzreste; durch Inspektion in der Sammelstelle (Schreiben Sie hier auf den Rand den Namen und die Telefon-Nr. Ihres regionalen Pilzexperten!) – Der Nachweis von Amanitin durch Radioimmunassay ist möglich (Adressen kennt Ihre Giftinformationszentrale).

Prognostische Abschätzung. Ein Knollenblätterpilz kann die für eine Person tödliche Menge Toxin enthalten.

Therapie nach Absicherung der Diagnose. Forcierte Diarrhoe über Tage, um Pilzreste aus dem Darm zu entfernen und den enterohepatischen Kreislauf des Amanitins zu verringern.
Forcierte Diurese über 5 Tage, um die tubuläre Rückresorption des Amanitins zu verringern. Mit diesem Verfahren haben wir eine beachtliche Mehrausscheidung von Amanitin gemessen. Hämodialyse und Hämoperfusion sind wirksam. Akzeptiert ist die Therapie mit Silibinin *(Legalon)*. Man infundiert eine Menge von jeweils 5 mg/kg in 4 Infusionen zu je 2 Stunden (4 × 5 mg/kg) während eines Tages. Silibinin hemmt die Aufnahme von α-Amanitin in die Leberzellen. Zusätzlich allgemeine Intensivtherapie.

24.13 Präsynaptisch wirkende Stoffe: Clostridientoxine

Toxine Zu den Clostridientoxinen mit präsynaptischer Wirkung zählen Tetanustoxin und die Botulinumtoxine A, B, C_1, D, E, F und G. Sie werden von Anaerobiern produziert und sind unverzweigte Proteine. Sie bestehen aus einer schweren Kette (MW 100 000) und einer leichten Kette (MW 50 000), die über eine Disulfidbrücke und einen Peptidbogen miteinander verbunden sind.

Peptid-Bogen
Wirkungs-Teil —┴—— S-S ——┴— Bindungsteil

Nach Freisetzung des Toxins aus dem Bakterium wird im Außenmedium der Peptidbogen unspezifisch hydrolysiert („nicking“).

Wirkungs-Teil —┴—— S-S ——┴— Bindungsteil

Danach wird das Toxin gebunden und durch absorptive Endozytose aufgenommen.

Toxikokinetik Für die Bindung von Clostridien-Neurotoxinen müssen bestimmte Ganglioside in der Plasmamembran stehen, und diese Ganglioside kommen nahezu nur in Nervenzellmembranen vor. Deshalb werden die Toxine selektiv in Nervenzellen aufgenommen. Bei Vergiftungen, auch bei klinischer Anwendung geschieht dies an den präsynaptischen Terminalen. Die schweren Ketten bestimmen die Intensität der Aufnahme und ob die Toxine nach der Aufnahme in der präsynaptischen Terminale verbleiben oder retrograd axonal zum Soma der Neurone transportiert werden.
Botulinumtoxin A bleibt bis auf einen kleinen Anteil in der Terminalen. Das ist eine wichtige Voraussetzung für seine klinische Anwendung: Das Toxin wird intramuskulär in spastische Muskeln injiziert; der aufgenommene Anteil bleibt in den Terminalen, der noch nicht aufgenommene Anteil diffundiert wegen des

hohen Molekulargewichtes extrem langsam und gefährdet deshalb nicht den Patienten durch eine systemische Vergiftung.
Tetanustoxin wird nach seiner Aufnahme aus den Terminalen retrograd axonal z. B. in Axonen der α-Motoneurone transportiert, erreicht die Motoneurone, wird aus ihnen über den synaptischen Spalt in inhibitorische Interneurone transloziert und wirkt erst in den spinalen Interneuronen.

Toxikodynamik

Aus den Endosomen gelangen einige der durch Endozytose aufgenommenen Moleküle in das Zytoplasma. Im Zytoplasma wird die Disulfidbrücke mit dem Thioredoxin-System gespalten,

Wirkungs-Teil —┴— SH HS —┴— Bindungsteil

der Wirkteil beginnt im Zytoplasma zu wirken. Die Wirkung tritt erst ein, wenn sich der Bindungsteil vom Wirkungsteil befreit hat. Die Wirkteile (die leichten Ketten) des Tetanustoxin und der Botulinumtoxine A, B, C1, D, E, F, G sind Zinkproteasen. Es müssen also nur sehr wenig Toxinmoleküle in das Zytoplasma der Zellen gelangen, damit eine gute Wirkung erreicht wird.
Die Clostridientoxine greifen die Proteine Synaptobrevin, Syntaxin oder SNAP 25 des synaptischen Komplexes proteolytisch an, wie aus Abb. 24.9 ersichtlich ist. Gemeinsames Metalloproteasen-Motiv in den leichten Ketten aller bakteriellen neurotoxischen Zinkproteasen ist His-Glu-X-X-His.

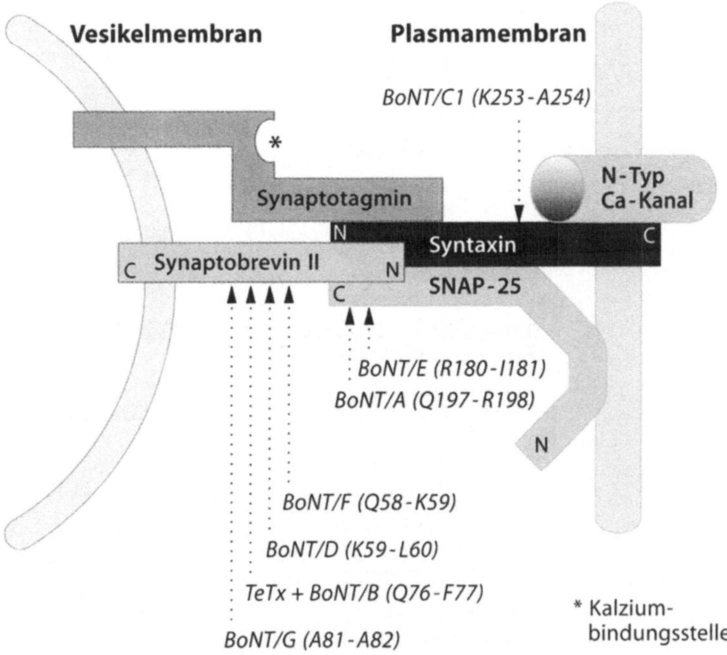

Abb. 24.9 Präsynaptischer Exozytosekomplex, schematisch

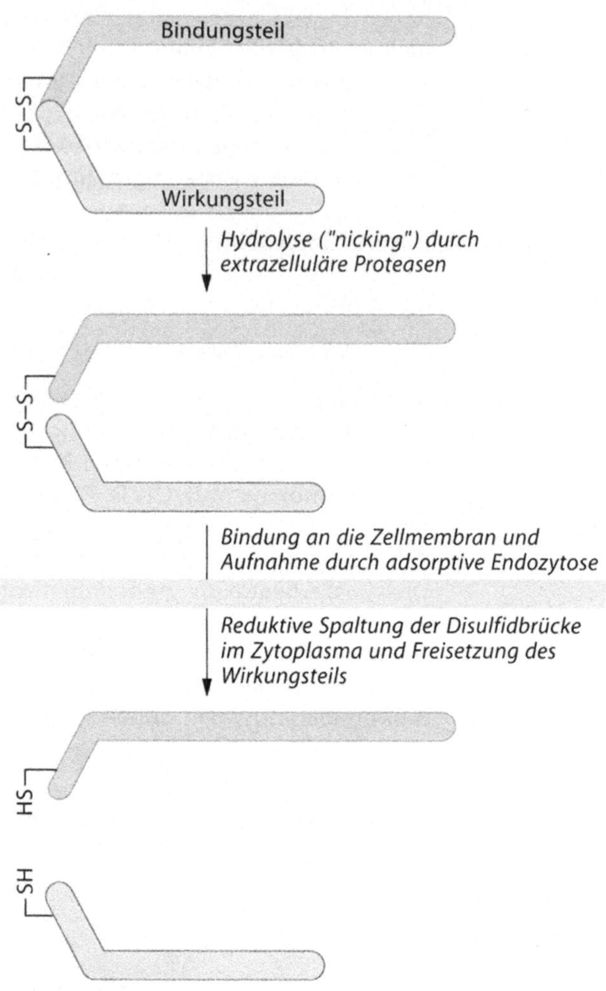

Abb. 24.10 Zur Toxikokinetik der Clostridientoxine

Tabelle 24.8 Proteolyse-Orte der Clostridientoxine im präsynaptischen Exozytose-Komplex

Toxin	Zielprotein
Botulinumtoxin E	SNAP-25, Arg^{180}-Ile^{181}
Botulinumtoxin A	SNAP-25, Gln^{197}-Arg^{198}
Botulinumtoxin C1	Syntaxin, Lys^{59}-Ala^{254}
Botulinumtoxin F	Synaptobrevin II, Gln^{58}-Lys^{59}
Botulinumtoxin D	Synaptobrevin II, Lys^{59}-Leu^{60}
Botulinumtoxin B und Tetanustoxin	Synaptobrevin II, Gln^{76}-Phe^{77}
Botulinumtoxin G	Synaptobrevin Ala^{81}-Ala^{82}

Alle Clostridientoxine der Tabelle führen durch die Proteolyse einer Komponente des präsynaptischen Exozytosekomplexes zu einer langdauernden Reduktion der Exozytose: Ein Aktionspotential kann nur noch wenig oder keinen Transmitter freisetzen.

Botulinumtoxin A

Pharmakokinetik. Botulinumtoxine werden nach Aufnahme mit der Nahrung ungeachtet ihrer Proteinstruktur zu einem kleinen, aber ausreichenden Teil resorbiert.
Eine einmal eingetretene Vergiftung hält über Wochen an.

Wirkungsweise. Botulinumtoxine hemmen die Freisetzung von Acetylcholin aus den präsynaptischen Terminalen aller (bisher untersuchten) Neurone. Für die Symptomatik ist die Wirkung auf die peripheren neuromuskulären Synapsen und auf die Synapsen des Parasympathicus entscheidend.

Toxizität. Botulinumtoxin A hat wahrscheinlich die höchste Toxizität unter den Botulinumtoxinen und die höchste Toxizität unter allen bisher bekannten Stoffen! Bereits $^{1}/_{100}$ mg dürfte für den Menschen bei fehlender Behandlung tödlich sein.

Vergiftungsbild. Doppeltsehen (Abducenslähmung), Schlucklähmung, Sprechlähmung, Atemlähmung, starke Mydriasis.

Therapie. Sie ist rein symptomatisch. Eine Injektion von Botulinumantitoxinen kann bereits wirkendes Toxin nicht wieder vom Wirkungsort entfernen, sondern nur die Bindung weiterer Toxine verhindern. Da die Symptome nach Bindung des Toxins mit einer gewissen Latenzzeit auftreten, erfolgt die Injektion des Antitoxins meist zu spät. Die weitere Intensivtherapie besteht in wochenlanger Beatmung, künstlicher Ernährung, Infektionsprophylaxe und den sonst üblichen Maßnahmen der Intensivpflege.

Therapeutische Verwendung. Botulinumtoxin A wird heute mit Erfolg in Muskeln injiziert, die dauernd spastisch kontrahiert sind (Torticollis, Blepharospasmus und andere). Die anfänglich oft sehr gute, über Monate andauernde Wirkung nimmt ab, wenn sich gegen Botulinumtoxin A Antikörper entwickeln. Dies macht in bisher seltenen Fällen die Injektion eines anderen Botulinumtoxins nötig.

Tetanustoxin

Es stammt aus Clostridium tetani. Es wird nach einer Verletzung durch in den Körper eingedrungene Clostridien gebildet. Sein Molekulargewicht liegt in der Größenordnung von 150 000.

Pharmakokinetik. Tetanustoxin breitet sich von seiner Bildungsstelle über den Blutweg im Organismus aus und ascendiert intraaxonal durch efferente periphere Nerven in das Zentralnervensystem. Es wird in der grauen Substanz, und zwar ganz besonders in den Vorderhörnern des Rückenmarkes fest gebunden. Die Elimination dauert sehr lange (Wochen).

Wirkungsweise. Tetanustoxin hebt die von spinalen Interneuronen auf die α-Motoneurone, γ-Motoneurone und sympathischen Seitenhornzellen ausgehende Hemmung auf, denn es reduziert die Freisetzung von Transmitter.

Vergiftungsbild. Bei generalisiertem Tetanus beginnt die Symptomatik meist in der Kopfmuskulatur (Schwierigkeiten, den Mund zu öffnen) und greift dann absteigend auf die restliche Skelettmuskulatur über. Wegen Ausfall der reziproken spinalen Hemmung kontrahieren sich während des Krampfes Flexoren und Extensoren gleichzeitig, und zwar mit der maximal möglichen Stärke, da rekurrente Hemmung und autogene Hemmung gleichfalls ausgefallen sind. Die von Natur aus stärkere Muskulatur (Nacken, Rücken, Quadriceps, Gastrocnemius) setzt sich gegen die schwächeren Antagonisten durch: Der Patient liegt in überstreckter Lage mit maximal angespannter Gesichtsmuskulatur (Risus sardonicus). Gleichzeitig kommt es wegen eines Ausfalls der Inhibition auch auf die sympathischen präganglionären Seitenhornzellen zur Tachykardie und zum Blutdruckanstieg. Der Tod beim unbehandelten Patienten erfolgt an spastischer Atemlähmung.
In seltenen Fällen (tief in die Muskulatur penetrierende Verletzung, partielle Immunität des Patienten) kommt es zunächst zum sog. lokalen Tetanus: Nur die der Verletzung benachbarten Muskeln kontrahieren sich, da das Toxin zunächst nur in den regionalen Nerven in das Rückenmark aszendiert ist.

Prophylaxe. Sie erfolgt durch aktive Immunisierung (drei Impftermine, Auffrischung nach jeweils 10 Jahren) und garantiert, daß auch bei massiven Verletzungen Tetanus nicht auftritt.

Therapie. Nach intravenöser Injektion von Human-Antitoxin zum Abfangen noch nicht gebundenen Toxins und Exzision der Verletzungsstelle: Versuch, durch Diazepam den Ausbruch von Krämpfen zu verhindern und den Patienten bei Spontanatmung zu halten. Fernhalten äußerer Reize. Ist dies nicht mehr ausreichend, Tracheotomie, Relaxation und Dauerbeatmung, künstliche Ernährung, Infektionsprophylaxe und andere übliche Maßnahmen der Intensivpflege. Beim Auftreten von Blutdruckkrisen Blockade der β- und α-Rezeptoren des Sympathikus.

Literaturverzeichnis

Pharmakokinetik

Aust SD, Chignell CF, Bray TM, Kalyanaraman B, Mason RP (1993) Free radicals in toxicology. Toxicol Appl Pharmacol 120: 168–178

Blum M, Demierre A, Grant DM, Heim M, Meyer UA (1991) Molecular mechanism of slow acetylation of drugs and carcinogens in humans. Proc Nat Acad Sci USA 88: 5237–5241

Cholerton S, Daly AK, Idle JR (1992) The role of individual human cytochromes-P450 in drug metabolism and clinical response. Trends Pharmacol Sci 13: 434–439

Colli A, Buccino G, Cocciolo M, Parravicini R, Sealtrini G (1988) Disposition of a flow-limited drug (lidocaine) and a metabolic capacity-limited drug (theophylline) in liver cirrhosis. Clin Pharmacol Ther 44: 642–649

Coutts RT, Su P, Baker GB (1994) Involvement of CYP2D6, CYP3A4, and other cytochrome P-450 Isoenzymes in N-dealkylation reactions. J Pharmacol Toxicol Meth 31: 177–186

Dahl AR, Lewis JL (1993) Respiratory tract uptake of inhalants and metabolism of xenobiotics. Annu Rev Pharmacol Toxicol 33: 383–407

Gonzalez FJ, Liu SY, Yano M (1993) Regulation of cytochrome-P450 genes - molecular mechanisms. Pharmacogenetics 3: 51–57

Grant DM (1993) Molecular genetics of the N-acetyltransferases. Pharmacogenetics 3: 45–50

Guengerich FP (1992) Human cytochrome-P-450 enzymes. Life Sci 50: 1471–1478

Guengerich FP (1994) Catalytic selectivity of human cytochrome P450 enzymes - relevance to drug metabolism and toxicity. Toxicol Lett 70: 133–138

Guengerich FP, Shimada T (1991) Oxidation of toxic and carcinogenic chemicals by human cytochrome P-450 enzymes. Chem Res Toxicol 4: 391–408

Lipp HP, Schuler U (1995) Die menschlichen Cytochrom-P450-Isoenzyme. Arzneimitteltherapie 13: 272–280

Lown K, Kolars J, Turgeon K, Merion R, Wrighton SA, Watkins PB (1992) The erythromycin breath test selectively measures P450IIIA in patients with severe liver disease. Clin Pharmacol Ther 51: 229–239

Mulder GJ (1992) Glucuronidation and its role in regulation of biological activity of drugs. Annu Rev Pharmacol Toxicol 32: 25–51

Nelson DR, Kamataki T, Waxman DJ, Guengerich FP;, Estabrook RW, Feyereisen R, Gonzalez FJ, Coon MJ;, Gunsalus IC, Gotoh O, Okuda K, Nebert DW (1993) The P450 superfamily - Update on new sequences, gene mapping, accession numbers, early trivial names of enzymes, and nomenclature. DNA Cell Biol 12: 1–51

Raucy JL, Kraner JC, Lasker JM (1993) Bioactivation of halogenated hydrocarbons by cytochrome-P4502E1. Crit Rev Toxicol 23: 1–20

Reed DJ (1990) Glutathione: Toxicological implications. Annu Rev Pharmacol Toxicol 30: 603–631

Rezeptoren und Signaltransduktion

Berridge MJ (1993) Inositol trisphosphate and calcium signalling. Nature 361: 315–325

Birnbaumer L (1990) G proteins in signal transduction. Annu Rev Pharmacol Toxicol 30: 675–706

Boyer JL, Paterson A, Harden, TK (1994) G-protein mediated regulation of phospholipase C. Involvement of βγ subunits. Trends Cardiovasc Med 4: 88–95

Brown BL, Dobson PRM (1993) Cell Signalling: Biology and Medicine of Signal Transduction. Raven Press, New York

Ferris CD, Snyder SH (1992) Inositol 1,4,5-trisphosphate-activated calcium channels. Annu Rev Physiol

Finch EA, Turner TJ, Goldin SM (1991) Calcium as a coagonist of inositol 1,4,5-triphosphate-induced calcium release. Science 252: 443–446

Fischer EH (1993) Protein phosphorylation and cellular regulation. 2. (Nobel Lecture). Angewandte Chemie – International Edition in English 32: 1130–1137

Freissmuth M, Casey PJ, Gilman AG (1989) G proteins control diverse pathways of transmembrane signaling. FASEB J 3: 2125–2131

Garbers DL, Koesling D, Schultz G (1994) Guanylyl cyclase receptors. Mol Biol Cell 5: 1–5

Glaser KB, Mobilio D, Chang JY, Senko N (1993) Phospholipase-A2 enzymes – regulation and inhibition. Trends Pharmacol Sci 14: 92–98

Glenney JR (1992) Tyrosine-phosphorylated proteins – Mediators of signal transduction from the tyrosine kinases. Biochim Biophys Acta 1134: 113–129

Krebs EG (1993) Protein phosphorylation and cellular regulation. 1. (Nobel Lecture). Angewandte Chemie – International Edition in English 32: 1122–1129

Lambert DG (1993) Signal transduction – G-proteins and second messengers. Brit J Anesth 71: 86–95

Lee NH, Fraser CM (1993) Cross-talk between m1 muscarinic acetylcholine and β-2- adrenergic receptors – cAMP and the 3rd intracellular loop of m1 muscarinic receptors confer heterologous regulation. J Biol Chem 268: 7949–7957

Mikoshiba K (1993) Inositol 1,4,5-trisphosphate receptors. Trends Pharmacol Sci 14: 86–89

Miller RJ (1992) Voltage-sensitive Ca2+ channels. J Biol Chem 267: 1403–1407

Minneman KP (1988) αa-1-adrenergic receptor subtypes, inositol phosphates, and sources of cell Ca-2+. Pharmacol Rev 40: 87–120

Rasmussen H (1990) The complexities of intracellular Ca2+ signalling. Biol Chem Hoppe-Seyler 371: 191–206

Rosenthal W, Schultz G (1988) Funktionen Guaninnucleotid-bindender Proteine bei der rezeptorvermittelten Modulation spannungsabhängiger Ionenkanäle. Klin Wschr 66: 557–564

Schmidt HHHW, Lohmann SM, Walter U (1993) The nitric oxide and cGMP signal transduction system – regulation and mechanism of action. Biochim Biophys Acta 1178: 153–175

Summers RJ, McMartin LR (1993) Adrenoceptors and their 2nd messenger systems. J Neurochem 60: 10–23

Ullrich A, Schlessinger J (1990) Signal transduction by receptors with tyrosine kinase activity. Cell 61: 203–212

Yatani A, Brown AM (1989) Rapid β-adrenergic modulation of cardiac calcium channel currents by a fast G protein pathway. Science 245: 71–74

Regulation

Armstrong RC, Monminy MR (1993) Transsynaptic control of gene expression. Annu Rev Neurosci 16: 17–29

Boyer JL, Paterson A, Harden TK (1994) G-protein mediated regulation of the phospholipase C. Involvement of βγ subunits. TCM 4: 38, 89–95

Britton J (1993) Tolerance to β-agonists in asthma therapy. Lancet 342: 818–819

Fleming W, Westfall DP (1988) Adaptive Supersensitivity. In: Trendelenburg U, Weiner N (eds) Catecholamines I, Part 1. Springer, Berlin Heidelberg New York Tokyo (Handbook of Experimental Pharmacology, vol 90)

Gonzalez FJ, Liu SY, Yano M (1993) Regulation of cytochrome-P450 genes – molecular mechanisms. Pharmacogenetics 3: 51–57

Govindan MV, Pothier F, Leclerc S, Palaniswami R, Xie B (1991) Human glucocorticoid receptor gene promotor – Homologous down regulation. J Steroid Biochem Mol Biol 40: 317–325

Lohse MJ (1993) Molecular mechanisms of membrane receptor desensitization. Biochim Biophys Acta 1179: 171–188

Michel MC, Pingsmann A, Nohlen M, Sieckmann U, Brodde OE (1989) Decreased myometrial β-adrenoceptors in women receiving β2-adrenergic toxolytic therapy: Correlation with lymphocyte β-adrenoceptors. Clin Pharmacol Ther 45: 1–8

Mortensen ER, Drachman J, Guidotti G (1992) Guanosine nucleotides regulate hormone binding of insulin receptors. Biochem J 281: 735–745

Pippig S, Andexinger S, Daniel K, Puzicha M;, Caron MG, Lefkowitz RJ, Lohse MJ (1993) Overexpression of β-arrestin and β-adrenergic receptor kinase augment desensitization of β(2)-adrenergic receptors. J Biol Chem 268: 3201–3208

Reinhardt TA, Horst RL (1989) Self-induction of 1,25-dihydroxyvitamin D3 metabolism limits receptor occupancy and target tissue responsiveness. J. Biol. Chem. 264: 15917–15921

Reithmann C, Wieland F, Jakobs KH, Werdan K (1989) Intrinsic sympathomimetic activity of β-adrenoceptor antagonists: Down-regulation of cardiac β1-and β2-adrenoceptors. Eur J Pharmacol 170: 243–256

Richard S, Zingg HH (1990) The human oxytocin gene promoter is regulated by estrogens. J Biol Chem 265: 6098–6103

Scott RH, Dolphin AC (1989) G-protein regulation of neuronal voltage-activated calcium currents. Gen Pharmacol 20: 715–720

Silk ST, Clejan S, Witkom K (1989) Evidence of GTP-binding protein regulation of phospholipase A2 activity in isolated human platelet membranes. J Biol Chem 264: 21466–21469

Starke K, Göthert M, Kilbinger H (1989) Modulation of neurotransmitter release by presynaptic autoreceptors. Physiol Rev 69: 864–989

Tao PL, Chang LR, Chou YP, Law PY, Loh HH (1993) Chronic opioid treatment may uncouple opioid receptors and G-proteins – Evidence from radiation inactivation analysis. Eur J Pharmacol – Mol Pharmacol Sect 246: 233–238

Tedder Tf (1991) Cell-surface receptor shedding: A means of regulating function. Am J Respir Cell Mol Biol 5: 305–306

Wessler I (1989) Control of the transmitter release from the motor nerve by presynaptic nicotinic and muscarinic autoreceptors. Trends Pharmacol Sci 10: 110–113

Besondere Situationen

Drici MD, Iacono P, Brocker P, Lapalus P (1993) Pharmacology, Pharmacodynamics and Aging. In: Albarede JL, Garry PJ, Vellas P (eds) Annee Gerontologique: Facts and Research in Gerontology, Vol. 7. Serdi, Paris, pp 447–459

Giehl M, Czock D, Keller, F (1995) Pharmakokinetik bei Niereninsuffizienz. Arzneimitteltherapie 13: 66–72
Kalow W (1989) Race and therapeutic drug response. N Engl J Med 320: 588–589
Koren G (1993) Medications which can kill a toddler with one tablet or teaspoonful. J Toxicol - Clin Toxicol 31: 407–413
Lindeman RD (1992) Changes in renal function with aging - implications for treatment. Drugs & Aging 2: 423–431
Pfeifer S (1991) Beeinflussung der Pharmakokinetik von Arzneistoffen durch Krankheitszustände. Pharmazie 46(12) 830–840
Spielmann H, Steinhoff R, Schäfer C, Bunjes R (1996) Taschenbuch der Arzneiverordnung in Schwangerschaft und Stillperiode, 5. Aufl, Gustav Fischer, Stuttgart
Tumer N, Scarpace PJ, Lowenthal DT (1992) Geriatric pharmacology: Basic and clinical considerations. Annu Rev Pharmacol Toxicol 32: 271–302

Wasser- und Ionenhaushalt

Adams HA, Hempelmann G (1991) Therapie mit Volumenersatzmitteln. Anaesthesiol Intensivmed 32: 277–284
Ayus JC, Arieff AI (1993) Pathogenesis and prevention of hyponatremic encephalopathy. Endocrin Metabol Clin North Amer 22: 425–446
Bilezikian JP (1992) Drug therapy - Management of acute hypercalcemia. N Engl J Med 326: 1196–1204
Bockemühl J (1991) Reisediarrhoe. Dtsch Ärztebl 88: B1707-B1710
Charles B (1992) Calcium absorption and calcium bioavailability. J Internal Med 231: 161–169
Cooper DJ, Walley KR, Wiggs BR, Russell JA (1990) Bicarbonate does not improve hemodynamics in critically ill patients who have lactic acidosis - A prospective, controlled clinical study. Ann Int Med 112: 492–498
Ehrly AM (1990) Drugs that alter blood viscosity: Their role in therapy. Drugs 39: 155–159
Heidbreder E, Heidland A (1992) Störungen des Säure-Basen-Haushaltes. Dtsch Ärztebl 89(38) B1925-B1929
Keller T, Mcgrath K, Newland A, Gatenby P, Cobcroft R, Gibson J (1993) Indications for use of intravenous immunoglobulin - recommendations of the Australasian Society of Blood Transfusion consensus symposium. Med J Austral 159: 204–206
Knochel JP (1992) Hypophosphatemia and rhabdomyolysis. Amer J Med 92: 455–457
McLaughlin ML, Kasirer JP (1990) Rational Treatment of Acid-Base Disorders. Drugs 39: 841–855
Otten A, Wagner F, Wolf H (1988) Tödliche Gefahr durch Fruktoseinfusionen. Anaesthesiol Intensivmed 11: 314–316
Ritschel WA, Vachharajani NN (1992) Review of electrolyte pharmacokinetics. Meth Find Exp Clin Pharmacol 14(4) 241–254
Rude RK (1993) Magnesium metabolism and deficiency. Endocrin Metabol Clin North America 22: 377–395
Saggarmalik AK, Cappuccio FP (1993) Potassium supplements and potassium-sparing diuretics - A review and guide to appropriate use. Drugs 46: 986–1008
Spital A, Sterns RD (1989) The paradox of sodium's volume of distribution - why an extracellular solute appears to distribute over total body water. Arch Int Med 149: 1255–1257
Sterns RH (1990) The treatment of hyponatremia - First do no harm. Amer J Med 88: 557–560

Diuretika

Giebisch G, Kleinrobbenhaar G (1993) Recent studies on the characterization of loop diuretics. J Cardiovasc Pharmacol 22: S1-S10

Kau ST (1992) Basic pharmacology and pharmacological classification of diuretics. In: Reyes AJ (ed) Diuretics: Clinical Pharmacology and Uses in Cardiovascular Medicine, Nephrology and Hepatology. Gustav Fischer, Stuttgart, pp 33–117

Lohrmann E, Masereel B, Nitschke R, Pirotte B, Delarge J, Greger R (1992) Action of Diuretics at the Cellular Level. In: Reyes AJ (ed) Diuretics: Clinical Pharmacology and Uses in Cardiovascular Medicine, Nephrology and Hepatology. Gustav Fischer, Stuttgart, pp 23–33

Puschett JB (1992) Sites and mechanisms of the renal actions of diuretics in man. In: Reyes AJ (ed) Diuretics: Clinical Pharmacology and Uses in Cardiovascular Medicine, Nephrology and Hepatology. Gustav Fischer, Stuttgart, pp 117–131

Gerinnung, Thrombozytenaggregation, Fibrinolyse, Antifibrinolyse

Battershill PE, Benfield P, Goa KL (1994) Streptokinase - A review of its pharmacology and therapeutic efficacy in acute myocardial infarction in older patients. Drugs & Aging 4: 63–86

Böger RH, Bode-Böger SM, Gutzki FM, Tsikas D, Weskott HP, Frölich JC (1993) rapid and selective inhibition of platelet aggregation and thromboxane formation by intravenous low dose aspirin in man. Clin Science 84: 517–524

Ginsberg JS, Hirsh J (1988) Optimum use of anticoagulants in pregnancy. Drugs 36: 505–512

Granger CB, Califf RM, Topol EJ (1992) Thrombolytic therapy for acute myocardial infarction - A review. Drugs 44: 293–325

Green D, Hirsh J, Heit J, Prins M, Davidson B;, Lensing AWA (1994) Low molecular weight heparin - A critical analysis of clinical trials. Pharmacol Rev 46: 89–109

Gros R (1992) Zur kardiovaskulären Protektion durch Aspirin (ASS). Dtsch Ärztebl 89: B1820-B1825

Haire WD (1992) Pharmacology of fibrinolysis. Chest 101(S4) S91-S98

Hirsh J, Fuster V (1994) Guide to anticoagulant therapy. 2. Oral anticoagulants. Circulation 89: 1469–1480

Hoppensteadt D, Walenga JM, Fareed J (1992) Low molecular weight heparins - An objective overview. Drugs & Aging 2: 406–422

Hubbard BR, Jacobs M, Ulrich MMW, Walsh C, Furie B, Furie BC (1989) Vitamin K-dependent carboxylation. In vitro modification of synthetic peptides containing the γ-carboxylation recognition site. J Biol Chem 264: 14145–14150

Kandrotas RJ (1992) Heparin pharmacokinetics and pharmacodynamics. Clin Pharmacokin 22(5) 359–375

Loeliger EA (1992) Therapeutic target values in oral anticoagulation - Justification of dutch policy and a warning against the so-called moderate-intensity regimes. Ann Hematol 64: 60–66

Lorentzen R (1989) Vitamin-K-Prophylaxe bei Neugeborenen. Nieders Ärztebl 1: 23

Meinertz T, Kasper W, Schumacher M, Just H (1988) The German multicenter trial of anisoylated plasminogen streptokinase activator complex versus heparin for acute myocardial infarction. Amer J Cardiol 62: 347–351

Multiauthor (1991) Hirudin. Semin Thromb Hemostasis 17: 77–145

NN (1993) Acetylsalicylsäure zur Prävention kardiovaskulärer und zerebrovaskulärer Erkrankungen. Arzneimitteltherapie 11: 401–406
NN (1994) Neues zur Thromboseprophylaxe mit Acetylsalicylsäure (Aspirin). Arzneitelegramm Heft 2: 18

Erythropoetisches System

Brockmoller J, Kochling J, Weber W, Looby M, Roots I;, Neumayer HH (1992) The pharmacokinetics and pharmacodynamics of recombinant human erythropoietin in haemodialysis patients. Brit J Clin Pharmacol 34: 499–508
Cosman D (1993) The hematopoietin receptor superfamily. Cytokine 5: 95–106
Faulds D, Sorkin EM (1989) Epoetin (recombinant human erythropoietin) A review of its pharmacodynamic and pharmacokinetic properties and therapeutic potential in anaemia and the stimulation of erythropoiesis. Drugs 38: 863–899
Fisher JW (1993) Recent advances in erythropoietin research. In: Jucker E (ed) Progress in Drug Research, Vol 41. Birkhäuser, Basel, pp 293–311
Freedman MH, Boyden M, Taylor M, Skarf B (1988) Neurotoxicity associated with deferoxamine therapy. Toxicology 49: 283–290
Gallant DM (1988) A reliable laboratory marker for heavy drinking: desialylated transferrin. Alcohol Clin Exp Res 12: 187
Gladziwa U, Klotz U, Baumer K, Zollinger R, Mann H;, Sieberth HG (1993) Pharmacokinetics of epoetin (recombinant human erythropoietin) after long term therapy in patients undergoing haemodialysis and haemofiltration. Clin Pharmacokin 25: 145–153
Harju E (1989) Clinical pharmacokinetics of iron preparations. Clin Pharmacokin 17: 69–89
Kaltwasser JP, Schwarz-van de Sand W (1989) Oral iron treatment. Dtsch Med Wschr 114: 1188–1195
Koury MJ, Bondurant MC (1992) The molecular mechanism of erythropoietin action. Eur J Biochem 210: 649–663
Rich IN, Lappin TRJ (1994) Molecular, cellular, and developmental biology of erythropoietin and erythropoiesis. Annals New York Acad Sciences, New York
Tabbara IA (1993) Erythropoietin – Biology and clinical applications. Arch Int Med 153: 298–304
Tenenbein M, Kopelow ML, De Sa DJ (1988) Myocardial failure and shock in iron poisoning. Human Toxicol 7: 281–284
Vaneijk HG, Dejong G (1992) The physiology of iron, transferrin, and ferritin. Biol Trace Element Res 35: 13–24

Zytokine, Immunpharmakologie

Adorini L, Guery JC, Rodriguez-Tarduchy G, Trembleau S (1993) Selective immunosuppression. Trends Pharmacol Sci 14: 178–182
Bach JF (1993) Immunosuppressive therapy of autoimmune diseases. Trends Pharmacol Sci 14: 213–216
Bach JF, Fracchia GN, Chatenoud L (1993) Safety and efficacy of therapeutic monoclonal antibodies in clinical therapy. Immunology today 14: 421–425
Bocci V (1991) Interleukins – Clinical pharmacokinetics and practical implications. Clin Pharmacokin 21: 274–285
Dearman RJ, Basketter DA, Coleman JW, Kimber I (1992) The cellular and molecular basis for divergent allergic responses to chemicals. Chem Biol Interact 84: 1–10

DeJarnatt AC, Grant JA (1992) Basic mechanisms of anaphylaxis and anaphylactoid reactions. Immunol Allergy Clin North Amer 12: 501–515
Descotes J (ed) (1990) Drug-Induced Immune Diseases. Drug-Induced Disorders. Elsevier, Amsterdam
Dinarello CA (1991) Interleukin-1 and interleukin-1 antagonism. Blood 77: 1627–1652
Dwyer JM (1992) Drug therapy – Manipulating the immune system with immune globulin. N Engl J Med 326: 107–117
Fisher M (1992) Treating anaphylaxis with sympathomimetic drugs. Brit Med J 305: 1107–1108
Goerg S, Kirchner H (1994) Interferone – Therapeutische Bedeutung. Arzneimitteltherapie 5: 133–139
Gutterman JU (1994) Cytokine therapeutics – Lessons from interferon α. Proc Nat Acad Sci (USA) 91: 1198–1205
Hadden JW, Kishimoto T (1993) Introduction to immunopharmacology. Trends Pharmacol Sci 14: 138
Hamilton RG (1990) Allergy testing. Curr Opin Immunol 2: 558–564
Henderson,B, Blake S (1992) Therapeutic potential of cytokine manipulation. Trends Pharmacol Sci 13: 145–152
Herrera AM, Deshazo RD (1992) Current concepts in anaphylaxis – pathophysiology, diagnosis, and treatment. Immunol Allergy Clin North Amer 12: 517–534
Hoeffken K, Schmidt CG, Mertelsmann RH, Herrmann F (1990) Modulation physiologischer Regulationsmechanismen durch Zytokine. Dtsch Ärztebl 87: B2410-B2416
Keller T, Mcgrath K, Newland A, Gatenby P;, Cobcroft R, Gibson J (1993) Indications for use of intravenous immunoglobulin – Recommendations of the Australasian Society of Blood Transfusion consensus symposium. Med J Austral 159: 204–206
Klaschka F, Vossmann D (1994) Kontaktallergene. Erich Schmidt, Berlin
Lemke PJ, Taylor SL (1994) Allergic Reactions and Food Intolerances. In: Kotsonis FN, Mackey M, Hjelle JJ (eds) Nutritional Toxicology, Target Organ Toxicology Series. Raven Press, New York, pp 117–137
Luster MI, Rosenthal GJ (1993) Chemical agents and the immune response. Environ Health Perspect 100: 219–227
Petz LD, Müller-Eckhardt D (1992) Drug-induced immune hemolytic anemia. Transfusion 32: 202–205
Reisman RE (1992) Insect sting anaphylaxis. Immunol Allergy Clin North Amer 12: 535–542
Resch K (1988) Immunpharmakologische Grundlagen der Arzneimittelallergie. Internist 29: 160–169
Steinman L (1993) Connections between the immune system and the nervous system. Proc Nat Acad Sci (USA) 90: 7912–7914
Sullivan JB Jr (1989) Immunological alterations and chemical exposure. J Toxicol Clin Toxicol 27: 311–343
Toft P, Tonnesen E, Svendsen P, Rasmussen JW (1992) Redistribution of lymphocytes after cortisol administration. APMIS 100: 154–159
Whittington R, Faulds D (1993) Interleukin-2 – A review of its pharmacological properties and therapeutic use in patients with cancer. Drugs 46: 446–514
Zelikoff JT, Smialowicz R, Bigazzi PE, Goyer RA;, Lawrence DA, Maibach HI, Gardner D (1994) Immunomodulation by metals. Fund Appl Toxicol 22: 1–7

Ciclosporin, Tacrolimus, Rapamycin

Faulds D, Goa KL, Benfield P (1993) Cyclosporin – A review of its pharmacodynamic and pharmacokinetic properties, and therapeutic use in immunoregulatory disorders. Drugs 45: 953–1040

Liu J (1993) FK506 and ciclosporin - molecular probes for studying intracellular signal transduction. Trends Pharmacol Sci 14: 182–188
Martin M, Krichbaum M, Kaever V, Goppelt-Struebe M, Resch K (1988) Cyclosporin A suppresses proliferation of renal mesangial cells in culture. Biochem Pharmacol 37: 1083–1988
Morris RE (1992) Prevention and treatment of allograft rejection invivo by rapamycin - Molecular and cellular mechanisms of action. In: Georgiev VS, Yamaguchi H (eds) Immunomodulating Drugs. Annals NY Acad Sci, New York, pp 68–73
Ning YM, Sanchez ER (1993) Potentiation of glucocorticoid receptor-mediated gene expression by the immunophilin ligands FK506 and Rapamycin. J Biol Chem 268: 6073–6077
Peters DH, Fitton A, Plosker GL, Faulds D (1993) Tacrolimus - A review of its pharmacology, and therapeutic potential in hepatic and renal transplantation. Drugs 46: 746–794
Sehgal SN, Molnarkimber K, Ocain TD, Weichman BM (1994) Rapamycin - A novel immunosuppressive macrolide. Med Res Rev 14: 1–22

Steroidhormone, Steroidhormon-Antagonisten, Allgemeines

Adler AJ, Danielsen M, Robins DM (1992) Androgen-specific gene activation via a consensus glucocorticoid response element is determined by interaction with nonreceptor factors. Proc Nat Acad Sci (USA) 89: 11660–11663
Agarwal MK (1994) Perspectives in receptor-mediated mineralocorticoid hormone action. Pharmacol Rev 46: 67–87
Allan GF, Leng XH, Tsai SY, Weigel NL;, Edwards DP, Tsai MJ, Omalley BW (1992) Hormone and antihormone induce distinct conformational changes which are central to steroid receptor activation. J Biol Chem 267: 19513–19520
Barnes PJ, Adcock I (1993) Anti-inflammatory actions of steroids - molecular mechanisms. Trends Pharmacol Sci 14: 436–441
Beato M (1989) Gene regulation by steroid hormones. Cell 56: 335–344
Berg JM (1989) DNA binding specificity of steroid receptors. Cell 57: 1065–1068
Brogden RN, Goa KL, Faulds D (1993) Mifepristone - A review of its pharmacodynamic and pharmacokinetic properties, and therapeutic potential. Drugs 45: 384–409
Bygdeman M, Swahn ML, Gemzell-Danielsson K;, Svalander P (1993) Mode of action of RU-486. Annals Medicine 25: 61–64
Collins DC (1994) Sex hormone receptor binding, progestin selectivity, and the new oral contraceptives. Amer J Obstet Gyn 170: 1508–1513
Dayani N, McNaught RW, Shenolikar S, Smith RG (1990) Receptor interconversion model of hormone action. 2. Requirement of both kinase and phosphatase activities for conferring estrogen binding activity to the estrogen receptor. Biochemistry (USA) 29: 2691–2698
Denton RR, Koszewski NJ, Notides AC (1992) Estrogen receptor phosphorylation - hormonal dependence and consequence on specific dna binding. J Biol Chem 267: 7263–7269
Distelhorst CW (1993) Steroid hormone receptors. J Lab Clin Med 122: 241–244
Fritsch M, Leary CM, Furlow JD, Ahrens H, Schuh TJ, Mueller GC, Gorski J (1992) A ligand-induced conformational change in the estrogen receptor is localized in the steroid binding domain. Biochem (USA) 31: 5303–5312
Fuller PJ (1991) The steroid receptor superfamily - Mechanisms of diversity. FASEB J 5: 3092–3100

Gronemeyer H, Benhamou B, Berry M, Bocquel MT, Gofflo D, Garcia T, Lerouge T, Metzger D, Meyer ME, Tora L, Vergezac A, Chambon P (1992) Mechanisms of antihormone action. J Steroid Biochem Mol Biol 41(3–8) 217–221

Halachmi S, Marden E, Martin G, Mackay H;, Abbondanza C, Brown M (1994) Estrogen receptor-associated proteins: Possible mediators of hormone-induced transcription. Science 264: 1455–1458

Hutchison KA, Dittmar KD, Czar MJ, Pratt WB (1994) Proof that HSP70 is required for assembly of the glucocorticoid receptor into a heterocomplex with HSP90. J Biol Chem 269: 5043–5049

Kuhl H (1992) Substitutionstherapie mit Oestrogenen und Gestagenen. Dtsch Ärztebl 89(12) B-664

Kumar V, Chambon P (1988) The estrogen receptor binds tightly to its responsive element as a ligand-induced homodimer. Cell 55: 145–156

Lazar MA (1991) Steroid and thyroid hormone receptors. Endocrin Metabol Clin North Amer 20: 681–695

Leclerc S, Palaniswami R, Xie BX, Govindan MV (1991) Molecular cloning and characterization of a factor that binds the human glucocorticoid receptor gene and represses its expression. J Biol Chem 266: 17333–17341

Mcdonnell DP, Clevenger B, Dana S, Santisomere D, Tzukerman MT, Gleeson MAG (1993) The mechanism of action of steroid hormones – A new twist to an old tale. J Clin Pharmacol 33: 1165–1172

Moore MS, Blobel G (1992) The 2 steps of nuclear import, targeting to the nuclear envelope and translocation through the nuclear pore, require different cytosolic factors. Cell 69: 939–951

Morrison NA, Shine J, Fragonas JC, Verkest V, McMenemy ML, Eisman JA (1989) 1,25-Dihydroxyvitamin D-responsive element and glucocorticoid repression in the osteocalcin gene. Science 246: 1158–1161

Moudgil VK (1994) Steroid Hormone Receptors: Basic and Clinical Aspects. Birkhäuser, Boston Cambridge

Pearce D, Yamamoto KR (1993) Mineralcorticoid and glucocorticoid receptor activities distinguished by nonreceptor factors at a composite response element. Science 259: 1161–1165

Picard D, Kumar V, Chambon P, Yamamoto KR (1990) Signal transduction by steroid hormones: Nuclear localization is differentially regulated in estrogen and glucocorticoid receptors. Cell Regul 1: 291–299

Power FR, Conneely OM, O'Malley BW (1992) New insights into the activation of the steroid hormone receptor superfamily. Trends Pharmacol Sci 13: 318–323

Pratt WB, Scherrer LC, Hutchison KA, Dalman FC (1992 MAR) A model of glucocorticoid receptor unfolding and stabilization by a heat shock protein complex. J Steroid Biochem Mol Biol 41(3–8) 223–229

Rexin M, Busch W, Segnitz B, Gehring U (1992) Structure of the glucocorticoid receptor in intact cells in the absence of hormone. J Biol Chem 267: 9619–9621

Roy AK (1992) Regulation of steroid hormone action in target cells by specific hormome-inactivating enzymes. Proc Soc Exp Biol Med 199: 265–273

Spitz IM, Bardin CW (1993) Drug Therapy – Mifepristone (RU-486) – A modulator of progestin and glucocorticoid action. N Engl J Med 329: 404–412

Wei LL (1993) Transcriptional activation of the estrogen receptor. Clin Chem 39: 341–345

Williams GR, Franklyn JA (1994) Physiology of the steroid thyroid hormone nuclear receptor superfamily. Baillieres Clin Endocrinol Metabol 8: 241–266

Zilliacus J, Wright APH, Norinder U, Gustafsson JA;, Carlstedt-Duke J (1992) Determinants for DNA-binding site recognition by the glucocorticoid receptor. J Biol Chem 267: 24941–24947

Steroidhormone, einzelne Klassen

Bikle DD (1992) Clinical counterpoint – Vitamin-D – New actions, new analogs, new therapeutic potential. Endocrine Rev 13: 765–784
Chalkley SM, Chisholm DJ (1994) Cushing's syndrome from an inhaled glucocorticoid. Med J Austral 160: 611–615
Chan W, Thabet MAEH, Wellons MD (1993) Mode of action of 1,25-dihydroxyvitamin-D. Nutrit Res 13: 359–368
Chrisp P, Goa KL (1990) Nafarelin: A review of its pharmacodynamic and pharmacokinetic properties, and clinical potential in sex hormone related conditions. Drugs 39: 523–551
Chung KF (1992) Long-term inhaled corticosteroid therapy in chronic airways obstruction. Eur Resp J 5: 913–914
DeWaal RMW (1994) The anti-inflammatory activity of glucocorticoids. Mol Biol Reports 19: 81–88
Eriksson P, Wrange O (1993) The glucocorticoid receptor acts as an antirepressor in receptor-dependent *in vitro* transcription. Eur J Biochem 215: 505–511
Flower RJ, Rothwell NJ (1994) Lipocortin-1 – Cellular mechanisms and clinical relevance. Trends Pharmacol Sci 15: 71–76
Frey BM, Frey FJ (1990) Clinical pharmacokinetics of prednisone and prednisolone. Clin Pharmacokin 19: 126–146
Godsland IF, Crook D (1994) Update on the metabolic effects of steroidal contraceptives and their relationship to cardiovascular disease risk. Amer J Obstet Gyn 170: 1528–1536
Jilka RL, Hangoc G, Girasole G, Passeri G, Williams DC, Abrams JS, Boyce B, Broxmeyer Hetal (1992) Increased osteoclast development after estrogen loss: Mediation by interleukin-6. Science 257: 88–91
Kaiser H (1988) Hypotonie: Zur Dosierung des Mineralokortikoids Fludrocortison (Astonin-H). arznei-telegramm 6: 55
Liel Y, Kraus S, Levy J, Shany S (1992) Evidence that estrogens modulate activity and increase the number of 1,25-dihydroxyvitamin-D receptors in osteoblast-like cells (Ros 17/2,8). Endocrinology 130: 2597–2602
Lipworth BJ (1993) Clinical pharmacology of corticosteroids in bronchial asthma. Pharmacol & Therapeut 58: 173–209
Lobo RA, Stanczyk FZ (1994) New knowledge in the physiology of hormonal contraceptives. Amer J Obstet Gyn 170: 1499–1507
Lupulescu A (1993) Estrogen use and cancer risk – a review. Exp Clin Endocrinol 101: 204–214
NN (1992) Nandrolon (Deca-Durabolin). arznei-telegramm 1: 6
Pavord I, Knox A (1993) Pharmacokinetic optimisation of inhaled steroid therapy in asthma. Clin Pharmacokin 25: 126–135
Richard S, Zingg HH (1990) The human oxytocin gene promoter is regulated by estrogens. J Biol Chem 265: 6098–6103
Ringe JD, Schacht E (1994) Alfacalcidiol in der Osteoporosetherapie. Arzneimitteltherapie 12: 69–73
Rockhold RW (1993) Cardiovascular toxicity of anabolic steroids. Annu Rev Pharmacol Toxicol 33: 497–520
Rogol PR (1993) Bronchodilator therapy with or without inhaled corticosteroid therapy for obstructive airways disease. N Eng J Med 328: 1044
Samsioe G (1994) Coagulation and anticoagulation effects of contraceptive steroids. Amer J Obstet Gyn 170: 1523–1527
Session DR, Kelly AC, Jewelewicz R (1993) Current concepts in estrogen replacement therapy in the menopause. Fertil Steril 59: 277–284
Sondheimer SJ (1991) Update on the metabolic effects of steroidal contraceptives. Endocrin Metabol Clin North Amer 20: 911–923
Spitz IM, Bardin CW (1993) Drug therapy – Mifepristone (RU 486) – A modulator of progestin and glucocorticoid action. N Eng J Med 329:404–412
Sutanto W, Dekloet ER (1991) Mineralocorticoid receptor ligands – Biochemical, pharmacological, and clinical aspects. Med Res Rev 11: 617–641

Toft P, Tonnesen E, Svendsen P, Rasmussen JW (1992) Redistribution of lymphocytes after cortisol administration. APMIS 100(2) 154–159
Tyrer LB (1994) Obstacles to use of hormonal contraception. Amer J Obstet Gyn 170: 1495–1498
Walters MR (1992) Newly identified actions of the vitamin-D endocrine system. Endocrine Rev 13: 719–764

Pharmakologie des Knochens

Chan W, Thabet MAEH, Wellons MD (1993) Mode of action of 1,25-dihydroxyvitamin-D. Nutrit Res 13: 359–368
Charles B (1992) Calcium absorption and calcium bioavailability. J Internal Med 231: 161–169
Mundy GR, Martin TJ (1993) Physiology and Pharmacology of Bone. Springer, Berlin Heidelberg New York Tokyo (Handbook of Experimental Pharmacology, vol 107)
Plosker GL, Goa KL (1994) Clodronate – A review of its pharmacological properties and therapeutic efficacy in resorptive bone disease. Drugs 47: 945–982
Possinger K, Beykirch M (1992) Pamidronsäure – ein neues Diphosphonat. Arzneimitteltherapie 10: 71–74
Ringe JD (1989) Fluoridtherapie der Osteoporose. Arzneimitteltherapie 10: 276–286
Ringe JD (1991) Calcitonin bei Osteoporose. Arzneimitteltherapie 9: 343–347
Ringe JD, Schacht E (1994) Alfacalcidiol in der Osteoporosetherapie. Arzneimitteltherapie 12: 69–73

Insulin und Antidiabetika

Alhabori M (1993) Mechanism of insulin action, role of ions and the cytoskeleton. Int J Biochem 25: 1087–1099
Bailey CJ (1991) Hypoglycaemic and anti-hyperglycaemic drugs for the control of diabetes. Proc Nutr Soc 50: 619–631
Bailey CJ (1993) Metformin – An update. Gen Pharmacol 24: 1299–1309
Balfour JA, Mctavish D (1993) Acarbose – An update of its pharmacology and therapeutic use in diabetes mellitus. Drugs 46: 1025–1054
Bundesärztekammer (1994) Hypoglykämien aufgrund von Wechselwirkungen zwischen ACE-Hemmern und Insulin oder oralen Antidiabetika. Dtsch Ärztebl 91: B-1162
Cobb MH, Sang BC, Gonzalez R, Goldsmith E, Ellis L (1989) Autophosphorylation activates the soluble cytoplasmic domain of the insulin receptor in an intermolecular reaction. J Biol Chem 264: 18701–18706
Cuatrecasas P, Jacobs S (1990) Insulin. Springer, Berlin Heidelberg New York Tokyo (Handbook of Experimental Pharmacology, vol 92)
Flörke RR, Klein HW, Reinauer H (1990) Structural requirements for the signal transduction of the insulin receptor. Eur J Biochem 191: 473–482
Lalau JD, Andrejak M, Moriniere P, Coevoet B, Debussche X, Westeel PF, Fournier A, Quichaud J (1989) Hemodialysis in the treatment of lactic acidosis in diabetics treated by metformin: A study of metformin elimination. Int J Clin Pharmacol Ther Toxicol 27: 285–288
Liang DC, Chang WR, Wan ZL (1994) A proposed interaction model of the insulin molecule with its receptor. Biophys Chem 50: 63–71
Mehnert H (1990) Acarbose – α-Glucosidasehemmer bei Diabetes mellitus. Arzneimitteltherapie 12: 378–379
Panten U, Schwanstecher M, Schwanstecher Ch (1992) Pancreatic and extrapancreatic sulfonylurea receptors. Hormone Metabol Res 24: 549–554

White MF, Kahn CR (1994) The insulin signaling system. J Biol Chem 269: 1–4

Schilddrüse

Roti E, Minelli R, Gardini E, Braverman LE (1993) The Use and misuse of thyroid hormone. Endocrine Rev 14: 401–423
Stockigt JR, Topliss DJ (1989) Hyperthyroidism: Current drug therapy. Drugs 37: 375–381

Renin-Angiotensin-System, ACE-Inhibitoren

Brogden RN, Todd PA, Sorkin EM (1988) Captopril: An update of its pharmacodynamic and pharmacokinetic properties, and therapeutic use in hypertension and congestive heart failure. Drugs 36: 540–600
Coats AJS (1993) Starting treatment with angiotensin converting enzyme inhibitors in heart failure – how, where, and how much. Brit Heart J 69: 282–283
Corvol P, Clauser E, Waeber B (1989) Introduction: Circulating and tissular renin-angiotensin systems. J Cardiovasc Pharmacol – Suppl. 4 14 S
Griendling KK, Murphy TJ, Alexander RW (1993) Molecular biology of the renin angiotensin system. Circulation 87: 1816–1828
Hecker M (1994) Das Gefäßendothel als Angriffsort kardiovaskulär wirksamer Pharmaka: Beispiel ACE-Inhibitoren. Futura 3/94: 159–162
Hoyen HA, Alpert JS (1993) Role of angiotensin-converting enzyme inhibition in the management of patients with hypertension and heart failure. Cardiology 82: 3–19
Jackson EK (1991) Adenosine: A physiological brake on renin release. Annu Rev Pharm Tox 31: 1–35
Ko Y, Sachinidis A, Duesing R, Vetter H (1992) Angiotensin-II-Rezeptor-Antagonismus. Arzneimitteltherapie 10: 277–282
Lee MAE, Paul M, Bohm M, Ganten D (1992) Effects of angiotensin-converting enzyme inhibitors on tissue renin angiotensin systems. Amer J Cardiol 70: C12-C19
Macfadyen RJ, Meredith PA, Elliott HL (1993) Enalapril: Clinical pharmacokinetics and pharmacokinetic – pharmacodynamic relationships – An overview. Clin Pharmacokin 25: 274–282
Shotan A, Widerhorn J, Hurst A, Elkayam U (1994) Risks of angiotensin-converting enzyme inhibition during pregnancy: Experimental and clinical evidence, potential mechanisms, and recommendations for use. Amer J Med 96: 451–456
Sraer JD, Kanfer A, Rondeau E, Lacave R (1989) Role of the renin-angiotensin system in the regulation of glomerular filtration. J Cardiovasc Pharmacol – Suppl. 4 14 S: S21-S25
Testa MA, Anderson RB, Nackley JF, Hollenberg NK (1993) Quality of life and antihypertensive therapy in men – A comparison of captopril with enalapril. N Engl J Med 328: 907–913
Unger T, Gohlke P (1994) Converting enzyme inhibitors in cardiovascular therapy – Current status and future potential. Cardiovasc Res 28: 146–158
Vanhoutte PM, Auch-Schwelk W, Biondi ML, Lorenz RR, Schini VB, Vidal MJ (1989) Why are converting enzyme inhibitors vasodilators?. Brit J Clin Pharmacol – Supplement 2–28 S: 95S-104S
Wiemer G, Schölkens BA, Linz W (1994) Endothelial protection by converting enzyme inhibitors. Cardiovasc Res 28: 166–172

Pharmakologie der Lipoproteinämien

Balfour JA, Heel RC (1990) Fenofibrate: A review of its pharmacodynamic and pharmacokinetic properties and therapeutic use in dyslipidaemia. Drugs 40: 260–290

Bernini F, Corsini A, Fumagalli R, Paoletti R (1994) Pharmacology of lipoprotein receptors. J Lipid Mediators Cell Signalling 9: 9–17

Franceschini G, Paoletti R (1993) drugs controlling triglyceride metabolism. Medicin Res Rev 13(2) 125–138

Grundy SM (1992) Cholesterol-lowering drugs as cardioprotective agents. Amer J Cardiol 70: I27-I32

Heady JA, Morris JN, Oliver MF (1992) WHO clofibrate/cholesterol trial - clarifications. Lancet 340: 1405–1406

Larsen ML, Illingworth DR (1994) Drug treatment of dyslipoproteinemia. Med Clin North Amer 78: 225–245

Mctavish D, Sorkin EM (1991) Pravastatin - A review of its pharmacological properties and the therapeutic potential in hypercholesterolaemia. Drugs 42: 65–90

Rossouw JE (1994) The effects of lowering serum cholesterol on coronary heart disease risk. Med Clin North Amer 78: 181–195

Shepherd J, Cobbe SM, Ford I, Isles CG, et al. (1995)Prevention of coronary heart disease with pravastatin in men with hypercholesterolemia. N Engl J Med 333: 1301–1307

Todd PA, Ward A (1988) Gemfibrozil: A review of its pharmacodynamic and pharmacokinetic properties, and therapeutic use in dyslipidaemia. Drugs 36: 314–339

Histamin, Antihistaminika, Gastrointestinaltrakt

Arnold R (1994) Safety of proton pump inhibitors - an overview. Aliment Pharmacol & Therap 8: 65–70

Awouters F, Megens A, Verlinden M, Schuurkes J, Niemegeers C, Janssen PAJ (1993) Loperamide - Survey of studies on mechanism of its antidiarrheal activity. Digest Dis Sci 38: 977–995

Behrendt WA, Groger C, Kuhn D, Schulz HU, Topfmeier P (1991) A study relating to bioavailability and renal elimination of bismuth after oral administration of basic bismuth nitrate. Int J Clin Pharm Ther Toxicol 9: 357–361

Beil W, Bersimbaev R, Sewing KF (1991) Signal transduction pathway in gastric mucous cells. Biophys Biochim Act 50: 1185–1193

Bersimbaev RI, Sewing K-F, Beil W (1993) Cellular Mechanisms in the Regulation of Gastric Secretory Cells. ecomed, Landsberg/Lech

Brogden RN, Sorkin EM (1989) Mesalazine: a review of its pharmacodynamic and pharmacokinetic properties, and therapeutic potential in chronic inflammatory bowel disease. Drugs 38: 500–523

Ching CK, Lam SK (1994) Antacids - indications and limitations. Drugs 47: 305–317

Cooper AD, Young HS (1989) Pathophysiology and treatment of gallstones. Med Clin North Amer 73: 753–774

Dewitte P (1993) Metabolism and pharmacokinetics of anthranoids. Pharmacology 47: 86–97

Figueroaquintanilla D, Salazarlindo E, Sack B;, Leonbarua R, Sarabiaarce S, Campossanchez M;, Eyzaguirremaccan E (1993) A controlled trial of bismuth subsalicylate in infants with acute watery diarrheal disease. N Engl J Med 328: 1653–1658

Hollander D, Tarnawski A (1990) The protective and the therapeutic mechanism of sucralfate. Scand J Gastroenterol 25: 1–5

Ireland A, Jewell DP (1990) Mechanism of action of 5-aminosalicylic acid and its derivatives. Clin Sci 78: 119–125

Kendel K, Kabiri R, Schaffer S (1993) Chronic Bismuth Poisoning with Encephalopathy and Dementia. Dtsch Med Wschr 118: 221–224
Klotz U, Kroemer HK (1991) The drug interaction potential of ranitidine – An update. Pharmacol Therapeut 50: 233–245
Koop H (1992) Review article: Metabolic consequences of longterm inhibition of acid secretion by omeprazole. Aliment Pharmacol Ther 6: 399–406
Lucier GW, Thompson CL, Hoel DG (1992) Omeprazole, cytochrome P450, and chemical carcinogenesis. Gastroenterol 102: 1823–1824
Mccarthy DM (1991) Drug therapy – Sucralfate. N Engl J Med 325: 1017–1026
Mendelowitz PC, Hoffman RS, Weber S (1990) Bismuth absorption and myoclonic encephalopathy during bismuth subsalicylate therapy. Ann Int Med 112: 140
Siegers CP (1992) Anthranoid laxatives and clorectal cancer. Trends Pharmacol Sci 13: 229–233
Sutherland LR, May GR, Shaffer EA (1993) Sulfasalazine revisited – A meta-analysis of 5-aminosalicyclic acid in the treatment of ulcerative colitis. Ann Int Med 118: 540–550
Tucker GT (1994) The interaction of proton pump inhibitors with cytochromes P450. Alimentary Pharmacol & Therap 8: 33–38
Vandenberg H (1993) Vitamin-D. Int J Vitamin Nutrit Res 63: 257–259
Wilde MI, Mctavish D (1994) Omeprazole – An update of its pharmacology and therapeutic use in acid-related disorders. Drugs 48: 91–132
Wiseman LR, Faulds D (1994) Cisapride – An updated review of its pharmacology and therapeutic efficacy as a prokinetic agent in gastrointestinal motility disorders. Drugs 47: 116–152

Eicosanoide

Chanarin N, Johnston SL (1994) Leukotrienes as a target in asthma therapy. Drugs 47: 12–24
Coleman RA, Smith WL, Narumiya S (1994) International Union of Pharmacology classification of prostanoid receptors: Properties, distribution, and structure of the receptors and their subtypes. Pharmacol Rev 46: 205–229
Duval D, Freyssbeguin M (1992) Glucocorticoids and prostaglandin synthesis – we cannot see the wood for the trees. Prostagland Leukotrien Essent Fatty Acids 45: 85–113
Fauler J, Frölich JC (1989) Cardiovascular effects of leukotrienes. Cardiovasc Drug Ther 3: 499–505
Frölich JC (1990) Prostacylin and hypertension. Clin Pharmacol 7: 142–149
Gardiner PJ (1989) Eicosanoids and airway smooth muscle. Pharmacol Ther 44: 1–62
Grant SM, Goa KL (1992) Iloprost – A review of its pharmacodynamic and pharmacokinetic and therapeutic potential in peripheral vascular disease, myocardial ischaemia and extacorporeal circulation procedures. Drugs 43: 889–924
Halushka PV, Mais DE, Mayeux PR, Morinelli TA (1989) Thromboxane, prostaglandine and leukotriene receptors. Annu Rev Pharmacol Toxicol 29: 213–39
Mitchell MD, Trautman MS (1993) Molecular mechanisms regulating prostaglandin action. Molec Cellul Endocrinol 93: C7-C10
Rothwell NJ (1992) Eicosanoids, thermogenesis and thermoregulation. Prostagland Leukotrien Essent Fatty Acids 46: 1–7
Silvester L, Dubois C, Renault M, Rezvani Y, Baulieu EE, Ulmann A (1990) Voluntary interruption of pregnancy with mifepristone (RU 486) and a prostaglandin analogue: a large-scale French experience. N. Engl. J. Med. 322: 645–648

Sturrock NDC, Struthers AD (1993) Non-steroidal anti-inflammatory drugs and angiotensin converting enzyme inhibitors - A commonly prescribed combination with variable effects on renal function. Brit J Clin Pharmacol 35: 343-348

Thierauch KH, Dinter H, Stock G (1994) Prostaglandins and their receptors.2. Receptor structure and signal transduction. J Hypertension 12: 1-5

Nichtsteroidale Analgetika und Antiphlogistika

Aabakken L (1992) Non-steroidal, anti-inflammatory drugs - the extending scope of gastroinstestinal side effects - review. Aliment Pharmacol Therapeut 6: 143-163

Arzneimittelkommission DA (1992) Propyphenazon-Schockreaktionen: Aufklärung immunologischer Ursachen zum Schutz der Patienten vor Reexposition. Dtsch Äerztebl 89: B1089-B1090

Debroe ME, Elseviers MM (1993) Analgesic nephropathy - still a problem. Nephron 64: 505-513

Keays R, Harrison PM, Wendon JA, Forbes A, Gove C, Alexander GJM, Williams R (1991) Intravenous acetylcysteine in paracetamol induced fulminant hepatic failure: A prospective controlled trial. Brit Med J 303: 1026-1029

Langman MJS, Weil J, Wainwright P, etal (1994) Risk of bleeding peptic ulcer associated with individual non-steroidal anti-inflammatory drugs. Lancet 334: 1075-1078

Lee TH, Christie PE (1993) Leukotrienes and aspirin induced asthma. Thorax 48: 1189-1190

Murray MD, Brater DC (1993) Renal toxicity of the nonsteroidal anti-inflammatory drugs. Ann Rev Pharmacol Toxicol 33: 434-465

Piletta P, Porchet HC, Dayer P (1991) Central analgesic effect of acetaminophen but not of aspirin. Clin Pharmacol Therapeut 49: 350-355

Thomas SHL (1993) Paracetamol (acetaminophen) poisoning. Pharmacol & Therap 60: 91-120

Nitrate

Amsterdam EA (1992) Rationale for intermittent nitrate therapy. Amer J Cardiol 70: G55-G60

Bennett BM, Mcdonald BJ, Nigam R, Simon WC (1994) Biotransformation of organic nitrates and vascular smooth muscle cell function. Trends Pharmacol Sci 15: 245-249

Fung HL, Chung SJ, Bauer JA, Chong SH;, Kowaluk EA (1992) Biochemical mechanism of organic nitrate action. Amer J Cardiol 70: B4-B10

Hassel B (1993) Treatment of biliary colic with nitroglycerin. Lancet 342: 1305

Hollander JE, Hoffman RS, Gennis P, Fairweather P;, Disano MJ, Schumb DA, Feldman JA, Fish SS;, Dyer S, Wax P, Whelan C, Schwarzwald E (1994) Nitroglycerin in the treatment of cocaine associated chest pain - Clinical safety and efficacy. J Toxicol - Clin Toxicol 32: 243-256

Theophyllin

Filejski W, Kurowski V, Batge B, Mentzel H;, Djonlagic H (1993) Klinischer Verlauf und Therapie einer massiven Theophyllin-Intoxikation. Dtsch Med Wschr 118: 1641-1646

Milgrom H (1993) Theophylline. Immunol Allerg Clinics North Amer 13: 819–838
Shannon M (1994) Hypokalemia, hyperglycemia and plasma catecholamine activity after severe theophylline intoxication. J Toxicol – Clin Toxicol 32: 41–47
Sullivan P, Page CP, Costello JF (1994) Xanthines. In: Page CP, Metzger WJ (eds) Drugs and the Lung. Advances in Clinical Pharmacology. Raven Press, New York, pp 69–99

Minoxidil

Meisheri KD, Johnson GA, Puddington L (1993) Enzymatic and non-enzymatic sulfation mechanisms in the biological actions of minoxidil. Biochem Pharmacol 45: 271–279
Panten U, Schwanstecher M, Schwanstecher Ch (1992) Pancreatic and extrapancreatic sulfonylurea receptors. Hormone Metabol Res 24: 549–554
Schulz R, Triggle CR (1994) Role of NO in vascular smooth muscle and cardiac muscle function. Trends Pharmacol Sci 15: 255–259

Calciumkanalblocker

Brogden RN, Benfield P (1994) Gallopamil – A review of its pharmacodynamic and pharmacokinetic properties, and therapeutic potential in ischaemic heart disease. Drugs 47: 93–115
Steele RM, Schuna AA, Schreiber RT (1994) Calcium antagonist-induced gingival hyperplasia. Annals Int Med 120: 663–664
Striessnig J, Berger W, Glossmann H (1993) Molecular properties of voltage-dependent ca2+ channels in excitable tissues. Cellul Physiol Biochem 3: 295–317

Herzglykoside

Bobik A (1993) Pharmacological considerations in digoxin therapy. Med J Austral 159: 678–681
Dick M, Curwin J, Tepper D (1991) Digitalis intoxication recognition and management. J Clin Pharmacol 31: 444
Mordel A, Halkin H, Zulty L, Almog S, Ezra D (1993) Quinidine Enhances Digitalis Toxicity at Therapeutic Serum Digoxin Levels. Clin Pharmacol Ther 53(4) 457–462
Taboulet P, Baud FJ, Bismuth C (1993) Clinical Features and Management of Digitalis Poisoning – Rationale for Immunotherapy. Clin Toxicol 31(2) 247–260
Taboulet P, Baud FJ, Bismuth C, Vicaut E (1993) Acute Digitalis Intoxication – Is Pacing Still Appropriate. Journal of Toxicology – Clin Toxicol 31: 261–273
Troster S, Schuster HP (1992) Digitalis-Vergiftung. Dtsch Med Wochenschr 117(22) 865–869
Woolf A (1993) Editorial Comment – Revising the Management of Digitalis Poisoning. J Toxicol- Clin Toxicol 31: 275–276

Antiarrhythmika

Boucher M, Chassaing C, Herbet A, Duchene-Marullaz P (1992) Interactions with the cardiac cholinergic system - Effects of disopyramide and its mono-n-dealkylated metabolite. Life Sci 50: PL161-PL166

Bryson HM, Palmer KJ, Langtry HD, Fitton A (1993) Propafenone - A reappraisal of its pharmacology, pharmacokinetics and therapeutic use in cardiac arrhythmias. Drugs 45: 85–130

Buxton AE (1992) Antiarrhythmic drugs - good for premature ventricular complexes but bad for patients. Annals Int Med 116: 420–422

Campbell TJ (1994) Antiarrhythmic drugs. Med J Austral 160: 202–205

CAST The Cardiac Arrhythmia Suppression Trial Investigators (1989) Preliminary report: Effect of encainide and flecainide on mortality in a randomized trial of arrhythmia suppression after myocardial infarction. N Engl J Med 321: 406–412

Cowan JC (1993) Antiarrhythmic drugs in the management of atrial fibrillation. Brit Heart J 70: 304–306

Fitton A, Sorkin EM (1993) Sotalol - An updated review of its pharmacological properties and therapeutic use in cardiac arrhythmias. Drugs 46: 678–719

Gill J, Heel RC, Fitton A (1992) Amiodarone - An overview of its pharmacological properties, and review of its therapeutic use in cardiac arrhythmias. Drugs 43: 69–111

Hohnloser SH, Woosley RL (1994) Drug therapy - Sotalol. N Engl J Med 331: 31–38

Leibowitz D (1993) Sotalol - A novel β-blocker with class-III anti-arrhythmic activity. J Clin Pharmacol 33: 508–512

Nattel S (1993) Comparative mechanisms of action of antiarrhythmic drugs. Amer J Cardiol 72: F13-F17

Nora M, Zipes DP (1993) Empiric use of amiodarone and sotalol. Amer J Cardiol 72: F62-F69

Samoil D, Grubb BP, Temesyarmos PN (1994) Sotalol - A new agent for the treatment of ventricular arrhythmias. Amer J Med Sci 307: 49–53

Tebbenjohanns J, Lüderitz B (1994) Adenosin- ein neues Antiarrhythmikum. Arzneimitteltherapie 12: 365–366

Unger J, Lambert M, Jonckheer MH, Denayer P (1993) Amiodarone and the thyroid - Pharmacological, toxic and therapeutic effects. J Int Med 233: 435–443

Williams EMV, Campbell TJ (1989) Antiarrhythmic Drugs. Springer, Berlin Heidelberg New York Tokyo (Handbook of Experimental Pharmacology, vol 89)

Lokalanaesthetika

Feldman HS (1994) Toxicity of Local Anesthetic Agents. In Rice SA, Fish KJ (eds) Anesthetic Toxicity. Raven Press, New York, pp 107–133

Schatz M (1992) Adverse reactions to local anesthetics. Immunol Allergy Clin North Amer 12: 585–609

Scott DB (1989) Maximum recommended doses of local anaesthetic drugs. Brit J Anaesth 63: 373–374

Yaster M, Tobin JR, Fisher QA, Maxwell LG (1994) Local anesthetics in the management of acute pain in children. J Pediatrics 124: 165–176

Cholinerges System

Alimelkkila T, Kanto J, Iisalo E (1993) Pharmacokinetics and related pharmacodynamics of anticholinergic drugs. Acta Anaesthesiol Scand 37: 633–642

Devillersthiery A, Galzi JL, Eisele JL, Bertrand S, Bertrand D, Changeux JP (1993) Functional architecture of the nicotinic acetylcholine receptor – A prototype of ligand-gated ion channels. J Membrane 136: 97–112
Hosey MM (1992) Diversity of structure, signaling and regulation within the family of muscarinic cholinergic receptors. FASEB J 6: 845–852
Parrott AC (1989) Transdermal scopolamine: A review of its effects upon motion sickness, psychological performance, and physiological functioning. Aviation Space Environment Med 60: 1–9
Sine SM (1993) Molecular dissection of subunit interfaces in the acetylcholine receptor – Identification of residues that determine curare selectivity. Proc Nat Acad Sci (USA) 90: 9436–9440
Wess J (1993) Molecular basis of muscarinic acetylcholine receptor function. Trends Pharmacol Sci 14: 308–313

Muskelrelaxantien

Bevan DR (1994) Succinylcholine. Canad J Anaesth 41: 465–468
Bevan DR (1994) Newer neuromuscular blocking agents. Pharmacol Toxicol 74: 3–9
Diefenbach C (1996) Update Muskelrelaxantien. Anästhesiol & Intensivmed 37: 117–119
Faulds D, Clissold SP (1991) Doxacurium – A review of its pharmacology and clinical potential in anaesthesia. Drugs 42: 573–590
Frampton JE, Mctavish D (1993) Mivacurium – A review of its pharmacology and therapeutic potential in general anaesthesia. Drugs 45: 1066–1089
Gronert BJ, Brandom BW (1994) Neuromuscular blocking drugs in infants and children. Pediatric Clinics North Amer 41: 73–91
Hunter JM (1993) Histamine release and neuromuscular blocking drugs. Anaesthesia 48: 561–563
Magorian T, Flannery KB, Miller RD (1993) Comparison of rocuronium, succinylcholine, and vecuronium for rapid-sequence induction of anesthesia in adult patients. Anesthesiology 79: 913–918
Mirakhur RK (1992) Newer neuromuscular blocking drugs – an overview of their clinical pharmacology and therapeutic use. Drugs 44: 182–199

Dantrolen

Harrison, GG (1988) Dantrolene – Dynamics and kinetics. Brit J Anesth 60: 279

Rezeptoren im Katecholamin-System

Barnes PJ (1993) β-adrenoceptors on smooth muscle, nerves and inflammatory cells. Life Sci 52: 2101–2109
Benfey BG (1993) Review – Functions of myocardial α-adrenoceptors. J Autonomic Pharmac 13: 351–372
Brodde OE (1994) Adrenoceptors and their signal transduction mechanisms. J Autonomic pharmacol 14: 3–4
Brown CG (1992) A review of adrenergic agonist drugs in cardiopulmonary resuscitation. Appl Cardiopulm Pathophysiol 4: 229–234
Bylund DB, Eikenberg DC, Hieble JP, Langer SZ;, Lefkowitz RJ, Minneman KP, Molinoff PB, Ruffolo RR;, Trendelenburg U (1994) International Union of Pharmacology nomenclature of adrenoceptors. Pharmacol Rev 46: 121–136

Garcia-Sainz JA (1993) α(1)-Adrenergic Action – Receptor subtypes, signal transduction and regulation. Cellular Signalling 5: 539–547
Levitzki A, Marbach I, Barsinai A (1993) The signal transduction between β-receptors and adenylyl cyclase. Life Sci 52: 2093–2100
Minneman KP, Esbenshade TA (1994) α(1)-adrenergic receptor subtypes. Annu Rev Pharmacol Toxicol 34: 117–133
Pippig S, Andexinger S, Daniel K, Puzicha M;, Caron MG, Lefkowitz RJ, Lohse MJ (1993) Overexpression of β-arrestin and β-adrenergic receptor kinase augment desensitization of β(2)-adrenergic receptors. J Biol Chem 268: 3201–3208
Ruffolo RR, Stadel JM, Hieble JP (1994) α-adrenoceptors – recent developments. Med Res Rev 14: 229–270
Scholz A, Eschenhagen T, Mende U, Neumann J, Schmitz W, Steinfath M (1992) Possible Mechanisms of the Positive Inotropic Effect of α-Adrenergic Receptor Stimulation in the Heart. In: Fujiwara M, Sugimoto T, Kogure K (eds) α-Adrenoceptors: Signal Transduction, Ionic Channels and Effector Organs. Excerpta Medica, Amsterdam Hong Kong, pp 101–111
Schwinn DA (1993) Adrenoceptors as models for g-protein-coupled receptors – Structure, function and regulation. Brit J Anaesthesia 71: 77–85
Seeman P, van Tol HHM (1994) Dopamine receptor pharmacology. Trends Pharmacol Sci 15: 264–270
Strange PG (1992) Studies on the structure and function of D2-dopamine receptors. Biochem Soc Trans 20(1) 126–130
Summers RJ, Mcmartin LR (1993) Adrenoceptors and their 2nd messenger systems. J Neurochem 60: 10–23
Terzic A, Puceat M, Vassort G, Vogel SM (1993) Cardiac α-1-adrenoceptors – An overview. Pharmacol Rev 45: 147–175
Yu SS, Lefkowitz RJ, Hausdorff WP (1993) β-adrenergic receptor sequestration – a potential mechanism of receptor resensitization. J Biol Chem 268: 337–341

β-Rezeptor-Agonisten

Anderson GP (1993) Formoterol – Pharmacology, molecular basis of agonism, and mechanism of long duration of a highly potent and selective β(2)-adrenoceptor agonist bronchodilator. Life Sci 52: 2145–2160
Brogden RN, Faulds D (1991) Salmeterol xinafoate – A review of its pharmacological properties and therapeutic potential in reversible obstructive airways disease. Drugs 42: 895–912
Libretto SE (1994) A review of the toxicology of salbutamol (Albuterol). Arch Toxicol 68: 213–216
Spina D (1994) β(2)-Agonists. In: Page CP, Metzger WJ (eds) Drugs and the Lung. Advances in Clinical Pharmacology. Raven Press, New York, pp 1–45
Tattersfield AE (1993) Clinical pharmacology of long-acting β-receptor agonists. Life Sci 52: 2161–2169

Amphetamin, „Ecstasy"

Chan P, Chen JH, Lee MH, Deng JF (1994) Fatal and nonfatal methamphetamine intoxication in the intensive care unit. J Toxicol – Clinical Toxicol 32: 147–155
Maxwell DL, Polkey MI, Henry JA (1993) Hyponatraemia and catatonic stupor after taking ecstasy. Br Med J 307: 1399

McKenna DJ, Peroutka SJ (1990) Neurochemistry and neurotoxicity of 3,4-methylenedioxymethamphetamine (MDMA, „Ecstasy“). J Neurochem 54: 14–22
Seiden LS, Sabol KE (1993) Amphetamine – Effects on catecholamine systems and behavior. Annu Rev Pharmacol Toxicol 33: 639–677

Cocain

Benowitz NL (1993) Clinical pharmacology and toxicology of cocaine. Pharmacol Toxicol 72: 3–12
Caroll FI, Lewin AH, Boja JW, Kukhar MJ (1992) Cocaine receptor – biochemical characterization and structure – activity relationship of cocaine analogues at the dopamine transporter. J Med Chem 35(6) 969–981
Hollander JE, Hoffman RS, Gennis P, Fairweather P;, Disano MJ, Schumb DA, Feldman JA, Fish SS, Dyer S, Wax P, Whelan C, Schwarzwald E (1994) Nitroglycerin in the treatment of cocaine associated chest pain – Clinical safety and efficacy. J Toxicol – Clin Toxicol 32: 243–256
Inaba T (1989) Cocaine: Pharmacokinetics and biotransformation in man. Can J Physiol Pharmacol 67: 1154–1157
Moliterno DJ, Willard JE, Lange RA, Negus BH, Boehrer JD, Glamann DB, Landau C, Rossen JD, Winniford MD, Hillis LD (1994) Coronary-artery vasoconstriction induced by cocaine, cigarette smoking, or both. N Engl J Med 330: 454–459
Om A, Ellahham S, Disciascio G (1993) Management of cocaine-induced cardiovascular complications. Amer Heart J 125: 469–475
Seiden LS, Sabol KE (1993) Amphetamine – Effects on catecholamine systems and behavior. Annu Rev Pharmacol Toxicol 33: 639–677
Stevens DC, Campbell JP, Carter JE, Watson WA (1994) Acid-base abnormalities associated with cocaine toxicity in emergency department patients. J Toxicol – Clin Toxicol 32: 31–39

β-Rezeptor-Antagonisten

Pringle TH, Riddell JG (1990) The cardioselectivity of β adrenoceptor antagonists. Pharmacol & Ther 45: 39–68
Taboulet P, Cariou A, Berdeaux A, Bismuth C (1993) Pathophysiology and management of self-poisoning with β-blockers. Clin Toxicol 31: 531–551

Clonidin, Moxonidin

Chrisp P, Faulds D (1992) Moxonidine – A review of its pharmacology, and therapeutic use in essential hypertension. Drugs 44: 993–1012
Estler CJ (1991) Clonidin. Pharmakologische Grundlagen für den Einsatz beim Delirium tremens. Arzneimitteltherapie 6: 163–171
Molderings GJ, Göthert M, Christen O, Schäfer SG (1993) Imidazolrezeptoren und Blutdruckregulation. Dtsch Med Wschr 118: 953–958
Schrader J, Molderings GJ, Dominiak P (1992) Moxonidin. Internist 33: 704–706

Serotonin-System

Boess FG, Martin IL (1994) Review: Molecular biology of 5-HT receptors. Neuropharmacol 33: 275–317

Hoyer D, Clarke DE, Fozard JR, Hartig PR, Martin GR, Mylecharane EJ, Saxena PR, Humphrey PPA (1994) International Union of Pharmacology classification of receptors for 5-hydroxytryptamine (serotonin). Pharmacol Rev 46: 158–203
Launay LM, Callebert J, Bondoux D, Loric S, Maroteaux L (1994) Review: Serotonin receptors and therapeutics. Cellul Mol Biol 40: 327–336
Peroutka SJ (1993) 5-Hydroxytryptamine receptors. J Neurochem 60: 408–416
Peroutka SJ, Howell TA (1994) The molecular evolution of G protein-coupled receptors: Focus on 5-hydroxytryptamine receptors. Neuropharmacology 33: 319–324

Dexfenfluramin

Garattini S (1992) An update on the pharmacology of serotoninergic appetite-suppressive drugs. Internat J Obesity 16: S41-S48

Sumatriptan

Diener HC, Limmroth V (1993) Sumatriptan. Arzneimitteltherapie 11: 9–18
Ottervanger JP, Paalman HJA, Boxma GL, Stricker BHC (1993) Transmural myocardial infarction with sumatriptan. Lancet 341: 861–862
Plosker GL, Mctavish D (1994) Sumatriptan – A reappraisal of its pharmacology and therapeutic efficacy in the acute treatment of migraine and cluster headache. Drugs 47: 622–651

Ondansetron und Verwandte

Markham A, Sorkin EM (1993) Ondansetron – An update of its therapeutic use in chemotherapy-induced and postoperative nausea and vomiting. Drugs 45: 931–952
Riess H (1994) Tropisetron-Serotoninantagonist langer Wirkungsdauer. Arzneimitteltherapie 12: 299
Tyers MB, Freeman AJ (1992) Mechanism of the anti-emetic activity of 5-ht3 receptor antagonists. Oncology 49: 263–268
Uhl D (1991) Ondansetron und Granisetron: 5-HT_3-Antagonisten gegen Zytostatika-induziertes Erbrechen. Arzneimitteltherapie 1: 6–9

Morbus Parkinson

Calne DB (ed) (1989) Drugs for the Treatment of Parkinson's Disease. Handbook of Experimental Pharmacology vol 88. Springer, Berlin Heidelberg New York Tokyo
Gerlach M, Riederer P, Youdim MBH (1992) The molecular pharmacology of l-deprenyl. Eur J Pharmacol 226(2) 97–109
Kopin IJ (1993) The pharmacology of Parkinson's disease therapy – An update. Annu Rev Pharmacol Toxicol 33: 467–495
Standaert DG, Stern MB (1993) Update on the management of Parkinson's disease. Med Clinics North Amer 77: 169–183

Neuroleptika

Benkert O, Gruender G, Wetzel HK (1992) Dopamine autoreceptor agonists in the treatment of schizophrenia and major depression. Pharmacopsychiat 25: 254–260

Cookson JC (1991) Side effects during long-term treatment with depot antipsychotic medication. Clin Neuropharmacol 14: S24-S33

Csernansky JG (1996) Antipsychotics. Springer for Science, Ijmuiden

Dave M (1994) Clozapine-related tardive dyskinesia. Biol Psychiatry 35: 886–887

Hirsch SR, Puri BK (1993) Clozapine – Progress in treating refractory schizophrenia. Brit Med J 306: 1427–1428

Jann MW, Grimsley SR, Gray EC, Chang WH (1993) Pharmacokinetics and pharmacodynamics of clozapine. Clin Pharmacokin 24: 161–176

Kane JM (1993) Newer antipsychotic drugs – A review of their pharmacology and therapeutic potential. Drugs 46: 585–593

Marinkovic D, Timotijevic I, Babinski T, Totic S, Paunovic VR (1994) The side-effects of clozapine: A four year follow-up study. Prog Neuro – Psychopharmacol & Biol Psychiatry 18: 537–544

Naber D, Mueller-Spahn F (1993) Clozapin. Pharmakologie und Klinik eines atypischen Neuroleptikums. Springer, Berlin Heidelberg New York Tokyo

Seeman P (1992) Dopamine receptor sequences – therapeutic levels of neuroleptics occupy D2-receptors, clozapine occupies D4. Neuropsychopharmacol 7: 261–284

Antidepressiva

Asberg M, Martensson B (1993) Serotonin selective antidepressant drugs – past, present, future. Clin Neuropharmacol 16: S32-S44

Blier P, Demontigny C (1994) Current advances and trends in the treatment of depression. Trends Pharmacol Sci 15: 220–226

Bundesärztekammer (1989) Möglicher Missbrauch des Antidepressivums Doxepin bei Suchtkranken. Dtsch Ärztebl 86 – Heft 28/29: 1467

Glassman AH, Roose SP (1994) Risks of antidepressants in the elderly – tricyclic antidepressants and arrhythmia-revising risks. Gerontology 40: 15–20

Haria M, Fitton A, Mctavish D (1994) Trazodone – A review of its pharmacology, therapeutic use in depression and therapeutic potential in other disorders. Drugs & Aging 4: 331–355

Hollister LE, Claghorn JL (1993) New antidepressants. Annu Rev Pharmacol Toxicol 33: 165–177

Hulten BA, Adams R, Askenasi Retal (1992) Predicting severity of tricyclic antidepressant overdose. J Toxicol Clin Toxicol 30: 161–170

Levy AD, Vandekar LD (1992) Endocrine and receptor pharmacology of serotonergic anxiolytics, antipsychotics and antidepressants. Life Sci 51: 83–95

Schmidt LG, Grohmann R, Mueller-Oerlinghausen B, Poser W, Ruether E, Wolf B (1990) Missbrauch von Antidepressiva bei Suchtkranken. Dtsch Ärztebl 87 – Heft 3: B92-B96

Seeman P (1992) Receptor Selectivities of Atypical Neuroleptics. In Meltzer HY (ed) Novel Antipsychotic Drugs. Raven Press, New York, pp 145–154

Serotonin-selektive Antidepressiva: Fluvoxamin, Fluoxetin, Paroxetin

Beasley CM, Masica DN, Potvin JH (1992) Fluoxetine – A review of receptor and functional effects and their clinical implications. Psychopharmacol 107: 1–11
Freemantle N, House A, Song F, Mason JM, Sheldon TA (1994) Prescribing selective serotonin reuptake inhibitors as strategy for prevention of suicide. Brit Med J 309: 249–253
Healy D (1994) The Fluoxetine and suicide controversy – a review of the evidence. CNS Drugs 1: 223–231
Henry JA (1991) Overdose and safety with fluvoxamine. Int Clin Psychopharmacol 6(S3) 41–49
Hesselink JMK (1992) Exacerbation of Parkinson's disease by fluoxetine. Human Psychopharmacol 7: 411–412
Kasper S, Hoflich G, Scholl HP, Moller HJ (1994) Safety and antidepressant efficacy of selective serotonin re- uptake inhibitors. Human Psychopharmacol 9: 1–12
Nemeroff CB (1993) Paroxetine – An overview of the efficacy and safety of a new selective serotonin reuptake inhibitor in the treatment of depression. J Clin Psychopharmacol 13: S10-S17
Song FJ, Freemantle N, Sheldon TA, House A;, Watson P, Long A, Mason J (1993) Selective serotonin reuptake inhibitors – Meta-analysis of efficacy and acceptability. Brit Med J 306: 683–687
Wilde MJ, Plosker GL, Benfield P (1993) Fluvoxamine. Drugs 46: 895–924

Moclobemid

Lavian G, Finberg JPM, Youdim MBH (1993) The advent of a new generation of monoamine oxidase inhibitor antidepressants – Pharmacologic studies with moclobemide and brofaromine. Clin Neuropharmacol 16: S1-S7
Neuvonen PJ, Pohjolasintonen S, Tacke U, Vuori E (1993) Five fatal cases of serotonin syndrome after moclobemide- citalopram or moclobemide-clomipramine overdoses. Lancet 342: 1419
Waldmeier PC, Glatt A, Jaekel J, Bittiger H (1993) Brofaromine – a monoamine oxidase-A and serotonin uptake inhibitor. Clin Neuropharmacol 16: S19-S24

Lithium

Baraban, JM (1994) Toward a crystal-clear view of lithium's site of action. Proc Natl Acad Sci (USA) 91: 5738–5739
Jaeger A, Sauder P, Kopferschmitt J, Tritsch L, Flesch F (1993) When should dialysis be performed in lithium poisoning – A kinetic study in 14 cases of lithium poisoning. J Toxicol Clin Toxicol 31: 429–447
Jope RS, Williams MB (1994) Lithium and brain signal transduction systems. Biochem Pharmacol 47: 429–441
Peet M, Pratt JP (1993) Lithium – Current status in psychiatric disorders. Drugs 46: 7–17
Pollack SJ, Atack JR, Knowles MR, McAllister G, Ragan CI, Baker R, Fletcher SR, Iversen LL, Broughton HB (1994) Mechanism of inositol monophosphatase, the putative target of lithium therapy. Proc Natl Acad Sci (USA) 91: 5766–5770

Benzodiazepine

Brogden RN, Goa KL (1991) Flumazenil - A reappraisal of its pharmacological properties and therapeutic efficacy as a benzodiazepine antagonist. Drugs 42: 1061

Costa E (1991) The allosteric modulation of GABA-A receptors - seventeen years of research. Neuropsychopharmacol 4: 225–235

Goodchild CS (1993) GABA receptors and benzodiazepines. Brit J Anaesthesia 71: 127–133

Hollister LE, Müller-Örlinghausen B, Rickels K;, Shader RI (1993) Clinical uses of benzodiazepines. J Clin Psychopharmacol 13: S1-S169

Jones RDM, Chan K, Roulson CJ, Brown AG;, Smith ID, Mya GH (1993) Pharmacokinetics of flumazenil and midazolam. Brit J Anesth 70: 286–292

Müller-Oerlinghausen B (1989) Nutzen-Risiko-Beurteilung von Benzodiazepinen. Dtsch Ärztebl 86: B493-B494

Sieghart W (1989) Multiplicity of GABAa-benzodiazepine receptors. Trends Pharmacol Sci 10: 407–410

Zolpidem, Zopiclon

Langtry HD, Benfield P (1990) Zolpidem: A review of its pharmacodynamic and pharmacokinetic properties and therapeutic potential. Drugs 40: 291–313

Wadworth AN, Mctavish D (1993) Zopiclone – A review of its pharmacological properties and therapeutic efficacy as an hypnotic. Drugs & Aging 3: 441–459

Baclofen

Diener H-C, Pfaffenrath V, Soyka D, Langohr H-D, Gerbershagen H-U (1994) Therapie und Prophylaxe der Gesichtsneuralgien und anderer Gesichtsschmerzen. Arzneimitteltherapie 12: 349–353

Reimann IW (1995) Baclofen intrathekal. Arzneimitteltherapie 13: 368–372

Buspiron und verwandte $5HT_{1A}$-agonistische Tranquilizer

Amsterdam JD (1992) Gepirone, a selective serotonin 5HT1A partial agonist in the treatment of major depression. Prog Neuro-Psych Biol Psych 16: 271–280

Goa KL, Ward A (1986) Buspirone. Drugs 32: 114–129

Jajoo HK, Mayol RF, LaBudde JA, Blair IA (1989) Metabolism of the antianxiety drug buspirone in human subjects. Drug Metabol Dispos 17: 634–640

Stephens DN (1993) Anxiolytic β-Carbolines. Springer-Verlag, Berlin Heidelberg New York Tokyo

Antiepileptika

Bialer M (1993) Comparative pharmacokinetics of the newer antiepileptic drugs. Clin Pharmacokin 24: 441–452

Binnie CD (1990) Lamotrigine. Comprehensive Epileptology : 665-670
Blankenhorn V (1991) Akute Intoxikation mit dem neuen Antiepileptikum Lamotrigin nach Suizidversuch. Epilepsieblätter 4/Suppl
Goa KL, Sorkin EM (1993) Gabapentin - A review of its pharmacological properties and clinical potential in epilepsy. Drugs 46: 409-427
Hoke JF, Yuh L, Antony KK, Okerholm RA, Elberfeld JM, Sussman NM (1993) Pharmacokinetics of vigabatrin following single and multiple oral doses in normal volunteers. J Clin Pharmacol 33: 458-462
Hussein Z, Mukherjee D, Lamm J, Cavanaugh JH, Granneman GR (1994) Pharmacokinetics of valproate after multiple-dose oral and intravenous infusion administration: Gastrointestinal-related diurnal variation. J Clin Pharmacol 34: 754-759
Kalviainen R, Keranen T, Riekkinen PJ (1993) Place of newer antiepileptic drugs in the treatment of epilepsy. Drugs 46: 1009-1024
Neher KD, Froescher W (1991) Nebenwirkungen der Antiepileptika - Teil I und II. Aktuelle Neurologie 18(5/6) 157-203
Palmer K J, McTavish, D (1993) Felbamate: A review of its pharmacological properties, pharmacokinetics and therapeutic efficacy in epilepsie. Drugs 45: 1041-1086
Patsalos PN, Duncan JS (1994) New antiepileptic drugs - A review of their current status and clinical potential. CNS Drugs 2: 40-77
Rey E, Pons G, Olive G (1992) Vigabatrin - Clinical pharmacokinetics. Clin Pharmacokin 23: 267-278
Sabers A, Gram L (1992) Pharmacology of vigabatrin. Pharmacol Toxicol 70: 237-244
Schmidt D, Fröscher W, Krämer G (1992) Medikamentöse Standardtherapie der Epilepsien des Jugendlichen - und Erwachsenenalters. Nervenheilkunde 11: 359- 416
Schmidt D, Krämer G (1994) Gabapentin. Arzneimitteltherapie 12: 199-202

Anaesthetika

Bevan JC (1993) Propofol-related convulsions. Canad J Anaesth 40: 805-809
Christensen LQ, Bonde J, Kampmann JP (1993) Drug interactions with inhalational anaesthetics. Acta Anaesth Scand 37: 231-244
Daniels S, Smith EB (1993) Effects of general anaesthetics on ligandgated ion channels. Brit J Anaesth 71: 59-64
Franks NP, Lieb WR (1993) Selective actions of volatile general anaesthetics at molecular and cellular levels. Brit J Anaesth 71: 65-76
Gut J (1993) Immunochemische Untersuchungen zum Halothan-Metabolismus. GIT-Fachz Lab (11) 957-965
Hobbhahn J, Hansen E, Conzen P, Peter K (1991) Der Einfluß von Inhalationsanästhetika auf die Leber. Teil I. Anästhesiol Intensivmed 8: 215-220
Hobbhahn J, Hansen E, Conzen P, Peter K (1991) Der Einfluß von Inhalationsanästhetika auf die Leber - Teil II. Anästhesiol Intensivmed 32: 250-256
Jones MV, Brooks PA, Harrison NL (1992) Enhancement of γ-aminobutric acid-activated DI-currents in cultured rat hippocampal neurones by three volatile anaesthetics. J Physiol (London) 449: 279-295
Langley MS, Heel RC (1988) Propofol: A review of its pharmacodynamic and pharmacokinetic properties and use as an intravenous anaesthetic. Drugs 35: 334-372
Lin LH, Chen LTL, Harris RA (1993) Enflurane inhibits NMDA, AMPA, and kainate-induced currents in xenopus oocytes expressing mouse and human brain messenger RNA. FASEB J 7: 479-485
Pocock G, Richards CD (1993) Excitatory and inhibitory synaptic mechanisms in anaesthesia. Brit J Anaesth 71: 134-147

Saintmaurice C, Cockshott ID, Douglas EJ, Richard MO, Harmey JL (1989) Pharmacokinetics of propofol in young children after a single dose. Brit J Anaesth 63: 667–670
Sebel PS, Lowdon JD (1989) Propofol: A new intravenous anesthetic. Anesthesiol 71: 260–277
Symposium (1992) Clinical pharmacology of desflurane. Anesth Analges 75: S1-S47

Opioide

Collin E, Cesselin F (1991) Neurobiological mechanisms of opioid tolerance and dependence. Clin Neuropharmacol 14: 465–489
Fowler CJ, Fraser GL (1994) Invited review: μ-, δ-, κ-opioid receptors and their subtypes. A critical review with emphasis on radioligand binding experiments. Neurochem Int 24: 401–426
Herz A (1993) Opioids I. Springer Verlag Berlin Heidelberg New York Tokyo (Handbook of Experimental Pharmacology, vol 104/I)
Herz A (1993) Opioids II. Springer Verlag Berlin Heidelberg New York Tokyo (Handbook of Experimental Pharmacology, vol 104/II)
Hanks GW (1991) Morphine pharmacokinetics and analgesia after oral administration. Postgrad Med J 67: S60-S63
Jage J (1990) Wirkungen und Nebenwirkungen bei Methadon. Dtsch Med Wschr 115: 552–555
Lee CR, Mctavish D, Sorkin EM (1993) Tramadol – A preliminary review of its pharmacodynamic and pharmacokinetic properties, and therapeutic potential in acute and chronic pain states. Drugs 46: 313–340
Osborne R, Thompson P, Joel S, Trew D, Patel N, Slevin M (1992) The analgesic activity of morphine-6-glucuronide. Brit J Clin Pharmacol 34: 130–138
Penning R, Fromm E, Betz P, Kauert G, Drasch G, Meyer Lv (1993) Drogentodesfälle durch dihydrocodeinhaltige Ersatzmittel. Dtsch Ärztebl 90(8) B387-B388
Reisine T, Bell GI (1993) Molecular biology of opioid receptors. Trends Neurosci 16: 506–510
Traynor JR (1994) Critique: Opioid receptors and their subtypes: Focus on peripheral isolated tissue preparations. Neurochem Int 24: 427–432
Walsh SL, Preston KL, Stitzer ML, Cone EJ;, Bigelow GE (1994) Clinical pharmacology of buprenorphine: Ceiling effects at high doses. Clin Pharmacol Therap 55: 569–580

β-Lactam-Antibiotika

Adam D (1994) Loracarbef. Arzneimitteltherapie 12: 40–41
Adam D (1996) Meropenem, neues Carbapenem mit Breitspektrumaktivität. Arzneimitteltherapie 14: 12–14
Arzneimittelkommission der Deutschen Ärzteschaft (1990) Choleastische Hepatitis nach dem Antibiotikum Flucloxacillin. Dtsch Ärztebl 87: B-1297
Brogden RN, Ward A (1988) Ceftriaxone: A reappraisal of its antibacterial activity and pharmacokinetic properties, and an update on its therapeutic use with particular reference to once-daily administration. Drugs 35: 604–645
Buckley MM, Brogden RN, Barradell LB, Goa KL (1992) Imipenem/Cilastatin – A reappraisal of its antibacterial activity, pharmacokinetic properties and therapeutic efficacy. Drugs 44: 408–444
Focht J, Noesner K, Kraus H (1995) Erregerhäufigkeit und Resistenzsituation von β-Lactamantibiotika 1993. Arzneimitteltherapie 13: 159–162

Mattie H (1994) Clinical pharmacokinetics of aztreonam – An update. Clin Pharmacokin 26: 99–106
Okamoto MP, Nakahiro RK, Chin A, Bedikian A (1993) Cefepime clinical pharmacokinetics. Clin Pharmacokin 25: 88–102
Todd PA, Benfield P (1990) Amoxicilin/clavulanic acid: An update of its antibacterial activity, pharmacokinetic properties and therapeutic use. Drugs 39: 264–307

Teicoplanin

Brogden RN, Peters DH (1994) Teicoplanin – A reappraisal of its antimicrobial activity, pharmacokinetic properties and therapeutic efficacy. Drugs 47: 823–854

Aminoglykoside

Hustinx WNM, Hoepelman IM (1993) Aminoglycoside dosage regimens – is once a day enough. Clin Pharmacokin 25: 427–432
Parsons TD, Obaid AL, Salzberg BM (1992) Aminoglycoside antibiotics block voltage-dependent calcium channels in intact vertebrate nerve terminals. J Gen Physiol 99(4) 491–505

Macrolid-Antibiotika

Chu SY, Wilson DS, Deaton RL, Mackenthun AV;, Eason CN, Cavanaugh JH (1993) Single-dose and multiple-dose pharmacokinetics of clarithromycin, a new macrolide antimicrobial. J Clin Pharmacol 33: 719–726
Fraschini F, Scaglione F, Demartini G (1993) Clarithromycin clinical pharmacokinetics. Clin Pharmacokin 25: 189–204
Holliday SM, Faulds D (1993) Miocamycin – a review of its antimicrobial activity, pharmacokinetic properties and therapeutic potential. Drugs 46: 720–745
Lorenz J (1991) Roxithromycin – ein neues Makrolidantibiotikum. Arzneimitteltherapie 9: 69–71
Peters DH, Clissold SP (1992) Clarithromycin – A review of its antimicrobial activity, pharmacokinetic properties and therapeutic potential. Drugs 44: 117–164
Stahlmann R, Lode H (1994) Azithromycin – Makrolidantibiotikum mit ungewöhnlichen pharmakokinetischen Eigenschaften. Arzneimitteltherapie 12: 367–368

Gyrasehemmer (Fluochinolone)

Anand A (1993) Ciprofloxacin nephrotoxicity. Arch Int Med 153: 2705–2706
Arzneimittelkommission (1992) Arzneimittel-Schnellinformation: 2. Fluorochinolone und Achillessehnenruptur. Dtsch Ärztebl 89: B-2745
Campoli-Richards DM, Monk JP, Price A, Benfield P, Todd PA, Ward A (1988) Ciprofloxacin: A review of its antibacterial activity, pharmacokinetic properties and therapeutic use. Drugs 35: 373–447
Decre D, Bergogneberezin E (1993) Pharmacokinetics of quinolones with special reference to the respiratory tree. J Antimicrob Chemother 31: 331–343

Edwards DI (1993) Nitroimidazole Drugs – Action and resistance mechanisms. 1. Mechanisms of action. J Antimicrob Chemother 31: 9–20
Henwood JM, Monk JP (1988) Enoxacin: A review of its antibacterial activity, pharmacokinetic properties and therapeutic use. Drugs 36: 32–66
Naber KG (1996) Fleroxazin-Chinolon mit langer Halbwertszeit. Arzneimitteltherapie 14: 9–11
Von Rosenstiel N, Adam D (1994) Quinolone antibacterials – An update of their pharmacology and therapeutic use. Drugs 47: 872–901
Wadworth AN, Goa KL (1991) Lomefloxacin – A review of its antibacterial activity, pharmacokinetic properties and therapeutic use. Drugs 42: 1018–1061

Antituberkulotika

Brogden RN, Fitton A (1994) Rifabutin – A review of its antimicrobial activity, pharmacokinetic properties and therapeutic efficacy. Drugs 47: 983–1009
Goldschmidt RH, Hearst N, Chambers DB (1994) Rifabutin prophylaxis against mycobacterium avium complex infection. N Engl J Med 330: 436–437
Peloquin CA (1993) Pharmacology of the antimycobacterial drugs. Med Clin North Amer 77: 1253–1262
Reichman LB (1994) Multidrug-resistant tuberculosis – meeting the challenge. Hospital Practice 29: 85

Metronidazol

Dobias L, Cerna M, Rossner P, Sram R (1994) Genotoxicity and carcinogenicity of metronidazole. Mutation Research 317: 177–194
Lau AH, Lam NP, Piscitelli SC, Wilkes L;, Danziger LH (1992) Clinical pharmacokinetics of metronidazole and other nitroimidazole antiinfectives. Clin Pharmacokin 23: 328–364

Malaria-wirksame Mittel

Bryson HM, Goa KL (1992) Halofantrine – A review of its antimalarial activity, pharmacokinetic properties and therapeutic potential. Drugs 43: 236–259
Fleischer K, Köhler B, Stich A (1995) Therapie der Malaria. Dtsch Ärztebl 92: 201–210
Kintz P, Ritter-Lohner S, Lamant JM, Tracqui A, Mangin P, Lugnier AAJ, Chaumont AJ (1988) Fatal chloroquine self-poisoning. Human Toxicol 7: 541–544
Kuschner RA, Heppner DG, Andersen SL, Wellde BT;, Hall T, Schneider I, Ballou WR, Foulds G;, Sadoff JC, Schuster B, Taylor DN (1994) Azithromycin prophylaxis against a chloroquine-resistant strain of Plasmodium falciparum. Lancet 343: 1396–1397
Miller KD, Greenberg AE, Campbell CC (1989) Treatment of severe malaria in the United States with a continuous infusion of quinidine gluconate and exchange transfusion. N Engl J Med 321: 65–70
NN (1991) Haut- und Augenkomplikationen nach Malariamittel Mefloquin (Lariam). arznei-telegramm 4: 40
NN (1995) Malariaprophylaxe. arznei-telegramm 6/95: 58
White NJ (1992) Antimalarial pharmacokinetics and treatment regimens. Brit J Clin Pharmacol 34: 1–10

Antimykotika

Balfour JA, Faulds D (1992) Terbinafine – A review of its pharmacodynamic and pharmacokinetic properties, and therapeutic potential in superficial mycoses. Drugs 43: 259–284

Benfield P, Clissold SP (1988) Sulconazole: A review of its antimicrobial activity and therapeutic use in superficial dermatomycoses. Drugs 35: 143–153

Goodman JL, Winston DJ, Greenfield RA, Chandrasekar PH, Fox B, Kaizer H, Shadduck RK, Shea TC, et al. (1992) A controlled trial of fluconazole to prevent fungal infections in patients undergoing bone marrow transplantation. N Engl J Med 326: 845–851

Grant SM, Clissold SP (1990) Fluconazole: A review of its pharmacodynamic and pharmacokinetic properties, and therapeutic potential in superficial and systemic mycoses. Drugs 39: 877–916

Janknegt R, Demarie S, Bakkerwoudenberg IAJM, Crommelin DJA (1992) Liposomal and lipid formulations of amphotericin-B – Clin Pharmacokin 23: 279–291

Lyman CA, Walsh TJ (1992) Systemically administered antifungal agents – A review of their clinical pharmacology and therapeutic applications. Drugs 44: 9–35

Virustatika

Beutner KR (1995) Valacyclovir: A review of its antiviral activity, pharmacokinetic properties, and clinical efficiency. Antivir Res 28: 281–290

Burger DM, Meenhorst PL, Koks CHW, Beijnen JH (1993) Drug interactions with zidovudine. AIDS 7: 445–460

Gross G (1995) Famciclovir. Arzneimitteltherapie 13: 334–335

Jablonowski H, Mauss St (1994) Zidovudin, Didanosin (ddl) und Zalcitabin (ddC). Arzneimitteltherapie 12: 169169–181

Neuzil KM (1994) Pharmacologic therapy for human immunodeficiency virus infection: A review. Amer J Med Sci 307: 368–373

Richman DD (1993) HIV drug resistance. Annu Rev Pharmacol Toxicol 33: 149–164

Skehel JJ (1992) Influenza virus – amantadine blocks the channel. Nature 358: 110–111

Vandersijs IH, Wiltink EH (1994) Antiviral drugs: Present status and future prospects. Int J Biochem 26: 621–630

Wagstaff AJ, Faulds D, Goa KL (1994) Aciclovir – A reappraisal of its antiviral activity, pharmacokinetic properties and therapeutic efficacy. Drugs 47: 153–205

Wilde MI, Langtry HD (1993) Zidovudine – An update of its pharmacodynamic and pharmacokinetic properties and therapeutic efficacy. Drugs 46: 515–538

Zytostatika

Ackland SP, Ratain MJ, Vogelzang NJ, Choi KE, Ruane M, Sinkule JA (1989) Pharmacokinetics and pharmacodynamics of long-term continuous-infusion doxorubicin. Clin Pharmacol Ther 45: 340–347

Alivizatos G, Oosterhof GON (1993) Update of hormonal treatment in cancer of the prostate. Anti – Cancer Drugs 4: 301–309

Azemar M, Unger C (1994) Paclitaxel-Zytostatikum einer neuen Klasse. Arzneimitteltherapie 12: 267

Brogden RN, Clissold SP (1989) Flutamide: A preliminary review of its pharmacodynamic and pharmacokinetic properties, and therapeutic efficacy in advanced prostatic cancer. Drugs 38: 185–203

Brogden RN, Sorkin EM (1993) Pentostatin - A review of its pharmacodynamic and pharmacokinetic properties, and therapeutic potential in lymphoproliferative disorders. Drugs 46: 652–677
Bruno R, Sanderink GJ (1993) Pharmacokinetics and metabolism of Taxotere(TM) (docetaxel). Cancer Surveys 17: 305–313
Buckley MMT, Goa KL (1989) Tamoxifen: A reappraisal of its pharmacodynamic and pharmacokinetic properties, and therapeutic use. Drugs 37: 451–490
Dechant KL, Brogden RN, Pilkington T, Faulds D (1991) Ifosfamide/Mesna - A review of its antineoplastic activity, pharmacokinetic properties and therapeutic efficacy in cancer. Drugs 42: 428–468
Evans HJ (1993) Molecular genetic aspects of human cancers - the 1993 Rose Frank lecture. Brit J Cancer 68: 1051–1060
Evans WE, Relling MV (1989) Clinical pharmacokinetics-pharmacodynamics of anticancer drugs. Clin Pharmacokin 16: 327–336
Gately DP, Howell SB (1993) Cellular accumulation of the anticancer agent cisplatin - A review. Brit J Cancer 67: 1171–1176
Grunewald R, Possinger K (1995) Gemcitabin-ein neuer Antimetabolit. Arzneimitteltherapie 13: 361–364
Heidemann E (1990) Umgang mit Zytostatika: Was ist gesichert? Arzneimitteltherapie 8: 147–152
Hollingshead LM, Faulds D (1991) Idarubicin - A review of its pharmacodynamic and pharmacokinetic properties, and therapeutic potential in the chemotherapy of cancer. Drugs 42: 690–719
Kaufmann M (1990) Goserelin beim Mammakarzinom. Arzneimitteltherapie 8: 343–343
Leca F, Marchisetleca D, Noble A, Antonetti M (1991) New data on the pharmacokinetics of adriamycin and its major metabolite, adriamycinol. Eur J Drug Metab Pharm 16: 107–113
Lennard L (1992) The clinical pharmacology of 6-mercaptopurine. Eur J Clin Pharmacol 43: 329–339
Mcleod HL, Evans WE (1993) Clinical pharmacokinetics and pharmacodynamics of epipodophyllotoxins. Cancer Surveys 17: 253–268
Peters GJ, Schornagel JH, Milano GA (1993) Clinical pharmacokinetics of anti-metabolites. Cancer Surveys 17: 123–156
Pullman B (1989) Molecular Mechanisms of Specificity in DNA-Antitumour Drug Interactions. In: Testa B (ed) Advances in Drug Research. Academic Press, London, pp 1–114
Rahmani R, Zhou XJ (1993) Pharmacokinetics and metabolism of vinca alkaloids. Cancer Surveys 17: 269–281
Rhoden W, Hasleton P, Brooks N (1993) Anthracyclines and the heart. Brit Heart J 70: 499–502
Robert J (1994) Clinical pharmacokinetics of epirubicin. Clin Pharmacokin 26: 428–438
Robert J, Gianni L (1993) Pharmacokinetics and metabolism of anthracyclines. Cancer Surveys 17: 219–252
Rowinsky EK, Wright M, Monsarrat B, Lesser GJ;, Donehower RC (1993) Taxol - pharmacology, metabolism and clinical implications. Cancer Surveys 17: 283–304
Schleyer E, Hiddemann W (1992) Idarubicin, ein neues Anthracyclinderivat. Arzneimitteltherapie 10: 36–38
Unger C (1994) Miltefosin. Arzneimitteltherapie 12: 42–43
Vandervijgh WJF (1991) Clinical pharmacokinetics of carboplatin. Clin Pharmacokinet 21: 242–262
Voigtmann R (1988) Pharmacological interaction of cytostatic drugs. Dtsch Med Wschr 113: 1604–1608
Wagner T (1994) Ifosfamide clinical pharmacokinetics. Clin Pharmacokin 26: 439–456
Wagstaff AJ, Ward A, Benfield P, Heel RC (1989) Drug Evaluations. Carboplatin: A preliminary review of its pharmacodynamic and pharmacokinetic properties, and therapeutic efficacy in the treatment of cancer. Drugs 37: 162–190

Wiseman H (1994) Tamoxifen - New membrane-mediated mechanisms of action and therapeutic advances. Trends Pharmacol Sci 15: 83-89
Wiseman LR, Mctavish D (1993) Formestane - A review of its pharmacodynamic and pharmacokinetic properties and therapeutic potential in the management of breast cancer and prostatic cancer. Drugs 45: 66-84

Antidote

Baskin SI, Horowitz AM, Nealley EW (1992) The antidotal action of sodium thiosulfate against cyanide poisoning. J Clin Pharmacol 32(4) 368-376
Decaro L, Ghizzi A, Costa R, Longo A, Ventresca GP, Lodola E (1989) Pharmacokinetics and bioavailability of oral acetylcysteine in healthy volunteers. Arzneim.-Forsch - Drug Res. 39-1: 382-386

Kancerogenese, Kancerogene

Anders MW, Dekant W (1994) Conjugation-Dependent Carcinogenicity and Toxicity of Foreign Compounds. Academic Press, London
Anttila A, Sallmen M, Hemminki K (1993) Carcinogenic chemicals in the occupational environment. Pharmacol Toxicol 72: S69-S76
Eaton DL, Gallagher EP (1994) Mechanism of aflatoxin carcinogenesis. Annu Rev Pharmacol Toxicol 34: 135-172

Dioxine, Dibenzofurane

Ahlborg UG, Brouwer A, Fingerhut MA, Jacobson JL, Jacobson SW, Kennedy SW, Kettrup AAF, Koeman JH, Poiger H, Rappe C, Safe SH, Seegal RF, Tuomisto J, Vandenberg M (1992) Impact of polychlorinated dibenzo-p-dioxins, dibenzofurans, and biphenyls on human and environmental health, with special emphasis on application of the toxic equivalency factor concept. Eur J Pharmacol (Environ Toxicol Pharmacol Sect) 228: 179-199
Bank PA, Yao EF, Phelps CL, Harper PLA, Denison MS (1992) Species-specific binding of transformed ah receptor to a dioxin responsive transcriptional enhancer. Eur J Pharmacol (Environ Toxicol Pharmacol Sect) 228: 85-94
Beck H, Bross A, Mathar W (1994) PCDD and PCDF exposure and levels in humans in Germany. Environ Health Perspect 102: 173-185
Bertazzi PA, Pesatori AC, Consonni D, Tironi A, Landi MT, Zocchetti C (1993) Cancer incidence in a population accidentally exposed to 2,3, 7,8-tetrachlorodibenzo-para-dioxin. Epidemiology 4: 398-406
Bertazzi PA, Zocchetti C, Pesatori AC, Guercilena S, Consonni D, Tironi A, Landi MT (1992) Mortality of a young population after accidental exposure to 2, 3,7,8-tetrachlorodibenzodioxin. Int J Epidemiol 21(2) 118-124
Berufsgenossenschaft der Chemischen Industrie (1990) Untersuchungsprogramm „Dioxin" der Berufsgenossenschaft der chemischen Industrie - Ergebnisbericht. BG Chemie Heidelberg
Bundesgesundheitsamt (1993) Dioxine und Furane - ihr Einfluß auf Umwelt und Gesundheit. Bundesgesundheitsblatt Sonderh: 1-26
Fingerhut MA, Halperin WE, Marlow DA, Piacitelli LA, Honchar PA, Sweeney MH, Greife AL, Dill PA, Steenland K, Suruda AJ (1991) Cancer mortality in workers exposed to 2,3,7,8-tetrachlorodibenzo-p-dioxin. N Engl J Med 324: 212-218

Holsapple MP, Snyder NK, Wood SC, Morris DL (1991) A review of 2,3,7,8-tetrachlorodibenzo-para-dioxin-induced changes in immunocompetence – 1991 update. Toxicology 69: 219–257
Huff J, Lucier G, Tritscher A (1994) Carcinogenicity of TCDD – Experimental, mechanistic, and epidemiologic evidence. Annu Rev Pharmacol Toxicol 34: 343–372
Mocarelli P, Marocchi A, Brambilla P, Gerthoux PM, Colombo L, Mondonico A, Meazza L (1991) Effects of dioxin exposure in humans at Seveso, Italy. In: Banbury Report 35 – Biological Basis for Risk Assessment of Dioxins and Related Compounds. Cold Spring Harbor Laboratory Press, New York, pp 95–106
Okey AB, Riddick DS, Harper PA (1994) Molecular biology of the aromatic hydrocarbon (dioxin) receptor. TiPS 15: 226–232
Reyes H, Reisz-Porszasz S, Hankinson O (1992) Identification of the Ah receptor nuclear translocator protein (Arnt) as a component of the DNA binding form of the Ah receptor. Science 256: 1193–1195
Swanson HI, Bradfield CA (1993) The AH-receptor – genetics, structure and function. Pharmacogenetics 3: 213–230
Webb KB, Evans RG, Knutsen AP, Roodman ST, Roberts DW, Schramm WF, Gibson BB, Andrews JS, Needham LL, Patterson DG (1989) Medical evaluation of subjects with known body levels of 2,3,7,8-tetrachlorodibenzo-p-dioxin. J Toxicol Environ Health 28: 183–194
Whitlock JP (1993) Mechanistic aspects of dioxin action. Chem Res Toxicol 6: 754–763
Zober A, Messerer P, Huber P (1990) Thirty-four-year mortality follow-up of BASF employees exposed to 2,3,7,8-TCDD after the 1953 accident. Int Arch Occupat Environ Health 62: 139–157
Zober A, Ott MG, Fleig I, Heidemann A (1993) Cytogenetic studies in lymphocytes of workers exposed to 2,3, 7,8-TCDD. Int Arch Occupat Environ Health 65: 157–161

Pestizide

Abou-Donia M, Lapadula DM (1990) Mechanisms of organophosphates ester-induced delayed neurotoxicity. Annu Rev Pharmacol Toxicol 30: 405–440
Agarwal SB (1993) A clinical, biochemical, neurobehavioral, and socio-psychological study of 190 patients admitted to hospital as a result of acute organophosphorus poisoning. Environ Res 62: 63–70
Carrington CD (1989) Prophylaxis and the mechanism for the initiation of organophosphorous compound-induced delayed neurotoxicity. Arch Toxicol 63: 165–172
Colosio C, Maroni M, Barcellini W, Meroni P, Alcini D, Colombi A, Cavallo D, Foa V (1993) Toxicological and immune findings in workers exposed to pentachlorophenol (PCP). Arch Environ Health 48: 81–88
Degray JA, Rao DNR, Mason RP (1991) Reduction of paraquat and related bipyridylium compounds to free radical metabolites by rat hepatocytes. Arch Biochem Biophys 289: 145–153
Jorens PG, Schepens PJC (1993) Human pentachlorophenol poisoning. Human & Experimental Toxicology 12: 479–495
Marrs TC (1993) Organophosphate poisoning. Pharmacol & Therapeut 58: 51–66
Moretto A, Lotti M (1993) Toxicity of Pesticides. In: Stacey NH (ed) Occupational Toxicology. Taylor & Francis, London, pp 177–204
Ostergaard D, Vibymogensen J, Hanel HK, Skovgaard LT (1988) Half-life of plasma cholinesterase. Acta Anaesthesiol Scand 32: 266ff

Gase

Filser JG, Kreuzer PE, Greim H, Bolt HM (1994) New scientific arguments for regulation of ethylene oxide residues in skin-care products. Arch Toxicol 68: 401–405

Fuchs J, Wullenweber U, Hengstler JG, Bienfait HG;, Hiltl G, Oesch F (1994) Genotoxic risk for humans due to work place exposure to ethylene oxide: Remarkable individual differences in susceptibility. Arch Toxicol 68: 343–348

Gras C, Fritz KW, Staffensky RH, Grote R, Kirchner E (1991) Die akzidentelle Schwefelwasserstoffvergiftung. Notarzt 7: 149–151

Hu H, Fine J, Epstein P, Kelsey K, Reynolds P, Walker B (1989) Tear gas – harassing agent or toxic chemical weapon?. JAMA 262: 660–663

Reiffenstein RJ, Hulbert WC, Roth SH (1992) Toxicology of hydrogen sulfide. Annu Rev Pharmacol Toxicol 32: 109–135

Ethanol, Lösemittel

Arlien-Soborg P (1991) Solvent neurotoxicity. CRC Press Inc, Boca Raton, Florida

Bond GR, et al. (1989) Dimethylsulphoxide-induced encephalopathy. Lancet 1: 1134

Ferroni C, Selis L, Mutti A, Folli D, Bergamaschi E, Franchini I (1991) Neurobehavioral and neuroendocrine effects of occupational exposure to perchloroethylene. Neurotoxicology 13(1) 243–249

Gescher A (1993) Metabolism of N,N-dimethylformamide – key to the understanding of its toxicity. Chem Res Toxicol 6: 245–251

Goodheart RS, Dunne JW (1994) Petrol sniffers encephalopathy – A study of 25 patients. Med J Austral 160: 178–181

Manno M, Ferrara R, Cazzano S, Rigotti P, Ancona E (1992) Suicidal inactivation of human cytochrome-P-450 by carbon tetrachloride and halothane in vitro. Pharmacol Toxicol 70: 13–18

Stacey NH (1993) Toxicity of Solvents. In Occupational Toxicology. Eds Stacey NH. Taylor & Francis Ltd, London, 205–212

Stibler H (1991) Carbohydrate-deficient transferrin in serum – A new marker of potentially harmful alcohol consumption reviewed. Clin Chem 37: 2029–2038

Metalle

Bates MN, Smith AH, Hopenhaynrich C (1992) Arsenic ingestion and internal cancers – A review. Am J Epidemiol 135(5) 462–477

Bellinger D, Leviton A, Allred E, Rabinowitz M (1994) Pre- and postnatal lead exposure and behavior problems in school-aged children. Environ Res 66: 12–30

Cohen MD, Kargacin B, Klein CB, Costa M (1993) Mechanisms of chromium carcinogenicity and toxicity. Crit Rev Toxicol 23: 255–281

Costa M (1991) Molecular mechanisms of nickel carcinogenesis. Annu Rev Pharmacol Toxicol 31: 321–337

Halbach S (1994) Amalgam tooth fillings and man's mercury burden. Human & Exper Toxicol 13: 496–501

Hostynek JJ, Hinz RS, Lorence CR, Price M;, Guy RH (1993) Metals and the Skin. Crit Rev Toxicol 23: 171–235

Langworth S, Almkvist O, Soderman E, Wikstrom BO (1992) Effects of occupational exposure to mercury vapour on the central nervous system. Brit J Industrial Med 49: 545–555

Needleman HL (1992) Effects of low levels of lead exposure. Science 256: 295
Nuyts GD, van Vlem E, de Leersnijder D, d'Haese PC, Elseviers MM, de Broe ME (1995) New occupational risk factors for chronical renal failure. Lancet 346: 7–11
Passlick J, Wilhelm M, Busch T, Grabensee B, Ohnesorge FK (1989) Chronic aluminium intoxication during continuous ambulatory peritoneal dialysis. Dtsch Med Wschr 114: 253–257
Standeven AM, Wetterhahn KE (1989) Chromium(VI) toxicity: uptake, reduction, and DNA damage. J Amer Coll Toxicol 8: 1275–1284
Waalkes MP, Coogan TP, Barter RA (1992) Toxicological principles of metal carcinogenesis with special emphasis on cadmium. Crit Rev Toxicol 22: 175–201
Winder C (1993) Toxicity of Metals. In: Stacey NH (ed) Occupational Toxicology. Taylor & Francis, London, pp 165–175

Sonstige Vergiftungen

Baur X (1996) Occupational asthma due to isocyanates. Lung 174: 23–31
Calderon L, Lomonte B, Gutierrez JM, Tarkowski A, Hanson LA (1993) Biological and biochemical activities of vipera-berus (european viper) venom. Toxicon 31: 743–753
Jaeger A, Jehl F, Flesch F, Sauder P, Kopferschmitt J (1993) Kinetics of amatoxins in human poisoning – therapeutic implications. J Toxicol Clin Toxicol 31: 63–80
Nandan G (1994) Brain damage found in victims of Bhopal disaster. Brit Med J 308: 359
Varma DR, Guest I (1993) The Bhopal accident and methyl isocyanate toxicity. Journal Toxicol Environ Health 40: 513–529

Sachverzeichnis

Springer und Umwelt

Als internationaler wissenschaftlicher Verlag sind wir uns unserer besonderen Verpflichtung der Umwelt gegenüber bewußt und beziehen umweltorientierte Grundsätze in Unternehmensentscheidungen mit ein. Von unseren Geschäftspartnern (Druckereien, Papierfabriken, Verpackungsherstellern usw.) verlangen wir, daß sie sowohl beim Herstellungsprozess selbst als auch beim Einsatz der zur Verwendung kommenden Materialien ökologische Gesichtspunkte berücksichtigen.
Das für dieses Buch verwendete Papier ist aus chlorfrei bzw. chlorarm hergestelltem Zellstoff gefertigt und im pH-Wert neutral.

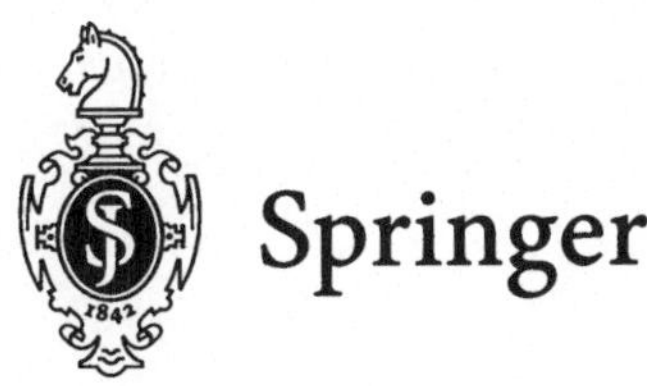